国家卫生健康委员会"十四五"规划教材

全国高等学校器官-系统整合教材

Organ-system-based Curriculum

供临床医学及相关专业用

U0276291

神经与精神疾病
Neurological and Psychiatric Disorders

第 **2** 版

主　审　闫剑群　赵继宗　李春岩　陆　林
主　编　谢　鹏　高成阁　江　涛
副主编　罗本燕　王丽华　郑加麟　邱士军　胡　波

编　委（以姓氏笔画为序）

万　琪　南京医科大学第一附属医院　　　　张建国　首都医科大学附属北京天坛医院
丰育功　青岛大学附属医院　　　　　　　　张桂莲　西安交通大学第二附属医院
王　刚　首都医科大学附属北京安定医院　　陈　炜　浙江大学医学院附属邵逸夫医院
王　雪　四川大学华西医院　　　　　　　　陈　策　西安交通大学第一附属医院
王　韵　北京大学　　　　　　　　　　　　范长河　广东省第二人民医院
王丽华　哈尔滨医科大学附属第二医院　　　罗本燕　浙江大学医学院附属第一医院
尹　剑　大连医科大学附属第二医院　　　　周华东　陆军军医大学大坪医院
冉建华　重庆医科大学　　　　　　　　　　郑加麟　同济大学医学院
冯　华　陆军军医大学西南医院　　　　　　赵　钢　西北大学医学院
刘　军　上海交通大学医学院附属瑞金医院　胡　波　华中科技大学同济医学院附属
刘可智　西南医科大学附属医院　　　　　　　　　　协和医院
刘忠纯　武汉大学人民医院　　　　　　　　胡　建　哈尔滨医科大学附属第一医院
刘铁桥　中南大学湘雅二医院　　　　　　　秦新月　重庆医科大学附属第一医院
江　涛　首都医科大学附属北京天坛医院　　袁　云　北京大学第一医院
孙洪强　北京大学第六医院　　　　　　　　徐　运　南京大学医学院附属鼓楼医院
李永宁　中国医学科学院北京协和医院　　　高成阁　西安交通大学第一附属医院
杨世昌　新乡医学院第二附属医院　　　　　黄　玮　广西医科大学第一附属医院
邱士军　广州中医药大学第一附属医院　　　章　京　浙江大学
何　俐　四川大学华西医院　　　　　　　　谢　鹏　重庆医科大学附属第一医院
汪　凯　安徽医科大学第一附属医院　　　　靳令经　同济大学附属养志康复医院
张　兰　兰州大学第二医院　　　　　　　　魏翠柏　首都医科大学宣武医院
张　成　中山大学附属第一医院

编写秘书　滕　腾　重庆医科大学

人民卫生出版社
·北京·

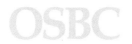

图书在版编目（CIP）数据

神经与精神疾病 / 谢鹏，高成阁，江涛主编. —2
版. —北京：人民卫生出版社，2021.10（2025.4重印）
全国高等学校临床医学专业第二轮器官—系统整合规
划教材
ISBN 978-7-117-31507-4

Ⅰ.①神… Ⅱ.①谢…②高…③江… Ⅲ.①神经系
统疾病—诊疗—医学院校—教材②精神病—诊疗—医学院
校—教材 Ⅳ.①R741②R749

中国版本图书馆 CIP 数据核字（2021）第 079863 号

| 人卫智网 | www.ipmph.com | 医学教育、学术、考试、健康，购书智慧智能综合服务平台 |
| 人卫官网 | www.pmph.com | 人卫官方资讯发布平台 |

神经与精神疾病
Shenjing yu Jingshen Jibing
第 2 版

主　　编：谢　鹏　高成阁　江　涛
出版发行：人民卫生出版社（中继线 010-59780011）
地　　址：北京市朝阳区潘家园南里 19 号
邮　　编：100021
E - mail：pmph @ pmph.com
购书热线：010-59787592　010-59787584　010-65264830
印　　刷：三河市宏达印刷有限公司
经　　销：新华书店
开　　本：850×1168　1/16　　印张：46
字　　数：1361 千字
版　　次：2015 年 12 月第 1 版　　2021 年 10 月第 2 版
印　　次：2025 年 4 月第 4 次印刷
标准书号：ISBN 978-7-117-31507-4
定　　价：149.00 元

20 世纪 50 年代,美国凯斯西储大学(Case Western Reserve University)率先开展以器官 - 系统为基础的多学科综合性课程(organ-system-based curriculum,OSBC)改革,继而遍及世界许多国家和地区,如加拿大、澳大利亚和日本等国的医学院校。1969 年,加拿大麦克马斯特大学(McMaster University)首次将以问题为导向的教学方法(problem-based learning,PBL)应用于医学课程教学实践,且取得了巨大的成功。随后的医学教育改革不断将 OSBC 与 PBL 紧密结合,出现了不同形式的整合课程与 PBL 结合的典范,如 1985 年哈佛大学建立的"New Pathway Curriculum"课程计划,2003 年约翰斯·霍普金斯大学医学院开始的"Gene to Society Curriculum"新课程体系等。

20 世纪 50 年代起,西安医学院(现西安交通大学医学部)等部分医药院校即开始 OSBC 教学实践。20 世纪 80 年代,西安医科大学(现西安交通大学医学部)和上海第二医科大学(现上海交通大学医学院)开始 PBL 教学。20 世纪 90 年代,我国整合课程教学与 PBL 教学模式得到了快速的发展,北京医科大学(现北京大学医学部)、上海医科大学(现复旦大学上海医学院)、浙江医科大学(现浙江大学医学院)、华西医科大学(现四川大学华西医学中心)、中国医科大学、哈尔滨医科大学、汕头大学医学院以及锦州医学院(现锦州医科大学)等一大批医药院校开始尝试不同模式的 OSBC 和 PBL 教学。

2015 年 10 月,全国高等学校临床医学及相关专业首轮器官 - 系统整合规划教材出版。全国 62 所院校参与编写。教材旨在适应现代医学教育改革模式,加强学生自主学习能力,服务医疗卫生改革,培养创新卓越医生。教材编写仍然遵循"三基""五性""三特定"的教材编写特点,同时坚持"淡化学科,注重整合"的原则,不仅注重学科间知识内容的整合,同时也注重了基础医学与临床医学的整合,以及临床医学与人文社会科学、预防医学的整合。首轮教材分为三类共 28 种,分别是导论与技能类 5 种,基础医学与临床医学整合教材类 21 种,PBL 案例教材类 2 种。主要适应基础与临床"双循环"器官 - 系统整合教学,同时兼顾基础与临床打通的"单循环"器官 - 系统整合教学。

2015 年 10 月,西安交通大学、人民卫生出版社、国家医学考试中心以及全国 62 所高等院校共同成立了"中国医学整合课程联盟"(下称联盟)。联盟对全国整合医学教学及首轮教材的使用情况进行了多次调研。调研结果显示,首轮教材的出版为我国器官 - 系统整合教学奠定了基础;器官 - 系统整合教学已成为我国医学教育改革的重要方向;以器官 - 系统为中心的整合教材与传统的以学科为中心的"干细胞"教材共同构建了我国临床医学专业教材体系。

经过 4 年的院校使用及多次调研论证,人民卫生出版社于 2019 年 4 月正式启动国家卫生健康委员会"十四五"规划临床医学专业第二轮器官 - 系统整合教材修订工作。第二轮教材指导思想是,贯彻《关于深化医教协同进一步推进医学教育改革与发展的意见》(国办发〔2017〕63 号)文件精神,进一步落实教育部、国家卫生健康委员会、国家中医药管理局《关于加强医教协同实施卓越医生教育培养计划 2.0 的意见》,适应以岗位胜任力为导向的医学整合课程教学改革发展需要,深入推进以学生自主学习为导向的教学方式方法改革,开展基于器官 - 系统的整合教学和基于问题导向的小组讨论式教学。

第二轮教材的主要特点是：

1. 以立德树人为根本任务，落实"以本为本"和"四个回归"，即回归常识、回归本分、回归初心和回归梦想，以"新医科"建设为抓手，以学生为中心，打造我国精品 OSBC 教材，以高质量教材建设促进医学教育高质量发展。

2. 坚持"纵向到底，横向到边"的整合思想。基础、临床全面彻底整合打通，学科间全面彻底融合衔接。加强基础医学与临床医学的整合，做到前后期全面打通，整而不乱、合而不重、融而创新；弥合临床医学与公共卫生的裂痕，加强疾病治疗与预防的全程整合；加强医学人文和临床医学的整合，将人文思政教育贯穿医学教育的全过程；强调医科和其他学科门类的结合，促进"医学 + X"的快速发展。

3. 遵循"四个符合""四个参照""五个不断"教材编写原则。"四个符合"即符合对疾病的认识规律、符合医学教育规律、符合医学人才成长规律、符合对医学人才培养岗位胜任力的要求；"四个参照"即参照中国本科医学教育标准（临床医学专业）、执业医师资格考试大纲、全国高等学校五年制本科临床医学专业规划教材内容的深度广度以及首轮器官 - 系统整合规划教材；"五个不断"即课程思政不断、医学人文不断、临床贯穿不断、临床实践和技能不断、临床案例不断。

4. 纸数融合，加强数字化，精炼纸质教材内容，拓展数字平台内容，增强现实（AR）技术在本轮教材中首次大范围、全面铺开，成为新型立体化医学教材的精品。

5. 规范 PBL 案例教学，建设与整合课程配套的在线医学教育 PBL 案例库，为各院校实践 PBL 案例教学提供充足的教学资源，并逐年更新补充。

6. 适应国内器官 - 系统整合教育"单循环"教学导向，同时兼顾"双循环"教学实际需要。

7. 教材适用对象为临床医学及相关专业五年制、"5+3"一体化本科阶段，兼顾临床医学八年制。

第二轮教材根据以上编写指导思想与原则规划为"20+1"模式，即 20 种器官 - 系统整合教材，1 种在线数字化 PBL 案例库。20 种教材采用"单循环"器官 - 系统整合模式，实现基础与临床的一轮打通。导论和概论部分重新整合为《医学导论》（第 2 版）、《人体分子与细胞》（第 2 版）、《人体形态学》（第 2 版）和《人体功能学》（第 2 版）等 7 种。将第一轮教材各系统基础与临床两种教材整合为一种，包括《心血管系统与疾病》（第 2 版）等教材 13 种，其中新增《皮肤与感官系统疾病》。1 种 PBL 综合在线案例库，即中国医学教育 PBL 案例库，案例范围全面覆盖教材相应内容。

第二轮教材有全国 94 所院校参与编写。编写过程中正值新冠肺炎疫情肆虐之际，参编专家多为临床一线工作者，更有很多专家身处援鄂抗疫一线奋战。主编、副主编、编委一手抓抗疫，一手抓教材编写，并通过线上召开审稿会和定稿会，确保了教材的质量与出版进度。百年未遇之大疫情必然推动百年未有之大变局，新冠肺炎疫情给我们带来了对医学教育深层次的反思，带来了对医学教材建设、人才队伍培养的深刻反思。这些反思和器官 - 系统整合教材的培养目标不谋而合，也印证了我们教材建设的前瞻性。

第二轮教材包括 20 种纸数融合教材和在线数字化中国医学教育 PBL 案例库，均为**国家卫生健康委员会"十四五"规划教材**。全套教材于 2021 年出版发行，数字内容也将同步上线。希望广大院校在使用过程中能够多提宝贵意见，反馈使用信息，以逐步修改和完善教材内容，提高教材质量，为第三轮教材的修订工作建言献策。

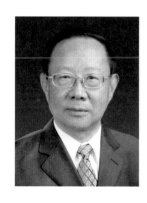

闫剑群

博士、教授(二级)、博士生导师,国务院特殊津贴专家。长期从事本科生、研究生教育教学工作。为西安交通大学"生理学国家重点学科"带头人、"生理学国家精品课程"负责人、"生理学国家级教学团队"带头人、"生理学国家精品资源共享课"负责人,获陕西省教学名师奖。现任陕西省医学会副会长、陕西省医学会医学教育分会主任委员、陕西省生理科学会副理事长、*Journal of Physiological Sciences* 及 *Frontiers of Medicine* 等多个学术期刊编委。

曾任中华医学会理事、中国生理学会常务理事、教育部基础医学类教学指导委员会副主任委员、教育部临床医学专业认证工作委员会委员、国家卫生健康委员会"健康中国 2020"战略研究专家、中华医学会医学教育分会常务理事,全国高等医药教材建设指导委员会副理事长、环境与疾病相关基因教育部重点实验室主任、中国医学科学院学术委员会委员等职。主持或参与国家级、省部级及大型国际合作科学研究项目或教学研究项目 48 项。主撰专著 1 部,参译专著 1 部,主编、副主编或参编中英文教材或教学参考用书 23 部(本),发表科学研究论文或教学研究论文 200 余篇;分享"全国科学大会奖"1 项,获省科技成果奖一等奖 1 项、省教学成果奖一等奖 1 项、特等奖 2 项、国家教学成果奖二等奖 1 项。

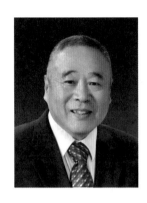

赵继宗

中国科学院院士,香港外科医学院荣誉院士,神经外科学专家。国家神经系统疾病临床医学研究中心主任,北京脑科学与类脑研究中心专家委员会副主任,首都医科大学神经外科学院院长,北京天坛医院神经外科教授、主任医师。

长期从事神经外科学临床和基础研究,在微创神经外科、脑血管外科和脑认知转化研究方面做了许多开拓性工作。主持国家"九五"至"十一五"脑血管病外科治疗攻关(支撑)项目,攻克巨大动静脉畸形和复杂动脉瘤外科治疗关键技术。推广脑出血规范化微创手术技术,在全国普及烟雾病诊断和外科治疗。2016年赵继宗团队主持国家"十三五"项目"复杂性脑血管病复合手术新模式治疗",提出"脑心同治"理论并付诸实施。2018年获国家自然科学基金委重大专项"脊髓损伤康复"。国内率先建立具有国际先进水平微创神经外科技术平台,将神经外科手术从脑结构性保护推向脑功能保护新高,使我国神经外科进入国际先进行列。作为学科带头人,引领神经外科与中国科学院、北京大学、清华大学等科研院所合作,开展认知障碍脑疾病临床转化研究。任世界神经外科联盟执委后,带领中国神经外科走上国际舞台。发表论文 536 篇,其中 SCI 收录 195 篇。主编出版《颅脑肿瘤外科学》《血管神经外科学》和《微创神经外科学》等专著 13 部,主持制定了我国《临床诊疗指南:神经外科分册》和《临床技术操作规范:神经外科分册》。2018 年获吴阶平医学奖,获国家和省部级科技进步奖 11 项,其中国家科技进步奖二等奖 3 项,北京市科技进步奖和中华医学会科学进步奖一等奖各 1 项。获全国和北京市先进工作者,北京市优秀科普工作者荣誉称号。

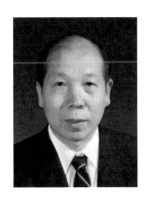

李春岩

1938 年生于河北。教授、博士生导师,中国工程院院士。1962 年毕业于河北医学院医疗系。现任河北医科大学第二医院主任医师,河北省神经病学重点实验室主任。

研究领域包括吉兰 - 巴雷综合征和运动神经元病,近年来致力于肌萎缩侧索硬化的发病机制与治疗研究,发表论著 190 余篇,先后承担 863 计划课题 2 项,国家自然科学基金 5 项。获国家科技进步奖二等奖 1 项;省科技进步奖一等奖 2 项,二等奖、三等奖各 1 项。培养硕士生 40 余名、博士生 20 余名。被评为河北省有突出贡献中青年科学家、省管优秀专家、燕赵学者;获全国卫生系统先进工作者、全国优秀科技工作者称号;获全国五一劳动奖章、河北省省长特别奖;国务院特殊津贴专家。

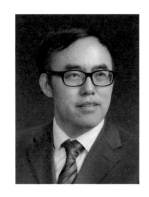

陆 林

　　1966 年 9 月生于安徽。医学博士、博士生导师,中国科学院院士。现任北京大学第六医院院长 / 北京大学精神卫生研究所所长、国家精神心理疾病临床医学研究中心主任、中国疾病预防控制中心精神卫生中心主任。为国家自然科学基金委创新研究群体学术带头人、教育部长江学者特聘教授、国家杰出青年基金获得者、科技部 973 计划项目首席科学家、北京大学 - 清华大学生命科学联合中心首席研究员、北京大学 IDG 麦戈文脑科学研究所首席研究员。担任国家卫生健康委员会精神卫生和心理健康专家委员会主任委员、中华医学会精神医学分会候任主任委员、教育部高等学校临床医学类专业教学指导委员会精神医学专业教学指导分委员会主任委员、海峡两岸医药卫生交流协会睡眠医学专业委员会主任委员、国家重点研发计划 “重大慢性非传染性疾病防控研究” 重点专项专家组组长等。

　　作为我国精神医学和睡眠医学领域具有重要国际影响力的科学家,在精神心理疾病及睡眠医学领域开展了系统性、开创性的工作,提出了干预病理性记忆的新模式,开发了快速抗抑郁的新靶点,建立了在睡眠中治疗精神心理疾病的新策略,改变了传统的治疗理念,对于精神心理疾病和睡眠障碍的防治具有重大理论意义和应用价值。在 *Science*、*Lancet*、*Lancet Psychiatry*、*JAMA Psychiatry* 等著名国际期刊上发表 SCI 论文 200 余篇,总引用 1 万余次,连续入选 Elsevier 发布的医学领域 “中国高被引学者榜单”,产生了重要的国际影响。研究成果曾先后获得教育部高等学校科学研究优秀成果奖(自然科学奖)一等奖、中华医学科技奖一等奖和二等奖、国家自然科学奖二等奖等。

OSBC 主编简介

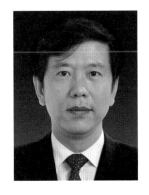

谢 鹏

1958年生于重庆。教授、主任医师,973首席科学家,第二届全国创新争先奖获得者,中国医师协会神经内科医师分会第三、四届会长,中华医学会神经病学分会第四、五、六届副主任委员,国务院学位委员会第六、七届学科评议组成员,获"卫生部有突出贡献中青年专家"称号,全球神经科学高被引学者,国家重点学科(神经病学)带头人。现任重庆医科大学附属第一医院国家卫生健康委功能性脑疾病诊治重点实验室主任。主持973项目1项、国家重点研发专项1项、863项目1项;国家自然科学基金国际合作重点项目及其他国家自然科学基金8项。

以通讯作者在 *NEJM*、*Lancet* 等杂志上发表SCI论文301篇,单篇最高影响因子74分,累计影响因子1 215分,SCI他引总次数5 400余次,单篇最高他引440次,Altmetric评分单篇最高1 547分,被F1000收录3篇。成果被写入中国医学科学院2016年度《中国医学科技发展报告》,中国科学院2019年度《科学发展报告》。获国家科技进步奖二等奖1项,中华医学科技一等奖1项,重庆市科技进步奖一等奖1项,重庆市科技进步奖二等奖2项,全国第五届吴阶平医学研究奖1项,被评为第二届"国家名医"(2018)和"科学中国人(2018)年度人物"。研究成果改写美国FDA用药指导规范,并写入7项国际权威指南和标准。

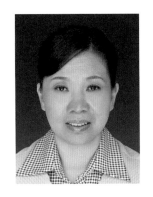

高成阁

1959年生于陕西。教授、主任医师(一级)、硕士研究生导师,西安交通大学医学部"名医"。曾任西安交通大学医学院精神与行为医学系主任、西安交通大学第一附属医院精神科主任。现任陕西省精神疾病临床研究中心主任、陕西省精神疾病质量控制中心主任。兼任中国神经科学学会临床与基础精神病学专业委员会委员、中国医师协会精神科医师分会委员、中国研究型医院学会心理与精神病学专业委员会常委、中国睡眠研究会睡眠与心理卫生专业委员会常务委员、中国心理卫生协会理事、中国心理卫生协会心理评估专业委员会常务委员、陕西省医学会精神医学分会主任委员,陕西省心理卫生协会理事长等。

从事精神医学及医学心理学教学工作35年,主编、参编教材及著作30余部。主持和参与国家自然科学基金、国家科技攻关项目、省部级等科研项目20余项。在公开杂志上发表学术论文120余篇,其中SCI收录论文11篇,获省级科技进步奖二等奖1项,三等奖1项。

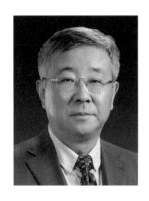

江 涛

1964 年生于黑龙江。医学博士、教授、主任医师、博士生导师,北京学者。现任北京市神经外科研究所副所长、首都医科大学附属北京天坛医院神经外科中心副主任。中国抗癌协会脑胶质瘤专业委员会主任委员,中国医师协会脑胶质瘤专业委员会首任主任委员,中国脑胶质瘤协作组首任组长。

江涛教授从事神经外科医、教、研工作 30 余年,在脑胶质瘤诊疗关键技术建立及临床应用方面作出突出贡献:建立了脑功能区胶质瘤精准手术技术体系;发现脑胶质瘤继发性癫痫的临床预警分子,制定了综合控制方案;建立中国脑胶质基因组学公共数据平台,制定了脑胶质瘤分子分型新标准及个体化诊疗方案。先后承担多项国家卫生健康委、科技部与国家自然基金委等国家级重大与重点课题。以第一作者或通讯作者在 Cell、PNAS 等 SCI 杂志发表论文 150 余篇,发表中文论著近 50 篇。获国家发明专利 8 项、PCT 专利(美国)1 项,3 项实现转化。主持编写了首部脑胶质瘤国家行业标准和 4 部国家指南,相关成果被写入 11 部国内、15 部国际指南或共识以及国家本科生和研究生统编教材。主编《脑胶质瘤》等专著 6 部。以第一完成人获国家科技进步奖二等奖 1 项。获北京市先进工作者荣誉称号,入选北京市"高创计划"领军人才,国务院特殊津贴专家。

OSBC 副主编简介

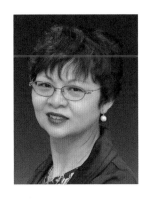

罗本燕

1962 年生于安徽。教授、主任医师。浙江大学医学院附属第一医院神经内科主任，教授，浙江大学求是特聘医师。中国医师协会神经内科医师分会常务委员、浙江省医师协会神经内科医师分会会长，中华医学会神经病学分会神经心理与行为神经病学学组副组长；担任 Neuroscience Bulletin、CNS Neuroscience Therapeutics、《中华医学杂志英文版》《中华神经科杂志》等多家国际、国内杂志编委。

从事教学工作至今 30 年，作为项目负责人承担国家自然科学基金 4 项、浙江省重大科技专项重点社会发展项目等。近年来以第一作者或通讯作者发表学术论文 60 余篇；2015 年至今作为副主编参与编写 8 本人民卫生出版社教材，5 本为国家规划教材。

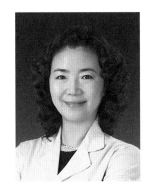

王丽华

1961 年生于黑龙江。教授、主任医师，博士生导师。哈尔滨医科大学附属第二医院神经内科主任、卒中中心主任。担任国家自然科学基金二审评审专家；获中国医师协会神经内科医师分会杰出神经内科医师学术成就奖、被国家卫生健康委脑卒中防治工程委员会授予突出贡献专家奖。现任中国卒中专科联盟副主席、黑龙江省医学会神经病学专业委员会候任主任委员、黑龙江省卒中学会会长。

从业 30 余年，一直致力于神经病学医、教、研工作，近年主持国家自然科学基金重点国际合作项目 1 项、国家科技部重点研发计划 1 项、国家自然科学基金面上项目 4 项；发表 SCI 论文 40 篇、单篇影响因子突破 10 分（4 篇），影响因子最高 11.561；获黑龙江省政府科技进步奖一等奖 1 项、二等奖 1 项；主编著作 4 部、副主编著作 5 部、参编著作 10 余部。

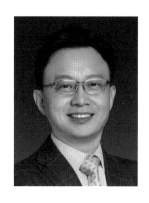

郑加麟

1965 年生于江苏。医学博士,神经病学和再生医学特聘教授,博士生导师,国家海外高层次人才,国家重大科学研究计划项目(973)首席科学家。现任同济大学医学院院长、同济大学脑与脊髓临床研究中心主任、国际脑计划战略委员会委员。曾任美国内布拉斯加州大学医学中心(UNMC)学术协理副校长、研究生院副院长。多年来从事美国及中国高校医学教育、科研及管理工作。在科研学术方面,长期致力于巨噬细胞和神经小胶质细胞在中枢神经退行性疾病中的作用及其机制研究。已发表 160 余篇研究论著,论文被引用次数 7 379 次,H-index 指数 51,i10 指数 113。获专利 2 项,同时主持科技部国家重大科学研究计划 1 项,国家自然科学基金海外及港澳学者合作研究基金 1 项、国家自然科学基金重点项目 1 项、重大项目 1 项。

从事教学工作 30 余年,2005 年荣获美国内布拉斯加州大学 Gilmore 杰出青年科学家奖,2008 年荣获美国内布拉斯加州长 Dave Heineman "Marshall" 奖及美国内布拉斯加州大学杰出科学家奖。现任 *Current Molecular Medicine* 和 *Translational Neurodegeneration* 杂志副主编、*Global Health Journal* 杂志编委、《互联网 + 医疗健康》副主编、《神经病学》副主编。教育部高等教育司教学指导委员会委员、教育部临床医学专业认证专家、全国医学院校教师教学发展联盟副理事长、中国教育国际交流协会国际医学教育分会理事、中国医学模拟教学联盟成员和 Association of Academic Health Centers International 指导委员会委员,同时担任国际知名学会委员(美国神经科学协会、国际神经化学协会等)。

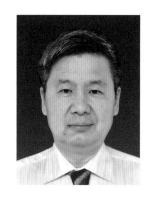

邱士军

1964 年生于山东。教授、主任医师、博士生导师、博士后合作导师。广州中医药大学临床医学学科带头人、影像教研室主任、广州中医药大学第一附属医院影像科主任,新南方教学奖励基金优秀教师。中华医学会放射学分会神经专业学组委员;国家科学技术奖评审专家、国家自然科学基金评审专家。

从事教学工作至今 30 余年。近 5 年,以第一作者或通讯作者发表论著百余篇,SCI 收录 27 篇;主持国家级课题 7 项,其中国际合作重点项目 1 项、重大研究计划项目 1 项,省部级课题 10 余项;出版教材专著 7 部,其中副主编 4 部;获得省级教学成果奖二等奖、广东省科技成果奖二等奖各 1 次。

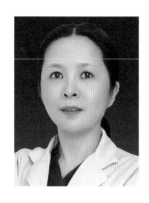

胡　波

　　1975 年生于武汉。教授、主任医师、博士生导师。入选中组部"万人计划"、国家创新人才推进计划中青年科技创新领军人才，教育部新世纪优秀人才，现任中华医学会神经病学分会委员、中国医师协会神经病学分会委员、中国卒中学会常务理事、中国卒中学会医疗质量控制委员会副主任委员等学术职务。

　　从事教学工作至今 20 余年，担任多个 SCI 杂志编委，在 *JAMA Neurology*、*EMBO Mol Med*、*Autophage*、*Stroke*、*Cardiovascular Research* 等国际著名期刊发表论文 50 余篇，被引用 1 000 余次。主持国家重点研发计划、国家自然科学基金重点国际项目等多项国家级项目。获得国家科技进步奖二等奖和湖北省科技进步奖一等奖各 1 项。

OSBC 前 言

全国高等学校临床医学专业第二轮器官-系统整合规划教材是响应教育部深化院校医学教育改革精神,按照国家卫生健康委员会"十四五"规划要求而策划编写的系列临床医学专业教材。该系列教材是以人体的器官系统为主线,将基础知识、基本理论与临床技能培养相结合,对课程体系和教学内容进行优化,并融合交叉学科,注重知识体系的完整性。本次器官-系统整合规划教材是在第一版的基础上进行优化,改器官系统"双循环"教学为"单循环",实现基础与临床的纵向整合、学科间的横向整合,并精炼纸质内容,拓展数字平台,构建立体化的教学体系。

本书是在上版《神经与精神疾病》的神经内科学、神经外科学和精神病学三门临床学科教学内容的基础上,整合《中枢神经系统与感觉器官》的基础神经科学内容,以系统地介绍神经与精神疾病从基础理论到临床诊治的相关知识。因此,我们将本书分为基础篇与临床篇。基础篇共包括1~6章内容,涵盖神经发育、神经生理、神经病理、神经解剖、神经药理和心理学基础等内容。临床篇共包括7~32章内容,其中7~9章为临床总论部分,是基础医学向临床医学过渡的桥梁,整体介绍神经精神疾病的病史采集、体格检查、辅助检查、常见症状和诊断原则;而10~32章属各论部分,重点介绍并更新神经内科、神经外科和精神科常见疾病诊疗知识。在此编写基础上,本教材具备以下三方面特点:①着重培养学生知识框架的系统性,强调相邻学科之间的有机整合,特别是基础与临床学科的整合;②强调教材的实用性,参考国家临床执业医师资格考试大纲,以疾病诊治为主线,加强临床知识的融会贯通;③融合了数字教材,将图片、动画、视频等内容作为纸质教材的补充与阐释,更形象、直观地帮助学生掌握相关内容。为方便读者自学和复习,各章均设有章前导读和章后思考题。

本教材从2019年秋开始准备,由全国各大医学院校的教授作为参编专家,有丰富的理论知识与临床诊疗及教学经验,历时一年的时间反复修改与精心审校,初步实现了学科间的交叉和融合,避免简单的内容拼接。我们在教材内容上力求做到思路清晰、文字简洁、图文并茂,注重基础理论、基本知识和基本技能的传授,还注意适当介绍本领域的新知识、新理论、新技术,在遵循循证医学证据的同时注意融入个人的临床工作经验。在编写筹备过程中得到参编人员和人民卫生出版社的大力支持。作为主编,在此要对各位参编专家和编辑同志为本教材顺利出版付出的辛勤劳动表示衷心的感谢。

本教材可供医学院校临床医学专业及其他临床相关专业教学之用,也可供神经精神疾病专科临床医师参考。各校可根据培养目标、学制、专业及教学学时选择适当内容课堂讲述,鼓励学生根据学习兴趣自学。

受本人知识水平所限,加之学科整合本身存在的困难与挑战,我们深知最后呈现在各位面前的这本教材与我们的愿望和读者的期望还有不小的差距,错误和不妥之处在所难免,恳请同行专家和广大师生不吝指教。

谢 鹏

2021 年 8 月

目 录

数字资源 AR 互动 ┃ ＡＲ图 10-8、ＡＲ图 21-1

绪　　论

神经系统(nervous system)是人体内结构和功能最为复杂的系统,也是最重要的、起主导作用的功能调节系统。人体内各器官、系统的功能都是直接或间接处于神经系统的调节控制之下。神经系统对机体各个器官、系统功能活动的迅速、精确而完善的调节,是人体适应内、外环境变化,保证各器官、系统正常功能协调完成的基本保证。

当神经系统的结构和功能发生障碍时,出现的一大类疾病统称为神经精神疾病。它不仅包括脑、脊髓、周围神经、肌肉等器质性损害性疾病,如脑血管疾病、中枢神经系统感染、神经免疫疾病、脑脊髓外伤、脑及脊髓肿瘤、神经变性疾病、神经遗传病、发育障碍、营养代谢障碍、中毒等,而且还包括无明确器质性损害而以精神行为异常为突出表现的高级神经功能障碍性疾病,如精神分裂症、情感障碍、人格障碍、神经症等精神疾病。神经精神病学就是研究这些疾病的病因、发病机制、流行病学特征、诊断、治疗、康复及预防的一门临床学科。

一、器官 - 系统整合教材在神经精神疾病学习过程中的意义

在传统学科分类上,不同的神经 - 精神疾病分属神经内科学、神经外科学、精神病学等三个临床学科研究范畴。从临床实践而言,分属不同学科的神经精神疾病在不同学科疾病谱上本来就有些交叉重叠,有些患者同时患有多种神经精神疾病,一些器质性神经疾病患者伴发或继发精神症状,临床医生需要具备本系统疾病的宽广知识面,才能在诊断及鉴别诊断上具备宽广的视野。上述三门临床学科虽然疾病谱有一定差异,但涉及的基础理论、基本知识、基本临床技能、辅助检查手段、临床思维方法类同或相近。近年来随着学科的发展,学科的界限变得越来越模糊,例如对于三叉神经痛、面肌痉挛、癫痫、帕金森病等传统神经内科疾病,越来越多的患者开始接受功能神经外科治疗,外科手段还用于治疗难治性精神分裂症、强迫症患者;神经内科疾病常伴随焦虑、抑郁等情绪障碍,一些精神科常用的心理测量工具被应用于神经内科疾病的诊断和研究。此外,神经系统的基础知识对了解神经精神疾病的发生、发展、转归和预后紧密相关,如神经解剖对神经系统疾病的定位诊断联系紧密,神经病理对神经系统肿瘤的分型诊断至关重要,基础心理学知识能够帮助认识精神疾病的心理学特点等。

正是基于临床实践需求和学科交叉融合的发展趋势,培养医学生临床思维能力,解决临床实际问题的能力,实现"早临床、多临床、反复临床"的医学教育改革方向,把神经系统基础知识和各种神经精神疾病整合在一起作为一个整体学习,可以减少教学环节重复或遗漏,提高学习效率和学习效果,是培养具备宽广理论基础和精湛专业技能高素质专门医学人才重要的教学改革举措,也是国际医学教育改革的趋势。

二、神经精神病学学科地位及与其他学科的关系

神经精神病学的三个临床分支学科——神经病学、神经外科学和精神病学是临床医学的重要学科之一。神经精神疾病在人类疾病谱中占有重要地位。《国际疾病分类第11版》(ICD-11)列入的神

经精神疾病达一千多个,这些疾病有些属常见病、多发病,如精神分裂症、抑郁障碍、双相情感障碍、脑血管疾病、癫痫、帕金森病、痴呆、颅脑外伤、脑肿瘤等,这些疾病致残率、病死率很高,对人类健康危害很大,在引起人类死亡原因四大疾病(心血管病、肿瘤、脑血管病、神经变性疾病)中神经系统疾病就有两个(脑血管病、神经变性疾病),肿瘤疾病中还有 2%~5% 为神经系统肿瘤。此外,神经系统疾病中罕见病也比较多,人类罕见病有大半属神经系统疾病,这些疾病目前大多无有效的治疗手段。随着人口的老龄化和工作生活压力的增大,神经精神疾病患病率和发病率呈递增趋势,已成为我国疾病经济负担中排在首位的一大类疾病。

神经精神病学与众多神经科学领域的基础学科关系密切。神经精神病学与生命科学的诸多学科结合,派生出神经解剖学、神经生理学、神经电生理、神经生化学、神经病理学、神经免疫学、神经遗传学、神经流行病学、神经药理学、神经影像学、神经心理学、神经分子生物学等,这些基础学科的发展与神经精神病学的进步息息相关。对于神经精神疾病这门临床学科的初学者来说,应当了解相关的基础学科知识(特别是神经解剖学和神经生理学),熟悉内科学及其他有关的临床学科相关知识,具备扎实的诊断学基础,才能用全面、联系的思想处理各种临床问题。

三、神经精神疾病的临床特点简介及诊疗概况

神经系统从结构和功能上大致可分为两部分,一部分主管运动、各种感觉和自主神经功能,即较为原始的基本生命活动,其相关的神经结构包括大脑皮质感觉运动区、间脑、中脑、脑干、小脑、脊髓、周围神经和肌肉,其损害主要表现为运动、感觉、自主神经功能和反射障碍;另一部分主管认知、情感、语言等高级功能,与之相关的神经结构主要是大脑皮质高级功能区,其损害主要表现为情绪障碍、认知功能减退和精神行为异常等。

根据有无解剖结构损害和组织病理学改变,神经系统疾病可分为器质性疾病和非器质性(功能性)疾病两大类。神经系统的器质性病变病因复杂,包括感染、外伤、肿瘤、血管病变、基因变异、发育异常、神经变性、自身免疫反应、营养代谢障碍、中毒等,这类疾病可表现为各种神经系统症状和体征,包括意识障碍、认知功能减退、精神行为异常、语言障碍、肌肉无力(瘫痪)、肌肉萎缩或假性肥大、肌张力异常、运动协调障碍、不自主运动、步态障碍、感觉障碍、语言障碍、吞咽障碍、尿便障碍等。不同疾病病因、发病机制和病变范围不同,临床表现非常复杂,可以形成各种神经症状和体征组合。那些具有定位诊断价值的神经体征被称作神经定位体征,是临床实际工作中判断神经器质性病变的重要依据。

神经系统器质性疾病根据治疗手段的不同可进一步分为两类,一类是需要采用外科手段治疗的疾病,如颅脑脊髓外伤、脑脊髓肿瘤、脑脓肿、动脉瘤及动静脉畸形、颅脑发育畸形(如先天性脑积水、颅裂和脊柱裂、狭颅症及颅底陷入症),这类疾病通常归属到神经外科。另一类是神经内科疾病。肌肉是运动系统重要的组成单位,其病变一般也归属到神经内科疾病。神经系统功能性疾病的病因包括生物因素(如遗传)、心理、社会环境因素等,与大脑皮质高级功能区(特别是额叶、颞叶)功能紊乱关系密切,多表现为知觉、思维、情感、意志及行为活动异常,如精神分裂症、心境障碍、应激相关障碍、神经症等,神经系统体检一般无神经定位体征,这类疾病归属精神科。另外,上述神经系统器质性病变,当出现精神行为异常时也到精神科诊治。如上所述,在实际工作中,不同神经精神疾病专科收治的疾病谱有一定程度的重叠,比如器质性精神障碍可在神经内科诊治,但也是精神科收治的范围。

需要强调的是,所谓器质性和功能性疾病的划分是相对的。功能性精神疾病虽然无明确宏观病理结构异常,但其临床症状的形成并非"无中生有",研究发现精神疾病患者的神经环路活动、神经递质、受体和突触传递功能仍然有某些异常表现,只是这些异常活动还难以在临床检测中发现而已。有些归属为器质性损害的神经内科疾病,如小舞蹈症、特发性震颤等,目前也未发现明确的病理异常。此外,精神疾病虽然以精神行为异常为主要表现,有些精神疾病也有躯体症状,如躯体形式障碍、分

离(转换)障碍、焦虑障碍。神经内科疾病、精神疾病以药物治疗为主,部分精神疾病心理治疗也很重要。

神经精神疾病的诊断程序及原则与其他临床学科基本相同,即在病史询问、内科及神经精神系统检查的基础上,结合适当的辅助检查,进行综合分析确定诊断。不过,神经系统疾病的诊断方法有自己的一些特色,主要是诊断流程中分为定位诊断与定性诊断两步进行,即先确定病变的部位(定位诊断),再确定病变的性质(定性诊断),这是由神经系统结构和功能的复杂性决定的。对于精神疾病,诊断更多地依赖于病史采集、精神检查、心理评估,还需要特殊的专科沟通技巧。

四、学习神经精神病学的几点建议

神经精神疾病的临床表现复杂,诊断治疗技术要求高,要学好这门课程,除了刻苦认真外,还要注意学习方法,以下几点建议供同学们参考。

1. 在学习专业知识和临床技能的同时,注重责任和服务意识的养成,培养严谨细致的学习和工作作风。在临床实习、见习期间,注重医德医风,严格遵守各项临床规章制度和诊疗操作规范,有创检查及手术操作必须在上级医师的指导下进行。另外,注重医患沟通技巧的学习。

2. 要特别注意基础理论、基本知识和基本技能的学习。对于神经精神疾病初学者,学习的重点是疾病的临床表现、诊断和治疗知识,但也要注意疾病的发生、发展、治疗机制的理论学习,学好基础理论有助于加深对神经精神疾病的理解,做到"知其然,知其所以然"。学好这门课程,除了要学习本系统疾病的知识(尤其是常见病的诊疗和危重症的抢救知识),还要注重相关基础医学知识和其他临床学科的知识,如神经系统解剖、颅脑脊柱局部解剖、神经生理、外科基础知识(如感染、休克处理、无菌操作)、内科疾病知识、医学心理学。神经精神病学是一门临床学科,理论知识要转化为服务患者的技能才能发挥价值,要特别重视基本临床技能的培养,如:病史采集、神经系统检查、精神检查、病历书写、腰椎穿刺、手术消毒及无菌操作、外科基本操作(诸如切开、分离、止血、结扎、缝合以及引流、换药等)、血管穿刺、胃肠减压、导尿等。需要特别强调的是,即使处在各种先进的辅助诊断和治疗仪器在临床广泛采用的今天,基本临床技能仍然是疾病诊断和治疗的基础,任何先进的辅助检查仪器和治疗设备都不能替代。实际上,不少神经系统疾病,如精神疾病、三叉神经痛、特发性面神经炎、癫痫、原发性头痛、短暂性脑缺血发作、帕金森病、肌张力障碍等,通过病史和体检就可作出初步诊断。对于神经外科治疗来说,虽然手术显微镜、神经导航设备、神经电生理监测等新型医疗仪器的应用作为手术医生手的延伸对提高手术效果帮助很大,但没有熟练的基本外科操作技能是不可能取得手术成功的。忽略基本外科操作技能这一临床基本功,忽略术前和术后对患者的科学管理,无选择地滥用辅助检查、滥用手术治疗不仅无助于诊疗水平的提高,反而会增加患者的经济负担,甚至会对患者身体和精神造成新的伤害,应当引起重视。

3. 把理论知识、书本知识与临床实践结合起来。学习神经精神病学,不仅向书本学习和老师学习,更重要的是向患者学习。通过直接观察患者学习研究疾病,要比单纯看书印象深刻得多。深入理解一种神经精神疾病要通过从书本到床边多次循环才能实现。神经精神疾病的临床表现千变万化,任何教科书都不能完全覆盖,在学习过程中,要勤思考,多实践,善于观察总结,才能逐步提高分析问题、解决问题的能力,为将来从事临床工作奠定良好的基础。

4. 数字教材是本书的一大特点,在熟悉掌握纸质教材内容的同时,重视数字教材内容,充分利用课后习题、PPT、微课等学习神经与精神疾病相关重点、难点;使用视频、动画等资料直观掌握疾病特点;通过构建的脑组织和脑血管 AR 模型形象生动的学习了解神经系统的解剖结构,加深对神经系统的理解。

5. 在学习疾病诊疗知识的同时,注重人文素质的培养。临床医学是一门与人打交道的学科,现代医学从生物 - 心理 - 社会医学模式看待患者。应注重患者心身统一性。对于神经精神疾病来说,心理、社会因素在疾病发生发展过程中的作用更为突出。例如应激相关障碍,社会-心理因素是发病的主要原因;对神经症、抑郁障碍、心理生理障碍、精神分裂症等精神疾病,社会心理因素对疾病发生、发展有重要的影响。部分器质性神经疾病,如多发性硬化、重症肌无力、脑血管病等,常因情绪因素导致病情复发或加重。正因为如此,医生的人文素养,心理学、社会学知识、在神经精神疾病的临床诊疗中作用更加重要。在临床工作中,要树立以患者为中心的服务理念,注重观察体验患者的心理需求,建立良好的医患关系,尊重患者的权益,保护患者的隐私。

(谢　鹏)

第一章
神经系统的发生、发育及组织学特点

神经系统是人体中起主导作用的系统,通过协调各器官系统的功能活动,使人体成为有机的整体,维持内环境的稳定,适应外界环境的变化,认识和改造外界环境。神经系统复杂的发生、发育过程以及特殊的形态结构是实现功能的基础。在胚胎早期,神经系统的发生、分化受外胚层中某些细胞基因的调控以及神经元周围环境中一些分子的介导,反映了遗传与环境之间复杂的相互作用。

第一节 神经系统的发生、发育

神经系统起源于胚胎早期的神经外胚层,其演化成的神经管和神经嵴分别是中枢神经系统和周围神经系统的原基。

一、神经管和神经嵴的发生及神经组织的分化

(一) 神经管和神经嵴的发生

人胚第 3 周,脊索诱导其背侧中线的外胚层增厚形成神经板(neural plate)。神经板随脊索的延长逐渐长大,中央凹陷形成神经沟(neural groove),沟两侧边缘隆起称神经褶(neural fold)。两侧神经褶在相当于枕部体节水平的中线处愈合,使神经沟闭合成神经管(neural tube)并向头、尾两端延伸,其在两端所留的开口分别称前神经孔(anterior neuropore)和后神经孔(posterior neuropore),二者依次在胚胎第25 天和27 天左右闭合,形成的封闭管道脱离表面外胚层而埋于间充质组织中(图 1-1、图 1-2)。神经管的头段膨大,分化为脑;尾段较细,分化为脊髓。

神经管闭合过程中,神经褶顶缘的神经外胚层细胞游离出来,形成左、右两条与神经管平行的细胞索,称神经嵴(neural crest)(见图 1-2)。神经嵴迁移至表面外胚层的下方和神经管的背外侧,分化为周围神经系统的神经节和神经胶质细胞,部分细胞迁移形成肾上腺髓质的嗜铬细胞、黑色素细胞、滤泡旁细胞等。

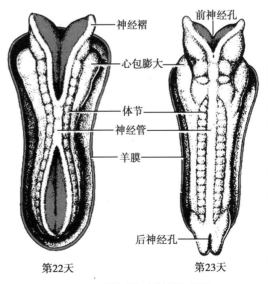

图 1-1 神经管形成的模式图

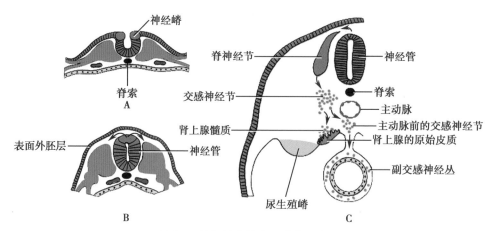

图 1-2　神经嵴的演变和分化示意图

（二）神经组织的分化

神经板最初由单层柱状上皮构成,神经管形成后演变为假复层柱状的神经上皮(neuroepithelium)。上皮的基膜较厚,称外界膜;靠近神经管腔面的膜称内界膜。神经上皮细胞不断分裂、增殖,部分细胞迁至神经上皮的外周形成套层(mantle layer),分化为成神经细胞(neuroblast)和成神经胶质细胞(glioblast),发育为中枢神经组织的灰质。原位的神经上皮停止分化,演变成单层立方形或矮柱状细胞的室管膜层(ependymal layer)。套层中的成神经细胞最初为圆球形,长出突起并延伸至套层外周形成细胞稀少的边缘层(marginal layer),分化为中枢神经组织的白质。此时,神经管壁由内向外分化为三层,即神经上皮层、套层和边缘层。伴随成神经细胞的分化,套层中的成神经胶质细胞分化为星形胶质细胞和少突胶质细胞,并有部分细胞迁移入边缘层(图 1-3)。

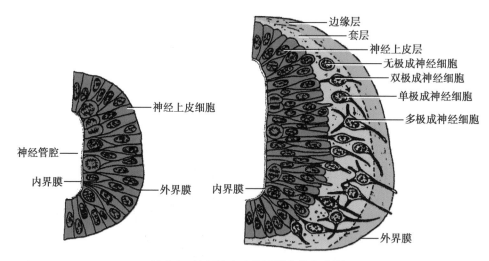

图 1-3　神经管上皮的早期分化示意图

成神经细胞属分裂后细胞,不再分裂、增殖,起初圆形的无极成神经细胞发出两个突起变为双极成神经细胞,后者朝向神经管腔侧的突起退化消失,而伸向边缘层的突起迅速增长形成原始轴突而称单极成神经细胞。单极成神经细胞内侧端又形成若干短小的原始树突,转变为多极成神经细胞,再分化为各类神经元(见图 1-3,图 1-4)。神经元发生过程中,神经元的存活及其突起的发生受靶细胞或靶组织产生的神经营养因子调控,如神经生长因子、成纤维细胞生长因子、表皮生长因子和类胰岛素生长因子等。缺乏神经营养因子的诱导,或处于异常部位未能和其他神经细胞形成足够的传入性突触将导致神经元凋亡,使得最终存活的神经元数量远少于最初生成的数量。

神经胶质细胞的发生晚于神经细胞,终生保持分裂和增殖能力。成神经胶质细胞首先分化为各类胶质细胞的前体细胞,即成星形胶质细胞和成少突胶质细胞;前者再分化为原浆性和纤维性星形胶质细胞,后者分化为少突胶质细胞。小胶质细胞发生较晚,主要来源于血液单核细胞,或者神经管周围的间充质细胞。室管膜层矮柱状细胞则分化为室管膜细胞(见图1-4)。

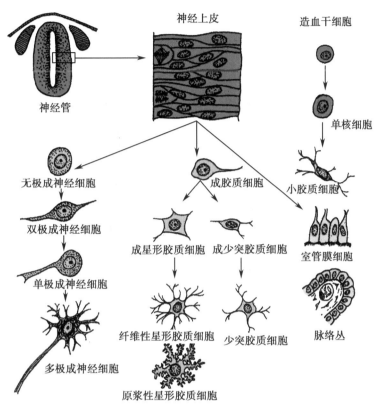

图 1-4　神经上皮细胞的分化模式图

二、脊髓的发生和发育

神经管尾段分化为脊髓,其边缘层分化为白质,套层分化为灰质,管腔演化为脊髓的中央管。神经管两侧壁的套层中成神经细胞和成胶质细胞增生,在腹侧部增厚形成左、右两个基板,背侧部增厚形成左、右两个翼板;基板和翼板之间形成左、右两条纵行的界沟。神经管的底壁和顶壁薄而窄,分别形成底板和顶板。左、右两基板向腹侧突出而导致中线深陷形成前正中裂。左、右两翼板增大并向内侧推移,在中线融合形成后正中隔。基板和翼板分别分化为脊髓灰质的前角(或前柱)和后角(或后柱),其中的成神经细胞相应分化为躯体运动神经元和中间神经元。聚集于基板和翼板之间的成神经细胞分化为内脏传出神经元,形成脊髓侧角(或侧柱)。神经管周围的间充质分化成脊髓被膜(图1-5)。

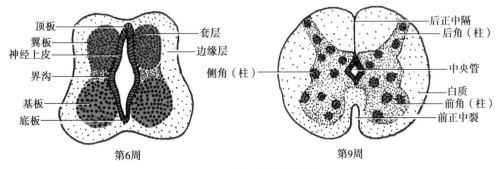

图 1-5　脊髓的发生模式图

　　胚胎前 3 个月,脊髓与脊柱等长,下端达尾骨,所有脊神经经相应节段的椎间孔平面离开椎管。3 个月后,因脊柱和硬脊膜生长比脊髓快而导致脊髓相对缩短、上移;至出生前,脊髓下端上移至第 3 腰椎水平,以软脊膜形成的终丝连于尾骨;成年可达第 1 腰椎下缘,故腰椎穿刺部位选择时要注意年龄特点。由于呈节段分布的脊神经均在胚胎早期形成,脊髓的相对上移导致脊髓颈段以下的脊神经根逐渐向尾侧倾斜走行,至其相应的椎间孔离开椎管;腰、骶和尾段的脊神经根在到达其相应椎间孔前垂直下行,与终丝共同组成马尾(图 1-6)。

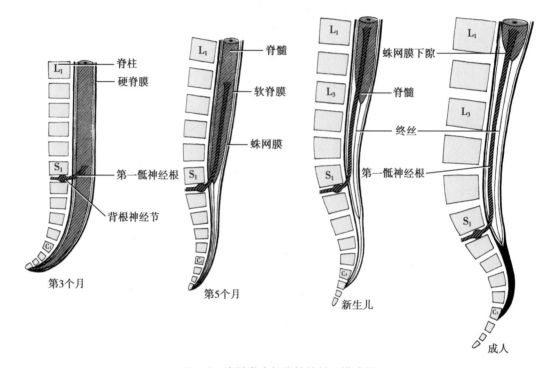

图 1-6　脊髓发育与脊柱的关系模式图

三、脑的发生和发育

(一) 脑泡的形成和演变

　　胚胎第 4 周末,神经管头段形成三个膨大,由前到后依次为前脑泡、中脑泡和菱脑泡。第 5 周,前脑泡的头段向两侧膨大形成左、右端脑,将演变为左、右大脑半球;尾段演变为间脑。中脑泡演变为中脑。菱脑泡头段和尾段分别演变为后脑和末脑,后脑演变为脑桥和小脑,末脑演变为延髓。神经管的管腔也随之演变为各部位的脑室。前脑泡的腔演变为左、右侧脑室和间脑中的第三脑室;中脑泡的腔形成狭窄的中脑导水管;菱脑泡的腔演变为宽大的第四脑室。脑泡在形成和演变过程中因不均等生长形成弯曲。首先出现凸向背侧的头曲和颈曲;前者位于中脑部称中脑曲;后者位于菱脑与脊髓之间。随后在端脑和脑桥间出现了两个凸向腹侧的弯曲,分别称端脑曲和脑桥曲,这些脑曲最终消失(图 1-7)。

　　神经管头段管壁的演化与尾段相似,由神经上皮细胞增生、迁移分化形成套层;套层增厚形成翼板和基板。端脑和间脑的套层大部分形成翼板,基板很小。端脑套层中的大部分细胞迁至外表面,形成大脑皮质;少部分细胞聚集成团,形成神经核。中脑、后脑和末脑中的套层细胞多聚集成细胞团或细胞柱,形成各种神经核;翼板中的神经核多为感觉中继核,基板中的神经核多为运动核(图 1-8)。

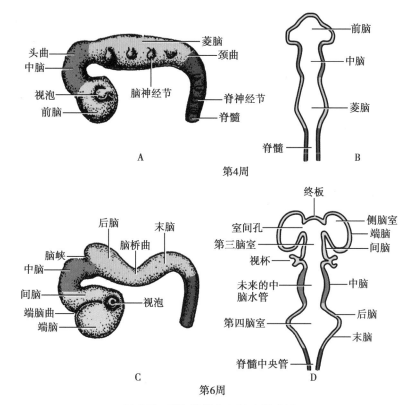

图 1-7　脑泡的发生和演变模式图

注：A.C. 侧面观；B.D. 冠状面。

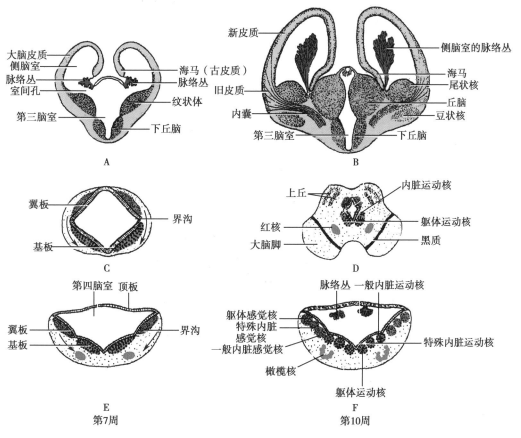

图 1-8　脑的各部分化模式图

注：A.B. 端脑和间脑（冠状切面）；C.D. 中脑（横切面）；E.F. 末脑（横切面）。

（二）大脑皮质的组织发生

大脑皮质由端脑套层的成神经细胞迁移和分化而成,其发生重演了皮质的种系发生过程,分为古皮质(原皮质)、旧皮质、新皮质3个阶段。海马和齿状回是最早出现的皮质结构,相当于种系发生中的古皮质(archicortex)。胚胎第7周时,大量成神经细胞在纹状体外侧聚集并分化形成梨状皮质,即旧皮质(paleocortex)。随后,神经上皮细胞分裂增殖、分批分期地迁至表层并分化形成新皮质(neocortex),是出现最晚、面积最大的部分(见图1-8)。位于内、外界膜之间的神经上皮细胞构成室层,其发出的突起伸向表面构成边缘层;室层细胞分化出成神经细胞在两者间形成中间层,后期分化的成神经细胞在中间层和边缘层之间形成皮质板;室层细胞停止分裂在中间层深面形成室下层,其中部分细胞经过中间层在皮质板下方形成皮质下板,从而形成室层、室下层、中间层、皮质下板、皮质板和边缘层。边缘层形成大脑皮质的分子层,中间层细胞转为白质,皮质下板和皮质板形成大脑皮质的其他5层,剩余细胞分化为室管膜细胞或室管膜下胶质细胞。成神经细胞分批分期的产生和迁移,使得新皮质中的神经细胞呈层状排列,越早产生和迁移的细胞位置越深,反之亦然;至胎儿出生时形成6层结构。至胚胎晚期古皮质的海马结构分为3层结构,旧皮质分层不明显。

（三）小脑皮质的组织发生

后脑翼板背侧的左、右菱唇在中线融合形成小脑板(cerebellar plate),即小脑的原基。胚胎第12周时,小脑板外侧部膨大形成小脑半球;中部变细形成小脑蚓(图1-9)。之后,横裂从小脑蚓分出了小结,从小脑半球分出了绒球,二者组成的绒球小结叶是小脑种系发生中最早出现的部分,故称原小脑,保持与前庭系统的联系。

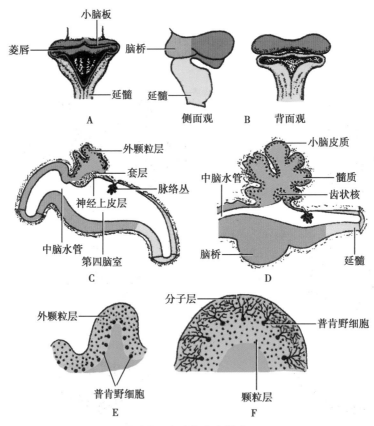

图 1-9　小脑的发生模式图

注:A. 第8周中脑和菱脑背面观;B. 第4个月的中脑;C. 图A的矢状切面;
D. 图B的矢状切面;E. 胚胎期的小脑皮质;F. 出生后的小脑皮质。

小脑板由神经上皮层、套层和边缘层组成。神经上皮细胞增殖并经套层迁移至边缘层表面,形成具有分裂能力的外颗粒层;其在小脑表面增殖使小脑表面迅速扩大并产生皱褶,形成小脑叶片。第6

个月,套层外层的成神经细胞分化为浦肯野细胞和高尔基细胞,构成浦肯野细胞层;内层的成神经细胞则聚集成团,分化为小脑白质中的核团,如齿状核等。外颗粒层细胞开始分化,部分细胞向内迁移至浦肯野细胞层深面构成内颗粒层。外颗粒层因大量细胞迁出变薄,存留的细胞分化为篮状细胞和星形细胞,与伸入其间的浦肯野细胞树突和内颗粒层轴突共同形成小脑皮质的分子层;内颗粒层则改称颗粒层。故小脑皮质由分子层、浦肯野细胞层和颗粒层三层结构组成(见图 1-9)。

四、神经节和周围神经的发生

(一) 神经节的发生

1. 脑神经节和脊神经节　由神经嵴细胞向两侧迁移至神经管的背外侧聚集成细胞团分化而成(见图 1-2)。神经嵴细胞首先分化为成神经细胞和卫星细胞,成神经细胞再分化为感觉神经元。成神经细胞最先长出两个突起,称为双极神经元;两个突起因不均等生长在起始部逐渐靠拢和融合,形成假单极神经元;大部分脑神经节和脊神经节为假单极神经元,只有蜗神经节和前庭神经节为双极神经元。卫星细胞是一种神经胶质细胞,包绕在神经元胞体周围。神经节周围的间充质分化为结缔组织被膜,包绕整个神经节。

2. 交感神经节和副交感神经节　胸段神经嵴的部分细胞迁至背主动脉的背外侧,形成两列节段性排列的交感神经节,并借纵行的神经纤维连接形成两条交感干,为椎旁神经节。节内的部分细胞迁至主动脉腹侧,形成椎前神经节。节内的神经嵴细胞分化为交感神经节细胞和卫星细胞;交感神经节外周也有间充质分化来的结缔组织被膜。此外,还有部分神经嵴细胞迁入由脏壁中胚层细胞增生形成的肾上腺原基,分化为髓质的嗜铬细胞及少量交感神经节细胞(见图 1-2)。副交感神经节分为头部和骶部,分别来源于头部神经嵴和腰骶部神经嵴。

(二) 周围神经的发生

周围神经包括感觉神经纤维和运动神经纤维,是由神经细胞的突起和施万细胞所构成。感觉神经纤维是感觉神经节细胞的周围突;躯体运动神经纤维是脑干及脊髓灰质前角运动神经元的轴突;内脏运动神经的节前纤维是脑干内脏运动核和脊髓灰质侧角中神经元的轴突,节后纤维则是自主神经节细胞的轴突。施万细胞由神经嵴细胞分化而成,并与神经元的轴突或周围突同步增殖和迁移。

五、中枢神经系统的常见畸形

(一) 神经管缺陷

神经管缺陷是指神经沟因失去脊索的诱导作用或受环境致畸因子的影响无法闭合所形成的畸形。前神经孔未闭形成无脑畸形(anencephaly);后神经孔未闭形成脊髓裂(myeloschisis)。无脑畸形常伴有颅顶骨发育不全,称露脑;脊髓裂常伴有相应节段脊柱裂(spina bifida),常见于腰骶部(图 1-10)。

(二) 脑积水

脑积水(hydrocephalus)是比较常见的先天畸形,多由脑室系统发育障碍、脑脊液生成和吸收失衡所致,以中脑导水管和室间孔狭窄或闭锁最常见。由于脑脊液不能正常循环,致使阻塞处以上的脑室或蛛网膜下腔中积存大量液体,前者称脑内脑积水,后者称脑外脑积水。临床特征主要是颅脑明显扩大,颅骨变薄,颅缝变宽。

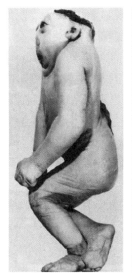
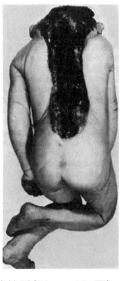

图 1-10　无脑畸形伴脊柱裂(Moore KL 图)

第二节 小儿神经、精神的发育

在小儿生长发育过程中,神经系统发育最早且速度最快。

一、小儿神经系统的发育及生理特点

(一) 小儿神经系统的解剖及生理特点

小儿脑实质生长较快,新生儿期脑平均重量约为 370g,约为成人脑重的 25%;1 岁时约达 900g,约为成人脑重的 50%;7~8 岁的儿童脑重 1 350~1 400g,接近成人。

新生儿大脑的主要沟回已形成,但脑沟较浅,皮质较薄。大脑皮质已具有 6 层基本结构,神经细胞数量也与成人相同,但细胞分化不成熟,轴突与树突形成不足,尚未形成大脑各区间复杂的联系。小儿出生后,大脑皮质的神经细胞数目不再增加,主要变化是神经细胞体积增大、树突增多、髓鞘形成和功能日趋成熟。3 岁时神经细胞分化基本成熟,8 岁时已接近成人。

新生儿的皮质下中枢如丘脑和苍白球在功能上已较成熟,但大脑皮质及新纹状体的发育尚未成熟,故出生时的活动主要由皮质下中枢调节;随着脑实质逐渐发育成熟,对皮质下系统的抑制作用也日趋明显,转变为大脑皮质调节为主。脑干在出生时已发育较好,呼吸、循环和吞咽等维持生命的中枢功能已发育成熟。小脑在胎儿期发育较差,生后 6 个月达生长高峰,生后 1 年小脑外颗粒层的细胞仍在继续增殖,生后 15 个月,小脑大小已接近成人。

神经传导系统的发育较晚,出生时数目较少,生后则迅速增加,至婴幼儿时期,神经纤维髓鞘的形成仍不完善。髓鞘化时间因部位而异,脊神经从胚胎 4 个月开始至 3 岁时完成;锥体束从胚胎 5~6 个月开始至 2 岁完成;皮质的髓鞘化最晚,持续到 6 岁基本完成。

脊髓的发育在出生时已较成熟,重 2~6g,其发育与运动功能进展平行。

(二) 神经反射的发育

正常小儿神经反射的发育是从原始水平的反射向高层次的神经反射发育,开始出现的是脊髓水平的原始反射,继而出现脑干、中脑所支配的神经反射,最后出现的是大脑皮质水平的神经反射。神经反射的发育水平影响着姿势、运动的发育。

1. **先天性反射** 出生时即具有,如觅食、吸吮、吞咽、拥抱、寒冷、疼痛等反射;其中某些反射如吸吮、拥抱等反射随年龄增长而消失,否则影响动作发育。新生儿和婴儿肌腱反射、腹壁反射和提睾反射较弱,到 1 岁才稳定;巴宾斯基征阳性在 2 岁以下小儿为生理现象。

2. **条件反射** 出生后 2 周可形成第 1 个条件反射,即抱起喂奶时出现吸吮运动,提示大脑皮质的发育。2 个月逐渐形成与视觉、听觉、味觉、嗅觉、触觉等感觉相关的条件反射;3~4 个月出现兴奋性和抑制性条件反射;2~3 岁皮质抑制功能才发育完善;3~5 岁大脑综合分析能力趋于稳定。

二、小儿神经、精神行为的发育

(一) 运动的发育

胎动为小儿运动的最初形式。新生儿期因大脑皮质发育不成熟、神经纤维髓鞘化尚未完成,动作多为无意识不协调的。此后 1 年内,随着大脑迅速发育,小儿运动功能发育遵循以下规律:①头尾规律：即动作发育由上而下；②由近端向远端：即指由中枢向末梢方向发育；③由不协调到协调，由泛化到集中；④由粗大动作到精细动作；⑤先正面动作后反面动作。

（二）语言的发育

语言发育的条件包括正常的发声器官、听觉和大脑语言中枢、与周围人群的语言交往，经过发声、理解和表达三个阶段形成。

（三）社会行为及心理的发育

社会行为包括对周围物品、人与社会环境的反应能力，受神经系统发育程度的制约，通过感知和观察外界环境，对其进行综合分析作出相应的调节和反应，应用已发育的动作操作和语言思维等能力解决问题。心理活动随着年龄的增长而发展，由形态到本质，由简单能力到复杂能力，深度和广度不断加强。

第三节　神经系统组织学及神经干细胞

神经组织（nerve tissue）主要由神经细胞（nerve cell）和神经胶质细胞（neuroglial cell）组成。神经细胞又称神经元（neuron），是神经系统的结构和功能单位，其数量庞大，约达 10^{12} 个。神经元是高度分化的细胞，具有接受刺激、整合信息和传导神经冲动的能力。神经元通过突触连接形成复杂的神经通路和网络，对接收到的信息进行分析或贮存，并可传递给肌细胞和腺细胞等效应细胞，产生效应。同时，它们也是意识、记忆、思维和行为调节的基础。此外，部分神经元还有内分泌功能，如下丘脑视上核和室旁核的神经元等可分泌激素。神经胶质细胞数量是神经元的10~50倍，无传导神经冲动的功能，构成神经元生长、分化和功能活动的微环境，对神经元起支持、保护、营养、绝缘和引导等作用，也参与神经递质和活性物质的代谢。

一、神经元

神经元的形态多样，但都包含胞体和突起，突起又分为树突和轴突。

（一）神经元的结构

1. 胞体（soma）　是神经元的营养和代谢中心，主要分布于大脑和小脑皮质、脑干和脊髓的灰质以及神经节；呈锥形、圆形、梭形或星形等，大小差异很大，小的直径仅 4~5μm，大的可达到 150μm；由细胞膜、细胞质和细胞核构成（图1-11）。

（1）细胞膜：是可兴奋膜，具有接受刺激、处理信息、产生和传导神经冲动的功能。神经元细胞膜的这些特性取决于膜蛋白的种类、数量、结构和功能，有些膜蛋白是离子通道，如 Na^+ 通道、K^+ 通道、Ca^{2+} 通道和 Cl^- 通道等；有些膜蛋白是受体，与相应的神经递质结合后开放离子通道。

（2）细胞质：又称核周质（perikaryon），含有特征性的尼氏体和神经原纤维，发达的高尔基复合体和一

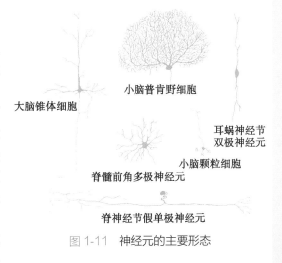

大脑锥体细胞
小脑普肯野细胞
耳蜗神经节双极神经元
小脑颗粒细胞
脊髓前角多极神经元
脊神经节假单极神经元

图1-11　神经元的主要形态

般细胞器以及随年龄增多的脂褐素等。

1）尼氏体（Nissl body）：分布于胞质和树突内，呈强嗜碱性，形状、数量和分布在不同神经元里有所不同（图 1-12）。在大神经元如脊髓运动神经元里数量多，呈粗大的虎皮样斑块，称虎斑小体；在较小神经元如神经节内呈细颗粒状。电镜下，尼氏体由许多平行排列的粗面内质网和游离核糖体构成，表明细胞具有活跃的蛋白质合成功能，合成更新细胞器所需的结构蛋白、神经递质所需的酶类以及肽类的神经调质。

2）神经原纤维（neurofibril）：在 HE 染色切片中无法分辨，在镀银染色切片中呈棕黄色细丝，交织成网并伸入树突和轴突内（图 1-13）。电镜下，神经原纤维是由排列成束的神经丝（neurofilament）和微管构成。除了成神经元的细胞骨架外，微管还参与细胞内的物质转运。

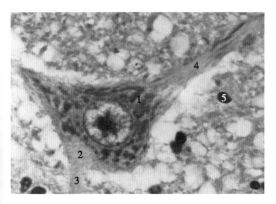

图 1-12　脊髓灰质前角运动神经元（高倍）
注：1. 尼氏体；2. 轴丘；3. 树突；4. 轴突；
5. 神经胶质细胞核（保天然、廖德阳图）。

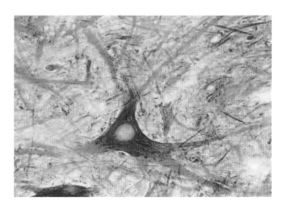

图 1-13　脊髓灰质前角运动神经元光镜图（高倍）
注：镀银染色示神经原纤维（复旦上医　图）。

（3）细胞核：位于胞体中央，大而圆，核膜明显；核内异染色质少，故着色浅，呈空泡状，核仁大而明显。

2. **树突（dendrite）**　每个神经元上有 1 个或多个，呈树枝状分支，所含结构与胞质相似。树突分支上有许多短小的棘状突起，称树突棘（dendritic spine）（图 1-14），其在电镜下为 2~3 层滑面内质网形成的板层结构，是神经元间形成突触、接受刺激的主要部位。树突和树突棘极大地扩展了神经元接受刺激的表面积。因此，神经元接受信息和整合信息的能力与其树突的分支程度以及树突棘的数目有密切关系。

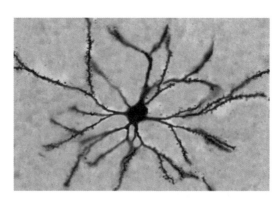

图 1-14　大脑神经元光镜图
注：树突棘，冷冻切片，Golgi-Cox 染色（张磊　图）。

3. **轴突（axon）**　每个神经元一般只有一个轴突，多由胞体发出，长短不一，由数微米到 1m 以上，胞体越大则轴突越长。胞体发出轴突的部位常呈圆锥形，称轴丘（axon hillock）（见图 1-12），光镜下此区无尼氏体，染色淡。轴突一般比树突细，粗细均匀，有侧支呈直角分出；末端分支较多，形成轴突终末（axonal terminal）（图 1-15）。轴突表面有轴膜（axolemma），内含胞质称轴质（axoplasm）。轴质内有大量与轴突长轴平行排列的神经丝和微管,滑面内质网、微丝、线粒体和小泡等。神经丝、微管和微丝之间均有横桥连接,构成轴质中的网架结构。轴突内无尼氏体和高尔基复合体,不能合成蛋白质。

轴突的主要功能是传递神经冲动,起始段轴膜较厚,膜下的高电子密度致密层易引起电兴奋,是神经冲动产生的部位;神经冲动沿轴膜向轴突终末传递。

神经元的胞体与轴突间物质交换频繁,轴突内的物质运送称轴突运输(axonal transport)。胞体内新形成的神经丝、微管和微丝缓慢移向轴突终末,称为慢速(0.1~0.2mm/d)轴突运输。此外,还有一种快速(100~400mm/d)双向的轴突运输。胞体将轴膜更新所需的蛋白质、合成神经递质的酶、含神经递质或神经调质的小泡和线粒体等运送到轴突终末,称快速顺向轴突运输。轴突终末内的代谢产物或轴突终末摄取的物质(蛋白质、小分子物质或由邻近细胞产生的神经营养因子等)逆向运送到胞体,称快速逆向轴突运输。某些病毒或毒素(如狂犬病毒、脊髓灰质炎病毒、带状疱疹病毒和破伤风毒素等)也可通过逆向轴突运输侵犯神经元胞体。

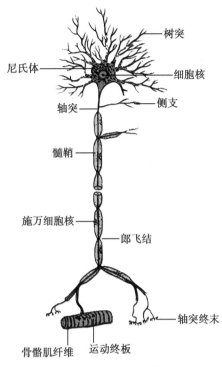

图 1-15 运动神经元模式图

(二) 神经元的分类

1. **根据神经元突起的数量** 分为三种:①多极神经元(multipolar neuron):有一个轴突和多个树突;②双极神经元(bipolar neuron):树突和轴突各一个;③假单极神经元(pseudounipolar neuron):胞体发出的突起很快呈 T 形分为两支,一支进入中枢神经系统称为中枢突,其传出神经冲动的是轴突;另一支分布到周围组织和器官接受刺激的称周围突,具有树突功能,因其细长与轴突相似亦称轴突(见图 1-11)。

2. **根据神经元轴突的长短** 分为两型:①高尔基 I 型神经元:是具有长轴突(可长达 1m 以上)的大神经元;②高尔基 II 型神经元:是具有短轴突(仅数微米)的小神经元。

3. **根据神经元的功能** 分为三种:①感觉神经元(sensory neuron):又称传入神经元(afferent neuron),接受体内、外刺激,并将信息传向中枢,多为假单极神经元;②运动神经元(motor neuron):又称传出神经元(efferent neuron),将神经冲动传递给肌细胞或腺细胞,一般为多极神经元;③中间神经元(interneuron):常为多极神经元,位于前两种神经元之间,起信息加工和传递作用。动物越进化,中间神经元越多。人的中间神经元占总数的 99% 以上,构成复杂的神经网络,是学习、记忆和思维的重要结构基础。三种神经元和感受器、效应器共同构成反射弧(图 1-16),参与机体对内、外刺激的反应即反射。

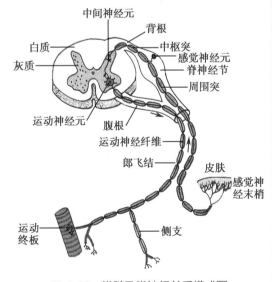

图 1-16 脊髓及脊神经关系模式图
(示三种神经元的关系)

4. **根据神经元释放的神经递质和神经调质的化学性质** 分为:胆碱能神经元(乙酰胆碱)、去甲肾上腺素能神经元(去甲肾上腺素)、胺能神经元(肾上腺素、去甲肾上腺素、多巴胺和 5- 羟色胺等)、氨基酸能神经元(γ- 氨基丁酸、甘氨酸和谷氨酸等)、肽能神经元(内啡肽、脑啡肽和 P 物质等神经肽)。

二、突触

突触（synapse）是神经元之间，或神经元与效应细胞之间特化的信息传递结构。按传递信息的方式不同，分为化学突触（chemical synapse）和电突触（electrical synapse）两类，前者以神经递质作为信息传递的媒介；后者本质是缝隙连接，以电流作为信息载体，在低等生物较发达，而哺乳动物及人很少，存在于猴大脑皮质神经元的树突之间和视网膜的视细胞之间，促进神经元的同步活动。人类神经系统以化学突触为主，是一般所说的突触，常见一个神经元的轴突终末与另一个神经元的树突、树突棘或胞体连接，分别构成轴 - 树、轴 - 棘和轴 - 体突触（图 1-17）。

化学性突触由突触前成分（presynaptic element）、突触间隙（synaptic cleft）和突触后成分（postsynaptic element）三部分构成。突触前、后成分彼此相对的细胞膜分别为突触前膜和突触后膜，两者之间有 15~30nm 宽的突触间隙。突触前成分通常是神经元轴突终末的球状膨大部分，在银染色标本中呈现棕黑色的圆形颗粒，称突触小体（synaptic knob）或突触扣结。电镜下，突触前成分内含许多突触小泡（synapse vesicle）（图 1-18），还有线粒体、微管和微丝等。突触小泡的大小和形状与所含神经递质或神经调质相关，含乙酰胆碱的多是圆形清亮小泡，含氨基酸类的多为清亮扁平小泡，含单胺类的则是小颗粒型小泡，含神经肽的是大颗粒型小泡。突触小泡表面附有突触素（synapsin），将小泡连接于细胞骨架。突触前、后膜较厚，胞质面有致密物质附着。突触前膜突入胞质内形成排列规则的致密突起，突起间隙容纳突触小泡。突触后膜中有特异性的神经递质和神经调质受体以及离子通道。

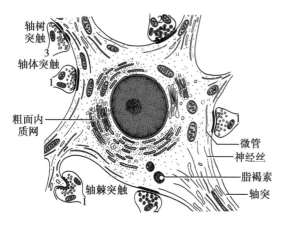

图 1-17   多极神经元与突触的超微结构模式图

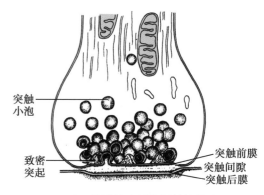

图 1-18   化学性突触超微结构模式图

当神经冲动传至轴突终末时，引起突触前膜上的钙通道开放，Ca^{2+} 由细胞外进入突触前成分，在腺苷三磷酸（ATP）的参与下使突触素磷酸化，后者与突触小泡的亲和力降低，致使突触小泡脱离细胞骨架，移至突触前膜并与其融合，通过出胞作用释放小泡内容物到突触间隙。神经递质与突触后膜上相应的受体结合，引起受体耦联的离子通道开放，改变突触后膜两侧离子分布，出现兴奋性或抑制性突触后电位变化，进而引起突触后神经元（或效应细胞）的相应活动。神经递质及其受体的种类决定突触的兴奋或抑制。神经递质在产生上述效应后，立即被相应的酶灭活或吸收入突触前成分内降解，使该神经递质的作用迅速消除，从而保证突触传递的灵敏性。

不同神经元的突触数目差别很大，小脑颗粒细胞只有数个突触，一个运动神经元有 1 万个左右的突触，而小脑浦肯野细胞突触有数 10 万个。一个神经元既可以通过突触将信息传递给许多其他神经元或效应细胞，也可以通过突触接受来自许多其他神经元的信息。在这些突触信息中，如果兴奋性突触活动的总和超过抑制性突触活动的总和，并足以刺激该神经元的轴突起始段产生神经冲动时，该神经元表现为兴奋；反之，则为抑制。

三、神经胶质细胞

在神经元与神经元之间,神经元与非神经细胞之间,除了突触部位以外,一般都被神经胶质细胞分隔、绝缘,以保证信息传递的专一性和不受干扰。

（一）中枢神经系统的胶质细胞

中枢神经系统的胶质细胞有星形胶质细胞、少突胶质细胞、小胶质细胞和室管膜细胞四种组成(图 1-19),除室管膜细胞外,HE 染色只能显示胶质细胞的胞核及其周围少量的胞质,不易区分,用不同的镀银染色则能显示各种细胞的全貌。

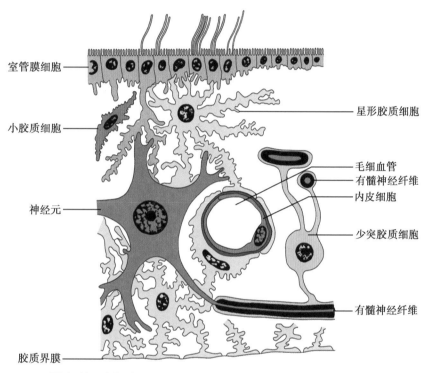

图 1-19　中枢神经系统神经胶质细胞与神经元、血管关系模式图

1. **星形胶质细胞**(astrocyte)　是体积最大、数量最多、分布最广泛的胶质细胞,胞体呈星形,核圆形或卵圆形、较大、染色较浅。胞质内含有大量胶质细胞原纤维酸性蛋白(glial fibrillary acidic protein,GFAP)构成的胶质丝参与细胞骨架的构成,是星形胶质细胞的标志性蛋白(图 1-20、图 1-21)。胞体发出突起充填在神经元胞体及其突起之间,起支持和隔离作用。部分突起末端膨大形成脚板(foot plate)或终足(end feet),伸到脑和脊髓表面形成胶质界膜(glial limitans),或贴附于毛细血管壁上,构成血 - 脑屏障的神经胶质膜。星形胶质细胞分为两种:①纤维性星形胶质细胞:多分布于脑和脊髓的白质,其突起长而直,分支较少,胶质丝丰富;②原浆性星形胶质细胞:多分布于脑和脊髓的灰质,突起较短粗,分支多,胶质丝较少。星形胶质细胞之间存在缝隙连接,传递信息、营养物质和代谢产物,成为功能上的合胞体。

星形胶质细胞主要功能包括:①隔离和绝缘神经元;②调节神经元代谢;③引导神经元迁移;④神经元损伤时,增生形成胶质瘢痕充填缺损的空隙;⑤合成和分泌多种神经营养因子,如神经生长因子、睫状神经营养因子和胶质源性神经营养因子等,维持神经元的存活和促进神经突起生长;⑥脑内抗原提呈细胞。

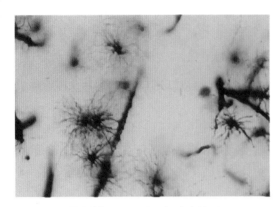

图 1-20   星形胶质细胞光镜图

注：镀银染色，星形胶质细胞突起形成脚板附着于
毛细血管（复旦上医　图）。

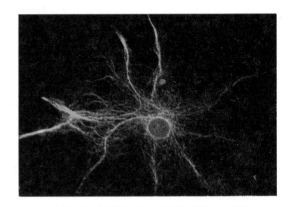

图 1-21   培养的星形胶质细胞激光扫描
共聚焦显微镜图

注：免疫细胞化学法（荧光素 FITC 与 Cytox Red 双
标染色），胶质细胞原纤维酸性蛋白呈绿色荧光，核
呈红色荧光（曾园山　图）。

2. 少突胶质细胞（oligodendrocyte）　分布于神经元的胞体附近及轴突周围。胞体较星形胶质细胞小，核卵圆形、染色质致密；突起在镀银染色中较少，在电镜下突起末端扩展成扁平薄膜，包卷神经元的轴突形成髓鞘，是中枢神经系统的髓鞘形成细胞。

3. 小胶质细胞（microglia）　是最小的神经胶质细胞，胞体细长或呈椭圆形，核小呈深染的扁平状。胞体发出细长有分支的突起，其表面有许多棘突。小胶质细胞数量少，被认为是血液单核细胞迁入神经组织演化而成。中枢神经系统损伤时，转变为巨噬细胞，吞噬细胞碎屑及退化变性的髓鞘。

4. 室管膜细胞（ependymal cell）　衬在脑室及脊髓中央管的腔面，形成单层上皮样的室管膜。细胞呈立方形或柱状，游离面有许多微绒毛，部分细胞表面有纤毛，通过摆动促进脑脊液流动。部分细胞基底面有细长的突起伸向深部，称伸长细胞，沟通脑脊液、神经元与血管之间的物质运输。脉络丛的室管膜细胞可产生脑脊液。

（二）周围神经系统的神经胶质细胞

1. 施万细胞（Schwann cell）　又称神经膜细胞，包裹周围神经纤维的轴突。有髓神经纤维和无髓神经纤维中施万细胞的形态和功能有所差异。施万细胞还能够分泌神经营养因子，促进受损伤的神经元存活及轴突再生。

2. 卫星细胞（satellite cell）　是神经节内包裹神经元胞体的一层扁平或立方形细胞，核圆形或卵圆形，染色质较浓密。

四、干细胞和神经发育

（一）神经干细胞定义及分类

神经干细胞（neural stem cells，NSCs）是指具有分化为神经元、星形胶质细胞和少突胶质细胞的能力，能自我更新并能提供大量脑组织细胞的细胞群；按部位分为神经嵴干细胞和中枢神经干细胞，前者主要发育为外周神经细胞、神经内分泌细胞和施万细胞等，后者主要分化成为中枢神经系统的大部分细胞。根据发育时序，神经干细胞分为 5 类：①神经上皮祖细胞（neuroepithelial progenitors，NEP）：具有多能性，能无限增殖，具备强烈的致瘤性；②放射状神经干细胞：具有一定程度的多能性及致瘤性；③神经元能神经干细胞（neurogenic NSCs，N-NSCs）：只能产生神经元，不产生胶质细胞；④胶质细胞能神经干细胞（gliogenic NSCs，G-NSCs）：可产生神经元和胶质祖细胞；⑤晚期神经干细胞：分化能力明显下降，大部分分化为胶质细胞。自着床前胚胎到成年脑组织，均可分离到具备不同发育潜能的神经干细胞。

（二）神经干细胞在神经发育中的作用

神经干细胞在出生前主要负责神经系统的快速生长（图 1-22）。神经上皮祖细胞（NEP）以对称分裂的方式大量增殖，形成神经板；在神经管形成后过渡为放射状神经干细胞。在此演变过程中，形态发生因子包括成纤维细胞生长因子、维 A 酸、骨形态发生蛋白等按照时空方式分泌，驱动前脑、中脑、后脑及脊髓等区域的特化。当 NEP 成熟为特定区域的前体细胞时，失去上皮细胞的特性，由对称分裂过渡为不对称分裂，由放射状神经干细胞历经神经元能 NSCs、胶质细胞能 NSCs 和晚期 NSCs 等阶段，促进神经系统体积的不断增大。

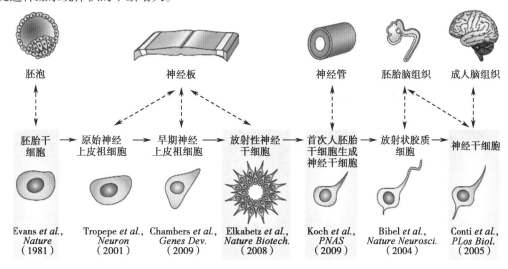

图 1-22　神经系统发育阶段及各阶段存在的 NSCs 模式图

神经干细胞在出生后的作用体现为大脑可塑性。大脑可塑性是指在成长、学习、环境压力和病理状态变化下，大脑在结构和功能上发生的适应性改变。个体出生后的发育阶段经历婴儿（出生 ~2 周岁）、童年（2~12 岁）、青春期（13~20 岁）3 个阶段，逐渐获得运动发育、抽象推理、判断及创造能力，最终使前额叶皮质日益成熟。成体大脑内潜在的静态神经干细胞主要在海马齿状回亚粒区（SGZ）和室下区（SVZ）（图 1-23）。外界环境变化引起个体体内神经递质、激素水平、生长因子等变化，引导体内静态的神经干细胞与微环境相互作用而引起神经发生，新生神经元整合到已经存在的神经通路并接受功能性信号输入。

（三）神经干细胞与成体神经再生

1. 成体神经干细胞与神经再生的发现　长期以来，人们认为成体中枢神经系统缺乏再生能力，大多数神经元不能自我更新。直到 20 世纪 90 年代，才证实成年哺乳动物大脑中存在神经干细胞，每天产生成千上万个新神经元，其发现历程分为：发现齿状回区域神经细胞增殖现象、证实侧脑室室下区干细胞、海马齿状回区发现新的神经元及体外扩增出来自成年神经系统组织的神经干细胞等阶段，促进了神经干细胞研究快速发展。

2. 神经干细胞的获得途径　包括：①来源于流产胎儿脑组织和手术废弃成年脑组织的均为神经干细胞或少量的分化神经细胞，但组织来源少且存在伦理限制。②来源于胚胎干细胞经体外诱导所得的成神经干细胞，可获取量大，但可能存在少量未分化的胚胎干细胞，移植治疗存在安全隐患。③来源于骨髓干细胞、间充质干细胞、脐带血干细胞、羊水干细胞、皮肤干细胞和脂肪组织干细胞等组织干细胞转分化的神经干细胞，致瘤性低，但细胞来源受限制。④来源于体细胞重编程，包括体细胞核移植胚胎干细胞诱导分化、多能转录因子诱导的多能干细胞诱导分化和体细胞直接重编程这三条途径，可获得大量的患者自身干细胞、避免免疫排斥，但目前重编程效率较低。

（四）神经干细胞移植在临床疾病治疗中的应用

神经干细胞的研究进展为其治疗中枢神经系统损伤提供了理论基础，移植体外扩增的 NSCs 重建受损神经网络则实现了神经重建科学技术上的突破。中枢神经系统的再生修复涉及神经元断裂轴突

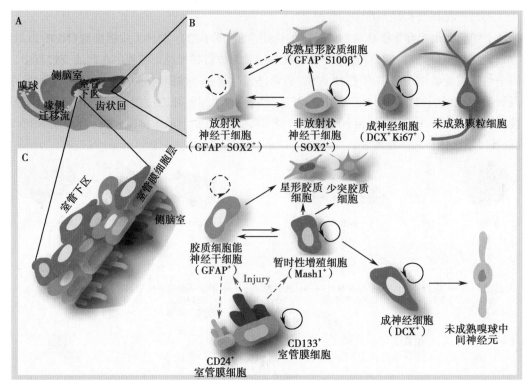

图 1-23   成体大脑潜在的静态神经干细胞模型

的重生、受损神经元的替代、神经功能的恢复等复杂病理生理过程,但由于脑尚无移植可能性的原因,以干细胞为基础的细胞替代治疗为患者带来了治愈和功能恢复的希望。目前采用干细胞治疗研究的疾病包括帕金森病、阿尔茨海默病、亨廷顿病、脊髓和脑外伤、肌萎缩性脊髓侧索硬化症和脑卒中等;而治疗这些神经系统疾病的干细胞种类则包括胚胎干细胞、诱导的多能干细胞、神经干细胞、骨髓干细胞、间充质干细胞、脐带血干细胞、羊水干细胞、皮肤干细胞和脂肪组织干细胞等,可以分化为神经谱系细胞的各类干细胞。

尽管上述干细胞移植治疗进展不断推进,但真正有突破性的发现与重大的治疗性应用还不多,对神经再生医学研究领域一些关键的科学问题尚有待进一步阐明,包括神经再生的确切机制、干细胞分化程度的控制、移植细胞在体内的命运及功能机制、新生神经元与靶器官重建突触并发挥功能的机制、移植细胞的免疫排斥反应问题;部分理论发现还长期处于实验室阶段,缺乏在临床的转化与实际应用,上述这些问题的逐一阐明有助于神经干细胞移植后实现脑功能的完美再生。

(冉建华)

思考题

1. 简述神经管的形成和神经管的演变。

2. 简述神经管上皮细胞的分化。

3. 简述化学性突触的结构及功能。

4. 试比较树突与轴突的异同。

5. 为什么小儿做腰椎穿刺时要根据年龄特点选择穿刺部位?

第二章
神经系统解剖及定位诊断基础

神经系统包括中枢神经系统（central nervous system，CNS）和周围神经系统（peripheral nervous system）两部分。中枢神经系统由脑和脊髓组成，两者在结构和功能上紧密联系。脑可分为大脑、间脑、小脑、中脑、脑桥和延髓6个部分。脑的内腔称为脑室，内含脑脊液。脊髓位于椎管内，接受、整合并传递躯体感觉信息到高位中枢，并调控躯体的运动。周围神经系统分布于全身，由脑发出的脑神经和脊髓发出的脊神经组成。不同的神经系统结构发生病变，其临床表现各有特点。

第一节 中枢神经系统的解剖及定位诊断基础

一、脊髓的解剖及定位诊断基础

脊髓（spinal cord）起源于胚胎时期神经管的尾段，与脑相比是分化较低、结构较为简单的低级中枢神经部分，仍保留着明显的节段性。脊髓与31对脊神经相连，同时，脊髓与脑的各部分之间也有着广泛的纤维联系。生理状态下，脊髓的活动由脑控制，但脊髓本身也能完成许多反射活动。

（一）脊髓的位置和外形

脊髓位于椎管内，全长42~45cm，最宽处横径为1~1.2cm，重20~25g，仅占中枢神经系统全重的2%。脊髓的外形略呈圆柱形，前后稍扁，外包被膜。脊髓上端平齐枕骨大孔处与延髓相连，下端尖细如锥，称为脊髓圆锥（conus medullaris），尖端约平对第1腰椎下缘（新生儿可达第3腰椎下缘），软脊膜由此向下延续为一条结缔组织细丝，即终丝（filum terminal）。终丝起着固定脊髓的作用。

脊髓全长粗细不等，有两个梭形膨大部。上方的称颈膨大（cervical enlargement），从第5颈髓节段至第2胸髓节段。下方的称腰骶膨大（lumbosacral enlargement），从第1腰髓节段至第2骶髓节段（图2-1）。

脊髓表面有6条纵行的沟裂。前正中裂（anterior median fissure）和后正中沟（posterior median sulcus）将脊髓分为左右对称的两半。脊髓两侧的前外侧面有1对前外侧沟（anterolateral sulcus），脊神经前根的根丝附着于此；两侧的后外侧面有1对后外侧沟（posterolateral sulcus），有脊神经后根的根丝附着。此外，在颈髓和胸髓的上部，后正中沟和后外侧沟之间，还有一条较浅的后中间沟（posterior intermediate sulcus），是薄束和楔束在脊髓表面的分界标志。

脊髓表面无分节段现象，但可依据脊神经根作为表面标志，将脊髓人为划分为相应的脊髓节段，即每一对脊神经前、后根的根丝相连的一段脊髓称为一个脊髓节段。脊神经共有31对，故脊髓可分为31个节段：颈髓（C）8个节段、胸髓（T）12个节段、腰髓（L）5个节段、骶髓（S）5个节段和尾髓（Co）1个节段。

在胚胎 3 个月以前,脊髓占据椎管全长,脊髓各节段分别与相应的椎骨平齐,各脊神经根基本呈水平位伸向两侧,经相应的椎间孔合成脊神经出椎管。从胚胎第 4 个月起,脊柱的生长较脊髓快,且脊髓上端连于延髓而位置固定,导致脊髓节段的位置逐渐高于相应的椎骨,出生时脊髓下端到达第 3 腰椎,至成人则达第 1 腰椎下缘。由于脊髓的相对升高,腰、骶、尾部的脊神经根,在穿经相应椎间孔合成脊神经前,在椎管内几乎垂直下行,这些脊神经根在脊髓圆锥下方,围绕终丝聚集成束,形成马尾(cauda equina)。临床上进行脊髓蛛网膜下隙穿刺抽取脑脊液或麻醉时,常选择第 3、4 腰椎棘突间进针,以免损伤脊髓。

了解脊髓节段与椎骨的对应高度,对判断脊髓损伤的平面及手术定位具有重要的临床意义。成人上颈髓节段($C_1 \sim C_4$)大致平对同序数椎骨,下颈髓节段($C_5 \sim C_8$)和上胸髓节段($T_1 \sim T_4$)约平对同序数椎骨的上 1 块椎骨,中胸髓节段($T_5 \sim T_8$)约平对同序数椎骨的上 2 块椎骨,下胸髓节段($T_9 \sim T_{12}$)约平对同序数椎骨的上 3 块椎骨,腰髓节段约平对第 10~12 胸椎,骶髓、尾髓节段约平对第 1 腰椎(图 2-2)。

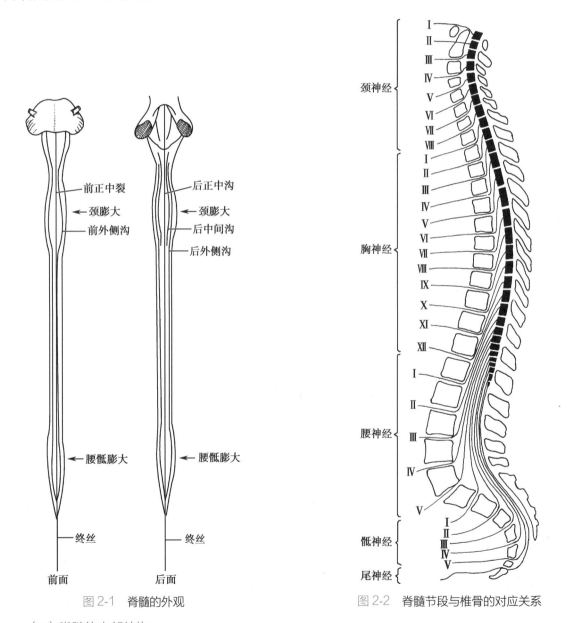

图 2-1　脊髓的外观 　　　　　　　　 图 2-2　脊髓节段与椎骨的对应关系

(二) 脊髓的内部结构

脊髓主要由灰质和白质组成。在脊髓的水平面(图 2-3、图 2-4)上,可见中央有一细小的中央管(central canal),围绕中央管周围是 H 形的灰质(gray matter),灰质的外周是白质(white matter)。

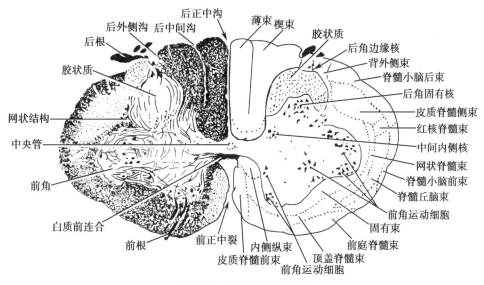

图 2-3　脊髓水平面观(1)

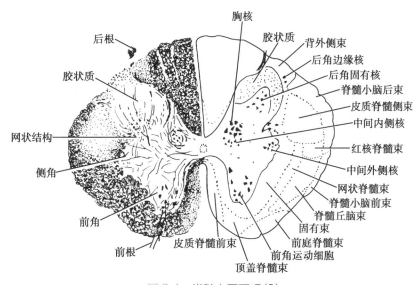

图 2-4　脊髓水平面观(2)

　　在纵切面上,脊髓灰质纵贯成柱;在横切面上,有些灰质柱呈突起状称为角。每侧的灰质,前部扩大为前角(anterior horn)或前柱(anterior column);后部狭细为后角(posterior horn)或后柱(posterior column),它由后向前又可分为头、颈和基底三部分;前、后角之间的区域为中间带(intermediate zone),在胸髓和上腰髓($T_1 \sim L_3$),中间带外侧部向外伸出侧角(lateral horn)或侧柱(lateral column);中央管前、后的灰质分别称为灰质前连合(anterior gray commissure)和灰质后连合(posterior gray commissure),连接两侧的灰质。

　　白质借脊髓表面的纵沟分为 3 个索,前正中裂与前外侧沟之间为前索(anterior funiculus),前、后外侧沟之间为外侧索(lateral funiculus),后外侧沟与后正中沟之间为后索(posterior funiculus)。灰质前连合前方的白质内因有纤维横越,称白质前连合(anterior white commissure)。在后角基部外侧与白质之间,灰、白质混合交织,呈网状结构,在颈部比较明显。

　　中央管为细长的管道,纵贯脊髓全长,内含脑脊液。此管向上经延髓下部的中央管通第四脑室,向下在脊髓圆锥内扩大为一梭形的终室(terminal ventricle)。40 岁以上的成人中央管常闭塞。

1. **脊髓灰质**　脊髓灰质是由神经元胞体及树突、神经胶质和血管等构成的复合体。灰质内的神经元胞体往往聚集成群(神经核)或分布呈层。Rexed 在 1952 年提出脊髓灰质分层结构的概念,即 Rexed's laminae 学说。他根据神经元的形态、大小及排列,认为脊髓灰质内的神经元不是分群存在,而是像大、小脑皮质的细胞一样,可区分为若干板层。一切高等哺乳动物均有类似的分层。Rexed 将脊髓灰质共分为 10 层,每侧灰质从后向前分为 9 层,分别用罗马数字Ⅰ~Ⅸ表示,中央管周围灰质为第Ⅹ层(图 2-5)。

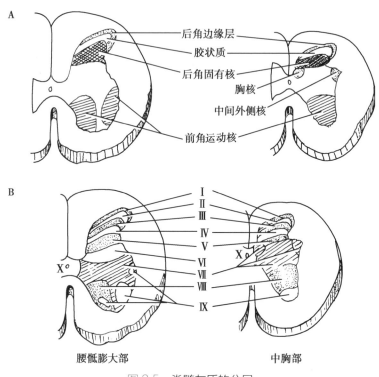

图 2-5　脊髓灰质的分层

Ⅰ层(lamina Ⅰ):又称边缘层,构成脊髓灰质最背侧部分。内有粗细不等的纤维束穿过,呈松散的海绵状或网状外观,故称海绵带。此层内含大、中、小型神经元,在腰骶膨大处最清楚,胸髓处不明显。层内有后角边缘核(posteromarginal nucleus),接受后根的传入纤维,发出纤维参与组成脊髓丘脑束。

Ⅱ层(lamina Ⅱ):占据大部分灰质后角头部,由大量密集的圆形或梭形的小型神经元组成。此层几乎不含有髓纤维,在新鲜脊髓切片上呈半透明的胶状,以髓鞘染色法不着色,故称胶状质(substantia gelatinosa)。此层接受后根外侧部传入纤维(薄髓和无髓)的侧支及从脑干下行的纤维,发出纤维主要参与组成背外侧束,在白质中上、下行若干节段,与相邻节段的Ⅰ~Ⅳ层神经元构成突触。此层对分析、加工脊髓的感觉信息,特别是痛觉信息起重要作用。

Ⅲ层(lamina Ⅲ):与Ⅱ层平行,所含神经元胞体略大,形态多样,细胞密度比Ⅱ层略小。该层还含有许多有髓纤维。

Ⅳ层(lamina Ⅳ):较厚,细胞排列较疏松,有小圆形细胞、中等的三角形细胞和大型星形细胞。

Ⅲ层和Ⅳ层内较大的细胞群组成后角固有核(nucleus proprius)。此二层接受大量的后根传入纤维,发出的纤维联络脊髓的不同节段并进入白质形成纤维束。

Ⅰ至Ⅳ层相当于后角头,向上与三叉神经脊束核的尾端相延续,是皮肤感受外界痛、温、触、压觉等刺激的初级传入纤维终末和侧支的主要接受区域,故属于外感受区。Ⅰ至Ⅳ层发出纤维到节段内和节段间,参与许多复杂的突触反射通路,以及发出上行纤维束到脑的不同部位。

Ⅴ层（lamina Ⅴ）：是一厚层，占据后角颈部，细胞形态大小不一，可分为内侧部和外侧部。内侧部占 2/3，与后索分界明显。外侧部占 1/3，细胞较大、染色明显，位于纵横交错的纤维束之间，形成网状结构。接受来自皮肤、肌肉和内脏传入的细纤维。

Ⅵ层（lamina Ⅵ）：位于后角基底部，在颈膨大和腰骶膨大处发育最佳，分内、外侧两部。内侧 1/3 含密集深染的中、小型细胞；外侧 2/3 细胞疏松，由较大的三角形和星形细胞组成。

Ⅴ层和Ⅵ层接受后根本体感觉的初级传入纤维，以及自大脑皮质运动区、感觉区和皮质下结构的大量下行纤维，提示该二层密切参与躯体运动的调节。

Ⅶ层（lamina Ⅶ）：主要位于中间带，向后内侧可延伸至后角基底部。此层含有一些明显的核团：胸核、中间内侧核和中间外侧核。此层的外侧部与中脑和小脑之间有广泛的上、下行的纤维联系（通过脊髓小脑束、脊髓顶盖束、脊髓网状束、顶盖脊髓束、网状脊髓束和红核脊髓束），因此参与姿势和运动的调节。其内侧部有许多与毗邻灰质和脊髓节段的脊髓固有反射连接，与运动和自主功能有关。胸核（thoracic nucleus）又称背核（dorsal nucleus）或 Clarke 柱（Clarke's column），见于 $C_8 \sim L_3$ 节段，位于后角基底部内侧和中间带内背侧区，靠近白质后索，接受后根的传入纤维，发出纤维到脊髓小脑后束和脊髓中间神经元。胚胎脊髓背外侧至中央管的细胞迁移到中央管外侧形成靠近中央管的中间内侧核（intermediomedial nucleus）和位于侧角的中间外侧核（intermediolateral nucleus）。中间外侧核（$T_1 \sim L_2$ 或 L_3 节段）是交感神经节前神经元胞体所在的部位，即交感神经的低级中枢，发出纤维经前根进入脊神经，再经白交通支到交感干。这种节前纤维也来自中间内侧核的细胞，该核的其余细胞属中间神经元。在 $S_2 \sim S_4$ 节段，Ⅶ层的外侧部有骶副交感核（sacral parasympathetic nucleus），是副交感神经节前神经元胞体所在的部位，即副交感神经的低级中枢，发出纤维组成盆内脏神经。

Ⅷ层（lamina Ⅷ）：在脊髓胸段，横跨前角基底部；在颈、腰骶膨大处局限于前角内侧部。此层由大小不同、形态各异的细胞组成，为脊髓固有的中间神经元。接受邻近层的纤维终末、对侧Ⅷ层来的联合纤维终末以及一些下行纤维束（如网状脊髓束、前庭脊髓束、内侧纵束）的终末；发出纤维至两侧，直接或通过兴奋 γ 运动神经元间接影响 α 运动神经元。

Ⅸ层（lamina Ⅸ）：是一些排列复杂的核柱，位于前角的腹侧，由前角运动神经元和中间神经元组成。前角运动神经元包括大型的 α 运动神经元和小型的 γ 运动神经元。α 运动神经元的纤维支配跨关节的梭外肌纤维，引起关节运动；γ 运动神经元支配梭内肌纤维，其作用与肌张力调节有关。此层内的中间神经元是一些中、小型神经元，大部分是分散的，少量的细胞形成核群，如前角连合核，发出轴突终于对侧前角。有一些小型的中间神经元称为 Renshaw 细胞，它们接受 α 运动神经元轴突的侧支，其轴突（可能释放甘氨酸）反过来与同一或其他 α 运动神经元形成抑制性突触，形成负反馈环路。

在颈、腰骶膨大处，前角运动神经元主要分为内、外侧两群。内侧群又称前角内侧核，与其他部位的前角运动神经元一样，发出纤维经脊神经前根至脊神经，支配躯干的固有肌。外侧群又称前角外侧核，发出纤维经脊神经前根至脊神经，支配四肢肌。此外，还有以下核群：位于 $C_1 \sim C_5$、C_6 节段不规则形的副神经核组（accessory group），其轴突组成副神经的脊髓根；位于 $C_3 \sim C_7$ 节段的膈神经核（phrenic nucleus），发出纤维支配膈肌；$L_2 \sim S_1$ 节段的腰骶核（lumbosacral nucleus），其轴突分布尚不清楚。

Ⅹ层（lamina Ⅹ）：位于中央管周围，内含小型神经元和胶质细胞，包括灰质前、后连合。某些后根的纤维终于此处。

2. 脊髓白质 脊髓白质的神经纤维可分为：传入纤维、传出纤维，上行纤维、下行纤维和脊髓固有纤维。这些纤维组成不同的纤维束，各纤维束的大致位置见图 2-6、图 2-7。

传入纤维由脊神经节神经元的中枢突组成，经后根进入脊髓，分内、外侧两部分。内侧部纤维粗，沿后角内侧部进入后索，组成薄束、楔束，主要传导本体感觉和精细触觉，其侧支进入脊髓灰质。外侧部主要由细的无髓和有髓纤维组成，这些纤维进入脊髓上升或下降 1~2 节段，在胶状质的背外侧聚集成背外侧束（dorsolateral fasciculus）或称 Lissauer 束，由此束发出侧支或终支进入后角。后根外侧部的细纤维主要传导痛觉、温度觉、粗触压觉和内脏感觉信息。

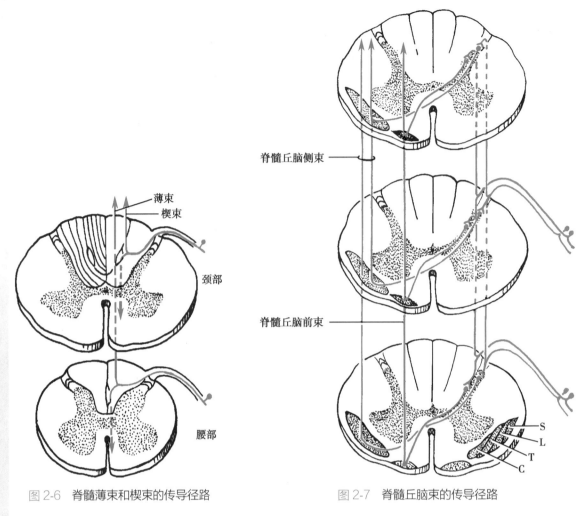

图 2-6　脊髓薄束和楔束的传导径路　　　　图 2-7　脊髓丘脑束的传导径路

传出纤维由灰质前角运动神经元发出的躯体运动纤维、侧角发出的交感和副交感节前纤维组成，经前根至周围神经。

上行纤维起自脊髓，将后根的传入信息和脊髓的信息上传至脊髓以上的脑区。下行纤维起自各脑区的神经元，下行与脊髓神经元发生突触联系。脊髓固有纤维（脊髓固有束）执行脊髓节段内和节段间的联系。

（1）上行纤维（传导）束：又称感觉传导束，主要是将后根传入的各种感觉信息向上传递到脑的不同部位。

1）薄束（fasciculus gracilis）和楔束（fasciculus cuneatus）：此二束位于后索，是脊神经后根内侧部的粗纤维在同侧脊髓后索的直接延续（见图 2-6）。薄束起自同侧第 5 胸节及以下的脊神经节细胞，楔束起自同侧第 4 胸节及以上的脊神经节细胞。这些细胞的周围突分别至肌、腱、关节和皮肤的感受器；中枢突经后根内侧部进入脊髓，在后索上行，止于延髓的薄束核和楔束核。薄束在第 5 胸节以下占据后索的全部，在胸 4 以上只占据后索的内侧部，楔束位于后索的外侧部。薄、楔束传导同侧躯干及上下肢的肌、腱、关节的本体感觉（位置觉、运动觉和振动觉）和皮肤的精细触觉（如通过触摸辨别物体纹理粗细和两点距离）信息。

2）脊髓小脑束：包括脊髓小脑前束、脊髓小脑后束、脊髓小脑嘴侧束和楔小脑束。

①脊髓小脑前束（anterior spinocerebellar tract）：位于脊髓外侧索周边部的腹侧份，其纤维大部分起自对侧、小部分起自同侧腰骶膨大处 V 至 Ⅶ 层的外侧部（相当于后角基底部和中间带的外侧部），经小脑上脚进入小脑皮质。

②脊髓小脑后束（posterior spinocerebellar tract）：位于外侧索周边部的背侧份，主要起自同侧 Ⅶ 层

的胸核,但也有来自对侧胸核经白质前连合交叉过来的少许纤维,上行经小脑下脚终于小脑皮质。由于胸核位于胸髓和上腰髓,所以此束仅见于 L$_2$ 以上脊髓节段。

此二束传递下肢和躯干下部的非意识性本体感觉和触、压觉信息至小脑。后束传递的信息可能与肢体个别肌的精细运动和姿势的协调有关,前束所传递的信息则与整个肢体的运动和姿势有关。

脊髓小脑嘴侧束将同侧上肢的本体感觉和触、压觉信息经小脑下脚和上脚传递至小脑。楔小脑束将同侧躯干上部及上肢的本体感觉和触、压觉信息经小脑下脚传至小脑。

3)脊髓丘脑束:分为脊髓丘脑侧束(lateral spinothalamic tract)和脊髓丘脑前束(anterior spinothalamic tract)(见图 2-7)。脊髓丘脑侧束位于外侧索的前半部,并与其邻近的纤维束有重叠,主要传递痛、温觉信息。脊髓丘脑前束位于前索,前根纤维的内侧,主要传递粗触觉、压觉信息。脊髓丘脑束主要起自脊髓灰质 Ⅰ 和 Ⅳ~Ⅷ 层,纤维经白质前连合时上升 1~2 节段,或先上升 1~2 节段后经白质前连合,至对侧外侧索和前索上行(但脊髓丘脑前束含有少量不交叉的纤维),止于背侧丘脑。

4)内脏感觉束(visceral sensory tract):内脏感觉纤维起自脊神经节细胞,其周围突至胸、腹腔器官,中枢突入脊髓,经后角和中间带细胞中继,发出的纤维伴随脊髓丘脑束上行至脑。

除以上介绍的上行传导束以外,还有脊髓网状束、脊髓中脑束、脊髓橄榄束等。

(2)下行纤维(传导)束:即运动传导束,起自脑的不同部位,直接或间接止于脊髓前角或侧角。管理骨骼肌的下行纤维束分为锥体系和锥体外系,前者包括皮质脊髓束和皮质核束,后者包括红核脊髓束、前庭脊髓束等。

1)皮质脊髓束(corticospinal tract):起于大脑皮质中央前回和其他一些皮质区域,下行至延髓锥体交叉处,大部分(75%~90%)纤维交叉至对侧半脊髓下行,称为皮质脊髓侧束(lateral corticospinal tract),未交叉的纤维在同侧下行为皮质脊髓前束(anterior corticospinal tract),另有少量未交叉的纤维在同侧下行加入至皮质脊髓侧束,称皮质脊髓前外侧束(anterolateral corticospinal tract)(图 2-8)。

①皮质脊髓侧束:在脊髓外侧索后部下行,直至骶髓(约 S$_4$),纤维依次经各节灰质中继后或直接终于同侧前角运动神经元,主要是前角外侧核。

②皮质脊髓前束:在前索最内侧下行,直达脊髓中胸部,大多数纤维逐节经白质前连合交叉,中继后终于对侧前角运动神经元。部分不交叉的纤维,中继后终于同侧前角运动神经元。皮质脊髓前束主要终于双侧前角内侧核。

③皮质脊髓前外侧束:由不交叉的纤维组成,沿侧索前外侧束下降,大部分终于颈髓,小部分可达腰骶部。

皮质脊髓束的纤维到达脊髓灰质后,大部分纤维与 Ⅳ~Ⅷ 层的中间神经元形成突触,通过中间神经元间接地影响前角运动神经元。也有纤维直接与前角外侧核的运动神经元(主要是支配肢体远端小肌肉的运动神经元)相突触。

2)红核脊髓束(rubrospinal tract):起自中脑

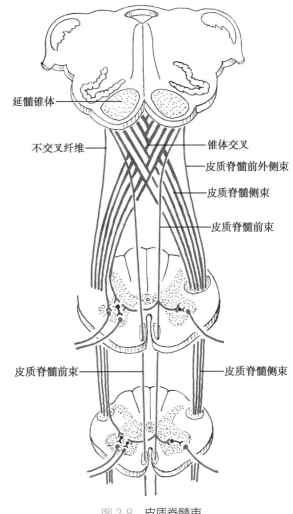

延髓锥体
不交叉纤维
锥体交叉
皮质脊髓前外侧束
皮质脊髓侧束
皮质脊髓前束
皮质脊髓前束
皮质脊髓侧束

图 2-8　皮质脊髓束

红核,纤维交叉至对侧,在脊髓外侧索内下行,至Ⅴ~Ⅶ层。在人类此束可能仅投射至上3个颈髓节段。此束有兴奋屈肌运动神经元、抑制伸肌运动神经元的作用,它与皮质脊髓束一起对肢体远端肌肉运动发挥重要影响。

3)前庭脊髓束(vestibulospinal tract):起于前庭神经核,在同侧前索外侧部下行,止于Ⅷ层和部分Ⅶ层。主要兴奋伸肌运动神经元,抑制屈肌运动神经元,在调节身体平衡中起作用。

4)网状脊髓束(reticulospinal tract):起自脑桥和延髓的网状结构,大部分在同侧下行,行于白质前索和外侧索前内侧部,止于Ⅶ、Ⅷ层。有兴奋或抑制α运动神经元和γ运动神经元的作用。

5)顶盖脊髓束(tectospinal tract):主要起自中脑上丘,向腹侧行,于中脑水管周围灰质腹侧经被盖背侧交叉越边,在前索内下行,终止于颈髓上段Ⅵ~Ⅷ层,有完成视觉、听觉的姿势反射运动的功能,与兴奋对侧、抑制同侧颈肌的运动神经元形成多突触联系。

6)内侧纵束(medial longitudinal fasciculus):位于前索,为一复合的上、下行纤维的总合,在脑干起于不同的核团,进入脊髓的为内侧纵束降部,终于Ⅶ层、Ⅷ层,中继后影响前角运动神经元。其作用主要是协调眼球的运动和头部的姿势。

7)下行内脏通路:在脊髓中,尚有下行纤维将冲动传至中间外侧核的交感神经节前神经元和骶髓2~4节段的副交感节前神经元,经此支配平滑肌、心肌和腺体。这些下行纤维主要来自下丘脑和脑干的有关核团及网状结构,下行于脊髓的前索和外侧索中。

(3)脊髓固有束(propriospinal tract):脊髓固有束纤维局限于脊髓内,其上行或下行纤维的起止神经元均位于脊髓灰质。脊髓内的大多数神经元属于脊髓固有束神经元,多数位于Ⅴ~Ⅶ层内。脊髓固有束纤维行于脊髓节段内、节段间甚至脊髓全长,主要集中于脊髓灰质周围,有的也分散至白质各索内。脊髓固有束完成脊髓节段内和节段间的整合和调节功能。在脊髓的功能中,脊髓固有束系统发挥着重要的作用。各下行通路止于脊髓固有束神经元的特定亚群,中继后到达运动神经元和其他脊髓神经元。当脊髓横断后,此系统介导了几乎所有内脏运动功能,如发汗、血管活动、肠道和膀胱的功能等。

(三)脊髓的功能和脊髓反射

1. **脊髓的功能**   脊髓是神经系统的低级中枢。脑和躯干、四肢间的联系,必须通过脊髓内的各种上、下行纤维束的传导,来实现感觉和运动功能。脊髓的功能有以下几个方面。

(1)经后根,接受身体大部分区域的躯体和内脏感觉信息,这些信息在脊髓中继,进行初步的整合和分析,中继后的信息一部分向上传递至高级中枢,一部分传给运动神经元和其他脊髓神经元。

(2)发出上行传导通路,将中继后的感觉信息以及脊髓自身的信息上传到高级中枢。

(3)经前根,发出运动纤维,管理躯体运动和内脏活动,是躯体和内脏运动的低级中枢。

(4)脊髓反射的中枢。

(5)通过下行传导通路,中继上位中枢下传的信息,接受上级中枢的控制和调节,完成高级中枢的功能。

2. **脊髓反射**   脊髓反射是通过脊髓使机体对内、外环境的各种刺激产生不随意的反应。参与完成反射活动的全部解剖结构组成神经元环路,即反射弧。正常情况下,反射活动在脑的控制下进行。脊髓反射的反射弧为:感受器、脊神经节内感觉神经元及后根传入纤维、脊髓固有束神经元及固有束、脊髓运动神经元及前根传出纤维、效应器。脊髓反射有不同的类型,最简单的反射弧仅有感觉和运动两个神经元即可完成,如膝反射,两个神经元之间只经一次突触联系即可完成,故又称单突触反射,大多数反射弧是由两个以上的神经元组成的多突触反射,只涉及一个脊髓节段的反射称节段内反射,跨节段的反射为节段间反射。脊髓反射还可以分为躯体-躯体反射(刺激躯体引起躯体反应)、内脏-内脏反射(刺激内脏引起内脏反应)、躯体-内脏反射(刺激躯体引起内脏反应)、内脏-躯体反射(刺激内脏引起躯体反应)等。

(1)牵张反射(stretch reflex):是指有神经支配的骨骼肌,在受到外力牵拉伸长时,引起受牵拉的同一块肌肉收缩的反射。脊髓的牵张反射主要表现在伸肌,特别是抗重力肌,对维持直立姿势有重要的意义。肌肉被牵拉,肌梭和腱器官的感受器受到刺激而产生神经冲动,经脊神经后根进入脊髓,兴奋α运动神经元,反射性地引起被牵拉的肌肉收缩(图2-9)。牵张反射有两种类型,即腱反射和肌紧张。腱反射是指快速牵拉肌腱发生的牵张反射,为单突触反射,如膝反射、跟腱反射、肱二头肌反射等。肌紧张是指缓慢牵拉肌腱发生的牵张反射,表现为受牵拉的肌肉发生持续性收缩,属多突触反射。肌紧张是维持躯体姿势的、最基本的反射活动,是姿势反射的基础。

(2)γ-反射(gamma reflex):γ运动神经元兴奋时,引起梭内肌纤维收缩,肌梭感受器感受到刺激而产生神经冲动,通过牵张反射弧的通路兴奋α运动神经元,使相应骨骼肌(梭外肌)收缩(见图2-9)。γ-反射在维持肌张力方面发挥作用。

(3)屈曲反射(flexor reflex):当皮肤某处受到伤害性刺激时,该肢体出现屈曲反应的现象,表现为屈肌收缩、伸肌弛缓,故屈曲反射具有保护性意义。屈曲反射径路至少要有3个神经元参与,属多突触反射,即皮肤的信息经后根的脊神经节神经元传入脊髓后角,再经中间神经元传递给前角的α运动神经元,α运动神经元兴奋,引起骨骼肌收缩。由于肢体收缩要涉及成群的肌肉,故受到兴奋的α运动神经元也常是多节段的(图2-10)。当刺激强度足够大时,在同侧肢体发生屈曲反射的基础上出现对侧肢体伸直的反射活动,称为对侧伸直反射(crossed extensor reflex)。

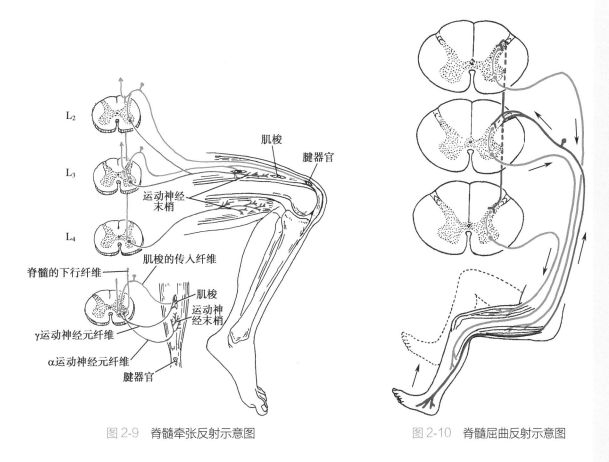

图2-9　脊髓牵张反射示意图　　　　　　　图2-10　脊髓屈曲反射示意图

3. 脊髓损害的表现及定位诊断　脊髓损害的临床表现主要包括运动、感觉、自主神经功能障碍以及反射异常。

(1)脊髓横贯性损害:脊髓横贯性损害表现为脊髓病变平面以下全部感觉和运动功能丧失,反射消失,处于无反射状态,称为脊髓休克。数周至数月后,各种反射可逐渐恢复。由于传导束很难再生,脊髓又失去了脑的易化和抑制作用,因此恢复后的深反射常常亢进,肌张力增高,离断平面以下的随意运动不能恢复。

1）高颈髓（C_1~C_4）：高颈髓损害时，四肢呈上运动神经元性瘫痪，损害平面以下各种感觉消失或减退，括约肌功能障碍，可伴四肢及躯干无汗。可出现枕颈部及肩部根性神经痛。C_3~C_5段损害时，可造成双侧膈神经麻痹，咳嗽无力，呼吸困难，腹式呼吸运动减弱。若为刺激性病变，则可出现呃逆。上颈段病变常伴发高热。

2）颈膨大（C_5~T_2）：受损时表现为四肢瘫痪，其中双上肢呈下运动神经元性瘫痪，双下肢呈上运动神经元性瘫痪。损害平面以下各种感觉消失，可有肩部和上肢的根性放射痛以及括约肌功能障碍。

3）胸髓（T_3~T_{12}）：双下肢呈上运动神经元瘫痪，损害平面以下深浅感觉障碍，尿便障碍，常伴有束带感。可依据感觉障碍的平面对脊髓损害的节段进行判定（表 2-1）。同时，上、中、下腹壁反射的中枢分别位于 T_7~T_8、T_9~T_{10}、T_{11}~T_{12}，因此，腹壁反射的异常对于定位诊断也有一定价值（表 2-1）。

表 2-1　脊髓不同节段损害的定位诊断

脊髓节段	感觉平面
T_4	乳头水平
T_6	剑突水平
T_8	肋缘水平
T_{10}	脐水平
T_{12}	腹股沟水平

4）腰膨大（L_1~S_2）：损害时出现双下肢下运动神经元瘫痪，双下肢及会阴部感觉缺失，括约肌功能障碍。

5）脊髓圆锥（S_3~S_5 和尾节）：肛门周围和会阴部感觉缺失，肛门反射消失和性功能障碍。可出现真性尿失禁。无肢体瘫痪和锥体束征。

6）马尾神经根：表现与脊髓圆锥病变相似。但马尾损害时可表现为单侧或不对称，根性痛多见。

（2）脊髓半横断损害：又称脊髓半切综合征（Brown-Séquard syndrome）。表现为：损伤平面以下，同侧肢体上运动神经元性瘫痪，深感觉和精细触觉丧失，血管舒缩功能障碍，损伤节段下 1~2 个节段平面以下的对侧痛、温觉障碍。

（3）脊髓前角损害：主要伤及前角运动神经元，表现为这些细胞所支配的骨骼肌呈弛缓性瘫痪，肌肉萎缩，无感觉障碍及病理反射。肌电图可见巨大电位。常见于脊髓前角灰质炎、进行性脊肌萎缩症等。

（4）脊髓后角损害：病灶同侧相应皮节痛温觉缺失，触觉保留（分离性感觉障碍），运动功能不受影响。常见于脊髓空洞症等疾病。

（5）脊髓中央部损害：若病变侵犯了白质前连合，则阻断了脊髓丘脑束在此的交叉纤维，引起双侧对称分布的痛、温觉消失，而本体感觉和精细触觉无障碍（因为后索完好）。常见于脊髓空洞症或髓内肿瘤等。

（6）脊髓侧角损害：脊髓侧角内的 C_8~T_2 是脊髓交感神经中枢，受损后可出现血管舒缩功能障碍，刺激性病变出现病变区域多汗，破坏性病变出现泌汗障碍以及营养障碍等。病变若累及 C_8~T_1 可出现同侧 Horner 征，表现为同侧睑裂及瞳孔缩小，眼球内陷，同侧面部少汗或无汗。侧角内 S_2~S_4 为副交感中枢，受损后可出现真性尿失禁、直肠功能障碍及性功能障碍。

（7）脊髓前索损害：脊髓丘脑前束受损造成对侧病变水平以下粗触觉障碍，刺激性病变出现病灶对侧水平以下难以形容的弥散性疼痛，常伴有痛觉过敏。

（8）脊髓后索损害：脊髓后索病变时，薄束、楔束损害导致深感觉障碍，本体感觉和精细触觉的信息不能向上传至大脑皮质。患者闭目时,不能确定关节的位置和运动方向,由于丧失位置觉,导致随意运动笨拙、不准确及协调不良(感觉性共济失调)。由于精细触觉障碍而不能辨别在皮肤上书写的字和几何图形。后索刺激性病变可在相应的支配区出现电击样剧痛。

(9)脊髓侧索损害:脊髓侧索损害导致病变同侧肢体上运动神经源性瘫痪和损伤节段下1~2节段平面以下的对侧痛温觉障碍。

(10)脊髓束性损害:以选择性侵犯脊髓内个别传导束为特点,薄束、楔束损害可见深感觉障碍,锥体束损害可见中枢性瘫痪,脊髓小脑束损害可见小脑性共济失调。

二、脑的解剖及定位诊断基础

脑(brain,encephalon)位于颅腔内,在枕骨大孔处与脊髓相续。成人脑的平均重量约为1 400g。一般将脑可分为六部分:大脑、间脑、中脑、脑桥、延髓和小脑。通常将中脑、脑桥和延髓合称脑干(图2-11、图2-12)。

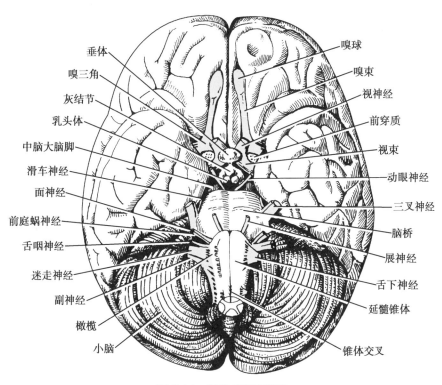

图 2-11 脑的底侧面结构

(一) 大脑

大脑(cerebrum)也称端脑(telencephalon),是脑的最高级部分,由左、右大脑半球(cerebral hemisphere)及半球间的连合构成。大脑由胚胎时期的前脑泡演化而来,在演化过程中前脑泡两侧高度发育,形成大脑的左、右半球,遮盖间脑和中脑,并将小脑推向后下方。两侧大脑半球之间的裂隙为大脑纵裂(cerebral longitudinal fissure),有大脑镰伸入其中,此裂的底为胼胝体上缘。大脑表面的灰质称大脑皮质,深部的白质称大脑髓质,埋在髓质内的灰质团块称基底核,大脑半球内的室腔称侧脑室。大脑占据颅腔的大部分,位于颅前窝、颅中窝和颅后窝(小脑上方)。大脑与小脑之间的裂隙为大脑横裂(cerebral transverse fissure),有小脑幕伸入其中。

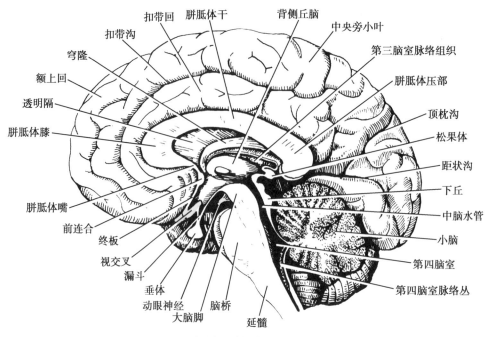

图 2-12   脑的内侧面结构

1. **大脑半球**   大脑半球前端称额极（frontal pole），后端称枕极（occipital pole），颞叶前端称颞极（temporal pole）。每侧大脑半球具有上外侧面（背外侧面）、内侧面和下面（底面）三面。上外侧面圆凸，内侧面较平坦，下面高低不平。每侧大脑半球借中央沟、大脑外侧裂和其延长线、顶枕沟和枕前切迹的连线分为额叶、顶叶、颞叶和枕叶，根据功能又有不同分区（图 2-13）。此外，大脑还包括位于大脑外侧裂深部的岛叶和位于半球内侧面的由边缘叶、杏仁核、丘脑前核、下丘脑等组成的边缘系统（图 2-14、图 2-15）。

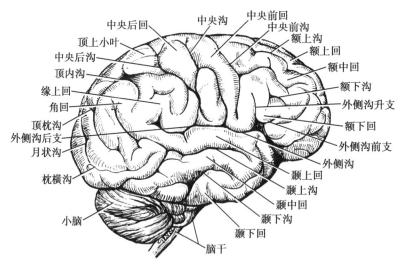

图 2-13   大脑半球外侧面结构

两侧大脑半球的功能不完全对称，按功能分优势半球和非优势半球。优势半球是在语言、逻辑思维、分析综合及计算功能等方面占优势的半球，多位于左侧，只有一小部分右利手和约半数左利手者可能在右侧。非优势半球多为右侧大脑半球，主要在音乐、美术、综合能力、空间、几何图形和人物面容的识别及视觉记忆功能等方面占优势。不同部位的损害产生不同的临床症状。

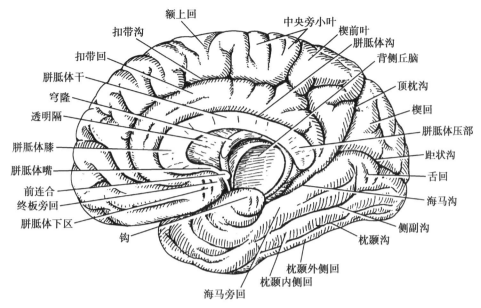

图 2-14　大脑半球内侧面结构

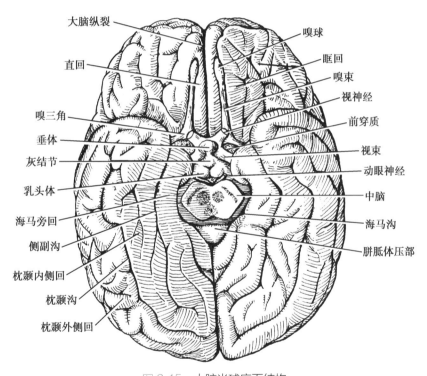

图 2-15　大脑半球底面结构

　　(1) 额叶:额叶(frontal lobe)占大脑半球表面的前 1/3,位于外侧裂上方和中央沟前方,是大脑半球主要功能区之一。前端为额极,外侧面以中央沟与顶叶分界,底面以外侧裂与颞叶分界,内侧面以扣带沟与扣带回分界。中央沟前有与之略平行的中央前沟,两沟之间为中央前回,是大脑皮质运动区。中央前回前方从上向下有额上沟及额下沟,将额叶外侧面的其余部分分为额上回、额中回和额下回(见图 2-13)。

　　额叶的主要功能与精神、语言和随意运动有关。其主要功能区包括:①皮质运动区:位于中央前回,该区大锥体细胞的轴突构成了锥体束的大部,支配对侧半身的随意运动。身体各部位代表区在此的排列由上向下呈"倒人状"(图 2-16),头部在下,最接近外侧裂;足最高,位于额叶内侧面。②运动前区:位于皮质运动区前方,是锥体外系的皮质中枢,发出纤维到丘脑、基底核和红核等处,与联合运动和姿势调节有关;该区也发出额桥小脑束,与共济运动有关;此外,此区也是自主神经皮质中枢的一部分;还包括肌张力的抑制区。此区受损瘫痪不明显,可出现共济失调和步态不稳等症状。③皮质侧视中枢:位于额中回后部,司双眼同向侧视运动。④书写中枢:位于优势半球的额中回后部,与支配手部的皮质运动区相邻。⑤运动性语言中枢(Broca 区):位于优势半球外侧裂上方和额下回后部交界的三角区,管理语言运动。⑥额叶前部:有广泛的联络纤维,与记忆、判断、抽象思维、情感和冲动行为有关。

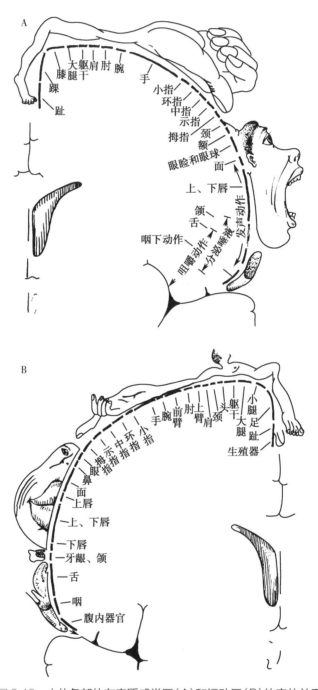

图 2-16　人体各部位在皮质感觉区(A)和运动区(B)的定位关系

额叶病变时主要引起以下症状和表现:

1)外侧面以脑梗死、肿瘤和外伤多见。①额极病变:以精神障碍为主,表现为记忆力和注意力减退,表情淡漠,反应迟钝,缺乏始动性和内省力,思维和综合能力下降,可有欣快感或易怒。②中央前回病变:刺激性病变可导致对侧上、下肢或面部的抽搐(Jackson 癫痫)或继发全身性癫痫发作;破坏性病变多引起单瘫。中央前回上部受损产生对侧下肢瘫痪,下部受损产生对侧面、舌或上肢的瘫痪;严重而广泛的损害可出现对侧偏瘫。③额上回后部病变:可产生对侧上肢强握和摸索反射。④额中回后部病变:刺激性病变引起双眼向病灶对侧凝视,破坏性病变双眼向病灶侧凝视;更后部位的病变导致书写不能。⑤优势侧额下回后部病变:产生运动性失语。

2)内侧面以大脑前动脉闭塞和矢状窦旁脑膜瘤多见。后部的旁中央小叶(paracentral lobule)病变可使对侧膝以下瘫痪,矢状窦旁脑膜瘤可压迫两侧下肢运动区而使其产生瘫痪,伴有尿便障碍,临床上可凭膝关节以下瘫痪严重而膝关节以上无瘫痪与脊髓病变相鉴别。

3)底面以额叶底面的挫裂伤、嗅沟脑膜瘤和蝶骨嵴脑膜瘤较为多见。病损主要位于额叶眶面,表现为饮食过量、胃肠蠕动过度、多尿、高热、出汗和皮肤血管扩张等症状。额叶底面肿瘤可出现同侧嗅觉缺失和视神经萎缩,对侧视乳头水肿,称为福斯特 - 肯尼迪综合征(Foster-Kennedy syndrome)。

(2)顶叶:顶叶(parietal lobe)位于中央沟后、顶枕沟前和外侧裂延线的上方。前面以中央沟与额叶分界,后面以顶枕沟和枕前切迹的连线与枕叶分界,下面以外侧裂与颞叶分界。中央沟与中央后沟之间为中央后回,为大脑皮质感觉区。中央后回后面有横行的顶间沟,将顶叶分为顶上小叶和顶下小叶。顶下小叶由围绕外侧裂末端的缘上回和围绕颞上沟终点的角回组成(见图 2-13)。

顶叶主要有以下功能分区:①皮质感觉区:中央后回为深浅感觉的皮质中枢,接受对侧肢体的深浅感觉信息,各部位代表区的排列也呈“倒人状”(见图 2-16),头部在下而足在顶端。顶上小叶为触觉和实体觉的皮质中枢。②运用中枢:位于优势半球的缘上回,与复杂动作和劳动技巧有关。③视觉性语言中枢:又称阅读中枢,位于角回,靠近视觉中枢,为理解看到的文字和符号的皮质中枢。

顶叶病变主要产生皮质性感觉障碍、失用和失认症等。

1)中央后回和顶上小叶病变破坏性病变:主要表现为病灶对侧肢体复合性感觉障碍,如实体觉、位置觉、两点辨别觉和皮肤定位觉的减退和缺失。刺激性病变可出现病灶对侧肢体的部分性感觉性癫痫,如扩散到中央前回运动区,可引起部分性运动性发作,也可扩展为全身抽搐及意识丧失。

2)顶下小叶(缘上回和角回)病变:①体象障碍:顶叶病变可产生体象障碍,出现偏侧肢体忽视和幻肢症等。②格斯特曼综合征(Gerstmann syndrome):为优势侧角回损害所致,主要表现为计算不能(失算症)、手指失认、左右辨别不能(左右失认症)、书写不能(失写症),有时伴失读。

3)失用症:优势侧缘上回是运用功能的皮质代表区,发出的纤维至同侧中央前回运动中枢,再经胼胝体到达对侧中央前回运动中枢,因此优势侧缘上回病变时可产生双侧失用症。

(3)颞叶:颞叶(temporal lobe)位于外侧裂的下方,顶枕沟前方。以外侧裂与额、顶叶分界,后面与枕叶相邻。颞叶前端为颞极,外侧面有与外侧裂平行的颞上沟以及底面的颞下沟,两沟界限了颞上回、颞中回和颞下回(见图 2-13)。颞上回的一部分掩入外侧裂中,为颞横回。

颞叶的主要功能区包括:①感觉性语言中枢(Wernicke 区):位于优势半球颞上回后部;②听觉中枢:位于颞上回中部及颞横回;③嗅觉中枢:位于钩回和海马回前部,接受双侧嗅觉纤维的传入;④颞叶前部:与记忆、联想和比较等高级神经活动有关;⑤颞叶内侧面:此区域属边缘系统,海马是其中的重要结构,与记忆、精神、行为和内脏功能有关。

颞叶病变时主要引起听觉、语言、记忆及精神活动障碍。

1)优势半球颞上回后部(Wernicke 区)损害:患者能听见对方和自己说话的声音,但不能理解说话的含义,即感觉性失语(Wernicke aphasia)。

2)优势半球颞中回后部损害:患者对于一个物品,能说出它的用途,但说不出它的名称。如对钥匙,只能说出它是“开门用的”,但说不出“钥匙”名称。如果告诉他这叫“钥匙”,患者能复述,但很快又忘掉,称之为命名性失语(anomic aphasia)。

3)颞叶钩回损害:可出现幻嗅和幻味,做舔舌、咀嚼动作,称为“钩回发作”。

4)海马损害:可发生癫痫,出现错觉、幻觉、自动症、似曾相识感、情感异常、精神异常、内脏症状和抽搐,还可以导致严重的近记忆障碍。

5)优势侧颞叶广泛病变或双侧颞叶病变:可出现精神症状,多为人格改变、情绪异常、记忆障碍、精神迟钝及表情淡漠。

6)颞叶深部的视辐射纤维和视束受损:可出现视野改变,表现为两眼对侧视野的同向上象限盲。

(4)枕叶:枕叶(occipital lobe)位于顶枕沟和枕前切迹连线的后方,为大脑半球后部的小部分。其后端为枕极,内侧面以距状裂分成楔回和舌回(见图 2-14)。围绕距状裂的皮质为视中枢,亦称纹状区,接受外侧膝状体传来的视网膜视觉冲动。距状裂上方的视皮质接受上部视网膜传来的冲动,下方的视皮质接受下部视网膜传来的冲动。

枕叶损害主要引起视觉障碍。①视觉中枢病变:刺激性病变可出现闪光、暗影、色彩等幻视现象,破坏性病变可出现视野缺损。双侧视觉中枢病变产生皮质盲,表现为全盲,视物不见,但对光反射存在;一侧视中枢病变可产生偏盲,特点为对侧视野同向性偏盲,而中心视力不受影响,称黄斑回避(macular sparing);距状裂以下舌回损害可产生对侧同向性上象限盲;距状裂以上楔回损害可产生对侧同向性下象限盲。②优势侧纹状区周围病变:患者并非失明,但对图形、面容或颜色等都失去辨别能力,有时需借助于触觉方可辨认。如给患者看钥匙不能认识,放在手上触摸一下即能辨认,称之为视觉失认。③顶枕颞交界区病变:可出现视物变形。患者对所看物体发生变大、变小、形状歪斜及颜色改变等现象,这些症状有时是癫痫的先兆。

(5)岛叶:岛叶(insular lobe)又称脑岛(insula),呈三角形岛状,位于外侧裂深面,被额、顶、颞叶所覆盖。岛叶的功能与内脏感觉和运动有关。刺激人的岛叶可以引起内脏运动改变,如唾液分泌增加、恶心、呃逆、胃肠蠕动增加和饱胀感等。岛叶损害多引起内脏运动和感觉的障碍。

(6)边缘叶:边缘叶(limbic lobe)由半球内侧面位于胼胝体周围和侧脑室下角底壁的一圆弧形结构构成,包括隔区、扣带回、海马回、海马旁回和钩回(见图 2-14、图 2-15)。边缘叶与杏仁核、丘脑前核、下丘脑、中脑被盖、岛叶前部、额叶眶面等结构共同组成边缘系统。边缘系统与网状结构和大脑皮质有广泛联系,参与高级神经、精神(情绪和记忆等)和内脏的活动。边缘系统损害时可出现情绪及记忆障碍、行为异常、幻觉、反应迟钝等精神障碍及内脏活动障碍。

2. 内囊　内囊为宽厚的白质纤维板,主要由大脑皮质和皮质下中枢的上、下行纤维组成,位于背侧丘脑、尾状核和豆状核之间。在大脑水平切面上,内囊呈向外开放的 V 形,可分为 3 部:①内囊前肢(anterior limb of internal capsule):位于豆状核和尾状核头之间,有额桥束和丘脑前辐射(为丘脑背内侧核投射到额叶前部的纤维束)等通过;②内囊膝(genu of internal capsule):位于内囊前肢和内囊后肢汇合处,主要有皮质核束通过;③内囊后肢(posterior limb of internal capsule):其中位于豆状核和背侧丘脑之间的部分,称丘脑豆状核部,主要有皮质脊髓束、丘脑中央辐射(为丘脑腹后核投射到中央后回的纤维束)和丘脑后辐射(为丘脑枕投射到顶叶后部和枕叶的纤维束,包括视辐射)通过,另有皮质红核束、皮质网状束和顶桥束等通过(图 2-17)。内囊后肢向后下延续至豆状核的后方和下方,分别称豆状核后部和豆状核下部,前者有视辐射、枕桥束通过,后者有听辐射、颞

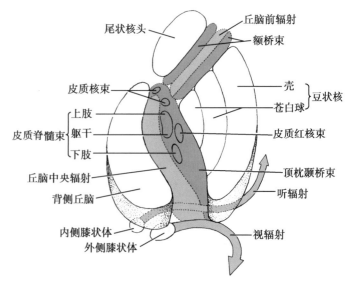

图 2-17　内囊结构示意图

（图中标注：尾状核头、丘脑前辐射、额桥束、皮质核束、壳、苍白球、豆状核、皮质脊髓束、上肢、躯干、下肢、皮质红核束、丘脑中央辐射、顶枕颞桥束、背侧丘脑、听辐射、内侧膝状体、外侧膝状体、视辐射）

桥束和丘脑下辐射（为丘脑投射到颞叶的纤维束，包括听辐射）通过。内囊纤维向上向各方向放射至大脑皮质，称辐射冠，与胼胝体的纤维交错。内囊向下续于中脑的大脑脚底。

内囊聚集了大量的上下行传导束，特别是锥体束在此高度集中，如完全损害，病灶对侧可出现偏瘫、偏身感觉障碍及偏盲，谓之"三偏"综合征，多见于脑出血或脑梗死等。由于前肢、膝部、后肢的传导束不同，不同部位和程度的损害可出现偏瘫、偏身感觉障碍、偏盲、偏身共济失调、一侧中枢性面舌瘫或运动性失语中的1~2个或更多症状。

3. **基底神经节**　基底神经节（basal ganglia）亦称基底核（basal nucleus），位于大脑白质深部，其主要由尾状核、豆状核、屏状核、杏仁核组成（图2-18、图2-19），另外红核、黑质及底丘脑核也参与基底核系统的组成。

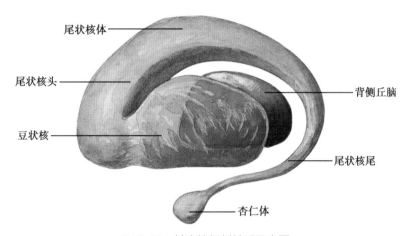

图 2-18　基底核解剖关系示意图

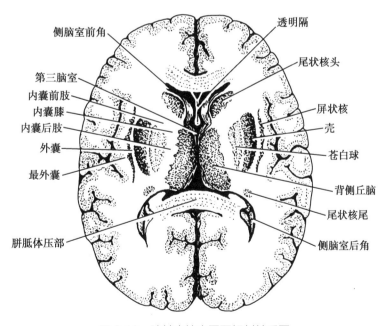

图 2-19　脑基底核水平面解剖关系图

尾状核和豆状核合称为纹状体（corpus striatum），是锥体外系的重要组成部分，主要功能是调节肌张力和协调骨骼肌运动。在种系发生上，壳和尾状核是纹状体较新的结构，合称新纹状体；苍白球为较古老的部分，称为旧纹状体。杏仁核是基底核中发生最古老的部分，又称古纹状体。纹状体与底丘脑核、黑质、红核及小脑、前庭核等，均参与到锥体外系对运动的调节环路。纹状体与大脑皮质之间存在着若干往返联系的纤维环路,如皮质 - 纹状体 - 苍白球 - 丘脑 - 皮质环路。另外,纹状体 - 黑质 - 纹状体环路,起自纹状体尾壳核向内侧穿经内囊、大脑脚,终止于黑质网状部;黑质 - 纹状体纤维起自黑质致密部,投射到同侧纹状体。黑质内含有多巴胺类神经元,因此,此投射是多巴胺能的,多巴胺抑制尾壳核神经元。正常时,黑质和纹状体所含的多巴胺占脑内总量的 80% 以上。帕金森病(Parkinson disease,PD)患者的黑质神经元减少,多巴胺的合成减少,尾壳核神经元兴奋性增高,可致震颤麻痹。

基底核病变主要产生运动异常(动作增多或减少)和肌张力改变(增高或降低)。

(1)新纹状体病变:可出现肌张力减低 - 运动过多综合征,主要产生舞蹈样动作、手足徐动症和偏身投掷运动等。壳核病变可出现舞蹈样动作,表现为不重复、无规律和无目的急骤运动;尾状病变可出现手足徐动症,表现为手指、足趾的缓慢如蚯蚓蠕动样动作;底丘脑核病变可出现偏侧投掷运动,表现为一侧肢体大幅度、有力的活动。此类综合征可见于风湿性舞蹈病、遗传性舞蹈病、肝豆状核变性等。

(2)旧纹状体及黑质病变:可出现肌张力增高 - 运动减少综合征,表现为肌张力增高、动作减少及静止性震颤。此多见于帕金森病和帕金森综合征。

(二)间脑

间脑(diencephalon)由胚胎时的前脑泡发育而成,位于中脑与端脑之间。因大脑半球高度发展掩盖了间脑的两侧和背面,仅部分腹侧部(视交叉、灰结节、漏斗、垂体和乳头体)露于脑底。间脑中间有一窄的矢状间隙为第三脑室,分隔间脑的左右部分(图 2-20)。虽然间脑的体积不及中枢神经系统2%,但结构和功能十分复杂,是仅次于端脑的中枢高级部位。间脑可分为背侧丘脑、上丘脑、底丘脑和下丘脑四部分。

1. **背侧丘脑(dorsal thalamus)**　背侧丘脑又称丘脑(thalamus),为间脑中最大的部分,位于间脑的背侧部,由一对卵圆形的灰质团块组成,借丘脑间黏合(interthalamic adhesion)(约 20% 缺如)相连,对称分布于第三脑室两侧。丘脑前端凸隆,称丘脑前结节;后端膨大,为丘脑枕,其下方为内侧膝状体和外侧膝状体(图 2-20,图 2-21)。丘脑被薄层 Y 形白质纤维(内髓板)分隔为若干核群,主要有前核群、内侧核群、外侧核群。

(1)前核群:位于丘脑内髓板分叉部的前上方,为边缘系统的中继站,与下丘脑、乳头体及扣带回联系,与内脏活动有关。

(2)内侧核群:位于内髓板内侧,包括背内侧核和腹内侧核。背内侧核与丘脑其他核团、额叶皮质、海马和纹状体等均有联系;腹内侧核与海马和海马回有联系。内侧核群为躯体和内脏感觉的整合中枢,亦与记忆功能和情感调节有关。

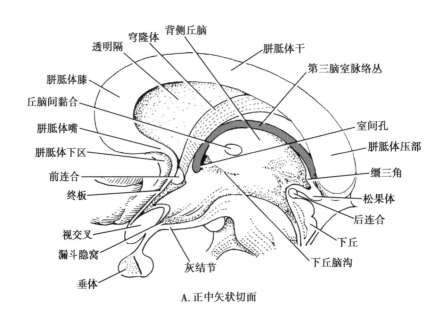

A. 正中矢状切面

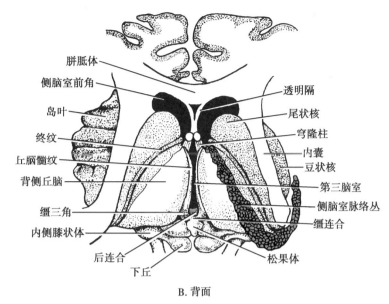

图 2-20　间脑解剖示意图

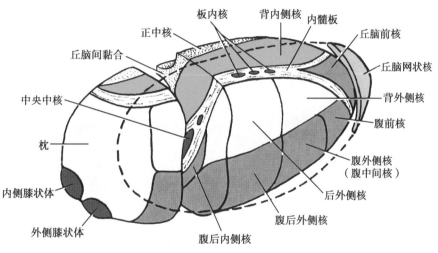

图 2-21　背侧丘脑解剖示意图

(3)外侧核群：位于内髓板外侧，分为背侧核群和腹侧核群两部分，其中腹侧核群包括：

1)腹前核：接受小脑齿状核、苍白球、黑质等的传入，与额叶运动皮质联系，调节躯体运动。

2)腹外侧核：接受经结合臂的小脑丘脑束或红核丘脑束的纤维，并与大脑皮质运动前区联系，与锥体外系的运动协调关。

3)腹后外侧核：接受内侧丘系和脊髓丘脑束的纤维，由此发出纤维形成丘脑皮质束的大部，终止于大脑中央后回皮质感觉中枢，传导躯体和四肢的感觉。

4)腹后内侧核：接受三叉丘系及味觉纤维，发出纤维组成丘脑皮质束的一部分，终止于中央后回下部，传导面部的感觉和味觉。

另外，靠近丘脑枕腹侧的外侧膝状体和内侧膝状体也属于丘脑特异性投射核团，可以看作是腹侧核群向后方的延续。内侧膝状体接受来自下丘臂的传导听觉的纤维，发出纤维至颞叶的听觉中枢，参与听觉冲动的传导。外侧膝状体接受视束的传入纤维，发出纤维至枕叶的视觉中枢，与视觉有关。

丘脑是各种感觉(嗅觉除外)传导的皮质下中枢和中继站，其对运动系统、感觉系统、边缘系统、上行网状系统和大脑皮质的活动发挥着重要影响。丘脑病变可产生丘脑综合征，主要为对侧的感觉缺失和/或刺激症状，对侧不自主运动(舞蹈样动作或手足徐动样动作)，并可有情感与记忆障碍。

2. **上丘脑**   上丘脑（epithalamus）位于第三脑室顶后部的周围，为背侧丘脑与中脑顶盖前区相移行的部分，由前向后分别包括丘脑髓纹（thalamic medullary stria）、缰三角（habenular trigone）、缰连合（habenular commissure）、松果体（pineal body）和后连合（posterior commissure）（见图2-20）。松果体为内分泌腺，分泌的褪黑素具有抑制性腺和调节生物节律的作用。人类16岁以后，松果体逐渐钙化，可作为X线诊断颅内占位病变的定位标志。缰核（habenular nuclei）位于缰三角内，接受经丘脑髓纹内来自伏隔核等处的纤维，发出的纤维组成缰核脚间束（habenulointerpeduncular tract）投射至中脑脚间核。故缰核被认为是边缘系统与中脑之间的中继站，与行为和情感相关。丘脑髓纹主要由来自隔区的纤维束构成，大部分终止于缰核，也有纤维至中脑水管周围灰质和其他丘脑核团。

上丘脑的病变常见于松果体肿瘤，可出现由肿瘤压迫中脑四叠体而引起的帕里诺综合征（Parinaud syndrome），表现为：①瞳孔对光反射消失（上丘受损）；②眼球垂直同向运动障碍，特别是向上的凝视麻痹（上丘受损）；③神经性聋（下丘受损）；④小脑性共济失调（结合臂受损）。症状多为双侧。

3. **底丘脑**   底丘脑（subthalamus）是背侧丘脑和中脑被盖之间的过渡区，位于背侧丘脑的下方，内囊和下丘脑之间，外形只能在脑切片上辨认其范围。主要结构包括底丘脑核和未定带（图2-22）。底丘脑核（subthalamic nucleus）又称Luys'核，紧邻内囊的内侧，位于黑质内侧部的上方，与内囊外侧面的苍白球之间有往返的纤维联系。该纤维束行经内囊，称底丘脑束（subthalamic fasciculus）。底丘脑核与苍白球同源，是锥体外系的重要结构，其主要功能是对苍白球起抑制作用。未定带（zona incerta）为灰质带，位于底丘脑核的背内侧，是中脑网状结构头端的延续，向外侧过渡到背侧丘脑网状核。

底丘脑核损害时可出现对侧以上肢为重的舞蹈运动，表现为连续的、不能控制的投掷运动，称偏身投掷运动（hemiballismus）。

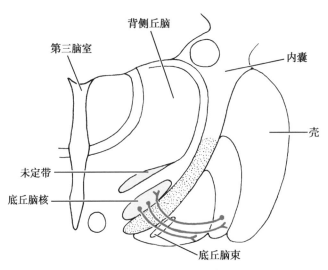

图 2-22   底丘脑解剖示意图

4. **下丘脑**   下丘脑（hypothalamus）位于背侧丘脑的前下方，构成第三脑室侧壁的下份和底壁，后上方借下丘脑沟与背侧丘脑为界，前端达室间孔，后端与中脑被盖相续。从脑底面观察，下丘脑从前向后包括：视交叉（optic chiasma）、灰结节（tuber cinereum）和乳头体（mamillary body）。视交叉向后延伸为视束（optic tract），灰结节向前下方形成中空的圆锥状部分称漏斗（infundibulum），灰结节与漏斗移行部的上端膨大处称正中隆起（median eminence）；漏斗下端与垂体相连（见图2-20，图2-23）。

下丘脑从前向后可分为4区，分别为视前区（preoptic region）（位于视交叉前缘与前连合之间）、视上区（supraoptic region）（位于视交叉上方）、结节区（tuberal region）（位于灰结节内及其上方）和乳头区（mamillary region）（位于乳头体内及其上方）。由内向外分为3带：室周带（periventricular zone）（为第三脑室室管膜下的薄层灰质）、内侧带（medial zone）和外侧带（lateral zone）（以穹隆柱和乳头丘脑束分界）。

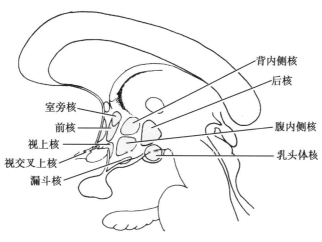

图 2-23　下丘脑结构示意图

　　下丘脑的功能包括：①神经内分泌中心：下丘脑是脑控制内分泌的重要结构，通过与垂体的密切联系，将神经调节与激素调节融为一体；下丘脑通过功能性轴系全面调控内分泌，主要轴为下丘脑 - 垂体 - 甲状腺轴系、下丘脑 - 垂体 - 性腺轴系和下丘脑 - 垂体 - 肾上腺轴系；②自主神经的调节：下丘脑是调节交感与副交感活动的主要皮质下中枢，下丘脑前区内侧使副交感神经系统兴奋，下丘脑后区外侧使交感神经系统兴奋，通过背侧纵束和下丘脑脊髓束调控脑干和脊髓的自主神经；③体温调节：下丘脑前区（含前核）有热敏神经元，对体温升高敏感，若体温升高，将启动散热机制，包括排汗及扩张皮肤血管，损毁此区可导致高热；下丘脑后区（含后核）有冷敏神经元，对体温降低敏感，若体温下降，会启动产热机制，包括停止发汗和皮肤血管收缩，损毁此区可导致变温症（体温随环境改变）；④食物摄入调节：通过下丘脑饱食中枢（下丘脑腹内侧核）和摄食中枢（下丘脑外侧部）调节摄食行为，下丘脑腹内侧核的损毁可导致过度饮食而肥胖，下丘脑外侧区损毁导致禁食而消瘦；⑤昼夜节律调节：视交叉上核接受来自视网膜的传入，通过下丘脑脊髓束至脊髓交感神经低级中枢，再经交感神经颈上神经节的节后纤维随颈内动脉的分支上丘脑的松果体，调控褪黑素的分泌，从而调节机体昼夜节律的变化；⑥情绪活动的调节：与边缘系统的联系，下丘脑参与情感、学习与记忆等脑的高级神经活动。因此，下丘脑损害可出现一系列十分复杂的症状和综合征，如视上核、室旁核及其纤维束损害可产生中枢性尿崩症；下丘脑的散热和产热中枢损害可出现中枢性高热、不能忍受高温环境或体温过低；下丘脑饱食中枢和摄食中枢受损导致食欲亢进、过度肥胖（下丘脑性肥胖）或厌食、消瘦甚至恶病质。

（三）小脑

　　小脑（cerebellum）位于颅后窝，小脑幕下方，脑桥及延髓的背侧。上方借小脑幕与枕叶隔开，下方为小脑延髓池，腹侧为脑桥和延髓，其间为第四脑室。小脑以小脑下脚（绳状体）、中脚（脑桥臂）、上脚（结合臂）分别与延髓、脑桥及中脑相连。

　　1. 小脑的结构　小脑的中央为小脑蚓部，两侧为小脑半球。在小脑上面前、中 1/3 交界处有一略呈 V 形的深沟，称原裂（primary fissure）；小脑下面绒球和小结的后方也有一深沟，为后外侧裂（posterolateral fissure）。原裂和后外侧裂与小脑表面几乎形成一环沟，此环以前的小脑半球和小脑蚓为前叶（anterior lobe）。以后的其余部分为后叶（posterior lobe），占据后外侧裂的绒球、绒球脚和小结为绒球小结叶（flocculonodular lobe）。前叶和后叶构成了小脑的主体，又合称小脑体（corpus of cerebellum）（图 2-24）。

　　2. 小脑的纤维联系　小脑系统的纤维联系分传入和传出两组。

　　（1）传入纤维：小脑的传入纤维来自大脑皮质、脑干（前庭核、网状结构及下橄榄核等）和脊髓，组成了脊髓小脑束、前庭小脑束、脑桥小脑束和橄榄小脑束等。所有传入小脑的冲动均通过小脑的 3 个脚而进入小脑，终止于小脑皮质和深部核团。

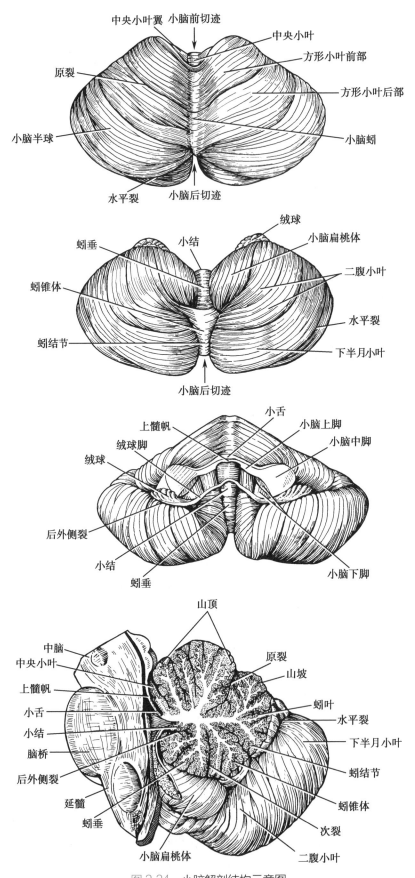

图 2-24 小脑解剖结构示意图

1)脊髓小脑束:肌腱、关节的深感觉由脊髓小脑前、后束分别经小脑上脚和小脑下脚传至小脑蚓部。

2)前庭小脑束:将前庭细胞核发出的冲动经小脑下脚传入同侧绒球小结叶及顶核。

3)脑桥小脑束:大脑皮质额中回、颞中下回或枕叶的冲动传至同侧脑桥核,再组成脑桥小脑束交叉到对侧,经小脑中脚至对侧小脑皮质。

4)橄榄小脑束:将对侧下橄榄核的冲动经小脑中脚传至小脑皮质。

(2)传出纤维:小脑的传出纤维发自小脑深部核团(主要是齿状核、顶核),经过小脑上脚(结合臂)离开小脑,再经过中间神经元(前庭外侧核、红核、脑干的网状核和丘脑核团)而到达脑干的脑神经核及脊髓前角细胞。主要有:①齿状核红核脊髓束:自齿状核发出的纤维交叉后至对侧红核,再组成红核脊髓束后交叉至同侧脊髓前角,参与运动的调节;②齿状核红核丘脑束:自齿状核发出的纤维交叉后至对侧红核,再至丘脑,上传至大脑皮质运动区及运动前区,参与锥体束及锥体外系的调节;③顶核脊髓束:小脑顶核发出的纤维经小脑下脚至延髓网状结构和前庭核,一方面经网状脊髓束和前庭脊髓束至脊髓前角细胞,参与运动的调节,另一方面经前庭核与内侧纵束和眼肌神经核联系,参与眼球运动的调节。

3. 小脑的功能及小脑损伤后的临床表现　小脑主要维持躯体平衡,控制姿势和步态,调节肌张力和协调随意运动的准确性。小脑的传出纤维在传导过程中有两次交叉,对躯体活动发挥同侧协调作用,并有躯体各部位的代表区,如小脑半球为四肢的代表区,其上半部分代表上肢,下半部分代表下肢,蚓部则是躯干代表区。故小脑的损伤虽然不会引起机体随意运动的丧失(瘫痪),但依据小脑损伤部位的不同,不同程度地对机体运动的质量产生影响。小脑损伤的典型临床表现为:①平衡失调,站立不稳,走路时两腿间距过宽,东摇西摆,状如醉汉;②共济失调,运动时有控制速度、力量和距离上的障碍;表现为指鼻试验阳性和轮替运动障碍等(闭眼条件下不能准确地用手指鼻和做快速的交替动作);③意向性震颤,肢体运动时不协调,表现为非随意有节奏的摆动,越接近目标时越明显;④眼球震颤,表现为眼球非自主地有节奏的摆动;⑤肌张力低下,主要为脊髓小脑损伤所致。

(四) 脑干

脑干(brain stem)自上而下由中脑、脑桥和延髓三部分组成。脑干位于颅后窝前部,上接间脑,下续脊髓。延髓和脑桥的腹侧邻接颅后窝前部枕骨的斜坡,背面与小脑相连。延髓、脑桥和小脑之间围成的室腔为第四脑室。脑干表面附有第Ⅲ~Ⅻ对脑神经根(图2-25、图2-26)

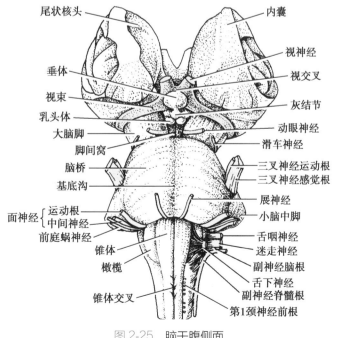

尾状核头　　　　　　　　　　　内囊
垂体　　　　　　　　　　　　　视神经
视束　　　　　　　　　　　　　视交叉
乳头体　　　　　　　　　　　　灰结节
大脑脚　　　　　　　　　　　　动眼神经
脚间窝　　　　　　　　　　　　滑车神经
脑桥　　　　　　　　　　　　　三叉神经运动根
基底沟　　　　　　　　　　　　三叉神经感觉根
面神经{运动根　中间神经}　　　展神经
前庭蜗神经　　　　　　　　　　小脑中脚
锥体　　　　　　　　　　　　　舌咽神经
橄榄　　　　　　　　　　　　　迷走神经
锥体交叉　　　　　　　　　　　副神经脑根
　　　　　　　　　　　　　　　舌下神经
　　　　　　　　　　　　　　　副神经脊髓根
　　　　　　　　　　　　　　　第1颈神经前根

图2-25　脑干腹侧面

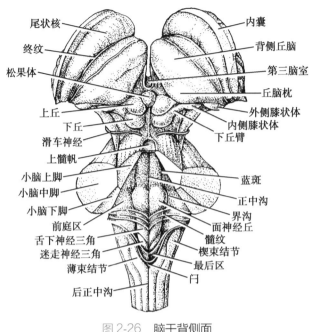

尾状核　　　　　　　　　　　　　　　内囊
终纹　　　　　　　　　　　　　　　　背侧丘脑
松果体　　　　　　　　　　　　　　　第三脑室
　　　　　　　　　　　　　　　　　　丘脑枕
上丘　　　　　　　　　　　　　　　　外侧膝状体
下丘　　　　　　　　　　　　　　　　内侧膝状体
滑车神经　　　　　　　　　　　　　　下丘臂
上髓帆
小脑上脚　　　　　　　　　　　　　　蓝斑
小脑中脚　　　　　　　　　　　　　　正中沟
小脑下脚　　　　　　　　　　　　　　界沟
前庭区　　　　　　　　　　　　　　　面神经丘
舌下神经三角　　　　　　　　　　　　髓纹
迷走神经三角　　　　　　　　　　　　楔束结节
薄束结节　　　　　　　　　　　　　　最后区
后正中沟　　　　　　　　　　　　　　闩

图 2-26　脑干背侧面

　　脑干的内部结构主要有神经核、上下行传导束和网状结构。

　　1. 脑干神经核　为脑干内的灰质核团(图 2-27、图 2-28)。中脑有第Ⅲ、Ⅳ对脑神经的核团;脑桥有第Ⅴ、Ⅵ、Ⅶ对脑神经的核团;延髓有第Ⅸ、Ⅹ、Ⅺ、Ⅻ对脑神经的核团。除上述脑神经核以外还有传导深感觉的中继核(薄束核和楔束核)及与锥体外系有关的红核和黑质等。

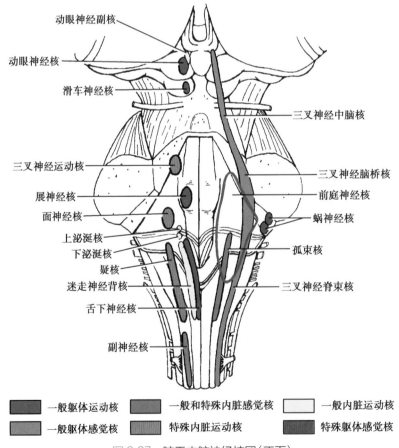

动眼神经副核
动眼神经核
滑车神经核　　　　　　　　　　　　三叉神经中脑核
三叉神经运动核　　　　　　　　　　三叉神经脑桥核
展神经核　　　　　　　　　　　　　前庭神经核
面神经核　　　　　　　　　　　　　蜗神经核
上泌涎核
下泌涎核　　　　　　　　　　　　　孤束核
疑核
迷走神经背核　　　　　　　　　　　三叉神经脊束核
舌下神经核
副神经核

一般躯体运动核　　一般和特殊内脏感觉核　　一般内脏运动核
一般躯体感觉核　　特殊内脏运动核　　　　　特殊躯体感觉核

图 2-27　脑干内脑神经核团(正面)

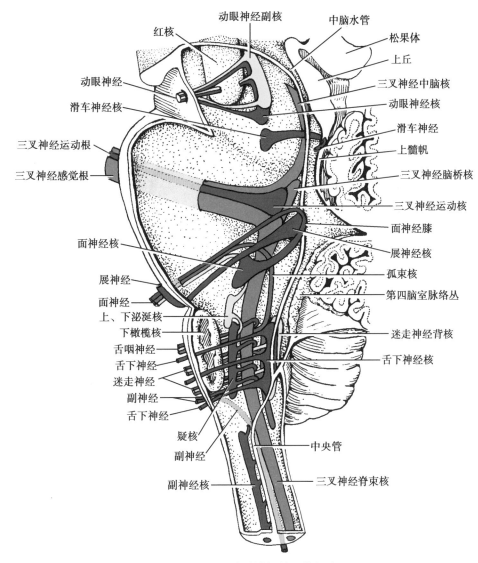

图2-28　脑干内脑神经核团(侧面)

2. **脑干传导束**　为脑干内的白质,包括深浅感觉传导束、锥体束、锥体外通路及内侧纵束等。

3. **脑干网状结构**　脑干中轴内呈弥散分布的胞体和纤维交错排列的"网状"区域,称网状结构(reticular formation),其中细胞集中的地方称为网状核,与大脑皮质、间脑、脑干、小脑、边缘系统及脊髓均有密切而广泛的联系。在脑干网状结构中有许多神经调节中枢,如心血管运动中枢、血压反射中枢、呼吸中枢及呕吐中枢等,这些中枢在维持机体正常生理活动中起着重要的作用。网状结构的一些核团接受各种信息,又传至丘脑,再经丘脑非特异性核团中继后传至大脑皮质的广泛区域,以维持人的意识清醒,因此被称为上行网状激活系统。如网状结构受损,可出现意识障碍。

脑干病变大都出现交叉性瘫痪,即病灶侧脑神经周围性瘫痪和对侧肢体中枢性瘫痪及感觉障碍。病变水平的高低可依受损脑神经进行定位,如第Ⅲ对脑神经麻痹则病灶在中脑;第Ⅴ、Ⅵ、Ⅶ、Ⅷ对脑神经麻痹则病灶在脑桥;第Ⅸ、Ⅹ、Ⅺ、Ⅻ对脑神经麻痹则病灶在延髓。脑干病变多见于血管病、肿瘤和多发性硬化等,典型的脑干损伤部位及其临床表现如下:

(1) 延髓上段的背外侧区病变:可出现延髓背外侧综合征(Wallenberg syndrome)。主要表现为①眩晕、恶心、呕吐及眼震(前庭神经核损害);②病灶侧软腭、咽喉肌瘫痪,表现为吞咽困难、构音障碍、同侧软腭低垂及咽反射消失(疑核及舌咽、迷走神经损害);③病灶侧共济失调(绳状体及脊髓小脑束、部分小脑半球损害);④ Horner 综合征(交感神经下行纤维损害);⑤交叉性感觉障碍,即同侧面部痛、温觉缺失(三叉神经脊束核损害),对侧偏身痛、温觉减退或丧失(脊髓丘脑侧束损害)。常见于小脑后下动脉、椎 - 基底动脉或外侧延髓动脉缺血性损害(图 2-29)。

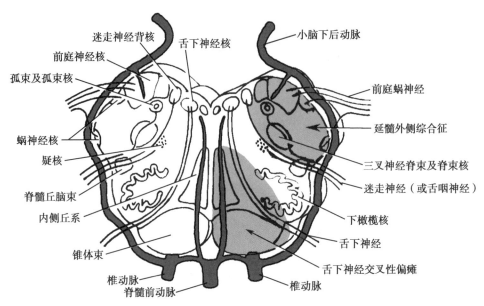

图 2-29　延髓综合征损伤部位示意图

(2)延髓中腹侧损害:可出现延髓内侧综合征(Dejerine syndrome)。主要表现为:①病灶侧舌肌瘫痪及肌肉萎缩(舌下神经损害);②对侧肢体中枢性瘫痪(锥体束损害);③对侧上下肢触觉、位置觉、振动觉减退或丧失(内侧丘系损害)。可见于椎动脉及其分支或基底动脉旁中央动脉阻塞(见图 2-29)。

(3)脑桥腹外侧损害:可出现脑桥腹外侧综合征(Millard-Gubler syndrome),主要累及展神经、面神经、锥体束、脊髓丘脑束和内侧丘系。主要表现为:①病灶侧眼球不能外展(展神经麻痹)及周围性面神经麻痹(面神经核损害);②对侧中枢性偏瘫(锥体束损害);③对侧偏身感觉障碍(内侧丘系和脊髓丘脑束损害)。多见于小脑下前动脉阻塞(图 2-30)。

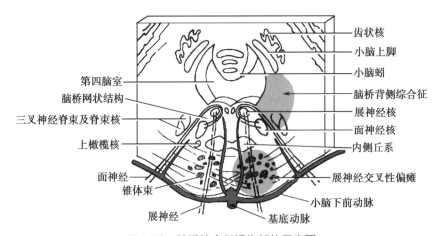

图 2-30　脑桥综合征损伤部位示意图

(4)脑桥腹内侧部损害:可出现脑桥腹内侧综合征,又称福维尔综合征(Foville syndrome)。主要累及展神经、面神经、脑桥侧视中枢、内侧纵束、锥体束。主要表现为:①病灶侧眼球不能外展(展神经麻痹)及周围性面神经麻痹(面神经核损害);②两眼向病灶对侧凝视(脑桥侧视中枢及内侧纵束损害);③对侧中枢性偏瘫(锥体束损害)。多见于脑桥旁中央动脉阻塞。

（5）脑桥背外侧部损害：可出现脑桥被盖下部综合征（Raymond-Cestan syndrome），累及前庭神经核、展神经核、面神经核、内侧纵束、小脑中脚、小脑下脚、脊髓丘脑侧束和内侧丘系，见于小脑上动脉或小脑下前动脉阻塞，又称小脑上动脉综合征。表现为：①眩晕、恶心、呕吐、眼球震颤（前庭神经核损害）；②患侧眼球不能外展（展神经损害）；③患侧面肌麻痹（面神经核损害）；④双眼患侧注视不能（脑桥侧视中枢及内侧纵束损害）；⑤交叉性感觉障碍，即同侧面部痛、温觉缺失（三叉神经脊束损害），对侧偏身痛、温觉减退或丧失（脊髓丘脑侧束损害）；⑥对侧偏身触觉、位置觉、振动觉减退或丧失（内侧丘系损害）；⑦患侧 Horner 征（交感神经下行纤维损害）；⑧患侧偏身共济失调（小脑中脚、小脑下脚和脊髓小脑前束损害）（见图 2-30）。

（6）双侧脑桥基底部病变：可出现闭锁综合征（locked-in syndrome），又称去传出状态，主要见于基底动脉脑桥分支双侧闭塞。患者大脑半球和脑干被盖部网状激活系统无损害，意识清醒，语言理解无障碍，出现双侧中枢性瘫痪（双侧皮质脊髓束和支配三叉神经以下的皮质脑干束受损），只能以眼球上下运动示意（动眼神经与滑车神经功能保留），眼球水平运动障碍，不能讲话，双侧面瘫，构音及吞咽运动均障碍，不能转颈耸肩，四肢全瘫，可有双侧病理反射，常被误认为昏迷。脑电图正常或有轻度慢波有助于和真性意识障碍区别。

（7）一侧中脑大脑脚脚底损害：可出现大脑脚综合征（Weber syndrome），损伤动眼神经和锥体束，又称动眼神经交叉瘫，多见于小脑幕裂孔疝。表现为：①患侧除外直肌和上斜肌外的所有眼肌麻痹，瞳孔散大（动眼神经麻痹）；②对侧中枢性面舌瘫和上下肢瘫痪（锥体束损害）（图 2-31）。

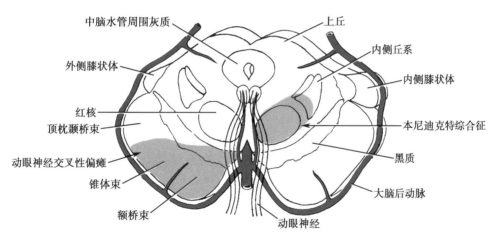

图 2-31　中脑综合征损伤部位示意图

（8）中脑被盖腹内侧部损害：可出现红核综合征（Benedikt syndrome），侵犯动眼神经、红核、黑质和内侧丘系，而锥体束未受影响。表现为：①患侧除外直肌和上斜肌外的所有眼肌麻痹，瞳孔散大（动眼神经麻痹）；②对侧肢体震颤、强直（黑质损害）或舞蹈、手足徐动及共济失调（红核损害）；③对侧肢体深感觉和精细触觉障碍（内侧丘系损害）（见图 2-31）。

三、脑和脊髓的被膜、血管及脑脊液循环、脑屏障

（一）脑和脊髓的被膜

脑和脊髓的表面包有 3 层被膜，自外向内分为硬膜、蛛网膜和软膜，支持、保护脑和脊髓。

1. 脊髓的被膜

（1）硬脊膜（spinal dura mater）：主要由致密结缔组织构成，厚而坚韧，上与硬脑膜相连；下方在第 2 骶椎水平包裹终丝，附于尾骨。硬脊膜的内、外均有潜在的间隙，前者称硬脊膜下腔；后者称硬脊膜外腔，略呈负压，内含静脉丛和脊神经根等，硬膜外麻醉就是将药物注入该间隙。

(2) 脊髓蛛网膜 (spinal arachnoid mater)：呈半透明，该膜与软脊膜之间的间隙称蛛网膜下腔 (subarachnoid space)，内充满脑脊液，向上与脑蛛网膜下腔相通，向下自脊髓下端至第 2 骶椎水平扩大，称终池，内含马尾。临床上常在第 3、4 或 4、5 腰椎间进行腰椎穿刺术，以免伤及脊髓。

(3) 软脊膜 (spinal pia mater)：薄而透明，血管丰富，紧贴脊髓表面，向上于枕骨大孔处与软脑膜相移行，在脊髓前、后根间和末端分别形成齿状韧带和终丝，与脊神经根共同将脊髓固定于椎管内，浸泡于脑脊液中，加之硬脊膜外腔内的脂肪组织和椎内静脉丛的弹性垫作用，使脊髓不易受外界震荡损伤 (图 2-32)。

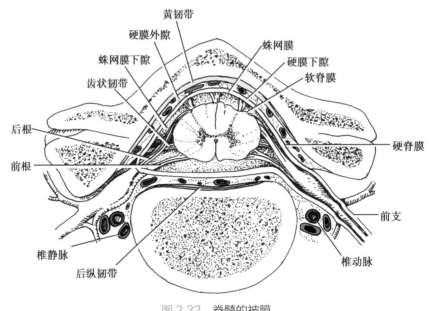

图 2-32　脊髓的被膜

2. 脑的被膜

(1) 硬脑膜 (cerebral dura mater)：下与硬脊膜相连，贴于颅骨内面，厚而坚韧，由内、外两层合成，内层坚厚，外层为颅骨内面骨膜，两层间有丰富的血管和神经。硬脑膜与颅盖骨连接疏松，容易分离，损伤时在硬脑膜与颅骨间可形成硬脑膜外血肿。硬脑膜与颅底骨结合紧密，不易分离，当损伤时，易同时撕裂蛛网膜形成脑脊液外漏。如颅前窝骨折时，脑脊液可流入鼻腔，形成鼻漏，表现为一侧或双侧鼻孔持续或间歇性流出清亮液体，向一侧倾斜、低头或压迫颈静脉时症状可加重 (图 2-33)。

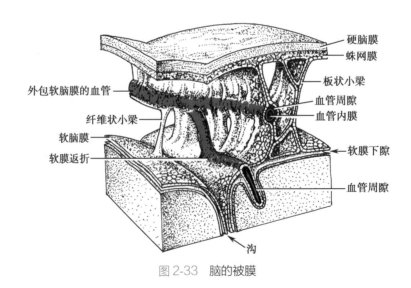

图 2-33　脑的被膜

1）硬脑膜隔：硬脑膜的内层在一定部位褶叠形成板状突起，深入脑各部之间的裂隙内，保护脑组织（图 2-34）。

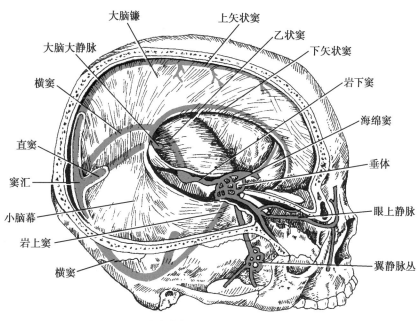

图 2-34 硬脑膜及静脉窦

大脑镰（cerebral falx）：呈镰刀形伸入大脑纵裂内，分隔两侧大脑半球。

小脑幕（tentorium of cerebellum）：呈半月形伸入大脑横裂内，分隔大脑半球枕叶和小脑上面，将颅腔不完全地分成上、下两部。其前内缘游离形成幕切迹（小脑幕裂孔），内有中脑和动眼神经等通过。当上部颅脑病变引起颅内压增高时，小脑幕切迹上方的海马旁回和钩可被挤入小脑幕裂孔内，形成小脑幕裂孔疝，可压迫大脑脚和动眼神经等，出现不同程度的意识障碍，同侧瞳孔先缩小后散大、对侧肢体上运动神经元瘫痪，属神经内科急危症表现。

小脑镰（cerebellar falx）：较小，呈新月形，位于两侧小脑半球之间。

2）硬脑膜窦（dural sinuses）：硬脑膜在某些部位两层分开形成腔隙，壁内衬以内皮细胞，构成硬脑膜窦，是颅内静脉血回流的主要通道。硬脑膜窦与颅骨紧贴，尤其上矢状窦，活动度差，窦壁坚韧、不光滑，不含平滑肌，无收缩功能，窦内无瓣膜，血流缓慢且易回旋，因此，损伤出血时难于自动止血，也是颅内血栓容易形成的部位（详细见本节）。主要的硬脑膜窦见图 2-35。

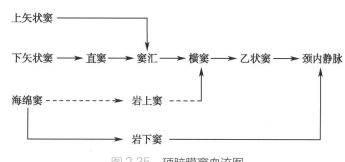

图 2-35 硬脑膜窦血流图

上矢状窦（superior sagittal sinus）：位于大脑镰上缘内，向后流入窦汇。

下矢状窦（inferior sagittal sinus）：位于大脑镰下缘内，向后汇入直窦。

直窦（straight sinus）：位于大脑镰与小脑幕连接处，由下矢状窦和大脑大静脉汇合而成，向后汇入窦汇。

窦汇（confluence of sinuses）：由上矢状窦与直窦在枕内隆凸处汇合扩大而成，向两侧移行为左、右横窦。

横窦（transverse sinus）：左右各一，位于枕骨横窦沟内，连于窦汇与乙状窦之间。

乙状窦（sigmoid sinus）：成对，是横窦的延续，位于乙状窦沟内，到达颈静脉孔处出颅延续为颈内静脉。

海绵窦（cavernous sinus）：位于蝶鞍两侧的不规则腔隙，形似海绵。窦内有颈内动脉、展神经通过，窦壁自上而下有动眼神经、滑车神经、三叉神经第一支（眼神经）和第二支（上颌神经）通过。海绵窦与全身静脉有广泛的联系和交通。除了与附近的眼静脉、大脑中静脉、岩上窦、岩下窦、横窦、乙状窦、颈内静脉交通外，还与面静脉、翼静脉丛甚至椎内静脉丛、腔静脉系相通，因此，面部（危险三角区内）感染甚至腹、盆部感染，可蔓延至海绵窦，引起海绵窦炎或血栓形成，继而累及经过海绵窦的神经，出现相应的症状和体征。

岩上窦和岩下窦：分别位于颞骨岩部的上缘和后缘，将海绵窦的血液分别导入横窦、乙状窦或颈内静脉。硬脑膜窦还借导静脉与颅外静脉相交通，故头皮感染也可蔓延至颅内。

（2）脑蛛网膜（cerebral arachnoid mater）：薄而透明，缺乏血管和神经，紧贴硬脑膜内面，两者间有硬脑膜下隙。脑蛛网膜与软脑膜间的腔隙称蛛网膜下腔，下与脊髓蛛网膜下腔相通，充满脑脊液，并有脑动脉环及颅内血管主干走行，使得蛛网膜下腔出血成为常见脑血管病。蛛网膜下腔在某些部位扩大形成蛛网膜下池，包括位于小脑与延髓间的小脑延髓池，视交叉前方的交叉池，两大脑脚间的脚间池，脑桥腹侧的桥池等。在正中矢状面上，小脑延髓池呈三角形，被小脑镰不完全分隔成左、右两半，临床上对因腰椎局部病变穿刺禁忌者，可穿刺该池，抽取脑脊液。

脑蛛网膜突入硬脑膜静脉窦内形成许多绒毛状突起，称蛛网膜颗粒（arachnoid granulations），脑脊液经蛛网膜颗粒渗入硬脑膜窦内，回流入静脉。蛛网膜颗粒主要位于上矢状窦、横窦和乙状窦，大小不一，巨大者直径可超过 1cm，能引起静脉窦扩大或梗阻，临床需与静脉窦血栓鉴别。

（3）软脑膜（cerebral pia mater）：薄而富有血管，覆盖在脑表面并伸入脑的沟、裂内。在脑室内，软脑膜及其血管与该部位的室管膜上皮共同构成脉络组织。脉络组织的血管反复分支成丛，连同其表面的软脑膜和室管膜上皮一起突入脑室，形成脉络丛，是产生脑脊液的主要结构。脉络丛与蛛网膜紧密相连构成血 - 脑屏障，随着年龄的增长，侧脑室脉络丛可发生生理性钙化。

（二）脑和脊髓的血管

1. 脑的血管

（1）脑的动脉：脑的动脉来源于颈内动脉和椎动脉（图 2-36）。以顶枕沟为界，大脑半球的前 2/3 和部分间脑由颈内动脉供应，大脑半球后 1/3 及部分间脑、脑干和小脑由椎 - 基底动脉供应。此两系动脉又都分为皮质支和中央支，前者供应大脑皮质及其深面的髓质，后者供应基底核、内囊及间脑等。

1）颈内动脉（internal carotid artery，ICA）：ICA 平甲状软骨上缘水平起自颈总动脉，向上走行至颅底，经颈动脉管、破裂孔进入颅内，在海绵窦内紧贴内侧壁穿海绵窦腔向前至前床突的内侧，弯向上穿出海绵窦而分支。临床常用 Bouthillier 法将 ICA 由近心端至远心端分 7 个解剖段，分别为：颈段（C1）、岩段（C2）、破裂孔段（C3）、海绵窦段（C4）、床突段（C5）、眼段（C6）及交通段（C7）。其中 C6 和 C7 因已进入蛛网膜下腔被称为颅内段。颈内动脉供血区域受损，主要出现患侧单眼黑蒙、患侧 Horner 征及 "三偏征"（对侧偏瘫、偏身感觉障碍和偏盲）等。主要分支有：

眼动脉（ophthalmic artery）：颈内动脉在穿出海绵窦处发出眼动脉，供应眼部。受损可出现患侧单眼黑蒙。

大脑前动脉（anterior cerebral artery，ACA）：在视神经上方由颈内动脉分出，皮质支分布于顶枕沟以前的半球内侧面、额叶底面的一部分和额、顶两叶上外侧面的上部；中央支自大脑前动脉的近侧段发出，经前穿质入脑实质，供应尾状核、豆状核前部和内囊前肢。大脑前动脉供血区域受损，主要出现病灶对侧中枢性面舌瘫及下肢瘫为重的偏瘫；尿潴留或尿急和精神障碍如淡漠、反应迟钝、欣快、缄默等。

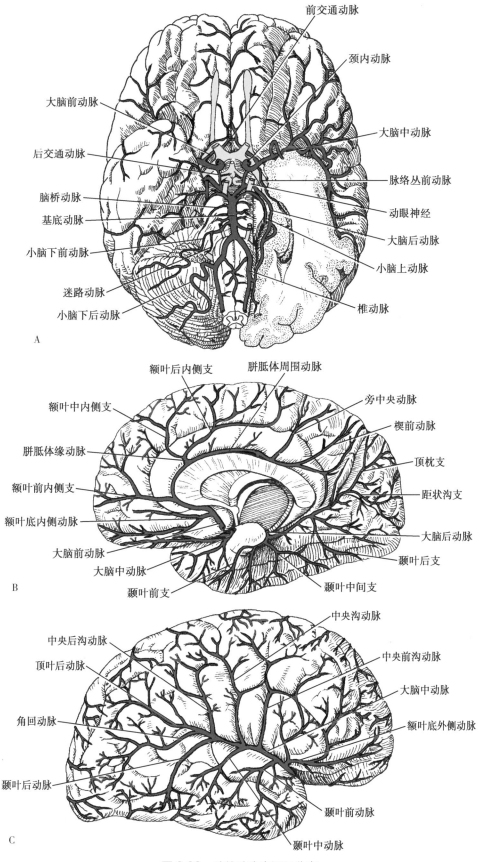

前交通动脉

颈内动脉

大脑前动脉

大脑中动脉

后交通动脉

脉络丛前动脉

脑桥动脉

动眼神经

基底动脉

大脑后动脉

小脑下前动脉

小脑上动脉

迷路动脉

小脑下后动脉

椎动脉

A

额叶后内侧支　　胼胝体周围动脉

旁中央动脉

额叶中内侧支

楔前动脉

胼胝体缘动脉

顶枕支

额叶前内侧支

距状沟支

额叶底内侧动脉

大脑后动脉

大脑前动脉

颞叶后支

大脑中动脉

颞叶中间支

颞叶前支

B

中央沟动脉

中央后沟动脉

中央前沟动脉

顶叶后动脉

大脑中动脉

角回动脉

额叶底外侧动脉

颞叶后动脉

颞叶前动脉

颞叶中动脉

C

图 2-36　脑的动脉来源及分支
注：A. 底面观；B. 内侧面观；C. 外侧面观。

大脑中动脉(middle cerebral artery,MCA):为颈内动脉的直接延续,皮质支供应大脑半球上外侧面的大部分和岛叶,包括躯体运动中枢、躯体感觉中枢和语言中枢等主要皮质功能区域。中央支称豆纹动脉,细小,供应尾状核、豆状核、内囊膝和后肢的前部;垂直向上的 S 形行程,在高血压动脉硬化时容易破裂,又称出血动脉。大脑中动脉主干受损主要出现病灶对侧"三偏征"等。

后交通动脉(posterior communicating artery,PCoA):在视束下分出,与大脑后动脉吻合,是前、后循环系统的吻合支。

脉络丛前动脉(anterior choroidal artery):在视束下由颈内动脉分出,向后外走行,终止于脉络丛。供应外侧膝状体、内囊后肢后下部、大脑脚底中 1/3 及苍白球等。该动脉细小,行程长,易被血栓阻塞。

2)椎动脉(vertebral artery,VA):VA 多起自锁骨下动脉第 1 段,向上穿第 6 至第 1 颈椎横突孔,经枕骨大孔进入颅腔,于延髓脑桥沟处,左、右侧椎动脉合成一条基底动脉(basilar artery,BA),再沿脑桥腹侧的基底沟上行,至脑桥上缘分为左、右大脑后动脉。临床上,VA 由近心段至远心段可被分为骨外段(V1)、椎间孔段(V2)、脊椎外段(V3)及硬膜内段(V4)4 段。

椎动脉的主要分支:①脊髓前、后动脉(见后叙述);②小脑下后动脉:是椎动脉最大的分支,左、右各一,分布于小脑下面后部和延髓后外侧部。该动脉行程弯曲,易发生栓塞,引起延髓背外侧综合征(Wallenberg 综合征)。

基底动脉的主要分支:①小脑下前动脉:近基底动脉起始段发出,分布于小脑前部下面及桥臂下部等;②内听动脉:起自基底动脉或小脑前下动脉(以后者多见),分布于内耳迷路;③脑桥动脉:为基底动脉背外侧垂直发出的细小分支,包括旁中央动脉、短旋动脉及长旋动脉,给脑桥供血;④小脑上动脉:近基底动脉末端发出,分布于小脑上部;⑤大脑后动脉(posterior cerebral artery,PCA):是基底动脉的终末支,绕大脑脚向后,沿海马沟转至颞叶和枕叶内侧面。皮质支分布于颞叶内侧面、底面及枕叶,中央支分布于背侧丘脑、内外侧膝状体、下丘脑和底丘脑等。大脑后动脉起始部与小脑上动脉根部夹有动眼神经,当颅内高压时,海马旁回钩可受压移位到小脑幕切迹下方,使大脑后动脉向下移位,压迫并牵拉动眼神经,引起动眼神经麻痹。临床常将基底动脉可分为三段:①近段:指基底动脉起始至小脑前下动脉之间;②中段:指小脑前下动脉至小脑上动脉之间;③远段:指小脑上动脉至大脑后动脉之间。基底动脉主干突然闭塞,常引起严重意识障碍、四肢瘫痪,死亡率很高。

3)大脑动脉环(Willis 环):位于脑底下方,鞍上池内(图 2-37)。由双侧大脑前动脉起始段、双侧颈内动脉末端、双侧大脑后动脉起始段借前、后交通动脉共同组成,在脑底把双侧颈内动脉系和椎 - 基底动脉系连接起来;是脑循环代偿的潜在结构。正常情况下,动脉环两侧、前后的血液不相混合;当此环的某一处被阻断时,可在一定程度上使前后、左右的循环血液重新分配和代偿,以维持脑的正常血供。Willis 环也是动脉瘤的好发部位。

(2)脑的静脉:不与动脉伴行,包括浅、深两组,两组间相互有吻合。

1)大脑的浅静脉:包括大脑上静脉、大脑中静脉(大脑中浅静脉、大脑中深静脉)和大脑下静脉。大脑上静脉收集大脑半球上

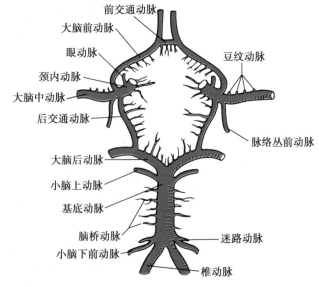

图 2-37   Willis 环的组成

外侧面和内侧面上部的静脉血,注入上矢状窦。大脑中浅静脉收集半球外侧面近外侧沟的静脉血,注入海绵窦。大脑中深静脉收集脑岛的血液,与大脑前静脉和纹状体静脉汇合成基底静脉,注入大脑大

静脉。大脑下静脉收集大脑半球外侧面下部和半球下面的静脉血,注入横窦和海绵窦(图2-38A)。

　　2)大脑的深静脉:大脑深静脉是回流大脑半球实质深部静脉血的一组静脉,主要有大脑大静脉(Galen静脉)、大脑内静脉等。丘纹上静脉和脉络丛上静脉共同形成大脑内静脉,向后行至松果体后方,与对侧大脑内静脉合成一条大脑大静脉。大脑大静脉收集半球深部的髓质、基底核、间脑和脉络丛等处的静脉血,注入直窦(图2-38B)。

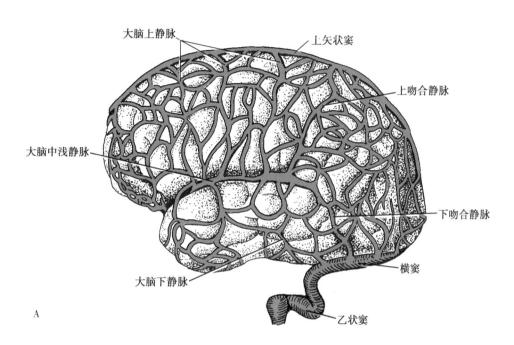

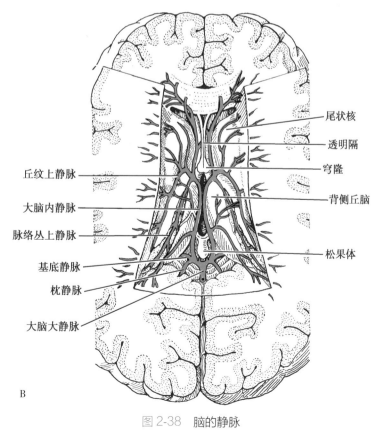

图 2-38　脑的静脉

注:A.外侧面观;B.底面观。

2. 脊髓的血管

（1）脊髓的动脉：包括脊髓前动脉、脊髓后动脉及根动脉（图 2-39）。

1）脊髓前动脉（anterior spinal artery）：自双侧椎动脉末段发出后，左、右两支在延髓腹侧合成一干，沿前正中裂下行，供应脊髓横断面前 2/3 区域，包括脊髓前角、侧角、灰质连合、后角基部、前索和侧索前部。脊髓前动脉损害主要表现为病变水平以下的上运动神经元瘫痪，分离性感觉障碍（痛、温觉缺失而深感觉正常）及膀胱直肠功能障碍，称为脊髓前动脉综合征。

2）脊髓后动脉（posterior spinal artery）：为椎动脉颅内分支中位置较低的一对分支，绕延髓外侧向后下行至脊髓末端，供应脊髓横断面后 1/3 区域，包括脊髓后角的其余部分、后索和侧索后部。脊髓后动脉并未形成一条完整连续的纵行血管，略呈网状，分支间吻合多，较少发生供血障碍；损害时主要表现为病变水平以下的深感觉障碍，称为脊髓后动脉综合征。

3）根动脉（radicular artery）：在颈段来自椎动脉、颈升动脉，胸、腰、骶段分别来自肋间动脉、腰动脉、髂腰动脉和骶外侧动脉等。这些分支沿脊神经根入椎管，分为前根动脉和后根动脉，分别与脊髓前、后动脉吻合，构成围绕脊髓的动脉冠，给脊髓供血（图 2-39B）。根动脉一般纤细，最大者称 Adamkiewicz 动脉（根髓大动脉），常在左侧 T_9 和 L_2 间。

脊髓有些节段血供较薄弱，易发生缺血损害，称为危险区，如胸 1~4 节和腰 1 节的腹侧面。

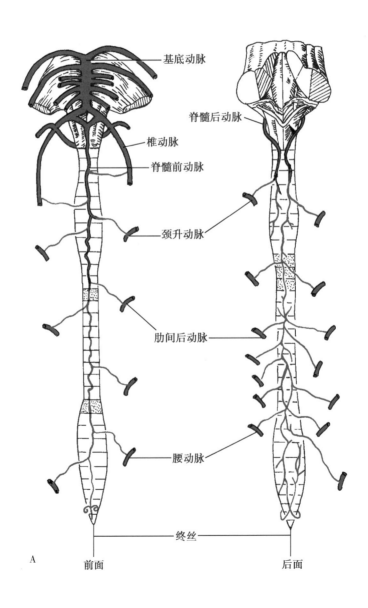

基底动脉

脊髓后动脉

椎动脉

脊髓前动脉

颈升动脉

肋间后动脉

腰动脉

终丝

A　　前面　　　　　　　　　后面

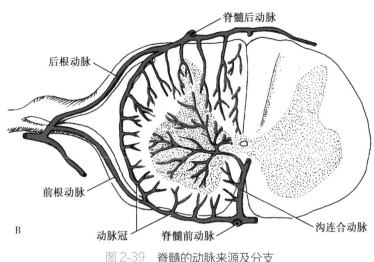

图 2-39 脊髓的动脉来源及分支

注：A.纵向观；B.横断面。

(2)脊髓的静脉：较动脉多而粗，收集脊髓内的小静脉，最后汇集成脊髓前、后静脉，经前、后根静脉入硬脊膜外腔的椎内静脉丛。该静脉丛无瓣膜，压力低，血流方向常随胸、腹腔压力而变化，是感染及恶性肿瘤转移入颅的可能途径。

(三)脑脊液及其循环

脑脊液(cerebral spinal fluid,CSF)是充满各脑室、蛛网膜下腔和脊髓中央管内的无色透明液体，成人总量平均 130~150ml，内含各种浓度不等的无机离子、葡萄糖、微量蛋白和少量淋巴细胞，以及升压素、生长抑素、脑啡肽、P 物质等生物活性物质。CSF 的产生、循环和回流处于平衡状态，对中枢神经系统起到缓冲、保护、运输代谢产物和调节颅内压的作用。

CSF 主要由脑室脉络丛产生，成人每日生成约 500ml。侧脑室脉络丛产生的脑脊液经室间孔(Monro 孔)流至第三脑室，与其中脉络丛产生的脑脊液一起，经中脑水管流入第四脑室，再与第四脑室脉络丛产生的脑脊液一起经第四脑室的正中孔(Magendie 孔)和两个侧孔(Luschka 孔)流到脑和脊髓表面的蛛网膜下腔和脑池。大部分 CSF 经蛛网膜颗粒吸收到硬脑膜静脉窦，少量经室管膜上皮、蛛网膜下腔的毛细血管、脑膜淋巴管和脑、脊神经周淋巴管回流(图 2-40)。正常侧卧位下，腰椎穿刺 CSF 压力为 80~180mmH$_2$O；如果 CSF 产生过多或循环通路受阻，均可导致脑积水和颅内压升高，使脑组织受压移位，甚至形成脑疝危及生命。正常脑脊液的理化特性相对恒定，当发生中枢神经系统感染、蛛网膜下腔出血或脱髓鞘疾病等时，CSF 生理、生化等特性出现改变，检查 CSF 对疾病的诊断、鉴别和预后判断具有重要价值。

(四)脑屏障

脑屏障是平衡、稳定中枢神经系统微环境的结构，能选择性允许某些物质通过，利于神经元的正常功能活动。主要包括血-脑屏障、血-脑脊液屏障和脑脊液-脑屏障，由于后两个屏障的结构不完整，临床意义较小，这里主要介绍血-脑屏障。

血-脑屏障(blood-brain barrier,BBB)位于血液与脑和脊髓神经细胞间，由毛细血管内皮细胞、基膜、周细胞和星形胶质细胞终足等组成，结构特点是：①脑和脊髓内毛细血管内皮细胞无窗孔，内皮细胞间有紧密连接封闭，使大分子物质难以通过；②完整的毛细血管基膜；③毛细血管基膜外有星形胶质细胞终足围绕形成的胶质膜。在中枢神经内的某些部位缺乏血-脑屏障，内皮细胞间借桥粒相连(缝隙连接)，可使蛋白质和大分子物质自由通过，如正中隆起、脉络丛、松果体、神经垂体、极后区等，可分泌褪黑素、催产素、血管升压素等物质。

正常情况下，脑屏障能使中枢神经系统免受内、外环境各种理化因素的影响，维持相对稳定的状态。当炎症、外伤、血管病引起脑屏障破坏时，其通透性发生改变，神经细胞受到影响，出现水肿、出血和免疫异常等。然而,脑屏障无论从结构还是从功能都是相对的,人体内的免疫-神经-内分泌网络间的物质交流,同样地存在于中枢神经系统内,在全面调节人体各方面功能中发挥重要作用。

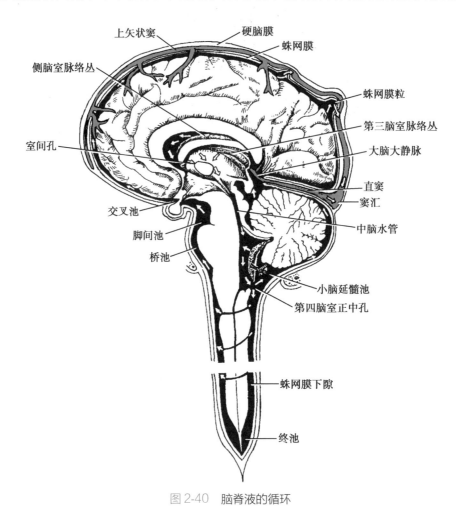

图 2-40   脑脊液的循环

第二节   周围神经系统

周围神经(peripheral nerve)是指脊髓及脑干软脑膜以外的所有神经结构,即除嗅、视神经以外的所有脑神经和脊神经。其中与脑相连的部分为脑神经(cranial nerves),与脊髓相连的部分为脊神经(spinal nerves)。分布于体表、骨、关节和骨骼肌的为躯体神经(somatic nerves);分布于内脏、血管、平滑肌和腺体的为内脏神经(visceral nerves),因这些纤维传出部分不受人意识控制,故又称为自主神经(autonomic nerve)。自主神经根据形态和功能分为交感神经(sympathetic nerve)和副交感神经(parasympathetic nerve)。

一、脑神经

脑神经是与脑相连的神经,共 12 对(见图 2-11、图 2-25)。它们的命名序数是以出入脑的部位前后次序而定。第Ⅰ、Ⅱ对脑神经是中枢神经的直接延续,属于大脑和间脑的组成部分。第Ⅲ至Ⅻ对脑神经是周围神经,由脑干内脑神经核发出。脑干内脑神经运动核靠近中线,而感觉核在其外侧。第Ⅲ、Ⅳ对神经核在中脑,第Ⅴ、Ⅵ、Ⅶ、Ⅷ对脑神经核在脑桥,第Ⅸ、Ⅹ、Ⅺ、Ⅻ对脑神经核在延髓。另外,副神经一部分神经纤维从颈髓的上5节前角细胞发出。

脑神经按功能可分为:①运动性神经:第Ⅲ、Ⅳ、Ⅵ、Ⅺ、Ⅻ对脑神经仅含有运动神经纤维;②感觉性神经:第Ⅰ、Ⅱ、Ⅷ对脑神经仅含有感觉神经纤维;③混合性神经:包括第Ⅴ、Ⅶ、Ⅸ、Ⅹ对。另外,第Ⅲ、Ⅶ、Ⅸ、Ⅹ对脑神经除含有运动、感觉神经纤维外,还含有副交感神经纤维。后10对脑神经除面神经核下部及舌下神经核仅受对侧皮质脑干束支配外,其余脑神经运动核均受双侧支配。

脑神经中尽管第Ⅰ、Ⅱ对脑神经不属于周围神经,为全面介绍脑神经,仍在此一并描述(表2-2)。

表2-2 脑神经的解剖与生理

脑神经	神经纤维组分	起源	连接脑部位	进出脑部位	功能
嗅神经	特殊内脏感觉传入	嗅黏膜内的嗅细胞	端脑(嗅球)	筛孔	传导嗅觉
视神经	特殊躯体感觉传入	视网膜神经节细胞	间脑(视交叉)	视神经孔	传导视觉
动眼神经	躯体传出	动眼神经核	中脑(脚间窝)	眶上裂	提上睑、上直肌、下直肌、内直肌、下斜肌
	内脏传出	E-W核			瞳孔括约肌、睫状肌
	躯体传入	眼外肌本体感觉器			本体感受
滑车神经	躯体传出	滑车神经核	中脑(前髓帆)	眶上裂	上斜肌
		本体感觉器			本体感觉
三叉神经	躯体传入	半月神经核双极细胞	脑桥(脑桥臂)	眶上裂(第一支)	颜面皮肤、鼻腔、口腔黏膜感觉
	鳃弓传出	三叉神经运动核		圆孔(第二支)	咀嚼肌
	躯体传入	咀嚼肌本体感受器		卵圆孔(第三支)	本体觉
展神经	躯体传出	展神经核	脑桥延髓沟(中部)	眶上裂	外直肌
	躯体传入				本体觉
面神经	鳃弓传出	面神经核	脑桥延髓沟(外侧部)	内耳门-茎乳孔	面部表情肌、颈阔肌、茎突舌骨肌、二腹肌
	内脏传出	上泌涎核			鼻、泪、舌下涎和颌下腺分泌
	特殊内脏传入	膝状神经核			舌前2/3味觉
	躯体传入	膝状神经核			外耳、部分外耳道、鼓膜外面感觉
前庭蜗神经	特殊躯体传入	前庭神经节	脑桥延髓沟(外侧端)	内耳门	平衡觉、半规管壶腹嵴、椭圆囊斑、球囊囊斑
		螺旋神经节			听觉、Corti器

续表

脑神经	神经纤维组分	起源	连接脑部位	进出脑部位	功能
舌咽神经	鳃弓传出	疑核	延髓橄榄后沟（上部）	颈静脉孔	茎突咽肌、咽肌
	内脏传出	下泌涎核			唾液分泌、腮腺
	特殊内脏传入	下神经节			舌后 1/3 味觉
	内脏传入	上神经节			舌后 1/3 及咽部感觉
	躯体传入	上神经节			中耳、咽鼓管感觉
迷走神经	鳃弓传出	疑核	延髓橄榄后沟（中部）	颈静脉孔	咽肌、喉肌
	内脏传出	迷走神经背核			胸、腹腔内脏运动
	内脏传入	下神经节（结状神经节）			腹腔感觉
	特殊内脏传入	下神经节（结状神经节）			味觉、会厌
	躯体传入	上神经节			耳道硬脑膜感觉
副神经	鳃弓传出	疑核（颅根）	延髓橄榄后沟（下部）	颈静脉孔	咽和喉肌
	躯体传出	前角细胞（脊髓根）			胸锁乳突肌
舌下神经	躯体传出	舌下神经核	延髓前外侧沟	舌下神经管	斜方肌

（一）嗅神经

【解剖与生理】

嗅神经（olfactory nerve，Ⅰ）起于鼻腔上部鼻黏膜内的嗅细胞。嗅细胞是双极神经元，其中枢突由20 余条嗅丝聚集而成，嗅神经穿过筛孔入颅前窝，终止于嗅球。嗅球神经元发出的纤维再经过嗅束至外侧嗅纹而终止于嗅觉中枢（颞叶钩回、海马回前部及杏仁核）。

嗅神经为特殊内脏感觉纤维，其生理功能是传导嗅觉。

【定位诊断基础】

1. 鼻腔黏膜　鼻腔局部病变如鼻炎累及鼻上部黏膜嗅细胞，往往会出现双侧嗅觉减退或消失。

2. 嗅神经、嗅球和嗅束病变　嗅觉传导通路病变包括嗅神经、嗅球和嗅束病变可引起数量上的嗅觉障碍，即嗅觉减退或缺失。颅前窝颅底骨折累及筛板，撕脱嗅神经引起嗅觉障碍，可伴有脑脊液流入鼻腔；额叶底部肿瘤或嗅沟病变压迫嗅球、嗅束，可导致一侧或两侧嗅觉缺失。

3. 嗅中枢病变　嗅中枢左右两侧存在较多的联络纤维，故嗅中枢病变一般不会引起嗅觉缺失。嗅中枢病变通常引起性质上的嗅觉障碍，也称为感觉倒错，表现为难受的恶臭味（臭鸡蛋）或烧胶皮的气味，可见于刺激性的嗅中枢病变，如颞叶癫痫先兆期或颞叶海马附近的肿瘤。

（二）视神经

【解剖与生理】

视神经（optic nerve Ⅱ）由视网膜神经节细胞轴突聚集而成。视网膜内的神经细胞主要分为三层：①最外层为视杆细胞和视锥细胞，它们是视觉感受器，前者位于视网膜周边、与周边视野有关，后者集中于黄斑中央、与中央视野有关；②第二层为双极细胞；③第三层为视网膜神经节细胞。神经节细胞的轴突在视神经盘处形成视神经，经视神经孔进入颅中窝，在蝶鞍上方形成视交叉，来自视网膜鼻侧的纤维交叉到对侧，而颞侧的纤维不交叉，继续在同侧走行。不交叉的纤维与来自对侧视网膜的交叉纤维合成视束,终止于外侧膝状体。在外侧膝状体换元后发出的纤维经内囊后肢后部形成视放射,终止于枕叶视皮质中枢;其为距状裂两侧的楔回和舌回,此区也称为纹状区。黄斑的纤维投射于纹状体中央部,视网膜周围部的纤维投射于纹状体的周边部。

在视觉径路中,尚有光反射纤维在外侧膝状体的前方离开视束,经上丘臂进入中脑上丘和顶盖前区,与两侧动眼神经副核联系,参与瞳孔对光反射。

【定位诊断基础】

视觉通路不同部位损害,可产生不同程度视力障碍及不同类型的视野缺损(图 2-41)。

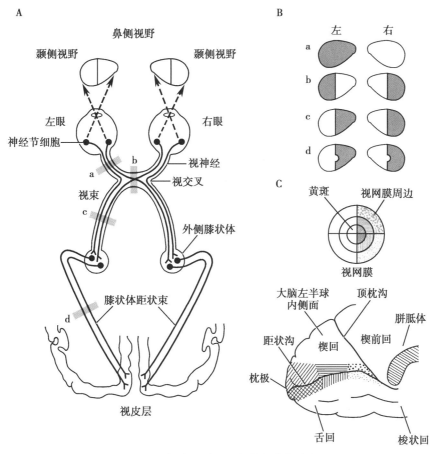

图 2-41　视觉通路不同部位损害临床表现

1. **视神经损害**　表现为同侧视力下降或全盲。视盘病变通过眼底镜检查发现视乳头水肿,可见于颅内高压或代谢性病变,表现为周边视野缺损及生理盲点扩大;视神经炎可引起视力障碍及中心部视野缺损;视神经压迫性病变可引起不规则视野缺损。

2. **视交叉损害**　临床表现因病变部位及范围有关。视交叉正中部病变,出现双眼颞侧偏盲,常见于垂体瘤、颅咽管瘤;整个视交叉损害,引起全盲,可见于垂体瘤卒中;少数情况下视交叉外侧部病变,引起同侧眼鼻侧视野缺损,可见于颈内动脉瘤或颅底脑膜炎。

3. **视束损害**　一侧视束损害出现双眼对侧视野同向性偏盲,常见于肿瘤压迫。

4. **视辐射损害**　视辐射全部受损,出现双眼对侧视野同向性偏盲。部分视辐射受损出现象限盲,视辐射下部损害出现双眼对侧视野的同向性上象限盲;视辐射上部损害出现双眼对侧视野的同向性下象限盲。可见于颅内肿瘤及血管性病变。

5. **枕叶视中枢损害**　枕叶中枢刺激性病变,对侧视野出现闪光性幻视;可见于枕叶癫痫。一侧枕叶完全性和部分性损害,可分别出现对侧视野偏盲及象限盲;可见于枕叶梗死。

（三）动眼神经、滑车神经、展神经

【解剖与生理】

1. 动眼神经（oculomotor nerve，Ⅲ）　动眼神经核位于上丘内的导水管下方的导水管周围灰质内，分为三个部分：①外侧核：为左右各一的运动核，发出的运动纤维走向腹侧，穿过红核组成动眼神经从脚间窝两侧出脑，在小脑上动脉和大脑后动脉之间穿过，向前与后交通动脉伴行，穿过海绵窦之侧壁经眶上裂入眶，支配上睑提肌、上直肌、内直肌、下斜肌和下直肌；②埃 - 魏核（Edinger-Westphal nuclei，E-W）：位于外侧核的腹内侧，发出的副交感神经节前纤维入动眼神经，至睫状神经节交换神经元，其节后纤维支配瞳孔括约肌和睫状肌，参与缩小瞳孔和调节反射；③正中核或称坡利亚核：位于两侧 E-W 核之间中线上的单一核，发出的副交感纤维到达两眼内直肌，参与辐辏反射。

2. 滑车神经（trochlear nerve，Ⅸ）　发自四叠体下丘的滑车神经核，其纤维走向背侧顶盖，在上髓帆内交叉到对侧，经下丘下方出脑，绕大脑脚外侧前行，穿过海绵窦外侧壁向前经眶上裂入眶，支配上斜肌。

3. 展神经（abducent nerve，Ⅵ）　发自脑桥中部被盖中线两侧的展神经核，其纤维从脑桥延髓沟内侧部出脑，向前上方行经斜坡前，后通过硬脑膜下间隙进入海绵窦，行经颅底由眶上裂入眶，支配外直肌。

动眼神经、滑车神经和展神经通过其所支配的肌肉，共同完成眼球活动及各种反射。两眼的共同运动永远是同时和协调的，其协同运动需要各眼肌间非常精细的协调。这一功能是通过内侧纵束的联系来实现。两侧的内侧纵束上自中脑顶盖，下至颈髓上端，靠近中线，沿脑干下行。它连接眼肌运动诸神经核，并与上、下丘的皮质下视听觉中枢发生联系。在视听觉刺激后，会出现头及眼向刺激侧发生的不随意的反射性转动。内侧纵束还接受来自颈髓、前庭神经核、网状结构，以及来自皮质和基底节的神经冲动。

【定位诊断基础】

1. 眼肌麻痹与复视的定位诊断　当动眼、滑车、展神经及其神经核，以及其联系纤维出现病变时，会引起相应的眼肌麻痹，从而出现不同类型的眼球活动障碍。在眼肌麻痹时，注视物不能投射到双眼视网膜的对应点上，视网膜上不对称的刺激在视觉中枢会引起两个影像的冲动，出现真像和假象。这就是复视。

（1）周围性眼肌麻痹

1）动眼神经麻痹：运动纤维受损出现上睑提肌、上直肌、内直肌、下斜肌和下直肌麻痹，副交感纤维受损出现瞳孔括约肌麻痹。临床表现为患眼上睑下垂、眼球内收、向上、向下活动受限，瞳孔扩大，光反射消失。可见于颅内动脉瘤、结核性脑膜炎。

2）滑车神经麻痹：引起上斜肌麻痹，表现为患侧眼球外下活动受限，下视或下楼梯时会出现复视。

3）展神经麻痹：引起外直肌麻痹，表现为患侧眼球内斜视、外展受限或不能。可见于鼻咽癌颅内浸润、糖尿病等。

（2）核性眼肌麻痹：由于脑干病变累及动眼、滑车、展神经的神经核，而引起眼球运动障碍。核性眼肌麻痹与周围性眼肌麻痹的临床表现类似，但有其特定：可选择性损害个别核团，如中脑水平动眼神经核的亚核多且分散，病变可仅累及其中部分核团，出现分离性眼肌麻痹；常伴有脑干内邻近结构的损害；可出现双侧病变。

（3）核间性眼肌麻痹：由于脑干内的内侧纵束病变所引起。内侧纵束是眼球水平性同向运动的重要联络通路，联系对侧的眼内直肌核，同时还与脑桥的侧视中枢相连，实现眼球的水平同向运动。内侧纵束病变有三种临床表现类型。

1）前核间性眼肌麻痹：病变位于脑桥侧视中枢与动眼神经核之间的内侧纵束上行纤维。表现为双眼向病变对侧注视时，患侧眼不能内收、对侧眼球外展时伴有眼震、辐辏反射正常。

2）后核间性眼肌麻痹：病变位于脑桥侧视中枢与展神经核之间的内侧纵束下行纤维。表现为双眼向病变同侧注视时,患侧眼不能外展、对侧眼球内收正常、辐辏反射正常。

3)一个半综合征(one and a half syndrome):一侧脑桥被盖部病变,引起脑桥侧视中枢核对侧已交叉过来的联络同侧动眼神经内直肌核的内侧纵束同时受累。表现为患侧眼球水平注视时既不能内收又不能外展;对侧眼球水平注视时不能内收、可以外展,但有水平眼震。

(4)核上性眼肌麻痹:亦称为中枢性眼肌麻痹,是由于大脑皮质及皮质下眼球同向运动中枢及其传导束损害,使双眼同向注视运动障碍。临床有两种类型凝视障碍。

1)侧向凝视麻痹:眼球水平运动皮质侧视中枢位于额中回后部,皮质下侧视中枢位于展神经核附近的脑桥旁中线网状结构(PPRF)。皮质侧视中枢破坏性病变或脑干侧视中枢刺激性病变时,双眼向病灶侧凝视;皮质侧视中枢刺激性病变或脑干侧视中枢破坏性病变时,双眼向病灶对侧凝视。

2)垂直凝视麻痹:四叠体的上丘是眼球垂直同向运动的皮质下中枢;上丘的上半支配眼球向上运动,下半支配眼球向下运动。上丘上半破坏性病变时,双向向上同向运动不能,称为帕里诺综合征(Parinaud syndrome),也称为四叠体综合征,可见于松果体区肿瘤;上丘上半刺激性病变时,可出现发作性双眼上视,称为眼动危象,可见于脑炎后帕金森综合征。上丘下半损害时,可出现双眼下视障碍。

2. 瞳孔改变的定位诊断

(1)瞳孔大小:动眼神经副交感神经支配瞳孔括约肌,颈上交感神经节发出的节后纤维支配瞳孔开大肌,两者共同调节瞳孔大小。普通光线下正常瞳孔的直径 3~4mm;直径小于 2mm 为瞳孔缩小,直径大于 5mm 为瞳孔散大。动眼神经损伤时出现瞳孔散大,可见于颅内动脉瘤压迫动眼神经;交感神经损伤时出现瞳孔缩小,可见于霍纳综合征(Horner syndrome)。

(2)瞳孔光反射:光线刺激后出现瞳孔缩小,即为瞳孔光反射;它分为直接和间接光反射。瞳孔光反射径路为:光线—视网膜—视神经—视交叉—视束—中脑顶盖前区—两侧 E-W 核—动眼神经—睫状神经节—节后纤维—瞳孔括约肌。传导径路上任何部位损害,均可出现瞳孔对光反射减弱或消失,伴瞳孔散大。

(3)辐辏与调节反射:辐辏与调节反射是注视近物时出现双眼会聚和瞳孔缩小的反射。其反射径路可能是:视网膜—视神经—视交叉—视束—外侧膝状体—枕叶距状裂皮质—额叶—皮质脑桥束—动眼神经 E-W 核和正中核—睫状肌和瞳孔括约肌。

(4)阿-罗瞳孔(Argyll-Robertson pupil):顶盖前区光反射径路受损,出现两侧瞳孔变小、大小不等、边缘不整,光反射消失。辐辏和调节反射正常。常见于神经梅毒。

(5)艾迪综合征(Adie syndrome):又称为强直性瞳孔。多见于中年女性,临床表现为一侧瞳孔散大,直接、间接光反射及调节反射异常,伴腱反射减弱或消失。其病因及发病机制尚不清楚。

(四) 三叉神经

【解剖与生理】

三叉神经(trigeminal nerve, V)为混合型脑神经,大部分纤维为面部感觉神经纤维,小部分为支配咀嚼肌的运动纤维。

1. 运动纤维　发自脑桥三叉神经运动核,从脑桥腹侧出脑,经卵圆孔出颅,与三叉神经的下颌感觉支伴行,支配咬肌、颞肌、翼内肌、翼外肌和鼓膜张肌。

2. 感觉纤维　第 1 级感觉神经元是位于颞骨岩尖三叉神经压迹内的三叉神经半月神经节,其为假单极神经细胞,周围突分为眼神经、上颌神经和下颌神经三支。眼神经分布于头顶前部、前额、上睑及鼻根部的皮肤以及鼻背部、额窦、泪腺、角膜及结合膜等处的黏膜,经眶上裂入颅。上颌神经分布于上颌牙齿、口腔和鼻腔黏膜、硬脑膜以及睑裂和口裂之间的皮肤,经圆孔入颅。下颌神经与运动支伴行,感觉纤维分布于耳颞区、口裂以下皮肤、下颌部牙齿、舌前 2/3 及口腔底部黏膜,经卵圆孔入颅。

三叉神经半月节中枢突进入脑桥后,深感觉纤维终止于三叉神经中脑核,触觉纤维终止于三叉神经感觉主核,痛温觉纤维终止于三叉神经脊束核。三叉神经脊束核是最长的脑神经核,从脑桥延伸至第 2 颈髓后角。来自口周及面部中央区的痛温觉纤维至于三叉神经脊束核的上部,来自面部周围及耳周的纤维至于核的下部；这种节段分布方式有助于临床定位诊断。

由三叉神经感觉主核和脊束核的 2 级神经元发出的纤维交叉至对侧，组成三叉丘系上升止于丘脑腹后内侧核；从丘脑第 3 级神经元发出的纤维，经内囊后肢最后终止于中央后回感觉中枢的下 1/3 区。

此外，三叉神经眼支与面神经共同参与完成角膜反射。角膜反射径路为：角膜—三叉神经眼支—三叉神经半月神经节—三叉神经感觉主核—面神经核—面神经—眼轮匝肌。当三叉神经眼支或面神经损伤时，均可出现角膜反射减弱或消失。

【定位诊断基础】

1. 三叉神经周围性损害　三叉神经破坏性病变表现为三叉神经分布区感觉减弱或消失；三叉神经眼支病变，可伴有角膜反射减弱或消失；三叉神经下颌支病变，会同时出现病变同侧咀嚼肌无力、张口时下颌向患侧偏斜。当病变位于三叉神经半月节时，表现为三叉神经三支分布区感觉障碍，同时咀嚼肌无力。当病变位于三叉神经根时，多会合并第Ⅶ、Ⅷ对脑神经病变，多见于脑桥小脑角肿瘤。

当三叉神经刺激性病变时，则表现为三叉神经痛。

2. 三叉神经核性损害

(1)三叉神经运动核损害：表现为同侧咀嚼肌无力或瘫痪、伴萎缩，张口时下颌向患侧偏斜。

(2)三叉神经脊束核损害：表现为患侧面部"剥洋葱"样分离性感觉障碍，即痛温觉缺失而触觉存在。核上部损害出现口鼻周围痛温觉障碍，核下部损害出现面部周边痛温觉障碍。

(五)面神经

【解剖与生理】

面神经(facial nerve，Ⅶ)分两支，一支为单纯运动纤维，另一支为中间神经。

1. 运动纤维　从脑桥被盖部腹外侧的面神经运动核发出的纤维走向背侧内上方，绕过展神经核，在菱形窝形成面神经丘，随后向外下方走行，于脑桥延髓交界处外侧出脑。与中间神经和前庭蜗神经一起进入内耳道，在内耳道内，面神经与中间神经及前庭蜗神经分离，在面神经管内向外侧走行，达膝神经节水平，在面神经管下端穿过茎乳孔出颅，发出分支支配口轮匝肌、眼轮匝肌、颊肌、枕肌、额肌、镫骨肌、颈阔肌、茎突舌骨肌和二腹肌后腹。

2. 中间神经　由面神经的感觉根和副交感根组成。

(1)味觉纤维：第 1 级神经元位于膝状神经节，其周围突经面神经进入鼓索支，在颅底下方与三叉神经分支的舌神经结合，传导舌前 2/3 味觉；其中枢突经中间神经进入脑桥，止于孤束核。经孤束核第 2 级神经元发出的纤维，经对侧内侧丘系上行至丘脑外侧核，换元后终止于中央后回下部。

(2)一般感觉纤维：一些来自外耳的一部分区域、耳道以及鼓膜的感觉纤维加入面神经，经膝状神经节至三叉神经核群。

(3)副交感纤维：脑桥的上泌涎核发出副交感纤维经中间神经、鼓索至颌下神经节，其节后纤维支配舌下腺和颌下腺的分泌。脑桥泪腺核发出纤维经中间神经、膝状神经节而进入岩浅神经，止于翼腭神经节，其节后纤维支配泪腺分泌。

【定位诊断基础】

1. 周围性面瘫　面神经核及核以下面神经损伤时，临床表现为同侧眼裂上、下面肌瘫痪。用力闭目时露出白色巩膜，称为 Bell 征。根据损害平面不同会有不同症状。

(1)面神经核下面神经损害：面神经茎乳突附近病变呈典型周围性面神经麻痹表现。面神经管病变表现为周围性面瘫、舌前 2/3 味觉障碍、唾液腺分泌障碍，可伴听觉过敏。膝状神经节病变表现为周围性面瘫、舌前 2/3 味觉障碍、唾液腺、泪腺分泌障碍、听觉过敏，常有耳后部疼痛、鼓膜和外耳道疱疹，称为亨特综合征(Hunt syndrome)，见于膝状神经节带状疱疹病毒感染。

(2)面神经核性损害：除周围性面神经麻痹外，还会有脑干邻近组织损害，出现展神经麻痹以及对侧锥体束征阳性。

2. **中枢性面瘫** 由面神经核上性损害所致。面神经核上半部接受双侧皮质脑干束支配,下半部仅接受对侧皮质脑干束支配。一侧上运动神经元损伤时,临床表现为病灶对侧眼裂以下面肌瘫痪,而额肌和眼轮匝肌不受累。常见于脑血管病(图 2-42)。

（六）前庭蜗神经

【解剖与生理】

前庭蜗神经(vestibulocochlear nerve,Ⅷ)又称位听神经,由蜗神经和前庭神经组成。

1. **蜗神经** 双极感觉神经元胞体在内耳部耳蜗的蜗轴内,聚集成蜗神经节,其周围突分布于内耳螺旋器上的毛细胞,中枢突聚集成蜗神经,经内耳门入颅于脑桥延髓沟外侧入脑,终于蜗神经腹核、背侧核。蜗神经核发出的纤维形成外侧丘系,终于下丘及内侧膝状体;后者发出纤维经内囊后肢形成听辐射,终于颞横回皮质听觉中枢。

蜗神经的生理功能主要是传导听觉。

2. **前庭神经** 双极感觉神经元胞体在内耳道底聚集成前庭神经节,其周围突穿内耳道底分布于三个半规管的壶腹、椭圆囊和球囊,中枢突组成前庭神经,经内耳门入颅于脑桥延髓沟外侧入脑,终于前庭神经核群。前庭神经核群包括内侧核、外侧核、上核和下核,其发出纤维至小脑绒球小结叶;前庭外侧核发出前庭脊髓侧束;前庭内侧核发出纤维并入内侧纵束,至脊髓前角细胞;这些神经核还通过内侧纵束与眼肌神经核相联络。

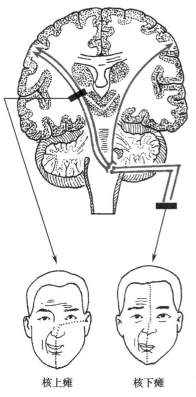

核上瘫　　　核下瘫

图 2-42　周围性面瘫与中枢性面瘫

前庭神经的生理功能是感知身体和头部的空间移动,反射性调节机体平衡,调节机体对各种加速度的反应。

【定位诊断基础】

1. **蜗神经损害定位诊断** 蜗神经的损害临床表现为听力障碍和耳鸣。

(1)耳聋:按病变部位可分为传导性耳聋和感音性耳聋。

传导性耳聋由外耳或中耳疾病引起,后者更常见;空气振动只能部分或完全不能传入内耳,听力障碍以低频为主,Rinne 试验骨导大于气导,Weber 试验偏向患侧;见于急慢性中耳炎和耳硬化症。

感音性耳聋是指听觉神经通路,包括内耳、蜗神经、核上听觉通路及听觉中枢病变所致的听力减退或丧失,又称为神经性耳聋。听力障碍以高频为主,Rinne 试验气导大于骨导,Weber 试验偏向健侧。感音性耳聋又可分为周围性和中枢性,因蜗神经核接受双侧皮质脑干束支配,故中枢性感音性耳聋罕见。

(2)耳鸣:是听觉感受器或其传导路径的刺激性病变,表现为患者在无外界声响刺激时主观听到的声响。耳鸣常与耳聋同时存在。

2. **前庭神经损害定位诊断** 前庭神经系统病变的主要表现是眩晕、眼球震颤和平衡障碍。

(1)眩晕:是对环境运动的一种主观感觉,包括自转、旋转、升降、倾斜等。客观性眩晕是周围物体旋转感,主观性眩晕是患者自身旋转感。常伴有站立及行走不稳、眼球震颤。由于前庭神经核群与迷走神经背核间存在联系,患者还会出现恶心、呕吐、出汗、面色苍白等自主神经症状。

前庭性眩晕分为周围性和中枢性,其临床表现及鉴别见表 2-3。

(2)眼球震颤:是眼球左右上下或旋转性的摆动和震荡,可分为自发性眼震和诱发性眼震。前者是指通常情况下出现的眼震;后者是前庭感受器接受物理刺激时出现的眼震。前庭神经系统不同部位病变引起的眼震有着不同特征:内耳及前庭神经病变引起水平性眼震,慢相向患侧;前庭神经内外侧核病变引起水平性眼震,可带有旋转性眼震;前庭上核病变引起垂直性或斜向性眼震;内侧纵束损害引起分离性眼震。

表2-3 前庭周围性和中枢性眩晕临床表现及鉴别诊断

要点	前庭周围性眩晕	前庭中枢性眩晕
病变部位	内耳前庭感受器及前庭神经	前庭神经核及中枢联系通路
眩晕表现	症状较严重,多呈发作性	症状较轻,持续时间长
耳蜗症状	累及耳蜗时伴耳鸣、听力减退	不明显
自主神经症状	恶心、呕吐、出汗、面色苍白	少数可有,症状可较轻
眼震	眼震幅度细小、多为水平或水平加旋转	眼震幅度粗大、眼震形式多变
前庭功能试验	无反应或反应减弱	常呈正常反应
其他神经体征	多无	锥体束征、小脑性共济失调

(3)平衡障碍:表现为站立和行走时向一侧偏斜,指鼻时手指偏向肢体偏斜侧。

(七)舌咽、迷走神经

舌咽、迷走神经是密切相关的两对脑神经,二者功能相近,某些疾病时二者常同时受累。

【解剖与生理】

1. 舌咽神经(glossopharyngeal nerve,**Ⅸ**)

(1)运动纤维:自延髓疑核发出,在延髓腹外侧出脑,于颈静脉孔出颅,支配茎突咽肌。

(2)感觉纤维:味觉神经元胞体位于颈静脉孔处的舌咽神经下节,周围突分布于舌后1/3的味蕾,中枢突止于孤束核。

一般内脏感觉神经元胞体也位于颈静脉孔处的舌咽神经下节,周围突分布于咽、舌后1/3、咽鼓管和鼓室等处的黏膜,以及颈动脉窦和颈动脉小体,中枢突止于孤束核。

一般躯体感觉纤维很少,神经元胞体位于舌咽神经上神经节内,周围突分布于耳后皮肤,中枢突止于三叉神经脊束核。

(3)副交感纤维:下泌涎核发出的纤维行至耳神经节内换元,节后纤维支配腮腺分泌。

2. 迷走神经(vagus nerve,**X**)

(1)运动纤维:自疑核发出,与舌咽神经并行,穿出脑干后于颈静脉孔出颅,支配软腭、咽喉部横纹肌。

(2)感觉纤维:一般内脏感觉神经元胞体位于颈静脉孔下方的迷走神经下神经节(结状神经节),周围突随迷走神经分布于颈、胸、腹部的多个器官,中枢突止于孤束核。

一般躯体感觉神经元胞体位于迷走神经上神经节,周围突随迷走神经分支分布于硬脑膜、耳郭及外耳道皮肤,中枢突入脑后止于三叉神经脊束核。

(3)副交感纤维:延髓迷走神经背核发出的副交感节前纤维,随迷走神经分支终止于颈、胸、腹多种器官旁或壁内迷走神经神经丛中的副交感神经节,节后纤维控制这些器官的平滑肌、心肌和腺体的活动。

此外,舌咽、迷走神经共同参与完成咽反射和颈动脉窦反射,传入、传出神经分别为舌咽和迷走神经,反射中枢在延髓。

【定位诊断基础】

1. 舌咽、迷走神经损伤定位诊断 舌咽、迷走神经多同时受损,当一侧疑核及舌咽、迷走神经受损时,表现为声音嘶哑、吞咽困难、饮水呛咳、咽反射消失,此称为真性延髓麻痹。见于吉兰-巴雷综合征、进行性延髓麻痹等。

疑核接受双侧皮质脑干束支配,一侧核上性病变一般不会引起延髓麻痹症状。双侧病变时会出现构音障碍和吞咽困难,但咽反射存在,此为假性延髓麻痹。多见于脑血管病。

真性、假性延髓麻痹临床特征及鉴别诊断见表 2-4。

表 2-4 真性与假性延髓麻痹临床特征及鉴别要点

鉴别要点	真性延髓麻痹	假性延髓麻痹
病变部位	舌咽、迷走神经及其神经核	双侧皮质脑干束
吞咽困难、饮水呛咳、构音不清	有	有
强哭强笑	无	有
舌肌萎缩	可有	无
咽反射	消失	存在
下颌反射	消失	活跃或亢进
病理征	无	常有

2. 在刺激性病变时，可引起舌咽神经痛。

（八）副神经

【解剖与生理】

副神经（accessory nerve，XI）为一运动性脑神经，由延髓支和脊髓支两部分组成。延髓支发自延髓疑核，于迷走神经根丝下方出脑，与副神经脊髓支同行，经颈静脉孔处出颅后加入迷走神经内，随其分支支配咽喉部肌。副神经脊髓支发自颈髓第 1~5 脊髓前角细胞，出脊髓后在椎管内上行，经枕骨大孔入颅与延髓支汇合后，经颈静脉孔出颅，支配胸锁乳突肌和斜方肌。

【定位诊断基础】

一侧副神经损伤时，通常表现为胸锁乳突肌和斜方肌瘫痪、萎缩，不能向病变对侧转头，不能耸肩。若双侧病变，则头向后仰、前屈无力。可见于局部外伤、肌萎缩侧索硬化等。

（九）舌下神经

【解剖与生理】

舌下神经（hypoglossal nerve，XII）为纯运动性脑神经，自延髓舌下神经核发出纤维，于下橄榄核锥体束之间出延髓，通过舌下神经管出颅，支配舌内肌、颏舌肌、舌骨舌肌和茎突舌肌。舌下神经核仅接受对侧皮质脑干束支配。

【定位诊断基础】

1. **舌下神经及核性病变** 为下运动神经元瘫痪。当一侧病变时，表现为患侧舌肌瘫痪，伸舌偏向患侧，可见舌肌萎缩、纤颤；双侧病变时伸舌受限或不能。可见于肌萎缩侧索硬化、鼻咽癌局部浸润等。

2. **舌下神经核上性病变** 为上运动神经元瘫痪。一侧病变时，伸舌偏向病灶对侧，无舌肌萎缩、纤颤。多见于脑血管病（图 2-43）。

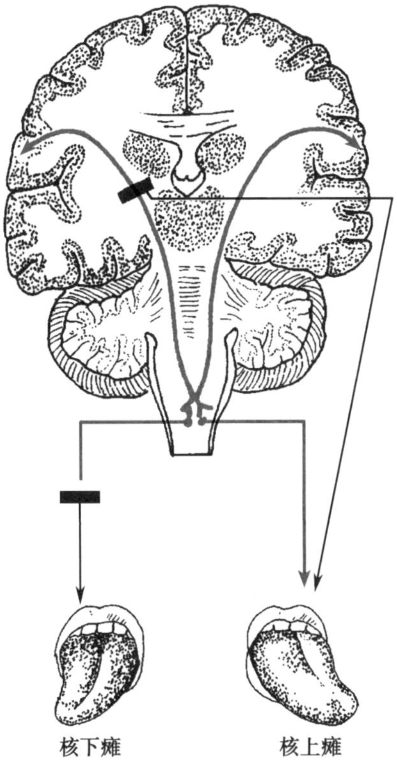

核下瘫　　　　核上瘫

图 2-43 舌下神经核下瘫与核上瘫

二、脊神经

【解剖与生理】

与脊髓相连的周围神经即为脊神经。共有 31 对脊神经，它们分别由脊神经前根和后根在椎管内合并而成。脊神经的数目和名称一般来说与椎体的数目相对应。第一对脊神经从第 1 椎体的上方进出,第 2~7 对颈神经在同椎体的上方进出,第 8 对颈神经在第 1 胸椎椎体上方进出。其他脊柱节段,胸 12 对、腰 5 对、骶 5 对、尾 1 对脊神经从其同名椎体下方进出。

前根为从脊髓前角发出的运动性纤维,后根为进入脊髓的感觉性纤维。脊神经出椎间孔后通过形成神经丛将多对神经根的纤维引向不同的周围神经内,一个神经根的纤维又重新在周围组合;周围神经内包含的运动纤维支配不同的肌肉(肌节),其感觉纤维分布不同的皮肤节段(皮节)。

【定位诊断基础】

1. **神经根损害**　患者出现 1 个或多个神经根损害时,因感觉根易受累,临床多以感觉症状为主,表现为颈背或受累侧肢体放射性疼痛、感觉异常,常有相应皮节区感觉减退或消失。当病变累及前根时,出现相应肌节区肌肉无力、萎缩。可见于颈椎病、腰椎病累及相应神经根。

2. **神经丛损害**　神经丛病变较神经根病变少见。人体主要两大神经丛为臂丛和腰骶丛神经。臂丛神经损伤表现因受损部位及范围而异:①全臂丛损伤表现为患侧上肢肌无力、萎缩、感觉缺失、腱反射减弱或消失;②臂丛上干损伤表现为患侧上肢近端肌无力、萎缩,上臂、前臂及手外侧感觉障碍;③臂丛下干损伤表现为患肢前臂、手肌无力、萎缩,前臂及手内侧感觉异常。可见于臂丛神经外伤、臂丛神经炎。腰骶丛神经损害表现为患侧下肢疼痛、感觉减退及无力,可见于糖尿病性腰骶神经丛病。

3. **周围神经损害**

(1)单神经病:表现为单根神经支配区域运动、感觉及自主神经功能障碍。可见于周围神经卡压综合征如腕管或肘管综合征、面神经麻痹等。

(2)多发性单神经病:表现为 2 根及 2 根以上周围神经损害,受累神经支配肌肉无力、支配区感觉异常。可见于血管炎性周围神经病。

(3)多发性周围神经病:表现为对称性四肢远端肌肉无力、感觉异常和皮肤苍白等自主神经功能障碍,常伴有腱反射减弱或消失。可见于糖尿病性周围神经病、吉兰-巴雷综合征等。

三、内脏神经

内脏神经又称为自主神经,两者在大脑皮质调节下通过下丘脑、脑干和脊髓各节段既协调又拮抗地共同调节内脏、血管、平滑肌和腺体的生理活动,所有调节活动均在无意识控制下完成。其中大脑皮质、下丘脑、脑干的副交感神经核团,以及脊髓各节段侧角为中枢自主神经。周围自主神经分为交感神经系统和副交感神经系统。

【解剖与生理】

1. **交感神经系统**　节前纤维从 C_8~L_2 脊髓侧角细胞发出,经脊髓前根和白交通支到脊髓旁交感干的椎旁神经节和腹腔神经节交换神经元。节后纤维随脊神经分布到汗腺、血管、平滑肌,大部分节后纤维随神经丛分布到内脏器官。

交感神经兴奋表现为机体消耗增加、器官功能活动增强。

2. **副交感神经系统**　节前纤维从脑干和 S_2~S_4 脊髓侧角细胞发出,这些纤维行至其支配的脏器附近或在脏器内交换神经元。节后纤维支配瞳孔括约肌、睫状肌、泪腺、鼻腔黏膜、颌下腺、舌下腺、腮腺、气管、支气管、心脏、肝、胰腺、脾、肾和胃肠等。

副交感神经与交感神经的作用相互拮抗,兴奋时抑制机体耗损、增加储能。

【定位诊断基础】

自主神经功能紊乱也称为植物神经系统紊乱,交感神经和副交感神经损害分别表现为副交感神经和交感神经功能亢进表现。

1. **交感神经损害**　出现副交感神经功能亢进症状,表现为瞳孔缩小,唾液分泌增多,心率减慢,血管扩张,血压降低,胃肠蠕动和消化腺分泌增加,肝糖原储存增加以增加吸收功能,膀胱与直肠收缩促进废物排出。

2. **副交感神经损害**　　出现交感神经功能亢进症状,表现为瞳孔散大,睑裂增宽,眼球突出,心率增快,内脏和皮肤血管收缩,血压升高,呼吸加快,支气管扩张,胃肠道蠕动分泌功能受抑制,血糖升高,以及周围血容量增加等。

第三节　神经系统的传导通路

一、感觉传导通路

感觉传导通路包括一般躯体感觉传导通路、特殊躯体感觉传导通路(视觉、听觉、平衡觉)、内脏感觉传导通路、特殊内脏传导通路。本节仅讲述一般躯体感觉传导通路,其包括本体(深)感觉传导通路和浅感觉传导通路。

【解剖与生理】

1. 本体感觉传导通路

包括意识性和非意识性本体感觉和精细触觉传导通路。

(1)躯体和四肢意识性本体感觉和精细触觉传导通路:由 3 级神经元组成。第 1 级神经元为脊神经节内的假单极神经元,胞体多为大、中型,纤维较粗、有髓鞘,其周围突分布于肌、腱、关节等处的本体觉感受器和皮肤的精细触觉感受器(触觉小体),中枢突经脊神经后根的内侧部进入脊髓后索,分为长的升支和短的降支。其中,来自第 5 胸节以下的升支走在后索的内侧部,形成薄束;来自第 4 胸节以上的升支行于后索的外侧部,形成楔束。两束上行,分别止于延髓的薄束核和楔束核。短的降支至后角或前角,完成脊髓牵张反射。第 2 级神经元的胞体在薄束核和楔束核内,由此二核发出的纤维向前绕过中央灰质的腹侧,在中线上与对侧的纤维交叉,称(内侧)丘系交叉,交叉后的纤维转折向上,在锥体束的背侧呈前后方向排列,行于延髓中线两侧,称内侧丘系。内侧丘系在脑桥呈横位居被盖的前缘,在中脑被盖则居红核的后外侧,最后止于背侧丘脑的腹后外侧核。第 3 级神经元的胞体在腹后外侧核,发出的纤维称丘脑中央辐射(central radiation of thalamus),主要经内囊后肢投射至中央后回的中、上部和中央旁小叶后部,一部分至顶上小叶,另一部分纤维可投射至中央前回。

(2)躯体和四肢非意识性本体感觉传导通路:此为反射通路的上行部分,为传入至小脑的本体觉,由 2 级神经元组成。第 1 级神经元为脊神经节内的假单极神经元,其周围突分布于肌、腱、关节的本体感受器,中枢突经脊神经后根的内侧部进入脊髓,终止于 $C_8\sim L_2$ 节段胸核和腰骶膨大第Ⅴ~Ⅶ层外侧部。由胸核发出的 2 级纤维在同侧脊髓侧索组成脊髓小脑后束,向上经小脑下脚进入旧小脑皮质;由腰骶膨大第Ⅴ~Ⅶ层外侧部发出的第 2 级纤维组成对侧和同侧的脊髓小脑前束,经小脑上脚也止于旧小脑皮质。以上第 2 级神经元传导躯干(除颈部外)和下肢的本体感觉。传导上肢和颈部的本体感觉的第 2 级神经元胞体位于颈膨大部第Ⅵ、Ⅶ层和延髓的楔束副核,这两处神经元发出的第 2 级纤维也经小脑下脚终止于旧小脑皮质。

2. 浅感觉传导通路

浅感觉传导通路传导皮肤和黏膜的痛觉、温度觉和粗触觉、压觉。颜面部浅感觉经三叉神经传入,见第二章第二节。在此仅介绍躯干和四肢浅感觉传导通路。

躯干和四肢浅感觉传导通路由 3 级神经元组成。第 1 级神经元为脊神经节内的假单极神经元,胞体为中、小型,突起较细、薄髓或无髓,其周围突分布于躯干和四肢皮肤内的感受器;中枢突经后根进入脊髓。其中,传导痛温觉的纤维(细纤维)在后根的外侧部进入脊髓经背外侧束终止于第 2 级神经元;传导粗触觉和压觉的纤维(粗纤维)经后根内侧部进入脊髓后索,终止于第2级神经元。第2级神经元胞体主要位于第Ⅰ、Ⅳ~Ⅷ层,它们发出纤维上升1~2个节段经白质前连合到对侧的外侧索和前索内上行,组成脊髓丘脑侧束和脊髓丘脑前束(侧束传导痛温觉,前束传导粗触觉和压觉)。脊髓丘脑束上行,经延髓下橄榄核的背外侧、脑桥和中脑内侧丘系的外侧,终止于背侧丘脑的腹后外侧核。第3级神经元的胞体在背侧丘脑的腹后外侧核,它们发出的纤维参与组成丘脑中央辐射,经内囊后肢投射到中央后回中、上部和中央旁小叶后部。

【定位诊断基础】

1. **周围神经内感觉纤维损害**　周围神经内感觉纤维破坏性病变出现麻木、感觉减退、感觉性共济失调,仅有感觉纤维受累可见于感觉性吉兰-巴雷综合征、糖尿病周围神经病;有的也同时会出现运动纤维损害,可见于经典型吉兰-巴雷综合征、慢性炎症性脱髓鞘性多发性周围神经病。周围神经内感觉纤维刺激性病变可出现神经病理性疼痛,可见于糖尿病周围神经病。

2. **后根损害**　后根刺激性病变表现为其支配区神经痛,常见于腰、颈椎间盘突出压迫神经根。后根神经节破坏性病变则会出现严重感觉性共济失调,可见于Hu抗体阳性副肿瘤综合征及干燥综合征并发神经损害。

3. **脊髓内感觉纤维损害**　后角及脊髓丘脑束损害出现分离性感觉障碍(即痛、温觉障碍,而触觉和深感觉正常),可见于髓内肿瘤。后索损害则出现深感觉和精细触觉感觉障碍、感觉性共济失调,可见于脊髓痨、亚急性联合变性、一氧化二氮(笑气)中毒。

4. **脑干内感觉纤维损害**　脑干内除脊髓内上行脊髓丘脑束和后索外,还加入了传导颜面部感觉的三叉神经传入纤维。临床常可出现交叉性感觉障碍,可见于脑干梗死。

5. **丘脑损害**　丘脑破坏性病变出现对侧面部及偏身感觉缺失或减退;刺激性病变可出现丘脑痛。

6. **感觉中枢损害**　中央后回和中央旁小叶后部破坏性病变出现复合感觉障碍,即实体觉、图形觉、两点辨别觉及定位觉障碍。刺激性病变出现发作性感觉异常。

二、运动传导通路

运动传导通路包括骨骼肌运动传导通路与内脏传导通路,本节只讲述骨骼肌运动传导通路。运动系统由上运动神经元(锥体系统)、下运动神经元、锥体外系和小脑组成。上运动神经元(upper motor neurons)为位于大脑皮质的投射至脑神经核与脊髓前角细胞的传出神经元。下运动神经元(lower motor neurons)为脑神经核和脊髓前角运动神经元发出的神经纤维,构成传导运动冲动的最后通路(final common pathway)。锥体外系是锥体系统以外的所有躯体运动神经系统结构,它与小脑共同参与对运动调节。

运动最终由骨骼肌收缩完成,它通过神经肌肉接头与周围神经相联结。周围神经、神经肌肉接头、肌肉解剖生理以及定位诊断特点会在相关章节讲述。

(一)上运动神经元

【解剖与生理】

上运动神经元由位于中央前回、中央旁小叶前部的巨型锥体细胞(Betz细胞)和其他类型的锥体细胞,以及位于额、顶叶部分区域的锥体细胞组成。上述神经元的轴突组成的锥体束(pyramidal tract)经内囊下行,其中,下行至脊髓的纤维束称皮质脊髓束;止于脑干内一般躯体和特殊内脏运动核的纤维束称皮质核束(皮质脑干束)。

1. **皮质脊髓束(corticospinal tract)**　皮质脊髓束由中央前回上、中部和中央旁小叶前部等处皮质的锥体细胞轴突集中而成,部分纤维可起自中央后回、顶上小叶等的皮质。下行经内囊后肢的前部、大脑脚底中3/5的外侧部和脑桥基底部至延髓锥体。在锥体下端,75%~90%的纤维交叉至对侧,形成锥体交叉。交叉后的纤维继续于对侧脊髓侧索内下行,称皮质脊髓侧束,此束沿途发出侧支,逐节终止于前角细胞(可达骶节),主要支配四肢肌。在延髓锥体,皮质脊髓束中小部分未交叉的纤维在同侧脊髓前索内下行,称皮质脊髓前束,该束仅下达上胸节,并经白质前连合逐节交叉至对侧,终止于前角运动神经元,支配躯干肌和上肢近端肌。皮质脊髓前束中有一部分纤维始终不交叉而止于同侧脊髓前角运动神经元,主要支配躯干肌。

皮质脊髓束走行中只有10%~20%纤维直接终止于前角运动神经元,主要是支配肢体远端肌,大部分纤维须经中间神经元与前角细胞联系。

皮质脊髓束通过交叉后支配对侧上、下肢肌肉运动;少部分皮质脊髓束不交叉,其与交叉的皮质脊髓束共同支配躯干肌。

2. 皮质核束(corticonuclear tract)　皮质核束主要由中央前回下部的锥体细胞的轴突集合而成,还有一部分起自语言运动中枢(44区)和两眼协同运动中枢(8区)。该束下行经内囊膝至大脑脚底中3/5的内侧部,由此向下陆续分出纤维,终止于大部分双侧脑神经核(动眼神经核、滑车神经核、展神经核、三叉神经运动核、面神经核支配面上部肌的神经细胞群、疑核和副神经脊髓核),这些核发出的纤维依次支配眼外肌、咀嚼肌、面上部表情肌、胸锁乳突肌、斜方肌和咽喉肌。小部分纤维完全交叉到对侧,终止于面神经核支配面下部肌的神经元细胞群和舌下神经核,两者发出的纤维分别支配同侧面下部的面肌和舌肌。

锥体束的功能是通过中介脑神经核和脊髓前角细胞,进而控制肌肉运动。

【定位诊断基础】

上运动神经元损害表现肌力下降伴肌张力增高、腱反射活跃,出现病理反射,无肌肉萎缩、束颤,又称为痉挛性瘫痪。脊髓偏侧上运动神经元损害表现为同侧下肢或上下肢瘫痪,脊髓横贯性损害表现为截瘫或四肢瘫,可见于脊髓压迫症、急性脊髓炎。脑干水平上运动神经元损害多表现为交叉性瘫痪,可见于脑干梗死。内囊水平上运动神经元损害表现为对侧肢体偏瘫、可伴偏盲及偏身感觉障碍,可见于脑梗死和脑出血。皮质运动中枢局限性损害表现为对侧面部、上肢或下肢瘫痪,称为单瘫,可见于肿瘤压迫、动脉皮质支梗死。

此外,上运动神经元在急性损害时会出现休克症状,此时表现为肌张力低、腱反射减弱或消失、病理反射阴性。

（二）下运动神经元

【解剖与生理】

下运动神经元包括脊髓前角细胞、脑神经运动核及其发出的神经轴突。它是接受锥体系、锥体外系和小脑各方面冲动的最后通路,通过周围神经和神经肌肉接头而传递至肌肉并引起肌肉收缩。脑神经运动核发出轴突组成脑神经直接到达其所支配的肌肉。脊髓前角细胞发出的轴突经神经根、神经丛、周围神经到达其所支配的肌肉。

【定位诊断基础】

下运动神经元损害表现为肌力下降、肌肉萎缩或肌肉束颤、肌张力降低,腱反射减弱或消失,病理反射阴性,又称为弛缓性瘫痪。下运动神经元不同部位损害临床特点可参见第十六章。

上、下运动神经元瘫痪临床表现及鉴别诊断见表2-5。

表2-5　上、下运动神经元瘫痪鉴别诊断

鉴别要点	上运动神经元瘫痪	下运动神经元瘫痪
病变部位	锥体束	脊髓前角细胞及其传出纤维
肌无力	有	有
肌肉萎缩、束颤	无	有
肌张力	增高	降低
腱反射	活跃或亢进	减弱或消失
病理反射	有	无

（三）锥体外系

【解剖与生理】

锥体外系是指锥体系以外的、影响和控制躯体运动的所有传导路径,由多极神经元组成,其结构十分复杂,包括大脑皮质(主要是躯体运动区和躯体感觉区)、纹状体、背侧丘脑、底丘脑、中脑顶盖、红核、黑质、脑桥核、前庭核、小脑和脑干网状结构等以及它们的纤维联系。

1. **皮质 - 新纹状体 - 背侧丘脑 - 皮质环路**　该环路对发出锥体束的皮质运动区的活动有重要的反馈调节作用。

2. **新纹状体 - 黑质环路**　自尾状核和壳核发出纤维,穿苍白球和内囊止于黑质,再由黑质发出纤维返回尾状核和壳核。黑质神经细胞能产生和释放多巴胺;当黑质变性后,纹状体内的多巴胺含量亦降低,与帕金森病的发生有关。

3. **苍白球 - 底丘脑环路**　苍白球发出纤维止于底丘脑核,后者发出纤维经同一途径返回苍白球,对苍白球发挥抑制性反馈影响。一侧底丘脑核受损,丧失对同侧苍白球的抑制,对侧肢体出现大幅度投掷运动。

4. **皮质 - 脑桥 - 小脑 - 皮质环路**　此环路是锥体外系中又一重要的反馈环路,人类最为发达。由于小脑还接受来自脊髓的本体感觉纤维,因而能更好地协调和共济肌肉运动。该环路的任何部位损伤,都会导致共济失调,如行走蹒跚和醉汉步态等。

5. **皮质 - 苍白球 - 网状结构 - 脊髓 - 网状结构 - 纹状体 - 皮质环路**　这是一条经由网状结构的环路。它起源于范围广泛的皮质,经苍白球、网状结构,到达脊髓运动神经元、脊髓的上行冲动经网状结构上达丘脑中央核,最后返回纹状体和广泛的大脑皮质躯体运动区。

锥体外系的主要功能是调节肌张力,协调肌肉运动,维持及调整体态姿势和习惯性动作。

【定位诊断基础】

锥体外系病变主要表现为肌张力改变和不自主运动,可分为运动减少和运动增多两类。

1. **运动减少**　苍白球和黑质病变多表现为运动迟缓、动作缓慢、肌张力呈铅管样或齿轮样增高,常见于帕金森病。

2. **运动增多**　尾状核和壳核病变出现运动增多、舞蹈样动作、肌张力降低,可见于小舞蹈病、糖尿病高渗性偏身舞蹈病。底丘脑核病变可出现偏身投掷运动,可见于腔隙性脑梗死。

三、神经系统的化学通路

神经系统各种活动的本质是化学物质的传递,突触是神经传导通路的关键部位,绝大多数是化学性的。

（一）胆碱能通路

胆碱能通路(cholinergic pathway)以乙酰胆碱为神经递质。乙酰胆碱在神经元胞体内合成,经轴浆运输至末梢,贮存于突触囊泡,在神经冲动作用下释放后作用于靶细胞。通路的分布十分广泛。主要有:①躯体运动传导路的下运动神经元(脑干内的脑神经一般躯体运动核、特殊内脏运动核和脊髓前角细胞),控制随意运动;②脑干网状结构非特异性上行激动系统;③脊髓后角→背侧丘脑→大脑皮质的特异性感觉投射;④交感神经节前神经元,副交感神经节前和节后神经元,司内脏活动。

（二）胺能通路

胺能通路(aminergic pathway)含有胺类神经递质,包括儿茶酚胺(去甲肾上腺素、肾上腺素和多巴胺)、5- 羟色胺及组胺。单胺类包括儿茶酚胺和 5- 羟色胺,下面着重介绍单胺类通路。

1. **去甲肾上腺素能通路**　①脑桥蓝斑上行→新皮质和海马;蓝斑下行→孤束核、脊髓;②延髓和脑桥腹侧部→中脑中央灰质、下丘脑、隔区、杏仁体;③交感神经节后神经元。

2. **肾上腺能通路**(adrenergic pathway)　肾上腺能通路由延髓(背侧网状核、中缝背侧、腹外侧网状核)发出纤维上行至迷走神经背核、孤束核、蓝斑、缰核、丘脑中线核群、下丘脑;下行至脊髓中间外侧核。

3. **多巴胺能通路(dopaminergic pathway)** 包括:①黑质纹状体系;②脚间核边缘系统(隔区、杏仁体、扣带回等);③下丘脑弓状核正中隆起系。

4. **5- 羟色胺能通路** ①脑干中缝核群(上行)→脑桥蓝斑、中脑黑质、背侧丘脑、下丘脑、大脑皮质;②脑干中缝核群(下行)→小脑、脊髓。

(三)氨基酸能通路

参与神经传导的氨基酸有兴奋性和抑制性两类,前者包括天冬氨酸、谷氨酸;后者包括 γ- 氨基丁酸(GABA)、甘氨酸和牛磺酸。其中,以 GABA 能通路(GABAergic pathway)分布最广。GABA 能通路包括:纹状体 - 黑质路径,隔区 - 海马路径,小脑 - 前庭外侧核路径,小脑皮质 - 小脑核往返路径,下丘脑乳头体 - 新皮质路径,黑质 - 上丘路径及广泛存在的局部固有路径。

(四)肽能通路

在中枢和周围神经系内广泛存在着多种肽类物质,它们执行着神经递质或调质的功能。研究较多的有 P 物质能通路、生长抑素能通路、后叶升压素和催产素能通路等。

(罗本燕　张桂莲)

 思考题

　　1. 上、下运动神经元瘫痪临床特点及鉴别要点有哪些?

　　2. 试述脑神经共多少对及其名称。

　　3. 视觉通路不同部位损害有哪些表现及其如何定位诊断?

　　4. 中枢性面瘫与周围性面瘫鉴别诊断有哪些?

　　5. 试述感觉传导通路不同部位损害的临床特点。

　　6. 脊髓损伤如何进行定位诊断?

　　7. 试述脑的动脉供应、静脉引流。

第三章
神经生理

神经系统可以看作机体的信息处理系统,它可以接受和感知内、外环境信息,使机体作出恰当的调节或行为反应,维持稳态,机体的运动和内脏活动也需要在神经系统的支配下完成。神经系统也是机体完成学习、记忆、语言、认知等高级功能的基础。同时,神经系统是高度复杂的系统,有其自身的活动规律和调节机制。本章将围绕神经系统活动的基本原理、神经系统的感觉、运动、内脏调节以及脑的高级功能等内容展开。

第一节　神经系统活动的基本原理

一、神经元和胶质细胞的基本活动

神经元是高度特化的细胞,是神经系统的基本结构和单元。神经元的主要功能是接受、整合和传递信息。神经胶质细胞简称胶质细胞(glial cell),广泛分布于中枢和周围神经系统,是除神经元以外的另一大类细胞群。

（一）神经元的生物电现象

细胞电信号是在离子跨膜流动的基础上产生的,离子的电化学梯度为电信号的产生和传导提供了能量。离子通道的开放与关闭,则决定着电信号的产生与结束。神经细胞静息膜电位的维持和接受刺激后动作电位的产生,都与离子通道的活动有关。

膜电位(membrane potential)是指存在于细胞膜两侧的电位差。将参考电极放在细胞外,记录电极插入细胞内,通过放大器测得细胞膜两侧存在电位差,即膜电位。由于参考电极是置于细胞外并且接地,因此记录到的膜电位是以细胞外为零电位的膜内电位,因而膜电位特指细胞膜内电位。

（1）静息电位:静息电位(resting membrane potential)是指神经元在没有受到外来刺激时,存在于膜内外两侧的电位差。静息电位在大多数神经元可维持在相对稳定的水平(-70mV),除非神经元受到外来刺激或细胞代谢活动发生异常。

静息电位使神经元安静时处于极化状态,即胞膜内带负电状态,这是神经元安静时的主要特征,同时也是神经元对外来刺激产生电信号的基础。当神经元受到外来刺激时静息电位会发生相应变化,这些变化可以是静息电位负值的增大——超极化(hyperpolarization),也可以是静息电位负值的减少——去极化(depolarization),或者是恢复到静息电位——复极化(repolarization)。

神经元静息电位产生的直接原因是由于膜内外离子分布不对等及细胞膜非门控离子通道对各种离子的通透性不同所致。以 K^+、Na^+、Ca^{2+}、Cl^- 为例,它们在膜内外的浓度有很大的差别(表3-1)。

表 3-1　Na⁺、K⁺、Ca²⁺、Cl⁻在神经细胞膜两侧的分布　　（单位：mmol/L）

分布	哺乳动物轴突				乌贼巨大轴突			
	Na⁺	K⁺	Ca²⁺	Cl⁻	Na⁺	K⁺	Ca²⁺	Cl⁻
胞内	5~15	140	0.000 1	4~30	50	400	0.000 1	40~30
胞外	130	5	1~2	120	400	20	10	54

由表 3-1 可见，细胞膜内 K⁺浓度比胞膜外高，但胞膜外 Na⁺、Cl⁻浓度则比膜内高。假如胞膜对正负离子都有相同的通透性，则离子移动最终会使膜两侧离子浓度相等，因而不会形成电位差。但是，神经元细胞膜上存在非门控 K⁺通道，其特点是开放不需要外部刺激，处于常开状态，对 K⁺具有选择性，而对 Na⁺和 Cl⁻不通透，那么 K⁺会顺浓度差从膜内流向膜外，而膜内带负电荷的蛋白质分子不能或很少跟随外流，造成胞膜内电位偏负，而胞膜外电位偏正。由 K⁺外流形成的内负外正的电位差会进一步限制 K⁺外流，这种电动势梯度的对抗作用最终与浓度梯度的驱动作用达到平衡，这时膜两侧的电位差称之为 K⁺的平衡电位，这就是静息膜电位形成的基本机制。平衡电位的大小取定于胞膜两侧的离子浓度，可用 Nernst 方程计算。

$$E = \frac{RT}{ZF} ln \frac{[C]_o}{[C]_i} \tag{3-1}$$

式（3-1）中，E 为某离子的平衡电位，R 为气体常数（8.32J·mol⁻¹·K⁻¹），T 为绝对温度，Z 为离子价，F 为法拉第常数（96.500C/mol），$[C]_o/[C]_i$ 为化学梯度（即膜内外的离子浓度比），ln 为自然对数。在计算 K⁺平衡电位时，钾为 1 价离子，所以 $Z=1$，如果把自然对数（ln）换成常用对数（log），把恒温动物的体温按 37℃算，上式可简化为：

$$E = 60log \frac{[C]_o}{[C]_i} \tag{3-2}$$

在式（3-2）中将细胞内外 K⁺浓度代入可算出理论上的静息电位值。

（2）动作电位

1）动作电位的产生：当神经元接受外来刺激时，如果刺激达不到一定强度，它虽可使膜电位去极化，但并不能触发动作电位产生。只有当刺激达到某一强度致使膜电位去极化到阈电位（threshold potential，TP），方可触发动作电位（action potential，AP）。

神经元的外来刺激可以有多种形式。在生物体内，神经元的外来刺激主要来自能够产生突触后电位的神经递质。递质产生的突触后电位可以在神经元局部叠加，叠加的结果如果达到阈电位则可触发动作电位产生。神经元动作电位同其他可兴奋细胞的动作电位一样，是一个连续的膜电位瞬态变化过程。它从膜内为负的静息电位开始，在极短的时间内突然变为正电位，然后又回到静息电位水平。在波形上，动作电位的上升相是膜电位的去极化过程，它包括逐渐去极化达到阈电位、快速去极化和超过零电位的超射三个时相，下降相是膜电位复极化过程，它包括复极化和后电位两个时相，后电位中又可有后超极化和后去极化两种（图 3-1）。

2）动作电位性状与功能

全或无式脉冲反应：一定强度的阈下刺激所诱发的局部电流随着刺激的增强而变大，而动作电位则不同，在阈下刺激时根本不出现（无），但当刺激一旦达到阈值或超过阈值，动作电位便在局部电位的基础上出现，并且自我再生地快速达到固定的最大值（全），随后又迅速恢复

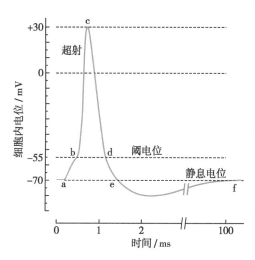

图 3-1　动作电位示意图

到原初的静息膜电位水平,这种反应方式称"全或无"反应。

不衰减传导:动作电位作为电脉冲,它一旦在神经元的一处发生,则该处的膜电位便暴发式变为内正外负,这一变化会对仍处于静息膜电位(内负外正)的相邻部位形成刺激,并且其强度明显超过阈值,因此相邻部位因受到阈上刺激而进入兴奋状态,并且也随之产生全或无式动作电位;这样,在神经元一处产生的动作电位便以这种局部电流机制依次诱发相邻部位产生动作电位,又由于动作电位是全或无式反应,所以它可不衰减地远距离传导。

兴奋性后变化:在神经元膜的某处一旦产生动作电位,则该处的兴奋性便将发生一系列变化,大致在动作电位的超射时相,无论用如何强的刺激电流在该处都不能引起动作电位,称为绝对不应期(absolute refractory period);在随后的短时间内,用较强的阈上刺激方可以在该处引起动作电位,并且其振幅还要小一些,称为相对不应期(relative refractory period)。

(二)神经胶质细胞的功能

中枢神经系统的神经胶质细胞数量可达到 $(1\sim5)\times10^{12}$ 个,是神经元的 10~50 倍,主要包括星形胶质细胞、少突胶质细胞和小胶质细胞等。神经胶质细胞体积较小,但因数量多而使总体积较大,与神经元总体积之比为 1:1~2:1。实际上,神经元是处于被胶质细胞包围的环境之中,与胶质细胞之间存在宽 15~20nm 的细胞间隙,容纳细胞外液等物质,保证神经元功能活动得以正常进行。

神经胶质细胞与神经元明显不同,主要特征包括:①神经胶质细胞虽然也有突起,但无树突和轴突之分,且形态上较神经元突起粗壮、短小;②神经胶质细胞之间普遍存在着缝隙连接,而不形成化学性突触;③神经胶质细胞也有膜电位,可随细胞外 K^+ 的浓度改变而改变,但缺乏传播动作电位所需的膜结构,不能产生动作电位;④神经胶质细胞终身都具有分裂增殖能力。

由于神经胶质细胞不能产生兴奋,也无轴突传导兴奋,因此,一直以来,其功能被认为仅对神经元起支持、保护等作用,并不参与神经元的突触信息传递。随着技术手段的进步和神经科学研究的深入,关于神经胶质细胞对神经元突触传递的影响,以及两者之间的相互作用,人们有了更多新的认识。

1. 星形胶质细胞　星形胶质细胞(astrocyte)是中枢神经系统中体积最大、数量最多、分布最广的神经胶质细胞,并且生物的进化程度越高,其占脑内细胞的比例越大。星形胶质细胞的功能也最为复杂,除了对神经元起支持、引导、隔离、保护、营养、修复再生及免疫应答等作用之外,还可通过其终足与神经元的突触形成联系,与神经元之间不断进行信息交流,影响神经元的突触传递过程。

星形胶质细胞是中枢神经系统的抗原提呈细胞,当神经系统发生感染性病变时,细胞膜上的特异性主要组织相容性复合分子Ⅱ能与经处理过的外来抗原结合,将其提呈给 T 淋巴细胞。活化后的星形胶质细胞还能产生白细胞介素、巨噬细胞集落刺激因子和 α- 干扰素等细胞因子及补体分子等,在神经免疫调节回路中发挥重要作用。

星形胶质细胞还参与维持神经元细胞外 K^+ 浓度的稳定。星形胶质细胞膜上存在钠泵和 Na^+、K^+、Ca^{2+}、Cl^-、HCO_3^- 等多种离子通道。钠泵的活动可将细胞外过多的 K^+ 泵入胞内,并通过缝隙连接将其迅速分散到其他胶质细胞,以维持细胞外 K^+ 浓度的稳定及神经元的兴奋性,保证神经元电活动的正常进行。当星形胶质细胞增生并发生瘢痕化时,钠泵功能减弱,导致神经元细胞外高 K^+,兴奋阈值下降,兴奋性增高,从而引发局灶性癫痫。

此外,星形胶质细胞还参与谷氨酸和 γ- 氨基丁酸(GABA)等多种神经递质的合成与代谢,并可调节其释放,进而影响突触传递过程。

2. 少突胶质细胞　少突胶质细胞(oligodendrocyte)是中枢神经系统内的成髓鞘细胞。这种胶质细胞的突起末端不形成终足,而是扩展成扁平薄膜,可围绕多条神经纤维反复包绕形成髓鞘结构。

少突胶质细胞及外周的施万细胞构成的有髓神经纤维髓鞘,一方面可防止神经冲动传导时的电流扩散,具有绝缘和保护信息传递的作用,使神经元之间的活动互不干扰;另一方面可使局部电流呈现跳跃式传导,大大地提高了神经纤维传导兴奋的速度。这主要是由于髓鞘可使轴浆与细胞外液间的电位差平均分散在每层膜的两侧,当兴奋在神经纤维上传导时,由局部电流引起的膜去极化在髓鞘的每层膜两侧都不能达到阈电位水平;只有在轴突膜裸露的郎飞结处,才能产生动作电位。

3. 小胶质细胞　小胶质细胞(microglia)是中枢神经系统内的吞噬细胞,具有抵御神经组织感染或损伤的重要免疫功能。细胞的形态多变,与其所受刺激及吞噬作用有关。正常脑内的小胶质细胞处于静止状态,当中枢神经系统发生病变时,小胶质细胞活化成为巨噬细胞,并作为主要吞噬细胞,与来自血中的单核细胞和巨噬细胞一起,共同清除变性的神经组织碎片和退化变性的髓鞘。

此外,小胶质细胞也是中枢神经系统内具有抗原提呈作用的细胞,参与神经免疫调节。

小胶质细胞被某些外源或内源性神经毒素激活后,能产生大量的氧自由基和促炎因子,引起神经元死亡,与多种神经系统疾病有密切关系。例如,在脑缺血损伤后,小胶质细胞可迅速活化、增殖,发挥吞噬作用,同时还可产生神经毒性分子和神经营养因子,发挥神经毒性和神经保护双重作用。

二、神经元间的信息传递

目前普遍认为人脑有大约 1 000 亿个神经元,这些神经元并不是彼此孤立的。它们通过突触彼此连接,构成复杂的神经网络。因此,高级脑功能的结构基础是神经网络,而神经网络的最基本工作单元就是突触。正是通过突触间信息的相互传递才使神经网络具有复杂的信息处理能力。神经元的信息传递包括化学信号传递信息和电信号传递信息。

(一) 突触传递

神经系统内神经元间的相互通信是通过神经元连接的特殊结构来完成的,这个特殊的结构称为突触(synapse)。突触是使一个神经元的冲动传到另一个神经元或肌细胞的特殊结点,在突触处信息传递的过程被称为突触传递(synaptic transmission)。

突触可以分成两种基本类型:电突触和化学性突触。神经元之间的信息传递主要通过化学性突触来进行。在化学性突触中,突触前膜释放的神经递质作用到突触后膜的特异受体上,引起突触后膜产生局部电位。在中枢神经系统的某些部位也存在电突触,这些相邻细胞间存在缝隙样结构形成的电耦合,信息的传递是通过电的形式直接进行的。

1. 化学性突触传递　化学性突触的基本结构由突触前膜、突触后膜和突触间隙(synaptic cleft)组成,突触间隙常为 20~40μm 宽。神经元的主要结构成分——轴突、树突和胞体,都可以作为突触形成的部位,其中最常见的是轴突 - 胞体型、轴突 - 树突型和轴突 - 轴突型(图 3-2)。突触前通常由一个轴突的末梢构成,突触前末梢内含有许多突触囊泡(synaptic vesicle)。突触囊泡是由膜包被的小囊泡(直径为 30~50μm),具有储存和释放神经递质的功能。有些轴突末梢含有直径大于 100μm 的大囊泡,其含有聚集的可溶性蛋白,故又称为大致密核心囊泡(large dense-core vesicle, LDCV),这类大囊泡除了储存和释放经典神经递质外,还储存和释放神经肽类递质。

单个神经元与其周围神经元形成的突触可以接受大量的输入信息,也可通过突触将信息输出。神经元表面存在的大量突触,使神经元能够对传来的兴奋性或抑制性神经冲动进行整合。在中枢神经系统中,往往单一的兴奋性突触后电位不足以达到神经元轴突起始段的放电阈值,而需要多个突触后电位的总和。

2. 电突触传递　尽管哺乳动物脑内的电突触占整个突触数目的比例较低,但它们在脑的生理和病理机制中也发挥重要的作用。电突触功能的失调将影响人们的学习、记忆、思维、精神、情绪和运动等功能,严重时可导致神经和精神疾病的发生。

电突触是一种特化的细胞之间相互联系的结构,其结构是由一系列缝隙连接(gap junction)通道组成,通过这种结构可以直接进行细胞间的电信号传递。它允许离子流从一个细胞直接传递到另一个细胞,这在神经系统的胶质细胞中非常多见。在缝隙连接处,相邻神经元之间的距离仅为 3.5nm,典型的缝隙连接为每一侧细胞膜上都由 6 个连接蛋白或称为结合素(connexin)形成连接子(connexon)结构,中间形成一个亲水通道,两侧细胞膜上的这种结构相互对接,形成贯通两个细胞的亲水通道。

这种通道被认为是现有最大的细胞膜孔道,直径约为 1.5nm,可允许所有重要的离子和许多有机分子通过。

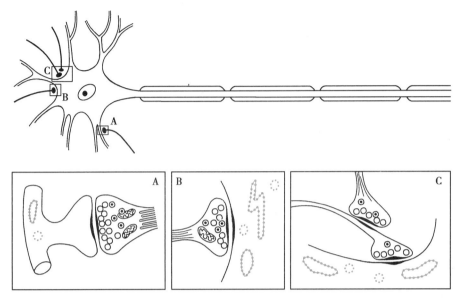

图 3-2   不同类型化学突触模式图
注:A.轴突 - 树突式突触;B.轴突 - 胞体式突触;C.轴突 - 轴突式突触。

电突触与化学性突触的主要区别和特点表现为:电突触可双向传递,而化学性突触为单向传递;电突触的突触前膜去极化时,突触后膜也同时去极化,而化学性突触的突触前成分有电流变化时,不能引起离子直接通过突触后膜,而需要通过释放神经递质的形式,激活突触后受体,继而引起突触后电位变化。

（二）神经递质的释放

1. 钙离子的作用   神经递质的同步释放是由动作电位到达轴突末梢,末梢膜去极化并激活电压门控 Ca^{2+} 通道所触发的。神经元在静息状态时,胞内 Ca^{2+} 的浓度很低。一旦末梢去极化,Ca^{2+} 通道开放,Ca^{2+} 大量涌入轴突末梢,导致胞质 Ca^{2+} 浓度增加,触发突触囊泡的释放。

当突触前末梢内的 Ca^{2+} 浓度增加,并达到兴奋浓度时,突触囊泡向突触前膜的活性带移动,并与活性带处的突触前膜融合,以胞裂外排即出胞（exocytosis）的方式将内容物释放至突触间隙。胞裂外排是一个非常快速的过程,可在 Ca^{2+} 进入末梢后 0.2ms 内发生。胞裂外排反应之所以快,其原因之一是 Ca^{2+} 进入突触前活性带是一个快速过程,该区域钙微区中 Ca^{2+} 瞬间达到很高的浓度,从而触发突触囊泡释放递质。突触囊泡释放是一个复杂的过程,除了 Ca^{2+} 在其中起着重要作用外,还有十几种不同的突触蛋白参与了囊泡的释放过程。

2. 囊泡的动力学   突触囊泡以一种量子释放（quantal release）的方式进行。量子释放理论认为,一个突触囊泡内神经递质的量基本恒定,称为一个量子单位。递质的释放以囊泡为单位,以胞裂外排形式将一个个囊泡内的递质释放到突触间隙,递质释放的总量取决于释放囊泡数。这一概念强调了每个囊泡内的递质含量是基本恒定的。在没有动作电位的情况下,突触前的量子释放概率很低,每秒一个量子单位左右;而当动作电位引起 Ca^{2+} 内流,可在 1~2ms 内释放上百个量子。

3. 囊泡的再循环   突触前递质的快速释放和代谢是维持神经高效的兴奋传递所必需的。为了保证这一高效和快速的信息传递,神经末梢除了需要具备快速释放神经递质的能力外,还必须具有充足的递质合成原料和合理地再利用突触前释放物质的能力。事实上,当神经末梢的囊泡通过胞裂外排释放后,其突触囊泡及部分递质被重摄取,进入再循环过程。突触囊泡的释放和再利用的循环主要有以下 5 个步骤组成:①向突触前膜移动;②入坞或泊靠;③启动;④融合 / 胞裂外排;⑤入胞 / 内吞(图 3-3)。

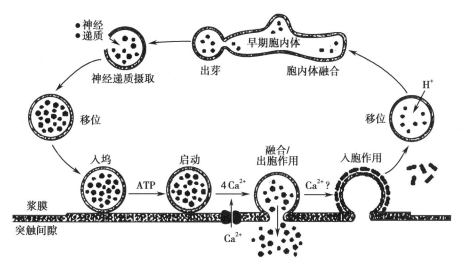

图 3-3 突触囊泡的释放和再循环

突触囊泡与突触前膜融合释放递质后,突触囊泡膜快速地回缩内陷,形成膜外包被的囊泡,被再循环利用。这种回收突触囊泡膜的方式称为内吞(endocytosis)。神经细胞膜内吞与末梢的兴奋、胞裂外排的强度有关。相对弱的刺激和少量的囊泡释放,膜的回缩速度很快。而在过强刺激的情况下,会导致细胞膜的回缩减慢。内吞后的小泡如何再循环形成突触囊泡有不同的假设学说,一种是内吞后的小泡与大的内体融合,然后从内体上出芽形成新的囊泡;另一种是通过突触前膜的内陷直接形成新的突触囊泡。

(三)突触的整合

突触前神经元释放的神经递质与突触后膜受体结合,可产生多种效应,其中最主要的效应是直接开启突触后膜的递质门控离子通道,产生突触后电位(postsynaptic potential,PSP)。有些神经递质可直接控制或调控离子通道,产生迅速而短暂(以毫秒计算)的快突触后电位(fast postsynaptic potential,fPSP);有些神经递质可经过 G 蛋白偶联受体间接调控离子通道,产生缓慢而持久(以秒或分钟计算)的慢突触后电位(slow postsynaptic potential,sPSP)。

1. 突触后电位的类型

(1)兴奋性突触后电位:神经递质作用于后膜的受体,使递质门控通道开放,阳离子的内流使突触后膜去极化,产生兴奋性突触后电位(excitatory postsynaptic potential,EPSP)。Na^+ 和 K^+ 都通透的递质门控离子通道的开放可形成 EPSP,这些离子通道对 Na^+、K^+ 都有通透性,但以 Na^+ 内流为主。谷氨酸门控离子通道介导两种不同时程的 EPSP,α- 氨基 -3- 羟基 -5- 甲基 -4- 异恶唑丙酸(AMPA)/ 海人藻酸(kainic acid,KA)受体[非 N- 甲基 -D- 天冬氨酸受体(NMDA)受体]介导快时程的 EPSP,而 NMDA 受体介导慢时程的 EPSP。

(2)抑制性突触后电位:有些突触的递质效应是使下级神经元膜电位远离动作电位阈值,这类突触称为抑制性突触。多数抑制性递质的受体是递质门控离子通道,抑制性递质作用于突触后膜受体,引起突触后膜短暂超极化,产生抑制性突触后电位(inhibitory postsynaptic potential,IPSP)。Cl^- 或 K^+ 通透的递质门控离子通道的开放可形成 IPSP,Cl^- 或 K^+ 顺电化学梯度跨膜移动的结果相同,都产生外向电流,使突触后膜超极化,即形成 IPSP。GABA 和甘氨酸作用于突触后膜的特异性受体,使 Cl^- 通道开放,引起 Cl^- 内流,结果使突触后膜发生超极化,使神经元产生抑制。

2. 突触后电位的总和 EPSP 大小与流入的阳离子的量呈正相关,也即与通道开放的数目有关,而通道被激活的数目取决于神经递质的释放。递质的释放是一种量子化的释放,因此突触后的 EPSP 的幅度也应该是量子化的,一个突触囊泡所释放的递质或一个量子单位的递质所引起的突触后微小电位变化称为微小突触后电位(miniature postsynaptic potential),因此,某种神经递质释放诱发的 EPSP

幅度是微小突触后电位幅度的整数倍。EPSP 总和代表了突触整合的最简单的形式,包括了两种形式的总和:①空间总和(spatial summation):是树突上不同部位突触产生的 EPSP 进行叠加;②时间总和(temporal summation):是指对同一个突触产生的时间间隔在 1~15ms 之内发生的 EPSP 进行叠加。

总之,突触后电位的总和是突触整合的基础,但此整合作用并不是简单数学意义上的突触后电位的总和。在某些神经元中,各种突触性输入的生理意义是相对重要的,突触所在位置、距轴突始段的远近、突触的几何形状及其可塑性等因素,均可使某种突触性输入对该神经元的控制作用强于其他突触性输入。

三、神经递质与受体

(一) 神经递质的定义与鉴定标准

大多数神经元之间的信息传递是通过化学性突触传递进行的,参与这种化学性突轴传递的物质被称为神经递质(neurotransmitters)。经典神经递质的鉴定标准如下:①神经元具有合成该神经递质的酶系,神经递质在神经元内合成;②合成的神经递质储存在神经末梢的突触囊泡中;③神经递质以胞裂外排的方式释放,依赖于突触前神经去极化和 Ca^{2+} 内流,电刺激神经能模拟递质释放的作用;④当突触前囊泡递质释放后,可作用于突触后膜上相应的受体,引起突触后膜产生生物效应,用递质拟似剂或受体阻断剂能加强或阻断这一递质的作用;⑤释放至突触间隙的递质通过适当的机制失活(或重摄取)。

神经递质主要分两大类,小分子的神经递质或称经典神经递质和大分子的神经肽(表 3-2),其中经典神经递质包括乙酰胆碱、单胺类和氨基酸类。氨基酸类的递质存在于多达 70% 的神经元中,合成神经肽类递质的神经元数目居中,单胺类递质则仅存在于少数神经元中。

表 3-2　神经递质分类

小分子神经递质	神经肽
生物胺	内阿片肽
乙酰胆碱(ACh)	亮啡肽(leu-enkephalin)
去甲肾上腺素(NE)	强啡肽(dynorphin)
肾上腺素(E)	β- 内啡肽(β-endorphin)
多巴胺(DA)	
5- 羟色胺(5-HT)	
氨基酸	垂体肽
谷氨酸(Glu)	催产素(oxytocin)
天冬氨酸(Asp)	升压素(vasopressin)
γ- 氨基丁酸(GABA)	促肾上腺皮质激素(corticotropin)
甘氨酸(Gly)	生长素(growth hormone)
同型半胱氨酸(Homocystine)	生长抑素(somatostatin)
	催乳素(prolactin)
核苷酸	胃肠肽
腺苷(ADO)	胆囊收缩素(cholecystokinin)
ATP	P 物质(substance P)
其他	其他
NO	血管紧张素(angiotensin)
CO	缓激肽(bradykinin)
组胺	神经肽 Y(neuropeptide Y)
	降钙素(calcitonin,CT)

（二）神经调质

神经调质（neuromodulator）也是神经元之间传送化学信号的一类分子，它能调节信息传递的效率，增强或削弱递质的效应。神经调质作用的持续时间通常长于神经递质的作用时间。神经调质的作用主要是调整神经元而不是直接兴奋或抑制神经元。神经调质的特征主要有：①由神经元、神经胶质细胞或其他细胞释放；②对神经递质起调制作用，本身不直接负责突触信号传递或不直接引起效应细胞的功能改变；③间接调制神经递质在突触前神经末梢的释放及其基础活动水平；④影响突触后效应细胞对递质的反应性，对递质的效应起调制作用。

以往将神经肽作为主要的神经调质，但从化学突触传递的角度看，神经肽作用于膜受体后，通过第二信使来调控膜的兴奋性，其功能类似于神经递质的慢速突触传导作用。因此，本章根据当今大多数教科书的分类，将神经肽归为一种大分子的神经递质。

（三）受体

携带细胞外信号的神经递质大部分都不能通过细胞膜的脂质双分子层直接进入细胞内，而是经细胞膜上某些特殊蛋白的介导，将信号传递到细胞内的。这种介导细胞外第一信使（神经递质）的跨膜蛋白称为受体（receptor）。在这种跨膜信号转导过程中，各种位于细胞膜上的受体是细胞接受内外环境刺激的关键分子，是跨膜信号转导的核心环节。不同的受体或同一受体的不同亚型，其跨膜信号转导的机制不尽相同。膜受体有两个共同的特征：一是能够识别并结合内源性和外源性的配体；二是能够通过构型改变进行信号转导，以引发细胞的生物学效应。从受体与配体结合的角度来看，膜受体具有高选择性、饱和性、亲和性和结合可逆性的特点。

随着对膜受体分子结构和跨膜信号转导机制研究的不断深入，按照受体本身的结构和功能特性进行分类的方式被广泛接受。神经递质主要是通过离子通道受体、G 蛋白偶联受体以及酶联受体的激活来实现胞内信号转导的。

1. **离子通道受体**　这类受体在分子结构上的特征有：完整的受体蛋白是由 4~5 个跨膜亚基聚在一起形成的、中央具有水相孔洞的离子通道；每个亚基具有 2~4 个由疏水氨基酸组成的 α 跨膜螺旋，其中第 2 个跨膜螺旋形成通道的内壁；每个亚基都有一个大的细胞外 N 末端，其上存在着与配体结合的位点。离子通道受体的功能活动表现为，在配体控制下离子通道的"开放"以及由此形成的离子跨膜移动。这类受体也被称为"递质门控离子通道"。烟碱型胆碱能受体（N 受体）、γ- 氨基丁酸 A 受体（$GABA_A$ 受体）、甘氨酸受体都属于此类受体。

2. **G 蛋白偶联受体**　G 蛋白偶联受体是一类十分重要的受体，其分子结构特征是（图3-4）：①受体蛋白均由一条肽链组成；②肽链中含有 7 个疏水性的 α 跨膜螺旋，故也称此类受体为 7 次跨膜受体；③肽链的 N 末端、3个细胞外环和 7 个跨膜段均参与配体的结合，其中，小分子配体主要结合到跨膜段围成的囊袋中；中等大小的肽类结合到细胞外环和跨膜段上；大分子肽或蛋白结合到 N 末端、细胞外环以及跨膜段上；④膜内的肽链与识别和激活位于膜内侧的鸟苷酸结合蛋白（G 蛋白）有关。这种受体一般通过改变细胞内代谢活动而发挥作用。

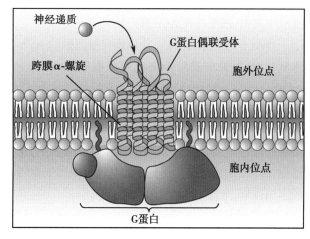

图 3-4　G 蛋白偶联受体结构示意图

3. **具有酶活性的受体**　这类受体由一条或几条肽链组成，但一条肽链只有一个 α 跨膜螺旋。以酪氨酸激酶受体为例，肽链的胞外侧具有与配体结合的位点，跨膜段的氨基酸具有高度疏水性，是由 22~26 个氨基酸组成的一段保守片段，胞内侧是高度保守的具有酶活性的片段，含有 ATP 结合位点、底物结合位点、PKA 以及其他蛋白激酶的作用位点。当细胞外的信号与胞外段的配体识别位点结合后，引起胞内段发生自身磷酸化，继而引起底物蛋白的相应氨基酸残基磷酸化激活，造成细胞功能的变化。鸟苷酸环化酶受体也属于此类，与酪氨酸激酶受体不同的是，膜内段的 C 端具有鸟苷酸环化酶的活性，一旦被激活，可使胞质内 GTP 环化生成第二信使 cGMP，进而激活 cGMP 依赖性的蛋白激酶（PKG），导致底物蛋白的磷酸化。

（四）主要的递质和受体系统

1. 乙酰胆碱

（1）乙酰胆碱的生命周期

1）乙酰胆碱的合成：乙酰胆碱（acetylcholine，ACh）由乙酰辅酶 A（acetyl coenzyme A，A-CoA）和胆碱在胆碱乙酰化酶（choline acetylase，ChAC）或胆碱乙酰基转移酶（choline acetyltransferase，ChAT）催化下在神经末梢合成。A-CoA 提供 ACh 合成所需的乙酰基（$CH_3CO—$），A-CoA 转移至胞质内才能参与 ACh 的合成过程（图 3-5）。

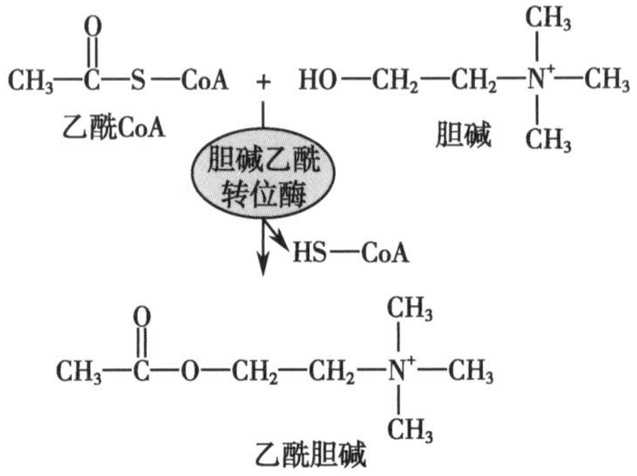

ChAT 是一种相对分子质量为 68×10^3 的球蛋白，在神经元胞体合成，大部分存在于胞质中（可溶型），也可附着于末梢膜和突触囊泡膜（结合型），ChAT 可随轴浆顺向转运到末梢。ChAT 分子中的咪唑环可结合乙酰 CoA 上的乙酰基，胆碱则结合在 ChAT 上的阴离子结合部位，然后胆碱再转移至乙酰基形成 ACh。ChAT 是 ACh 合成的

图 3-5　乙酰胆碱的生物合成

关键酶，在脑区的分布与 ACh 能神经元平行，可以作为标志酶，用 ChAT 单克隆抗体的免疫组织化学染色可以显示 ACh 能神经元。

2）乙酰胆碱的储存：乙酰胆碱在神经末梢合成后，一般认为在乙酰胆碱转运体（VAChT）协助下与带负电荷的 ATP 一起结合在囊泡内的囊泡蛋白分子上，储存在囊泡中。VAChT 基因位于 ChAT 基因的第一个内含子之内，并且这两个基因在同一个起点开始转录。从电鳐、大鼠和人的组织克隆出的 VAChT 蛋白相对分子质量为 60×10^3，有 12 个跨膜螺旋，主要分布在 ACh 囊泡膜上，完成将胞质内的 ACh 特异性转运入囊泡的过程。VAChT 转运 ACh 的功能依赖于囊泡内的 H^+ 浓度，囊泡膜上的质子泵将 H^+ 逆浓度梯度泵入囊泡，VAChT 转运一个分子 ACh 及 ATP 伴随相应数量的囊泡内 H^+ 的流出，囊泡中高 H^+ 浓度保证 ACh 囊泡转运过程的顺利完成。

3）ACh 的清除与失活：释放到突触间隙的 ACh 主要由乙酰胆碱酯酶（acetylcholinesterase，AChE）水解失活，突触前膜对 ACh 的重摄取数量极少。胆碱酯酶有两种，一种是真性或特异性胆碱酯酶 AChE，在神经组织中较为丰富，通常以膜结合方式分布在突触后膜邻近 ACh 受体处，并与 ACh 的迅速灭活有关。另一种是丁酰胆碱酯酶（butyrocholinesterase，BChE），又称假性或非特异性胆碱酯酶，主要由肝脏组织合成，分布在非神经组织（血浆、肝脏）和神经胶质细胞，具有较弱的水解 ACh 的作用。突触间隙内的 ACh 主要由特异性胆碱酯酶水解，从突触末梢释放的 ACh 在 2ms 内即被水解而终止效应，AChE 的高效作用保证了胆碱能神经元突触传递的灵活性。ACh 水解产物胆碱 30%~50% 被神经末梢摄取，重复用于 ACh 合成。

（2）乙酰胆碱受体：释放到突触间隙的 ACh 通过作用于突触后膜上相应的胆碱能受体发挥生物学效应。根据特异性配体的不同将胆碱能受体分为毒蕈碱受体（muscarinic receptor，M-AChR）和烟碱受体（nicotinic receptor，N-AChR）。这两种受体在中枢神经系统和外周神经系统及其支配的效应器均有分布。

1）M- 受体：M- 受体是属于 G 蛋白偶联受体，按照对特异性拮抗剂的选择性不同，M- 受体又分为 $M_1 \sim M_5$ 五种亚型，其中 M_1、M_3、M_5 受体具有相似的化学结构，此类受体激活后与 $G_{q/11}$ 蛋白偶联，而

M_2、M_4 受体激活时与 $G_{i/o}$ 蛋白偶联(表 3-3)。

表 3-3 M- 乙酰胆碱受体的效应系统

亚型	M_1、M_3、M_5	M_2、M_4
G- 蛋白	$G_{q/11}$	$G_{i/o}$, Gk
效应酶	激活磷脂酶 C(PLC)	抑制腺苷酸环化酶(AC)
第二信使	IP$_3$/DAG ↑	cAMP ↓
离子通道	电压门控 K$^+$ 通道关闭	PKA ↓ → Ca^{2+} 通道关闭 ACh 敏感 K$^+$ 通道开放

2)N- 受体:N- 受体是由多个(一般是 5 个)亚基围成五瓣梅花状的配体门控离子通道型受体(图 3-6)。目前已克隆 16 种 N- 受体亚基(α1~α9、β1~β4、γ、δ、ε),由同一种亚基(同源性)或不同亚基(异源性)组成具有功能的 N- 受体。神经元的 N- 受体由异源性亚基组成的五聚体,只有 α 和 β 两种亚基,每个亚基有 4 个跨膜区段,α 亚基是 ACh 的结合位点。

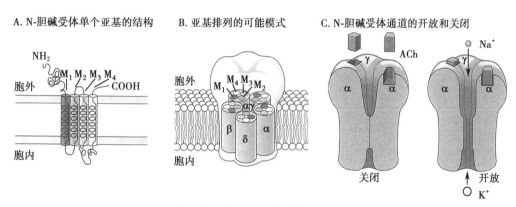

A. N-胆碱受体单个亚基的结构   B. 亚基排列的可能模式   C. N-胆碱受体通道的开放和关闭

图 3-6 N- 胆碱受体结构示意图

2. 去甲肾上腺素 经典神经递质去甲肾上腺素(norepinephrine,NE)、肾上腺素(epinephrine,E)、多巴胺(dopamine,DA)、5- 羟色胺(5-hydroxytryptamine,5-HT)及其代谢产物统称为单胺。NE、E 和 DA 均具有 β- 苯乙胺的基本结构,这三类递质在苯环的 3、4 碳位上都有羟基,故将其统称为儿茶酚胺(catecholamine,CA)。体内去甲肾上腺素能神经元、肾上腺素能神经元以及肾上腺髓质的嗜铬细胞具有合成去甲肾上腺素的功能。前两者释放的 NE 作为神经递质发挥作用,后者所释放的 NE 作为激素发挥作用。

(1)去甲肾上腺素的生命周期

1)生物合成:在儿茶酚胺能神经元中,食物来源的酪氨酸可被胞质中的酪氨酸羟化酶(tyrosine hydroxylase,TH)催化,苯环第 3 位被羟基化生成多巴,后者进一步在多巴脱羧酶(dopa decarboxylase,DDC)催化下,形成多巴胺。在去甲肾上腺素能神经元中,合成的多巴胺很快被摄取进入囊泡中,在囊泡多巴胺 -β- 羟化酶(dopamine-β-hydroxylase,DβH)催化下,形成去甲肾上腺素(NE)。由于 DβH 主要以可溶性和不溶性两种状态存在于大囊泡中,因此 NE 主要在大囊泡中合成(图 3-7)。

2)囊泡储存:NE 在囊泡内与 ATP、嗜铬颗粒蛋白等处于结合状态,但这种结合很疏松,容易分离,难以维持 NE 在囊泡内的储存。囊泡内 NE 的浓度为 0.1~0.2mol/L,是胞质内的 10^4~10^6 倍,这种浓度梯度的维持依赖于囊泡膜上的跨膜蛋白——囊泡单胺转运体(vesicular monoamine transporters,VMATs)。这些转运体一方面阻止单胺类递质从囊泡内的溢出,另一方面可以主动摄取胞质内游离的 NE,避免其被线粒体膜上的单胺氧化酶(monoamine oxidase,MAO)降解。

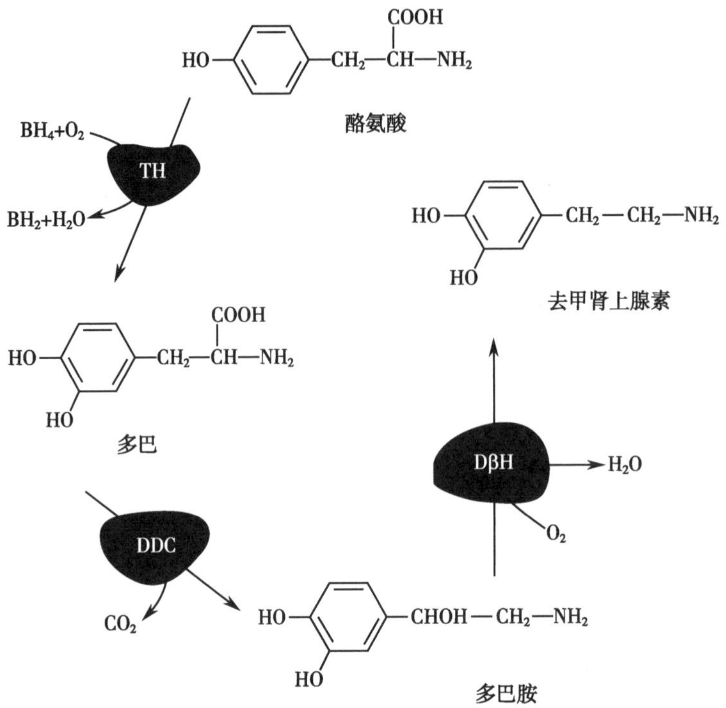

图 3-7 去甲肾上腺素的合成过程

3）清除与失活：突触间隙的神经递质与受体结合发生作用后可被迅速清除，以保证其浓度下降到引起突触后反应的阈值以下的浓度，为下一轮的突触信号传递做准备。突触间隙的 NE 主要通过四种方式代谢：①被突触前膜重摄取（reuptake）；②被突触后膜摄取；③在突触间隙内被破坏；④渗漏入血。其中除重摄取进入突触前膜的一部分 NE 可以被囊泡摄入再循环外，其余大部分被酶解，并最终经肾脏代谢排出体外。因此，NE 在突触间隙内的清除方式主要是重摄取，依赖于位于突触前膜的 NE 转运体完成；而其最终降解依赖于酶降解途径，被位于胞质内的单胺氧化酶（monoamine oxidase，MAO）在末梢的胞质内降解。儿茶酚胺氧化甲基转位酶（catechol-O-methyl transferase，COMT）是 NE 的另一个降解酶，主要位于非神经组织，如平滑肌、内皮细胞和胶质细胞上。

（2）去甲肾上腺素受体：去甲肾上腺素受体均为 G 蛋白偶联受体（G protein-coupled receptors，GPCRs），受体结构中位于细胞外的 N 末端有两个糖基化位点，位于胞质内的 C 末端含有丰富的丝氨酸和苏氨酸残基的磷酸化位点。NE 与相应的受体结合，通过 G 蛋白介导，与第二信使偶联，产生一系列的信号转导和生理效应。与其相关的第二信使系统主要是腺苷酸环化酶（adenylate cyclase，AC）系统和磷脂酰肌醇（phosphotidyl inositol，PI）系统。根据受体体联 G 蛋白的性质不同，NE 受体可以分为三类：α_1、α_2 和 β 受体。所有 α_1 受体均与 $G_{q/11}$ 偶联，当受体被激活时，通过 $G_{q/11}$ 蛋白的介导，水解 PI，生成重要的第二信使分子，如肌醇三磷酸（inositol triphosphate，IP_3）、甘油二酯（diglycerides，DAG）等。IP_3 能够促进细胞内非线粒体钙库释放 Ca^{2+}，使细胞内 Ca^{2+} 浓度升高；DAG 则通过激活蛋白激酶，从而调控细胞的功能，产生受体的生理效应。α_2 受体与 $G_{i/o}$ 偶联，被激活后可以抑制腺苷酸环化酶的活性，减少 cAMP 的生成，通过激活内向整流 K^+ 通道来增加 K^+ 电流，降低 Ca^{2+} 电流，从而抑制靶细胞的活力。β 肾上腺素受体和 G_s 偶联，被激活后可以增加腺苷酸环化酶的活性，促进 cAMP 的合成，使细胞内的一些酶及蛋白磷酸化，活性改变，发挥生物学效应。

3. **多巴胺** 多巴胺（dopamine，DA）是神经系统中一类重要的儿茶酚胺类神经递质。与 NE 的化学结构极为相似，其含量至少占整个中枢神经系统儿茶酚胺含量的一半之多。

（1）多巴胺的生命周期

1）生物合成：多巴胺能神经元利用血液中摄取的酪氨酸，先后在酪氨酸羟化酶（tyrosine hydroxylase，

TH)和多巴脱羧酶(dopa decarboxylase,DDC)的作用下,合成多巴胺(图 3-8)。如前所述,在去甲肾上腺素能神经元中,在胞质中合成的 DA 被囊泡摄取,并在囊泡中多巴胺 -β- 羟化酶(dopamine-β-hydroxylase,DβH)的作用下,合成去甲肾上腺素,可见,DA 是 NE 合成过程的中间产物(表 3-4)。而在多巴胺能神经元中,由于囊泡内缺乏 DβH,胞质中合成的 DA 被囊泡摄取后即被储存。由于 DA 合成中的两个酶 TH 和 DDC 可在多巴胺能神经元的胞体内合成,常用免疫组织化学的 TH 染色鉴定多巴胺能神经元。

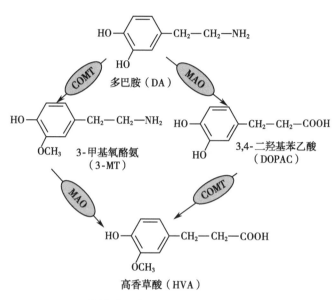

图 3-8　多巴胺的降解代谢过程

表 3-4　去甲肾上腺素与多巴胺递质合成酶的比较

特性	酪氨酸羟化酶(TH)	多巴脱羧酶(DDC)	多巴胺 β 羟化酶(DβH)
氨基酸残基数	497　501 524　528	442　480	578
催化底物	酪氨酸	多巴	多巴胺
产物	多巴	多巴胺	去甲肾上腺素
辅酶 / 辅助因子	O_2、Fe^{2+}、BH_4	维生素 B_4	Cu^{2+}
存在部位	儿茶酚胺能神经元胞质	儿茶酚胺能神经元胞质	去甲肾上腺素能神经元囊泡
合成递质	多巴胺 去甲肾上腺素	多巴胺 去甲肾上腺素	去甲肾上腺素

2)储存:合成的 DA 约 75% 储存在囊泡中,多巴胺能神经元末梢含有储存单胺递质的特征性致密中心囊泡,虽然其形态与去甲肾上腺素能神经元末梢内的大致密囊泡相似,但两者的特性存在差异。DA 囊泡不含有多巴胺 -β- 羟化酶,不能合成 NE;NE 囊泡要求储存物的分子上含有 β- 羟基,DA 囊泡无 β- 羟基,所以不适于在 NE 囊泡内储存;虽然 DA 囊泡对 NE 也具有一定的摄取能力,且对左旋体和右旋体 NE 的摄取无显著差别,而 NE 囊泡摄取左旋体 NE 的能力较强,因此储存在 DA 囊泡中的少量 NE 则为右旋体 NE。此外,DA 囊泡的摄取同样依赖于囊泡上的跨膜蛋白 - 囊泡单胺转运体(VMATs)。

3)清除和失活:神经末梢释放的 DA 作用于受体发挥作用后,主要有四个途径:①被突触前膜重摄取(约占 1/3);②被突触后膜摄取;③在突触间隙内被降解代谢;④渗漏入血。与去甲肾上腺素相似,除进入突触前膜的一部分可以被 DA 囊泡摄取投入再循环外,其余大部分都在酶的作用下被分解代谢,最后经肾脏排出体外。

重摄取是清除突触间隙 DA 的主要途径,释放到突触间隙的 DA 通过细胞膜上的多巴胺转运体(dopamine transporter,DAT)被突触前膜重摄取。DAT 对 DA 的摄取是主动转运过程,每转运 1 分子 DA,同时协调转运 1 分子 Cl^- 和 2 分子 Na^+。DAT 可以识别包括 DA 在内的多种底物或神经毒剂,结合后发生构象改变,将底物从胞膜外侧摄入并在胞膜内侧释放。此外,DA 的最终失活是通过酶的降解代谢实现(见图 3-8),DA 可通过 MAO 氧化脱氨基变成醛基,醛基进一步氧化变成酸或醇(氨基修饰);可以通过 COMT 氧位甲基化修饰或氧位与硫酸或葡萄糖醛酸结合形成复合物(儿茶酚胺侧链修饰)。

(2)多巴胺受体:根据 DA 受体药理特性不同,将其分为 D_1 和 D_2 受体家族:D_1 受体家族由 D_1 和 D_5 受体组成;D_2 受体家族由 D_2、D_3 和 D_4 受体组成。其中,根据氨基酸序列的多少,D_2 受体又分为长型(D_2L)和短型(D_2S)两种,D_2L 比 D_2S 多 29 个氨基酸残基。DA 受体均为 G 蛋白偶联受体,D_1 受体家族与 G_s 蛋白偶联被激活后,可以催化 ATP 形成 cAMP,激活 cAMP 依赖性蛋白激酶(PKA),催化蛋白质磷酸化,改变细胞膜对离子的通透性,进而调节递质合成酶的活力或引起其他效应;而 D_2 受体家族通常与 G_i 蛋白偶联,抑制腺苷酸环化酶的活性,减少 cAMP 的生成,并可激活 K^+ 通道,使 K^+ 外流引起细胞膜超极化,并抑制电压依赖的 Ca^{2+} 内流。

4. 5- 羟色胺 5- 羟色胺(5-hydroxytryptamine,5-HT)亦称为血清素(serotonin),由吲哚和乙胺两部分组成,属吲哚胺化合物,与 NE、DA 同属单胺类神经递质。

(1)5- 羟色胺的生命周期

1)生物合成:5-HT 生物合成以色氨酸(tryptophan,Trp)为前体,血中的色氨酸进入 5- 羟色氨酸能神经元后,在色氨酸羟化酶(tryptophan hydroxylase,TPH)的催化下其苯环上 5- 位被羟基化,生成 5- 羟色氨酸(5-hydroxytryptophan,5-HTP),然后在 5- 羟色氨酸脱羧酶(5-hydroxytryptophan decarboxylase,5-HTPDC)的作用下脱羧,形成 5-HT(图 3-9)。TPH 是 5-HT 合成的限速酶,其在 5- 羟色胺能神经元的胞体合成,经轴浆运输到达轴突末梢,存在于 5- 羟色氨酸能神经末梢的胞质内,催化色氨酸转化成 5-HTP。血液中的色氨酸通过特异性转运载体透过血 - 脑屏障和神经元的细胞膜,补充脑内色氨酸可以增加 TPH 的底物浓度。生理条件下脑内 TPH 未被色氨酸饱和,因此,转运入 5- 羟色胺能神经元中的色氨酸数量越多,5-HT 的合成速度就越快。

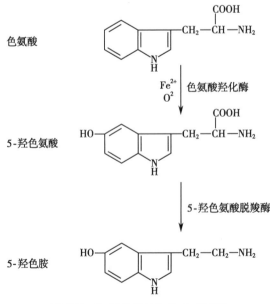

图 3-9 5- 羟色胺的生物合成过程

2）储存：5-HT 储存于 5- 羟色胺能神经末梢的囊泡内，与 NE 和 DA 的囊泡储存基本相似，在电镜下是致密中心囊泡，与 NE 囊泡不易区别。胞质中合成的 5-HT 在位于囊泡膜上单胺转运体（VMATs）的帮助下，进入囊泡。5-HT 囊泡内有特异的 5-HT 结合蛋白（serotonin-binding proteins，SBP），5-HT 一旦进入囊泡即与 SBP 结合形成大分子复合物，这种结合有利于 5-HT 在囊泡内的储存。

3）清除和失活：与前述的儿茶酚胺类递质相似，主要的失活途径是重摄取和酶解失活。5- 羟色胺能神经元细胞膜上存在特异性的跨膜转运体——5-HT 转运体（serotonin transporter，SERT），SERT 摄取突触间隙中的 5-HT 进行突触前转运体重摄取。SERT 对 5-HT 选择性地摄取，该转运体与 NE 转运体、DA 转运体同属 Na^+/Cl^- 依赖型转运体，其摄取过程需要 Na^+ 和 Cl^- 的同向共转运，同时 K^+ 或 H^+ 被同时反向转运，Na^+/K^+-ATP 为维持离子梯度提供能量。阻断 SERT 的功能就能阻断 5-HT 的重摄取，如非选择性三环类抗抑郁药（tricyclic antidepressants，TCAs）、选择性 5-HT 重摄取抑制剂（selective serotonin reuptake inhibitors，SSRI）以及可卡因、安非他明。

此外，5-HT 还可最终被酶解失活。在中枢神经系统中，MAO 是 5-HT 主要降解酶，可使 5-HT 氧化脱氨成为 5- 羟吲哚乙醛，然后经醛脱氢酶快速氧化成 5- 羟吲哚乙酸（5-hydroxyindole acetic acid，5-HIAA）。与儿茶酚胺类递质不同，由于 5-HT 含有吲哚环，不能酶解 5-HT。由于 5-HIAA 是 5-HT 的代谢产物，临床上和基础研究中常检测脑脊液、血和尿液中的 5-HIAA 含量来推断神经精神疾病中 5-HT 的功能。

（2）5- 羟色胺受体：5-HT 受体家族庞大，迄今为止已经克隆出 14 种不同的亚型，根据其功能、结构和信号转导的特性不同，分为七大家族，分别是 $5-HT_1$~$5-HT_7$。除 $5-HT_3$ 为离子通道型受体外，其余均属于 G 蛋白偶联受体家族。

5. 兴奋性氨基酸　　神经系统中氨基酸递质包括谷氨酸（glutamate，Glu）、门冬氨酸（aspartate，Asp）、γ- 氨基丁酸（GABA）和甘氨酸（glycine，Gly）。Glu、Asp 作为酸性氨基酸对大脑皮质神经元具有普遍而强烈的兴奋作用，被称为兴奋性氨基酸（excitatory amino acid，EAA）；而 GABA 和 Gly 对神经元有抑制作用，被称为抑制性氨基酸（inhibitory amino acid，IAA）。Glu 广泛分布于哺乳动物中枢神经系统中，是 CNS 中含量最高的一种氨基酸。

（1）谷氨酸的生命周期

1）生物合成：Glu 是一种不能透过血 - 脑屏障的非必需氨基酸，它不能通过血液供给脑。在脑内有其合成的酶系统，主要有两种合成途径：①作为三羧酸循环的一个分支，可以由 α- 酮戊二酸在转氨酶的作用下脱水形成，此过程需要维生素 B_6 作为催化剂，这一途径合成所需的时间较长，并且由于三羧酸循环主要存在于线粒体中，是代谢性谷氨酸合成的主要方式；②谷氨酰胺在谷氨酰胺酶的作用下水解成谷氨酸。由于谷氨酰胺可以由胞体运输到突触末梢，因此可以在突触末梢内合成谷氨酸，是作为神经递质功能的谷氨酸的主要合成途径。

2）储存：在中枢神经系统谷氨酸能神经元的末梢，合成的 Glu 在囊泡膜上低亲和性谷氨酸转运体（glutamate transporter，GluTs）的协助下，富集储存在囊泡中。

3）清除与失活：释放到突触间隙的 Glu 主要通过重摄取的方式被清除。采用放射性核素标记的放射自显影结果显示，在海马区约有 80% 的 ^3H-Glu 被重摄入神经元，其余则主要被周围的胶质细胞摄取。摄入胶质细胞的 Glu 在谷氨酰胺合成酶的作用下生成谷氨酰胺，后者进入神经末梢经谷氨酰胺酶脱氨生成谷氨酸，形成神经元和胶质细胞之间的谷氨酸 - 谷氨酰胺循环（glutamate glutamine cycle）。胶质细胞摄取 Glu 的意义是为了防止过量 Glu 扩散到周围神经元上引起神经末梢过度兴奋。

（2）谷氨酸受体：谷氨酸受体包括离子型谷氨酸受体（ionotropic glutamate receptor，iGluR）和代谢性谷氨酸受体（metabotropic glutamate receptor，mGluR）两个大家族。iGluR 是递质门控离子通道复合物，根据激动剂的不同分为三种亚型：N- 甲基 -D- 天冬氨酸（N-methyl-D-aspartate，NMDA）受体、α- 氨基 -3- 羟基 -5- 甲基 -4- 异唑丙（α-amino-3-hydroxy-5-methyl-4-isoxazolepropionic acid，AMPA）

受体和海人藻酸(kainic acid,KA)受体。这三种受体由不同的受体基因家族编码,形成各自亚型。mGluR 属于 G 蛋白偶联受体超家族,与 G 蛋白偶联并介导受体激活的生物学作用(图 3-10)。

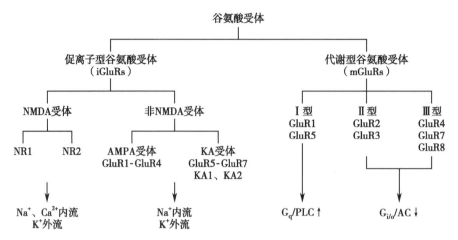

图 3-10　谷氨酸受体亚型及其下游信号

1)NMDA 受体:NMDA 受体是一种配体门控阳离子通道型受体,其特点是对 Ca^{2+} 通透。Ca^{2+} 是重要的胞内第二信使,能激活多种酶,通过不同的信号传导系统完成各种复杂的生理功能。但 NMDA 受体过度兴奋导致细胞内 Ca^{2+} 超载,对神经元也会产生毒性作用。NMDA 受体受配体和膜电位的双重调控,激活后通道开放,Na^{+}、K^{+} 和 Ca^{2+} 通透性增加(Na^{+}、Ca^{2+} 内流,K^{+} 外流),引起突触后膜去极化,产生慢时程 EPSP。另外,NMDA 受体的激活不仅需要谷氨酸结合于传统激动剂结合位点,而且还会受到其他位点的调制作用,如 Mg^{2+} 作用位点对受体起电压依赖性阻滞;甘氨酸位点结合增强受体激活(甘氨酸被称为 NMDA 受体的协同激动剂);多胺位点依赖于甘氨酸的增强作用或抑制作用;非竞争性拮抗剂作用位点等。

2)AMPA 受体和 KA 受体:属于配体门控阳离子通道型受体。与 NMDA 受体不同的是,AMPA 受体和 KA 受体对膜电位不敏感,受体 - 通道打开时只通透 Na^{+}、K^{+},是 Na^{+}/K^{+} 通透性离子通道型受体,而对 Ca^{2+} 多数不通透。组成 AMPA 受体的亚基属于 $GluR\alpha$ 组,即 GluR1、GluR2、GluR3、GluR4。当膜电位保持在 -60mV 时,由于 Na^{+} 内流大于 K^{+} 外流,AMPA 受体通道的开放将出现内向电流。KA 受体则主要分布于海马 CA3 区、皮质和脊髓的 C 纤维,其亚基属于 $GluR\beta$ 组,包括 GluR5、GluR6、GluR7、KA1 和 KA2。KA 受体通道开放形成的内向电流主要是由于 Na^{+} 内流引起的。

3)代谢型谷氨酸受体:mGluR 是一类与 G 蛋白偶联的谷氨酸受体,mGluR 的序列具有一个较长的细胞外 N- 末端,紧接着 7 个跨膜区结构和一个细胞内的 C 末端。mGluR 的 N 末端结构呈 V 形,与谷氨酸的特异性结合有关,而第二个细胞内环则决定了偶联 G 蛋白的特异性。由于 mGluR 的序列除具备 7 个特征性的跨膜区外,和其他各种 G 蛋白偶联受体之间无同源性,构成 G 蛋白偶联受体的一个新家族。目前,已经克隆到 mGluR 的八个亚型(mGluR1~mGluR8),根据氨基酸序列同源性、激动剂药理学和所介导的信号转导通路,将 mGluR 分为三种类型:Ⅰ 型包括 mGluR1 和 mGluR5;Ⅱ 型包括 mGluR2 和 mGluR3;Ⅲ 型包括 mGluR4、mGluR6、mGluR7 和 mGluR8。其中 mGluR1 和 mGluR5 主要通过 G_q 激活磷脂酶 C(phospholipase,PLC)水解膜磷脂酰肌醇产生胞内第二信使 IP_3 和 DAG,并进一步引起胞内 Ca^{2+} 变化而发挥作用;其他 mGluR 则主要通过 G_i 抑制腺苷酸环化酶及调节 K^{+}、Ca^{2+} 通道而发挥作用。

6. **抑制性氨基酸**　氨基酸是中枢神经系统中最为广泛存在的神经递质,与谷氨酸兴奋性氨基酸类神经递质相对应的,是抑制性氨基酸类神经递质,主要包括 γ- 氨基丁酸(GABA)和甘氨酸(Gly),GABA 分布于大脑所有的区域,而甘氨酸是脊髓和脑干中的抑制性递质。下面主要以 GABA 为例介绍抑制性氨基酸类神经递质的特点。

（1）γ- 氨基丁酸的生命周期

1）生物合成：脑内的 GABA 是 Glu 在谷氨酸脱羧酶（glutamine acid decarboxylase，GAD）作用下脱羧形成的，该反应以磷酸吡哆醛（pyridoxal 5'-phosphate，PLP；亦称为维生素 B_6，vitamin B_6）为辅酶，Glu 既是兴奋性递质，又是合成 GABA 的前体。GAD 有两种同工酶 GAD65 和 GAD67，GAD67 以游离形式存在于胞质，GAD67 缺陷的小鼠脑内 GABA 水平显著降低，缺陷小鼠出生后不久死亡；而 GAD65 以膜结合形式与突触小泡紧密连在一起，GAD65 缺陷小鼠的脑内 GABA 水平稍有降低，表现出自发惊厥，对化学震颤药物敏感性显著增强。由此可见，脑内的 GABA 主要由 GAD67 催化合成，而 GAD65 能够快速合成 GABA，填补突触小泡备释放之用。由于神经胶质细胞中不存在 GAD，所以成熟的脑内只有神经元才能合成 GABA，脑内 GAD 的分布与 GABA 相平行，常将 GAD 作为 GABA 能神经元的标记。GABA 的代谢途径见图 3-11。

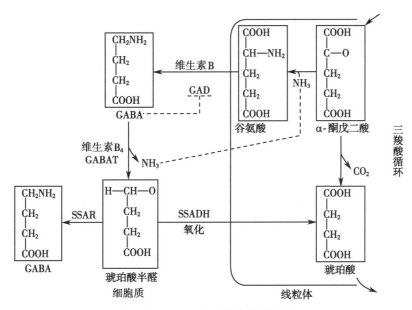

图 3-11　γ- 氨基丁酸的代谢过程

2）储存：在神经末梢，胞质中合成的 GABA 依靠小囊泡型 GABA 转运蛋白（vesicular GABA transporter，VGAT）主动运输，储存在突触囊泡中。VGAT 也可以转运甘氨酸。

3）清除与失活：GABA 从囊泡中释放后，作用于突触后膜或突触前膜上的相应受体。细胞外的 GABA 主要通过依赖于 Na^+、Cl^- 的高亲和力摄取系统 GABA 转运体（GAT）被转运至 GABA 能神经元和胶质细胞中，以维持细胞外 GABA 微摩尔级的低浓度水平。

被摄入神经末梢或胶质细胞内的 GABA 被进一步代谢分解，首先由 γ- 氨基丁酸转氨酶（GABA transaminase，GABA-T）将其氨基去除，生成琥珀酸半醛（succinic semialdehyde，SSA），此过程以维生素 B_6 为辅酶。脱去的氨基主要被 α- 酮戊二酸接受，重新生成谷氨酸。SSA 经琥珀酸半醛脱氢酶（succinyl semialdehyde dehydrogenase，SSADH）氧化生成琥珀酸（succinic acid，SA），然后进入三羧酸循环，产生 α- 酮戊二酸，后者氨基化后成为 GABA 的前体谷氨酸，该路径称为 GABA 旁路；SSA 或者经琥珀酸半醛还原酶（succinic semialdehyde reductase，SSAR）还原成 γ- 羟基丁酸。胶质细胞摄取的谷氨酸经谷氨酰胺合成酶（glutamine synthetase）转变为谷氨酰胺，运出细胞，在神经元内经谷氨酰胺酶作用，生成谷氨酸，成为 GABA 的前体。

（2）GABA 受体：GABA 主要通过其受体发挥作用，目前，GABA 受体可分为三类：$GABA_A$、$GABA_B$ 和 $GABA_C$。

1）GABA$_A$ 受体：GABA$_A$ 受体属于配体门控氯离子受体，受体激活时 Cl$^-$ 通道开放，细胞外 Cl$^-$ 内流，引起突触后膜超极化，由此产生一种抑制性突触后电位（IPSP）。

2）GABA$_B$ 受体：GABA$_B$ 受体属于代谢型受体，是一种 G$_{i/o}$ 蛋白偶联受体，在突触前膜通过抑制 Ca^{2+} 通道来影响递质的释放，在突触后膜上可以通过激活 K$^+$ 通道使突触后神经元超极化。

3）GABA$_C$ 受体：GABA$_C$ 受体结构与 GABA$_A$ 受体相似，也通过打开 Cl$^-$ 通道产生抑制效应，受体激活时打开 Cl$^-$ 通道，Cl$^-$ 流动方向则取决于细胞内外的 Cl$^-$ 的分布。

7. 神经肽　神经肽（neuropeptide）顾名思义是参与神经信息传递的多肽类物质。神经肽种类繁多，分布广泛，功能复杂，具有递质、调质或激素样的作用。

（1）神经肽的分类：神经肽种类繁多，根据他们的来源、功能和前体进行了归类，如内阿片肽、垂体激素、胃肠道激素、速激肽等，部分神经肽的命名和结构见表 3-5。

表 3-5　神经肽的分类和命名

分类	命名	分类	命名
垂体肽	促肾上腺皮质激素（ACTH） α- 促黑激素（α-MSH） 催产素（OT） 升压素（VP） 催乳素（PRL） 生长素（GH）	内阿片肽	甲硫 - 脑啡肽（M-ENK） 亮 - 脑啡肽（L-ENK） 内啡肽（EP）
		增血糖素相关肽	泡蛙肽（physalaemin） 高血糖素（glucagon） 血管活性肠肽（VIP）
下丘脑释放肽	促肾上腺皮质激素释放激素（CRH） 生长抑素（SOMT） 生长素释放激素（GHRH） 促甲状腺激素释放激素（TRH） 促性腺激素释放激素（GnRH）	速激肽	P 物质（SP） 神经激肽 A（NKA） 神经激肽 B（NKB） 神经肽 K（NPK） 神经肽 γ（NPγ）

（2）神经肽的生命周期

1）生物合成：由于神经肽的化学特性是肽类化合物，因此，与经典神经递质不同，神经肽不是在神经末梢合成的，而是在胞体的核糖体内以合成蛋白质的方式进行合成。首先，在核糖体上合成无活性的大分子前体蛋白，随后该前体蛋白被转运到内质网、高尔基复合体和分泌颗粒或囊泡，经轴浆运输转运到末梢，在转运过程进行翻译后加工，形成有活性的神经肽。

2）储存和释放：神经肽合成后储存于囊泡中，囊泡不仅是神经肽储存的场所，也是由神经肽前体蛋白变成具有活性的神经肽的地方。与经典神经递质不同，神经肽主要储存在大囊泡中，有些神经肽与经典神经递质有囊泡内共存现象。神经递质和神经肽的释放都依赖于细胞内 Ca^{2+} 的浓度增加，一般短暂、快速的细胞内 Ca^{2+} 增加引起储存经典神经递质的小囊泡释放，而缓慢、持续的细胞内 Ca^{2+} 浓度增加则引起大囊泡释放神经肽。

3）清除和失活：释放到突触间隙的神经肽，主要是通过酶解方式失活，没有重摄取。体内多种氨肽酶、羧肽酶和内肽酶参与神经肽的灭活。经典神经递质与神经肽的区别见表 3-6。

4）受体：释放到突触间隙的神经肽同样作用于突触后膜受体，可发挥其神经递质效应，如果与突触前膜上的受体结合，则可调节自身或其他递质 / 神经肽的释放，发挥调质的作用。神经肽与细胞膜受体结合后，通过 G 蛋白偶联反应调节受体对递质的敏感性，或通过调节非门控离子通道的通透性，决定通道的开或关；神经肽与非突触的受体结合，通过启动第二信使来调节细胞核内的 mRNA 的合成，以及靶细胞中递质、神经肽和相关蛋白质的合成；神经肽也可以通过改变轴突末梢对离子通道的通透性，调节递质或神经肽的释放。目前，绝大多数神经肽的受体是 G 蛋白偶联受体，后者通过第二信使激活细胞内的一系列蛋白激酶，发挥生物效应。

表 3-6　神经递质与神经肽的异同

区别	经典神经递质	神经肽
相对分子质量	一般小于数百	几百到几千
中枢含量	一般为 10^{-10}~10^{-9}mol/mg（单胺和 ACh）	10^{-15}~10^{-12}mol/mg，为单胺类的 1/1 000
合成	在末梢由小分子的前体在合成酶的作用下合成	只能在胞体合成，首先由基因转录合成大分子前体，再经加工酶切生成有活性的神经肽，并通过轴浆运输到末梢
储存	大、小囊泡	大囊泡
降解	释放后，可被重摄取，也可被酶降解	酶促降解是主要方式，无重摄取
作用	典型的作用是在突触完成点对点的快速传递，迅速引起突触后膜的电位变化和功能变化，有时也可扩散到较远的部位	大多作用缓慢，影响范围较广，不一定直接触发效应细胞的电变化和功能改变，也有一些神经肽可完成快速的突触传递

第二节　神经系统的感觉分析功能

人和动物可以感受机体内、外环境的变化。这些内、外环境的变化，首先作用于机体的各种感受器或感觉器官，再通过神经系统的传递和整合后产生相应的感觉，并引起机体的反应，从而使机体更好地适应内、外环境的变化。并非所有从感受器始发的信息都可以到达中枢神经系统的高级部位引起感觉。有些感受器一般只向中枢神经系统提供内、外环境中某些因素改变的信息，引起调节性反应，在主观上并不产生特定的感觉。例如，位于颈动脉窦和主动脉弓血管外膜下的压力感受器，通过感受血管牵张的程度而引起压力感受性反射，并不引起特定感觉。人体主要的感觉有躯体感觉（包括皮肤感觉与深部感觉）、内脏感觉及特殊感觉（视觉、听觉、平衡觉、嗅觉、味觉），本节主要围绕躯体感觉中的痛觉和内脏感觉展开。

一、躯体感觉

（一）痛觉

痛觉（pain）是一种与组织损伤有关的不愉快感觉和情感性体验，而引起痛觉的组织损伤可为实际存在的或潜在的。痛觉感受器不存在适宜刺激，任何形式（机械、温度、化学）的刺激只要达到对机体伤害的程度均可使痛觉感受器兴奋，因而痛觉感受器又称伤害性感受器（nociceptor）。痛觉感受器不易发生适应，属于慢适应感受器，因而痛觉可成为机体遭遇危险的警报信号，对机体具有保护意义。

1. 伤害性感受器的分类及其特征　根据传入纤维的不同，伤害性感受器分为由纤细的薄髓 Aδ 纤维形成的"Aδ 伤害性感受器"和由无髓 C 纤维形成的"C 伤害性感受器"。Aδ 纤维传导速度较快，约为 3~30m/s，介导第一痛（first pain）或快痛（fast pain），这种疼痛的性质是锐痛或刺痛（sharp pain），其特点是感觉敏锐、定位明确，痛感觉发生和消失都快，一般不伴有明显的情绪反应；C 纤维传导速度较慢，为 0.5~2m/s，介导第二痛（second pain）或慢痛（slow pain），这种疼痛的性质是钝痛（dull pain）或灼痛（burning pain），其特点是定位模糊，痛感觉发生和消退均比较缓慢，往往伴有明显的情绪反应（图 3-12）。因此，人体首先感受到的是 Aδ 纤维兴奋介导的快痛，随后到来的是 C 纤维兴奋介导的慢痛。

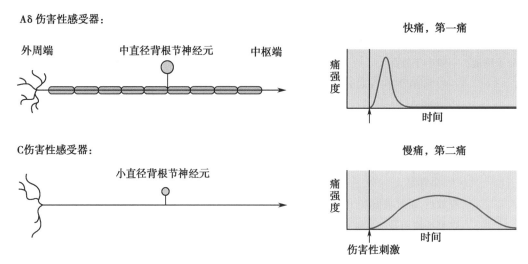

图 3-12   伤害性感受器的分类及其介导疼痛的特点图

2. 伤害性感受器的激活机制

（1）致痛物质的来源及其效应：能引起疼痛的外源性和内源性化学物质，统称为致痛物质，而机体组织损伤或发生炎症时，由受损组织或细胞释出的引起痛觉的物质称为内源性致痛物质，包括：①直接从损伤组织或细胞中溢出的物质：如 K^+、H^+、腺苷三磷酸（ATP）、乙酰胆碱、组胺和 5-HT 等；②在损伤区酶促合成的物质：如细胞膜降解产物花生四烯酸（arachidonic acid，AA）在环氧化酶的作用下合成前列腺素（prostaglandin，PG），血浆蛋白形成的缓激肽（bradykinin，BK）等；③由伤害性感受器本身释放的物质：如 P 物质（SP）；④神经胶质细胞及免疫细胞释放的物质：如 NGF、IL-1、IL-6、TNF-α 等细胞因子。以上致痛物质或直接激活伤害性感受器，引起神经末梢去极化，促发动作电位的产生，如 K^+、H^+、ATP 等，将其称为伤害性感受器激活剂（nociceptor activator），或使伤害性感受器的激活阈值下降，使神经末梢更容易去极化，如 BK、NGF、脑源性神经营养因子（brain-derived neurotrophic factor，BDNF）、PGE_2 等，称为伤害性感受器敏化剂（nociceptor sensitizer）。这些致痛物质除直接作用于伤害性感受器末梢外，还可发挥间接和协同作用，如 SP 可引起血管舒张和组织水肿，增加其他致痛物质的积累，还可促使肥大细胞释放组胺和血小板释放 5-HT。

总之，在损伤局部会有大量的炎症介质、神经肽和细胞因子等聚集，受损或未受损的神经纤维及其末梢就浸润在这样一个所谓的"炎症汤"（inflammatory soup）内（图 3-13），通过激活相应的受体和受体后信号转导途径，引起伤害性感受器的激活或敏化。

（2）伤害性感受器的换能作用及其机制：伤害性感受器最主要的功能是换能，即将多种不同能量形式的刺激转变为电信号，并引起其胞体——初级感觉神经元的兴奋，产生动作电位。在作为初级感觉神经元的背根神经节（dorsal root ganglion，DRG）神经元上，分布有多种可以接受这些不同形式刺激以及多种致痛物质刺激的受体，这些受体是完成换能的生理学基础。DRG 神经元上的受体大体上分为三类：①配体门控通道：受体本身为离子通道，传递神经的兴奋和抑制，作用时间毫秒级，如离子型谷氨酸受体 AMPA、NMDA 以及 $GABA_A$、$5\text{-}HT_3$、P_2X、ASIC（acid sensing ion channels）、TRPV1 等；② GPCR：主要参与信号调制，作用时间从秒到分，包括产生突触前抑制的 $GABA_B$、阿片受体、$5\text{-}HT_1/5\text{-}HT_2$、腺苷、肾上腺素、神经肽 Y（neuropeptide Y，NPY）受体以及一些致痛物质的受体如 BK_2、PGE_2 受体、NK-1（SP 受体）等；③酪氨酸激酶受体和细胞内甾体型受体：影响基因复制，作用时间从小时到数日，如 NGF 受体酪氨酸激酶 A（tyrosine receptor kinase）和 BDNF 受体 TrkB 等。

3. 脊髓背角对痛觉信号的初级整合

（1）伤害性感受器传入末梢向脊髓背角浅层的传入：Aδ 和 C 伤害性感受器的传入纤维由背根经李骚氏束（Lissauer's tract）进入背角，皮肤的 Aδ 传入纤维终止在 I、V、X 层；传导伤害性感受的肽能

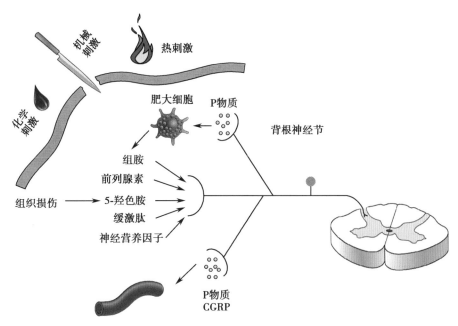

图 3-13　致痛物质的来源及其作用图

C 传入纤维终止在 Ⅰ 和 Ⅱ。(lamina Ⅱ outer layer)层，非肽能 C 传入纤维终止在 Ⅱ;(lamina Ⅱ inner layer)层；传递非伤害性信息的 Aβ 传入纤维终止在Ⅲ、Ⅳ和Ⅴ层；内脏传入纤维主要投射到Ⅰ、Ⅱ。、Ⅴ 和Ⅹ层；肌肉传入主要在 Ⅰ 和Ⅴ层的外侧部。

　　(2)闸门控制学说：脊髓背角胶状质(substantia gelatinosa,SG)即 Ⅱ层是痛觉调制的关键部位。SG 有丰富的神经递质、神经肽及其受体，是脊髓中神经结构和化学组成最复杂的区域，而伤害性传入纤维主要终止在 SG，它与 SG 中间神经元和脑干下行纤维形成局部神经网络，构成 SG 发挥痛觉调制功能的解剖学基础。SG 是伤害性信息传入的中枢第一站，因此，在这一关键部位压抑痛觉信息显然是最经济有效的。

　　1965 年，Melzack 和 Wall 根据刺激低阈值有髓初级传入纤维减弱脊髓背角痛敏神经元的反应，相反地，阻断有髓纤维的传导增强背角痛敏神经元反应的实验结果，提出解释痛觉传递和调制机制的"闸门控制学说"(gate control theory)。该学说的核心是脊髓的节段性调制，SG 作为脊髓"闸门"调制伤害性信息向中枢的传递，而密集分布在 SG 区的 GABA 能和甘氨酸能抑制性神经元是构成闸门的核心元素。如模式图所示(图 3-14)，节段性调制的神经网络由初级传入 A 纤维和 C 纤维、痛觉传递神经元(T 细胞)和胶状质抑制性中间神经元(SG 细胞)组成。A 和 C 传入均激活 T 细胞活动，而对 SG 细胞的作用相反，A 传入兴奋 SG 细胞，C 传入抑制 SG 细胞的活动，最后是否产生疼痛，取决于 T 细胞的传出能力，即 A 类初级传入冲动与 C 类传入冲动在 T 细胞相互作用的最终平衡状态，因此，伤害性刺激引起 C 纤维紧张性活动，压抑抑制性 SG 细胞的活动，使 T 细胞去抑制，痛觉传递通路开放，C 传入冲动大量上传。当诸如轻揉皮肤等刺激兴奋 A 传入时，SG 细胞兴奋，从而抑制 T 细胞活动，痛觉传递通路关闭，减少或阻遏伤害性信息向中枢传递，使疼痛缓解。

　　4. 丘脑是最重要的痛觉整合中枢　一般认为，痛觉可分为感觉分辨成分和情绪反应成分两部分。丘脑外侧核群神经元的反应具有躯体定位投射关系，神经元放电的频率和时程与刺激强度变化成正比，所以能定量反映外界刺激。这些神经元将外周刺激的部位、范围、强度和时间等属性进行编码，再传递到皮质，司痛觉分辨的功能。而丘脑髓板内核群神经元对外周刺激缺乏明确的躯体投射关系，感受野大，反应阈值也高。这些神经元的轴突广泛投射到大脑皮质，包括与情感有关的额皮质，它也接受与边缘系统、下丘脑有密切联系的网状结构的传入。因此，它们可能主要行使痛觉情绪反应功能。

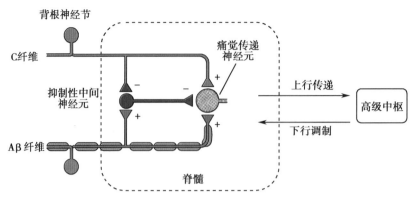

图 3-14   关于脊髓调控痛觉传递的"闸门控制学说"示意图

5. 大脑皮质对痛觉的整合   大脑皮质是人类感觉整合的最高级中枢,接受各种感觉传入信息进行加工,最终上升到意识或知觉。一般认为,快痛主要经特异投射系统到达大脑皮质第一(S Ⅰ)和第二感觉区(S Ⅱ),而慢痛则主要投射到扣带回。而许多痛觉纤维经非特异投射系统投射到大脑皮质的广泛区域。近年来,随着正电子发射断层扫描(PET)、单光子发射断层扫描(SPET)和功能性磁共振技术(fMRI)的发展及应用,以区域脑血流图(regional cerebral blood flow,rCBF)变化作为脑区激活的指标,显示脑活动的人体脑成像图,可直观地观察疼痛发展过程中不同脑区活动的变化,推动了皮质在痛觉知觉中作用的研究。急性痛激活对侧前扣带回(anterior cingulate cortex,ACC)、岛叶、躯体感觉、前额叶皮质、丘脑和小脑,提示这些脑区参与急性痛的中枢信息加工。神经病理痛与急性痛有明显的差异,不仅激活的脑区不同,而且常常呈双侧性,如下肢神经损伤患者的持续性神经病理痛引起双侧的前额叶外侧下部、岛叶、后顶叶、后扣带皮质的 rCBF 增强。但是,脑成像所显示的是功能整合的总体结果,如疼痛引起感觉中枢激活时,小脑的 rCBF 也有变化,未必表明小脑在痛觉信息传递中起重要作用,而可能是疼痛继发性引起的小脑运动功能的表现。综合上述,脑成像研究表明,不同的皮质区域参与不同性质痛觉信息加工,生理性痛觉信息主要在丘脑的特异性核团和皮质躯体感觉区加工整合,而与边缘系统有密切联系的皮质区整合病理性痛传入。

来自皮质和皮质下中枢神经元的活动通过下行调制系统影响痛觉加工。痛觉的下行调制系统以脑干中线结构为中心,主要由中脑导水管周围灰质(periaqueductal grey,PAG)、延髓头端腹内侧核群(rostroventral medulla,RVM)包括中缝大核(nucleus raphes magnus,NRM)及邻近的网状结构以及一部分脑桥背侧部网状结构(蓝斑核群)的神经元组成,它们的轴突主要经背外侧束(dorsolateral fasciculus,DLF)下行,对脊髓背角痛觉信息传递产生调制。这种调制作用是双向的,包括下行抑制和下行易化。

二、内脏感觉

内脏感觉主要是痛觉,与躯体痛不同,内脏痛具有许多不同于躯体痛的特点,且存在一些特殊的疼痛,如体腔壁痛和牵涉痛。

(一)内脏痛

内脏痛常由机械性牵拉、痉挛、缺血和炎症等刺激所致。内脏痛具有以下几个明显的特点。

1. 定位不准确   这是内脏痛最主要的特点,如腹痛时患者常不能说出所发生疼痛的明确位置,一方面是因为伤害性感受器在内脏的分布比在躯体稀疏得多,另一方面,与分布于内脏的痛觉传入纤维属于 C 类纤维有关。

2. 发生缓慢,持续时间较长   即主要表现为慢痛,常呈渐进性增强,但有时也可迅速转为剧烈疼痛。

3. **适宜刺激与皮肤有明显差别** 中空内脏器官（如胃、肠、胆囊和胆管等）壁上的感受器对扩张性刺激和牵拉性刺激十分敏感，对切割、烧灼等通常易引起皮肤痛的刺激却不敏感。

4. **伴有情绪和内脏活动** 特别能引起不愉快的情绪活动，并伴有恶心、呕吐和心血管及呼吸活动改变，这可能是由于内脏痛的传入通路与引起这些自主神经反应的通路之间存在密切的联系。

（二）体腔壁痛和牵涉痛

体腔壁痛和牵涉痛是较为特殊的内脏痛，在临床上对某些疾病的诊断具有一定意义。

1. **体腔壁痛**（parietal pain） 是指内脏疾患引起邻近体腔壁浆膜受刺激或骨骼肌痉挛而产生的疼痛。例如，胸膜或腹膜炎症时可发生体腔壁痛，这种疼痛与躯体痛相似，也由躯体神经（如膈神经、肋间神经和腰上部脊神经）传入。

2. **牵涉痛**（referred pain） 是指由某些内脏疾病引起的远隔体表部位发生疼痛或痛觉过敏的现象。例如心肌缺血时，常感到心前区、左肩和左上臂疼痛；膈中央部受刺激往往引起肩上部疼痛；患胃溃疡和胰腺炎时，可出现左上腹和肩胛间疼痛；胆囊炎、胆石症发作时，可感觉右肩区疼痛；发生阑尾炎时，发病开始时常觉上腹部或脐周疼痛；肾结石时可引起腹股沟区疼痛；输尿管结石可引起睾丸疼痛等。躯体深部痛也有牵涉痛的表现。由于牵涉痛的体表放射部位比较固定，因而在临床上常提示某些疾病的发生。

发生牵涉痛时，疼痛往往发生在与患病内脏具有相同胚胎节段和皮节来源的体表部位，这一原理称为皮节法则（dermatomal rule）。例如，在胚胎发育过程中，膈自颈区迁移到胸腹腔之间，膈神经也跟着一起迁移，故其传入纤维在第 2~4 颈段进入脊髓，而肩上部的传入纤维也在同一水平进入脊髓。同样，心脏和上臂也发源于同一节段水平。睾丸及其支配神经是从尿生殖嵴迁移而来的，而尿生殖嵴也是肾和输尿管的发源部位。

牵涉痛的产生可用会聚 - 投射理论（convergence-projection theory）加以解释。体表和内脏的痛觉纤维在脊髓后角感觉传入的第二级神经元发生会聚（图 3-15）。当来自内脏的伤害性刺激冲动持续存在时，则可对体表传入冲动产生易化作用，使脊髓后角第二级神经元被激活。在这种情况下，中枢将无法判断刺激究竟来自内脏还是来自体表，但由于中枢更习惯于识别体表信息，因而常将内脏痛误判为体表痛。

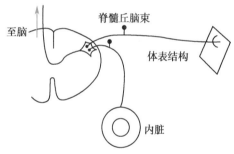

图 3-15 牵涉痛产生机制示意图

第三节 躯体运动的神经生理

人的中枢运动调控系统由三级水平的神经结构组成。大脑皮质联络区、基底神经节和皮质小脑居于最高水平，负责运动的总体策划；运动皮质和脊髓小脑居于中间水平，负责运动的协调、组织和实施；而脑干和脊髓则处于最低水平，负责运动的执行。三个水平对运动的调控作用不同，它们之间首先是从高级到低级的关系，控制反射运动的脊髓接受高位中枢的下行控制，高位中枢发出的运动指令又需要低位中枢的活动实现运动。此外，三个水平又是平行地组织在一起的，如大脑皮质运动区可直接也可间接通过脑干控制脊髓运动神经元和中间神经元。这种串行和平行联系，使中枢对运动的控制更为灵活多样，并且对神经系统受损后的恢复和代偿具有重要意义。

一般认为，随意运动的策划起自皮质联络区，并且，信息需要在大脑皮质与皮质下的两个重要运动脑区(基底神经节和皮质小脑)之间不断进行交流,然后策划好的运动指令被传送到皮质运动区,即中央前回和运动前区,并由此发出运动指令,再经运动传出通路到达脊髓和脑干运动神经元,最终到达它们所支配的骨骼肌而产生运动。在此过程中,运动调控中枢各级水平都需要不断接受感觉信息,用以调整运动中枢的活动。在运动发起前,运动调控中枢在策划运动以及在一些精巧动作学习过程中编制程序时都需要感觉信息传入,基底神经节和皮质小脑在此过程中发挥重要作用;在运动过程中,中枢又需要根据感觉反馈信息及时纠正运动的偏差,使执行中的运动不偏离预定的轨迹,脊髓小脑利用它与脊髓和脑干以及与大脑皮质之间的纤维联系,将来自肌肉、关节等处的感觉信息与皮质运动区发出的运动指令反复进行比较,以修正皮质运动区的活动;在脊髓和脑干,感觉信息可引起反射,调整运动前和运动中的身体姿势,以配合运动的发起和执行(图 3-16)。

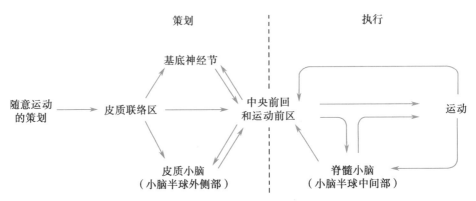

图 3-16　运动的产生和调控示意图

此外,运动的正常进行需有适当的身体姿势作为其背景或基础,两者的功能互相联系和影响,因此神经系统对躯体运动的调控无疑包含对姿势的调节。

一、反射性运动的调节

脊髓是躯体运动调控的初级中枢,其功能在很大程度上受高位中枢的控制。脊髓灰质前角中存在 α、β 和 γ 三类运动神经元,其中,仅 α 运动神经元被认为是躯体运动反射的最后环节。α 运动神经元既接受从脑干到大脑皮质各级高位运动中枢的下传信息,也接受来自躯干、四肢皮肤、肌肉和关节等处的外周传入的信息,许多运动信息在此会聚并发生整合,最终由它发出一定形式和频率的冲动到达所支配的骨骼肌,因此 α 运动神经元是躯体运动反射的最后公路(final common pathway)。γ 运动神经元发出的纤维支配骨骼肌的梭内肌纤维。

(一) 脊髓对姿势的调节

姿势(posture)是指人和动物身体各部分之间以及身体与四周空间之间的相对位置关系。

中枢神经系统通过反射改变骨骼肌紧张或产生相应的动作,以保持或改变身体的姿势以免发生倾倒,称为姿势反射(postural reflex)。如人站立时,对姿势的正确调控能对抗地球重力场的引力,将身体重心保持在两足支撑面范围内而不至于倾斜;运动时,通过姿势反射能对抗由运动引起的不平衡以防跌倒。对侧伸肌反射、牵张反射和节间反射是可在脊髓水平完成的姿势反射。

1. 屈肌反射和对侧伸肌反射　当动物一侧肢体的皮肤受到伤害性刺激时,可反射性引起受刺激侧肢体关节的屈肌收缩而伸肌舒张,使肢体屈曲,这一反射称为屈肌反射(flexor reflex)。

在此反射中,肢体屈曲程度与刺激强度有关。若较弱的刺激作用于手指时,一般只引起受刺激的手指发生屈曲,随着刺激强度的增强,可引起腕关节、肘关节甚至肩关节都发生屈曲反应。

屈肌反射至少要有 3 个神经元参加,即皮肤的信息经后根传入脊髓后角,再经中间神经元传递给前角的 α 运动神经元,α 运动神经元再兴奋,引起骨骼肌收缩。由于肢体收缩要涉及成群的肌肉,故

受到兴奋的 α 运动神经元常常是多阶段的。

屈肌反射具有躲避伤害的保护意义,但不属于姿势反射。此外,随着刺激的加大,除引起同侧肢体屈曲外,还可引起对侧肢体的伸展,这称为对侧伸肌反射(crossed extensor reflex)。对侧伸肌反射是一种姿势反射,在保持身体平衡中具有重要意义。

2. **牵张反射** 牵张反射(stretch reflex)是指有完整神经支配的骨骼肌在受外力牵拉伸长时引起的、被牵拉的同一肌肉发生收缩的反射。

(1)牵张反射的感受器:牵张反射的感受器是肌梭(muscle spindle)。肌梭位于一般肌纤维之间,呈梭状,长约数毫米,其外包被一层结缔组织囊,囊内含 6~12 根肌纤维,称为梭内肌纤维(intrafusal fiber)。囊外一般肌纤维则称为梭外肌纤维(extrafusal fiber)。肌梭与梭外肌纤维平行排列,两者呈并联关系。梭内肌纤维由位于两端的收缩成分和位于中间的感受装置(非收缩成分)所构成,两者呈串联关系。梭内肌纤维分为核袋纤维(nuclear bag fiber)和核链纤维(nuclear chain fiber)两类。核袋纤维的细胞核多集中在中央部,而核链纤维的细胞核则较分散。肌梭的传入神经纤维有 Ⅰa 和 Ⅱ类纤维两类。Ⅰa 类纤维的末梢呈螺旋形缠绕于核袋纤维和核链纤维的感受装置部位;Ⅱ类纤维的末梢呈花枝状,分布于核链纤维的感受装置部位。两类纤维都终止于 α 运动神经元。梭内肌纤维的收缩成分由 γ 运动神经元的传出纤维支配,其末梢有两种:一种是板状末梢,支配核袋纤维;另一种是蔓状末梢,支配核链纤维(图 3-17A)。

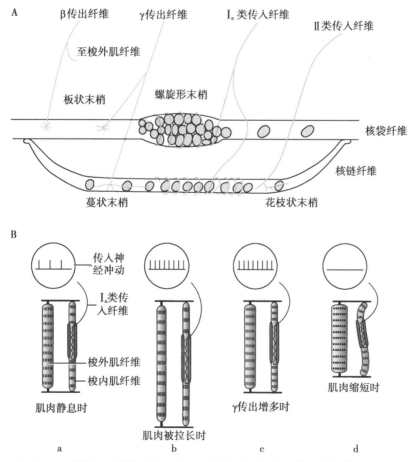

图 3-17 肌梭的主要组成结构及其在不同长度状态下,传入神经放电的变化

注:A. 肌梭的主要组成结构;B. 肌梭在不同长度状态下,传入神经放电的变化:静息时(a),肌梭长度和 Ⅰa 类传入纤维放电处于一定水平;当肌肉受到牵拉而伸长(b)或肌肉长度不变而 g 传出增多时(c),Ⅰa 类传入纤维放电频率增加;当梭外肌纤维收缩而肌梭松弛时(d),Ⅰa 类传入纤维放电减少或消失。

当肌肉受外力牵拉而使肌梭感受装置被拉长时,螺旋形末梢发生变形而引起Ⅰ类纤维传入冲动增加,冲动的频率与肌梭被牵拉的程度成正比。肌梭的传入冲动增加可引起支配同一肌肉的α运动神经元兴奋,使梭外肌收缩,从而形成一次牵张反射。当γ运动神经元受刺激,γ传出纤维活动加强时,梭内肌纤维收缩,从而提高肌梭感受装置的兴奋性,Ⅰa类纤维传入冲动增多,引起支配同一块肌肉的α运动神经元兴奋,使梭外肌纤维收缩,这一反射途径为γ环路(图3-17B)。可见,肌梭是一种长度感受器,是中枢神经系统了解肢体或体段相关位置的结构。

γ运动神经元的兴奋性较高,常以较高频率持续放电。在整体情况下,即使肌肉不活动,α运动神经元无放电时,有些γ运动神经元仍持续放电;当α运动神经元活动增加时,γ运动神经元放电也相应增加。这表明梭外肌收缩时梭内肌也收缩,显然,这可防止当梭外肌收缩时肌梭因受牵拉刺激减少而停止放电的发生,所以,γ传出的作用是调节肌梭对牵张反射的敏感性。在平时正常情况下,γ传出主要受高位中枢下行通路的调控,通过调节和改变肌梭的敏感性和躯体不同部位的牵张反射的阈值,以适应控制姿势的需要。Ⅰa类纤维和Ⅱ类纤维的传入冲动进入脊髓后,除产生牵张反射外,还通过侧支和中间神经元接替上传到小脑和大脑皮质感觉区。核链纤维上Ⅱ类纤维的功能可能与本体感觉的传入有关。

(2)牵张反射的类型:牵张反射包括腱反射和肌紧张两种类型。

1)腱反射:腱反射(tendon reflex)是指快速牵拉肌腱时发生的牵张反射,如叩击股四头肌肌腱引起股四头肌收缩的膝反射,叩击跟腱引起小腿腓肠肌收缩的跟腱反射等。腱反射的效应器主要是收缩较快的快肌纤维。完成一次腱反射的时间很短,据测算兴奋通过中枢的传播时间仅约0.7ms,只够一次突触传递所需的时间,可见腱反射是单突触反射。

2)肌紧张:肌紧张(muscle tonus)是指缓慢持续牵拉肌腱时发生的牵张反射,表现为受牵拉的肌肉处于持续、轻度的收缩状态,但不表现为明显的动作。例如,在人取直立体位时,支持体重的关节由于重力影响而趋向于弯曲,从而使伸肌的肌梭受到持续的牵拉,引起被牵拉的肌肉收缩,使背部的骶棘肌、颈部以及下肢的伸肌群肌紧张加强,以对抗关节的屈曲,保持抬头、挺胸、伸腰、直腿的直立姿势。因此,肌紧张是维持身体姿势最基本的反射活动,也是随意运动的基础。肌紧张的效应器主要是收缩较慢的慢肌纤维。肌紧张常表现为同一肌肉的不同运动单位交替进行收缩,故能持久进行而不易疲劳。肌紧张中枢的突触接替不止一个,所以是一种多突触反射。

伸肌和屈肌都有牵张反射。人类的牵张反射主要发生在伸肌,因为伸肌是人类的抗重力肌。临床上常通过检查腱反射和肌紧张(肌张力)来了解神经系统的功能状态。腱反射和肌紧张减弱或消失提示反射弧损害或中断;而腱反射和肌张力过高则提示高位中枢有病变,因为牵张反射受高位中枢的调控。

3)腱器官及反牵张反射:肌梭是一种感受肌肉长度的感受器,其传入冲动对同一肌肉的α运动神经元起兴奋作用。除肌梭外,骨骼肌中还有一种能感受肌肉张力的感受器,称为腱器官(tendon organ),它分布于肌腱胶原纤维之间,与梭外肌纤维呈串联关系,传入神经为Ⅰb类纤维,其传入冲动对支配同一肌肉的α运动神经元起抑制作用。当肌肉受外力牵拉而被拉长时,首先兴奋肌梭感受器引发牵张反射,使被牵拉的肌肉收缩以对抗牵拉。当牵拉力量加大时,腱器官可因受牵拉张力的增加而兴奋,其反射效应是抑制牵张反射。这种由腱器官兴奋引起的牵张反射抑制,称为反牵张反射(inverse stretch reflex)。反牵张反射可防止牵张反射过强而拉伤肌肉,因此具有保护意义。

(二)脑干对肌紧张及姿势的调节

在运动调控系统中,脑干居于高级中枢和脊髓之间的中间层次,不仅运动传出通路穿行其间,而且各种感觉反馈通路也在此经过,因而在功能上起"上下沟通"的作用。另外,脑干内存在抑制和加强肌紧张的区域,在肌紧张调节中起重要作用,而肌紧张是维持姿势的基础。脑干通过对肌紧张的调节可完成复杂的姿势反射,如状态反射、翻正反射等。

1. 脑干对肌紧张的调节　电刺激脑干网状结构的不同区域,可观察到网状结构中存在抑制或加强肌紧张和肌肉运动的区域,分别称为抑制区(inhibitory area)和易化区(facilitatory area)。抑制区较小,位于延髓网状结构的腹内侧部分。易化区较大,分布于广大的脑干中央区域,包括延髓网状结构的背外侧部分、脑桥的被盖、中脑的中央灰质及被盖;也包括脑干以外的下丘脑和丘脑中线核群等部位(图3-18)。与抑制区相比,易化区的活动较强,在肌紧张的平衡调节中略占优势。此外,脑其他结构中也存在调节肌紧张的区域或核团,如刺激大脑皮质运动区、纹状体、小脑前叶蚓部等部位,可引起肌紧张降低;而刺激前庭核、小脑前叶两侧部和后叶中间部等部位,可使肌紧张增强。这些区域或核团与脑干网状结构抑制区和易化区具有结构和功能上的联系,它们对肌紧张的影响可能通过脑干网状结构内的抑制区和易化区来完成。

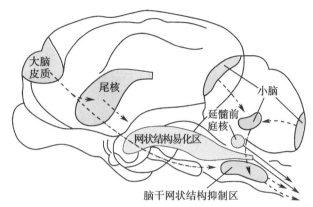

图 3-18 猫脑内与肌紧张调节有关的脑区其下行通路示意图
注:图中蓝色所示区域为抑制区,浅灰色区域为易化区;虚线箭头表示下行抑制通路,
实线箭头表示下行易化通路。

2. 脑干对姿势的调节

(1)状态反射:头部在空间的位置发生改变以及头部与躯干的相对位置发生改变,都可反射性地改变躯体肌肉的紧张性,这一反射称为状态反射(attitudinal reflex)。状态反射是在低位脑干整合下完成的,但在完整动物因低位脑干受高位中枢的控制而不易表现出来,所以只有在去大脑动物才明显可见。

(2)翻正反射:正常动物可保持站立姿势,若将其推倒或将其四足朝天从空中抛下,动物能迅速翻正过来,这种反射称为翻正反射(righting reflex)。例如,把动物四足朝天从空中抛下,可清楚地观察到动物在坠落过程中首先是头颈扭转,使头部的位置翻正,然后前肢和躯干扭转过来,接着后肢也扭转过来,最后四肢安全着地。这一过程包括一系列的反射活动,最初是由于头部在空间的位置不正常,刺激视觉与平衡觉感受器,从而引起头部的位置翻正;头部翻正后,头与躯干之间的位置不正常,刺激颈部的本体感受器,导致躯干的位置也翻正。在翻正反射中,视觉器官和前庭器官起着重要作用,尤其是视觉器官。若蒙住动物双眼并毁损其双侧迷路,动物下落时便不再出现翻正反射。

3. 大脑皮质对姿势的调节 大脑皮质对姿势反射也有调节作用。皮质与皮质下失去联系时可出现去皮质强直,说明大脑皮质也具有抑制伸肌紧张的作用。除去皮质强直外,在去皮质动物中还可观察到两类姿势反应受到严重损害,即跳跃反应(hopping reaction)和放置反应(placing reaction)。跳跃反应是指动物(如猫)在站立时受到外力推动而产生的跳跃运动,其生理意义是保持四肢的正常位置,以维持躯体平衡。放置反应是指动物将腿牢固地放置在一支持物体表面的反应。例如,将动物用布带蒙住眼睛并悬吊在空中,让动物足部的任何部分或动物的口鼻部或触须接触某一个支持平面(如桌面),动物马上会将它的两前爪放置在这个支持平面上。这两个姿势反应的整合需要大脑皮质的参与。

二、随意性运动的调节

大脑皮质是运动调控的最高级也是最复杂的中枢部位。它接受感觉信息的传入,并根据机体对环境变化的反应和意愿,策划和发动随意运动。

（一）大脑皮质运动区的运动调节功能

1. **主要运动区**　主要运动区包括中央前回(4 区)和运动前区(6 区),是控制躯体运动最重要的区域。它们接受本体感觉冲动,感受躯体的姿势和躯体各部分在空间的位置及运动状态,并根据机体的需要和意愿调整和控制全身的运动。运动区有以下 3 个方面的功能特征。

(1)对躯体运动的调控为交叉性支配:即一侧皮质支配对侧躯体的肌肉。但在头面部,除下部面肌和舌肌主要受对侧支配外,其余部分均为双侧性支配。因此,一侧内囊损伤将产生对侧下部面肌及舌肌麻痹,但头面部多数肌肉活动仍基本正常。

(2)皮质代表区的大小与躯体运动的精细和复杂程度有关:运动越精细越复杂,其相应肌肉的代表区就越大,如拇指的代表区面积可为躯干代表区的若干倍。

(3)运动代表区功能定位:总体安排是倒置的,即下肢的代表区在皮质顶部,膝关节以下肌肉的代表区在半球内侧面;上肢肌肉的代表区在中间部;而头面部肌肉的代表区在底部,但头面部代表区的内部安排是正立的。从运动区前后的安排来看,躯干和近端肢体的代表区在前部(6 区);远端肢体的代表区在后部(4 区);手指、足趾、唇和舌等肌肉的代表区在中央沟前缘。

2. **运动传出通路**

(1)皮质脊髓束和皮质脑干束:由皮质发出,经内囊、脑干下行,到达脊髓前角运动神经元的传导束,称为皮质脊髓束(corticospinal tract);而由皮质发出,经内囊到达脑干内各脑神经运动神经元的传导束,称为皮质脑干束(corticobulbar tract)。皮质脊髓束中约 80% 的纤维在延髓锥体跨过中线,在对侧脊髓外侧索下行而形成皮质脊髓侧束。侧束纵贯脊髓全长,其纤维终止于同侧前角外侧部的运动神经元。皮质脊髓侧束在种系发生上较新,其功能是控制四肢远端肌肉的活动,与精细的、技巧性的运动有关。其余约 20% 的纤维在延髓不跨越中线而在脊髓同侧前索下行形成皮质脊髓前束。前束一般只下降到脊髓胸段,其纤维经中间神经元接替后,终止于双侧脊髓前角内侧部的运动神经元。皮质脊髓前束在种系发生上较古老,其功能是控制躯干和四肢近端肌肉,尤其是屈肌的活动,与姿势的维持和粗大运动有关。

上述通路除直接下行控制脊髓和脑干运动神经元外还发出侧支,并与一些直接起源于运动皮质的纤维一起经脑干某些核团接替后形成顶盖脊髓束、网状脊髓束和前庭脊髓束,其功能与皮质脊髓前束相似,参与对近端肌肉粗大运动和姿势的调控;而红核脊髓束的功能可能与皮质脊髓侧束相似,参与对四肢远端肌肉精细运动的调控。

(2)运动传出通路损伤时的表现:运动传导通路损伤后,临床上常出现弛缓性瘫痪(flaccid paralysis)和痉挛性瘫痪(spastic paralysis)两种表现,弛缓性瘫痪简称软瘫,痉挛性瘫痪简称硬瘫。两者虽然都有随意运动的丧失,但软瘫表现为牵张反射(包括腱反射和肌紧张)减弱或消失,肌肉松弛,并逐渐出现肌肉萎缩,巴宾斯基征阴性,见于脊髓运动神经元损伤,如脊髓灰质炎;而硬瘫则表现为牵张反射亢进,肌肉萎缩不明显,巴宾斯基征阳性,常见于中枢性损伤,如内囊出血引起的卒中。临床上常将运动控制系统分为下、上运动神经元,下运动神经元是指脊髓运动神经元,而上运动神经元则是指皮质和脑干中支配下运动神经元的神经元,尤其是指皮质脊髓束神经元。根据以上软瘫和硬瘫的发生规律可得出“下运动神经元损伤引起软瘫,而上运动神经元损伤导致硬瘫”的结论,但这一结论显然与切断延髓锥体实验中观察到的动物出现不全麻痹的事实不符。目前认为,中枢运动控制系统中存在功能上的分化,有部分上运动神经元主要在姿势调节中发挥作用,称为姿势调节系统,对牵张反射有重要的调节作用,临床上出现硬瘫主要是由于姿势调节系统受损而引起的;此外,有部分上运动神经元主要在运动协调中发挥作用,如小脑和基底神经节中的一些神经元,而由大脑皮质运动区发出的运动传出通路,其主要作用是将皮质运动指令下传给下运动神经元。

巴宾斯基征(Babinski sign)是神经科常用的检查之一,因最早由法国神经学家巴宾斯基发现而得名。用一钝物划足跖外侧,出现蹬趾背屈和其他四趾外展呈扇形散开的体征称为巴宾斯基征阳性

（图3-19A），是一种异常的跗伸肌反射，常提示皮质脊髓束受损。成年人的正常表现是所有足趾均发生跗屈，称为巴宾斯基征阴性（图3-19B）。正常人的巴宾斯基征（即阴性）是一种屈肌反射，由于脊髓平时受高位中枢的控制，这一原始反射被抑制而不表现出来。婴儿因皮质脊髓束发育尚不完全，成年人在深睡或麻醉状态下，也都可出现巴宾斯基阳性体征。

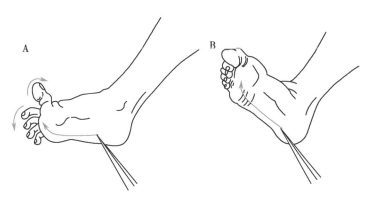

图3-19　巴宾斯基征阳性和阴性体征示意图
注：A.阳性体征；B.阴性体征。

（二）基底神经节的运动调节功能

基底神经节（basal ganglia）是大脑皮质下的一些神经核群，与躯体运动调控有关的主要是纹状体。纹状体包括发生上较新的新纹状体（尾核和壳核）和发生上较古老的旧纹状体（苍白球）。苍白球常分为内侧部和外侧部两部分。此外，中脑黑质和底丘脑核在功能上与基底神经节密切相关，因而，也被纳入基底神经节的范畴。在人和哺乳动物，基底神经节是皮质下与皮质构成神经回路的重要脑区之一，参与运动的策划和运动程序的编制。基底神经节的功能失调将引起运动障碍性疾病。

1. 基底神经节与大脑皮质之间的神经回路　基底神经节的新纹状体接受来自大脑皮质广泛区域的兴奋性纤维投射，而其传出纤维从苍白球内侧部发出，经丘脑前腹核和外侧腹核接替后回到大脑皮质的运动前区和前额叶。在此神经回路中，从新纹状体到苍白球内侧部的投射有两条通路，即直接通路（direct pathway）和间接通路（indirect pathway）。前者是指新纹状体直接向苍白球内侧部的投射路径；后者则为新纹状体先后经过苍白球外侧部和底丘脑核两次中继后间接到达苍白球内侧部的投射路径（图3-20）。大脑皮质对新纹状体的作用是兴奋性的，释放的递质是谷氨酸；而从新纹状体到苍白球内侧部，以及从苍白球内侧部再到丘脑前腹核和外侧腹核的纤维投射都是抑制性的，递质都是γ-氨基丁酸（GABA）。因此，当大脑皮质发放的神经冲动激活新纹状体-苍白球内侧部的直接通路时，苍白球内侧部的活动被抑制，使后者对丘脑前腹核和外侧腹核的抑制性作用减弱，丘脑的活动增加，这种现象称为去抑制（disinhibition）。丘脑-皮质的投射系统是兴奋性的，因此，直接通路的活动最终能易化大脑皮质发动运动。由新纹状体-苍白球外侧部-底丘脑核的通路中同样存在去抑制现象，而由底丘脑核到达苍白球内侧部的投射纤维则是兴奋性的，递质为谷氨酸。因此，当间接通路兴奋时，苍白球外侧部的活动被抑制，使之对底丘脑核的抑制作用减弱，加强苍白球内侧部对丘脑-皮质投射系统的抑制，从而对大脑皮质发动运动产生抑制作用。正常情况下，两条通路相互拮抗，但平时以直接通路的活动为主，并保持平衡状态，一旦这两条通路中的某一环节或某种神经递质异常将引起相应的运动障碍。

2. 黑质-纹状体投射系统　新纹状体内细胞密集，主要有投射神经元和中间神经元两类细胞。中型多棘神经元（medium spiny neuron，MSN）属于投射神经元，是新纹状体内主要的信息整合神经元，释放的递质主要是GABA。中型多棘神经元除接受大脑皮质发出的谷氨酸能纤维投射外，还接受来自中脑黑质致密部的多巴胺能纤维投射，构成黑质-纹状体投射系统；此外，也接受新纹状体内 GABA 能和胆碱能抑制性中间神经元的纤维投射。中型多棘神经元有两种类型,它们的细胞膜中分别有 D_1 和 D_2 受体,二者分别与兴奋性 G_s 和抑制性 G_i 蛋白偶联,对腺苷酸环化酶 -cAMP-PKA 信号通路分别起到兴奋和抑制作用,其纤维分别投射到苍白球内侧部和苍白球外侧部,从而分别组成新纹状体 - 苍白球内侧部之间的直接通路和间接通路。黑质 - 纹状体多巴胺能纤维末梢释放的多巴胺通过激活 D_1 受体可增强直接通路的活动;通过激活 D_2 受体则抑制其传出神经元的活动,从而抑制间接通路的作用。尽管两种不同受体介导的突触传递效应不同,但它们最终对大脑皮质产生的效应却是相同的,即都能使丘脑 - 皮质投射系统活动加强,从而易化大脑皮质的活动,使运动增多。

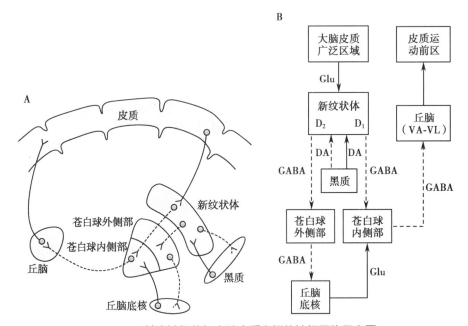

图 3-20　基底神经节与大脑皮质之间的神经回路示意图
注:A. 基底神经节与大脑皮质的神经回路;B. 直接通路和间接通路。
DA:多巴胺;GABA:γ- 氨基丁酸;Glu:谷氨酸。实线表示兴奋性作用;虚线表示抑制性作用。

3. 基底神经节的功能　迄今为止,关于基底神经节的功能仍不十分清楚。毁损动物的基底神经节几乎不出现任何症状;而记录基底神经节神经元放电,发现其放电发生在运动开始之前;新纹状体内的中型多棘神经元很少或没有自发放电活动,仅在大脑皮质有冲动传来时才开始活动。根据这些观察,结合以上对人类基底神经节损伤后出现的症状、药物治疗效应及其机制分析,可以认为基底神经节可能参与运动的设计和程序编制,并将一个抽象的设计转换为一个随意运动。基底神经节对随意运动的产生和稳定协调、肌紧张的调节、本体感受传入冲动信息的处理可能都有关。此外,基底神经节中某些核团还参与自主神经的调节、感觉传入、心理行为和学习记忆等功能活动。

（三）小脑的运动调节功能

小脑由皮质(灰质)和髓质(白质)组成,髓质深部有三对灰质小核,即顶核、间位核(在人类又分栓状核和球状核)和齿状核。小脑皮质可按原裂及后外侧裂横向分为前叶、后叶和绒球小结叶;也可纵向分为中间的蚓部和外侧的半球部,半球部可再分为中间部及外侧部。由于小脑皮质中没有像大脑皮质中的连合纤维和联络纤维,小脑内、外侧各部之间并不相互联系。因此从功能学角度看,小脑的纵向分区更为合理。

小脑是大脑皮质下与皮质构成回路的又一重要脑区,它不仅与皮质形成神经回路,还与脑干及脊髓有大量的纤维联系。根据其传入、传出纤维联系,可将小脑分为前庭小脑、脊髓小脑和皮质小脑 3 个主要功能部分(图 3-21)。

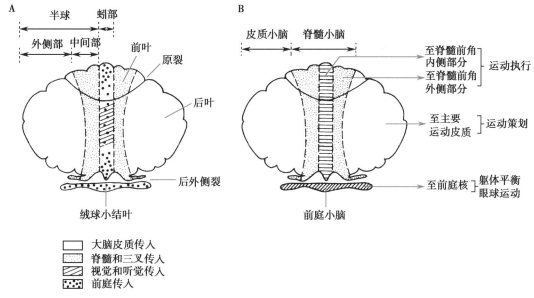

图 3-21　小脑的分区与传入 - 传出纤维联系示意图

注：A. 小脑的分区与传入纤维联系。依原裂和后外侧裂，可将小脑横向分为前叶、后叶和绒球小结叶三部分；也可将小脑纵向分为蚓部、半球中间部和外侧部三部分；B. 小脑的功能分区（前庭小脑、脊髓小脑和皮质小脑）及其传出投射和功能。其中，脊髓前角内侧部的运动神经元控制躯干和四肢近端的肌肉运动，与姿势的维持和粗大运动有关；脊髓前角外侧部的运动神经元控制四肢远端的肌肉运动，与精细的、技巧性的运动有关。

1. **前庭小脑**　前庭小脑（vestibulocerebellum）主要由绒球小结叶构成，与之邻近的小部分蚓垂也可归入此区。前庭小脑与前庭核之间有双向纤维联系，它接受来自前庭核纤维的投射，其传出纤维又经前庭核换元，再通过前庭脊髓束抵达脊髓前角内侧部分的运动神经元，控制躯干和四肢近端肌肉的活动。因此，前庭小脑参与身体姿势平衡功能的调节。切除绒球小结叶的猴，或第四脑室附近患肿瘤压迫绒球小结叶的患者，身体平衡失调，出现步基宽（站立时两脚之间的距离增宽）、站立不稳、步态蹒跚和容易跌倒等症状，但其随意运动的协调不受影响。动物实验还证明，狗在切除绒球小结叶后不再出现运动病（如晕船、晕车等）。

此外，前庭小脑可通过脑桥核接受外侧膝状体、上丘和视皮质等处的视觉传入信息，调节眼外肌的活动，从而协调头部运动时眼的凝视运动。猫在切除绒球小结叶后可出现位置性眼震颤（positional nystagmus），即当其头部固定于某一特定位置（即凝视某一场景）时出现的眼震颤。这一功能活动实际上与保持身体平衡的调节是密切配合的。

2. **脊髓小脑**　脊髓小脑（spinocerebellum）由蚓部和半球中间部组成。这部分小脑主要接受来自脊髓和三叉神经的传入信息，也接受视觉和听觉的信息。蚓部的传出纤维向顶核投射，经前庭核和脑干网状结构下行至脊髓前角的内侧部分，也经丘脑外侧腹核上行至运动皮质的躯体近端代表区。半球中间部的传出纤维向间位核投射，经红核大细胞部，下行至脊髓前角的外侧部分，也经丘脑外侧腹核上行至运动皮质的躯体远端代表区。可见，脊髓小脑与脊髓及脑干有大量的纤维联系，其主要功能是调节进行过程中的运动，协助大脑皮质对随意运动进行适时的控制。当运动皮质向脊髓发出运动指令时，通过皮质脊髓束的侧支向脊髓小脑传递有关运动指令的"副本"；另外，运动过程中来自肌肉与关节等处的本体感觉传入以及视、听觉传入等也到达脊髓小脑。脊髓小脑通过比较来自大脑皮质的运动指令和外周的反馈信息，察觉运动指令和运动执行情况之间的偏差，并通过上行纤维向大脑皮质发出矫正信号，修正运动皮质的活动，使之符合当时运动的实际情况；同时又通过脑干 - 脊髓下行通路调节肌肉的活动，纠正运动的偏差，使运动能按预定的目标和轨道准确进行。脊髓小脑受损后，由于不能有效地利用来自大脑皮质和外周感觉的反馈信息来协调运动，因而运动变得笨拙而不准确,表现为随意运动的力量、方向及限度发生紊乱。例如,患者不能完成精巧动作,肌肉在动作进行过程中抖动而把握不住方向,尤其在精细动作的终末出现震颤,称为意向性震颤(intention tremor);行走时跨步过大而躯干落后,以致容易倾倒,或走路摇晃呈酩酊蹒跚状,沿直线行走则更不平稳;不能进行拮抗肌轮替快复动作(如上臂不断交替进行内旋与外旋),且动作越迅速协调障碍越明显,但在静止时则无肌肉运动异常的表现。以上这些动作协调障碍统称为小脑性共济失调(cerebellar ataxia)。

此外,脊髓小脑还具有调节肌紧张的功能。小脑对肌紧张的调节既有抑制作用,也有易化作用。抑制肌紧张的区域是小脑前叶蚓部,其空间分布是倒置的,即其前端与动物尾部及下肢肌紧张的抑制功能有关,后端及单小叶与上肢及头面部肌紧张的抑制功能有关。易化肌紧张的区域是小脑前叶两侧部和后叶中间部,前叶两侧部的空间安排也是倒置的。小脑对肌紧张调节的双重作用可分别通过脑干网状结构抑制区和易化区来实现。在进化过程中,小脑抑制肌紧张的作用逐渐减退,而易化作用逐渐增强。所以,脊髓小脑受损后常有肌张力减退和四肢乏力的表现。

3. **皮质小脑**　皮质小脑(cerebrocerebellum)是指半球外侧部,它不接受外周感觉的传入,而主要经脑桥核接受大脑皮质广大区域(感觉区、运动区、联络区)的投射,其传出纤维先后经齿状核、红核小细胞部、丘脑外侧腹核换元后,再回到大脑皮质运动区;还有一类纤维投射到红核小细胞部,经换元后发出纤维投射到下橄榄核主核和脑干网状结构。投射到下橄榄核主核的纤维,换元后经橄榄小脑束返回皮质小脑,形成小脑皮质的自身回路;而投射到脑干网状结构的纤维,换元后经网状脊髓束下达脊髓(图 3-22)。皮质小脑与大脑皮质运动区、感觉区、联络区之间的联合活动与运动的策划和运动程序的编制有关。如前所述,一个随意运动的产生包括运动的策划和执行两个不同阶段,并需要脑在策划和执行之间进行反复的比较来协调动作。例如,在学习某种精巧运动(如打字、体操动作或乐器演奏)的开始阶段,动作往往不甚协调。在学习过程中,大脑皮质与小脑之间不断进行联合活动,同时脊髓小脑不断接受感觉传入信息,逐步纠正运动过程中发生的偏差,使运动逐步协调起来。等到运动熟练后,皮质小脑内就储存起一整套程序。当大脑皮质发动精巧运动时,首先通过大脑 - 小脑回路从皮质小脑提取程序,并将它回输到运动皮质,再通过皮质脊髓束发动运动。这样,运动就变得非常协调、精巧和快速。但是,在狗和猴的实验中观察到切除小脑半球外侧部后并不产生明显的运动缺陷;在人类,小脑半球外侧部受损后也无明显临床表现。因此,皮质小脑调节运动的机制还有待进一步研究。

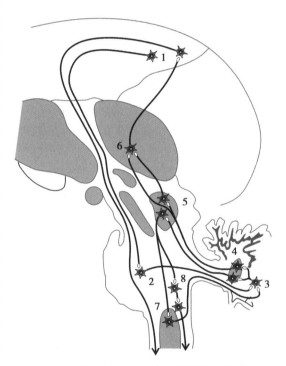

图 3-22　皮质小脑 - 大脑皮质纤维联系示意图
注:1. 大脑皮质运动区;2. 脑桥核;3. 皮质小脑;4. 小脑齿状核;5. 红核;6. 丘脑外侧腹核;7. 下橄榄核主核;8. 脑干网状结构。

综上所述,小脑与基底神经节都参与运动的策划和程序的编制、运动的协调、肌紧张的调节,以及本体感觉传入冲动信息的处理等活动,但两者的作用并不完全相同。基底神经节主要在运动的准备和发动阶段起作用,而小脑则主要在运动进行过程中发挥作用。另外,基底神经节主要与大脑皮质之间构成回路,而小脑除与大脑皮质形成回路外,还与脑干及脊髓有大量的纤维联系。因此,基底神经节可能主要参与运动的策划,而小脑除了参与运动的策划外,还参与运动的执行。

第四节　内脏活动的神经生理

一、自主神经系统的功能特征

自主神经系统和躯体运动系统一起组成了中枢神经系统的全部神经传出。躯体运动支配和调控骨骼肌纤维；自主神经系统调控除骨骼肌以外的所有组织和器官（平滑肌、心肌和腺体）。它们的共同之处：都有上运动神经元，其发出指令到达下运动神经元，再由下运动神经元发出纤维支配对应的靶组织。它们的不同之处：躯体下运动神经元的胞体位于中枢神经系统内（脊髓和脑干内），而自主神经系统的下运动神经元在中枢神经系统外部，也就是自主神经节内。这些神经节的神经元称为节后神经元，它们由节前神经元支配，而节前神经元的胞体在脊髓和脑干内。因此，躯体运动系统直接与外周靶组织形成突触联系，而自主神经通过2级神经元发挥调节作用。

自主神经系统通过两个相互拮抗的系统——交感神经与副交感神经发挥作用（图3-23），但是它们无论在结构上还是神经递质系统上，都有很大的不同。在结构上，交感神经节前纤维从脊髓的胸腰段发出，而副交感神经的节前纤维来自脑干和脊髓的骶段。副交感神经的节前纤维比交感神经的要长，因为副交感神经节位于靶器官附近或靶器官内。在递质特点上，交感神经和副交感神经的节前纤维都释放乙酰胆碱；大部分交感神经节后纤维释放去甲肾上腺素，作用较广泛，甚至可以通过血液远距离发挥作用，但是所有副交感神经节后纤维释放乙酰胆碱，一般局部发挥作用。

二、内脏活动的中枢调节

（一）脊髓对内脏活动的调节

脊髓是调节内脏活动的初级中枢，可以完成基本的血管张力反射、发汗反射、排尿反射、排便反射及阴茎勃起反射等基本反射。平时这些反射是受高位中枢控制的，依靠脊髓本身的活动不足以很好地适应生理功能的需要。例如，脊髓离断患者在经历了脊髓休克过后，由平卧位转成直立位时常会感觉头晕，因为脊髓基本内脏调节功能虽然有所恢复，但已失去了高位中枢的控制，此时体位性血压反射的调节能力很差，外周血管阻力不能及时发生适应性改变。此外，患者虽保留了一定的排尿能力，但排尿反射已不受意识控制，即出现尿失禁，且排尿也不完全。

（二）低位脑干对内脏活动的调节

延髓是心血管和呼吸的基本中枢所在。由延髓发出的自主神经传出纤维支配头面部的所有腺体、心、支气管、喉、食管、胃、胰腺、肝和小肠等。许多基本生命现象（如循环、呼吸等）的反射调节在延髓水平已初步完成，延髓因此有"生命中枢"之称。同时，脑干网状结构中也存在许多与内脏活动调节有关的神经元，其下行纤维支配脊髓，调节脊髓的自主神经功能。此外，中脑是瞳孔对光反射的中枢部位。

（三）下丘脑对内脏活动的调节

下丘脑被认为是调节内脏活动的较高级中枢，并将内脏活动和躯体活动、情绪反应等进行联系和整合，对体温、摄食行为、水平衡、内分泌、情绪活动、生物节律等更为复杂的生理活动进行调节。

1. 自主神经系统活动调节　下丘脑可通过传出纤维联系脑干和脊髓，改变自主神经元的紧张性活动，从而调节循环、呼吸、消化和泌尿等多种内脏活动。下丘脑的不同部位对内脏活动的调节也有所不同,例如刺激动物下丘脑后部和外侧部,可引起血压升高、心率加快,而刺激视前区可引起血压下降和心率减慢;再如,刺激下丘脑灰结节外侧部,可引起血压升高、呼吸加快、胃肠道蠕动减慢、瞳孔扩大等,而刺激灰结节内侧部引起心率减慢、胃肠蠕动增强。另外,刺激下丘脑漏斗后部可明显增强交感神经系统的活动,表现为呼吸、心率加快,以及血管收缩、血压升高、胃肠蠕动减慢、瞳孔扩大、基础代谢率升高等。

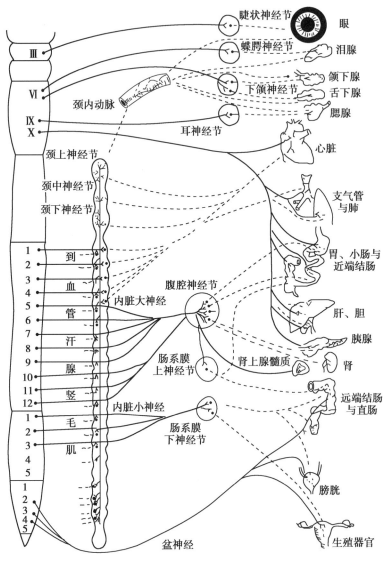

图 3-23　自主神经支配示意图

2. **体温调节**　体温调节的基本中枢在下丘脑的视前区 - 下丘脑前部(preoptic anterior hypothalamus, POAH)。实验发现,在哺乳动物间脑之上切除大脑皮质,其体温基本保持相对稳定;如在下丘脑以下水平横切脑干,动物则不能维持体温。现已知视前区 - 下丘脑前部存在着温度敏感神经元,这些神经元既能作为感受器感受所在中枢部位的温度变化,也能对外周传入的温度信息进行整合,起到体温调节中枢的作用。当此处温度高于或低于其正常调定点时(正常水平为 36.8~37℃),可通过调节机体的散热和产热活动,以维持体温的相对稳定。

3. **摄食调节**　摄食行为是动物维持个体生存的基本活动,下丘脑存在摄食中枢(feeding center)和饱中枢(satiety center),两者相互制约调节摄食行为。刺激下丘脑外侧区可引起动物多食,毁损该部位则引起动物拒食,提示该区是摄食中枢所在。反之,刺激下丘脑腹内侧核引起动物拒食,破坏该区则导致食欲增大而逐渐肥胖,提示该区是饱中枢所在,并可抑制摄食中枢的活动。在摄食中枢和饱中枢内均存在对葡萄糖敏感的神经元,葡萄糖可通过激活摄食中枢内葡萄糖敏感神经元膜上的钠泵,使膜发生超极化,进而抑制摄食中枢神经元活动;还可加强饱中枢神经元的活动。饱中枢的活动主要取决于葡萄糖敏感神经元葡萄糖利用度,当利用度较高时,饱中枢神经元活动加强而摄食中枢神经元活动减弱,因而产生饱感而抑制摄食;反之亦然。糖尿病患者多食的原因,就是因为其血中葡萄糖水平虽高,但由于胰岛素不足,饱中枢神经元对葡萄糖的利用度低,引起摄食中枢活动加强所致。此外,用微电极分别记录下丘脑外侧核和腹内侧核的神经元放电,观察到动物在饥饿情况下,前者放电频率较高而后者放电频率较低;静脉注射葡萄糖后,则发生相反的变化,即前者放电频率减少,而后者放电频率增多,证明下丘脑的摄食中枢和饱中枢之间存在交互抑制的关系。

许多研究表明脑内多巴胺系统在激发摄食中发挥重要作用,而 5- 羟色胺系统与抑制摄食相关。而近年研究热点是脂肪细胞释放的瘦素分子,作用于第三脑室附近的下丘脑弓状核的瘦素受体上,能明显抑制摄食。

4. 水平衡调节 下丘脑可以调节水的摄入和排出,从而维持机体的水平衡。毁损下丘脑则可导致动物烦渴与多尿。

人类和高等动物的饮水行为是通过渴觉引起的。引起渴觉的主要因素是血浆晶体渗透压升高和细胞外液量明显减少。前者通过刺激下丘脑前部的脑渗透压感受器,导致下丘脑视上核和室旁核分泌抗利尿激素进入神经垂体而起作用,临床上下丘脑特定部位破坏引起抗利尿激素分泌障碍会导致尿崩症;后者则主要由肾素 - 血管紧张素系统所介导。低血容量能刺激肾素分泌增加,此时血液中的血管紧张素 Ⅱ 含量增高,血管紧张素 Ⅱ 能作用于间脑的特殊感受区穹隆下器(subfornical organ,SFO)和终板血管器(organum vasculosum of lamina terminalis,OVLT),这两个区域都属于室周器(circumventricular organ),此处血 - 脑屏障较薄弱,血液中血管紧张素 Ⅱ 能到达这些区域而引起渴觉。在人类,饮水常为习惯性行为,不一定都由渴觉引起。

5. 对垂体激素分泌的调节 下丘脑也是调节内分泌系统功能的高级中枢,与腺垂体和神经垂体间都存在紧密的结构和功能联系,可通过控制垂体激素的合成分泌,实现对机体多种生理活动的调节。下丘脑促垂体区位于下丘脑内侧基底部,包括视前区、腹内侧核、视交叉上核、弓状核和室周核等,其小细胞神经元可合成多种调节腺垂体活动的肽类激素(下丘脑调节肽),经轴浆运输并分泌至正中隆起,由此经垂体门脉系统到达腺垂体,促进或抑制各种腺垂体激素的分泌,例如下丘脑释放的生长激素释放激素和生长激素释放抑制激素可分别促进和抑制腺垂体生长激素的合成分泌。同时,下丘脑内也存在监察细胞,能感受血液中某些激素浓度的变化,反馈调节下丘脑调节肽的分泌。另外,下丘脑视上核和室旁核的大细胞神经元能合成血管升压素和缩宫素,经由其长轴突形成的下丘脑 - 垂体束运送至神经垂体贮存,并调控这些激素从神经垂体的释放。

6. 生物节律控制 机体内的许多活动能按一定的时间顺序发生周期性变化,这一现象称为生物节律(biorhythm)。按发生的频率高低,生物节律可分为高频节律(周期 <1d,如心动周期、呼吸周期等)、中频节律(日周期,如体温、睡眠、生长激素及 ACTH 的分泌等)及低频节律(周期 >1d,如月经周期等)。其中,日周期节律也称昼夜节律(circadian rhythm),是许多生理活动都具有的,也是人体最重要的生物节律。研究表明,下丘脑视交叉上核是哺乳动物控制日节律的关键部位,主要作用是形成日节律,使内源性日节律适应外界环境的昼夜节律,并使体内组织器官不同的节律与视交叉上核的节律同步。光照是影响生物节律最重要的因素,视交叉上核可通过视网膜视交叉上核束与视觉感受装置发生联系,因此外界昼夜光照的变化可影响其活动,从而使体内日周期节律和外环境的昼夜节律趋于同步。如果人为改变每日光照和黑暗的时间,可使某些机体功能的日周期位相发生移动。除下丘脑外,某些体液因素也可控制生物节律,例如松果体分泌的褪黑素可能对体内器官起着时钟指针作用。

(四)边缘系统对内脏活动的调节

边缘系统的结构包括边缘叶(海马、穹隆、扣带回、海马回、胼胝体回)及周围的皮质下结构。边缘叶(limbic lobe)是指围绕着脑干的大脑内侧面皮质和胼胝体旁的一些环周结构,其中最内圈的海马、穹隆等为古皮质;较外圈的扣带回、海马回等为旧皮质。边缘叶连同与其密切相关的岛叶、颞极、眶回等皮质,以及杏仁核、隔区、下丘脑、丘脑前核等皮质下结构统称为边缘系统(limbic system)。此外,中脑中央灰质及被盖等中脑结构也被归入边缘系统,从而形成边缘前脑(limbic forebrain)和边缘中脑(limbic midbrain)的概念。

边缘系统的主要功能是通过自主神经系统调节心血管、呼吸和消化等内脏活动。边缘系统不同部位对内脏的调节作用也不同,受刺激后引起的反应极其复杂。例如刺激扣带回前部可出现呼吸抑制或加速、心率减慢、血压下降或上升、胃运动抑制、瞳孔扩大或缩小;刺激杏仁核可出现咀嚼、唾液和胃液分泌增加、胃蠕动增强、排便、心率减慢、瞳孔扩大;刺激隔区可出现阴茎勃起、血压下降或上升、呼吸暂停或加强等效应。

边缘系统杏仁核也参与摄食行为的调节,其基底外侧核群神经元的活动可易化饱中枢,并抑制摄食中枢的活动。损毁杏仁核可引起动物摄食过多而肥胖;而用电刺激杏仁核的基底外侧核群可抑制摄食活动。另外,隔区对摄食行为的影响与杏仁核基底外侧核群相似,也可易化饱中枢和抑制摄食中枢。边缘系统和下丘脑对摄食行为的调节也存在相互作用,即边缘系统杏仁核基底外侧核群能易化下丘脑饱中枢并抑制摄食中枢的活动。研究发现,同时记录杏仁核基底外侧核群和下丘脑外侧区的摄食中枢神经元放电,当一个核内神经元放电增多时则另一个核内神经元放电减少,反之亦然,可见两者自发放电相互制约。

此外,边缘系统还产生动机,参与调节本能行为和情绪反应,调节感觉信息加工和学习记忆过程。

（五）大脑皮质对内脏活动的调节

新皮质是指大脑皮质中除边缘系统皮质部分以外进化程度最新的皮质部分。电刺激新皮质除引起躯体运动反应外,还能引起内脏活动的变化。例如,电刺激动物皮质内侧面 Brodmann 第4区一定部位可引起直肠与膀胱运动的变化;刺激皮质外侧面的一定部位可引起呼吸、血管运动的变化;刺激第4区底部可引起产生消化道运动及唾液分泌的变化;刺激第6区一定部位可引起竖毛与出汗;刺激第8区和第19区等除可引起眼外肌运动外,还能引起瞳孔的反应。电刺激人类大脑皮质也能见到类似的结果。

第五节　脑电活动与脑的高级功能

一、大脑皮质的电活动

觉醒与睡眠是脑的重要功能活动之一。除了在行为上的区别外,在哺乳动物和鸟类等动物,两者的区别可根据同时记录脑电图、肌电图或眼电图等方法进行客观判定。因此,在介绍觉醒与睡眠之前首先介绍脑电活动。

本节所述的脑电活动是指大脑皮质许多神经元的集群电活动,而非单个神经元的电活动。脑电活动包括自发脑电活动和皮质诱发电位两种不同形式。

1. **自发脑电活动**　自发脑电活动(spontaneous electrical activity of brain)是在无明显刺激情况下,大脑皮质自发产生的节律性电位变化。用脑电图仪在头皮表面记录到的自发脑电活动,称为脑电图(electroencephalography,EEG)。英国生理学家 Richard Caton 于 1875 年首先在动物脑记录到节律性脑电波,而人的脑电波是在 1928 年由德国精神病学家 Hans Berger 首次记录到的。

（1）脑电图的波形：脑电图的基本波形有 α、β、θ 和 δ 波四种（图 3-24）。α 波的频率为 8~13Hz，幅度为 20~100μV，常表现为波幅由小变大、再由大变小，反复变化而形成 α 波的梭形。α 波在枕叶皮质最为显著，成年人在清醒、安静并闭眼时出现，睁眼或接受其他刺激时立即消失而呈快波（β 波），这一现象称为 α 波阻断（α block）。β 波的频率为 14~30Hz，幅度为 5~20μV。在额叶和顶叶较显著，是新皮质处于紧张活动状态的标志。θ 波的频率为 4~7Hz，幅度为 100~150μV，是成年人困倦时的主要脑电活动表现，可在颞叶和顶叶记录到。δ 波的频率为 0.5~3Hz，幅度为 20~200μV，δ 波常出现在成人入睡后，或处于极度疲劳或麻醉时，在颞叶和枕叶比较明显。此外，在觉醒并专注于某一事时，常可见一种频率较 β 波更高的 γ 波，其频率为 30~80Hz，波幅范围不定；而在睡眠时还可出现另一些波形较为特殊的正常脑电波，如驼峰波、σ 波、λ 波、κ- 复合波、μ 波等。

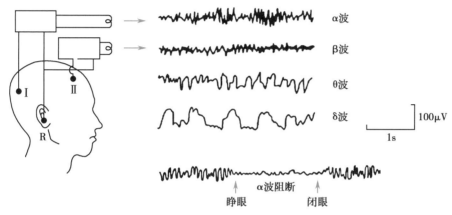

图 3-24　脑电记录方法与脑电图的四种基本波形（α，β，θ 和 δ 波）
注：Ⅰ、Ⅱ：枕叶和额叶记录电极；R：参考电极。

（2）脑电波形的变动：一般情况下，频率较低的脑电波幅度较大，而频率较高的脑电波幅度较小。脑电波形可因记录部位及人体所处状态不同而有明显差异。在睡眠时脑电图呈高幅慢波，称为脑电的同步化（synchronization），而在觉醒时呈低幅快波，称为脑电的去同步化（desynchronization）。

人在安静状态下，脑电图的主要波形可随年龄而发生改变。在婴儿期，可见到 β 样快波活动，而在枕叶却常记录到 0.5~2Hz 的慢波。在整个儿童期，枕叶的慢波逐渐加快，在幼儿期一般常可见到 θ 样波形，到青春期开始时才出现成人型 α 波。另外，在不同生理情况下脑电波也可发生改变，如在血糖、体温和糖皮质激素处于低水平，以及当动脉血 PCO_2 处于高水平时，α 波的频率减慢；反之，α 波频率则加快。

在临床上，癫痫患者或皮质有占位病变（如肿瘤等）的患者，其脑电波可出现棘波（频率高于 12.5Hz，幅度 50~150μV，升支和降支均极陡峭）、尖波（频率为 5~12.5Hz，幅度为 100~200μV，升支极陡，波顶较钝，降支较缓）、棘慢综合波（在棘波后紧随一个慢波或次序相反，慢波频率为 2~5Hz，波幅为 100~200μV）等变化。因此，可根据脑电波的改变特征，并结合临床资料，用于肿瘤发生部位或癫痫等疾病的判断。

（3）脑电波形成的机制：脑电波的节律比神经元的动作电位慢得多，但和神经元的突触后电位的时程较近似。在动物实验中观察到，应用微电极所记录的皮质神经元的慢突触后电位与皮质表面记录到的脑电波的电位变化相似，尤其在 α 波出现时。但单个神经元的微弱的突触后电位显然不足以引起皮质表面的电位改变，因此认为，脑电波是由大量神经元同步发生的突触后电位经总和后形成的，而突触后电位总和的结构基础是锥体细胞在皮质排列整齐，其顶树突相互平行，并垂直于皮质表面，因此其同步活动较易发生总和而形成强大的电场，从而改变皮质表面电位。大量皮质神经元的同步电活动则与丘脑的功能活动有关。在中等深度麻醉的动物，在皮质广泛区域可记录到 8~12Hz 的类

似 α 波的自发脑电活动；在切断丘脑与皮质的纤维联系或切除丘脑后，皮质的这种类似 α 波的节律便大大地减弱或消失；但切除皮质或切断丘脑与皮质的纤维联系后，丘脑髓板内核群的类似 α 波的节律仍然存在；以 8~12Hz 的频率电刺激丘脑非特异投射核，可在皮质引导出类似 α 波的电变化。记录丘脑髓板内核群神经元的细胞内电活动时，可观察到重复刺激引起 EPSP 和 IPSP 的交替，在皮质也可见到同样节律的电位周期性变化，因而推测皮质电活动的同步化是由于丘脑非特异投射核的同步化 EPSP 和 IPSP 交替出现的结果。以高频电刺激丘脑髓板内核群，可使皮质中类似 α 波的节律变为去同步化快波，这可能就是 α 波阻断的产生机制。

2. **皮质诱发电位**　皮质诱发电位（evoked cortical potential）是指刺激感觉传入系统或脑的某一部位时，在大脑皮质一定部位引出的电位变化。皮质诱发电位可由刺激感受器、感觉神经或感觉传入通路的任何一个部位而引出。诱发电位一般包括主反应、次反应和后发放三部分（图 3-25）。主反应为一先正后负的电位变化，在大脑皮质的投射有特定的中心区，出现在一定的潜伏期后，即与刺激有锁时关系。其潜伏期的长短取决于刺激部位与皮质间的距离、神经纤维的传导速度和所经过的突触数目等因素。主反应与感觉的特异投射系统活动有关。次反应是尾随主反应之后的扩散性续发反应，可见于皮质的广泛区域，与刺激无锁时关系。次反应与感觉的非特异投射系统活动有关。后发放则为在主反应和次反应之后的一系列正相周期性电位波动，是非特异感觉传入和中间神经元引起的皮质顶树突去极化和超极化交替作用的结果。

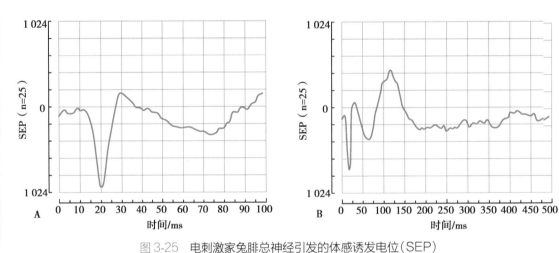

图 3-25　电刺激家兔腓总神经引发的体感诱发电位（SEP）

注：刺激家兔腓总神经引起的躯体感觉平均诱发电位（SEP）。其中，B 为 500ms 的记录；A 为 B 中 100ms 的展宽。纵坐标为计算机的数字量，n 为叠加的反应次数；曲线向下为正，向上为负。

诱发电位的波幅较小，又发生在自发脑电的背景上，故常被自发脑电淹没而难以辨认出来。应用电子计算机将诱发电位叠加和平均处理，能使诱发电位突显出来，经叠加和平均处理后的电位称为平均诱发电位（averaged evoked potential）。平均诱发电位目前已成为研究人类感觉功能、神经系统疾病、行为和心理活动的方法之一。临床常用的有体感诱发电位（somatosensory evoked potential，SEP）、听觉诱发电位（auditory evoked potential，AEP）和视觉诱发电位（visual evoked potential，VEP）。体感诱发电位是指刺激一侧肢体，从对侧对应于大脑皮质感觉投射区位置头皮引出的电位。以短声或光照刺激一侧外耳或视网膜，分别从相应头皮（对应于颞叶和枕叶皮质位置）引出的电位则为听觉或视觉诱发电位。

二、睡眠与觉醒

睡眠（sleep）与觉醒（wakefulness）是人体所处的两种不同状态，两者夜昼交替而形成睡眠 - 觉醒周期。人们只有在觉醒状态下才能进行各种体力和脑力活动,睡眠则能使人的精神和体力得到恢复,还能增强免疫、促进生长和发育、增进学习和记忆能力、有助于情绪的稳定,因此,充足的睡眠对促进人体身心健康,保证人们充满活力地从事各种活动至关重要。

（一）睡眠的两种时相及其意义

睡眠是人类生存所必需的,人的一生中大约有 1/3 的时间是在睡眠中度过的。一般情况下,成年人每天需要睡眠 7~9h,儿童需要更多睡眠时间,新生儿需要 18~20h,而老年人所需睡眠时间则较少。

人在睡眠时会出现周期性的快速眼球运动,因此,根据睡眠过程中眼电图(electrooculogram,EOG)、肌电图(electromyography,EMG)和脑电图的变化观察,可将睡眠分为非快速眼动睡眠(non-rapid eye movement sleep,NREM sleep)和快速眼动睡眠(rapid eye movement sleep,REM sleep)。

NREM 睡眠的脑电图呈现高幅慢波,因而也称慢波睡眠(slow wave sleep,SWS),而快速眼球运动期间的脑电波和觉醒期的脑电波类似,表现为低幅快波,故又称快波睡眠(fast wave sleep,FWS)或异相睡眠(paradoxical sleep,PS)。

1. **慢波睡眠**　根据脑电图的特点,可将 NREM 睡眠分为四期。Ⅰ 期为入睡期,脑电波表现为低幅 θ 波和 β 波,频率比觉醒时稍低,脑电波趋于平坦。这一阶段很快过渡到 Ⅱ 期。Ⅱ 期为浅睡期,脑电波呈持续 0.5~1s 的睡眠梭形波(即 σ 波,是 α 波的变异,频率稍快,幅度稍低)及若干 κ- 复合波(是 δ 波和 σ 波的复合)。随后,睡眠进入 Ⅲ 期,此期为中度睡眠期,脑电波中出现高幅(>75μV) δ 波。当 δ 波在脑电波中超过 50% 时,睡眠进入 Ⅵ 期,即深度睡眠期。Ⅲ 期和 Ⅵ 期睡眠统称为 δ 睡眠,在人类,这两个时期合称为慢波睡眠,而在有些动物,所有这四期均称为慢波睡眠。在 NREM 睡眠中,由于感觉传入冲动很少,大脑皮质神经元活动趋向步调一致,脑电以频率逐渐减慢、幅度逐渐增高、δ 波所占比例逐渐增多为特征,表现出同步化趋势(图 3-26),故 NREM 睡眠又称同步化睡眠。在 NREM 睡眠时期,视、听、嗅和触等感觉以及骨骼肌反射、循环、呼吸和交感神经活动等均随睡眠的加深而降低,且相当稳定;但此期腺垂体分泌生长激素则明显增多,因而 NREM 睡眠有利于体力恢复和促进生长发育。

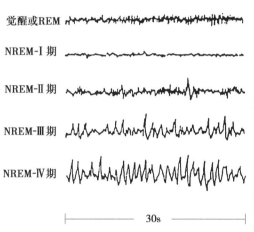

图 3-26　正常成年人非快速眼动睡眠(NREM)各期脑电波

2. **异相睡眠**　慢波睡眠之后,脑电的渐进性高幅低频的变化出现逆转,呈现与觉醒相似的不规则 β 波,表现为皮质活动的去同步化,但在行为上却表现为睡眠状态。在 REM 睡眠期,机体的各种感觉进一步减退,肌紧张减弱;交感神经活动进一步降低;下丘脑体温调节功能明显减退,表明其睡眠深度要比慢波睡眠更深。此外,REM 睡眠阶段尚有躯体抽动、眼球快速运动及血压升高、心率加快、呼吸快而不规则等间断的阵发性表现。若在此期间被唤醒,74%~95% 的人将诉说正在做梦,但在被唤醒的人中仅有 7% 能回忆起梦中的情形,说明 REM 睡眠中的眼球运动和上述阵发性表现可能与梦境有联系。

REM 睡眠期间,脑内蛋白质合成加快,脑的耗氧量和血流量增多,生长激素分泌则减少。REM 睡眠与幼儿神经系统的成熟和建立新的突触联系密切有关,因而能促进学习与记忆以及精神恢复。但是,REM 睡眠期间出现的上述阵发性表现可能与某些疾病易于在夜间发作有关,如哮喘、心绞痛、阻塞性肺气肿缺氧发作等常发生于夜间。

睡眠并非由"浅睡"到"深睡"的连续过程,而是 NREM 睡眠和 REM 睡眠两个不同时相周期性交替的过程。入睡后,一般先进入 NREM 睡眠,由 Ⅰ 期开始,随后相继过渡到 Ⅱ、Ⅲ、Ⅵ 期睡眠,持续 80~120min 后转入 REM 睡眠,REM 睡眠持续 20~30min 后又转入 NREM 睡眠,NREM 睡眠和 REM

睡眠两个时相在整个睡眠过程中有 4~5 次交替。NREM 睡眠主要出现在前半夜的睡眠中,在睡眠后期的周期中逐渐减少甚至消失;与此相反,REM 睡眠在睡眠后期的周期中比例则逐渐增加(图 3-27)。两个时相的睡眠均可直接转为觉醒状态,但由觉醒转为睡眠通常先进入 NREM 睡眠,而不是直接进入 REM 睡眠。

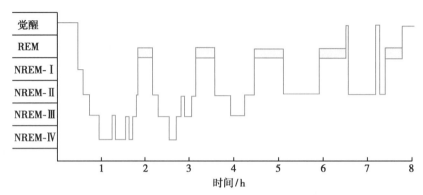

图 3-27　正常成年人一夜的睡眠形式和时相交替示意图

注:REM:快速眼动睡眠;NREM:非快速眼动睡眠。

无论是 NREM 睡眠还是 REM 睡眠,均为正常人之所需。一般成年人若持续于觉醒状态 15~16h,便可称为睡眠剥夺。当睡眠长期被剥夺后,若任其自然睡眠,则睡眠时间将明显增加以补偿睡眠的不足。进一步研究表明,分别在 NREM 睡眠和 REM 睡眠中被唤醒,导致 NREM 睡眠或 REM 睡眠的剥夺,再任其自然睡眠,则两种睡眠均将出现补偿性延时。在 REM 睡眠被剥夺后,觉醒状态可直接进入 REM 睡眠,而不需经过 NREM 睡眠的过渡。

(二) 觉醒与睡眠的产生机制

曾经认为,觉醒的产生和维持是大脑皮质不断接受感觉传入的结果,而睡眠则是个被动过程,此时感觉传入暂停或因脑疲劳而使之活动减缓。目前已发现人和动物脑内有许多部位和投射纤维参与觉醒和睡眠的调控,它们形成促觉醒和促睡眠两个系统,并相互作用、相互制约而形成复杂的神经网络,调节睡眠 - 觉醒周期和睡眠不同状态的互相转化。所以,觉醒和睡眠都是主动过程。

1. **与觉醒有关的脑区**　感觉的非特异投射系统接受脑干网状结构的纤维投射。由于网状结构是个多突触系统,神经元的联系在此高度聚合,形成复杂的神经网络,使各种特异感觉的传入失去专一性,因而非特异投射系统的主要功能是维持和改变大脑皮质的兴奋状态,换言之,它具有上行唤醒作用。刺激猫的中脑网状结构可将其从睡眠中唤醒,脑电图呈去同步化快波;如果在中脑头端切断网状结构或选择性破坏中脑被盖中央区的网状结构,动物便进入持久的昏睡状态,脑电图呈同步化慢波(图 3-28)。可见,觉醒的产生与脑干网状结构的活动有关,故称之为网状结构上行激动系统(ascending reticular activating system)。另一方面,大脑皮质感觉运动区、额叶、眶回、扣带回、颞上回、海马、杏仁核和下丘脑等部位也有下行纤维到达网状结构并使之兴奋。网状结构是个多递质系统,已知网状结构中大多数神经元上行和下行纤维的递质是谷氨酸。许多麻醉药(如巴比妥类)都是通过阻断谷氨酸能系统而发挥作用的。静脉注射阿托品也能阻断脑干网状结构对脑电的唤醒作用,此外,与觉醒有关的脑区和投射系统还有许多,如脑桥蓝斑去甲肾上腺素能系统、低位脑干的中缝背核 5- 羟色胺能系统、脑桥头端被盖胆碱能神经元、中脑黑质多巴胺能系统、前脑基底部胆碱能系统、下丘脑结节乳头体核组胺能神经元和下丘脑外侧区的食欲肽(orexin)能神经元等。而且,脑干和下丘脑内与觉醒有关的脑区之间存在广泛的纤维联系,它们可能经丘脑和前脑基底部上行至大脑皮质而产生和维持觉醒。

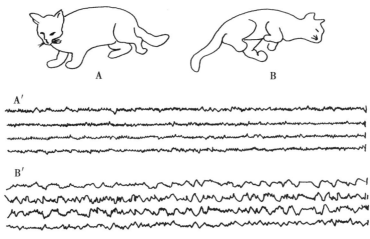

图 3-28　切断特异和非特异性传导通路后猫的状态与其脑电图变化

注:A. 切断特异性传导通路而不损害非特异性传导通路时,猫处于觉醒状态;A′为其脑电图。

B. 切断非特异性传导通路时,猫处于昏睡状态;B′为其脑电图。

2. 与睡眠有关的脑区

(1)促进 NREM 睡眠的脑区:脑内存在多个促进 NREM 睡眠的部位,其中最重要的是视前区腹外侧部(ventrolateral preoptic area,VLPO)。由觉醒进入 NREM 睡眠后,VLPO 神经元放电频率增高,且细胞原癌基因 *c-fos* 表达增加(表示此时处于活动状态)。VLPO 内存在大量促睡眠神经元,它们发出的纤维投射到脑内多个与觉醒有关的部位,如蓝斑去甲肾上腺素能神经元、中缝背核 5- 羟色胺能神经元、脑桥头端被盖胆碱能神经元、下丘脑结节乳头体核组胺能神经元等,VLPO 投射纤维的主要递质是 γ- 氨基丁酸,通过对促觉醒脑区活动的抑制,促进觉醒向睡眠转化,产生 NREM 睡眠。有研究表明,视交叉上核有纤维通过其他核团中继后投射到下丘脑外侧部的食欲肽能神经元和 VLPO,将昼夜节律的信息传递给促觉醒和促睡眠脑区,调节觉醒与睡眠的相互转换。此外,促进 NREM 睡眠的脑区还有位于延髓网状结构的脑干促眠区,也称上行抑制系统(ascending inhibitory system);位于下丘脑后部、丘脑髓板内核群邻旁区和丘脑前核的间脑促眠区;以及位于下丘脑或前脑视前区和 Broca 斜带区的前脑基底部促眠区。对脑干和间脑促眠区施以低频电刺激可引起 NREM 睡眠,施以高频电刺激则引起觉醒;而在前脑促眠区无论施加低频或高频刺激均将引起 NREM 睡眠的发生。

(2)促进 REM 睡眠的脑区:位于脑桥头端被盖外侧区的胆碱能神经元在 REM 睡眠的启动中起重要作用,这些神经元称为 REM 睡眠启动(REM-on)神经元,其电活动在觉醒时停止,而在 REM 睡眠期间则明显增加。它们不仅能引起脑电发生去同步化快波,还能激发脑桥网状结构、外侧膝状体和枕叶皮质出现一种棘波,称为脑桥 - 外侧膝状体 - 枕叶锋电位(ponto-geniculo-occipital spike),简称 PGO 锋电位(PGO spike)。PGO 锋电位是 REM 睡眠的启动因素,它一方面通过视觉中枢产生快速眼球运动,另一方面通过传出纤维兴奋延髓巨细胞核,再经网状脊髓腹外侧束兴奋脊髓的抑制性神经元,引起四肢肌肉松弛和放电停止。在猫的脑桥被盖以上横切脑干后,它仍能维持正常的 REM 睡眠,包括睡眠期的眼球快速运动和肌紧张消失,但如果毁损脑桥头端被盖及其邻近部位,则 REM 睡眠随即消失。此外,蓝斑的去甲肾上腺素能神经元和中缝背核的 5- 羟色胺能神经元既能启动和维持觉醒,也可终止 REM 睡眠,因而称为 REM 睡眠关闭(REM-off)神经元,它们在觉醒时放电频率较高,在转为 NREM 睡眠时放电明显减少,而转为 REM 睡眠时则放电停止。因此,REM 睡眠的发生和维持可能受控于 REM-off 神经元和 REM-on 神经元之间的相互作用。

三、学习与记忆

学习(learning)是指机体通过不断接受环境刺激而获得新的经验和行为习惯的过程。记忆(memory)是将所获得的信息加以保留和读出的神经过程。两者之间互相联系。执行学习和记忆功能的脑结构涉及许多部位。

（一）学习的形式

学习有非联合型学习和联合型学习两种形式。

1. 非联合型学习　非联合型学习(nonassociative learning)是由单一的刺激引起反应的学习形式，不需要两个事件之间建立某种明确的联系，是一种比较简单的学习形式，如习惯化和敏感化等可塑性改变。

(1)习惯化：习惯化(habituation)是指受非伤害性刺激重复作用后，机体反射性效应逐渐减弱的现象。例如在触摸刺激引起海兔缩鳃反射试验中，可见缩鳃反射随着触摸刺激的重复进行而逐渐减弱，甚至消失。习惯化使个体学会对某些重复性的刺激"不注意"，从而主动地放弃对这些刺激的反应，这有利于机体接受其他类型的刺激。

(2)敏感化：敏感化(sensitization)是指受较强的伤害性刺激后，机体对原先弱刺激引起的反应明显增强的现象。例如，电刺激作用于海兔的头部或尾部后，原先触摸刺激引起的缩鳃反射将大大地加强。与习惯化相反，敏感化使个体学会了对某些伤害性刺激的注意，有利于躲避该刺激。

2. 联合型学习　联合型学习(associative learning)指两个事件在时间上很接近地重复发生，最后在脑内逐渐形成某种联系，包括经典的条件反射和操作式条件反射。

(1)经典条件反射：又称巴甫洛夫条件反射。经典条件反射(classical conditioning)是在非条件反射的基础上，由特定的条件刺激所引起，经过后天的学习获得的反射。例如，食物为非条件刺激，进食可以引起狗唾液分泌，这属于非条件反射；铃声不能引起狗唾液分泌，是无关刺激，但如果每次给狗喂食物时先给予铃声刺激，然后再立即给予食物，这样多次结合后，当铃声一出现，狗的唾液便开始分泌。铃声由无关刺激转化为能够引起唾液分泌的条件刺激，是铃声和食物反复结合的结果。无关刺激和非条件刺激在时间上反复结合的过程，称为强化(reinforcement)。只有通过强化，才能建立条件反射。经典条件反射的出现，表明条件刺激(如铃声)和非条件刺激(如食物)之间已形成了一定的联系，条件刺激已经成为非条件刺激即将到来的信号。自然界中可以成为条件刺激的信号是多种多样的，所以，经典条件反射大大地提高了机体的预见能力。条件反射是在大脑皮质参与下建立起来的，是高级神经活动的基本形式，但其神经联系是暂时的，需反复强化。条件反射建立后如不反复强化，就会逐渐减弱，甚至消失，这称为条件反射的消退(extinction)。条件反射的消退是由于在中枢产生了抑制性效应的结果。

(2)操作式条件反射：又称工具性条件反射。操作式条件反射(operant conditioning)比经典条件反射更为复杂。其形成特点是要求实验动物必须采取某种行动才能完成。例如，以灯光等信号作为条件刺激，出现灯光信号后动物必须踩杠杆才能得到食物。操作式条件反射是受意志控制的高级反射活动，是在动物接受的刺激和做出的反应之间形成联系，属于联合型学习。这种学习过程操作式条件反射还包括回避性条件反射、辨别性学习等类型。回避性条件反射也称防御性条件反射，动物通过回避性条件反射来逃避惩罚。如动物听到铃声必须举起前肢，否则予以电击。辨别性学习是动物学习辨别时间、空间或图形的能力，要求动物在有分支的道路(迷路)中学习选择正确路线以获得食物。

人类的学习方式多数是联合型学习，通过大脑皮质第二信号系统的功能来实现，其特点是可利用语言、文字进行学习和思维，依靠文字建立相关联系，既简化了学习过程，又提高了学习效果。

（二）两种信号系统学说

条件反射是对信号发生反应的神经过程。大脑皮质对不同信号发生反应的功能系统可分为两种信号系统。

1. 第一信号系统　第一信号是指具体的、现实的信号,如光、声、嗅、味、触等刺激,可直接作用于眼、耳、鼻、舌、身等感受装置。人类和动物均可以第一信号作为条件刺激发生条件反射,如饥饿时看到可口的食物即可引起唾液分泌。大脑皮质对第一信号发生反应的功能系统称为第一信号系统(first signal system)。第一信号系统是人类和动物所共有的。

2. 第二信号系统　第二信号是指抽象的、代表第一信号的信号,即语言和文字。大脑皮质对第二信号发生反应的功能系统被称为第二信号系统(second signal system)。因为只有人类才具有语言和文字,所以第二信号系统是人类所特有的。例如,人在听到别人谈论某种美味的食物,可引起唾液的分泌,就是第二信号系统活动的结果。

（三）记忆的形式

记忆是大脑巩固获得信息并使之再现的过程。根据储存时间和提取方式的不同,可将记忆分为陈述性记忆和非陈述性记忆;根据记忆保留的时间长短,可将记忆分为短时记忆和长时记忆。

1. 陈述性记忆和非陈述性记忆

（1）陈述性记忆:陈述性记忆(declarative memory)是与特定时间和地点有关的事实或事件的记忆。陈述性记忆与主观意识有关,可以用语言陈述或以影像形式保持在记忆中。日常所说的记忆通常是指陈述性记忆。陈述性记忆又可分为情景记忆(episodic memory)和语义记忆(semantic memory),前者是对一件具体事务或一个场面的记忆;后者则是对文字和语言的记忆。陈述性记忆需要海马、内侧颞叶、边缘间脑结构的参与。陈述性记忆能够较快建立,但也容易遗忘。

（2）非陈述性记忆:非陈述性记忆(non declarative memory)是与实际操作和实践有关的记忆,它需要反复从事某种技能的操作,经过长期的经验积累才能缓慢地保存下来。这种记忆与主观意识无关,也不容易遗忘。非陈述性记忆的获得也是习惯形成的过程,技巧性动作的记忆(如运动技巧、乐器演奏等)和条件反射的形成都属于这种记忆类型。

陈述性记忆和非陈述性记忆可同时参与学习过程,并且两种记忆可以转化,如在学习骑自行车的过程中需要对某些情景产生陈述性记忆,一旦学会后,该陈述性记忆转变成非陈述性记忆。

2. 短时记忆和长时记忆

（1）短时记忆:短时记忆(short-term memory)的特点是保存时间短,仅几秒到几分钟,容易受到干扰,记忆容量有限。短时记忆有多种表现形式,如对影像的视觉瞬间记忆,对执行某些认知行为过程中的一种暂时的信息存储等。短时记忆可将传入信息进行加工、整合,如在房间内搜寻遗失物品时的短暂记忆。

（2）长时记忆:长时记忆(long-term memory)的特点是保留时间长,可持续几小时、几天到几年,有些记忆甚至可保持终生,形成永久记忆(remote memory)。长时记忆的形成是在海马和其他脑区内对信息进行分级加工处理的动态过程。短时记忆可以向长时记忆转化,促使转化的因素是记忆内容的反复运用和强化。

（四）人类的记忆过程

记忆的过程可分为感觉性记忆、第一级记忆、第二级记忆和第三级记忆四个阶段(图3-29)。

1. 感觉性记忆　感觉性记忆是机体经感觉系统获得的信息在脑的感觉代表区储存的阶段。所有进入机体的信息都要经过这一阶段。信息在此阶段保留的时间很短,一般不超过1s。如果对这些即时感觉性的信息加以处理,可将感觉性信息转换成表达性符号(如语言),感觉性记忆便可转入第一级记忆。

2. 第一级记忆　信息在第一级记忆中的保留时间仍很短,约几秒钟,主要表现为临时性的记忆,如临时记住拨打一个陌生的电话号码等。如果某些信息反复应用,信息便在第一级记忆中循环,并可转入第二级记忆中。

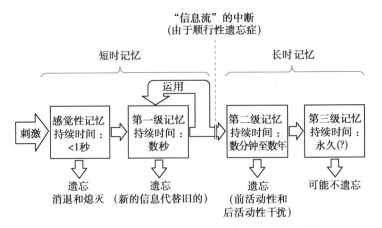

图 3-29 从感觉性记忆至第三极记忆的信息流示意图

3. 第二级记忆 第二级记忆属于长时记忆,信息在此可以保存数分至数年,是一个大而持久的储存系统。人体需要保存的信息,大部分都储存在此记忆中。

4. 第三级记忆 第三级记忆是终生难忘的记忆。对于终年累月运用的信息,如自己的或非常熟悉的人的信息,以及常年进行的操作手艺等,可以转入此记忆中。

(五) 遗忘

与记忆相对应的现象就是遗忘(amnesia)。遗忘是指部分或完全失去记忆和再认的能力。大脑通过感官系统获取外界大量的信息,但只有少量信息得以保留在记忆中。因此,遗忘是一种正常的生理现象。遗忘在学习后就已开始,最初遗忘的速率很快,以后逐渐减慢。遗忘并不意味记忆痕迹的消失,因为复习已经遗忘的内容总比学习新的内容容易。产生遗忘的原因与条件刺激长时间得不到强化而引起反射的消退,以及后来信息的干扰等因素有关。

临床上将疾病情况下发生的遗忘称为遗忘症(amnesia),分为顺行性遗忘症(anterograde amnesia)和逆行性遗忘症(retrograde amnesia)两类。前者表现为不能保留新近获得的信息,其发生机制可能是信息不能从第一级记忆转入第二级记忆,多见于慢性酒精中毒者和阿尔茨海默病等神经退行性疾病的早期临床表现。后者表现为不能回忆发病之前一段时间内的经历,但新进入的信息仍能转入长时记忆之中,第三级记忆也不受影响,其发生机制可能是第二级记忆中原有的信息不能读出或第二级记忆本身发生紊乱,多见于非特异性的脑疾患,如脑震荡、电击和麻醉等。

(六) 学习和记忆的机制

学习和记忆涉及中枢神经系统多区域、多神经元的共同活动。目前已知在脑内有多个脑区与学习和记忆有密切关系,涉及大脑皮质联络区、海马及其邻近结构、杏仁核、丘脑和脑干网状结构等。为进一步揭示学习、记忆机制,科学家们采用形态学、功能性等研究手段,从神经生理学、神经生化和神经解剖等多方面进行了广泛研究。

1. 神经生理学机制 突触可塑性是学习和记忆的生理学基础。由于中枢神经元间的环路联系,即使中断了神经环路中传入冲动的传导,传出神经元的活动也不立即消失,即出现神经元活动的后发放,这可能是感觉性记忆的基础。通过神经元间形成的神经环路(如海马环路),传入信息在环路中循环运行,可使记忆保存较长的时间。

突触可塑性是学习和记忆的生理学基础已得到许多学者的认同。突触可塑性包括习惯化、敏感化、长时程增强和长时程抑制等形式,它们发生在中枢神经系统的许多部位,尤其是与学习和记忆功能有关的海马等脑区。高频电刺激海马的传入纤维,可在海马记录到长时程增强现象,许多学者将长时程增强与学习记忆联系起来。在训练大鼠进行旋转平台的空间分辨学习过程中,记忆能力强的大鼠海马长时程增强反应强,而记忆能力差的大鼠长时程增强反应弱。

2. 神经生物化学机制 学习和记忆与脑内蛋白质的合成有关。研究发现,长时记忆与脑内某些物质的代谢有关。动物在学习训练后,脑内蛋白质的合成明显增加;而阻断蛋白质合成的药物则阻断长时记忆的建立,表明蛋白质的合成是学习记忆过程中必不可少的物质基础。此外,脑内某些中枢神经递质含量变化也与学习和记忆有关。动物实验和临床研究发现,乙酰胆碱是加强学习记忆的重要递质。对老年人健忘症,可通过给予拟胆碱药而改善其记忆功能;正常人长期服用抗胆碱药可引起记忆减退。其他神经递质如儿茶酚胺、γ- 氨基丁酸、血管升压素等可加强记忆,催产素、脑啡肽等则抑制学习和记忆。

3. **神经解剖学机制**　学习与记忆还可能与新的突触联系的建立和脑的形态学改变有关。例如,生活在复杂环境中的大鼠的皮质较厚,生活在简单环境中的大鼠的皮质较薄,说明学习和记忆活动较多的大鼠的大脑皮质比较发达,突触联系较多。

四、大脑皮质的语言中枢和一侧优势

(一)大脑皮质的语言中枢

语言是人类特有的一种极其复杂的高级神经活动,是由于社会劳动和交往的需要,随着人脑的进化发展而产生和完善的。人类左侧大脑皮质的一定区域与语言特有的活动功能如听、说、读、写有关,这些区域被称为语言中枢(图 3-30)。

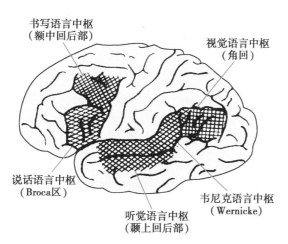

图 3-30　人类大脑皮质不同语言功能区示意图

1. **说话语言中枢**　位于额下回后 1/3 处,又称 Broca 区。损伤 Broca 区,会导致“运动性失语症”。患者可以看懂文字,听懂别人的谈话,自己也可以发声,但不能用词语来口头表达自己的思想。

2. **书写语言中枢**　位于额中回后部,接近中央前回手部代表区的部位。损伤后,出现“失写症”。患者可以听懂别人的说话,看懂文字,自己也会说话,但不会书写,手部的其他运动并不受影响。

3. **听觉语言中枢**　位于颞上回后部,接近听觉代表区。损伤时,出现“感觉性失语症”。患者可以讲话及书写,也能看懂文字,但听不懂别人的谈话;能听到发声,只是听不懂谈话的含义。

4. **视觉语言中枢**　位于角回,损伤时出现“失读症”。虽然患者看不懂文字的含义,其视觉和其他语言功能却是良好的。

除语言功能外,大脑皮质还有其他认知功能。颞叶联络皮质参与视觉和听觉记忆;前额叶皮质参与短时程情景式记忆和情绪活动;顶叶联络皮质参与精细躯体感觉和空间深度感觉学习等。

(二)优势半球和一侧优势

人类的大脑左、右半球具有不同的高级功能优势,即优势半球(dominant hemisphere)。语言活动功能主要集中在大脑左侧半球,非语言性的认识功能主要集中在右侧半球。因此,左侧大脑半球

是语言活动功能的优势半球,右侧为非语言性的、认识功能的优势半球。优势半球现象表明人类两侧大脑半球的功能是不对称的,高级功能往往向一侧半球集中,称为一侧优势(laterality of cerebral dominance)。一侧优势现象与遗传有一定的关系,但与后天生活实践也有密切的关系。如左侧半球在语言功能上的优势现象,与人类习惯使用右手进行劳动有关。小孩在 2~3 岁之前尚未建立左侧优势,如果发生左侧大脑半球损伤,其语言活动功能的障碍同右侧半球损害时的情况相比,没有明显差别。10~12 岁起左侧优势逐步建立。成年以后,左侧优势已经形成,如果发生左半球损伤就很难在右侧大脑皮质再建立起语言活动中枢。

左右两半球各有功能优势,可使有限的大脑实现更多的功能。但是,这种一侧优势也是相对的,如语言功能的实现有赖于两侧半球的相互协调。此外,联系左、右半球的胼胝体连合纤维能够将两侧半球的功能联系起来,说明左、右半球可互通信息,通过互相配合实现语言功能。所以左侧半球也有一定的非语词性认识功能,右侧半球也有一定的简单的语词活动功能;右手学会的某种技巧性动作,左手在一定程度上也能完成该动作。

(王　韵)

思考题

1. 试述化学性突触的结构及突触传递过程。
2. 简述兴奋性突触后电位和抑制性突触后电位的区别及其形成机制。
3. 何谓神经递质? 试述神经递质和神经调质(神经肽)的主要区别。
4. 外周神经递质主要有哪几种? 其作用受体主要有哪些类型?
5. 快痛和慢痛的传入途径有何不同?
6. 何谓痛觉调制的"闸门控制学说"? 据此可提出哪些可能的镇痛策略?
7. 牵涉痛是如何产生的? 有何临床意义?
8. 何谓牵张反射? 请简述牵张反射产生的结构基础。
9. 何谓腱反射和肌紧张? 各有何生理意义?
10. 小脑对躯体运动的调节有何作用?
11. 神经系统如何对生物节律进行控制?
12. 简述摄食行为调节的可能机制。
13. 人类的脑电活动有哪些正常波形? 各有何特点? 在皮质何种状态下出现?
14. 人类的睡眠分哪几个时相? 各有何特点和功能?
15. 联合型学习和非联合型学习有哪种形式? 各有何特点?
16. 人类的第二信号系统有哪些特点和优势?
17. 记忆有哪几个过程? 各有何特点?
18. 顺行性遗忘症和逆行性遗忘症常出现于哪些疾病? 各有何特点?

第四章

神经系统的基本病理变化

神经系统分为中枢神经系统和周围神经系统。前者包括脑和脊髓;后者包括脑神经节和脑神经、脊神经节和脊神经、自主神经节和自主神经。神经系统的结构和功能与机体其他各个系统关系十分密切。神经系统病变可导致相应的支配部位的功能障碍和病变,而其他系统的疾患也可影响神经系统的功能,引起一系列的神经系统病变,如机体的失血、缺氧、窒息和心搏骤停可导致缺血性脑病、脑水肿、脑疝,进而危及生命。

中枢神经系统在解剖和生理上的特殊性使其在病理学上具有与其他器官不同的特点:①病变定位与功能障碍之间关系密切(图 4-1),如临床可根据一侧肢体偏瘫作出对侧大脑基底节发生病变的定位诊断。②同种病变发生在中枢神经系统的不同部位,其临床表现和后果迥然不同,如额叶前皮质区的小梗死灶可无症状,但若发生在延髓可导致严重的后果,甚至致命。③不同性质的病变可导致相同的后果,如颅内出血、炎症及肿瘤均可引起颅内压升高。④某些解剖生理特征具有双重影响,如颅骨可以保护脑实质,但在颅内压增高情况下,却成为脑疝的促进因素;又如血 - 脑屏障(blood brain barrier,BBB)能选择性地让营养物质和代谢产物顺利通过,以维持脑组织内环境稳定,但也影响了部分药物进入脑内发挥作用;当血 - 脑屏障破坏或形成的条件缺乏时,脑外的异常代谢产物或恶性肿

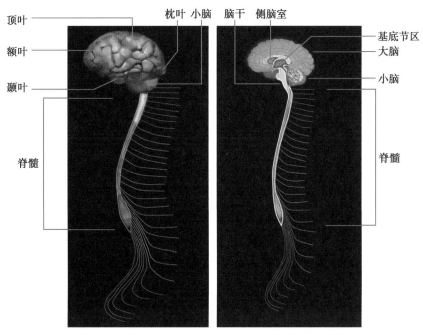

图 4-1 中枢神经系统外观模式图

注:额叶:运动功能区及语言表达功能区;顶叶:感觉和视觉功能区;枕叶:视觉功能区;颞叶:听觉和语言功能区;基底节区:控制和调节运动功能;小脑:运动控制功能区;脑干:运动协调功能区及呼吸心跳中枢;侧脑室:内含脉络丛,产生脑脊液;脊髓:不同节段脊神经分别对应不同区域皮肤及肌肉的感觉信息传入和运动信息传出。

瘤,可沿血液循环进入脑实质内。⑤颅外器官的恶性肿瘤可发生脑转移,如肺癌、乳腺癌、恶性黑色素瘤、绒毛膜上皮癌较易发生脑转移,但颅内原发性恶性肿瘤却罕见转移至颅外。⑥传统观点认为脑组织内无固有的淋巴系统,但近年研究发现,脑实质内虽无淋巴管道,其细胞间液可通过脑脊液与存在于硬脑膜中的淋巴管进行交通。⑦脑是人体代谢率最高的器官,一般情况下,大脑对氧气的需求量约占全身需氧量的20%以上,神经元对低氧尤其易感,并且不同部位的神经元对缺氧耐受性又各不相同。如大脑皮质的小锥体细胞经过3~5min缺氧就会发生坏死,小脑浦肯野细胞需13min,脊髓则需45~60min,分化越高对缺氧越敏感。⑧除了一些共性的病变(如血液循环障碍、炎症、肿瘤等)外,常见一些颅外器官所不具有的病理改变,如神经元变性、髓鞘脱失、嗜神经现象、胶质细胞增生等。⑨脑血管具有自主调节功能,是维持脑血流量的重要因素,若动脉粥样硬化引起的颅内动脉管腔狭窄达50%时,脑血流量并无减少,得益于脑血管先后通过侧支循环建立、血管调节性扩张、增强对组织的氧摄取率等自主调节机制来维持脑的代谢和功能。

神经系统是由神经元及神经纤维、胶质细胞(包括星形胶质细胞、少突胶质细胞及施万细胞、室管膜细胞)、小胶质细胞、脉络丛上皮细胞、脑膜的组成细胞以及血管所组成的系统,其结构精巧而复杂(图4-2)。人类神经系统行使高度复杂的功能,十亿计的细胞被组织分类、特化,来执行这些功能。神经元是执行者,神经纤维是信息传输者,胶质细胞提供环境,脑脊膜提供保护,脉络丛上皮细胞分泌脑脊液提供营养和保护,特有的血-脑屏障系统维持脑组织内环境的相对稳定。为了实现这些作用,各种细胞具有它们自己的形态和特有结构,并且在病理状态下具有不同的反应。

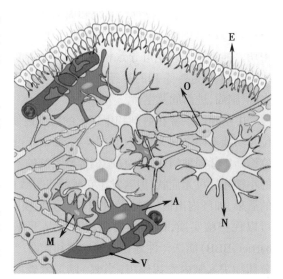

图 4-2　中枢神经系统主要的组成细胞模式图
注:N:神经元;A:星形胶质细胞;O:少突胶质细胞;M:小胶质细胞;E:室管膜细胞;V:血管。

第一节　神经元及神经纤维的基本病变

神经元由胚胎时期的神经管上皮分化而来。它是中枢神经系统的基本结构和功能单位。神经元是可兴奋细胞,负责接受刺激和信息并传导电化学冲动。神经元的数量比支持它们的胶质细胞少10~50倍,在大脑灰质中仅占约5%,但却负责最关键和最复杂的细胞功能。

神经元的细胞形态随着定位的不同而改变,直径5~100μm不等,但都可分为胞体、树突和轴突三部分。①胞体是神经元的营养和代谢中心,主要位于大脑和小脑的皮质、脑干和脊髓的灰质以及神经节内,一般具有中等量至丰富的胞质,一个较大的圆形细胞核及单个明显的核仁。胞质内含尼氏体和神经原纤维,前者富于粗面内质网和游离核糖体,后者主要由神经丝和微管组成。②从神经元细胞胞体伸出树枝状的树突,树突的分支上又可见短小的树突棘。主要功能是接受刺激。树突内的胞质结构类似于胞体。③每个神经元只有一个轴突。始于轴丘,不含尼氏体。轴质主要成分为神经原纤维。轴突的主要功能是传递神经冲动,其次可与胞体进行营养及代谢物质的双向运输。根据投射长度可分为高尔基Ⅰ型和高尔基Ⅱ型:Ⅰ型较长,为髓鞘化的轴突,它与较远的神经元形成突触联系;Ⅱ型较短,未髓鞘化,与较近的局部神经元形成突触联系。可用一系列的特殊染色法及免疫组织化学染色技术来显示神经元及其突起(表 4-1)。

表 4-1 用于显示神经元及其突起的特殊染色和免疫组织化学染色方法

染色方法	特点
传统染色方法	
苏木精 - 伊红染色法	有利于评价常规的细胞结构
尼氏染色(如甲酚紫染色)	有利于评价常规的细胞结构。可与髓磷脂染色相结合,用于厚切片中细胞密度的评估
轴突银浸染法	用于显示轴突及一些神经元内包涵体。经常和髓磷脂染色相结合来鉴别脱髓鞘与神经纤维变性
高尔基染色法	直观显示出神经元细胞树突内的微小结构。是一项难度高的染色技术,取决于组织块的渗透性
免疫组织化学染色法	
神经丝蛋白(neurofilament protein)	细胞核周及轴突胞质内表达强阳性(在正常的神经元内,核周的神经丝蛋白是非磷酸化的,轴突内神经丝蛋白是磷酸化的)
微管相关蛋白(microtubule associated protein-2,MAP-2)	神经元细胞骨架的重要组成成分,用于标记神经元突起及胞体
神经元特异核蛋白(NeuN)	表达于发育成熟的神经元中,主要为核着色,正常脑组织锥体神经元和颗粒性神经元表达,小脑浦肯野细胞不表达
突触小泡蛋白(synaptophysin)	用于观察神经分泌小泡,这些小泡主要分布于神经突触处;神经元胞体很少着色
嗜铬粒蛋白 A(chromogranin A)	用于观察致密核心神经分泌小泡,这些小泡散在分布于部分神经元的核周,集中分布于突触区。可见神经元胞体内的中等强度着色
神经递质相关	用于观察与生物合成相关的神经递质或酶
蛋白基因产物 9.5(PGP9.5)	一种针对神经元特异性泛素 C 末端的水解酶的抗体,广泛表达于神经元及神经元细胞的突起中,尤其在外周神经系统中

一、神经元的基本病变

神经元对缺血缺氧、感染和中毒等极为敏感。在急性和慢性细胞损伤及疾病中,神经元具有不同的反应。

(一) 神经元急性坏死

急性缺血缺氧、感染和中毒等引起的神经元凝固性坏死称为神经元急性坏死。HE 染色时,可见神经元胞体缩小,尼氏体消失,呈嗜酸性而深红染,核固缩,失去清晰的轮廓,进而溶解消失,又称为红色神经元(red neuron)(图 4-3)。由缺血引起的红色神经元最常见于大脑皮质的锥体细胞核、小脑浦肯野细胞。因低氧导致上述改变常发生于海马 CA1 区的锥体神经元、新皮质的第 3 和第 5 层的锥体神经元以及小脑的浦肯野细胞。

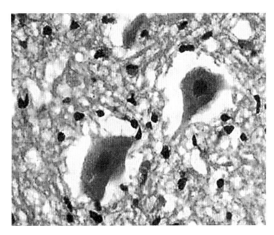

图 4-3 红色神经元
注:神经元胞体缩小,嗜酸性而深红染,核固缩。

（二）单纯性神经元萎缩

单纯性神经元萎缩是神经元慢性渐进性变性以致死亡的过程。多缓慢进展，病程较长，如多系统萎缩、肌萎缩侧索硬化等。特征性表现是神经元胞体及胞核固缩、消失，无明显尼氏体溶解，一般不伴有炎症反应。病变早期难以察觉神经元丢失，晚期局部伴明显胶质细胞增生，提示该处曾有神经元存在。

（三）中央尼氏体溶解

尼氏体溶解常由病毒感染、缺氧、B 族维生素缺乏及轴突损伤引起。表现为神经元肿胀浅染，核偏位，伴相对显著的大核仁，胞质中央尼氏体崩解，进而溶解消失或仅在细胞周边区有少量残留，偶尔可见细胞内小空泡，常规制片过程中在异常神经元周围常常出现人工空隙（图 4-4）。由于游离核糖体使神经元蛋白质合成代谢大大增强，故早期病变可逆，但若病因长期存在，可导致神经元死亡。

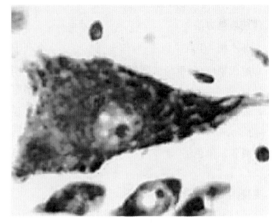

图 4-4　尼氏体溶解
注：神经元胞质中央尼氏体溶解、消失。

（四）包涵体形成

神经元胞质或胞核内包涵体可见于衰老、某些病毒感染和变性疾病，其形态、大小和着色不同，分布部位也有一定规律。

1. **核内包涵体**　如 Marinesco 小体是一种嗜酸性球形包涵体，常见于成人黑质神经元中，泛素表达可阳性。

2. **胞质内包涵体**　可分为由细胞骨架元素构成的包涵体、细胞溶质包涵体以及膜包裹性包涵体。如位于海马的 CA1 区嗜酸性 Hirano 小体，是一种棒状的骨架元素构成的包涵体，随着年龄增长而增加，中年后逐渐减少，但是在慢性饮酒者以及阿尔茨海默病（Alzheimer disease，AD）、皮克病（Pick disease）、帕金森病（Parkinson disease，PD）的老年患者的锥体层，数目明显增加。

3. 巨细胞病毒感染时胞质内或核内均可出现病毒包涵体。部分包涵体的临床意义未明确，部分包涵体对疾病具有诊断意义，可以根据其成分借助对应的免疫组化去区分（表 4-2）。

表 4-2　特定条件和疾病中的包涵体举例

包涵体	相关疾病	主要成分
神经原纤维缠结	衰老、阿尔茨海默病、进行性核上性麻痹、脑炎后帕金森综合征，关岛帕金森病 - 痴呆综合征、肌强直性营养不良、亚急性硬化性全脑炎、C 型尼曼 - 皮克病及其他少见疾病	过度磷酸化的 Tau 蛋白及泛素
路易小体	衰老、帕金森病、路易体痴呆	α- 突触核蛋白（α-synuclein）、神经丝蛋白及泛素
Pick 小体	皮克病	神经丝蛋白，过度磷酸化 Tau 蛋白
MND 小体	运动神经元疾病	泛素以及其他
DPR 包涵体	额颞叶痴呆 + 运动神经元疾病	C9orf72 重复扩增致 DPR 蛋白聚集

（五）神经原纤维变性

神经元胞质中的神经原纤维变粗，并在胞核周围凝结卷曲缠结，称为神经原纤维缠结（图 4-5）。常可见于 AD 等神经退行性疾病患者的大脑皮质神经元中。它是神经元趋向死亡的一种标志，最终其余细胞结构消失，残留变性的原纤维聚集成团，引起胶质细胞反应，形成老年斑。同为神经原纤维缠结，在不同的变性疾病中其成分有所差别，例如 AD 中的神经原纤维缠结的超微结构为两条直径 20nm 的微丝构成的双螺旋结构，主要成分为 3R-Tau 和 4R-Tau 同源蛋白，而 Pick 病中的神经原纤维缠结超微结构显示为不同长度、直径 14~16nm 的直丝构成，主要成分为 3R-Tau 同源蛋白。

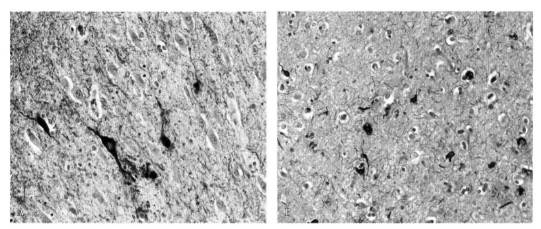

图 4-5　神经原纤维缠结

注：A. AD 海马锥体神经元中神经原纤维缠结（Tau 免疫组化染色）；

B. AD 颞叶锥体神经元胞质中神经原纤维缠结（Gallyas 银染法）。

二、神经纤维的基本病变

（一）轴突的基本病变

1. 轴突反应或沃勒变性（Wallerian degeneration）（图 4-6）　中枢或周围神经轴索被离断后，神经元出现中央性尼氏体溶解，轴突出现肿胀（形成轴索球，一种均质的嗜酸性小体，可用银染显示）和运输障碍，这一系列变化称为轴突反应，包括 3 个阶段：①轴索断裂崩解，远端及部分近端轴索及其所

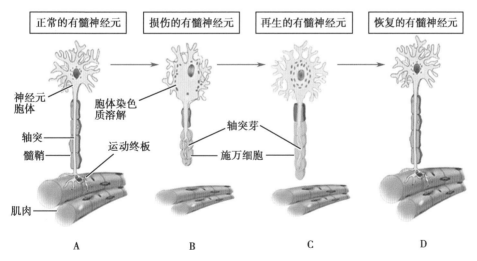

图 4-6　轴突反应模式图

注：图中为外周神经损伤后的前角细胞的轴突反应。在中枢神经系统中，轴突受损后，神经元也具有类似的改变。A. 正常神经元细胞胞体含有有序的树突分支，它们以突触的方式与其他神经元联系。尼氏体明显。B. 轴突损伤后出现末梢轴突的变性。形成突触的树突回缩，突触连接结构消失。粗面内质网重组成小囊泡单位。神经元阻止编码高分子量的神经丝蛋白的基因激活，启动编码外周蛋白的基因。神经丝蛋白和外周蛋白积聚在神经元胞体中。这个阶段，神经元胞体肿胀，呈弱嗜酸性，尼氏体消失。出现去神经性肌纤维萎缩。C. 外周神经系统的轴突再生（不出现在中枢神经系统内）。轴突延长伴有高分子量神经丝蛋白的重新合成。D. 如果靶系统恢复神经支配，神经元树突要重新建立与其他神经元之间的突触连接，恢复正常的神经元胞体的形态。

属髓鞘发生变性、崩解、被吞噬消化;②髓鞘崩解脱失,脂质游离,呈苏丹Ⅲ染色阳性;③吞噬细胞增生,吞噬崩解产物。在具有伸向外周神经系统的轴突的大神经元和具有中央投射的更大的神经元中,轴突反应显著。轴突变性在早期可以被β-淀粉样蛋白前体蛋白(β-amyloid precursor protein,β-APP)抗体检测到。轴突运输被神经元代谢功能障碍所破坏时发生的轴突肿胀,称为营养不良性轴突肿胀,可见于部分神经退行性疾病及衰老,并强阳性表达泛素,也可发生在某些营养缺乏症(如维生素E缺乏症)以及遗传性代谢性疾病中(如C型尼曼-皮克病)。

2. 脱髓鞘 少突胶质细胞和施万细胞变性或髓鞘损伤导致髓鞘板层分离、肿胀、断裂、崩解成脂滴,进而完全脱失,这个过程称为脱髓鞘(demyelination),此时轴索相对保留。随着病情进展,轴索可出现继发性损伤。中枢神经系统髓鞘再生能力有限。患者的临床表现取决于脱髓鞘后继发性轴索损伤和再生髓鞘的程度。发生于脱髓鞘疾病的,称原发性脱髓鞘;由创伤、感染和缺氧等引起的脱髓鞘称为继发性脱髓鞘。可以用Luxol Fast Blue(LFB)染色来显示被吞噬细胞吞噬的髓鞘碎片,并结合神经丝蛋白(neurofilament,NF)免疫组织化学标记来判断轴索是否保留。

(二)树突的基本病变

树突减少、变钝、丢失可见于神经元变性疾病(如AD),此外,朊病毒病和人类免疫缺陷病毒(HIV)引起的获得性免疫缺陷综合征脑病也较常见。

第二节 神经胶质细胞的基本病变

神经系统的胶质细胞根据形态可以分为星形胶质细胞、少突胶质细胞(仅存在于中枢神经系统)、施万细胞(仅存在于周围神经系统,功能类似于少突胶质细胞)、室管膜细胞和小胶质细胞。

一、星形胶质细胞的基本病变

星形胶质细胞是神经系统中非常重要的支持细胞,传统免疫组化染色法常用纤维酸性蛋白(GFAP)来显示。近年来多数研究采用GFAP显示星形胶质细胞的胞体,而用内向整流钾通道蛋白(inwardly-rectifying potassium channel)Kir4.1来显示更多的星形胶质细胞的树突。它们的基本病变包括肿胀、反应性增生、出现淀粉样小体等。

(一)肿胀

肿胀是星形胶质细胞对大范围刺激的相对快速的反应,在缺氧、中毒、低血糖及海绵状脑病等引起神经系统受损后,星形胶质细胞最早出现的形态改变。表现为细胞核增大、空泡状,染色质疏松淡染。如果损伤因子持续存在,肿胀的星形胶质细胞核可逐渐皱缩、死亡。

(二)反应性胶质细胞增生

这是神经系统受损后的修复反应,表现为胶质细胞增生和肥大,有丰富均一的嗜酸性胞质,核呈空泡状,形成大量的胶质纤维,最后成为胶质瘢痕。丰富的胶质中间丝容易通过免疫标记GFAP显示出来。部分神经退行性疾病如进行性核上性麻痹中,也可见Tau蛋白的表达。与纤维瘢痕不同,胶质瘢痕没有胶原纤维和相应的间质蛋白,所以机械强度较弱。根据增生的星形胶质细胞的突起方向可将胶质增生的模式分为两种:一种模式为突起的排列符合先前正常的局部组织结构,与周围正常细胞的突起方向一致,称为同形性神经胶质增生,主要见于慢性退行性疾病中;另一种模式为增生的星形胶质细胞突起的方向随意,称为非同形性神经胶质增生,主要发生在破坏性病变(如梗死)中。需要指出的是：最新研究表明，在一些疾病中，星形胶质细胞的损伤可能发生在神经细胞之前，从而促进或者导致神经元的死亡。

（三）Rosenthal 纤维

Rosenthal 纤维是星形胶质细胞在慢性反应性和缓慢生长的肿瘤性增殖时产生的包涵体。它们是均质、嗜酸性小体，呈圆形、卵圆形、长形和棒状（图 4-7），免疫组化标记 GFAP、αB-crystallin、泛素可在 Rosenthal 纤维边缘阳性表达。Rosenthal 纤维在反应性胶质细胞增生和毛细胞性星形细胞瘤中可见，在 Alexander 病和巨轴索神经病中非常丰富。

（四）颗粒小体

颗粒小体在慢性星形胶质细胞增生和缓慢增长的神经/胶质肿瘤区域被发现，一般同时可见 Rosenthal 纤维。它们是星形胶质细胞胞质内的圆形嗜酸性颗粒状聚集物，同时表达 GFAP 和 αB-crystallin。

（五）淀粉样小体

淀粉样小体是球形包涵体，HE 染色呈圆形、向心性层状排列的嗜碱性小体，主要在星形胶质细胞突起内，偶尔可见于轴突内。它们的直径是 10~50μm，主要包含大量葡聚糖，可以用苏木素、过碘酸希夫（periodic acid-Schiff，PAS）和结晶紫染色。淀粉样小体随着年龄的增加而增加，特别是在软脑膜下和室管膜下区域（图 4-8）、皮质下血管周围，以及脊髓白质内。在萎缩和胶质细胞增生的情况下，包括阿尔茨海默病和其他神经退行性病变，淀粉样小体的数量增加更明显。

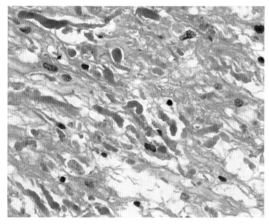

图 4-7　Rosenthal 纤维
注：嗜酸性的、条索状及椭圆形 Rosenthal 纤维。

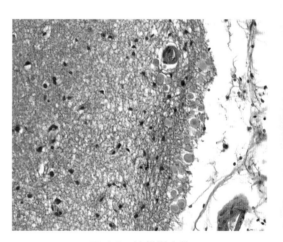

图 4-8　淀粉样小体
注：AD 中位于颞叶软脑膜下的圆形嗜碱性小体。

二、少突胶质细胞的基本病变

正常灰质中单个神经元周围可见 1~2 个少突胶质细胞围绕分布，如果围绕的少突胶质细胞 5 个或 5 个以上（图 4-9），称为卫星现象（satellitosis）。此现象与神经元损害的程度和时间无明确关系，意义尚不明，可能和神经营养有关。

三、小胶质细胞的基本病变

小胶质细胞并非真正的神经胶质细胞，过往认

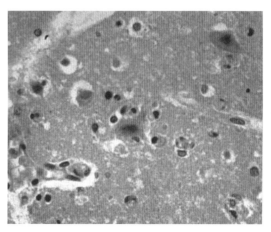

图 4-9　"卫星现象"
注：少突胶质细胞围绕神经元形成"卫星现象"。

为它来源于血液单核细胞系统,近年来有研究证实它可能由原始髓系前体细胞分化而来。在正常脑组织中不易见。各种损伤均可导致其快速活化。常见病变有以下几种。

（一）噬神经细胞现象

噬神经细胞现象(neuronophagia)是指坏死的神经元被增生的小胶质细胞或血源性巨噬细胞吞噬。如流行性乙型脑炎时,大脑皮质神经元被吞噬,这是小胶质细胞对坏死神经元的一种反应(图4-10)。

（二）小胶质细胞结节(microglial nodules)

中枢神经系统感染,尤其是病毒性脑炎时,小胶质细胞常呈杆状,弥漫性或局灶性增生,后者聚集成团,形成小胶质细胞结节(图4-11)。

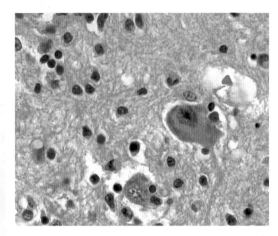 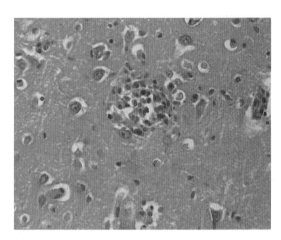

图4-10　坏死的神经元被小胶质细胞吞噬　　　图4-11　小胶质细胞局灶性增生形成小胶质细胞结节

（三）格子细胞(gitter cell)

小胶质细胞或来源于外周血液单核巨噬细胞系统的巨噬细胞吞噬神经组织崩解产物后,胞体增大,胞质中出现大量脂质小滴,HE染色呈空泡状,称为格子细胞或泡沫细胞(见图4-16B),CD68、苏丹Ⅲ染色阳性。

四、室管膜细胞的基本病变

室管膜细胞呈立方形覆盖于脑室系统内面。BIONDI小体是室管膜细胞内淀粉样蛋白原纤维的蓄积产物,随着年龄增长而增加,并且不易随组织溶解而自溶,硫酸素S标记阳性。一些致病因素可能引起局部室管膜细胞丢失,由室管膜下的星形胶质细胞增生,充填缺损,形成众多向脑室面突起的细小颗粒,称为颗粒性室管膜炎。病毒感染尤其是巨细胞病毒感染,可引起广泛室管膜损伤。残留的室管膜细胞内可出现病毒包涵体。

第三节　中枢神经系统退行性疾病

中枢神经系统退行性疾病的特点是神经元进行性的功能障碍和死亡,常影响特定的系统,具有选择性的神经元易感性。这些疾病病因尚不明确,但不包括血管病变、中毒、代谢、感染或自身免疫因素。随着研究的进展,以下因素被认为在神经退行性疾病的发生过程中可能起重要作用:①溶酶体及蛋白酶体功能障碍：自噬-溶酶体途径及泛素-蛋白酶体系是机体修复或消除异常蛋白质的两种主要途径,在神经退行性疾病中发挥重要作用。任何一种系统受损都会导致细胞功能障碍或死亡。②蛋白异常聚集:多发生在细胞内,以包涵体形式存在,也可出现在细胞外。③氧化应激和线粒体完整性:自由基的过量或清除效率降低均可导致神经退行性疾病。调节线粒体功能的基因突变与家族性帕金森病密切相关。④兴奋毒性作用:神经退行性疾病的神经元坏死与过度的谷氨酸刺激相关。⑤诱导细胞程序性死亡:兴奋性毒性作用、剥夺神经营养生长因子、局部细胞因子和积累蛋白的毒性作用均可能促进细胞的凋亡。⑥细胞因子和神经炎症:某些神经退行性疾病中小胶质细胞活化过程产生的细胞因子,可诱导神经元的功能障碍和死亡,这个过程称为"过度的神经炎症"。⑦遗传因素:一些神经退行性疾病如脊肌萎缩症、共济失调性疾病、家族性阿尔茨海默病,已明确其致病基因位点。⑧衰老:随年龄增长,RNA合成减少,蛋白质分解功能退化导致异常蛋白聚集,特定系统内神经元营养因子缺乏,氧自由基对线粒体酶和胞质神经元蛋白的损伤以及不适当的触发细胞程序性死亡等。

神经退行性疾病主要可以分为两大类:运动功能障碍和认知功能障碍(即痴呆综合征)(表4-3)。前者包括帕金森病、多系统萎缩、亨廷顿病等,后者包括阿尔茨海默病、皮克病、额颞叶痴呆等。另有诸如路易体痴呆、进行性核上性麻痹、皮质基底节变性等疾病,临床表现为认知和运动障碍均突出。这些疾病的临床表现和病理改变具有相当大的重叠,不同的临床表型与不同类型的病理改变相关,例如帕金森病的临床表现常与路易小体病变相关,但也可由以神经原纤维缠结为特征的疾病或多发性硬化引起。相同的病理改变也可出现在不同的变性疾病中,如路易小体病变可引起帕金森病、痴呆、自主神经衰竭、局部肌力失常、孤立性吞咽困难等疾病。这里着重讲述阿尔茨海默病和帕金森病。

表 4-3　神经退行性疾病的临床特点与对应解剖部位

类型	临床特点	解剖结构
运动障碍		
僵硬	锥体外系受损	黑质和基底节区变性
运动功能亢进	运动失调	基底节区变性
共济失调	小脑共济失调	小脑及其传导束变性
运动神经元障碍	运动能力减弱	运动系统变性
认知障碍(痴呆)		
颞叶和顶叶退行性变性	记忆障碍伴顶叶功能障碍	海马及皮质神经元变性
额颞部退行性变性	淡漠,抑郁,记忆障碍	额叶颞叶神经元变性
多灶变性	不同皮质及皮质下缺损	皮质及皮质下神经元变性

一、阿尔茨海默病

阿尔茨海默病(Alzheimer disease,AD)是痴呆最常见的病因,发病率随着年龄增长而增加。多为散发病例,好发于60岁以上人群,家族性阿尔茨海默病的临床表现较早,通常在40岁左右发病,为常染色体显性遗传。

(一)病因和发病机制

该病的确切病因和发病机制尚未完全阐明,目前研究认为,可能与以下因素有关:①淀粉样物质沉积:AD患者脑内常见β淀粉样蛋白(β amyloid protein,Aβ)沉积(图4-12A),由β-APP异常降解所致,β-APP是神经细胞表面具有受体样结构的跨膜糖蛋白;由于该蛋白正常代谢受到干扰,产生了不能溶解的片段Aβ;Aβ对神经元有毒性作用,是构成脑内神经毡中老年斑(senile plaque,SP)

（图 4-12A，图 4-12B）的主要成分。②Tau 蛋白过度磷酸化：Tau 蛋白是一种微管相关蛋白，Tau 蛋白正常磷酸化和去磷酸化过程对于维持细胞骨架的正常结构和功能非常重要；Tau 蛋白的过度磷酸化使神经微丝和微管异常聚集，出现神经元内神经原纤维缠结。③泛素蛋白（ubiquitin）：是一种细胞应激反应蛋白，是 ATP 依赖的非溶酶体蛋白（泛素 - 蛋白酶）分解系统（the ubiquitin-proteasome system，UPS）的重要辅助因子。在 AD 的 Aβ 和 Tau 蛋白相关的老年斑及神经原纤维缠结中均存在泛素蛋白不同程度的表达。有学者提出，泛素蛋白在 AD 发生过程中的作用可能与 UPS 功能异常有关。④遗传因素：尽管多数病例呈散发性，研究显示约有 10% 患者有明显遗传倾向。与本病有关的基因位于第 21、19、14 和第 1 号染色体；大多数早发性家族性 AD 的发病与位于第 14 和 1 号染色体上两个基因位点有关，这两个基因分别编码早老蛋白 1（presenilin 1，PS1）和早老蛋白 2（presenilin 2，PS2），早老蛋白基因的突变可引起 β 淀粉样蛋白增加。⑤受教育程度：研究表明 AD 的发病率与受教育程度有关，受教育程度越高，发病率越低，研究认为人的不断学习可促进突触的改建，有利于突触功能的维持。⑥继发性递质改变：其中最主要的改变是乙酰胆碱的减少，主要由于脑内隔区、Meynert 基底核神经元（nucleus basalis of Meynert）的大量缺失导致其投射到新皮质、海马、杏仁核等区域的乙酰胆碱能纤维减少所致。目前主流学术界认为 Aβ 沉积、Tau 蛋白异常过度磷酸化是 AD 的主要发病机制。

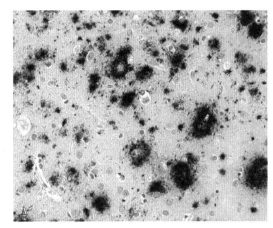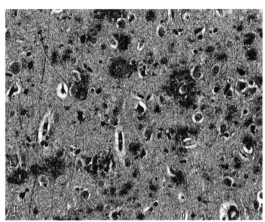

图 4-12　老年斑

注：A. AD 顶叶皮质淀粉样蛋白沉积，形成老年斑（Aβ 免疫组化染色）；B. AD 额叶皮质老年斑（AG 银染色）。

（二）临床表现

起病隐匿，突出的临床症状是进行性智能下降。早期表现为近记忆障碍、学习新知识困难、情感淡漠，逐渐出现远近记忆明显损害、空间定向障碍、失语失认，晚期张口困难、吞咽功能障碍、四肢运动功能障碍，呈缄默或去皮质状态。

（三）辅助检查

影像检查显示颞叶钩回间距扩大，海马和杏仁核明显萎缩。

（四）病理改变

大体观脑组织萎缩，脑重 900~1 200g。脑回变窄、脑沟增宽，主要位于颞叶内侧面，尤其是海马、海马旁回，也见于双侧额叶、顶叶（图 4-13）。枕叶和运动皮质一般不受累。这种萎缩模式不是 AD 所特有的，也可见于其他几种痴呆疾病中。大脑切面可见皮质变薄，白质颜色及纹理正常，仅体积缩小。脑室系统可显著扩张，尤其是侧脑室颞

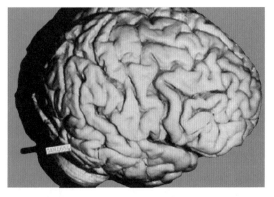

图 4-13　AD 大体

注：显示大脑脑回变窄，脑沟增宽。

角。中脑黑质色素沉着正常,但色泽变浅。蓝斑的颜色较正常苍白。可发生大脑梗死或出血,可能与脑血管淀粉样沉积或共存的动脉硬化性疾病相关。

AD 的镜下观无特异性,具有神经变性疾病的共同特点。主要病理改变有以下几方面。

1. **老年斑**(见图 4-12) 是细胞外神经毡内的球状沉积物,核心是 Aβ 肽,为淀粉样前体蛋白(amyloid precursor protein, APP)水解产物,周围缠绕着无数复杂的蛋白和细胞碎片。按形态可分为两种。一种是弥散斑,常位于大脑皮质的软膜下,Aβ 免疫组化染色显示其为形态不规则、边界不清的疏松结构,不具有蛋白聚集形成的丝状淀粉样结构,而是通常被描述为"羊毛状""湖泊状"。常见于 AD 的各个阶段以及正常老年人中。另一种是神经突起斑,中心为淀粉样的丝状结构,外周为异常肿胀的神经元突起,放射状聚集,形成球状外观。周围可见星形胶质细胞和小胶质细胞聚集。小胶质细胞突起常与淀粉样蛋白交织一起或将其包绕成束,部分神经突起内可含有致密小体。可以不同程度的表达嗜铬粒蛋白 A(chromogranin A)、泛素蛋白、Tau 蛋白以及其他各种淀粉样相关蛋白如载脂蛋白 E(ApoE)、α₁- 抗胰蛋白酶、硫酸肝素和补体因子等。部分学者认为弥散斑可进一步演变为神经突起斑。随着病程进展,Aβ 沉积斑逐渐出现在海马和基底节区、中脑和脑桥被盖,小脑以及大脑皮质下白质。

2. **神经原纤维缠结**(neurofibrillary tangles) 又称神经元内丝样包涵体,位于神经细胞胞体内(见图 4-5)。主要组成部分是 Aβ 和过度磷酸化的 Tau 蛋白。电镜下由双螺旋样细丝结构组成。HE 染色、Bielschowsky 染色、Gallyas 和 Bodian 银染色以及 Tau 蛋白抗体均可显示。其形态多种多样,如海马锥体细胞的神经原纤维缠结呈火焰状,新皮质区的神经原纤维缠结为线圈样或月牙形等。神经原纤维缠结常见于海马、海马旁回、内嗅皮质、杏仁核和颞叶联络皮质,其分布不同于老年斑。虽然神经原纤维缠结也可以见于正常老年人颞叶和其他神经退行性疾病,但在 AD 患者的脑中数量多,分布范围广,其数目和分布直接影响痴呆的严重程度。

3. **脑淀粉样血管病** 表现为蛛网膜下腔、大脑和小脑皮质中的小动脉管壁内淀粉样蛋白沉积,白质区小血管少有累及。通常好发于枕叶。

4. **神经元和突触的丢失** 在进展期的 AD,新皮质内 30%~40% 的神经元丢失,尤其在年轻者中。海马的 CA1 区神经元可见颗粒空泡变性,神经细胞旁可见 Hirano 小体。突触的丢失可用突触小泡蛋白(synaptophysin)进行标记,与痴呆的严重程度的临床评分相关。

5. **反应性胶质细胞增生** 常发生于老年斑内及其周围、神经元消失区。

6. **大脑白质体积缩小** 可见不同程度的髓鞘脱失,为神经元丢失的继发改变。深部白质内还可见到血管周围间隙增大及腔隙梗死灶,可能与微血管变性有关。

二、帕金森病

帕金森病(Parkinson disease, PD)是常见的运动障碍性神经退行性疾病,又称原发性震颤麻痹。是一种早期以纹状体、黑质损害为主的缓慢进行性疾病,以震颤、肌僵直和运动减少为典型临床表现。平均发病年龄 61 岁,平均病程长达约 13 年。帕金森病主要病理改变之一为黑质 - 纹状体多巴胺神经元进行性变性、死亡,同时伴随含嗜酸性包涵体(路易小体)出现,纹状体多巴胺含量降低,引起运动功能紊乱。最近研究发现,帕金森病的晚期,病变亦可累及其他脑区如大脑皮质,导致认知障碍。

(一)病因及发病机制

本病的病因尚不明确。除了遗传因素、外源性毒素、细胞氧化反应等可能与其相关,也有数种基因可引发帕金森病。近年来在家族性 PD 患者中发现的 α 突触核蛋白(α-synuclein),被证实是 PD 特征性包涵体路易小体的主要构成蛋白。另外在路易小体内也检测到泛素蛋白的表达,其与 PD 的发展之间的关系还有待大量的研究去证实。

（二）病理改变

大体观大脑和小脑无特殊改变，仅中脑黑质及脑桥蓝斑的颜色变浅（图4-14），纹状体和苍白球均无显著变化。镜下观黑质特别是背侧致密带内的色素细胞大量减少，残存的细胞变性，色素减少，有些胞质内含有路易小体，同时伴有胶质细胞增生。路易小体（Lewy body）是位于胞质内的圆形嗜酸性包涵体（图4-15），有玻璃样的芯和周围淡染的晕。易见于黑质、蓝斑、迷走神经背侧核、丘脑、下丘脑和Meynert基底核残存的神经元内。路易小体分为经典型和皮质型。皮质型常见于深部大脑皮质，尤其是第V、VI层，且核周空晕不明显。其主要的构成成分有α-突触核蛋白、神经丝蛋白、泛素蛋白及αB晶状体蛋白。免疫组化标记物α-突触核蛋白是检测皮质路易小体的最敏感的抗体，另外P62与泛素抗体也有作用。需要指出的是，近年来许多学者也提出了帕金森病患者存在周边病理的现象。

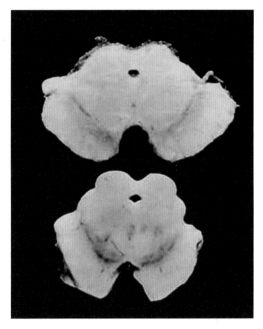

图4-14   PD大体
注：PD中脑黑质着色变浅。

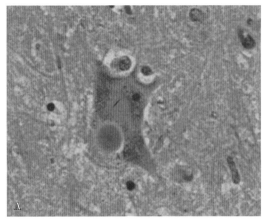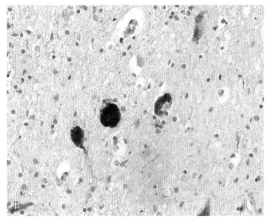

图4-15   路易小体
注：A. 胞质内嗜酸性包涵体，玻璃样的芯和周围淡染的晕（HE染色）；
B. PD黑质神经元胞质内的路易小体（α-synuclein染色）。

第四节   脱髓鞘疾病

脱髓鞘（demyelination）疾病是一组在病理上以神经纤维髓鞘脱失为主、轴索轻度损伤、轴索与神经元胞体保持相对完好为特征的神经系统疾病，既可累及中枢神经，亦可累及周围神经。根据病因可以分为三类：第一类是因轴索受损而引起的脱髓鞘，如沃勒变性（Wallerian degeneration）；第二类是髓鞘形成障碍型，系遗传缺陷引起，如脑白质营养不良等；第三类是髓鞘破坏型，包括与免疫介导相关的原发或特发性炎性脱髓鞘疾病，如多发性硬化、同心圆硬化、视神经脊髓炎等，以及继发于全身性疾病的脱髓鞘病,如一氧化碳中毒、电解质紊乱、脑缺血或出血等。

一、多发性硬化

多发性硬化(multiple sclerosis,MS)是最常见的中枢神经系统脱髓鞘疾病。以中枢神经系统白质炎性脱髓鞘为主要病理特点。临床上具有多部位性(空间上的多灶性)和病情的缓解 - 复发(临床时相上的多次性)特点。

(一)病因

多发性硬化的致病因素及发病机制迄今尚未明确,多数学者认为它是由自身免疫功能异常引起,同时部分研究发现环境(如地球的纬度和发病率的关系)和遗传因素也与 MS 的发病有一定的关系。另有研究提出,诸如普通感冒、外伤、手术、接种疫苗、妊娠等因素可促发或缓解 MS。

(二)临床表现

该病多在 20~50 岁起病,女性略多见,可急性或亚急性起病,几乎可以累及从脊髓到大脑皮质神经传导通路的任何部位,从而出现相应的、多种多样的临床症状和体征。主要临床症状有视力障碍、肢体无力、感觉异常、共济失调、自主神经功能障碍、精神症状和认知功能障碍等。

(三)辅助检查

1. **影像学检查** MRI 是诊断 MS 最敏感的辅助检查手段,敏感性可达 90% 以上。特征性的 MRI 表现为多发长 T_1 及长 T_2 异常信号,磁共振成像液体衰减反转恢复序列(FLAIR)像比 T_2 像更清晰,尤其更容易发现发生在靠近皮质及皮质下的微小病灶。扩散加权成像(DWI)可发现新病灶。新的功能 MRI 技术如磁共振波谱(MRS)及弥散张量成像(DTI)也对脱髓鞘病灶有重要的辅助诊断价值。

2. **脑脊液检查** MS 患者脑脊液检查的主要特点是免疫球蛋白增加,以 IgG 升高为主。鞘内 IgG 合成的检测是临床诊断本病的一项重要辅助指标,主要表现为 IgG 指数增高或出现 IgG 寡克隆带。当脑脊液中出现 IgG 寡克隆带而血清中缺如,更提示 IgG 是鞘内合成,支持本病的诊断。

3. **电生理检查** 诱发电位检测在发现多发性硬化亚临床病灶方面具有一定的敏感性,有助于早期诊断,但不具有特异性,需结合临床综合分析。

(四)病理改变

MS 病变广泛,以白质受累为主,灰质也可累及,可分布于脑室旁白质、半卵圆中心、脑干、小脑、脊髓、视神经、视交叉等部位。研究显示大量的皮质受累与疾病进展和临床症状的严重性密切相关。

1. **肉眼观** 急性期可见软脑膜轻度充血,脑水肿和脊髓节段性肿胀,慢性期可见脑室系统扩大,软脑膜增厚,脑和脊髓萎缩、脑沟增宽。脑和脊髓的冠状切面可见分散的灰暗色斑块,边缘清楚,呈圆形或不规则形,大小不等,直径从 0.1cm 至数厘米不等。病变早期常呈灰红色,质地较软;晚期呈灰白色半透明,质地较硬,是星形胶质细胞增生所致,故名为硬化,同时大量胶原纤维增生,可致蛛网膜变厚并与软脑膜粘连。

2. **镜下观** 急性期常见白质大片脱髓鞘(图 4-16A),病灶内大量小胶质细胞活化增生(图 4-17),吞噬髓鞘的破坏产物类脂及中性脂肪而形成格子细胞(图 4-16B),尤以血管附近显著。病变区及附近的小血管扩张充血,周围炎细胞渗出,特别是小静脉周围呈袖套样结构的淋巴细胞聚集。轴索大多保存完好,部分也可因变性而发生肿胀、断裂甚至消失。病灶周边可见肥胖的星形胶质细胞增生。用髓鞘染色法如 LFB 或 Weil 染色法可见髓鞘不同程度的脱失以及格子细胞内吞噬的髓鞘碎片,NF 免疫组化标记可见尚存留的轴索(图 4-16C),MBP 免疫组化染色显示少许髓鞘残存(图 4-16D),或嗜银染色法显示病灶内轴索出现的各种改变。晚期格子细胞消失,只剩少许纤维性星形胶质细胞及胶质纤维,形成硬化斑或瘢痕。

灰质的病理改变与白质病变的炎症性改变不同,主要表现为轴索断裂,神经元、胶质细胞或突触消失,提示通过磁共振成像研究大脑萎缩及皮质厚度减小对全面了解多发性硬化具有重要意义。

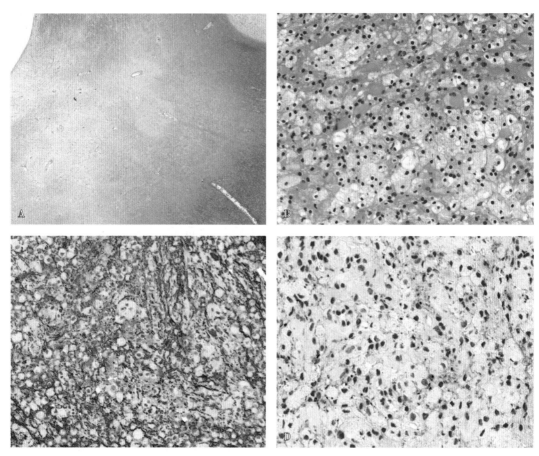

图 4-16   脱髓鞘病变

A. MS 大脑白质,浅染区示大片脱髓鞘(LFB 染色);B. 大量格子细胞聚集;

C. NF 阳性表达提示轴索保存;D. 免疫组化 MBP 极少许阳性,提示髓鞘破坏

二、同心圆硬化

同心圆硬化(concentric sclerosis)又称 Balo
病,或称同心层轴周性脑炎,1906 年 Marburg 首
次报道。主要位于额叶、颞叶和顶叶白质,偶见于
小脑、脑干和脊髓。病理改变以正常脑组织在脱
髓鞘病变区呈年轮样交替排列为特征。

(一)病因

本病的病因及发病机制尚不明确,可能与病
毒感染有关。部分尸检病例中发现同心圆病灶可
与典型的 MS 脱髓鞘病灶同时存在,但同心圆硬
化疾病的临床表现与 MS 有所不同,故将其作为
独立疾病看待。

图 4-17   小胶质细胞增生

注:MS 病灶内大量小胶质细胞活化增生
(HLA 免疫组化染色法)。

(二)临床表现

发病年龄多在 20~50 岁,无明显性别倾向,一般亚急性或急性起病,多以性格和行为改变起病,如
交往困难、情感淡漠、反应迟钝等,伴有头痛头晕、乏力、尿便失禁、肌张力增高等。

(三)辅助检查

1. **影像学检查**   MRI 可见大脑白质病灶呈同心圆样改变,典型病灶层数为 3~5 层。急性期 T_2 像可见病变中心类圆形高信号和周边较高信号,构成"煎鸡蛋"样病灶,T_1 呈低和较低信号。亚急性期中央区 T_2 像上高信号淡化,病灶内高低信号相互交替,排列呈层状,即同心圆病灶。FLAIR 像对同心圆病变更加敏感。

2. 脑脊液检查 脑脊液压力及生化多正常,髓鞘碱性蛋白(myelin basic protein,MBP)检查明显升高。

(四)病理改变

病变主要位于大脑白质内,严重脱髓鞘区与髓鞘保留区相间存在,呈近乎平行的同心圆排列。病变大小不等,1~10cm 均有。脱髓鞘区可见髓鞘严重脱失,轴索亦有轻度受损,但大部分尚存;而髓鞘保存区在电镜下可观察到髓鞘和轴索的相对较轻的损伤。病变区内可见大量吞噬细胞,少突胶质细胞减少,少数星形胶质细胞肥大,小血管周围可见淋巴细胞为主的炎细胞浸润。

三、视神经脊髓炎

视神经脊髓炎(neuromyelitis optic,NMO)主要累及视神经和脊髓,由 Devic 于 1894 年首次描述,故又称 Devic 病或 Devic 综合征。大量的临床、血清学、免疫学及病理特点均表明该病是不同于多发性硬化的独立疾病实体。

(一)病因

视神经脊髓炎的病因可能与 HIV、登革热、传染性单核细胞增多症、甲型肝炎等病毒感染及结核分枝杆菌、肺炎支原体感染有关,免疫接种也可引发视神经脊髓炎。2004 年 Lennon 等人在视神经脊髓炎患者的血清中检测到特异性抗体,命名为"NMO-IgG",并以其作为标志,诊断视神经脊髓炎患者的灵敏感度和特异度分别达 73% 和 91%。2005 年 Lennon 等应用免疫荧光组织化学证实了 NMO-IgG 特异性靶点为位于中枢神经系统血-脑屏障上的星形胶质细胞足突上的水通道蛋白-4(aquaporin-4,AQP-4)。

(二)临床表现

NMO 好发于女性,一般为急性或亚急性起病,分别在数天内或 1~2 个月达高峰,少数患者慢性起病并进行性加重,常伴有其他自身免疫性疾病如甲状腺炎、干燥综合征、系统性红斑狼疮等。视神经损害多表现为视神经炎或球后视神经炎,双眼同时或先后受累,开始时视力下降伴眼球胀痛,晚期可表现为视力丧失或视野改变。以视神经损害形式发病者,眼底检查早期可有视神经盘水肿,晚期出现视神经萎缩。脊髓损害以颈段最为多见,其次是胸段,典型表现为脊髓完全横贯性损害,在数小时至数天内双侧脊髓的运动、感觉和自主神经功能严重受损。运动障碍可迅速进展为截瘫或四肢瘫,出现脊髓休克,若发生在颈段,则可能出现 Lhermitte 征,即前核间型眼肌麻痹综合征,患者屈颈动作越迅速有力则触电感越强;重症患者由于严重的脱髓鞘使神经冲动扩散,导致痛性痉挛发作。NMO 很少有视神经及脊髓以外的症状,即使出现也较轻微。

(三)辅助检查

1. 影像学检查 眼部 MRI 检查可见急性期视神经或视交叉肿胀,可有或无强化。脊髓病灶多在 3 个或 3 个以上椎体节段,往往位于脊髓中央,脊髓肿胀较明显,表现为长 T_1 长 T_2 异常信号,增强扫描不规则斑片状强化或均匀强化。

2. 脑脊液 压力与外观一般正常。细胞数轻度增多,急性发作期白细胞可超过 $50 \times 10^6/L$,以中性粒细胞为主,通常不超过 $100 \times 10^6/L$,蛋白含量轻度或中度增高,多在 1g/L 以下,免疫球蛋白轻度增高,以 IgA 和 IgG 为主,复发型患者脑脊液蛋白显著高于单相病程患者;蛋白电泳检查可见寡克隆区带,阳性率为 20%~40%,明显低于多发性硬化。

3. 血清 NMO-IgG 自身抗体 应用间接免疫荧光方法可以显示 NMO-IgG,其选择性地和中枢神经系统微血管、软膜、软膜下和血管周围间隙结合,是视神经脊髓炎的特异性自身免疫抗体标志物。

4. 诱发电位　多数患者有视觉诱发电位异常,表现为 P100 潜伏期延长及波幅降低,少数患者脑干听觉诱发电位异常,提示脑内有潜在的脱髓鞘病灶。

(四)病理变化

病变主要累及视神经和脊髓。视神经损害多位于视神经及视交叉,可累及视束。大体可见视神经和视交叉萎缩变硬,切面黄色或灰色,镜下表现为髓鞘的脱失,轻度炎细胞浸润。脊髓病变可累及多个节段,常在 3 个椎体以上,位于脊髓的中央部位,以颈段和胸段受损最常见。大体观察可见肿胀、软化及坏死、空洞形成,很少有胶质瘢痕形成,镜下可见灰质和白质血管周围轻度炎性脱髓鞘至出血、坏死等不同程度改变,少突胶质细胞丢失明显,病灶内可见巨噬细胞、小胶质细胞及淋巴细胞浸润。不同于多发性硬化,视神经脊髓炎的病灶中常见有嗜酸性粒细胞和中性粒细胞的浸润,脊髓穿通血管增厚、透明化。陈旧的脊髓病变有胶质增生,但不如 MS 那样显著。脑组织大致正常或有小范围斑点状髓鞘脱失、胶质细胞增生和血管周围炎细胞浸润。

第五节　感染性疾病

神经系统感染性疾病是指各种生物性病原体侵犯神经系统引起的疾病。按照病因可分为病毒、细菌、立克次体、螺旋体、真菌和寄生虫等引起的疾病。由于脑和脊髓解剖结构上的特殊性和器官特异性,病原体侵入机体后,部分是选择性地侵犯神经系统或是侵犯神经系统的某一部分,如脑膜、脊髓膜易受细菌性感染,脑、脊髓实质易受病毒感染;又如脊髓灰质炎病毒可严重损伤脊髓前角运动神经元,而其他器官病变轻微。病原体侵入机体可分为以下几种途径:①血源性感染:如脓毒血症的感染性栓子等;②局部扩散:如颅骨开放性骨折、乳突炎、中耳炎、鼻窦炎等;③直接感染:如创伤或医源性(腰椎穿刺)感染;④经神经感染:某些病毒如狂犬病病毒可沿周围神经,单纯疱疹病毒可沿嗅神经、三叉神经侵入中枢神经系统而引起感染。

一、细菌性疾病

常见的颅内细菌感染性疾病为急性及慢性细菌性脑膜炎和脑脓肿。可累及硬脑膜、蛛网膜和软脑膜。脑膜炎一般是指软脑膜炎,包括软脑膜、蛛网膜下腔内脑脊液的感染。严重及病程较长者可累及脑实质而引起脑膜脑炎。

(一)急性细菌性脑膜炎

急性细菌性脑膜炎又称急性化脓性脑膜炎,多为细菌感染引起。

1. 病因　急性细菌性脑膜炎的致病菌在各年龄段有所不同。常见于新生儿的为 B 族链球菌、大肠埃希菌,常见于儿童,尤其是 5 岁以下儿童的致病菌为 B 型流感嗜血杆菌和脑膜炎奈瑟菌,而成人常见的为肺炎链球菌,尤其是年老者或者居住密集的人群,如大学生和军人。致病菌的主要传播途径是经血液循环到达脑膜,部分可经局部扩散进入颅内。

2. 临床表现　主要表现为发热、寒战、头痛、恶心呕吐甚至意识模糊和嗜睡,急性起病者常有脑膜刺激征。

3. 脑脊液及影像学检查　脑脊液压力增高伴浑浊,中性粒细胞增多、蛋白质水平升高和糖含量明显下降,Gram 染色寻找致病菌对诊断有帮助。影像学可显示蛛网膜下腔明显强化。

4. 病理改变　大体观脑组织水肿充血,可见脓性渗出物布满大脑半球表面或 / 和脑底(图 4-18),

脊髓的蛛网膜下腔脓性渗出物多分布在背侧,大脑半球的凸面脓液多在脑沟内和血管旁,若来自中耳炎或鼻窦炎,则脓性分泌物多分布在邻近的部位。脑室受压或因导水管被脓性物堵塞而扩张,有时可并发脑脓肿。镜下观病灶内含有大量中性粒细胞(图 4-19),散在巨噬细胞、纤维蛋白及坏死细胞碎屑。并可沿血管周间隙进入脑实质及脊髓。亦可见于脉络丛及附着于脑室壁。中性粒细胞浸润软脑膜及皮质动静脉,可见管壁内膜的炎细胞聚集。在新生儿中,静脉血栓形成以及周围组织的梗死更常见。部分病例的脓性渗出物中可检出致病菌。

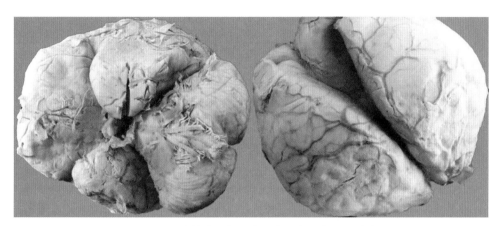

图 4-18 脓性渗出物分布于大脑半球表面及脑底

（二）脑脓肿

脑脓肿(brain abscess)是局部区域的化脓性感染。

1. **病因** 主要的致病菌有链球菌、葡萄球菌和需氧革兰氏阴性杆菌。脑脓肿的发病部位和数目与感染途径有关。细菌常见的入侵脑组织有两条途径:①感染病灶直接蔓延至脑组织内:常为单个颅内感染灶。约 50% 的脑脓肿是由中耳、鼻窦及牙根处的脓毒性病灶直接蔓延形成。其中耳源性(化脓性中耳炎、乳突炎)脑脓肿多见于颞叶或小脑;鼻窦(额窦)炎引起的脑脓肿多见于额叶。牙齿和口腔手术史也常有报道。混合性致病菌感

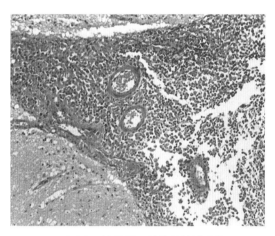

图 4-19 蛛网膜下腔的脓性渗出物

染常见。②血源性感染所致:约占脑脓肿的 25%,常为多发病灶,可分布于大脑各部位。儿童常见于先天性心脏病右向左分流,成人常见于亚急性细菌性心内膜炎及肺脓肿或支气管扩张。其他引起脑脓肿的病因有脑外伤、颅腔开放性手术、因特殊感染或器官、骨髓移植所致免疫抑制等。

2. **临床表现** 脑脓肿可发生于任何年龄。早期可有渐进性的局灶神经功能缺失和颅内压升高的症状,发热或局部感染症状可能不明显,MRI(T₂WI)显示为边界清楚的模糊高信号病灶,晚期 MRI 表现为低信号的脓肿壁形成,且靠近侧脑室的壁最薄,增强后可见界限清晰的环状强化。

3. **病理改变** 大体观早期脑脓肿边界不清,局部脑组织充血、软化,周围白质水肿,数周或数月后纤维囊壁逐渐形成并增厚(图 4-20)。血源性播散引起的脓肿包裹性不如局部直接蔓延所致的脓肿严密。偶尔浅表部的脓肿可破入蛛网膜下腔引起化脓性脑膜炎,深部脑脓肿可破入脑室引起化脓性脑室炎。根据脑脓肿的发展将镜下观分成四个阶段,分别是局灶化脓性脑炎(第 1~2 天)、局灶化脓性脑炎伴有中央坏死的融合(第 2~7 天)、包膜形成早期(第 5~14 天)、包膜形成晚期(14 天后),具体病理改变见下表(表 4-4)。

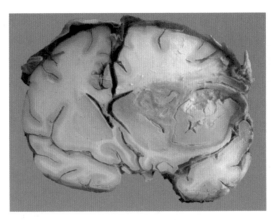

图 4-20　脑脓肿
注：大体观，病灶边界尚清楚。

表 4-4　脑脓肿的分期及其显微镜下改变

分期	镜下改变
脑脓肿早期（1~2d）	血管内皮肿胀，血管周及脑实质内中性粒细胞浸润，进展迅速的小灶性坏死
脑脓肿后期（2~7d）	出现卫星病灶或坏死子结节，坏死迅速扩大融合，大量泡沫细胞，可见淋巴细胞及浆细胞浸润。5~7d 时坏死周围见新生毛细血管及散在成纤维细胞，可有丰富的网织纤维。周围脑实质水肿，出现反应性肿胀的星形胶质细胞
包膜形成早期（5~14d）	坏死中心减退，周围成纤维细胞及巨噬细胞增多，可见成熟的胶原，周围脑水肿减退，反应性星形胶质细胞增加
包膜形成晚期（14d 以后）	中央为坏死，周围绕以大量中性粒细胞及泡沫细胞，成纤维细胞及胶原纤维增生并形成完整的包膜，包膜周围胶质增生

（三）慢性细菌性脑膜炎

可由结核分枝杆菌、梅毒螺旋体、布鲁氏菌等引起。这里重点讲述结核性脑膜炎（tubercular meningitis）。

1. **病因**　系结核分枝杆菌在脑脊髓膜播散所致，多数由人型结核分枝杆菌致病，少数为牛型结核分枝杆菌。结核性脑膜炎常继发于身体其他部位的结核病变。

2. **临床症状**　临床表现为头痛、全身不适、精神障碍及呕吐。脑脊液检查显示压力增高，细胞数增加，蛋白水平升高及糖含量正常或轻度下降。

3. **病理改变**　大体观胶样渗出物为特征性改变，散布于大脑凸面，以外侧裂最厚，脑底部最为明显。常可见大脑表面的、小的结核灶。脑室轻度扩张，室管膜和脉络丛充血，可见少量渗出物。病程较长者，脑底可见干酪样坏死物和肉芽组织形成，阻塞第四脑室的正中孔和外侧孔，引起脑室扩张和脑室积水。镜下观脑膜及脑室内渗出物中主要为淋巴细胞、巨噬细胞、坏死及纤维素，进展期可见结核性肉芽肿，即中心为干酪样坏死，周围是上皮样细胞及朗格汉斯多核巨细胞，再外周是淋巴细胞、成纤维细胞。炎症可播散至软脑膜下及脑室周围，引起星形胶质细胞的反应性增生以及小胶质细胞增生。炎细胞亦可通过血管外膜，进入血管壁中膜及内膜，激活内膜下成纤维细胞反应性增生，从而导致管腔狭窄，继发梗死。采用 Ziehl-Neelsen 染色法可检测到抗酸杆菌。在免疫抑制患者，染色通常能找到较多的结核分枝杆菌，但缺乏肉芽肿性炎及多核巨细胞。

二、病毒性疾病

引起神经系统病毒性感染疾病种类繁多，主要分为急性和亚急性两类。各组疾病在发病形式、临床表现及疾病转归方面大相径庭。急性病毒性感染疾病包括无菌性脑膜炎、脊髓灰质炎、单纯疱疹性脑炎、狂犬病毒性脑炎、肠道病毒性脑炎等；亚急性病毒感染包括麻疹性脑炎、进行性风疹性全脑炎、进行性多灶性白质脑病、HIV 脑病等。

不同病毒感染引起的脑或脊髓的病理改变有以下共同点。

1. **神经细胞受损** 神经元通常发生不同程度的病损。轻者细胞肿胀，尼氏体消失，可见胞质嗜酸性变，重者细胞核破坏、深染，胞膜溶解，胞质内空泡形成，神经元周围见增多的少突胶质细胞围绕形成"卫星现象"（见图 4-9），进而吞噬细胞侵入神经细胞胞体，产生"嗜节现象"（见图 4-10）。

2. **炎细胞反应** 炎细胞反应是神经系统病毒感染的重要组织学改变，一般以淋巴细胞浸润为主，亦可见浆细胞及单核细胞，急性期或病变早期也可见中性粒细胞。炎细胞多见于血管周间隙，呈"袖套"样分布（图 4-21）。如发生组织坏死时，坏死区域也可见大量炎细胞。

3. **小胶质细胞反应** 感染后的脑脊髓组织内，小胶质细胞反应活跃。一种为小胶质细胞增殖，形成杆状细胞，可增生聚集形成小胶质结节；另一种改变为形成吞噬细胞，内含丰富的脂质，又称"格子细胞"，常见于坏死严重区。

4. **星形胶质细胞反应** 在病毒感染性疾病中十分常见，增生之星形胶质细胞主要限于组织破坏区域，在一些亚急性感染性病变中，可见星形胶质细胞大量增生伴有肥胖变性，进而形成胶质瘢痕。

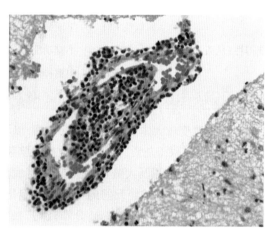

图 4-21 炎细胞绕血管"袖套"样分布

5. **包涵体形成** 包涵体是神经系统病毒感染的重要标志，不同类型的包涵体具有不同病原微生物的诊断意义。包涵体可出现在神经元中，也可出现在胶质细胞尤其是少突胶质细胞中，如在进行性多灶性白质脑病（progressive multifocal leukoencephalopathy，PML）中，位于少突胶质细胞核内的圆形包涵体。神经元中的包涵体多见于神经元细胞核内，少数位于胞质中。形态可为圆形或杆状、颗粒状。例如狂犬病中位于神经元核内的圆形嗜酸性 Negri 小体。

三、海绵状脑病

海绵状脑病（spongiform encephalopathy）曾经被归为慢病毒感染所致，20 世纪 80 年代 Stanley Prusiner 成功地从病脑中分离纯化出羊瘙痒病的蛋白质病原，人们才开始认识引起 PrD 的蛋白质的本质。现在称为朊病毒病（prion disease，PrD），包括克 - 雅病（Creutzfeldt-Jakob disease，CJD）及其变异型克 - 雅病（variant Creutzfeldt-Jakob disease，vCJD）、Gerstmann-Sträussler-Scheinker 病（Gerstmann-Sträussler-Scheinker disease，GSS）、致死性家族性失眠症（fatal familial insomnia，FFI）以及库鲁病（Kuru disease）。它被作为一个独特的病理类别提出，是以中枢神经系统慢性海绵状退行性变为特征的疾病，在人类和其他哺乳动物中具有传染性。

1. **病因** 该病的致病因子是一种称为 prion 的糖脂蛋白（PrP），它是位于人类 20 号染色体上的 PrP 基因（*PRNP*）编码的跨膜蛋白（PrP^C）。正常位于神经胶质、神经元的突触和细胞表面，对蛋白激酶 K 的消化作用敏感。病理状态下，其蛋白构型由 α- 螺旋结构转变成 β 片层构象，形成异常构型蛋白 PrP^{SC}。这种异常蛋白抵抗蛋白酶 K 消化，耐受高压高热，还具有抗紫外线和其他各种放射性核素物理作用的能力。

2. **临床特征** 根据起病方式，将 PrD 分为三大类，即散发性、遗传（家族）性、获得性三种。其临床表现见表 4-5。

表 4-5   海绵状脑病的分类及临床特征

类型	疾病名称	临床特征
散发性	散发性 CJD	多见于老年人,进行性痴呆、共济失调、肌阵挛,DWI 有助早期诊断,病程多小于 6 个月
	散发性 FFI	睡眠障碍,自主神经功能障碍,脑干功能障碍,病程 1~2 年,无家族史
家族性	家族型 CJD	常染色体显性遗传,多小于 55 岁,记忆力减退,锥体和锥体外系体征,共济失调、肌阵挛
	GSS	40~50 岁,病程 2~10 年,进行性躯干和肢体的共济失调、锥体和 / 或锥体外系征、迟发痴呆
	家族性 FFI	早期睡眠障碍、言语困难、失用及记忆力减退,*D178N* 突变,有家族史
获得性(从人)	Kuru 病	小脑功能障碍,痴呆
	医源性 CJD	中枢神经系统暴露,外周感染时共济失调发作
获得性(环境暴露)	vCJD	常小于 45 岁,病程约 14 个月,小脑共济失调,痴呆症

3. 病理改变   大体观脑组织可有萎缩,以小脑显著,尤其是病程较长时(如 GSS),海马常幸免。大脑的病变多局限于灰质,白质相对较少。脑膜和血管病变不明显。镜下观主要病变特征是海绵状改变(图 4-22),最易累及大脑及小脑皮质,基底节区及海马也常受累。即神经元间的神经毡空泡化,出现小的圆形空泡,直径 20~50μm,分布较均匀,主要存在于灰质内,电镜可显示早期囊泡是位于神经元突起内。海绵状变区域与相对正常区域相间排列。其他改变还包括突触消失和随后的神经元丢失,尤其是皮质Ⅲ~Ⅳ层和尾状核及海马的局部区域,神经元丢失明显;星形胶质细胞增生;小胶质细胞的激活,缺乏淋巴细胞性炎症,缺乏泡沫样巨噬细胞;Tau 蛋白的过磷酸化(仅免疫组化检测);免疫组化显示异常 PrP 蛋白以不同的模式聚集(突触内细颗粒,神经元周聚集,粗颗粒 / 微小斑块,融合的淀粉样斑块)。

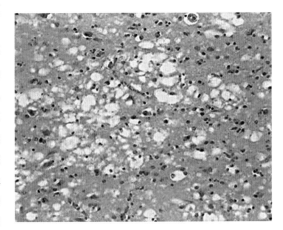

图 4-22   海绵状脑病
注:海绵状脑病中,神经毡内广泛空泡化。

第六节   神经系统肿瘤

神经系统肿瘤包括中枢神经系统肿瘤和周围神经系统肿瘤,两者均有原发性和转移性肿瘤两大类。原发性中枢神经系统肿瘤中以胶质瘤(glioma)最常见,约占 50%,其次是脑膜肿瘤,约占 15%。

一、神经系统肿瘤的分类和分级

近一个世纪以来,脑肿瘤的分类一直基于组织发生学的概念,其依据是根据肿瘤与假定起源细胞的微观相似性及其发育分化状态对肿瘤进行分类。2016 年世界卫生组织中枢神经系统肿瘤 WHO 分类(第4版修订版)引入分子分型,新分类体现疾病分类的4个层次:临床病理学实体、变异型、组织学形态和分子分型。每一种新的肿瘤类型的命名必须要具备明确的分子学改变,而不能仅仅是形态学上的某种改变。WHO新分类中包括以下指标:①肿瘤的组织学级别;②临床表现;③影像学表现;④手术切除范围;⑤增殖指数;⑥基因改变。其中肿瘤的组织学级别对手术方案的选择,以及术后是否辅以放化疗,有重要的指导意义。

本次修订版依据组织学和分子病理学特点对肿瘤进行分类,对于无明确分子病因、无特异性分子标志物或分子病理诊断证据不完整的病例,则归为非特指(not otherwise specified,NOS)诊断。新的病理诊断标准及模式可以帮助临床明确诊断和分级,针对性地选择合适的治疗方案并判断临床预后,也是制定行业规范的依据。

组织学分级是预测肿瘤生物学行为的一种手段。新版WHO依然依据肿瘤细胞的密度及异型性、核分裂象数量、血管内皮细胞增生及坏死,将中枢神经系统肿瘤分为Ⅰ~Ⅳ级。以常见的胶质瘤为例说明(表4-6)。

表4-6 中枢神经系统常见胶质瘤WHO分类和分级(2016修订版)(节选)

肿瘤分类	分级
弥漫性星形细胞和少突胶质细胞肿瘤	
弥漫性星形细胞瘤,*IDH*突变型	Ⅱ
肥胖型星形细胞瘤,*IDH*突变型	Ⅱ
弥漫性星形细胞瘤,*IDH*野生型	Ⅱ
弥漫性星形细胞瘤,NOS	Ⅱ
间变性星形细胞瘤,*IDH*突变型	Ⅲ
间变性星形细胞瘤,*IDH*野生型	Ⅲ
间变性星形细胞瘤,NOS	Ⅲ
胶质母细胞瘤,*IDH*野生型	Ⅳ
巨细胞胶质母细胞瘤	Ⅳ
胶质肉瘤	Ⅳ
上皮样胶质母细胞瘤	Ⅳ
胶质母细胞瘤,*IDH*突变型	Ⅳ
胶质母细胞瘤,NOS	Ⅳ
弥漫性中线胶质瘤,*H3K27M*突变型	Ⅳ
少突胶质细胞瘤,*IDH*突变和1p/19q共同缺失型	Ⅱ
少突胶质细胞瘤,NOS	Ⅱ
间变性少突胶质细胞瘤,*IDH*突变和1p/19q共同缺失型	Ⅲ
间变性少突胶质细胞瘤,NOS	Ⅲ

注:IDH:异柠檬酸脱氢酶(isocitrate dehydrogenase)。

二、中枢神经系统常见肿瘤

中枢神经系统肿瘤包括原发性肿瘤和转移性肿瘤两大类。原发性肿瘤包括起源于脑、脊髓、脑脊膜的肿瘤,占半数以上,其中常见的有胶质瘤(约50%)、脑膜瘤(约15%)和听神经瘤(约8%,即神经鞘瘤)等。转移性肿瘤则以转移性肺癌为多见。儿童颅内恶性肿瘤常见的有胶质瘤和髓母细胞瘤。

颅内原发性中枢神经系统肿瘤有一些共同的生物学特性和临床表现：①与癌比较，肿瘤没有类似癌前病变和原位癌的阶段；②无论级别高低，肿瘤都可在脑内广泛浸润，引起严重的临床后果，故肿瘤的良恶性具有相对性；例如胶质瘤的浸润性生长主要累及血管周围间隙、软脑膜、室管膜和神经纤维束间；③任何组织学类型的肿瘤，患者预后都受其解剖学部位的影响，如延髓的脑膜瘤可压迫延髓导致呼吸循环衰竭；④脑脊液播散是恶性胶质瘤常见的转移方式，特别是位于脑室旁和脑池旁的肿瘤发生转移的机会更多；⑤不同类型的颅内肿瘤可引起共同的临床表现：一是肿瘤压迫或破坏周围脑组织所引起的局部神经症状，如癫痫发作、瘫痪、视野缺损等；二是引起颅内压增高的症状，表现为头痛、呕吐和视神经盘水肿等。

（一）胶质瘤

胶质瘤包括星形细胞肿瘤（astrocytoma）、少突胶质细胞肿瘤（oligodendroglioma）和室管膜瘤（ependymoma）等。前两者往往呈弥漫浸润性生长，后者倾向于形成实体瘤。

1. 弥漫性星形细胞肿瘤和少突胶质细胞肿瘤　它包括一大类临床病理特点各异的肿瘤：星形细胞瘤（WHO Ⅱ、Ⅲ级）、少突胶质细胞瘤（WHO Ⅱ、Ⅲ级）、胶质母细胞瘤（WHO Ⅳ级）和弥漫性中线胶质瘤，其中以弥漫性星形细胞瘤最常见。

在 2016 年 WHO 分类中，将分子参数纳入胶质瘤的分类中。根据 IDH 状态，星形细胞瘤各级别肿瘤可分为 IDH 突变型、IDH 野生型和 NOS 型 3 类，其中大多数为 IDH 突变型。超过 90% 的 IDH 基因突变为 IDH1 突变（R132 突变常见），其余为 IDH2 突变。分子检测在神经肿瘤的诊断中非常重要，以前组织学诊断的少突星形细胞瘤，通过 IDH 和 1p/19q 的检测后可以明确为星形或少突胶质细胞瘤，少突星形细胞瘤的诊断在分子整合诊断的时代已不复存在。

大体观肿瘤多位于大脑半球的额、顶、颞叶的白质内，可为数厘米大的结节至巨大肿块不等，一般境界不清，在肿瘤组织出现坏死出血时，似与周边组织境界分明，但边界外仍有瘤组织浸润。肿瘤可沿神经传导纤维向对侧半球浸润性生长。瘤体灰白色，质地视瘤内胶质纤维多少而异，或硬、或软、或呈胶冻状外观，并可形成大小不等的囊腔。由于肿瘤的生长，占位和邻近脑组织的肿胀，脑的原有结构因受挤压而扭曲变形。弥漫性星形细胞瘤术后平均生存期为 6~8 年，它有进展为间变性星形细胞瘤，并最终转变为胶质母细胞瘤的倾向。

镜下观（图 4-23）肿瘤细胞形态多种多样，不同类型肿瘤细胞核的多形性，核分裂象，瘤细胞密度，血管内皮增生程度以及瘤组织坏死情况不一，这也是其组织学分级的依据。星形细胞肿瘤的细胞骨架 GFAP 免疫组织化学呈阳性反应。电镜下在瘤细胞胞质中可见成束排列的中间丝。

IDH 突变型星形细胞肿瘤预后较 IDH 野生型的预后好。按瘤细胞分子特点，去除了旧版里的纤维型和原浆型星形细胞瘤，仅保留肥胖细胞亚型。该肿瘤较其他弥漫性星形细胞瘤更易进展为间变性星形细胞瘤及 IDH 突变的胶质母细胞瘤。肥胖细胞型星形细胞瘤（gemistocytic

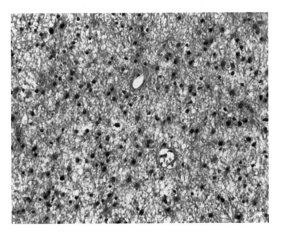

图 4-23　弥漫性星形细胞瘤（WHO Ⅱ级）

astrocytoma）多有 IDH 突变。瘤细胞体积较大，胞质丰富，半透明，核偏位。电镜下在瘤细胞胞质中可见成束排列的中间丝。星形细胞瘤胞质均表达 GFAP、S-100 蛋白和波形蛋白（vimentin）。

间变性星形细胞瘤预后较差，但有无 IDH 突变更重要。光镜下表现为瘤细胞密度增加，核异型性明显，核深染可见核分裂象，血管内皮细胞增生等，为恶性肿瘤的征象。

胶质母细胞瘤（glioblastoma）是恶性程度最高的星形细胞肿瘤，可分为原发性（即 IDH 野生型）、继发性（即 IDH 突变型）及 NOS。IDH 野生型又包括巨细胞胶质母细胞瘤、胶质肉瘤及上皮样胶质母细胞瘤。本病多见于成人,但上皮样胶质母细胞瘤好发于儿童和年轻人。原发性胶质母细胞瘤约占90%,患者年龄偏大,诊断时平均年龄 62 岁,继发性胶质母细胞瘤约占 10%,患者年龄偏小,诊断时平均年龄为 45 岁,肿瘤常发于额叶、颞叶,浸润范围广,常可穿过胼胝体到对侧,或挤压周围组织。尽管胶质母细胞瘤具有快速、浸润性生长方式,但它通常不会扩散到蛛网膜下腔或通过脑脊液扩散,这种情况在儿童中可能更常见。临床症状在很大程度上取决于肿瘤的位置,主要表现为局灶性神经功能缺损(例如偏瘫和失语症)以及伴随颅内压升高的肿瘤相关性水肿。多达一半的患者在癫痫发作后被诊断出来。大体观瘤体常因出血坏死而呈红褐色。镜下观瘤细胞密集,有明显异型性,可见异型的单核或多核瘤巨细胞,核分裂象易见,血管内皮细胞明显增生,肿大或呈实性条索状,有时高度增生的血管丛呈球状,称肾小球样小体(图 4-24),肿瘤内出血坏死明显,常可见坏死灶周围瘤细胞呈栅栏状排列。不同的亚型,其形态学各有特点。巨细胞胶质母细胞瘤中,可见多量形态怪异的瘤巨细胞;胶质肉瘤质地较普通胶质母细胞瘤硬,因其内含有间叶组织来源的肉瘤成分如平滑肌肉瘤和软骨肉瘤,典型瘤细胞为梭形改变;上皮样胶质母细胞瘤细胞呈上皮样形态,类似横纹肌样细胞,胞质丰富嗜酸性,核偏位,核仁明显,且少见栅栏状坏死,并且其分子学特征是常有 *BRAF-V600E* 突变。肿瘤发展迅速,预后极差,患者多在 2 年内死亡。IDH 突变型预后明显优于 IDH 野生型。

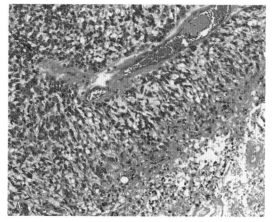 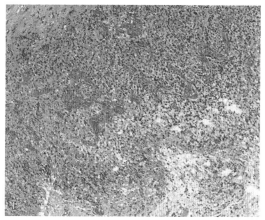

图 4-24　胶质母细胞瘤(WHO Ⅳ级)

注:A. 肿瘤细胞异性性明显,可见核分裂,右下角见栅栏状坏死;

B. 可见血管内皮肾小球样增生,右下角见坏死。

最近的中枢神经系统肿瘤分类信息分子和实用方法联合会(cIMPACT-NOW)提出,针对 IDH 阴性的弥漫性星形细胞瘤或间变性星形细胞瘤,进一步进行分子检测,如果出现以下 3 种情况之一者:*EGFR* 扩增;整个 7 号染色体增加和整个 10 号染色体的丢失(+7/–10);TRET 启动子突变,提示其侵袭性生物学行为及类似胶质母细胞瘤的不良预后,建议整合诊断为弥漫性星形胶质细胞瘤、*IDH* 野生型,具有胶质母细胞瘤的分子特征,WHO Ⅳ级。以此提示临床进行必要的相关治疗。

少突胶质细胞肿瘤包括 WHO Ⅱ级的少突胶质细胞瘤(oligodendrocytoma)和 WHO Ⅲ级的间变性少突胶质细胞瘤。2016 版 WHO 根据分子特征,进一步将各级别分为 *IDH* 突变及 1p/19q 共缺失和NOS 两大类。

少突胶质细胞瘤是由少突胶质细胞起源的肿瘤,占颅内原发性肿瘤的 2.5%,占胶质瘤的 5%~6%。高发年龄为 40~45 岁,男性多于女性。好发于大脑皮质的浅层。肉眼观瘤体呈灰红色,呈浸润性生长,可见出血、囊性变和钙化。大脑深部的少突胶质细胞瘤可突入脑室内生长。镜下观(图 4-25)瘤组织呈蜂窝状结构,瘤细胞呈圆形,大小一致,形态单一;核圆形、居中,核周胞质透亮,呈核周空晕。瘤细胞弥散排列,也有环绕神经元呈卫星状排列的倾向;瘤组织内血管呈丛状结构,多数血管呈枝芽状穿插在瘤细胞群之间并可伴有不同程度的钙化和砂粒体形成。若瘤细胞分化差,核多形性、异型性明显、核分裂象易见,则称为间变性少突胶质细胞瘤。组织化学和 IHC 显示半乳糖脂、碳酸酐酸同工酶

C、CD57、微管相关蛋白(MAP)和髓鞘碱性蛋白(MBP)呈阳性反应等。该肿瘤遗传学上常呈 IDH 突变型以及 1p 和 19q 同时缺失。

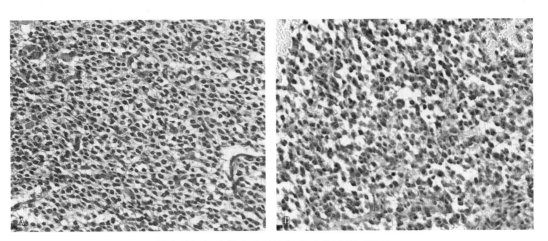

图 4-25　间变性少突胶质细胞瘤(WHO Ⅲ级)

注:A. 肿瘤细胞煎蛋样,可见核周空晕,间质见鸡爪样血管;B. 肿瘤细胞 IDH1 免疫组织化学染色阳性。

少突胶质细胞瘤是目前胶质瘤中唯一对化疗敏感的肿瘤,该肿瘤生长缓慢,平均术后生存期可长达十余年,临床上常表现为癫痫发作或局部性瘫痪。间变性少突胶质细胞瘤生长迅速,预后不良,平均术后生存期仅 3 年半。

2. 室管膜肿瘤　室管膜肿瘤是一组起源于脑室内衬的室管膜细胞和脊髓中央管的残余室管膜细胞发生的肿瘤。包括 WHO Ⅰ级的室管膜下瘤及黏液乳头型室管膜瘤,WHO Ⅱ级的室管膜瘤及WHO Ⅲ级的间变性室管膜瘤。室管膜瘤占神经上皮肿瘤的 2%~9%。可发生于脑室系统任何部位,易致脑积水和颅内压升高,以第四脑室最为常见,其次为侧脑室,黏液乳头型室管膜瘤则特发于马尾、圆锥及终丝。

大体观瘤体边界清楚,球形或分叶状,切面灰白色,有时可见出血、钙化和囊性变。镜下观肿瘤细胞大小形态较一致,多呈梭形或胡萝卜形,胞质丰富,核圆形或椭圆形。瘤细胞排列较密集,常可见瘤细胞围绕空腔呈腺管状排列(室管膜菊形团形成),或围绕血管排列(假菊形团)(图 4-26),并以细胞突与血管壁相连,有时可形成乳头状结构。超微结构检查可见纤毛和微绒毛。根据细胞的主要形态特点将室管膜瘤分为乳头型、透明细胞型、伸长细胞型。当瘤组织中瘤细胞密集,出现病理性核分裂象并有假栅栏状坏死时,即可诊断为间变性室管膜瘤。

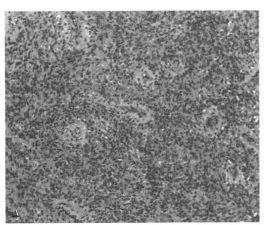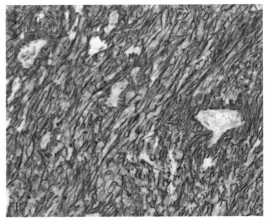

图 4-26　室管膜瘤

注:A. 可见血管周围假菊形团及室管膜菊形团;B. 血管周围肿瘤细胞 GFAP 染色阳性。

目前根据分子特征,将 WHO Ⅱ级及 WHO Ⅲ级的室管膜瘤分为 9 型,其中根据肿瘤部位不同可分为三组:幕上组、后颅凹组、脊髓组。可精准定义的一个分型为 RELA 融合阳性室管膜瘤,为儿童幕上肿瘤的主要类型,L1 细胞黏附分子(L1 cell adhesion molecule,L1CAM)阳性为其特异性分子标志物,可通过免疫组化技术诊断。*RELA* 融合基因阳性室管膜瘤好发于儿童和青年人,均位于幕上(占幕上室管膜瘤的 70% 以上);以出现染色体 11q13.1 碎裂重排形成 *C11orf95-RELA* 融合基因和高表达细胞黏附分子 L1CAM 为特征;预后比其他幕上室管膜瘤差,10 年无进展生存率不足 20%,10 年总生存率不足 50%。

3. 弥漫性中线胶质瘤　这是 2016 版 WHO 中新列出的一类胶质瘤,其组织学表现等同于既往的弥漫性内生性脑桥胶质瘤(diffuse intrinsic pontine glioma,DIPG),因多具有 *H3F3A* 的 *K27M* 基因突变,且肿瘤部位特殊性,在新版 WHO 中命名为弥漫性中线胶质瘤(diffuse midline glioma,*H3 K27M* 突变)。这是一类发生于中线结构的高级别神经胶质瘤,在儿童中占主导地位,但在成年人中也可以看到,最常见的部位是脑干、丘脑和脊髓。镜下观肿瘤细胞的异型性大相径庭,可为小的单形性,亦可见大的多形性细胞。在大多数情况下,有丝分裂存在,但对诊断不是必需的。可见微血管增生和坏死。肿瘤细胞扩散渗透到邻近和远处的大脑结构。本瘤预后不良,2 年生存率 <10%。对应于 WHO Ⅳ级。*H3F3A K27M* 突变可使用突变特异性抗体通过免疫组织化学检测。

(二)髓母细胞瘤

髓母细胞瘤(medulloblastoma)是中枢神经系统中最常见的胚胎性肿瘤,占儿童脑肿瘤的 20%,相当于 WHO Ⅳ级。多见于小儿,高峰年龄为 7 岁,50 岁以上罕见。该肿瘤起源于小脑蚓部的原始神经上皮细胞或小脑皮质的胚胎性外颗粒层细胞,或室管膜下基质细胞,故高达 75% 的儿童髓母细胞瘤常位于小脑蚓部,占据第四脑室顶部。随着年龄的增大,部分病例可见于小脑半球。

肉眼观肿瘤组织呈鱼肉状,灰红色,易碎。坏死灶明显,但广泛的坏死很少见。镜下观瘤细胞呈圆形、卵圆形,胞质少,胞核深染,可见数量不等的病理性核分裂象。典型的结构是瘤细胞环绕嗜银性神经纤维中心呈放射状排列形成 Homer-Wright 菊形团,具有一定的诊断意义(图 4-27)。电镜证实可呈现神经元和胶质细胞双向分化。免疫组织化学 GFAP 阳性,并表达神经元分化标记物如突触素(synapsin,Syn)和神经元烯醇化酶(neuron-specific enolase,NSE)等。在 WHO 分类的最新版本中,除了组织病理学特征外,髓母细胞瘤还根据分子特征进行分类。将髓母细胞瘤进行组织学与分子病理学结合分类是一个巨大的挑战。除经典髓母细胞瘤之外,髓母细胞瘤的组织学变异型还包括促结缔组织增生 / 结节型、弥漫结节型、间变型和大细胞型。髓母细胞瘤被广泛认可的分子病理学类型有:WNT 激活型、SHH 激活型和数字命名的 3 型、4 型。不同的组织学类型和分子类型存在着错综复杂的关联,具有截然不同的预后和治疗方案。本肿瘤易发生脑脊液播散,恶性程度高,预后差,但手术切除加上正规辅助治疗后,患者的 5 年生存率可达 75%。

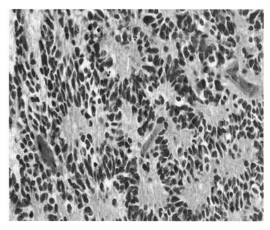

图 4-27　髓母细胞瘤
注:Homer-Wright 菊形团,肿瘤细胞绕神经纤维丝成放射状排列。

(三)神经元及混合性神经元胶质细胞肿瘤

这是一类由肿瘤性神经元和神经胶质细胞以不同比例混合的肿瘤。发生率较低,但在与长期癫痫相关的脑肿瘤中,占比明显增加。常见的肿瘤主要是节细胞瘤,节细胞胶质瘤,中枢神经细胞瘤等。

1. 节细胞瘤和节细胞胶质瘤(gangliocytoma and ganglioglioma)　为分化好、生长缓慢的神经上皮肿瘤,节细胞瘤为 WHO Ⅰ级,节细胞胶质瘤根据胶质细胞肿瘤的分级来确定分级,可分为 WHO Ⅰ和 WHO Ⅲ级。间变性节细胞胶质瘤相当于 WHO Ⅲ级。颅内神经节细胞瘤好发于幕上,尤其是颞叶(>70%),由分化成熟的肿瘤性神经节细胞单独构成。大体观肿瘤体积小,质稍硬。界限清楚,灰红色,部分病例囊性变、钙化。镜下观由成熟的神经节细胞和突起构成。神经节细胞分布不规则、单核、双核或多核,见有核仁,胞质内尼氏小体,瘤组织内混杂有髓鞘和无髓鞘的神经纤维。如瘤组织内混有肿瘤性胶质细胞成分,则称为神经节细胞胶质瘤(图 4-28)。当胶质细胞出现异型、细胞增多,核分裂象增加、血管增生和坏死,则称间变性神经节细胞胶质瘤。免疫组化染色显示瘤组织内胶质细胞 GFAP 标记阳性,神经节细胞 NF、MAP2、Syn 及 CgA 标记阳性。在节细胞瘤中肿瘤细胞弱表达或不表达 NeuN;在节细胞胶质瘤中,肿瘤性神经元还可阳性表达 CD34,呈蜘蛛样表达模式。电镜观察,特征性表现为肿瘤性神经元内见致密的核心颗粒。

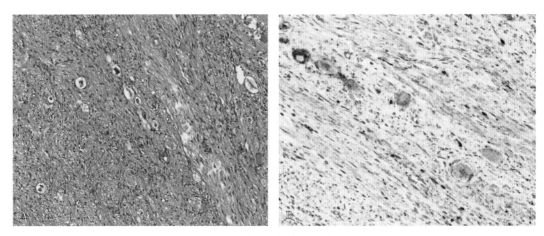

图 4-28   节细胞胶质瘤

注:A. 肿瘤性胶质成分与发育不良的肿瘤性神经元;B. 神经元免疫组化表达突触素 Syn 标记阳性。

节细胞瘤和节细胞胶质瘤预后良好。间变性神经节神经胶质瘤患者的 5 年总生存率和无进展生存率和复发率均显著降低。

2. **中枢神经细胞瘤**(central neurocytoma)   是近年认识的一种罕见的、具有神经元和胶质分化的肿瘤,相当于 WHO Ⅱ级。主要发生在年轻人,病程较短,常见于侧脑室和第三脑室、透明隔或 Monro 孔。大多数患者表现出颅内压升高的症状,而不是明显的神经功能缺损。在 MRI 上,T_1 是等强度的,T_2 加权图像上出现肥皂泡多囊现象。大体观肿瘤为灰白色质脆,伴有钙化者常有沙砾感;镜下观(图 4-29)组织是由成片的大小一致的瘤细胞组成,细胞小,核圆形,胞质透明,血管周可见原纤维性细胞带,可见 Homer-Wright 假菊形团,瘤细胞有神经元分化的特点。Syn 是最有用和最可靠的免疫组织化学标记,还可表达 NeuN、MAP2 等其他神经元标志蛋白。缺乏 CgA、NFP、α-internexin、P53 和 IDH1 R132H 的表达。GFAP 多不表达,Olig-2 有部分病例中可表达。该肿瘤一般能被完全切除,预后良好,偶可复发和恶性变。

(四)脑膜瘤

脑膜瘤(meningioma)是颅内和椎管内最常见的肿瘤之一,发生率仅次于星形细胞肿瘤,占颅内肿瘤的 13%~26%。本瘤好发于中老年人,高发年龄为 50~70 岁,女性多于男性。由于其多为良性,生长缓慢,易于手术切除,复发率和侵袭力均很低,因此脑膜瘤在中枢神经肿瘤中预后最好,多数相当于 WHO Ⅰ级。

脑膜瘤起源于蛛网膜颗粒的内皮细胞和成纤维细胞,因此,脑膜瘤的好发部位是与蛛网膜颗粒在脑膜上的分布情况相平行的。肿瘤常见于上矢状窦两侧、蝶骨嵴、嗅沟,小脑脑桥角以及脊髓胸段脊神经在椎间孔的出口处。

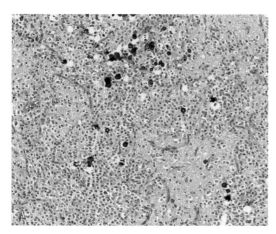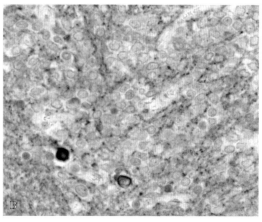

图 4-29 中枢神经细胞瘤

注:A. 肿瘤细胞一致、圆形,核周有空晕,片状生长,可见神经纤维的无核区、分枝状
毛细血管及钙化;B. 细胞质和纤维间质神经突触素 Syn 染色阳性。

脑膜瘤常为单发,偶可多发。肿瘤大小差异很大,与肿瘤发生部位有一定关系。大体观肿瘤界限清楚,包膜完整,局部可与硬脑膜附着。较大的肿瘤可呈分叶,压迫下方的脑组织,与脑组织较易分离。切面多为灰白色,很少见坏死,切面有砂粒感是存在有砂粒体的脑膜瘤的特点,个别病例肿瘤内可有囊肿形成。镜下观肿瘤细胞呈大小不等、同心圆状或漩涡状排列,其中央的血管壁常有透明变性,以至于钙化形成砂粒体,此为脑膜细胞型或合体细胞型(图 4-30);瘤细胞也可为长梭形,呈致密交织束状结构,其间可见网状纤维或胶原纤维,为纤维(成纤维细胞)型;还可呈现以上两种图像的过渡或混合,为过渡型或混合型。此外,还有其他多种少见类型,如 WHO Ⅰ级的血管瘤样脑膜瘤、微囊型脑膜瘤,分泌型脑膜瘤、化生型脑膜瘤、富于淋巴浆细胞的脑膜瘤;WHO Ⅱ级的脊索瘤样脑膜瘤、透明细胞型脑膜瘤;WHO Ⅲ级的乳头型脑膜瘤、横纹肌样脑膜瘤。如果脑膜瘤侵犯脑实质,即可诊断为不典型脑膜瘤,是复发的重要征象。少数脑膜瘤,细胞异型增生、生长活跃,可出现坏死,甚至颅外转移,主要累及肺及淋巴结,称为恶性脑膜瘤或间变性脑膜瘤,相当于 WHO Ⅲ级,诊断时应十分慎重。所有脑膜瘤表达波形蛋白,多数病例表达 EMA,S-100、PR 可阳性。最近研究发现生长抑素受体亚型 SSTR2A 也阳性表达于脑膜瘤中,在中枢神经系统原发性肿瘤的鉴别诊断中有一定的特异性。Ki-67 对分级有帮助。大多数脑膜瘤易于手术切除,预后良好。约有 20% 良性脑膜瘤肉眼全切后 20 年内复发。

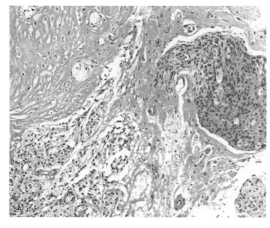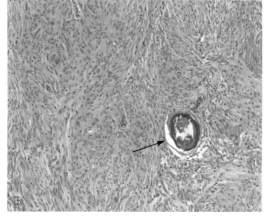

图 4-30 不典型脑膜瘤

注:A. 肿瘤细胞侵犯脑实质,即为非典型脑膜瘤,WHO Ⅱ级;B. 其余区域肿瘤细胞形态温和,
可见漩涡状排列,砂粒砾体(→)形成。

三、周围神经肿瘤

周围神经肿瘤一般可分两大类：一类是起源于神经鞘膜，包括神经鞘瘤和神经纤维瘤；另一类为神经细胞源性肿瘤，主要发生在交感神经节和肾上腺髓质，其中原始而低分化的恶性肿瘤为神经母细胞瘤，高分化的良性肿瘤为节细胞神经瘤。以下对神经鞘瘤和神经纤维瘤进行简介。

（一）神经鞘瘤

神经鞘瘤（neurilemmoma）又称施万细胞瘤（schwannoma）或神经膜细胞瘤，是起源于胚胎期神经嵴来源的神经膜细胞或施万细胞的良性肿瘤。神经鞘瘤在大多数情况下是单发的、散发的，可发生在任何年龄。多发性神经鞘瘤与2型神经纤维瘤病（NF2）和神经鞘瘤病相关。常规的非黑色型神经鞘瘤及其变体在组织学上相当于 WHO Ⅰ级。脑神经鞘瘤主要发生在位听神经的前庭（又称听神经瘤）、小脑脑桥角和三叉神经等。发生于周围神经的神经鞘瘤多见于四肢屈侧较大的神经干。此外，神经鞘瘤是椎管内最常见的肿瘤，其发生率占椎管内肿瘤的25%~30%。临床表现视肿瘤大小和部位而异，较大者因受累神经受压而引起麻痹或疼痛，并沿神经放射。颅内听神经瘤可引起听觉障碍或耳鸣等症状。

大体观肿瘤多呈圆形或分叶状，界限清楚，包膜完整，切面灰白色或灰黄色，可见漩涡状结构，有时可见出血、囊性变。镜下一般可见两种组织结构：①束状型（Antoni A 型）：细胞呈梭形；细胞间界限不清，核呈梭形或卵圆形，相互紧密平行排列呈栅栏状或不完全的漩涡状，称 Verocay 小体。②网状型（Antoni B 型）：细胞稀少，排列呈稀疏的网状结构，细胞间有较多的液体，常有小囊腔形成（图4-31）。以上两种往往同时存在于同一种肿瘤中，其间有过渡形式，但多数以其中一型为主。一般颅内的神经鞘瘤较多出现 Antoni B 型结构，椎管内的神经鞘瘤多以 Antoni A 型结构为主，且更易见小囊腔形成。免疫组织化学显示瘤细胞一致性表达 S-100 及 SOX10 蛋白，Ⅳ型胶原和层粘连蛋白常呈细胞膜阳性。增殖指数低。

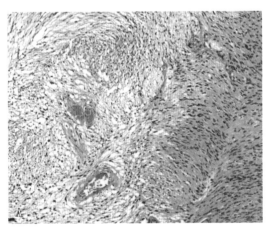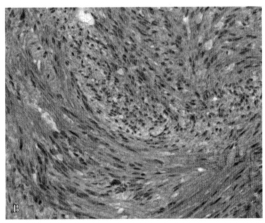

图 4-31　神经鞘瘤

注：A. 双相性：多细胞 Antoni A 型区和低细胞密度 Antoni B 型区，Antoni A 型区细胞
呈栅栏状排列；B. 肿瘤细胞 S-100 蛋白染色阳性。

（二）神经纤维瘤

神经纤维瘤（neurofibroma）相当于 WHO Ⅰ级，多发生在皮下，可单发或多发。多发性神经纤维瘤又称神经纤维瘤病1型（neurofibromatosis 1），并发皮肤牛奶咖啡色斑和腋窝斑点。相当于 WHO Ⅰ级。神经纤维瘤很少出现疼痛，常表现为肿块。

肉眼观皮肤及皮下单发性神经纤维瘤境界清楚，无包膜，切面灰白，质实，可见漩涡状纤维，很少发生出血、囊性变。光镜下，肿瘤组织由增生的神经膜细胞和成纤维细胞构成，交织排列成小束并分散在神经纤维之间，伴大量网状纤维和胶质纤维及疏松的黏液样基质(图 4-32)。若细胞密度增大，核异型并见核分裂象，提示恶性变可能。

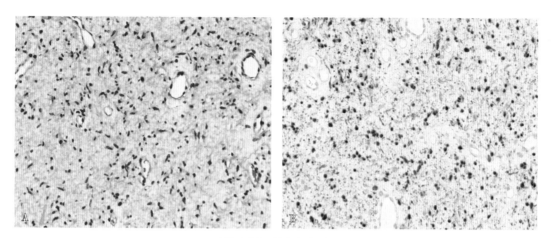

图 4-32 神经纤维瘤

注：A. 肿瘤细胞核小，卵圆形，无明显的细胞突起，可见嗜伊红条带状胶原纤维；

B. 肿瘤细胞 S-100 蛋白染色阳性。

四、转移性肿瘤

脑内的转移性肿瘤占全部临床脑肿瘤的 10%~15%。成人中，最容易发生脑转移的恶性肿瘤是肺癌(约占 50%)，其次是乳腺癌、恶性黑色素瘤，以及胃癌、结肠癌、肾癌和绒毛膜上皮癌等。白血病时脑膜或脑实质也常可发生白血病细胞灶性浸润。有些肿瘤(如恶性黑色素瘤)相对选择性转移至神经系统的机制尚不明确。

颅内转移瘤的转移途径绝大多数是远隔部位的原发肿瘤经血行转移至颅内，另一个途径是邻近部位的肿瘤直接侵入，如鼻咽癌、眶内肿瘤等，由于它们与原发瘤相连，所以不属于转移瘤。颅内转移瘤有以下几个基本规律：①大多发生在皮质和白质交界处，与血管的分布特征有关；②大脑中动脉支配区易被累及；③来自胃肠道、子宫的转移性肿瘤好发于颅后窝；④很少累及脑干和脊髓；⑤某些肿瘤如恶性黑色素瘤、绒毛膜上皮癌容易多灶性转移，其余则多为孤立性转移病灶。颅内转移瘤的神经系统症状和体征取决于肿瘤转移的部位和大小，通常是由于颅内压力升高或肿瘤对邻近脑组织的局部作用所致。体征和症状可能会逐渐发展，包括头痛、精神状态改变、轻瘫、共济失调、视觉改变、恶心和感觉障碍。

颅内转移性肿瘤可有 3 种形式：①转移结节：多见于皮质与白质交界处；②软脑膜癌病(leptomeningeal carcinomatosis)：肿瘤细胞沿蛛网膜下腔弥漫性浸润，局部可呈现大小不等的结节或斑块，由于脑脊液循环受阻，可产生颅内高压和脑积水；③脑炎性转移：弥漫性血管周围瘤细胞浸润可形成局限性瘤结节或广泛浸润，并伴发软脑膜癌病。

转移瘤常形成边界清楚、圆形、灰白色或棕褐色的肿块(图 4-33)，中心可见坏死，周围脑组织水肿。镜下组织形态与原发性肿瘤相似(图 4-34)，常

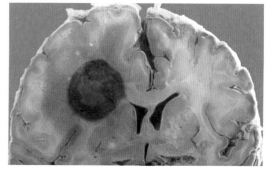

图 4-33 脑转移瘤

注：大体观脑实质内暗红色边界清楚的圆形肿块。

伴有出血、坏死、囊性变及液化。如出现坏死,则可见泡沫细胞。免疫组织化学特征通常与它们起源的肿瘤的免疫组织化学特征相似。主要预后影响因素是患者年龄、功能状态、脑转移数量和颅外疾病状态。局部和全身联合治疗、早期发现脑转移可改善总生存期。

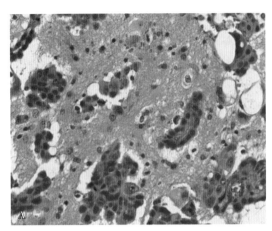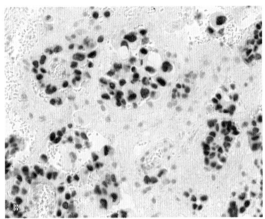

图 4-34 脑转移瘤

注:A. 脑组织中见腺管样、乳头样结构,上皮细胞异型;B. 肿瘤细胞核阳性
表达甲状腺转录因子 1(TTF-1),提示肺癌来源。

第七节 缺氧与脑血管病

脑血管疾病是一组高发病率、高致残率、高死亡率的疾病,2008 年原卫生部数据显示脑血管病已经成为中国第一位死亡原因,截至 2019 年,发病率仍持续上升。脑组织不能储存能量,也不能进行糖的无氧酵解,因此其对氧和血供的要求很高。脑质量占体重 4%,耗氧量占 20%。脑缺血可激活谷氨酸受体,导致大量钙离子进入神经元,致使神经元死亡。缺血缺氧 4min 即可造成神经元死亡。

一、缺血缺氧性脑病

缺血缺氧性脑病(hypoxic-ischemia encephalopathy,HIE)是指由于低血压、心搏骤停、失血、低血糖、中毒及窒息等原因引起的脑缺血缺氧,造成脑损害和由此引发的一系列神经精神症状的一种临床综合征。其发生是多环节、多损伤因素相互作用的结果,最终导致神经元的炎症、坏死和凋亡,从而继发引起神经系统功能障碍。

(一)病变的影响因素

不同部位的脑组织和不同的细胞对缺氧的敏感性不尽相同。大脑比脑干各级中枢更为敏感,大脑灰质比白质敏感。各类细胞对缺氧敏感性由高至低依次为:神经元、星形胶质细胞、少突胶质细胞、内皮细胞。神经元中以皮质第 3、5、6 层细胞,海马锥体细胞和小脑浦肯野细胞更为敏感,在缺血(氧)时首先受累。

局部血管的分布、状态与损伤部位有关。发生缺血(氧)时,动脉血管的远心端供血区域发生灌注不足。大脑分别由来自颈内动脉系统的大脑前动脉、大脑中动脉和来自椎 - 基底动脉系统的大脑后动脉、基底动脉供血。这些血管供血区之间存在血供边缘带,位于大脑凸面,与矢状窦相平行,且旁开矢状缝 1~1.5cm。发生缺血性脑病时,该区域则最易受累。但若某支血管管径相对较小,或局部动脉粥样硬化,其供血区也较易受累。

此外,脑损伤程度也取决于缺血(氧)的程度和持续时间以及患者的存活时间。

(二) 病理变化

轻度缺氧往往无明显病变,重度缺氧仅存活数小时者,尸检时也可无明显病变。只有重度缺氧、存活时间在 12h 以上者才出现典型病变。表现为神经元出现中央性尼氏小体溶解和坏死(红色神经元);髓鞘和轴索崩解;星形胶质细胞肿胀。缺血(氧)第 1~2 天出现脑水肿,中性粒细胞和巨噬细胞浸润,并开始出现泡沫细胞。第 4 天星形胶质细胞明显增生,出现修复反应;大约 30 天形成蜂窝状胶质瘢痕。常见的缺血缺氧性脑病有三型:①层状坏死:累及皮质第 3、5、6 层神经元;②海马硬化:累及海马锥体细胞;③边缘带梗死:可形成 C 形分布的梗死灶,极端情况下则可引起全大脑梗死(图 4-35)。

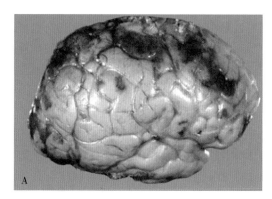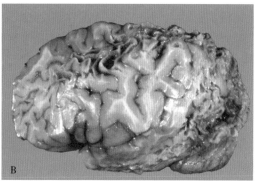

图 4-35　大脑缺血性脑病
注:A. 大脑前、中、后动脉血供边缘带出血性梗死灶呈 C 形;B. 陈旧性 C 形梗死灶切面呈蜂窝状。

二、阻塞性脑血管病

脑梗死(cerebral infarction)是由于血管堵塞引起局部血供中断所致,可以是血栓形成性堵塞,也可以是栓塞性堵塞。

脑血管解剖大体分为颈内动脉系统和椎 - 基底动脉系统,两者通过 Willis 环沟通。脑动脉具有以下解剖特点:①脑动脉的主干和分支均位于脑的腹侧面,然后再绕到背侧面;②脑动脉分为皮质支、中央支,两者间吻合甚少,皮质支间吻合丰富,中央支间较前者差;③脑动脉为肌型动脉,血管周围没有支持组织;④脑动脉内膜有丰富的内弹力膜,中、外膜薄,没有外弹力膜;⑤脑实质内外动脉均有神经纤维分布。

侧支循环在缺血性脑血管病的发病中具有重要的临床意义。大动脉如颈内动脉、椎动脉,当一支血管闭塞,Willis 环完整、侧支循环良好时可不引起脑梗死;中动脉如大脑前动脉、大脑中动脉等,其终末支之间仅有部分吻合,血管管腔堵塞可导致梗死,但梗死区小于该血管供应区;小动脉如豆纹动脉、皮质穿支则少有吻合支,一旦发生闭塞,梗死的范围和血管供应区基本一致。

(一) 阻塞性脑血管病的临床类型

1. 血栓性堵塞　血栓性堵塞常发生在动脉粥样硬化的基础上,粥样硬化好发于颈内动脉与大脑前动脉、大脑中动脉分支处,以及后交通动脉及基底动脉等。粥样斑块及复合病变(如斑块内出血、附壁血栓)均可阻塞血管。血栓性阻塞所致脑梗死发展较慢,其症状常在数小时或数天内不断发展,表现为偏瘫、神志不清和失语等。

2. 栓塞性堵塞　栓子可来源于脑供血动脉,也可以来源于心脏,但以心源性栓子居多。病变常累及大脑中动脉供应区。其发生往往比较突然,临床起病急骤,预后也较差。

（二）病理表现

脑梗死可分为动脉供血障碍所致缺血性梗死和静脉回流障碍所致的出血性梗死。局部动脉供血中断引起的梗死一般为缺血性,如栓子碎裂并随再通灌注血流前行,使梗死区血供部分恢复,可引起再灌流的血液经损坏的血管壁大量外溢,使缺血性梗死转变成出血性梗死,即出血转化。颅内静脉窦、大脑皮质浅静脉、大脑深静脉等静脉系统血栓形成造成脑血流回流障碍引起组织严重淤血,继而发展为淤血性梗死,也属于出血性梗死。

肉眼观,数小时后可见梗死区灰质暗淡,灰白质界限不清,2~3d后局部水肿,夹杂有出血点。1周后坏死组织软化,最后液化形成蜂窝状囊腔。光镜下,病变与缺血性脑病基本一致。值得指出的是,由于脑膜和皮质之间有吻合支存在,故梗死灶内皮质浅层结构常保存完好,有别于脑挫伤的形态学改变。

腔隙性梗死(lacunar infarction)是直径小于1.5cm的囊性病灶,常呈多发性,可见于基底核、内囊、丘脑、脑桥基底部与大脑白质。腔隙性脑梗死的原因可以是在高血压基础上引起的小出血,也可以是深部细动脉堵塞(动脉粥样硬化、栓塞或脂质玻璃样变)引起的梗死。若发生在某些脑区,腔隙性脑梗死也可无临床表现。

三、脑出血

脑出血最常见的原因为高血压,可引起脑内出血、蛛网膜下腔出血和混合性出血。绝大多数高血压性脑出血发生在基底节的壳及内囊区,约占脑出血的70%,脑叶、脑干及小脑齿状核出血各占约10%。受累血管依次为大脑中动脉深穿支豆纹动脉、基底动脉脑桥支、大脑后动脉丘脑支、供应小脑齿状核及深部白质的小脑上动脉分支、顶枕交界区和颞叶白质分支。非高血压性脑出血出血灶多位于皮质下,多无动脉硬化表现。70岁以上脑出血者约10%为脑淀粉样血管病(cerebral amyloid angiopathy,CAA)所致。根据脑出血的病因不同,其出血方式不同。高血压、CAA、脑动脉瘤、动静脉畸形等,常导致血管破裂,出血量大,形成大块型脑出血,起病急骤,病情较重;而血液病、脑动脉炎及部分梗死后出血常表现为点状、环状出血,出血量小,症状相对较轻。

出血侧大脑半球肿胀,脑回变宽,脑沟变浅,血液可破入脑室系统或流入蛛网膜下腔。血肿较大时,由于血肿的占位效应以及血肿周围脑组织水肿,引起颅内压升高,可使脑组织和脑室受压移位、变形,重者形成脑疝。幕上半球的出血,血肿向下挤压下丘脑和脑干,使其变形、移位和继发出血,并常出现小脑幕裂孔疝;如下丘脑和脑干等中线结构下移,可形成中心疝;如颅内压升高明显,或小脑大量出血时,可发生枕骨大孔疝。并发脑室内出血或严重的脑疝是导致患者死亡的直接原因。

脑出血的病理改变分3个阶段,包括动脉破裂、血肿形成及血肿扩大和周围水肿(图4-36)。

1. **动脉破裂**　由于细动脉硬化、细动脉急性坏死性改变、脑血管粥样硬化、脑淀粉样血管病、粟粒样微动脉瘤、异常血管团等因素,颅内细小血管管壁发生相应的病理性改变,血压急剧波动时,易导致相应血管破裂出血。

2. **早期血肿**　高达40%的血肿会在破裂后的数小时内扩大,早期血肿扩大是神经功能恶化的重要原因之一。血肿的扩大与血压增高的程度、凝血功能、出血部位(该部位神经纤维密度)和血肿形态

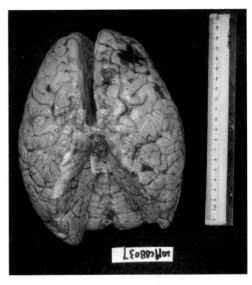

图4-36　额叶血肿形成

等有关。

3. **出血灶** 周围的病理变化对发病不同时期死亡的高血压脑出血患者出血病灶及其周围脑组织病理变化的系统观察结果显示：①脑出血后 6h,出血灶红细胞完整,出血灶周围有血浆蛋白渗出,可见少量环形出血,水肿较轻,血管周围可见少量单核细胞及中性粒细胞渗出,神经细胞肿胀。②脑出血后 12h,血管周围炎性细胞渗出增多,出血灶周围水肿略为明显,可见胶质细胞增生。③脑出血后 24h,环形出血增多,水肿及血管周围炎性渗出明显,神经细胞出现轻度缺血性改变。④脑出血后 2~3d,血肿周围的红细胞开始破坏,水肿及血管周围炎性渗出达高峰,第 3 天可见软化及少量格子细胞,胶质细胞增生明显,神经细胞呈明显的缺血性改变。⑤脑出血后 4~7d,出血灶边缘红细胞破坏,与周围脑组织界限欠清楚,脑水肿仍很严重,可见吞噬反应,表现为毛细血管增生,格子细胞增多,环形出血增多,病灶逐渐融合成片状,弥漫性胶质细胞增生,出现脱髓鞘改变。⑥脑出血后 2~3 周,出血灶内红细胞破坏,并逐渐吸收,出血灶缩小,周围水肿减退,毛细血管增生并可见大量格子细胞。⑦脑出血后 1~2 个月,血肿被吸收,周围组织疏松,仍有吞噬反应,可见大量吞噬含铁血黄素的吞噬细胞,2 个月可形成卒中囊。⑧脑出血后 6 个月,卒中囊形成,囊壁主要由胶质纤维组成,随着时间推移,囊壁由薄变厚,仍可见吞噬含铁血黄素的吞噬细胞,卒中囊周边脑组织胶质细胞增生明显,髓鞘脱失,神经细胞不同程度坏死。

蛛网膜下腔出血(subarachnoid hemorrhage)最常见原因为先天性球性动脉瘤破裂。动脉瘤主要位于 Willis 环及其主要分支血管,尤其是动脉的分叉处,80%~90% 位于脑底动脉环前部,破裂最常发生在以下部位：①后交通动脉和颈内动脉交界处,约为 40%；②前交通动脉和大脑前动脉约 30%；③大脑中动脉在外侧裂的第一个主要分支处,约 20%。后循环动脉瘤多发生在基底动脉尖或椎动脉与小脑后下动脉连接处,约为 10%。动脉瘤常呈单发性,约 20% 为多发,多位于对侧相同动脉,称为"镜像"动脉瘤。动脉瘤随着年龄的增长,破裂的概率增加,高峰年龄为 35~65 岁,动脉瘤的大小与破裂有关,直径大于 10mm 极易出血；不规则或多囊状,位于穹隆处的动脉瘤易破裂。蛛网膜下腔出血另一常见病因为动静脉畸形(arterior-venous malformation),动静脉畸形是指走向扭曲,管壁结构异常,介于动脉和静脉之间的一类血管,其管腔大小不一,可以成簇成堆出现,常见于大脑中动脉分布区,约 90% 畸形血管分布于大脑半球浅表层,破裂常导致脑内和蛛网膜下腔的混合性出血。其他原因包括高血压、脑动脉粥样硬化、颅内肿瘤、血液病、各种感染引起的动脉炎、肿瘤破坏血管、颅底异常血管网症(如 moyamoya 病)等。

动脉瘤形状通常不规则,管壁可薄如纸,较大的动脉瘤可有凝血块充填。动脉瘤破裂处多在瘤顶部,破裂后血液流入蛛网膜下腔,颅腔内容物增加,压力增高,并继发脑血管痉挛,后者是因出血后血凝块和围绕血管壁的纤维索之牵引所致(机械因素),血管壁平滑肌细胞间形成的神经肌肉接头产生广泛缺血性损害和水肿。蛛网膜下腔积血可见呈紫红色的血液沉积在脑底部各脑池和脊髓池中,如鞍上池、脑桥小脑角池、环池、小脑延髓池和终池等。大量出血时,血液可形成薄层血凝块覆盖于颅底的脑组织、血管及神经,蛛网膜呈无菌性炎症反应及软膜增厚,导致脑组织与血管或神经粘连,同时血液充填各脑室,可导致脑脊液回流障碍而出现急性梗阻性脑积水；此外,部分凝集的红细胞还可堵塞蛛网膜绒毛间的小沟,使脑脊液的回吸收被阻,因而可发生急性交通性脑积水。脑积水时脑室扩大,脑膜可表现为无菌性炎症反应。脑实质内广泛白质水肿,皮质可见多发斑片状缺血灶。有时血液可进入动脉瘤附近的脑实质而形成脑内血肿,多见于额颞叶。在出血较多处可能发现破裂的动脉瘤。蛛网膜下腔出血常引起颅内血管的严重痉挛,进而导致脑梗死,患者可因此死亡。

蛛网膜下腔出血镜下早期表现为细胞反应及吞噬现象,逐渐出现成纤维细胞进入血块,最后形成一层闭塞蛛网膜下腔的瘢痕。显微镜下观察显示,出血后 1~4h 即可出现脑膜反应,软脑膜血管周围可见少量多形核白细胞结集,4~6h 多形核细胞反应即较强,16~32h 即存在大量的白细胞及淋巴细胞,并可见到白细胞的破坏,一部分游离于蛛网膜下腔,一部分在吞噬细胞及白细胞的胞质内。出血后 3d,各型炎性细胞都参与反应,多形核白细胞反应达顶峰后,淋巴细胞及吞噬细胞即迅速增加,在吞噬细胞内可见到完整的红细胞、含铁血黄素颗粒及变性的白细胞。7d 后多形核白细胞消失,淋巴细胞浸润,吞噬细胞吞噬活跃,虽然还有一些完整的红细胞,但多为血红蛋白的分解产物。10d 后,有不同程度的纤维组织逐渐侵入血块内,形成一层瘢痕组织。

第八节   中枢神经系统常见的并发症

上述所介绍的中枢神经系统疾病最常见且重要的并发症为颅内压增高、脑水肿和脑积水。三种并发症常合并发生,互为因果,常导致严重的后果,甚至死亡。

一、颅内压增高及脑疝形成

(一) 颅内压增高

颅内正常的脑脊液压力(颅内压)一般保持在 4.5~13.5mmHg,如侧卧位时脑脊液持续地超过15mmHg 时,即为颅内压增高,这是由于颅腔内容物(脑、脑脊液、脑血容量)的容积增加,超过了颅腔所能代偿的极限所致。颅内压增高的主要原因在于颅内占位性病变和脑脊液循环障碍所致的脑积水。常见的占位性病变有脑出血、颅内血肿、脑梗死、脑肿瘤和脑脓肿及脑膜脑炎等,其后果与病变的大小、程度及其增大的速度有关。有时将其分为弥漫性颅内压增高和局限性颅内压增高。脑水肿可加重病变的占位性。颅内压增高可分为 3 个时期。

1. **代偿期**   通过反应性血管收缩致脑脊液吸收增加和 / 或形成减少,使颅内血容量和脑脊液容量相应减少,颅内空间相对增加,以代偿占位性病变引起的脑容积增加。

2. **失代偿期**   占位性病变和脑水肿使颅内容物继续增大,超过颅腔所能容纳的程度,可引起头痛、呕吐、眼底视神经盘水肿、意识障碍、血压升高及反应性脉搏变慢和脑疝形成。

3. **血管运动麻痹期**   颅内压严重持续升高使脑组织灌流量减少,引起脑缺氧导致脑组织损害和血管扩张,继而引起血管运动麻痹,加重脑水肿,引起意识障碍甚至死亡。

(二) 脑疝形成

颅内压持续增高可引起脑组织由压力高的部位向压力低的部位挤压、移位,称为脑疝。脑组织移位的方向与程度取决于病变的位置与各分腔之间的压力差。脑疝的发生与颅内高压、局限性脑水肿、脑积水的关系密切。部分脑组织嵌入颅脑内的分隔(如大脑镰、小脑幕)和颅骨孔道(如枕骨大孔等)导致脑疝形成(herniation)。常见的脑疝有以下 3 种类型(图 4-37)。

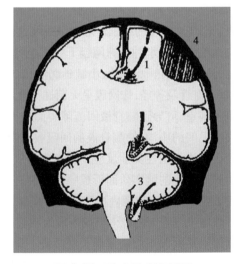

图 4-37   脑疝形成示意图
注:1. 扣带回疝;2. 海马沟回疝;3. 小脑扁桃体疝;4. 占位病变。

1. **扣带回疝**   又称大脑镰下疝(subfalcial hernia),是因一侧大脑半球特别是额、顶、颞叶的占位性病变,引起中线向对侧移位,致同侧脑扣带回从大脑镰的游离缘向对侧膨出,形成扣带回疝。疝出的扣带回背侧受大脑镰边缘压迫,受压处的脑组织可发生出血、坏死。大脑前动脉的胼胝体支也可因受压而引起相应脑组织梗死。

2. **颞叶沟回疝** 又称小脑幕切迹疝(transtentorial herniation),是因小脑幕以上的脑组织内肿瘤、血肿、梗死等病变引起脑组织体积肿大,致颞叶的海马沟回经小脑幕裂孔向下膨出,形成小脑幕切迹疝。其不良后果主要有:①同侧动眼神经在穿过小脑幕裂孔处受压,引起同侧瞳孔一过性缩小,继之散大固定及同侧眼上视和内视障碍;②中脑及脑干受压后移,可致意识丧失;导水管变窄,脑脊液循环受阻加剧颅内压增高;血管牵引过度,引起中脑和脑桥上部出血梗死,可致昏迷和死亡;③中脑侧移,使对侧中脑的大脑脚底压于该侧小脑幕锐利的游离缘上形成压迫性 Kernohan 切迹;④压迫大脑后动脉引起同侧枕叶距状裂脑组织出血性梗死。

3. **枕骨大孔疝** 又称小脑扁桃体疝(tonsillar hernia)。由于颅内高压或颅后窝占位病变将小脑和延髓推向枕骨大孔并向下移位而形成。疝入枕骨大孔的小脑扁桃体和延髓形成圆锥形,其腹侧出现枕骨大孔压迹。由于延髓受压,生命中枢受损,严重时可致呼吸、循环衰竭而猝死。在颅内压升高的情况下,若腰椎穿刺放出脑脊液过多、过快,可诱发或加重小脑扁桃体疝的形成,对此临床医师应予特别注意。各种原因引起的颅内压增高最常见的临床症状是头痛、呕吐和视神经盘水肿,称颅内压增高三联症。

二、脑水肿

脑水肿(brain edema)是指脑组织内液体含量过多贮积而引起脑体积增大的一种病理状态,也是颅内压升高的重要原因之一。缺氧、创伤、梗死、炎症、肿瘤和中毒等,均可伴发脑水肿。脑水肿的形成除上述一些原发因素外,也与颅内解剖生理特点有关:①血-脑屏障的存在限制了血浆蛋白通过脑毛细血管的渗透性运动;②脑组织无淋巴管难以运走过多的液体。常见的脑水肿类型有以下两种。

(一)血管源性脑水肿

血管源性脑水肿(vasogenic edema)最为常见,由于血-脑屏障功能紊乱,血管通透性增加,富含蛋白质的液体自血管内通过血管壁进入脑组织间隙,引起脑水肿。多见于脑肿瘤、脑出血、脑外伤及炎症(如脑膜炎、脑膜脑炎)等。

(二)细胞毒性脑水肿

细胞毒性脑水肿(cytotoxic edema)多由于缺血缺氧、中毒引起细胞损伤,Na^+-K^+-ATP 酶功能失常,细胞内水、钠潴留所致。

在许多疾病过程中,两种类型的脑水肿常合并存在,在缺血性脑病时尤为显著。大体观,脑组织体积和重量增加,脑回宽而扁平,脑沟浅而窄,脑室缩小,白质水肿明显,严重的脑水肿常同时有脑疝形成。血管源性水肿时镜下观白质浅染,星形胶质细胞肿胀,进而髓鞘崩解、坏死,巨噬细胞增生并吞噬清除髓鞘碎片,形成格子细胞。严重时白质中可形成囊性变腔隙。细胞毒性脑水肿时,由于神经元、神经胶质细胞及血管内皮细胞内均有过多水分积聚,镜下见细胞体积增大,胞质淡染,而细胞外间隙和血管间隙扩大不明显。电镜下,血管源性脑水肿时,细胞外间隙增宽,星形胶质细胞足突肿胀,而细胞毒性水肿时仅有细胞肿胀。

三、脑积水

脑室系统内脑脊液含量异常增多伴脑室持续性扩张状态称为脑积水(hydrocephalus)。脑积水发生的主要原因有:①脑脊液循环通路阻塞:如脑囊虫、脑肿瘤、先天性畸形、炎症、外伤、蛛网膜下腔出血等,脑室内通路阻塞引起的脑积水称阻塞性脑积水或非交通性脑积水;②脑脊液产生过多或吸收障碍:常见于脉络丛乳头状瘤、慢性蛛网膜炎等,此类脑积水称为非阻塞性脑积水或交通性脑积水。

病理变化:根据病变部位和程度不同,病变也不完全相同。轻度脑积水时,脑室呈轻度扩张,脑组织呈轻度萎缩。严重脑积水时,脑室高度扩张,脑组织受压、变薄,脑实质萎缩消失(图4-38)。

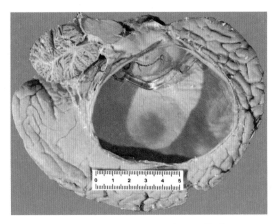

图 4-38 严重脑积水,脑实质萎缩

颅骨未闭合前的婴幼儿如有脑积水则头颅渐进性增大,脑室扩张,颅骨缝分开,前囟扩张;因大脑皮质萎缩,患儿智力减退,肢体瘫痪。成人颅骨闭合后产生脑积水可导致颅内压进行性升高,脑积水严重者可致脑疝形成。当然,脑积水在正常脑压下也会发生。

(章 京)

思考题

1. 简述帕金森病的病理变化。
2. 试述阿尔茨海默病的病理变化。
3. 简述脱髓鞘病变的基本病理改变。
4. 简述 2016 版主要的胶质瘤的分子分型。
5. 简述神经系统常见的并发症。

第五章

作用于中枢神经系统的药物

中枢神经系统药理学主要研究中枢神经系统（central nervous system,CNS）药物的来源、作用、作用机制、体内过程、临床应用及不良反应。神经系统药物的作用靶点包括离子通道、神经递质、神经递质受体、递质分子的转运体以及偶联受体与细胞内效应器等,研究策略涵盖分子、细胞、多细胞（或多系统）以及行为学等。

第一节　作用于中枢神经系统药物的作用靶点及药理学特点

一、中枢神经系统药物作用的靶点

（一）神经元

CNS 药物在脑内的靶细胞主要为神经元,多为神经元的兴奋剂或抑制剂,通过作用于神经元上不同受体、转运体、离子通道、酶等靶点调节神经递质功能。几乎所有作用于 CNS 药物的作用机制均为调节突触传递过程中的某一个环节,突触复合体中药物敏感部位见图 5-1。根据药物对突触传递的作用将这些机制大致分为两类:突触前机制和突触后机制。

突触前机制包括影响递质的合成、储存、代谢和释放。阻断递质的合成和储存可抑制突触传递,如利血平通过干扰突触前膜对单胺类神经递质的再摄取而使递质耗竭。阻断突触前膜内递质的代谢可增加递质释放量,如使用单胺氧化酶抑制剂可减少单胺类神经递质的代谢,增加单胺类神经递质在突触间隙中的浓度。药物也可影响递质的释放,如苯丙胺可促进肾上腺素能突触释放儿茶酚胺类神经递质等。神经递质释放入突触间隙,其作用可因突触前膜的再摄取或代谢作用而终止,如可卡因可抑制肾上腺素能突触对儿茶酚胺的再摄取而增强其作用,而乙酰胆碱作用的消除主要依赖酶的降解作用,乙酰胆碱酯酶抑制剂可抑制乙酰胆碱的降解而延长其作用。在 CNS 中尚未发现神经肽的再摄取机制和特异性酶降解机制。

突触后神经递质特异性受体是药物作用的主要靶点。有的药物可作为受体激动剂模拟神经递质的作用,如阿片类药物具有内啡肽的作用。有些药物可抑制受体功能,如士的宁通过拮抗抑制性神经递质甘氨酸受体,而起到抗惊厥作用。对受体的拮抗是 CNS 药物常见的作用机制。药物也能直接作用于亲离子型受体的离子通道,如巴比妥类药物能阻断多种兴奋性亲离子受体的离子通道。对于亲代谢性受体,药物可作用于受体下游信号的任一环节,如甲基黄嘌呤通过第二信使 cAMP 调节神经递质作用,应用高浓度的甲基黄嘌呤时可阻断 cAMP 代谢,使 cAMP 水平增高,作用延长。

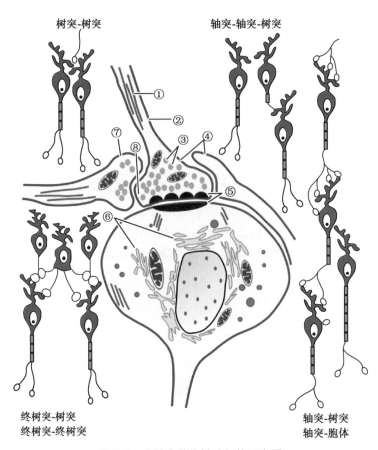

树突-树突　　　　　轴突-轴突-树突

终树突-树突　　　　　　　轴突-树突
终树突-终树突　　　　　　　轴突-胞体

图 5-1　突触中药物敏感部位示意图

注：①与神经元胞体和远端突起间大分子双向转运有关的微管；②电传导性膜；③递质合成和储存部位；④神经末梢和胶质细胞主动摄取递质的部位；⑤递质释放部位；⑥突触后受体、胞质细胞器表达突触活动和长时程改变生理状态的突触后蛋白质；⑦临近突触前突起上的突触前受体；⑧神经末梢上部位（自身受体）。

（二）支持细胞

CNS 中含有多种非神经元的支持细胞，包括大胶质细胞（星形胶质细胞和少突胶质细胞）、小胶质细胞和室管膜细胞，其中星形胶质细胞的含量最为丰富，约占脑内细胞数量的 20%。

传统观点认为胶质细胞的主要功能是支持神经元和维持神经元周围内环境的稳定，在 CNS 发育过程中引导神经元走向，参与突触周围神经递质的摄取和灭活（如星形胶质细胞对谷氨酸的再摄取，使星形胶质细胞上的谷氨酸转运体成为研发神经元保护剂的重要靶点）。近年来发现胶质细胞尤其是星形胶质细胞能够释放谷氨酸、ATP 和 D- 丝氨酸等胶质递质，通过胶质递质对突触传递信息的整合、突触可塑性的调控等起重要作用，进而影响神经元的功能。同时星形胶质细胞表达多种神经递质受体，如 5-HT$_2$ 受体、α 和 β 肾上腺素能受体等，CNS 药物可通过作用于这些受体引起星形胶质细胞功能变化，如 5-HT 选择性再摄取抑制剂（SSRI）氟西汀和抗双相情感障碍药物锂盐、卡马西平、丙戊酸钠可引起星形胶质细胞基因表达的改变。这些发现有助于神经精神疾病的病理生理机制和药物作用机制的研究。虽然胶质细胞可能为神经精神疾病治疗的新靶点，但目前临床上尚缺乏以胶质细胞为靶点的药物研发。

（三）血 - 脑屏障

血 - 脑屏障（blood brain barrier，BBB）主要由毛细血管内皮细胞、基膜及胶质细胞足突膜构成。由于 BBB 的存在，药物在血中和脑内的药物浓度往往不同。如期待药物在 CNS 中发挥显著疗效，应选择容易通过 BBB 的药物。理想的 CNS 药物应具有相对分子质量小、脂溶性高、血浆蛋白结合率低,以及与 BBB 中 P- 糖蛋白等主动外排转运分子亲和力低等特点。在某些病理条件下,如脑缺血、炎症时,BBB 的通透性增加,导致一些不易通过 BBB 的药物在脑内浓度增高,如脑膜炎时,正常情况下透过率低的青霉素亦能在脑脊液中达到有效治疗浓度。

(四)离子通道

神经元通过改变膜离子通道实现电兴奋性的传导,目前已鉴别出的离子通道主要包括 Na^+、K^+ 和 Ca^{2+} 以及 Cl^- 离子通道(图 5-2),以及环核苷酸(cGMP、cAMP 等)调节的通道和瞬时感受器电位离子通道。

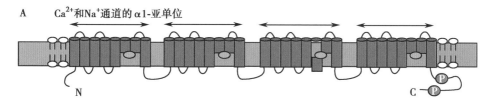

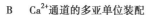

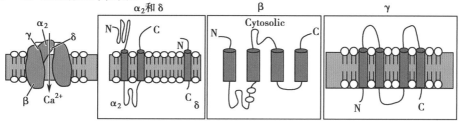

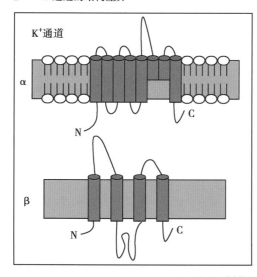

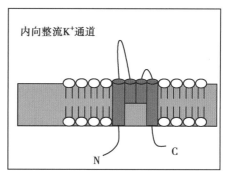

图 5-2　神经元离子通道

注:A. 钙离子和钠离子通道的 α 亚单位共有相似的假定 6- 跨膜结构,重复 4 次跨膜,其中第 5 和第 6 跨膜片段被一膜内片段分开。B. 钙离子通道也需要几个辅助小蛋白(α2、β、γ 和 δ 亚单位)。α2 和 δ 亚单位由一个二硫键连接(未显示)。调节性亚单位也存在于钠离子通道。C. 电压敏感的钾离子通道(Kv)和快速激活的钾离子通道(Ka)都有相似的假定 6- 跨膜结构域,这一结构具有钠离子和钙离子通道中的重复跨膜结构相似的特性,而内向整流钾离子通道蛋白(Kir)则仅保留了祥 5 和祥 6 的构象特性。调节 β 亚单位能够改变 Kv 通道的功能。这两类通道能够形成杂合多聚体。

(五)中枢神经递质

根据化学性质的不同,神经递质可分为氨基酸、单胺和神经肽。不同神经递质的药理学作用见表 5-1。

表 5-1　中枢神经系统递质药理学性质

递质	受体亚型	激动剂	与受体结合的效应器受体功能域	选择性拮抗剂
氨基丁酸（GABA）	$GABA_A$（$\alpha/\beta/\gamma/\delta/\sigma$） $GABA_B$ $GABA_C$	蝇蕈碱 异去甲槟榔次碱 巴氯酚 3-氨丙基次磷酸	IR：精典的快速抑制经 Cl^- 通道传导 IR：突触前和突触后效应 IR：经 Cl^- 通道发挥慢而持久的作用	荷包牡丹碱 印防己毒素
甘氨酸 谷氨酸	α 和 β 亚单位 AMPA	β-丙氨酸 牛磺酸	IR：精典的快速抑制经 Cl^- 通道传导（对荷包牡丹碱和毛果芸香碱不敏感） IR：精典的快速抑制阳离子通道传导	士的宁
天冬氨酸	AMPA 亚型 GluR 1-4 KA 亚型 GluR 5-7 KA 1,2 NMDA mGlu 1,5（Ⅰ）;2,3（Ⅱ）; 4,6,7,8（Ⅲ）	Kainate Domoic acid NMDA Glu Asp	IR：Mg^{2+} 门控的去极化慢兴奋性传导 GPCR：调节离子通道,第二信使产生和蛋白质磷酸化 Ⅰ类与 G_q 结合 Ⅱ/Ⅲ类与 G_i 结合	CNQX GYK153655 LY294486 MK801 AP5
乙酰胆碱	烟碱型 毒蕈碱型		IR：精典的快速兴奋经阳离子通道传导 GPCR：调节 M_1/M_3：与 G_i 结合,降低 cAMP GPCR：D_1/D_5 与 G_s 结合; $D_2/D_3/D_4$ 与 G_i 结合	α-银环蛇毒素 M_1：哌仑西平 M_2：美索曲明 M_4：托吡卡胺 D_2：舒必利,多潘立酮
去甲肾上腺素	α_1/α_2 $\beta_1/\beta_2/\beta_3$	α_1A：NE>EPI α_2A：羟甲唑啉 β_1：EPI=NE β_2：EPI>>NE β_3：EPI<NE		WB4101 α_2：育亨宾、哌唑嗪 β_1：阿替洛尔 β_2：丁氧胺 β_3：BRL37344
5-羟色胺	$5-HT_1$~$5-HT_7$		IR：精典的快速兴奋经阳离子通道传导	$5-HT_1$：WAY101135 LY53857；利坦色林；美舒麦角；酮色林；昂丹司琼
组胺	H_1/H_4			美吡拉敏,雷尼替丁,法莫替丁,西咪替丁,噻普酰胺
升压素	V1/V2	DDAVP		
缩宫素	OT		GPCR：与 G_q 结合	
神经紧张素	NTS1/NTS2		GPCR：与 G_q 结合	SR48692
阿片肽类	$\mu/\delta/\kappa$	DAMGO;舒芬太尼;DALDA DPDPE; DSBULET;SNC-80	GPCR：与 $G_{i/o}$ 结合	CTAP;CTOP;β-FNA
生长抑素	SST1~SST5	奥曲肽,司格列肽		

注：IR：ionotropic receptor,离子亚型受体；EPI：麻黄碱；NE：去甲肾上腺素。

1. **氨基酸类** 通常双段基氨基酸(谷氨酸和天冬氨酸)产生全面的兴奋作用,而一些单羧基 ω 基氨基酸[如 γ 基氨基丁酸(GABA)、甘氨酸、β- 氨基丙酸和牛磺酸]则产生抑制作用。

(1)GABA:哺乳动物神经系统中主要的抑制性神经递质之一。目前已明确的 GABA 可抑制突触位于:①小脑浦肯野神经元和它们在 Deiter 核(前庭神经外侧核)中的靶细胞之间;②小型中间神经元和小脑皮质主要传出细胞、楔束核、海马和外侧中隔核之间;③前庭神经核和滑车运动神经元之间。同时,GABA 也参与大脑皮质内及尾核与黑质之间的抑制作用。GABA 受体主要分为三类:$GABA_A$、$GABA_B$ 和 $GABA_C$ 受体,其中 $GABA_A$ 最为重要。$GABA_A$ 是一种配体门控的 Cl^- 通道,是苯二氮䓬类、乙醇、巴比妥类、甾体类麻醉剂和挥发性麻醉剂的作用靶点。

(2)甘氨酸:甘氨酸受体主要分布在脑干和脊髓,性质与 $GABA_A$ 受体相似。多个甘氨酸受体亚单位可装配形成一系列不同的甘氨酸受体亚型,不同亚型的功能尚不明确。

(3)谷氨酸和门冬氨酸:对神经元都有很强的兴奋作用。谷氨酸受体包括配体门控离子通道型受体和 G 蛋白偶联受体,前者又可分为 NMDA 受体和非 NMDA 受体(包括 AMPA 受体和海人藻酸受体)。高浓度的谷氨酸会导致神经元细胞死亡,主要机制与 NMDA 受体或 AMPA/ 海人藻酸受体过度激活,允许 Ca^{2+} 大量内流所激发;谷氨酸还可引发 Na^+ 和 K^+ 耗竭,细胞外 Zn^{2+} 提高,进一步诱导神经元死亡。

2. **多肽类** 脑内存在对神经系统活动有影响的多肽,某些多肽在此前被认为仅分布于肠或内分泌腺内。由于多肽具有难以确定的空间构型,因此合成作用于多肽受体的激动剂或拮抗剂比较困难,目前仅发现有一种植物生物碱吗啡能选择性作用于含有其肽能受体的突触。

3. **其他调节物质**

(1)嘌呤:包括腺苷一磷酸、腺苷三磷酸和游离腺苷等。腺苷能够在突触前作用于整个大脑皮质和海马结构,抑制单胺和氨基酸传递;ATP 调节反应与焦虑、脑卒中和癫痫等疾病相关。

(2)可弥散介质:包括花生四烯酸、一氧化氮(NO)以及一氧化碳(CO)等。其中花生四烯酸主要介导脂质转运蛋白(lipid transfer protein,LTP)及其他神经元可塑性,而 NO 和 CO 在 LTP、鸟嘌呤环化酶活化、神经递质的释放和谷氨酸介导的神经毒性中发挥重要作用。

(3)细胞因子:细胞因子是一种多肽类调节因子,广泛产生于全身不同来源的细胞。目前,神经系统疾病(如人类免疫缺陷病毒后的早老性痴呆早期)及创伤愈合的强效调节因子受到广泛重视;神经元和星形胶质细胞可诱导细胞因子的表达。

二、中枢神经系统药理学特点

(一)中枢神经系统药物作用的特异性和非特异性

CNS 药物特异性表现为特定的分子机制,如选择性地作用于某种细胞或某种受体;相反,非特异性主要体现在通过多种分子机制影响多种靶细胞。一些在低剂量时具有高特异性的药物在相对较高剂量下可表现出非特异性。相反,一些作用广泛的药物对各级中枢的作用亦不均衡,如镇静催眠药和全麻药对呼吸和循环中枢神经元的影响非常有限。当给予较高剂量或选择一定给药途径使药物在组织中浓度过高时,特异性高的药物也可能会产生非特异性效应。

1. **非特异性中枢抑制剂** 包括麻醉气体、乙醇和镇静催眠药。这类药物对 CNS 中可兴奋组织产生抑制作用,导致神经递质释放减少,抑制突触后效应及离子转运。但在亚麻醉浓度下,这类药物(如乙醇)能够对特定神经元产生相对特异的作用,这也是这些药物产生行为学作用差异的主要因素,尤其是易产生依赖性的行为学作用。

2. **非特异性中枢兴奋剂** 包括能够产生较强 CNS 兴奋作用的戊四氮和其衍生物,以及对中枢兴奋作用较弱的甲基黄嘌呤。CNS 兴奋作用一般依赖于下列两种机制之一产生:①阻断抑制作用;②直接产生神经元兴奋作用(包括增加神经递质释放、延长神经递质作用、增加突触后膜的不稳定性及缩短突触功能恢复时间)。

3. 选择性中枢药物　这类药物既可产生兴奋作用,也可产生抑制作用。在一些情况下,一个药物可同时对不同系统分别产生兴奋或抑制作用。在治疗剂量时某些药物对兴奋性影响较小。这类药物包括:抗惊厥药、抗帕金森病药、阿片及非阿片类镇痛药、止吐药、解热镇痛药、兴奋药、抗精神病药(如抗抑郁药、抗躁狂药、抗精神分裂症药)、镇静药、催眠药。另外,此类药物还包含用于治疗阿尔茨海默病的药物(胆碱酯酶抑制剂、抗谷氨酸能神经保护药)和用于亨廷顿病症状治疗的药物(丁苯那嗪)。

(二) CNS 药物的相互作用

为取得更好的治疗效果往往需要联合用药,如治疗帕金森病时联合使用抗胆碱类药物和左旋多巴。然而,有些联合用药会使不良反应叠加或存在拮抗效应。

机体所处的生理状况或其他引起中枢抑制或兴奋的药物存在时,会影响到 CNS 药物的效应。如麻醉药对过度兴奋者的作用比对普通患者效果要差;而使用中枢兴奋剂时则相反。一般情况下,所有类型的中枢抑制剂在合用时都会产生作用的相加,如巴比妥类药物或苯二氮䓬类药物与乙醇合用时可能产生致死性结果,中枢兴奋剂亦有此特点。因此,抑制药增强吗啡的呼吸抑制作用,而兴奋药能加重吗啡引起的呕吐和肌肉痉挛。

兴奋剂和拮抗剂间的拮抗作用不尽相同。一些药物间的拮抗作用为药理性拮抗,如阿片类拮抗药能选择性地抑制阿片类药物的镇痛作用。然而,有的 CNS 药物间的拮抗作用本质上为生理性拮抗,如应用阿片类药物对中枢的抑制作用不能完全被咖啡因所逆转。

影响同一神经递质系统的药物所产生的效应,可以是相互增强或相互抑制的,同时使用时需要考虑到两药间的相互作用。为减少此类相互作用,应调整治疗方案,如间隔给药形成一段无药期,或者延长治疗时间产生脱敏或超敏状态,以限制药物间此消彼长的速度。通常可观察到低浓度 CNS 抑制药可产生兴奋作用,这是由于抑制系统被抑制或兴奋性递质释放短暂增加所致,全麻药诱导麻醉时产生的"兴奋期"和乙醇的兴奋效应就是这方面的例子。CNS 抑制药低浓度时可出现兴奋状态,随着浓度增加可出现持续抑制状态。为减少这种兴奋作用,可适当应用中枢抑制药预处理(如苯二氮䓬类药物用于麻醉前给药)。对脑脊髓短暂强烈的刺激之后往往会出现抑制作用,部分原因是神经疲劳和神经递质耗竭。发作后抑制作用与 CNS 抑制药的效应也会产生相加作用。而药物诱导的短暂抑制后不会产生兴奋作用。不过,长期应用巴比妥类药物或乙醇诱导的镇静或抑制作用,突然停药后会产生长时间的过度兴奋状态(戒断症状)。应用同类或其他类别的抑制药可有效控制这种过度兴奋。

第二节　镇静催眠药

镇静催眠药是一类对中枢神经系统产生广泛抑制,减少机体活动,降低兴奋性,诱导和维持近似生理睡眠作用的药物。常用的镇静催眠药可分为苯二氮䓬类、巴比妥类、非苯二氮䓬类 GABA$_A$ 受体激动药及其他类。苯二氮䓬类除有镇静催眠作用外,还有抗焦虑、抗惊厥和抗癫痫作用。其毒性小,安全范围大,目前成为临床上最常用的镇静催眠药。巴比妥类主要用于抗惊厥、抗癫痫和麻醉前用药,其镇静催眠作用目前已较少应用。非苯二氮䓬类 GABA$_A$ 受体激动药安全性高,不易产生耐受性和依赖性,主要用于失眠症的治疗。

1. 苯二氮䓬类　苯二氮䓬类(BZ)药物均为 1,4- 苯并二氮䓬的衍生物,化学结构见图 5-3。在 R$_1$、R$_2$、R$_3$ 及 R$_7$ 取代不同基团,得到多种同类化学结构相似的药物。各种药物作用机制相似,但因取代基不同而在药物效应动力学和药物代谢动力学方面各有特点,导致在镇静催眠、抗焦虑、抗惊厥、肌肉松弛等临床应用上存在差异。

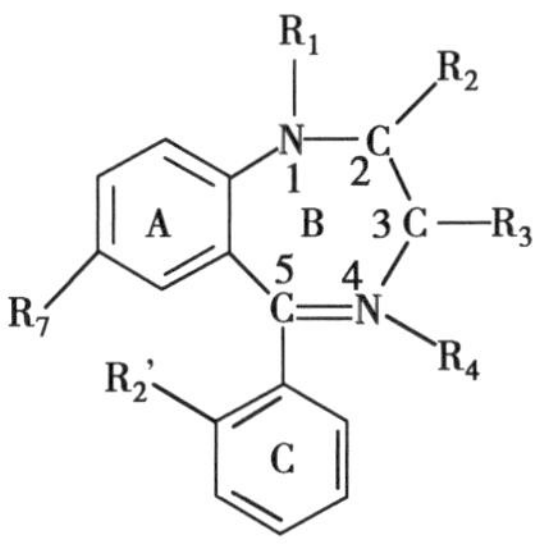

苯二氮䓬类药物	R₁	R₂	R₃	R₇	R₂'
阿普唑仑	融合的三唑环		$-H$	$-Cl$	$-H$
氯硝西泮	$-H$	$=O$	$-H$	$-NO_2$	$-Cl$
氯氮䓬	$-H$	$=O$	$-COO^-$	$-Cl$	$-H$
地西泮	$-CH_3$	$=O$	$-H$	$-Cl$	$-H$
艾司唑仑	融合的三唑环		$-H$	$-Cl$	$-H$
氟马西尼	融合的咪唑环		$-H$	$-F$	$=O$（在C_5）
氟西泮	$-CH_2CH_2N(C_2H_5)_2$	$=O$	$-H$	$-Cl$	$-F$
劳拉西泮	$-H$	$=O$	$-OH$	$-Cl$	$-Cl$
咪达唑仑	融合的咪唑环		$-H$	$-Cl$	$-F$
硝西泮	$-H$	$=O$	$-H$	$-NO_2$	$-H$
去甲西泮	$-H$	$=O$	$-H$	$-Cl$	$-H$
奥沙西泮	$=O$	$-H$	$-OH$	$-Cl$	$-H$
三唑仑	融合的三唑环		$-H$	$-Cl$	$-Cl$

图 5-3 苯二氮䓬类药物的化学结构

注：苯二氮指的是这个结构中由一个苯环（A）融合一个七元二氮杂环（B）的部分；几乎所有的苯二氮䓬类都含有一个 5- 芳香基取代基（环 C）和一个 1,4- 二氮杂环，称之为 5- 芳基 -1,4- 苯二氮杂环。对环和取代基结构的不同修饰（R₁、R₂、R₃、R₄、R₇ 和 R₂'）会产生了具有类似活性的化合物，包括地西泮、氯氮䓬等。

（1）作用机制：苯二氮䓬类药物在中枢神经系统的作用主要与其作用于 GABA_A 受体的 BZs 特异性结合位点，增强中枢抑制性神经递质 GABA 功能有关，而 GABA 则以变构方式改变苯二氮䓬类药物的结合。苯二氮䓬类药物与 GABA_A 受体特异性位点结合，增加 Cl⁻ 通道开放的频率，进而增强 GABA 对 GABA_A 受体的作用，产生中枢神经抑制作用。氟吗西尼作为苯二氮䓬受体拮抗剂，可与作用位点结合，而不影响 GABA_A 受体功能，可逆转大剂量苯二氮䓬类药物的药理作用。苯二氮䓬类药物的行为和电生理效应也可以通过事先在 GABA 结合位点使用拮抗剂（如荷包牡丹碱）来减少或预防。到目前为止，已经确定了 GABA_A 16 个不同的亚基，亚基的多样性产生了其异质性，导致苯二氮䓬类药物药理作用的多样性。目前的研究拟将苯二氮䓬类药物的构效关系和相应的亚基对应起来，以开发出副作用更少的新化合物。

苯二氮䓬类药物的安全性优于巴比妥类药物，这是因为苯二氮䓬类药物在体内的作用依赖于 GABA 的突触前释放，在没有 GABA 的情况下，苯二氮䓬类药物对 GABA_A 受体功能没有影响；而巴比妥类药物在低浓度时也能增强 GABA 的作用,在高浓度时直接激活 GABA 受体,会导致严重的中枢抑制作用。苯二氮䓬类药物的名称、给药途径及临床应用见表 5-2。

表 5-2　苯二氮䓬类药物名称、给药途径及适应证

名称	给药途径	适应证(部分)	$t_{1/2}$/h	备注
阿普唑仑	口服	焦虑 / 广场恐怖症	12 ± 2	戒断症状可能特别严重
甲氨二氮䓬	口服、肌内注射、静脉注射	焦虑 / 酒精戒断处理 / 麻醉前用药	10 ± 3.4	代谢产物有活性,药物作用时间长
氯硝西泮	口服	惊厥 / 急性躁狂	23 ± 5	抗惊厥作用有耐受性
氯氮䓬	口服	焦虑 / 惊厥	2 ± 0.9	在胃肠道脱羧形成去甲西泮
地西泮	口服、肌内注射、静脉注射、灌肠	焦虑 / 癫痫持续状态 / 松弛骨骼肌 / 麻醉前用药	43 ± 13	
艾司唑仑	口服	失眠	10~24	
氟西泮	口服	失眠	74 ± 24	长期应用活性代谢产物蓄积
劳拉西泮	口服、肌内注射、静脉注射	焦虑 / 麻醉前用药	14 ± 5	
咪达唑仑	静脉注射、肌内注射	麻醉前用药 / 术中用药	1.9 ± 0.6	失活迅速
奥沙西泮	口服	焦虑	8 ± 2.4	
夸西泮	口服	失眠	39	长期应用时活性代谢产物蓄积
替马西泮	口服	失眠	11 ± 6	经结合反应代谢
三唑仑	口服	失眠	2.9 ± 1	失活迅速;日间副作用明显

(2)药理作用

1)镇静、抗焦虑作用:苯二氮䓬类药物通过作用于边缘系统的 BZs 受体而发挥抗焦虑作用。选择性较高,小剂量即有良好的抗焦虑作用,对各种原因引起的焦虑均有效,能显著改善患者恐惧、紧张、焦急、忧虑等焦虑症状。主要用于治疗焦虑症。

2)催眠作用:主要体现为:①能明显缩短入睡时间;②延长总睡眠时间,主要为非快速眼动睡眠(NREMS)的Ⅱ期睡眠;③对快速眼动睡眠(REMS)影响较小;④显著缩短 NREMS 的Ⅲ期和Ⅳ期时间,减少发生在此期间的夜惊或睡行症。患者停药后,会出现反跳性 REM 睡眠延长,但较巴比妥类药物轻,依赖性和戒断症状也较轻;适用于失眠患者短期应用。

3)抗惊厥、抗癫痫作用:苯二氮䓬类药物可增强 GABA 的突触传递功能,限制脑内癫痫病灶异常放电向周围皮质和皮质下扩散,终止或减轻惊厥的发作。可用于辅助治疗破伤风、子痫、小儿高热惊厥及药物中毒性惊厥。

4)中枢性肌松作用:小剂量时抑制脑干网状结构下行系统对 γ 神经元的易化作用,较大剂量时增强脊髓神经元的突触前抑制,抑制多突触反射,而发挥肌松作用;在极高剂量时也可在外周产生神经肌肉阻断作用。可用于缓解脑损伤所致的肌肉强直,如脑血管意外、脊髓损伤等引起的中枢性肌强直的治疗,也可用于缓解局部关节病变、腰肌劳损及内镜检查所致的肌肉痉挛。

5)其他:催眠剂量的苯二氮䓬类药物可使患者产生一定程度的顺行性遗忘。

催眠剂量的苯二氮䓬类药物对正常成人呼吸无影响,但对儿童和肝功能受损个体要特别注意。使用较大剂量时如用于麻醉前给药或内镜检查时,苯二氮䓬类药物可轻度抑制肺泡换气功能,导致呼吸性酸中毒。慢性阻塞性肺疾病(COPD)患者在治疗剂量时即可产生明显的呼吸功能抑制。苯二氮䓬类药物可促进心肌梗死恢复期患者在 REM 睡眠期间出现呼吸暂停(与氧饱和度降低相关),但对生存时间影响尚无报道。

催眠剂量对健康人的心血管系统无明显影响,但在中毒剂量时可抑制心肌收缩力,降低血管张力。可减少麻醉药用量,减少不良反应,效果优于吗啡及氯丙嗪。可用作心脏电击复律或内镜检查前用药。

(3)体内过程

1)吸收:除氯氮䓬外,所有的苯二氮䓬类药物均可完全吸收,而氯氮䓬在胃液中快速脱羧化,形成N-去甲苯甲二氮䓬(去甲西泮),从而完全吸收。

2)分布:可与血浆蛋白结合,结合程度与其脂溶性相关。可透过BBB,在脑脊液中的药物浓度与血浆游离药物浓度相近。也可通过胎盘屏障,产前应用会导致新生儿出现肌无力、低血压、低体温及轻度呼吸抑制。妊娠期妇女忌用此类药物。

3)代谢:主要通过肝药酶代谢,特别是CYP3A4和CYP2C19。少数苯二氮䓬类药物如奥沙西泮,可直接与葡萄糖醛酸结合。部分苯二氮䓬类药物代谢后产生活性代谢产物,且体内消除速度较母药更慢,如氟西泮的$t_{1/2}$为2h,而其主要活性代谢产物N-去羟氟西泮的$t_{1/2}$为50h。

4)排泄:原形或代谢产物与葡萄糖醛酸结合而失活,由肾脏进行排泄。也可自乳汁排出,乳儿可出现倦怠和体重减轻,故哺乳期妇女忌用此类药物。

(4)不良反应:苯二氮䓬类药物安全范围较大,很少因用药剂量过大而引起死亡。催眠剂量的苯二氮䓬类药物可引起不同程度的眩晕、倦怠、反应迟钝、共济失调、精神运动功能障碍、精神错乱和顺行性遗忘。同时应用吗啡、乙醇或其他中枢抑制药可显著增强其中枢抑制作用。静脉注射对心血管系统有抑制作用,口服治疗剂量则无此作用。因可透过胎盘屏障,并可通过乳汁分泌,孕妇和哺乳期妇女忌用。苯二氮䓬类药物过量中毒可用氟马西尼进行鉴别诊断和抢救。

苯二氮䓬类药物会产生不良的心理影响,例如健忘、欣快、躁动等。氟西泮(多发于使用第1周)偶尔会产生噩梦、焦虑、易怒等。

长期应用苯二氮䓬类药物可产生耐受性,当用于催眠治疗时,耐受性产生较快,而用于抗焦虑治疗时耐受性产生缓慢。长期应用亦存在药物依赖和滥用的风险,形成躯体依赖性后停用药物可出现戒断症状,包括原始治疗症状的短暂加重(如失眠、焦虑),还可出现烦躁、兴奋、出汗、震颤、厌食、眩晕等症状。因而,这类药物不宜长期服用,宜短期或间断性服用,停药时应逐渐减量,以免出现戒断症状。

使用苯二氮䓬类药物罕见严重过敏、肝毒性和血液反应;孕妇滥用可能导致新生儿出现戒断综合征;合用乙醇是导致苯二氮䓬类药物死亡的常见因素。

(5)新型苯二氮䓬受体激动剂:包括唑吡坦、扎来普隆、佐匹克隆和右旋佐匹克隆,后者是佐匹克隆的S(+)对映体。在结构上与苯二氮䓬类药物并不相似,但可通过选择性激动GABA$_A$受体的BZ1苯二氮䓬类特异性结合位点而产生镇静催眠作用;而且此类化合物作为抗惊厥药或肌肉松弛药效果较弱,这可能与他们对包含α1亚基的GABA$_A$受体的相对选择性有关。从上市以来,该类化合物在治疗失眠方面已经逐渐取代苯二氮䓬类药物。最初,此类化合物被认为比传统的苯二氮䓬类药物有更少潜在的依赖和滥用。然而,根据佐匹克隆和唑吡坦上市后的临床经验,在长期尤其是高剂量使用时,会出现耐受和躯体依赖性。药动学方面的共同点是$t_{1/2}$短,催眠作用持续时间有限,因此后遗作用小。

(6)苯二氮䓬受体拮抗剂——氟马西尼:氟马西尼为咪唑并苯二氮䓬化合物,是苯二氮䓬受体特异性拮抗剂。氟马西尼与GABA$_A$受体的特定位点亲和力高,能竞争性拮抗苯二氮䓬类药物和其他配体的结合及变构作用。该药能拮抗苯二氮䓬受体激动剂(如地西泮)和反向激动剂(如β-卡波林衍生物)的作用。临床试验证实氟马西尼能拮抗地西泮、氟硝西泮和咪达唑仑等的多种药理作用,但对巴比妥类和三环类药物过量引起的中枢抑制作用无效。

口服吸收迅速,但存在明显的首过消除效应,生物利用度为16%。静脉注射氟马西尼几乎完全被肝脏代谢为无活性代谢产物,$t_{1/2}$平均为1h。

氟马西尼主要用于苯二氮䓬类药物过量的诊断和治疗,能有效催醒患者和改善中毒所致的呼吸、循环抑制。少量间断注射氟马西尼效果优于单次注射。若给予氟马西尼总量达5mg,患者仍无好转,表明患者的中枢抑制状态并非由苯二氮䓬类药物引起。

患者对氟马西尼耐受良好,常见的不良反应有恶心、呕吐、烦躁、焦虑不安等。长期使用苯二氮䓬类药物或出现耐受性和/或依赖性的患者,应用氟马西尼可能诱发戒断症状。有癫痫病史的患者应用氟马西尼可能诱发癫痫。

2. 巴比妥类　巴比妥类药物曾被广泛用作镇静催眠药物,目前已逐渐被更安全的苯二氮䓬类药物所取代。巴比妥类药物是巴比妥酸的衍生物,巴比妥酸化学结构见图 5-4。巴比妥酸本身无中枢抑制作用,因 C5 上的两个氢原子被不同基团取代,而表现出镇静催眠、抗惊厥、抗癫痫及麻醉等中枢抑制作用。当取代基长而有分支(如异戊巴比妥)或含双键(如司可巴比妥),其作用强而短;当其中一个氢原子被苯基取代(如苯巴比妥),则具有较强的抗惊厥、抗癫痫作用;当 C2 的 O 被 S 取代(如硫喷妥钠),则脂溶性增高,起效迅速,但作用维持时间缩短。

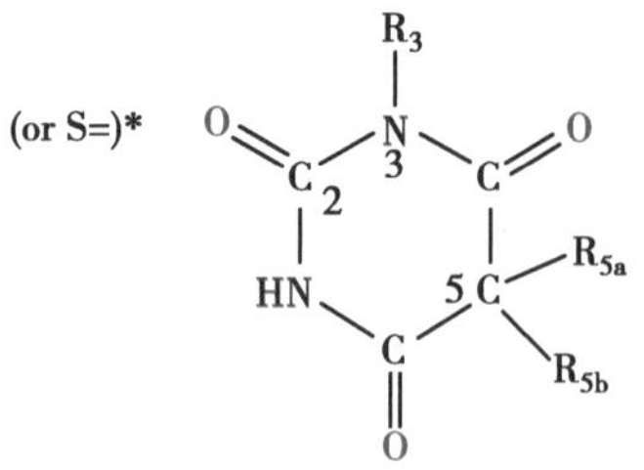

*O except in thiopental，where it is replaced by S

图 5-4　巴比妥酸化学结构

根据药物作用持续时间,可将巴比妥类药物分为四类:长效类、中效类、短效类和超短效类。巴比妥类药物作用持续时间长短不仅与药物理化性质有关,也与药物剂量、患者身体状态有关。常见巴比妥类药物见表 5-3。CNS 对巴比妥类药物敏感性远高于外周组织,但急性巴比妥类药物中毒时,也可影响心血管系统和其他外周组织。

表 5-3　常见巴比妥类药物

分类	巴比妥类药物	显效时间 /h	作用持续时间 /h	$t_{1/2}$/h	消除方式
长效	巴比妥	/(慢)	8~12	/	肾排泄,部分肝代谢
	苯巴比妥	1/2~1	6~8	24~140	部分肾排泄,部分肝代谢
中效	戊巴比妥	1/4~1/2	3~6	15~48	肝代谢
	异戊巴比妥	1/4~1/2	3~6	8~42	肝代谢
短效	司可巴比妥	1/4	2~3	19~34	肝代谢
超短效	硫喷妥钠	静脉注射 30s 显效	1~4	3~8	肝代谢

(1)作用机制:巴比妥类药物作用于 $GABA_A$ 受体的巴比妥类特异性结合位点,增强 GABA 与 $GABA_A$ 受体的亲和力,并增加 GABA 介导的 Cl^- 内流。与苯二氮䓬类药物增加 Cl^- 通道开放频率不同,巴比妥类药物以延长 Cl^- 通道开放时间为主。此外,亚麻醉剂量的巴比妥类药物能减少谷氨酸介导的谷氨酸受体 AMPA 亚型的去极化作用。因此,激活抑制性 $GABA_A$ 受体和抑制兴奋性 AMPA 受体是巴比妥类药物产生 CNS 抑制作用的机制。

(2)药理作用

1)镇静催眠作用:小剂量可产生镇静、抗焦虑作用,但弱于苯二氮䓬类药物。中等剂量时,可产生催眠作用,即缩短睡眠潜伏期、减少清醒以及 REMS 和慢波睡眠的时间。久用停药,会出现 REMS 时相反跳性延长,伴多梦、睡眠障碍等症状。不良反应较多,过量可产生严重毒性作用。因此,已不作为镇静催眠药使用。

2)抗惊厥作用:苯巴比妥可用于癫痫大发作和癫痫持续状态的治疗。也可用于小儿高热、破伤风、子痫、脑膜炎、脑炎及中枢兴奋药引起的惊厥。

3)麻醉及麻醉前给药:一些超短效和短效巴比妥类药物如硫喷妥钠和美索比妥可作为麻醉药物使用,用于全麻诱导/维持。长效及中效巴比妥类药物可作为麻醉前给药,以消除患者术前紧张,但效果不及地西泮。

(3)体内过程:口服吸收迅速而完全。但肌内注射应注入较大肌肉以免疼痛和浅表部位坏死。而静脉给药多用于治疗癫痫持续状态(苯巴比妥钠)或全麻诱导 / 维持(硫喷妥钠或美索比妥)。

分布广泛,易通过胎盘屏障。静脉给药后,巴比妥类药物最初分布于 CNS,脂溶性高的药物会再分布至外周脂肪组织,导致血浆中巴比妥类药物浓度迅速下降。因此,使用麻醉剂量的硫喷妥钠和美索比妥时,患者在注射后 5~15min 即可清醒。

(4)不良反应及注意事项

1)不良反应

A.后遗效应:应用催眠剂量的巴比妥类药物后,次日清晨可出现头晕、困倦、精神不振及精细活动障碍及判断和协调运动能力下降等,驾驶员或从事高空作业人员慎用。

B.耐受性:反复应用可产生耐受性,产生耐受性的原因主要体现在药效学和药物代谢动力学(简称药动学)两方面,前者影响更大。神经组织对巴比妥类药物产生适应性会经数周或数月发生;而药动学的耐受作用与诱导肝药酶加速自身代谢有关。

C.依赖性:长时间连续应用可产生精神依赖性和躯体依赖性。当躯体依赖性形成后,突然停药可出现戒断症状,表现为兴奋、失眠、焦虑、震颤、痉挛甚至惊厥。

D.呼吸系统:对呼吸的抑制程度与剂量成正比。在催眠剂量时对正常人呼吸无影响,但对已有呼吸功能不全(如严重肺气肿或哮喘)的患者,催眠剂量则即可明显降低每分钟呼吸量及动脉血氧饱和量。呼吸深度抑制是巴比妥类药物中毒致死的主要原因。

E.其他:少数患者可出现过敏反应,当患者伴有哮喘、荨麻疹、血管性水肿及有类似倾向时,易发生此类过敏反应。苯巴比妥可导致剥脱性皮炎并致死。

2)中毒和解救:一次服用 10 倍以上最大催眠剂量的巴比妥类药物,易发生急性中毒,主要表现为深度昏迷、高度呼吸抑制、血压下降、体温降低、休克及肾衰竭等。若同时合用乙醇或其他 CNS 抑制药,较低浓度药物亦可发生中毒,甚至死亡。巴比妥类药物中毒致死的主要原因是深度呼吸抑制。中毒治疗基于维持呼吸和循环功能,保持呼吸道通畅、吸氧,必要时进行人工呼吸,而中枢兴奋药反而增加患者的死亡率,应予以禁用;如果患者肾功能和心功能良好,且患者处于水合状态,则强迫利尿和尿液碱化会加速苯巴比妥的排泄;在严重中毒时可采用血液透析或血液灌流。

(5)药物相互作用:能诱导葡萄糖醛酸转移酶和 CYP1A2、CYP2C9、CYP2C19 和 CYP3A4 的活性,不仅加快自身代谢,还可使多种药物和内源性底物的肝脏代谢速度加快。

3. 其他类 许多具有不同结构的药物已被用于镇静催眠治疗,包括雷美替胺、甲丙氨酯、丁螺环酮、水合氯醛和三聚乙醛。除雷美替胺和甲丙氨酯外,这些药物的药理作用一般与巴比妥类药物相似:①CNS 抑制剂,能产生深度催眠,镇痛作用很少或没有;②对睡眠阶段的影响与巴比妥类药物相似;③治疗指数有限,急性中毒(可引起呼吸抑制和低血压)的处理方法与巴比妥类药物中毒相似;④长期使用它们会导致耐受性和躯体依赖性;⑤慢性使用后的症状可能会很严重,甚至危及生命。

4. 失眠的治疗 某些疾病如充血性心力衰竭、哮喘、COPD 及慢性疼痛等可诱发失眠,对于此类失眠,安眠药并不是必需的,对原发疾病进行治疗就可以解决失眠问题。对于长期失眠来说,非药物治疗也很重要,包括减少咖啡因的摄入,避免饮酒,适当的运动,有规律的睡眠和醒来时间等;可通过睡眠卫生教育、放松训练和行为矫正方法进行训练。

长期使用催眠药会产生耐受性,停药后可能引起反复性失眠。几乎所有的催眠药都会改变睡眠结构,如巴比妥类药物会减少 REMS,苯二氮䓬类药物减少了慢波非快速眼动睡眠,并在一定程度上减少了 REMS。虽然仍存在某些争议,但目前研究表明慢波睡眠对身体恢复过程特别重要,而 REMS 有助于巩固学习。长效苯二氮䓬类药物会导致第二天思维混乱,而短效药物则会导致第二天焦虑;有趣的是,患者在服用苯二氮䓬类药物后报告睡眠安稳的原因可能与该类药物引发急性遗忘有关。

对于老年患者的失眠治疗,需要关注老年人睡眠模式的变化。与年轻人的单相睡眠不同,老年人和幼儿都倾向于多相睡眠(每天多次睡眠),模式的改变使得评估充足的睡眠时间变得困难。而且老年人体内水分减少,肾功能下降,身体脂肪含量增加,导致苯二氮䓬类药物的 $t_{1/2}$ 延长。

第三节 抗癫痫药与抗惊厥药

(一)抗癫痫药物

癫痫是由多种病因所致的神经系统疾病。以脑组织局部病灶神经元高度同步化异常放电所致的反复的、短暂性大脑功能失调为特征。根据癫痫发作的临床表现不同,将其分为局限性发作(开始于皮质部位)和全身性发作(从一开始就涉及两个半球),对于抗癫痫药物的选择具有指导意义。

根据发病机制,抗癫痫药物分为三大类:①通过抑制电压依赖性 Na^+ 通道,进而抑制神经元的兴奋;②增强 GABA 介导的突触抑制;③抑制电压依赖性 Ca^{2+} 通道。

1. 作用机制

(1)部分癫痫发作:抑制性突触活动的减少或兴奋性突触活动的增强都可能触发癫痫发作。在哺乳动物的大脑中,GABA 和谷氨酸分别是主要的抑制性和兴奋性神经递质。因此,$GABA_A$ 受体的拮抗剂或谷氨酸受体的激动剂可引发癫痫;而增强 GABA 介导的突触抑制或谷氨酸受体拮抗剂可抑制癫痫发作。

在对部分癫痫发作时单个神经元的电生理观察中发现,神经元在高频时经历去极化和激发动作电位是癫痫发作的特征;选择性抑制这种放电模式有望减少癫痫发作。卡马西平、拉莫三嗪、苯妥英、托吡酯、丙戊酸和唑尼沙胺等药物可以降低 Na^+ 通道复活速率进而限制神经元在高频率下放电的能力。

苯二氮䓬类和巴比妥类药物可增强 $GABA_A$ 受体介导的突触抑制作用,降低神经元兴奋性,提高癫痫发作阈值,治疗局部和强直性阵挛性癫痫。

部分癫痫发作治疗药物作用机制见图 5-5。

(2)癫痫全身性发作:失神性发作。

与局部发作由大脑皮质的局部区域引起不同,广泛性发作是由丘脑和大脑皮质的相互放电引起的。在失神发作的脑电图中可观察到 3 次 /s 的频率(3Hz)泛化的尖波放电,这种反射性的低频节律主要与大脑皮质和丘脑之间相互的兴奋性突触连接有关。由于低阈值 Ca^{2+} 电流是丘脑神经元的一个重要特点,因此乙琥胺与丙戊酸可通过抑制 T 型 Ca^{2+} 通道发挥治疗作用。

(3)癫痫的遗传学研究:遗传因素是遗传自常染色体显性或常染色体隐性的罕见癫痫形式的唯一原因。目前已有 25 个不同基因被报道与癫痫发作有关,如青少年肌阵挛性癫痫或儿童失神性癫痫等,占所有人类癫痫的不到 1%。几乎所有的基因都涉及电压或配体门控离子通道的编码,如 Na^+、K^+ 以及内质网钙离子释放通道(RyR2)等。这些突变的基因有助于明确癫痫的发作机制,并为寻求副作用更小的治疗药物提供助力。

2. 常用抗癫痫药物介绍

(1)苯妥英钠:属于乙内酰脲类,可用于治疗除失神发作外的各种局灶性发作和强直 - 阵挛性发作。

1)作用机制:对于 Na^+ 通道具有选择性阻断作用,可减少 Na^+ 内流,降低细胞膜上的兴奋性,使动作电位不易产生,发挥膜稳定作用。治疗浓度的苯妥英钠还能选择性阻断 L 和 N 型 Ca^{2+} 通道,阻断 Ca^{2+} 内流,产生稳定细胞膜的作用。

2)体内过程:口服吸收慢而不规则,个体差异大。癫痫持续状态时可作静脉注射。血浆蛋白结合率约 90%,主要为白蛋白。结合型苯妥英钠含量的细微改变将显著影响游离型药物的绝对含量,尤其是新生儿、低白蛋白血症及尿毒症患者血浆游离型药物的比例明显增加。消除速率与血浆浓度有密切关系,低浓度时按一级动力学消除,$t_{1/2}$ 约 6~24h,但随着浓度增加 $t_{1/2}$ 也相应增加;高浓度时,则按零级动力学消除,$t_{1/2}$ 可延长至 20~60h,且血药浓度与剂量不成比例地迅速升高,容易出现毒性反应,因此使用过程中最好进行血药浓度监测。

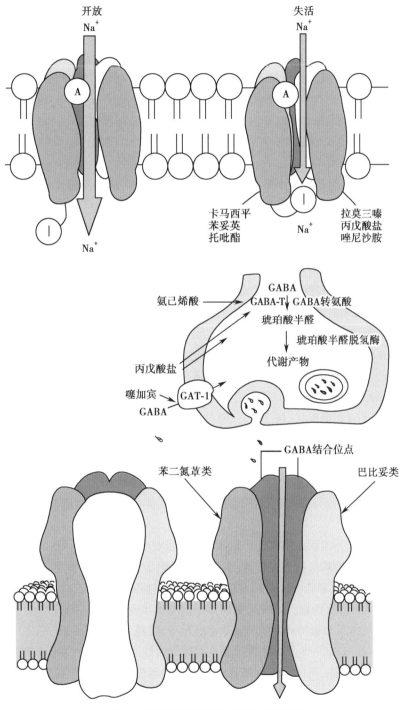

图 5-5 部分癫痫发作治疗药物作用机制

3)不良反应:刺激性较强,口服易引起食欲减退、恶心、呕吐、腹痛等胃肠道症状,应餐后给药。静脉注射容易引起静脉炎。约 20% 的患者在长期治疗期间出现牙龈增生现象,尤其儿童和青少年多见,与胶原代谢的改变有关。

口服过量可出现小脑、前庭系统有关的体征,严重者甚至出现精神错乱、昏迷等症状;大剂量可致明显的小脑萎缩。

长期应用可引起多种慢性毒性反应,如抑制叶酸吸收,导致叶酸缺乏,引起巨幼细胞贫血;加速维生素 D 的代谢和抑制肠道对钙的吸收,引起低钙血症和骨软化症。另外,长期使用本品还会引起女性多毛症、男性乳房增生、胎儿致畸的作用。

4) 药物相互作用:水杨酸类、苯二氮䓬类、磺胺类和口服抗凝药可与苯妥英钠竞争结合血浆白蛋白,使后者血药浓度增加。肝药酶抑制药物(异烟肼、氯霉素等)能够提高苯妥英钠的血药浓度。肝药酶诱导药物(苯巴比妥和卡马西平)加速其代谢,从而降低血药浓度和药效。

(2) 苯巴比妥:相对毒性较低、价格便宜,是目前较为广泛的有效抗癫痫药,同时该药物还具有镇静、催眠作用。

通过作用于 $GABA_A$ 受体,增加 Cl^- 内流,导致膜超极化,从而增强突触抑制来实现抗癫痫作用。另外,苯巴比妥还可以抑制突触前膜对 Ca^{2+} 的摄取,减少钙依赖性的神经递质(去甲肾上腺素、乙酰胆碱和谷氨酸等)的释放。

口服吸收完全,缓慢,给药后数小时血浆浓度达到峰值,40%~60% 苯巴比妥与血浆蛋白结合。由肝脏代谢,经肾脏排出。

苯巴比妥具有镇静、催眠作用。几乎所有患者在治疗初期均出现不同程度的嗜睡、精神萎靡、共济失调等现象,长期给药易产生耐受性。儿童有时出现兴奋和多动症的现象。长期使用偶见巨幼细胞贫血和骨软化症,可用叶酸和大剂量维生素 D 治疗。

肝药酶诱导剂可以加速多种药物的代谢,与其他药物联合使用时应注意调整剂量。

(3) 乙琥胺:属于琥珀酰亚胺类,主要用于治疗失神性发作。可特异性降低丘脑神经元阈值 Ca^{2+} 电流(T 型钙电流);T 型钙电流被认为是丘脑神经元的起搏电流,是导致失神发作的主要原因。另外,乙琥胺还具有抑制 Na^+-K^+-ATP 酶和 GABA 转氨酶的作用。

口服后吸收完全,3h 血药浓度达到高峰,成人平均 $t_{1/2}$ 为 40~50h,儿童 $t_{1/2}$ 为 30h。血浆蛋白结合率低,约有 25% 以原形从尿中排出。

不良反应包括:①胃肠道症状,包括恶心、呕吐和疼痛;②中枢神经系统症状,如困倦、嗜睡、头痛、头晕等。焦虑、抑郁、短暂的意识丧失、攻击行为和幻听等精神行为异常,主要见于有神经病史的患者。偶见嗜酸性粒细胞缺乏或粒细胞缺乏症,严重者可发生再生障碍性贫血。

(4) 苯二氮䓬类:常用的药物有地西泮、硝西泮和氯硝西泮,可阻止病灶放电向四周扩散,但不能消除这种异常放电。作用机制与该类药物作用于 $GABA_A$ 受体、增加 Cl^- 通道开放频率,从而增强突触后抑制作用有关。

1) 地西泮:治疗癫痫持续状态的首选药物,起效快,且安全性较高。

2) 硝西泮:主要用于癫痫失神性发作,特别是肌阵挛性发作和婴儿痉挛等。

3) 氯硝西泮:是苯二氮䓬类中抗癫痫谱较广的药物。对各种癫痫均有效,尤其是对失神性发作,静脉注射还可治疗癫痫持续状态。但对抗癫痫作用耐受性出现在用药后 1~6 个月,此时增加剂量仍无疗效。不良反应小,常见中枢神经系统和消化系统反应,停药后可恢复。

(5) 卡马西平:抗癫痫谱广,尤其对精神运动性发作疗效佳,但对失神性发作效果不理想。

作用机制尚不完全明确,可能具有与苯妥英钠类似的膜稳定作用。卡马西平能降低神经细胞膜对 Na^+ 和 Ca^{2+} 的通透性,从而降低细胞的兴奋性,延长不应期;也可能增强 GABA 的突触传递功能。卡马西平对突触部位的强直后期强化的抑制,可能是限制致痫灶异常放电扩散的机制。

卡马西平吸收缓慢且不规则,吸收速率具有个体差异性。口服 4~8h 后达到血药浓度峰值,血浆蛋白结合率为 70%。在体内主要代谢产物为 10,11- 环氧化卡马西平,具有与卡马西平类似的抗癫痫作用。单次给药的 $t_{1/2}$ 为 36h,但卡马西平属于药酶诱导药,加快其自身的代谢速率,所以长期给药后 $t_{1/2}$ 可缩短为 10~25h。

常见的不良反应有头晕、嗜睡、视力模糊或复视、乏力、恶心、皮疹、呕吐,偶见粒细胞减少、可逆性血小板减少,甚至引起再生障碍性贫血和中毒性肝炎等,所以应定期检查血常规。

(6)丙戊酸钠:为广谱抗癫痫药。多用于其他抗癫痫药无效的各型癫痫患者,尤以失神性发作效果佳。丙戊酸钠抑制脑内 GABA 转氨酶和转运体,从而减少 GABA 的代谢和摄取,提高脑内 GABA 含量;提高谷氨酸脱羧酶的活性,使 GABA 生成增多;增强突触后膜对于 GABA 的敏感性,从而增强 GABA 能神经突触后抑制。另外,丙戊酸钠减弱 T 型 Ca^{2+} 电流,其作用与乙琥胺相似。

口服给药后胃肠吸收迅速而完全,服后 1~4h 血药浓度达峰值,生物利用度高达 80% 以上,血浆蛋白结合率约 94%,但随着治疗范围内总浓度的增加,结合比例有所下降。经肝脏代谢,部分以原形由肾排出。能通过胎盘,能分泌入乳汁。$t_{1/2}$ 为 15h。可以抑制肝药酶活性。

最常见的不良反应表现为消化道症状,腹泻、消化不良、恶心、呕吐等。偶见嗜睡、眩晕、疲乏、头痛、共济失调、轻微震颤、异常兴奋、不安和烦躁等中枢神经系统反应。对肝功能有损害,表现为血清碱性磷酸酶和氨基转移酶升高,所以通常服用 2 个月要检查肝功能。丙戊酸钠具有致畸作用,如神经管缺陷。妊娠期妇女禁用。

(7)拉莫三嗪:为苯三嗪衍生物,属于新型抗癫痫药物。

为电压依赖性 Na^+ 通道阻滞剂,延长 Na^+ 通道从失活恢复的过程,减少通道的 Na^+ 内流,从而增加神经元的稳定性。另外,拉莫三嗪可以抑制兴奋性神经递质谷氨酸的释放。胃肠道吸收迅速且完全,口服给药约 2.5h 达到血浆峰浓度,生物利用度为 98%。$t_{1/2}$ 为 6.4~30.4h。在肝脏代谢为葡萄糖醛酸结合物,然后经肾脏排泄。

常见不良反应为头昏、头痛、嗜睡、共济失调、视力模糊或复视、恶心呕吐及皮疹,偶见弥散性血管内凝血。

(8)左乙拉西坦:为吡咯烷酮衍生物,药理作用机制尚不明确。口服吸收完全且迅速,不与血浆蛋白结合。95% 的药物及其失活代谢物从尿中排出。不易出现药代动力学相互作用。最常见的不良反应有嗜睡、乏力和头晕,常发生在治疗初期。长期使用时,中枢神经系统相关的不良反应发生率和严重程度会随之降低。

3. 癫痫治疗的一般原则和治疗选择 早期诊断确定癫痫的病因,并使用适当的单一药物进行治疗,是有效治疗癫痫,避免副作用的最佳方法。

癫痫最初应选择单药治疗,并选择最低有效浓度,条件允许的话应检测血药浓度并维持有效剂量。在患者依从性良好的情况下,若癫痫症状仍然存在,应该选用另一种药物。如果第二种单药治疗仍无效,则需要联合使用两种作用机制不同的药物(如一种药物促进 Na^+ 通道失活,另一种药物增强 GABA 介导的突触抑制);同时,联合用药时仍应充分考虑药物的副作用以及潜在的相互作用。

血药浓度监测是近年抗癫痫治疗的重大进展之一。通过血药物浓度的测定、根据患者的个体情况、利用药代动力学的原理和方法、调整药物剂量、进行个体化药物治疗,不仅能提高药物治疗效果,也避免或减少可能产生的药物毒副作用。

正常情况下,在持续使用抗癫痫药物 2 年后,若癫痫没有复发,应考虑逐渐减药和停药。通常,80% 的癫痫复发发生在停药后 4 个月内,脑电图异常、已知的结构病变、神经系统检查异常,以及控制前的频繁发作或难治性发作的病史是复发的高危因素。医生与患者应权衡反复发作与继续治疗间的风险,包括经济成本、生活质量等。

(1)单纯性和复杂部分性和继发性全身强直-阵挛性发作:卡马西平和苯妥英。

(2)失神性发作:首选乙琥胺和丙戊酸。若出现强直阵挛性发作,首选丙戊酸盐。

(3)肌阵挛性发作:首选丙戊酸。难治性全身性肌阵挛性发作可选用左乙拉西坦。

(4)发热性惊厥:部分发热性惊厥可诱发癫痫,但是使用苯巴比妥等药物预防癫痫发作的有效性尚不确定,且存在较大副作用,因此不建议将慢性治疗用于预防目的。但对于有较高复发性惊厥和癫痫风险的儿童,在发热时通过直肠给予地西泮有预防效果,并可减少副作用。

(5)癫痫持续状态和其他惊厥急症:癫痫持续状态是一种神经系统急症,死亡率接近 20%。可通过静脉使用地西泮加苯妥英、劳拉西泮、苯巴比妥、苯妥英降低永久性脑损伤的风险。

（6）抗癫痫治疗与妊娠：抗癫痫药物可以诱导 CYP 酶活性，加快口服避孕药代谢，降低其有效性。同时，抗癫痫药物会导致新生儿维生素 K 缺乏，造成新生儿凝血功能障碍和脑出血，因此可在妊娠的最后 1 个月每天服用 10mg 维生素 K_1。苯妥英、卡马西平、丙戊酸盐、拉莫三嗪和苯巴比妥均被报道有致畸作用，可导致先天性心脏缺陷、神经管缺陷、唇腭裂等，因此对于有生育意向的女性患者要综合评估后使用。

（二）抗惊厥药

惊厥是各种原因引起的中枢神经系统过度兴奋的一种症状，表现为全身骨骼肌不自主的强烈收缩，多见于小儿高热、子痫、破伤风、癫痫大发作和中枢兴奋药中毒。常用抗惊厥药包括巴比妥类、地西泮、水合氯醛和硫酸镁。

硫酸镁可因给药途径不同而产生不同的药理作用。口服硫酸镁在肠道吸收很少，有良好的导泻和利胆功能。50% 硫酸镁溶液外用热敷患处，有消炎祛肿的功效。肌内注射或静脉注射硫酸镁，可抑制中枢神经系统，松弛骨骼肌，具有镇静、抗痉挛等作用。

1. **药理作用机制**　Mg^{2+} 主要存在于细胞内液，细胞外液仅占 5%。血液中 Mg^{2+} 为 0.8~1.2mmol/L，低于此浓度时，神经及肌肉的兴奋性升高。硫酸镁抗惊厥的机制主要为 Mg^{2+} 特异地竞争 Ca^{2+} 结合位点，拮抗 Ca^{2+} 的作用，减少运动神经末梢钙依赖性乙酰胆碱的释放，使骨骼肌松弛。

硫酸镁对血管平滑肌有舒张作用，使痉挛的外周血管扩张，降低血压，因而对子痫有预防和治疗作用，对子宫平滑肌收缩也有抑制作用，可用于治疗早产。

2. **不良反应**　一般早期表现为食欲减退、恶心、呕吐、皮肤潮红、头痛、头晕等，因缺乏特异性，容易被忽视。当血清镁浓度达 2~4mmoL/L，可出现神经 - 肌肉及循环系统的明显改变，如血压剧降、心搏骤停和呼吸抑制。肌腱反射消失是呼吸抑制的前兆，因此在应用硫酸镁治疗时应经常检查肌腱反射。由于钙对镁有拮抗作用，静脉注射 10% 葡萄糖酸钙或氯化钙常能缓解症状。

第四节　中枢神经系统退行性疾病的治疗

神经退行性疾病是指大脑特定区域的神经元进行性和不可逆转的丧失，包括帕金森病（PD）、亨廷顿病（HD）、阿尔茨海默病（AD）和肌萎缩性侧索硬化症（ALS）。因为疾病的病因和发病机制尚不清楚，现有药物治疗仅限于对症治疗，并不能改变疾病的病程。

HD 是常染色体显性遗传病，而 PD、AD 和 ALS 病例也有家族关联性，这为明确疾病机制与药物作用靶点提供了重要线索。目前已知 α- 突触核蛋白、Parkin 蛋白、泛素羧基端酯酶 L1（UCHL1）和 DJ-1 蛋白等与 PD 相关；淀粉样前体蛋白和早老蛋白突变可导致 AD；约有 2% 的 ALS 患者报道与铜锌超氧化物歧化酶的基因编码突变有关。而且，在每一种神经退行性疾病中都发现了错误折叠的蛋白，例如：PD 中的 α- 突触核蛋白；AD 中的淀粉样蛋白 β 和 Tau 蛋白；HD 中的亨廷顿蛋白以及 ALS 中的超氧化物歧化酶（SOD）和 TDP-43。

衰老也是神经退行性疾病的诱因之一，衰老会导致神经元氧化应激，导致 DNA 损伤和神经元死亡。因此，研究者认为抗氧化药物如辅酶 Q10 等可以预防或延缓神经退行性疾病，但疗效仍有待进一步确证。

（一）抗帕金森病药

研究表明，PD 的发病可能和以下因素有关：年龄、环境、遗传、氧化应激、线粒体功能缺陷和泛素 -

蛋白酶体功能异常等,目前得到大多数学者公认的是多巴胺(DA)缺失学说。DA 属于儿茶酚胺类物质,在 DA 能神经元末梢由酪氨酸合成,其储存、释放和代谢过程见图 5-6。药物治疗可以改善 PD 预后,延长生存时间。某些疾病和药物,如脑卒中和甲氧氯普胺等,也可引发帕金森综合征,目前治疗方案对于此类帕金森综合征无明显治疗作用。

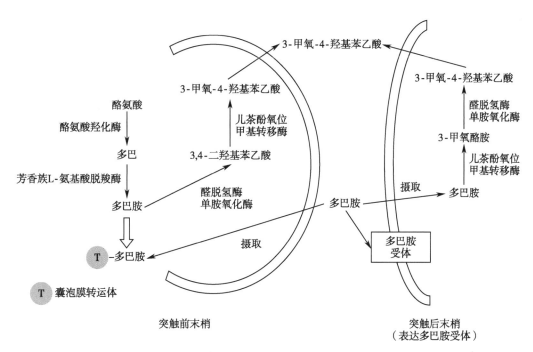

图 5-6 多巴胺产生、储存、释放和代谢过程

注:多巴胺是在神经元末梢由酪氨酸羟化酶和芳香族 *L*- 氨基酸脱羧酶的相继作用而生成的。在神经末梢,多巴胺经囊泡膜转运体转运入囊泡内储存。经膜去极化、钙离子进入末梢等过程触发的多巴胺释放,使多巴胺作用于突触后多种 G 蛋白偶联受体。多巴胺通过不同类型多巴胺受体作用于突触后靶点可产生不同作用,对神经回路的功能有重要意义。多巴胺可以经再摄取回到突触末梢,或进入突触后细胞被代谢而终止其作用。

在 PD 早期,药物治疗不是必需的。可以通过运动和生活方式干预来控制许多患者。对于症状较轻的患者,MAO-B 抑制剂、金刚烷胺或抗胆碱药(对于年轻患者)是合理的选择。大多数患者最终需要使用多巴胺能药物(左旋多巴或 DA 激动剂)进行治疗。为了减少运动并发症的发生,医生更赞成将 DA 激动剂作为年轻患者的初始疗法。在老年患者或合并症严重的患者中,则是左旋多巴 / 卡比多巴的耐受性较好。

1. **左旋多巴** 是一种拟多巴胺类药,是目前治疗帕金森病单用最基本、最有效的药物。左旋多巴本身并无药理活性,进入中枢神经系统后,经多巴脱羧酶作用转化成 DA,补充纹状体中 DA 不足,发挥药理作用。左旋多巴口服后,经小肠芳香族氨基酸转运体迅速吸收,0.5~2h 达到血药峰值。其吸收速率和吸收量取决于胃肠道状态,如胃排空速度、胃液 pH 和药物接触胃肠黏膜降解酶时间的长短。食物中的氨基酸与本品竞争载体时,可延缓左旋多巴的吸收,低蛋白食物或空腹服药可促进吸收。$t_{1/2}$ 为 1~3h,但个体差异大。

大部分(95%)的左旋多巴分布在肠黏膜和其他外周组织被氨基酸脱羧酶(ADD)脱羧生产 DA,仅少部分原药能够通过 BBB 到达脑循环,进入中枢神经系统的含量大概不到 1%。但左旋多巴若与氨基酸脱羧酶抑制药合用,例如卡比多巴或苄丝肼,可明显减少外周左旋多巴的脱羧代谢,使通过 BBB 的含量增多;同时减少外周 DA 的产生进而减轻其引起的副作用,如恶心及其他胃肠道症状(图 5-7)。

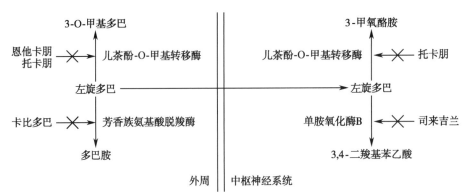

图 5-7　儿茶酚氧位甲基转移酶抑制剂作用机制

注：儿茶酚氧位甲基转移酶抑制剂（如托卡朋和恩他卡朋）的主要作用位点位于外周循环，可阻断左旋多巴的甲基化，从而增加其进入脑内的药量。托卡朋在中枢神经系统也可发挥作用。MAO-B 抑制药（如低剂量的司来吉兰和雷沙吉兰）可在中枢神经系统发挥作用，减少多巴胺的氧化脱氨，从而增加其在囊泡内的储存。

　　治疗早期，由于左旋多巴大部分在外周多巴脱羧酶作用下转变为 DA，分别刺激胃肠道和兴奋中枢延髓催吐化学感受区 D_2 受体，从而影响了胃肠道、心血管系统等功能而出现不良反应。患者出现包括恶心、厌食、呕吐或上腹不适等症状，偶见消化道出血，故有消化道溃疡患者慎用。外周 DA 还可以作用血管壁 DA 受体和交感神经末梢，抑制去甲肾上腺素的释放，导致部分患者出现直立性低血压、头晕，甚至心律失常症状。上述不良反应可通过服用外周多巴脱羧酶抑制剂减轻。

　　长期使用时，很多患者会出现与剂量相关的临床波动症状、运动障碍（舞蹈症、肌僵直）或效应下降。左旋多巴的外周不良反应有厌食、恶心、呕吐和直立性低血压，中枢神经系统不良反应有多梦、幻觉、错觉、迷糊、睡眠紊乱。部分患者可突然发生多动不安（开），而后出现运动不能、震颤及强直（关），即"开 - 关"现象。

　　左旋多巴具有增加眼压作用，因此闭角型青光眼患者禁用。

　　维生素 B_6 为多巴脱羧酶的辅基，能够增强 L-DOPA 在外周组织转化成 DA，降低 L-DOPA 的疗效，增加不良反应的产生。合用非选择性 MAO 抑制剂（苯乙肼、反苯环丙胺）可加强 DA 外周的作用，引起高热，甚至高血压危象危及生命。抗精神病药物（噻嗪类和丁酰苯类）和利血平不宜与左旋多巴合用，两者具有拮抗作用。

　　2. 多巴胺受体激动药　优点是选择性直接激活 DA 受体，不依赖于黑质 - 纹状体神经元的功能；在纹状体内其半衰期比左旋多巴长，有利于克服症状波动；不产生游离基团或潜在的毒性代谢产物，不损伤 DA 神经元；在肠道吸收和经过 BBB 的过程中，不与蛋白质或氨基酸发生竞争。

　　早期多巴胺受体激动剂为麦角类衍生物（溴隐亭和培高利特）；新型多巴胺受体激动剂包括普拉克索和罗匹尼罗。

　　阿扑吗啡是 DA 受体非选择性激动药，能够显著改善"关"的症状，在注射后的最短时间内可有效改善运动状况。阿扑吗啡与左旋多巴类制剂疗效类似，但前者起效更为迅速。研究证明，该药的静脉系统持续给药能产生平稳的血药浓度，还可缓解患者对"关"期出现的恐惧感，提高生活质量。由于不良反应的关系，阿扑吗啡仅用于其他药物控制"关"现象无效时。

　　3. 儿茶酚 - 氧位 - 甲基转移酶（COMT）抑制剂药　COMT 抑制剂可以减少左旋多巴的代谢，可延长 L-DOPA 的 $t_{1/2}$ 和进入中枢神经系统的药量。目前有 3 种 COMT 抑制药：硝替卡朋、托卡朋和恩他卡朋，此类药物特点为抑制作用强，毒性低。作为 L-DOPA 的辅助治疗药物显示出很大的潜力。

　　4. 单胺氧化酶抑制药　单胺氧化酶有两种同工酶：A 型（MAO-A）主要存在于胃肠道；B 型（MAO-B）位于中枢神经系统。生理状态下，参与单胺类神经递质的降解。单胺氧化酶抑制药主要通过抑制单胺氧化酶的降解作用，使突触间隙递质浓度升高而发挥作用，分为选择性和非选择性两种。

非选择性以苯乙肼和反苯环丙胺为代表药物。此类药物可加强左旋多巴的作用,但能促发致命的高血压危象等不良反应,不宜使用。临床常用选择性的单胺氧化酶抑制药。

司来吉兰是特异性 MAO-B 抑制药,选择性地、不可逆地抑制 MAO-B,从而抑制中枢神经系统的 DA 降解。另外,司来吉兰对纹状体神经元有保护作用,对抗氧化应激并且能营养神经元,可延缓 PD 患者的自然进展。其可能的保护机制为能够抵抗氧自由基的氧化作用,上调超氧化物歧化酶(SOD)和过氧化氢酶水平,延迟细胞凋亡,阻止凋亡诱发的线粒体膜电位的下降。由于司来吉兰本身可以改善 PD 症状,这也可能与延缓使用有关。与左旋多巴合用时,能增加疗效,减少 L-DOPA 用量,并能消除长期单独使用 L-DOPA 出现的“开-关”现象,较好地改善了 PD 患者的运动障碍。口服吸收迅速,可透过 BBB,血药浓度达峰时间为 0.5~2h,血浆蛋白结合率为 94%。有首过效应,在肝脏代谢,主要经肾脏排泄。

低剂量的司来吉兰对外周 MAO-A 并无作用,不会产生高血压危象,若剂量超过 10mg/d 时也会抑制 MAO-A,应予以避免。慎与哌替啶、三环类抗抑郁药或其他 MAO 抑制药合用。

司来吉兰在体内代谢产物有苯丙胺和甲基苯丙胺,可引起患者出现焦虑、失眠等不良反应。其他不良反应表现为头昏、厌食、恶心、口干、幻觉、直立性低血压和心血管作用。

5. 氨基酸脱羧酶(AADC)抑制药　卡比多巴是一种左旋多巴的增效药。卡比多巴不易透过 BBB,本身并无抗帕金森病作用,但因其能够抑制氨基酸脱羧酶的脱羧作用,与左旋多巴合用时,仅抑制外周多巴脱羧酶的活性,减少 DA 在外周组织的生成,减轻其外周不良反应,进而使进入中枢的左旋多巴增多,提高脑内 DA 的浓度,增强左旋多巴的疗效,改善帕金森病症状。所以是左旋多巴的重要辅助用药。

6. 促多巴胺释放药——金刚烷胺　是一种抗病毒药,用于预防和治疗甲型流感。可促进内源性 DA 的释放,抑制突触前膜对 DA 的再摄取;抗胆碱能作用;拮抗谷氨酸 NMDA 受体,阻断谷氨酸兴奋性神经毒性作用,因而可能有神经保护作用。可用于 PD 的起始治疗。金刚烷胺耐受性良好,最常见的副作用是皮肤的网状青斑,表现为皮肤上出现网状的、略带紫色的斑纹;其他的副作用包括失眠、视觉模糊、便秘、口干等其他抗胆碱作用。

7. 抗胆碱药　在左旋多巴出现以前,一直广泛应用抗 M 胆碱受体药治疗帕金森病。目前抗胆碱药应用于帕金森病早期治疗,也可与左旋多巴合用。阿托品和东莨菪碱是最早应用于帕金森病的治疗药物,但因其外周抗胆碱副作用大而被淘汰。目前,抗胆碱药物主要包括苯海索、苯扎托品。

(二)抗阿尔茨海默病药

AD 是一种进行性发展的神经退行性疾病,常起病于老年或老年前期,多缓慢发病、逐渐进展,以痴呆为主要表现。目前发现 3 个基因的突变会导致 AD:编码淀粉样 β-前体蛋白的 *APP* 基因以及编码早老蛋白 1 和早老蛋白 2 的 *PSEN1* 和 *PSEN2* 基因。Aβ 的聚集是 AD 发病机制中的重要事件,构成了 AD 发病机制的淀粉样蛋白假说的基础。神经元中也发现 Tau 样蛋白聚集形成成对螺旋状细丝,导致 Tau 正常功能丧失。Aβ 和 Tau 诱导神经元功能障碍和死亡的机制可能包括突触传递和可塑性、兴奋性毒性、氧化应激和神经炎症的直接损害。

对大脑皮质神经递质含量进行分析,结果表明 AD 患者乙酰胆碱缺乏,因此 AD 被概念化为“胆碱能缺乏综合征”;但是 5-羟色胺、谷氨酸和神经肽类也可能参与 AD 的发生发展。

目前 AD 尚无法彻底治愈,但通过积极治疗特别是药物治疗,可延缓 AD 的进展。

1. 认知症状的治疗　胆碱能传递的增强目前是 AD 治疗的主要手段,包括多奈哌齐、卡巴拉汀和加兰他敏等。

多奈哌齐为选择性中枢 AChE 抑制药,对外周 AChE 几乎没有作用,是目前治疗阿尔茨海默病比较安全有效的药物。口服吸收良好,3~4h 达血浆峰浓度,$t_{1/2}$ 约 70h,多次每日单剂量给药将缓慢达到稳态。治疗开始后 3 周内达稳态,稳态后,血浆盐酸多奈哌齐浓度和相应的药效学活性波动很小。饮食对盐酸多奈哌齐的吸收无影响。多奈哌齐通过肝脏代谢,肾脏排泄,安全性高,不良反应较少,无肝毒性,患者耐受性好。

加兰他敏是一种可逆性乙酰胆碱酯酶抑制剂,对乙酰胆碱酯酶有高度选择性,治疗轻中度阿尔茨海默病患者临床有效率约为60%。口服吸收迅速、完全。血药浓度达峰时间为45min,$t_{1/2}$为5.7h,部分经肝代谢,部分经肾以原形排泄。用药前3周可有恶心、呕吐等胃肠道反应,继续用药后不良反应可消失。

谷氨酸毒性作用与AD也有相关性。谷氨酸是兴奋性神经递质,可激活N-甲基-D-天门冬氨酸(NMDA)受体。美金刚是一种中等程度亲和力、非竞争性NMDA受体拮抗剂,是治疗重度阿尔茨海默病首选药物。美金刚降低谷氨酸引起的NMDA受体过度兴奋,防止细胞凋亡,从而改善患者的记忆和认知功能。

2. 行为症状的治疗　对于行为症状,单纯药物治疗比较困难,非药物方法通常是一线治疗。针对行为症状,可选用的药物治疗包括:胆碱酯酶抑制剂和美金刚均可降低某些痴呆症;利培酮、奥氮平和喹硫平可治疗AD中躁动和精神病;5-羟色胺再摄取抑制剂(SSRI)是治疗AD中抑郁或焦虑症的首选药物。

（三）抗亨廷顿舞蹈病药

HD是一种显性遗传性疾病,其特征是从中年开始逐渐出现运动不协调和认知能力下降。其发病隐袭,症状可表现为运动障碍,出现手足、躯干、面部和颈部的短暂、抽搐样运动(舞蹈症),也可表现为性格改变,或两者兼具。HD的发病机制是纹状体(尾状核/壳核)神经元明显缺失,这些结构依次出现萎缩,最早累及尾状核尾部,继之向前从背内侧核发展到腹外侧核;大脑的其他区域也会受到影响,尽管损伤轻得多;纹状体GABA浓度显著降低,而生长抑素和多巴胺浓度相对正常。

目前尚无治疗方法可延缓HD的进程,仅可针对症状选用相应药物。

1. 精神治疗　标准抗抑郁药可有效治疗抑郁症状,但可能加重舞蹈症。氟西汀可用于治疗HD中的抑郁和易怒;卡马西平对抑郁也有效。妄想、幻觉和精神错乱常需抗精神病药治疗,但所需剂量一般低于原发性精神病的常用量(参见抗精神病药)。这些药物也会损害认知功能和运动能力,因此应使用尽可能低的剂量,并在精神症状得到纠正后停药。

2. 行为治疗　四苯那嗪和利血平可用于治疗与HD相关的大幅度舞蹈病,前者是囊泡单胺转运蛋白2(VMAT2)的可逆抑制剂,并引起儿茶酚胺的突触前消耗;后者对VMAT2抑制作用是不可逆的。两种药物都可能导致低血压和抑郁并自杀。若HD患者由于焦虑或压力而表现出不自主运动的恶化,可选用镇静药或抗焦虑药物苯二氮䓬类。在以肌肉僵直而非舞蹈症表现为主的青少年发病者,DA激动药可不同程度地改善肌肉僵直;氯硝西泮和丙戊酸可以治疗此类患者的肌阵挛和惊厥。

（四）抗肌萎缩侧索硬化症药

肌萎缩侧索硬化症(amyotrophic lateral sclerosis,ALS)是脊髓腹角运动神经元及提供其传入冲动的皮质神经元疾病,其特征是快速进行性肌无力、肌萎缩和肌束颤动、痉挛、构音障碍、吞咽困难以及呼吸功能损害。感觉功能一般不被累及,认知能力、自主运动和眼球运动能力也不受影响。

约10%的ALS病例为家族性(FALS),通常具有常染色体显性遗传方式。其中,SOD1酶基因突变约占FALS病例的20%。有证据表明该疾病中谷氨酸的再摄取可能是异常的,因此谷氨酸的神经毒性可能是其发病机制。目前唯一批准的ALS治疗药物是利鲁唑。

利鲁唑具有复杂的中枢系统作用。口服可吸收,蛋白结合率高,在肝脏经肝药酶细胞色素P(CYP)介导的羟化作用和糖基化作用广泛代谢,$t_{1/2}$约12h。体外实验表明,利鲁唑可抑制谷氨酸释放,也可阻断突触后NMDA受体和KA谷氨酸受体,并可抑制电压依赖性钠通道。临床试验中利鲁唑对ALS患者的生存有着温和但确切的效果。利鲁唑的耐受性一般良好,罕见肝损伤。

此外,GABA_B受体激动药巴氯芬和中枢神经系统α_2受体激动药替扎尼定可用于治疗ALS中的痉挛;苯二氮䓬类也可有效控制痉挛,但对ALS可能有呼吸抑制作用。

第五节　抗精神失常药

精神障碍是由多种原因引起的精神活动障碍的一类疾病,包括精神分裂症、躁狂症、抑郁障碍和焦虑症。治疗这类疾病的药物统称为抗精神失常药物。根据临床用途分为:抗精神病药物、抗躁狂药物、抗抑郁药物及抗焦虑药物。

（一）抗精神病药物

精神病是最严重的精神失常,典型症状包括精神分裂症和妄想等。精神分裂症是以思维、情感、行为之间不协调,精神活动与现实脱离为主要表现特征的一类最常见的精神病。根据临床症状,将精神分裂症分为Ⅰ型和Ⅱ型,Ⅰ型以阳性症状(幻觉和妄想)为主;Ⅱ型以阴性症状(情感淡漠、主动性缺乏)为主。抗精神病药物大多对Ⅰ型治疗效果好,对Ⅱ型效果较差甚至无效。除精神分裂症外,抗精神病药还可用于术后谵妄、AD所引发的情绪激动等各种疾病。根据化学结构,将抗精神病药物分为吩噻嗪类、硫杂蒽类、丁酰苯类及其他。

1. 作用机制

（1）阻断中脑-边缘系统和中脑-皮质系统多巴胺受体:DA是中枢神经系统内最重要的神经递质之一,通过与脑内DA受体结合参与神经精神活动的调节,其功能亢进或减弱均可导致严重的神经精神疾病。精神分裂症的病因目前得到最广泛认可的学说即:中脑-边缘系统和中脑-皮质系统DA系统功能亢进。支持该学说的研究资料如下:①增强DA神经递质活性的药物(如促进DA释放的苯丙胺)可加重精神分裂症或诱发精神分裂症;②减少DA合成的药物(如酪氨酸羟化酶抑制剂 α-甲基酪氨酸)能加强抗精神病药的疗效;③未经治疗的Ⅰ型精神分裂症患者尸检显示壳核和伏隔核DA受体数目增加;④目前临床使用的高效价抗精神病药物大多是强效DA受体拮抗剂,对Ⅰ型精神分裂症有较好疗效。

第一代经典抗精神病药物主要通过阻断中脑-边缘系统和中脑-皮质系统的DA受体而发挥治疗作用。由于临床使用的大多数抗精神病药物不是选择性 D_2 样受体拮抗剂,可非特异性地拮抗黑质-纹状体通路的DA受体,因此引起临床不同程度的锥体外系副作用。

（2）阻断5-HT受体:目前临床常用的非经典抗精神病药物主要是通过阻断5-HT受体而发挥抗精神病作用。5-HT受体在体内分布广泛,已证实的受体有7种,每种受体又存在亚型,其中 $5\text{-}HT_2$ 受体分为 $5\text{-}HT_{2A}$、$5\text{-}HT_{2B}$、$5\text{-}HT_{2C}$ 三种亚型。$5\text{-}HT_{2A}$ 受体主要分布于大脑皮质。$5\text{-}HT_{2C}$ 受体分布于边缘系统、基底节和黑质等脑区,其分子结构和药理特性均与 $5\text{-}HT_{2A}$ 受体相似。$5\text{-}HT_{2B}$ 受体的分布和作用尚不清楚。激动 $5\text{-}HT_{2A}$ 受体可引起失眠、焦虑和抑制性功能。

利培酮阻断 $5\text{-}HT_2$ 受体的作用显著强于阻断 D_2 亚型受体;氯氮平是选择性 D_4 亚型受体拮抗剂,对其他DA亚型受体几乎无亲和力,可阻断 $5\text{-}HT_{2A}$ 受体。因此,患者长期应用氯氮平和利培酮几乎无锥体外系副作用发生。

2. 常用抗精神病药物

（1）氯丙嗪:第一代抗精神病药物,吩噻嗪类。可拮抗脑内边缘系统的DA受体,也能拮抗肾上腺素 α 受体及M胆碱受体,这是药物长期应用产生严重不良反应的基础。

1）中枢神经系统作用

A. 抗精神病作用:氯丙嗪对中枢神经系统有抑制作用,也称神经安定作用。可使患者出现嗜睡,对外部刺激的反应变得迟钝,但易被唤醒,并可回答问题,其认知能力保持完整。精神病患者用药后兴奋躁动状态改善,幻觉、妄想、思维分裂或思维不连贯等精神病症状逐渐缓解。氯丙嗪等吩噻嗪类药物主要作用于 D_2 样受体,锥体外系的副作用发生率较高。

B. 镇吐作用:小剂量时拮抗延髓催吐化学感受区的 D_2 受体,大剂量则直接抑制呕吐中枢。不能拮抗前庭刺激或胃肠道引起的呕吐。可抑制延髓催吐化学感受区旁的呃逆中枢调节部位而治疗顽固性呃逆。

C. 体温调节作用:对下丘脑体温调节中枢有很强的抑制作用,不但降低发热机体的体温,也降低正常体温。

2)自主神经系统作用:可拮抗肾上腺素 α 受体及 M 胆碱受体,使机体出现视物模糊、胃液分泌减少、便秘等抗胆碱作用。

3)内分泌系统的影响:作用于结节 - 漏斗系统的 D_2 受体,可增加催乳素的分泌,抑制促性腺激素、糖皮质激素和生长激素的分泌。机体几乎不产生对抗精神病药引起的催乳素分泌的耐受。当停用抗精神病药后,高催乳素血症效应可迅速逆转而引起溢乳。

4)体内过程:口服吸收慢且不规则,血药浓度达峰时间为 2~4h。肌内注射吸收迅速,进入血液 90% 以上与血浆蛋白结合。氯丙嗪分布于全身,以脑、肺、肝、脾、肾分布较多,其中脑内药物浓度可达血浆浓度的 10 倍。主要在肝脏代谢,经肾脏排泄。体内消除和代谢随年龄递减,老年患者应减少剂量。相同剂量的药物在不同个体可有 10 倍以上的血药浓度差别,因此给药剂量应该个体化。药物具有高亲脂性,在停用后的几个月内,其代谢物仍可在尿中检出。

5)不良反应:嗜睡、淡漠、无力等中枢抑制症状;视力模糊、口干、眼压升高、便秘等 M 受体拮抗症状;鼻塞、直立性低血压、反射性心悸等 α 受体拮抗症状。局部刺激性强,静脉注射可引起血栓性静脉炎。氯丙嗪本身引起的药源性精神异常,包括意识障碍、萎靡、淡漠、兴奋、躁动、消极、抑郁、幻觉、妄想等,需与原有疾病鉴别,一旦出现需立即减量或停药。

6)锥体外系反应:由于氯丙嗪拮抗黑质 - 纹状体通路的 D_2 样受体,使纹状体中 DA 功能减弱,乙酰胆碱(ACh)功能增强,因此用药后会出现 3 种反应:①帕金森综合征:肌张力增高、面容呆板、动作迟缓、肌肉震颤、流涎等,停药或给予胆碱受体拮抗药——抗帕金森病药可逆转;②静坐不能:患者表现为坐立不安、无焦虑或"情绪激动",是抗精神病药物的特殊不良反应;③急性肌张力障碍:因舌、面、颈及背部肌肉痉挛,表现为强迫性张口、伸舌、斜颈、呼吸运动障碍及吞咽困难。

以上不良反应通常在给药后迅速出现,长期治疗后会出现迟发型综合征,即迟发性运动障碍及罕见的口周颤动,表现为广泛性舞蹈样手足徐动症、口面部运动障碍及口周震颤("兔子综合征"),停药后仍长期不消。此反应难以治疗,用抗胆碱药使症状加重,抗 DA 药可使反应减轻。

7)急性中毒:一次性服用大剂量药物后,可引起急性中毒,患者出现昏睡、血压下降至休克水平,并出现心肌损害,如心动过速、心电图异常(PR 间期或 QT 间期延长,T 波低平或倒置),应立即对症治疗。

8)药物相互作用:氯丙嗪能增加吗啡的缩瞳和镇静作用,并可增强其镇痛效果。能显著增强哌替啶引起的呼吸抑制作用,同时应用其他阿片类药物也有相似作用。能抑制多巴胺受体激动药和左旋多巴的作用,加重帕金森病的神经系统症状。肝药酶诱导剂(如卡马西平、苯巴比妥和苯妥英钠等)可加快氯丙嗪的代谢,临床应注意调整药物剂量。

(2)奋乃静:吩噻嗪类。镇静作用、控制精神运动兴奋作用次于氯丙嗪,较氯丙嗪缓和,对心血管系统、肝脏及造血系统的副作用较氯丙嗪轻。口服吸收慢且不规则,生物利用度为 20%,达峰时间为 4~8h,主要在肝脏代谢。对慢性精神分裂症的疗效优于氯丙嗪。

(3)氯普噻吨:硫杂蒽类,有较弱的抗抑郁作用。口服后吸收快,1~3h 血药浓度可达峰值,$t_{1/2}$ 约 30h。主要在肝内代谢,经肾脏排泄。适用于强迫状态或有焦虑抑郁情绪的精神分裂症、焦虑性神经症和更年期抑郁障碍患者。抗幻觉、妄想作用不如氯丙嗪。锥体外系作用较少。

(4)氯氮平:属于苯二氮䓬类药物,是新型抗精神病药物。氯氮平抗精神病作用强,对精神分裂症疗效与氯丙嗪相当且起效迅速,对于慢性患者、其他抗精神病药物无效的精神分裂症的阴性和阳性症状都有效。氯氮平是选择性 D_4 亚型受体拮抗药,对黑质 - 纹状体系统的 D_2 和 D_3 亚型受体几乎无亲和力,因此几无锥体外系反应。近来有报道提出精神分裂症的 DA 与 5-HT 平衡障碍病因学说,认为氯氮平的药理作用机制包括阻断 5-HT$_{2A}$ 和 DA 受体、协调 5-HT 与 DA 系统之间的作用与平衡,因而称氯氮平为 5-HT-DA 受体阻断剂。

口服吸收迅速、完全,可通过 BBB,血浆蛋白结合率 95%,有首过效应,血药浓度达峰时间 2.5h,$t_{1/2}$ 为 8h,经肝脏代谢,可从乳汁分泌。女性血药浓度显著高于男性,吸烟能加速药物代谢。常见不良反应为头痛、头晕、恶心、呕吐等,可见视力模糊、血压增高、粒细胞减少症或缺乏症。与大环内酯类抗生素合用可显著升高药物浓度,并可诱发癫痫发作。与抗肿瘤、抗甲状腺药合用,可加重血细胞毒性,与地高辛、华法林、肝素合用,可加重骨髓抑制。

(5) 喹硫平:是新型抗精神病药物,其作用机制是拮抗中枢多巴胺受体和 5-HT 受体。口服吸收好,血药浓度达峰时间 1~2h,平均 $t_{1/2}$ 为 6~7h,有首过效应,主要在肝脏代谢,约 70% 随尿液排出。常见不良反应为头晕、嗜睡、直立性低血压,锥体外系不良反应少见。避免与乙醇饮料同时服用。

(6) 利培酮:是第二代非典型抗精神病药物。利培酮对 5-HT 受体和 D_2 亚型受体均有拮抗作用,对前者作用更强。利培酮有效剂量低,药物起效快,用药 1h 可达血药浓度峰值,$t_{1/2}$ 为 3h,大部分经肾脏排泄。锥体外系反应及抗胆碱作用轻,患者依从性优于其他抗精神病药物。

(7) 阿立哌唑:是一种新型的非典型抗精神分裂症药物,对 DA 能神经系统具有双向调节作用,是 DA 递质的稳定剂。口服后血药浓度达峰时间为 3~5h,$t_{1/2}$ 为 48~68h。不良反应较轻,主要为头痛、焦虑失眠、嗜睡等,患者耐受性较好。

(二) 抗躁狂药物

躁狂症以情绪高涨、烦躁不安、活动过度及思维、言语不能自制为特征。抗躁狂药物主要用于治疗躁狂症,因可防止双相情感障碍的复发,又将此类药物称为心境稳定剂。抗精神病药物也常用于治疗躁狂症,此外,一些抗癫痫药如卡马西平和丙戊酸钠也可用于躁狂症的治疗。

此处主要介绍碳酸锂。

(1) 药理作用机制:锂离子理化性质与钠类似,通过离子通道进入细胞置换胞内 Na^+,抑制 Na^+ 产生动作电位,降低细胞兴奋性。锂选择性抑制肌醇单磷脂酰酶活性,干扰磷脂酰肌醇途径,降低脑内肌醇浓度,抑制蛋白激酶 C 活性,尤其是 α 和 β 亚型来干扰神经传递机制。丙戊酸也有这种作用,但卡马西平无此作用。中枢神经细胞第二信使肌醇三磷酸(IP$_3$)和二酰甘油(DAG)是 α_1 受体效应的细胞内信使。锂通过抑制磷酸酶作用,降低细胞内 IP$_3$ 和 DAG 含量,抑制靶蛋白磷酸化,最终明显减弱去甲肾上腺素激动 α_1 受体的效应,缓解躁狂症状。锂和丙戊酸影响基因表达,增加转录因子激活蛋白 -1(AP-1) 的 DNA 结合,并调节其他转录因子的表达。锂能显著抑制中枢神经递质去甲肾上腺素和 DA 释放,促进神经元突触的再摄取,使突触间隙去甲肾上腺素和 DA 浓度降低。有实验表明,锂能促进细胞摄取葡萄糖及合成糖原,抑制糖异生,影响葡萄糖的代谢。

(2) 体内过程:在胃肠道中几乎全部吸收,血药浓度达峰时间为 2~4h,不易与血浆蛋白结合,体内分布最初位于细胞外液,然后逐渐蓄积在不同组织。通过 BBB 很慢。约 95% 的锂经尿液排出,肾小球滤过的锂有 80% 在近曲小管重吸收,与钠的重吸收竞争,增加钠摄入可促进其排泄,而缺钠则可使锂在体内蓄积,引起中毒。

(3) 不良反应:恶心、腹泻、嗜睡、多尿、多饮、体重增加、手细微震颤及痤疮。急性中毒表现为呕吐、严重腹泻、大幅震颤、共济失调、昏迷和惊厥。治疗浓度的锂可引起非癫痫患者的癫痫发作,加重重症肌无力,偶有弥散性甲状腺肿大和轻度脱发。

(4) 血药浓度监测:锂治疗指数低,定期血药浓度监测很重要,安全有效浓度在 0.6~1.25mmol/L,急性躁狂症或轻度躁狂症患者的治疗浓度范围应在 0.9~1.1mmol/L。锂的安全范围窄,且初始分布中 $t_{1/2}$ 短,因此即使使用缓释剂,通常也建议将每日剂量分次服用。

(三) 抗抑郁药物与抗焦虑药物

抑郁障碍是以情绪低落、思维迟缓、言语行为减少为主要症状的一类精神障碍。常有消极观念，严重的患者会出现自杀行为。抗抑郁药物可使 70% 的患者病情显著改善，长期治疗可减少反复发作的抑郁复发。目前临床使用的抗抑郁药物包括三环类抗抑郁药、去甲肾上腺素（NA）再摄取抑制药、选择性 5- 羟色胺再摄取抑制剂（SSRI）和单胺氧化酶抑制剂等。大多数抗抑郁药作用于单胺类神经递质，特别是 NA 和 5-HT。药物的抗抑郁作用需要 2~3 周才显现。

1. 三环类抗抑郁药　三环类抗抑郁药物因结构中含有 2 个苯环和 1 个杂环而得名，是非选择性单胺摄取抑制剂，主要抑制 NA 和 5-HT 的再摄取。

（1）丙米嗪

1）药理作用及机制

A. 中枢神经系统作用：阻断 NA 和 5-HT 在神经末梢的再摄取，使突触间隙内递质浓度增高，从而促进突触的传递功能。正常人用药后出现安静、嗜睡、血压稍降、头晕、目眩及口干、视力模糊等抗胆碱反应，连续用药会出现注意力不集中和思维能力下降。抑郁障碍患者连续用药后出现精神振奋现象，显著疗效则出现在持续用药 2~3 周后，表现为情绪高涨，症状减轻。

B. 自主神经系统作用：治疗量丙米嗪有阻断 M 胆碱受体作用，表现出视力模糊、口干、便秘及尿潴留等症状。

C. 心血管系统作用：治疗量丙米嗪可阻断单胺类再摄取而引起心肌 NA 浓度增高，可引起血压降低及心律失常，以心动过速最常见。心电图可表现为 T 波倒置或低平。丙米嗪对心肌有奎尼丁样直接抑制作用，心血管患者应慎用。

2）体内过程：口服吸收良好，血药浓度达峰时间为 2~8h，$t_{1/2}$ 为 9~24h，蛋白结合率为 76%~95%，体内广泛分布，以脑、肝、肾和心脏分布较多，肝脏内代谢，自尿液排出。

3）不良反应：口干、视力模糊、便秘、尿潴留及心动过速等抗胆碱作用最常见，因此青光眼、前列腺肥大患者禁用，还会出现多汗、无力、头晕、皮疹、直立性低血压、共济失调、肝功能异常、粒细胞缺乏症等。

（2）阿米替林：是临床常用的三环类药物，其药理机制与丙米嗪极为相似，对 5-HT 再摄取的抑制作用明显强于对 NA 再摄取的抑制。其镇静作用与抗胆碱作用也更强。一般用药后 7~10d 可产生明显疗效。药物口服吸收稳定，8~12h 达血药浓度高峰，在体内与蛋白质广泛结合，肝脏代谢生成活性代谢产物去甲替林，经尿液排出。阿米替林不良反应与丙米嗪相似，但更为严重。偶见加重糖尿病症状。禁忌证与丙米嗪相同。

2. NA 再摄取抑制药　选择性地抑制 NA 的再摄取，药物起效快，镇静作用、抗胆碱作用和降压作用均弱于三环类抗抑郁药物。

（1）地昔帕明：强效 NA 再摄取抑制剂，对 DA 摄取也有一定的抑制作用，拮抗组胺 H_1 受体作用较强，还具有较弱的 M 受体和 α 受体拮抗作用。有轻度镇静作用。

口服快速吸收，血药浓度达峰时间为 2~6h，在肝脏内代谢成有活性的去甲丙米嗪，主要经尿液排出，少量经胆汁排泄。

与丙米嗪相比不良反应较小，对心脏的作用与丙米嗪相似，过量会引起血压降低、心律失常、震颤、惊厥、口干、便秘等。老年人应减量。

（2）去甲替林：是阿米替林的代谢产物，药理作用与阿米替林相似，镇静、抗胆碱、降低血压作用、对心脏的影响及诱发惊厥作用均弱于母药阿米替林。口服吸收完全，生物利用度 46%~70%，血浆蛋白结合率为 93%~95%，$t_{1/2}$ 为 18~93h。24h 内由尿排出 58%，其中少量为原形，大部分为羟基代谢物。不良反应比丙米嗪少而且轻，常见有口干、嗜睡、便秘、视力模糊、排尿困难、心悸，偶见心律失常、眩晕、运动失调、癫痫样发作、直立性低血压、肝损伤及迟发性运动障碍。严重心脏病、青光眼及排尿困难者禁用。

3. **5-HT 再摄取抑制剂** SSRI 是目前抗抑郁新药开发最多的一类,抑制突触前膜 5-HT 的再摄取,增加突触间隙内 5-HT 浓度,提高 5-HT 能神经的传导。对 5-HT 再摄取的抑制作用选择性强,对其他递质和受体作用轻微,与三环类药物相比,疗效相似,不良反应少,已成为一线抗抑郁药物。

(1)氟西汀:与三环类抗抑郁药物相比,疗效相当,耐受性与安全性较好。

口服吸收良好,血药浓度达峰时间为 6~8h,血浆蛋白结合率 80%~95%,$t_{1/2}$ 为 48~72h,在肝脏内代谢生成有活性的去甲氟西汀。

不良反应包括恶心呕吐、头痛头晕、乏力失眠、厌食、体重下降、震颤、惊厥、性欲降低等。肝病者用药后可延长半衰期,肾功能不全者应减少用药剂量。警惕出现"5-HT 综合征",氟西汀与单胺氧化酶抑制剂合用时表现为不安、激越、恶心呕吐、腹泻,随后出现高热、强直、肌阵挛或震颤、自主神经功能紊乱、心动过速、高血压、意识障碍,最后可引起痉挛和昏迷,严重者可致死。

(2)帕罗西汀:口服吸收良好,血浆蛋白结合率为 95%,全身广泛分布,可通过乳腺分泌,主要经肝脏代谢。常见不良反应为口干、便秘、视力模糊、震颤、头痛、恶心等。禁与单胺氧化酶抑制剂联用,避免出现"5-HT 综合征"。

(3)舍曲林:口服易吸收,6~8h 达血药浓度高峰,血浆蛋白结合率为 98%,主要不良反应为口干、恶心、腹泻、震颤、男性射精延迟、出汗等。禁与单胺氧化酶抑制剂合用。

(4)西酞普兰、艾司西酞普兰:西酞普兰是外消旋体,其左旋对映体可选择性抑制 5-HT 转运体,阻断突触前膜对 5-HT 的再摄取。艾司西酞普兰是单一的左旋对映体,在体内对 5-HT 再摄取的抑制作用是外消旋体的 5~7 倍。两药口服吸收良好,西酞普兰血药浓度达峰时间为 2~4h,生物利用度为 80%,在肝脏代谢,经肾脏排泄。艾司西酞普兰生物利用度 80%,血浆蛋白结合率约为 56%,$t_{1/2}$ 为 27~32h。两者均可经乳汁分泌。两药不良反应通常都短而轻微,常发生于用药后 1~2 周,持续用药不良反应可减轻或消失。常见不良反应为食欲减退、恶心、口干、腹泻等。

4. **单胺氧化酶抑制剂** 能提高情绪,对抑郁障碍有明显疗效。作用机制为抑制神经末梢单胺氧化酶,增加单胺浓度从而增强递质功能而发挥治疗作用,体内单胺氧化酶(MAO)分 A、B 两型,MAO-A 被抑制具有抗抑郁作用。传统单胺氧化酶抑制剂对 A、B 两型均有抑制作用,因肠道中单胺氧化酶被抑制,削弱肠道等组织对酪胺的降解作用,促使酪胺转化为去甲肾上腺素,当药物与拟交感药物或富含酪胺类食物(奶酪、啤酒、酵母)合用,会导致严重的高血压危象。新型药物对 MAO-A 选择性高,因此,食物中的酪胺可被降解,减少高血压危象的风险。此外,新型药物对 MAO 的抑制作用具有可逆性,8~10h 可恢复酶的活性。

吗氯贝胺是苯酰胺类衍生物,能可逆性抑制 MAO-A,从而提高脑内 NA、DA 和 5-HT 的水平,产生抗抑郁作用。口服吸收快而完全,血药浓度达峰时间为 1~2h,血浆蛋白结合率为 50%,在肝脏代谢,经肾脏排泄,原形药可自乳汁分泌。不良反应少,偶见血压升高、失眠等。可增加糖尿病药物的药效,与卡马西平合用,能引起急性高血压、高热和痫性发作等。与增强 5-HT 能活性的药物合用,会导致严重的 5-HT 综合征。

5. **其他抗抑郁药物**

(1)曲唑酮:属四环类抗抑郁药。作用机制可能与抑制 5-HT 摄取有关,但目前还不清楚,具有 α_2 肾上腺素受体阻断剂特点,可翻转可乐定的中枢性心血管效应。口服吸收良好,与食物同服,可推迟其吸收,并使其吸收量下降,血浆蛋白结合率为 89%~95%,经肝脏代谢。不良反应较少,偶有恶心呕吐、体重下降、心悸、直立性低血压等。不能与单胺氧化酶抑制剂合用。两药用药间隔需 14d 以上。

(2)米安色林:是四环类抗抑郁药。对突触前 α_2 肾上腺素受体有阻断作用,其药理作用机制是通过抑制负反馈使突触前 NA 释放增加,疗效与三环类药物相当,抗胆碱能副作用较少。口服吸收,有首过效应,生物利用度约 70%,血浆蛋白结合率为 90%,全身分布,易透过 BBB,经肝脏代谢,主要在尿中排出。不良反应少,大剂量可见头晕、嗜睡等。

(3)米氮平:阻断突触前 α_2 肾上腺素受体,增加 NA 和 5-HT 释放,而 NA 的释放增加可刺激 5-HT

能神经元胞体上兴奋性的 α_1 肾上腺素受体,使神经元放电增加,间接性进一步提高 5-HT 的释放从而发挥治疗作用,抗抑郁效果与阿米替林相当。不良反应较轻。常见不良反应为体重增加和嗜睡。

(4)文拉法辛:为苯乙胺衍生物,是二环类抗抑郁药,可拮抗 5-HT 和 NA 的再摄取,具有抗抑郁作用。口服吸收良好,生物利用度 45%,血浆浓度达峰时间 5.5h。有首过效应,血浆蛋白结合率为 27%~30%,在肝脏代谢,主要经肾脏排泄,可自乳汁分泌。不良反应少,可见恶心、嗜睡、口干、头昏、便秘等。

(5)度洛西汀:为强效、高度特异性 5-HT 和 NA 双重再摄取抑制剂,可同时显著增加大脑额叶皮质和下丘脑细胞外 5-HT 和 NA 的浓度。口服吸收完全,与食物同服会推迟血药浓度达峰时间 6~10h。通常于给药后 6h 达血药浓度峰值。生物利用度 50%,血浆蛋白结合率高于 90%,$t_{1/2}$ 为 12h。在肝脏代谢,经肾排泄。常见不良反应为恶心、镇静、嗜睡、失眠和头晕。

第六节 镇 痛 药

疼痛是一种因实际的或潜在的组织损伤而产生的痛苦感觉,常伴有不愉快的情绪或心血管和呼吸方面的变化,是临床多种疾病的常见症状。剧烈疼痛不仅给患者带来情绪反应,还引起机体生理功能紊乱,甚至诱发休克。控制疼痛是临床药物治疗的主要目的之一。

(一)阿片类镇痛药

阿片类一词泛指所有与阿片这种源自罂粟的天然产物相关的化合物。内源性阿片肽是阿片受体的天然配体,阿片制剂通过模拟这些肽类而发挥作用。内源性阿片系统的功能多种多样,包括:①感觉调制功能,可明显抑制对疼痛刺激的反应;②对胃肠道、内分泌和自主神经功能的调节作用;③情绪调节功能,具有显著的阿片类药物犒赏和成瘾特性;④在学习和记忆的调制过程中起到认知作用。

目前已有三种经典的阿片肽家族被确认,即内啡肽、脑啡肽和强啡肽,每个家族均源自不同基因编码的前体蛋白,分别为前阿黑皮素原、前脑啡肽原和前强啡肽原。每种前体蛋白经过复杂剪切及翻译后修饰,最后合成多种活性肽,阿片肽具有共同的氨基酸末端序列,被称为阿片样基序,即酪 - 甘 - 甘 - 苯丙 -(蛋或亮)。

目前已知有四种阿片受体,分别是 μ、δ、κ 和 N/OFQ 受体,前三者研究较多。每种主要的阿片受体在脑、脊髓和外周均有其独特的解剖学分布(表 5-4)。功能学研究显示,μ 和 δ 受体之间十分相似,μ/δ 和 κ 受体之间则差异巨大。临床应用的阿片类药物大多与吗啡类似,对 μ 受体具有相对选择性(表 5-5);发挥镇痛、影响情绪和产生犒赏行为,并改变呼吸、心血管、胃肠道和神经内分泌功能。δ 受体激动药主要是动物镇痛药,其中某些药物对人体也有作用。κ 受体激动药主要在脊髓产生镇痛作用,且少见呼吸抑制和瞳孔缩小效应;κ 受体激动药不引起欣快感,但可引起烦躁和精神病样作用。但是药物对受体的选择性与剂量相关,但剂量足够高时也可作用于其他受体亚型,导致效应改变。

阿片受体激动 - 拮抗药是指该药物在常规剂量下可与不止一种类型的受体产生相互作用,对一种受体是激动药,而对另一种受体则是拮抗药。最初研发该类药物,是期望它们与吗啡相比,可以发挥更好的镇痛作用,以及较小的成瘾性和较轻的呼吸抑制作用。但是,相同强度的镇痛作用伴随着同等强度的副作用;而且"天花板"效应也会限制这些药物所能达到的镇痛效果。某些受体激动 - 拮抗药,如喷他佐辛和烯丙吗啡,会引起严重的精神病样作用,且用纳洛酮无法对抗(故此作用可能不是由经典的阿片受体介导的)。这些药物也可促使阿片类耐受的患者发生戒断症状,其临床应用进一步受限。

表 5-4　阿片受体亚型的分类及作用

	受体亚型	激动药的作用	拮抗药的作用
镇痛	μ,κ,δ	镇痛	无作用
呼吸功能	μ	下降	无作用
胃肠道	μ,κ	通过	无作用
精神病样作用	κ	增强	无作用
摄食	μ,κ,δ	摄食增加	摄食减少
镇静	μ,κ	增强	无作用
利尿	κ	增强	
催乳素	μ	释放增加	释放减少
生长激素	μ 和 / 或 δ	释放增加	释放减少
乙酰胆碱	μ	抑制	
多巴胺	μ,δ	抑制	

表 5-5　阿片类药物对不同类型阿片受体的作用和选择性

药物	受体		
	μ	δ	κ
吗啡	+++		+
美沙酮	+++		
埃托啡	+++	+++	+++
芬太尼	+++		
舒芬太尼	+++	+	+
纳洛酮	---		--
烯丙吗啡	---		+
喷他佐辛	P		++

注:+ 激动药,− 拮抗药,P 部分激动药。+ 或 − 的数目代表效价强度。本表中的数值主要来源于动物实验,应用于人类时应注意。

1. 吗啡

（1）作用机制

1）镇痛作用:体内痛觉传入神经末梢通过释放谷氨酸、神经肽 P 物质等递质将痛觉冲动传向中枢,内源性阿片肽由特定神经元释放后激动脊髓感觉神经突触前、后膜上的阿片受体,通过百日咳毒素敏感的 G- 蛋白偶联机制,抑制腺苷酸环化酶、促进 K^+ 外流、减少 Ca^{2+} 内流,使突触前膜递质释放减少、突触后膜超极化,最终减弱或阻滞痛觉信号的传递,产生镇痛作用,同时内源性阿片肽还通过增加中枢下行抑制系统对脊髓背角感觉神经元的抑制作用而产生镇痛作用。吗啡的镇痛作用是通过激动脊髓胶质区、丘脑内侧、脑室及导水管周围灰质等部位的阿片受体,主要是 μ 受体,模拟内源性阿片肽对痛觉的调制功能而产生镇痛作用(图 5-8)。

2）情绪变化和犒赏效应:阿片类药物产生欣快感、镇静、缓解疼痛伴随的不愉快以及其他情绪变化(包括犒赏效应)的机制尚未完全阐明,比较认可的是认为此类药物可以激活中脑边缘系统和蓝斑的阿片受体而影响多巴胺能神经功能(图 5-9)。

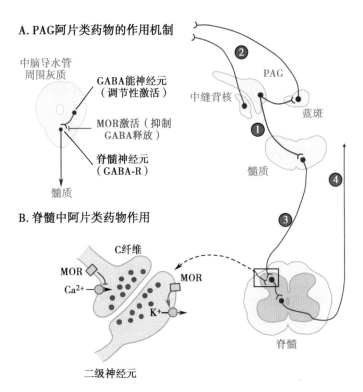

图 5-8　阿片在镇痛作用中的作用机制

A. 中脑导水管周围灰质中阿片作用的组织示意图；B. 阿片敏感通路在 PAGμ 阿片作用中阻止了 GABA 从激活的系统中释放，否则，将会调节髓质的投射①，导致 PAG 外流的激活、前脑②和脊髓③中调节脊髓投射④的单胺受体的激活，从而为中枢和情绪提供感觉输入；C. 初级传入突触与二级背角脊髓神经元的示意图，分别显示了突触前和突触后阿片受体耦合到 Ca²⁺ 和 K⁺ 通道。阿片受体结合在脊髓背角浅层（胶状质）中高度表达。这些受体位于突触前的小初级传入端（C 纤维）和突触后的二级神经元上。在突触前，MOR 的激活会阻止电压敏感的 Ca²⁺ 通道的开放，否则，将会引发神经递质的释放。在突触后，MOR 的激活增强了 K⁺ 通道的开放，导致超极化。因此，作用于这些位点的阿片激动剂可用于减弱二级神经元的传入诱导的兴奋。

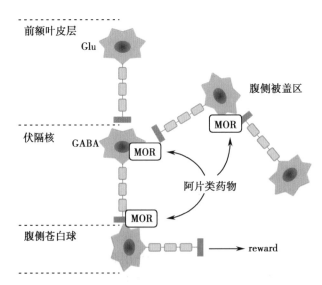

图 5-9　阿片类物质奖赏效应的原理图

注：阿片样物质受体激动剂通过抑制 Ca²⁺ 内流和增强 K⁺ 电流来降低兴奋性和递质释放。因此，阿片类药物诱导的腹侧被盖区对 γ- 氨基丁酸能中间神经元或伏隔核的抑制作用降低了 γ- 氨基丁酸介导的抑制，并增加了腹侧苍白球 VP 的流出，最终产生奖励。MOR：阿片样物质受体；GABA：γ- 氨基丁酸；Glu：谷氨酸能。

(2)药理作用

1)中枢神经系统

A. 镇痛作用：吗啡激动脊髓胶质区、丘脑内侧、脑室及导水管周围灰质的阿片受体。具有强大的镇痛作用，对绝大多数急性痛和慢性痛的镇痛效果良好，对持续性慢性钝痛作用大于间断性锐痛，对神经性疼痛的效果较差，足够剂量时可缓解肾绞痛或胆绞痛等剧烈疼痛。一次给药镇痛作用可持续 4~6h。

B. 镇静、致欣快作用：吗啡能激活边缘系统和蓝斑核的阿片受体，中脑边缘叶的中脑腹侧被盖区—伏隔核多巴胺能神经通路与阿片受体/肽系统的相互作用，改善由疼痛所引起的焦虑、紧张、恐惧等情绪反应，产生镇静作用，提高对疼痛的耐受力。给药后，患者出现嗜睡、精神朦胧、理智障碍等，安静环境易诱导入睡，但易被唤醒。吗啡还可引起欣快症，对正处于疼痛状态的患者十分明显，而对于适应慢性疼痛的患者则不显著或引起烦躁不安。

C. 抑制呼吸：降低脑干呼吸中枢对血液 CO_2 分压的敏感性，抑制脑桥呼吸调节中枢。治疗量可抑制呼吸，使呼吸频率减慢、潮气量降低、每分通气量减少，尤以呼吸频率减慢突出，并随剂量增加而作用增强，是吗啡急性中毒致死的主要原因。呼吸抑制发生的快慢及程度与给药途径密切相关，静脉注射 5~10min 或肌内注射 30~90min，呼吸抑制最为明显。与麻醉药、镇静催眠药和乙醇等合用，加重其呼吸抑制。吗啡抑制呼吸的同时，不伴有对延髓心血管中枢的抑制。

D. 镇咳：直接抑制延髓咳嗽中枢，使咳嗽反射减轻或消失，产生镇咳作用，可能与激动延髓孤束核阿片受体有关。

E. 缩瞳：可兴奋支配瞳孔的副交感神经，引起瞳孔括约肌收缩，使瞳孔缩小。吗啡中毒时瞳孔极度缩小，针尖样瞳孔为其中毒特征。治疗量可降低正常人和青光眼患者眼压。

F. 其他中枢作用：作用于下丘脑体温调节中枢，改变体温调定点，使体温略有降低，长期大剂量应用，体温反而升高；兴奋延髓催吐化学感受区，引起恶心和呕吐；抑制下丘脑释放促性腺激素释放激素和促肾上腺皮质激素释放激素，从而降低血浆促肾上腺皮质激素、黄体生成素、促卵泡激素的浓度。

2)平滑肌：减慢胃蠕动，使胃排空延迟，提高胃窦部及十二指肠上部的张力，易使食物反流，减少其他药物的吸收；提高小肠及大肠平滑肌张力，减弱推进性蠕动，延缓肠内容物通过，促使水分吸收增加，并抑制消化腺的分泌；提高回盲瓣及肛门括约肌张力，加之对中枢的抑制作用，使便意和排便反射减弱，而引起便秘。治疗量引起胆道奥迪括约肌痉挛性收缩，15min 内升高胆总管压 10 倍，作用可持续 2h 以上。降低子宫张力、收缩频率和收缩幅度，延长产妇分娩时程；提高膀胱外括约肌张力和膀胱容积，可引起尿潴留；大剂量可促进柱状细胞释放组胺引起支气管收缩，诱发或加重哮喘。

3)心血管系统：扩张血管，降低外周阻力，当患者由仰卧转为直立时可发生直立性低血压，治疗量吗啡仅轻度降低心肌耗氧量和左室舒张末压。因抑制呼吸使体内 CO_2 蓄积，引起脑血管扩张和阻力降低，引起脑血流增加和颅内压增高。

4)免疫系统：阿片类药物通过直接作用于免疫细胞，抑制淋巴细胞增殖，减少细胞因子分泌，减弱自然杀伤细胞的细胞毒作用；也可以通过中枢介导的神经元机制间接调节免疫功能。吗啡可以抑制 NF-κB 活化对中性粒细胞的免疫抑制作用。也抑制人类免疫缺陷病毒蛋白诱导的免疫应答，这可能是吗啡吸食者易感 HIV 病毒的主要原因。

(3)体内过程：口服易吸收，首过消除作用强，生物利用度约为 25%，$t_{1/2}$ 为 1.7~3h，约 1/3 与血浆蛋白结合，广泛分布于全身各组织器官，以肺、肝、肾和脾等血流丰富的组织中浓度最高，通过 BBB 的速度慢。吗啡代谢的主要途径是与肝内葡萄糖醛酸结合。生成具有活性的吗啡 -6- 葡萄糖醛酸，其药理作用与吗啡相似，全身用药时效能是吗啡的两倍。吗啡长期用药时，其镇痛作用中较大部分是由吗啡 -6- 葡萄糖醛酸所致，吗啡 -6- 葡萄糖醛酸经肾脏排泄，肾衰竭时会引起积聚，老年患者建议使用低剂量吗啡。

(4)不良反应

1)常见不良反应：治疗量引起眩晕、恶心、呕吐、便秘、呼吸抑制、尿少、排尿困难(老年多见)、胆道压力升高甚至胆绞痛、直立性低血压(低血容量者易发生)和免疫抑制等。偶见烦躁不安等情绪反应。

无病痛的正常人使用同等剂量吗啡时会感到不适。

2）耐受性及依赖性：长期反复应用阿片类药物易产生耐受性和药物依赖型。耐受性的原因可能与 BBB 中 P- 糖蛋白表达增加，使吗啡难以通过 BBB，以及孤啡肽生成增加拮抗阿片类药物作用有关。常规剂量连用 2~3 周即可产生耐受性。剂量越大、给药间隔越短，耐受出现越快越强，并与其他阿片类药物有交叉耐受性。依赖性表现为躯体依赖性，停药后出现戒断症状，甚至意识丧失，患者出现病态人格，有明显强迫性觅药行为，即出现成瘾性。

3）急性中毒：阿片类药物中毒表现为昏迷、针尖样瞳孔和呼吸抑制三联征。治疗的第一步是建立开放性气道，维持患者通气。阿片受体拮抗药如纳洛酮对呼吸抑制有显著的翻转效应。在治疗过程中应观察患者交感神经系统活性的反跳情况，避免引发心律失常和肺水肿。

吗啡禁用于分娩止痛和哺乳期妇女止痛，因其对抗缩宫素对子宫的兴奋作用而延长产程，且能通过胎盘屏障或经乳汁分泌，而抑制新生儿和婴儿呼吸。因抑制呼吸、抑制咳嗽反射及促组胺释放可致支气管收缩，禁用于支气管哮喘及肺源性心脏病患者。禁用于颅脑损伤所致颅内压增高的患者、肝功能严重减退患者及新生儿和婴儿。

2. 曲马多　合成的可待因类似物，有较弱的 μ 受体激动作用，与 μ 受体的亲和力为吗啡的 1/6 000，能抑制去甲肾上腺素和 5-HT 再摄取。镇痛强度与喷他佐辛相当，镇咳作用为可待因的 1/2，呼吸抑制作用弱，对胃肠道无影响，也无明显的心血管作用。其镇痛机制尚未阐明，代谢物 O- 去甲基曲马多对 μ 受体亲和力比原形药高 4 倍，镇痛效应不完全被纳洛酮拮抗，提示有其他机制参与镇痛作用。口服 1h 起效，血药浓度达峰时间为 2~3h，生物利用度 68%，主要在肝脏代谢，经肾排泄。不良反应有多汗、头晕、恶心、呕吐、口干、疲劳等。可引起癫痫，静脉注射过快可出现颜面潮红、一过性心动过速。长期应用可成瘾。

3. 哌替啶　苯基哌啶衍生物，主要激动 μ 型阿片受体，药理作用与吗啡基本相同，镇痛作用为吗啡的 1/10~1/7，作用持续时间较短，较少引起便秘和尿潴留。大剂量哌替啶可引起支气管平滑肌收缩，无明显中枢性镇咳作用，有轻微子宫收缩作用，但对妊娠末期子宫收缩无影响，也不对抗缩宫素的作用，因此不延缓产程。

口服易吸收，生物利用度为 40%~60%，皮下或肌内注射吸收更迅速，起效更快，因此临床常注射给药，血浆蛋白结合率为 60%，可通过胎盘屏障，进入胎儿体内。在肝内可代谢为哌替啶酸和去甲哌替啶，两者以结合形式经肾排泄。去甲哌替啶有中枢兴奋作用，反复大量使用哌替啶可引起肌肉震颤、抽搐甚至惊厥。

治疗量时不良反应与吗啡相似，可致眩晕、出汗、口干、恶心、呕吐、心悸和直立性低血压等。剂量过大可明显抑制呼吸，偶见震颤、肌肉痉挛、反射亢进甚至惊厥，中毒解救时可配合抗惊厥药。久用产生耐受性和依赖性。禁忌证与吗啡相同。

4. 美沙酮　μ 受体激动药，是左、右旋异构体各半的消旋体，左旋美沙酮镇痛强度是右旋美沙酮的 50 倍。镇痛强度与吗啡相当，但持续时间较长，镇静、抑制呼吸、缩瞳、引起便秘及升高胆管内压作用较吗啡弱。美沙酮进入体内先与组织中蛋白结合，再缓慢释放入血，因此与吗啡相比，耐受性与成瘾性发生较慢，戒断症状略轻。口服美沙酮后再注射吗啡不引起原有的欣快感，不出现戒断症状，因而可减弱吗啡等的成瘾性，被广泛用于治疗吗啡和海洛因成瘾，即使不能根治，也有很大的改善。

口服吸收良好，30min 起效，血药浓度达峰时间为 4h，皮下或肌内注射达峰更快。血浆蛋白结合率为 90%，主要在肝脏代谢，经尿、胆汁或粪便排泄。美沙酮与各种组织包括脑组织中的蛋白结合，反复给药可在组织中蓄积，即使停药组织中的药物也可缓慢释放入血。

常见不良反应为恶心、呕吐、便秘、头晕、口干和抑郁。长期用药出现多汗、淋巴细胞增多，血浆白蛋白、糖蛋白及催乳素增高。皮下注射有局部刺激作用。用于替代治疗时，肺水肿是过量中毒的主要死因。禁用于分娩止痛，以免影响产程、抑制胎儿呼吸。

5. 芬太尼　μ 受体激动药。作用与吗啡相似，镇痛强度为吗啡的 100 倍。起效快，静脉注射 1min

起效,4min 可达高峰,维持约 30min,肌内注射约 7min 起效,作用可维持 1~2h。血浆蛋白结合率为
84%,经肝脏代谢。芬太尼透皮贴可使血药浓度维持 72h,镇痛效果稳定,使用方便。常见不良反应为
眩晕、恶心、呕吐及胆道括约肌痉挛,大剂量可出现肌肉僵直。静脉注射过快可引起呼吸抑制。反复
用药可产生依赖性。

6. 阿片受体激动 - 拮抗药与部分激动药

(1)喷他佐辛:阿片受体部分激动剂,可激动 κ 受体和拮抗 μ 受体。镇痛作用为吗啡的 1/3,呼吸
抑制作用为吗啡的 1/2,剂量超过 30mg 时,呼吸抑制程度不随剂量增加而加重,大剂量(60~90mg)可
产生烦躁不安、梦魇、幻觉等精神症状,可用纳洛酮拮抗。对胃肠道平滑肌的兴奋作用比吗啡弱。大
剂量可加快心率和升高血压,这与其升高儿茶酚胺浓度有关。冠心病患者静脉注射本药能提高平均
主动脉压、左室舒张末压,增加心脏做功。

口服、皮下和肌内注射均吸收良好,首过消除作用明显。血药浓度与镇痛作用强度、持续时间相
一致。血浆蛋白结合率为 60%,主要在肝脏代谢,经肾排泄。代谢速率个体差异大,是镇痛作用个体
差异大的主要原因。

常见不良反应为镇静、嗜睡、眩晕、出汗、轻微头痛,剂量增大能引起烦躁、幻觉、噩梦、血压升高、
心率增快、思维障碍和发声障碍等。局部反复注射,可使局部组织产生无菌性脓肿、溃疡和瘢痕,故应
经常更换注射部位。经常或反复使用,可产生吗啡样躯体依赖性,但戒断症状比吗啡轻,此时应逐渐
减量至停药,与吗啡合用可加重其戒断症状。能增加心脏负荷,故不适于心肌梗死的疼痛治疗。

(2)布托啡诺:阿片受体部分激动药,可激动 κ 受体和弱拮抗 μ 受体。镇痛强度和呼吸抑制作用
是吗啡的 3.5~7 倍,呼吸抑制程度不随剂量增加而加重,对胃肠道平滑肌兴奋作用较吗啡弱,可增加外
周血管阻力和肺血管阻力,增加心脏做功。

口服可吸收,首过效应明显,生物利用度低,肌内注射吸收迅速而完全,血药浓度达峰时间为
30~60min,血浆蛋白结合率为 80%,主要在肝脏代谢,经肾排泄。

常见不良反应为镇静、乏力、出汗,个别出现嗜睡、头痛、眩晕、漂浮感、精神错乱等。常用可产生
依赖性。

7. 阿片受体拮抗药　目前该类药物主要用于治疗阿片类药物过量,但随着对阿片系统对病理生
理的调节作用的研究不断深入,这些药物的适应证在不断增加。此处主要介绍纳洛酮。

纳洛酮对各型阿片受体均有竞争性拮抗作用,作用强度依次为:μ 受体 >κ 受体 >δ 受体。纳洛酮
对阿片类药物的拮抗效应常伴有“超射”现象。例如,被阿片类药物抑制的呼吸频率在使用纳洛酮后
可暂时变得比抑制前更快。如果内源性阿片系统尚未激活,可使正常人的收缩压升高,记忆力下降。

口服易吸收,首过消除明显,静脉注射 2min 起效,作用持续 30~60min,主要在肝脏代谢。无内在
活性,不产生药理效应,不良反应少,对女性可刺激催乳素释放,大剂量偶见轻度烦躁不安。

(二)解热镇痛抗炎药

解热镇痛抗炎药具有解热、镇痛作用,多数还具有抗炎和抗风湿的作用。由于其化学结构和抗炎
机制与甾体药物不同,故又称为非甾体抗炎药(NSAID)。目前临床常用的环氧合酶(COX)抑制剂的
相关选择性见表 5-6。

1. 作用机制

(1)抗炎作用:NSAID 是通过抑制 COX,干扰花生四烯酸转化成前列腺素(PG),进而产生抗炎作
用。COX 有两种异构体,即结构型 COX-1 和诱导型 COX-2。COX-1 在体内大多组织中表达,以维持
生理平衡为主,参与血管舒缩、血小板聚集、胃黏膜血流、胃黏液分泌及肾功能等调节,其功能与保护
胃肠黏膜、调节血小板聚集、调节外周血管阻力和调节肾血流量分布有关。COX-2 正常情况下在细胞
内水平很低,多种致炎因子或细胞因子可诱导大量 COX-2 产生,进而引起组织大量合成 PG,引起组
织炎性反应。因此,在传统非甾体抗炎药的治疗中,胃肠道 COX-1 的抑制作用是胃肠道不良反应发
生的主要原因,也为选择性 COX-2 抑制药的发展奠定了理论基础。

表 5-6　NSAID 的分类与比较

药物类别	代谢动力学				备注	与阿司匹林比较
	达峰时间 /h	蛋白结合率 /%	代谢产物	$t_{1/2}$/h		
阿司匹林	1	80~90	水杨尿酸	2~3	不可逆的抑制血小板 副作用:胃肠道反应、凝血时间延长、过敏反应(避免用于急性发热的儿童)	
对乙酰氨基酚	0.5~1	20~50	葡萄糖醛酸结合物(60%),硫酸结合物(35%)	2	效能可被过氧化物调节;过量导致毒性代谢产物的产生和肝坏死	镇痛和解热效果与阿司匹林相当;抗炎作用、对胃肠道和血小板的作用比阿司匹林弱
吲哚美辛	1~2	90	去甲基化	2	副作用:前额痛、粒细胞减少、血小板减少 20% 患者因为不耐受而停药	效果强 10~40 倍
双氯芬酸	2~3	99	葡萄糖醛酸和硫酸结合物	1~2	首过效应,口服生物利用度 50%	效果更好; 20% 出现副作用,2%中断用药,15% 出现肝药酶活性升高
布洛芬	1/4~1/2	99	羟基和羧基结合产物	2~4		效果相当
吡罗昔康	3~5	99	羟基化后结合	45~50	可能抑制中性粒细胞的激活	效果相当
美洛昔康	5~10	99	羟基化物	15~20		在低剂量时有一定的COX-2 选择性

(2) 解热作用:NSAID 可使发热的体温降至正常,不影响正常人的体温。

(3) 镇痛作用:只适用轻度到中度的慢性疼痛,尤其对一些化学性炎症引起的炎性疼痛非常有效,如牙痛、神经痛、关节痛或痛经,作用部位主要在外周,不会产生呼吸抑制和躯体依赖性。可与阿片类药物联合应用抑制术后疼痛。组织损伤或炎症时,可引起 PG 合成增加,使痛觉感受器对机械性和化学性刺激敏感,降低伤害感受器的感受阈值。解热镇痛药通过抑制中枢神经系统 PG 的合成,降低组织对疼痛的敏感性,从而发挥镇痛作用。

2. **不良反应**　由于 NSAID 抑制了 COX,从而使 PG 生成减少,产生抗炎镇痛的作用,但同时 PG 的生理作用如抑制胃酸分泌、保护胃黏膜、调节肾血流、抑制血小板聚集及促进钠排泄等作用受到抑制,产生不良反应。

(1) 胃肠道反应:以胃肠道不良反应多见,可出现上腹部不适、恶心、呕吐、食欲减退等消化不良症状。严重者可出现胃、十二指肠溃疡及胃肠穿孔和出血。在相同剂量下,COX-2 选择性抑制药要比传统 NSAID 发生胃肠道不良反应的概率低。

(2) 心血管:心血管不良反应源于 NSAID 对体内 COX-1 和 COX-2 抑制不平衡所引起。COX-1 在血小板表达,能激活血小板产生血栓素 A_2(TXA$_2$),可促进血小板聚集、血管收缩和血管增生;而 COX-2 催化生成的前列环素(PGI$_2$)则抑制血小板聚集,促进血管舒张,并防止血管平滑肌细胞增生。选择性 COX-2 抑制剂抑制 PGI$_2$ 形成的同时,并不影响 TXA$_2$ 的心血管效应。

(3) 肾脏损害:NSAID 可引起急性肾衰竭、水钠潴留、肾病综合征等,发生机制与其能抑制 PG 的合成,从而抑制 Cl⁻ 重吸收和抗利尿激素的作用,导致水钠潴留,引起肾血管收缩和肾血流量减少有关。

(4)抑制分娩:理论上,任何 PG 合成抑制剂都可引起子宫动脉收缩和延长产程。吲哚美辛作为抗分娩剂时,会引起宫内胎儿动脉导管闭合以及胎儿循环受损,特别是大于 32 周的胎儿。且怀孕后期应用 NSAID 药物会增加产后出血的危险性。因此,怀孕是所有 NSAID 药物的相对禁忌证。

(5)超敏反应:NSAID 药物可引起变态反应,表现为皮疹、全身性荨麻疹、瘙痒及哮喘等。

3. 非选择性环氧合酶抑制药

(1)阿司匹林:水杨酸类。

1)药理作用

A. 镇痛:广泛用于缓解疼痛,疼痛类型为体表轻度疼痛而不是内脏痛,对头痛、关节痛和肌肉痛尤为有效,属于外周性镇痛药。

B. 解热:作用于下丘脑体温调节中枢,可引起外周血管扩张,增加皮肤血流,引起出汗和散热增加,能有效使发热者体温降低,但同时增加耗氧量和代谢率。中毒剂量的阿司匹林还可引起发热,同时大量出汗并加重脱水,导致水杨酸中毒。

C. 抗风湿:为治疗风湿热的首选药物。使用最大耐受剂量可明显地减轻关节组织和周围部位的炎症,是类风湿关节炎治疗药物的对照标准。但由于其胃肠道等不良反应,临床应用受到限制。

D. 防止血栓形成:能使血小板 COX 不可逆的乙酰化,从而使 TXA_2 的生成减少。阿司匹林对血小板 COX 的作用是永久的,持续血小板的整个生命全程(7~10d),直到足量的新生血小板产生,阿司匹林反复给药对血小板的作用具有累积效应,是其预防血栓栓塞性心肌梗死的作用机制。因此,每天给予小剂量阿司匹林(40mg),能明显减少 TXA_2 水平,而对 PGI_2 无明显影响。

2)体内过程:口服胃肠道吸收迅速。吸收转运过程中被胃黏膜、红细胞和肝脏中的酯酶水解,生成水杨酸,分布到全身组织器官,也可进入关节腔和脑脊液,也可通过胎盘。水杨酸与血浆蛋白结合率可达 80%~90%,经肝脏代谢,肾脏排泄。排泄速度与尿液 pH 相关,尿液碱化时,以水杨酸形式排出的比例增加;酸化时,以水杨酸形式排出的药物减少。

3)不良反应

A. 胃肠道反应:口服可以直接刺激胃黏膜,引起上腹不适、恶心、呕吐,会引起胃溃疡并加重消化性溃疡症状(如胃部灼热、消化不良),甚至发生胃出血和糜烂性胃炎。阿司匹林引起的胃出血可以是无痛的,若无察觉会导致缺铁性贫血。

B. 凝血障碍:阿司匹林有抑制血小板聚集的作用,使出血时间延长。有严重肝损伤、低凝血酶原血症、维生素 K 缺乏或血友病的患者禁用阿司匹林。对于手术患者,需手术前 1 周停用阿司匹林。对于机械性心脏瓣膜置换的患者,阿司匹林与口服抗凝药合用时应密切观察,因为两者都会延长出血时间,同时合用更易引起胃黏膜出血。

C. 水杨酸中毒:阿司匹林过量会出现中毒反应,常发生于儿童,表现为头痛、眩晕、恶心、呕吐、耳鸣、听力减退、视力障碍、精神恍惚,甚至出现惊厥和昏迷等症状。水杨酸中毒属于急症事件,可引起死亡,没有特异性解药,快速诊断后立即治疗,遵循 "A(airway)、B(breathing)、C(circulation)、D(decontamination)" 方案。活性炭可以防止阿司匹林胃肠道进一步吸收。碳酸氢钠可碱化尿液,碱性尿液可最大限度地排出水杨酸盐。若上述方法不能改善症状,可进行血液透析。

D. 对肝脏的影响:大剂量的阿司匹林会引起肝脏损伤,通常无明显症状,仅是肝脏转氨酶水平升高,但部分患者有上腹部不适,伴有触痛,黄疸少见。在停药后损伤可以逆转,但对于有慢性肝病的患者应禁用。另外,儿童患有如流行性感冒、水痘、麻疹等病毒性疾病的同时服用阿司匹林退热时,会引起脑病合并内脏脂肪变性综合征(瑞夷综合征),以严重肝损伤和肝性脑病为症状表现。因此,病毒感染的儿童禁用阿司匹林。

E. 过敏反应:少数人服用阿司匹林会出现过敏反应,表现多样,如荨麻疹、支气管哮喘甚至喉头水肿、支气管狭窄。阿司匹林过敏反应与白三烯合成增多有关,进而影响花生四烯酸向脂氧酶转化代途径。

4）药物相互作用：有增加不良反应的危险，因此避免与其他 NSAID 合用。与糖皮质激素合用时，会增加阿司匹林的胃肠道出血和溃疡等不良反应的发生率。抗酸药物及碱性药物会促进阿司匹林的排泄而降低疗效。能增加胰岛素的降血糖作用。可增加香豆素抗凝药、磺脲类降糖药、苯妥英钠、甲氨蝶呤的活性。

（2）对乙酰氨基酚：苯胺类，非那西丁体内代谢产物，毒副作用显著小于非那西丁。

药理作用与阿司匹林类似，有很好的解热镇痛作用，但抗炎作用较弱。虽然对非炎性骨关节炎的患者能有效缓解疼痛，但对于慢性炎症如类风湿关节炎，仍无法取代阿司匹林。耐受性较好，胃肠道不良反应少，单次或反复给药，对于心血管、血小板或凝血过程无影响，不会引起胃部刺激及出血现象。对乙酰氨基酚已取代阿司匹林用于解热和镇痛，对于禁用阿司匹林的患者如胃溃疡、阿司匹林过敏、儿童发热尤为有效。

口服利用度高，达峰时间为 30~60min，$t_{1/2}$ 为 2h。血浆蛋白结合率与其他 NSAID 相比要小。主要经肝脏代谢。

不良反应轻，偶见荨麻疹、皮疹，同时伴有药物热和黏膜损害。对水杨酸盐过敏的患者很少对该药敏感。超剂量用药可引起致命性肝坏死，也可发生肾小管坏死和低血糖昏迷。

能增强抗凝药的作用，长期服用时需注意监测凝血酶原时间并调整给药剂量。与其他 NSAID 合用时，能增加肾脏毒性。

（3）吲哚美辛：吲哚类，有显著的解热镇痛和抗炎作用，与水杨酸盐类类似。吲哚美辛对于 COX-1 和 COX-2 抑制作用强于阿司匹林，患者不容易耐受，仅作为短期使用该药。目前用于抗炎和镇痛，如关节炎、腱鞘炎、强直性脊柱炎等。

口服生物利用度高，血药浓度达峰时间 1~2h，血浆蛋白结合率 90%，脑脊液中药物浓度很低。10%~20% 的药物原形经尿液排出。存在肝肠循环，$t_{1/2}$ 平均 2.5h。

使用治疗剂量的吲哚美辛，有 35%~50% 的患者出现不良反应。以胃肠道反应最为常见，包括腹泻、溃疡。有消化性溃疡的患者应禁用吲哚美辛。最常见的中枢神经系统反应包括剧烈头痛、眩晕，长期服用者 25%~50% 患者会出现。此外，偶见精神失常、极度抑郁、幻想和自杀。对于老年患者或有潜在精神错乱和癫痫的患者需谨慎用药。造血系统不良反应包括中性粒细胞减少、血小板减少等。

与其他 NSAID 合用、饮酒或与糖皮质激素合用时，能增加消化道溃疡的发病率，增加出血倾向。增强洋地黄、肝素、胰岛素、口服抗凝药、口服降糖药、硝苯地平、碳酸锂、甲氨蝶呤以及齐多夫定的药理作用或毒性。降低呋塞米、布美他尼的利尿降压作用。与氨苯蝶啶合用时易引起肾功能损害。

（4）双氯芬酸：芳基乙酸类，为具有解热镇痛和抗炎活性，通过改变花生四烯酸的释放或吸收过程，从而可以降低白细胞内游离花生四烯酸的浓度，用于类风湿关节炎、骨关节炎和强直性脊柱炎的长期对症治疗。

口服吸收迅速，血浆蛋白结合率高达 99.7%，$t_{1/2}$ 为 1~2h，存在首过效应，口服生物利用度 50%，经肝脏代谢后与葡萄糖醛酸或硫酸结合后，迅速排出体外。

服用该药物 20% 患者发生不良反应，主要是胃肠道反应。5%~15% 的人会出现转氨酶水平轻度升高。其他不良反应还包括中枢神经系统反应、过敏反应，偶见肾功能损害。对于儿童、孕妇及哺乳期女性不推荐此药。此药对 COX-2 有一定选择性，对于心血管危险或脑血管疾病患者不宜选用。

（5）布洛芬：芳基丙酸类，非选择性 COX 抑制药，临床治疗类风湿关节炎、骨关节炎、强制性关节炎、滑液囊炎等，对于原发性痛经也有很好的疗效。

口服吸收完全，血浆蛋白结合率高，为 99%，主要由肝脏代谢，代谢产物为羟基和羧基结合产物，代谢产物主要由肾脏排泄，$t_{1/2}$ 为 2h。动物体内试验中，布洛芬易通过胎盘屏障。

胃肠道不良反应发生率低于阿司匹林，但仍然会有 5%~15% 的患者出现胃肠道症状。常见的不良反应包括血小板减少、头痛、眩晕、视力模糊，出现视力异常者需停药，妊娠晚期慎用。

增加肝素及口服抗凝药的出血危险性。增加甲氨蝶呤、降糖药的作用以及毒性,使呋塞米降压作用减弱。与维拉帕米、硝苯地平及丙磺舒合用,布洛芬的血药浓度增加。

(6)吡罗昔康:烯醇酸类。用于类风湿关节炎和骨关节炎的治疗,疗效与阿司匹林、吲哚美辛或萘普生类似,可用于急性痛风。因其起效慢,一般不适于急性镇痛。

口服吸收完全,存在肝肠循环,达峰时间为 2~4h,本药物吸收受食物影响可延缓,$t_{1/2}$ 平均 50h。血浆蛋白结合率高。主要代谢方式是肝药酶 CYP 介导的羟基化作用,生成无活性代谢产物和葡萄糖醛酸结合物。

胃肠道不良反应如恶心、胃部不适及消化不良最为常见;会引起中性粒细胞减少、嗜酸性粒细胞增多,停药后一般可自行消失;对过敏体质者可出现过敏反应,表现为皮疹、荨麻疹。长期服用须注意血常规及肝肾功能,心肾功能不全、出血性溃疡、凝血机制异常者及孕妇和儿童慎用。

与左氧氟沙星、氧氟沙星合用,可使中枢兴奋性增高,易引起癫痫发作。与利托那韦合用会引起吡罗昔康的血药浓度升高,增加毒性危险,应避免合用。

4. 选择性环氧合酶 -2 抑制剂　传统 NSAID 大多是非选择性 COX 抑制药,因为抑制 COX-1,胃肠道不良反应发生率高,限制了其临床应用。因而这几年来选择性的 COX-2 抑制药相继出现。典型药物为昔布类,包括塞来昔布、罗非昔布等,该类药物可选择性抑制 COX-2,但是不抑制 COX-1,保护胃肠道免受溃疡的作用,进而避免 NSAID 胃肠道的不良反应。但许多研究证实选择性 COX-2 抑制剂可增加心脏病发作风险,选择性 COX-2 抑制剂的安全问题开始引起人们的关注。

塞来昔布抑制 PGI_2 合成,但是不影响 TXA_2 合成,具有抗炎、镇痛和解热作用,用于治疗骨关节炎和风湿性关节炎,也可用于牙痛和痛经。由于存在潜在的心血管事件发生的危险,建议临床用最低治疗剂量,并尽可能短期应用,不作为首选药物。

口服易吸收,与血浆蛋白广泛结合,血药浓度达峰时间在给药后 2~4h,经肝脏细胞素色 CYP2C9代谢,与细胞色素 CYP2C9 抑制剂他汀类降脂药、扎鲁司特和氟康唑合用,可使塞来昔布血药浓度增加。塞来昔布可使 β 受体拮抗剂、抗抑郁药及其他抗精神病药的血药浓度升高。

胃肠道和血小板不良反应发生率明显降低,有心血管疾病倾向的患者应慎用。

(三)疼痛管理

疼痛被认为是"第五生命体征",疼痛的管理是任何治疗干预的重要因素。不能充分地治疗疼痛会对生理功能产生重要的负面后果,如自主神经反应亢进(血压升高、心率下降、胃肠动力抑制、分泌减少)、活动性降低导致肌肉萎缩、关节僵硬和脱钙,并可导致心理状态的有害变化(抑郁、无助综合征、焦虑)。

世界卫生组织提供了一个"阶梯梯形法"用于治疗癌症疼痛和慢性非癌性疼痛的指南。鼓励在开始阿片类药物治疗之前使用更保守的疗法。在中度和重度疼痛的情况下,弱阿片类药物可被强阿片类药物取代。在急性疼痛中,用于治疗慢性神经病理性疼痛的抗抑郁药如度洛西汀和阿米替林具有一定的内在镇痛作用。在严重疼痛的情况下,阿片类药物应该更早地被考虑使用。

表 5-7 总结了常用镇痛药物靶点和作用部位及疼痛状态的相对疗效。

表 5-7　常用镇痛药物靶点和作用部位

药物分类	药物作用	作用部位	疼痛状态的相对疗效
非甾体抗炎药(布洛芬、阿司匹林、乙酰氨基酚)	非特异性 COX 抑制剂	外周和脊柱	组织损伤>急性刺激=神经损伤
COX-2 抑制剂(塞来昔布)	COX-2 选择性抑制剂	外周和脊柱	组织损伤>急性刺激=神经损伤
阿片类药物(吗啡)	μ 受体激动剂	脊柱	组织损伤=急性刺激>神经损伤
抗惊厥药(加巴喷丁)	Na 通道阻滞,α2δ Ca 通道亚基	脊柱	神经损伤>组织损伤=急性刺激
三环抗抑郁药(阿米替林)	抑制 5-HT/NE 摄取	脊柱	神经损伤=组织损伤>急性刺激

第七节　麻　醉　药

(一) 全身麻醉药

全身麻醉药是能广泛、可逆地抑制中枢神经系统,可以镇痛,使记忆缺失、意识丧失、感觉和反射消失及骨骼肌松弛,便于外科手术的进行。因为治疗指数很低,用药时需谨慎小心。

1. 作用机制

(1)作用部位:可广泛地抑制中枢神经系统,因此很难确定其精确的作用部位。大体来说,全身麻醉药可在众多水平上干扰神经系统功能,通过作用于中枢神经系统的不同部位而产生不同的麻醉效果,包括外周感觉神经元、脊髓、脑干和大脑皮质。

自然睡眠和麻醉状态的相似性表明,麻醉剂也可能调节内源性睡眠调节途径,包括视前腹外侧核(VLPO)。VLPO 将抑制性 GABA 能纤维投射到上升的觉醒核,进而投射到皮质、前脑和皮质下区域;释放组胺、5-HT、orexin、NE 和 ACh 介导苏醒。对 GABA$_A$ 受体有活性的静脉和吸入药物可以增加 VLPO 的抑制作用,从而抑制意识。而静脉麻醉药右美托咪定的镇静作用则是通过抑制蓝斑神经元对 VLPO 的抑制作用,增加 VLPO 介导的抑制作用。最后,无论静脉还是吸入性全身麻醉药都可抑制海马的神经递质释放,这可能是药物产生记忆缺失效应的作用位点。

(2)细胞水平:吸入性麻醉药可使神经元超极化,突触后神经元兴奋性降低,减少神经递质释放诱导动作电位。吸入性麻醉药和静脉麻醉药,都可以影响突触神经递质的产生。吸入性麻醉药还可抑制兴奋性突触,同时增强抑制性突触的功能。

(3)分子水平:麻醉药物的重要作用靶点是配体门控离子通道。抑制性 GABA$_A$ 配体门控 Cl$^-$ 通道对吸入性麻醉药和静脉麻醉药敏感,如丙泊酚、巴比妥类、依托咪酯和神经类固醇。大多数全身麻醉药可增强 GABA$_A$ 受体对 GABA 敏感性,进而抑制性神经递质的作用加强,抑制神经系统活动。GABA$_A$ 受体不同区域(和亚单位)的突变会选择性影响不同麻醉药的作用,因此不同类别的全身麻醉药有不同的 GABA$_A$ 作用靶点,如丙泊酚和依托咪酯作用于 GABA$_A$ 受体的 β3 亚单位的特定位点。少数全身麻醉药通过抑制 NMDA 受体使机体意识消失,如氙气和一氧化二氮等。除此之外,卤代吸入性麻醉药的作用还与激活 K$^+$ 通道的某些亚型有关,这些通道位于突触前和突触后部位,对于静息膜电位的维持相当重要。

2. 吸入性麻醉药

常用吸入性麻醉药物治疗指数为 2~4,是临床用药中最为危险的药物之一。因此,吸入性麻醉药物的选用要考虑患者的病理生理状态,以及吸入性麻醉药的理化特点和副作用。理想的吸入性麻醉药物应具备麻醉诱导迅速、停药后患者恢复快的特点。

(1)体内过程:吸入性麻醉药的效价强度常用最小肺泡浓度(MAC)来评价,MAC 越低,则麻醉作用越强(表 5-8)。

吸入性麻醉药进入脑内发挥麻醉作用前,先进入肺泡,通过气/血和血/脑分配进入脑内。影响吸入性麻醉药物进入肺泡的主要因素包括吸入气内的药物浓度、肺通气量和血/气分配系数。血/气分配系数大的药物,在血液中的溶解度大,达到分压平衡慢,麻醉诱导时间长。

药物在各个组织器官的分布量取决于该器官的血流供应量、药物在该组织的溶解度、动脉血与组织中麻醉药的分压差及组织的质量或容积。血液中药物浓度与脑组织药物浓度达到平衡时的比值即脑/血分配系数,脑/血分配系数越大,则进入脑组织的药量越大,麻醉效应强而且持久。

表 5-8　吸入性麻醉药物特性

药物特性	血 / 气分配系数	脑 / 血分配系数	MAC/%	诱导用吸入气浓度 /%	维持用吸入气浓度 /%	诱导期	骨骼肌松弛
一氧化二氮	0.47	1.06	100.0	80.0	50.0~70.0	快	很差
乙醚	12.10	1.14	1.92	10.0~30.0	4.00~5.00	很慢	很好
氟烷	2.30	2.30~3.50	0.75	1.00~4.00	1.50~2.00	快	差
恩氟烷	1.80	1.45	1.68	2.00~2.50	1.50~2.00	快	好
异氟烷	1.40	4.00	1.15	1.50~3.00	1.00~1.50	快	好

　　吸入性麻醉药物的消除主要是其摄取的逆向过程。以原形从肺部排出,脑 / 血分配系数和血 / 气分配系数较高的药物不容易被血液带走,患者苏醒慢。此外,增加通气量可以加快吸入性麻醉药从肺内的排泄,因此一旦发现患者麻醉过深,除停止给药外,还可通过加大通气量,加速吸入性麻醉药物的排泄。

　　(2)常见用药

　　1)氟烷:室温下为无色、透明、易挥发的液体,对光敏感,因此在棕色瓶中储存。无可燃性和爆炸性。血 / 气分配系数和脂 / 血分配系数高,因此诱导相对较慢。长时间给药后在组织中蓄积,麻醉恢复时间随给药时间的延长而延长。60%~80% 氟烷经肺以原形排出,未经肺排出的氟烷经肝脏 CYP 代谢。氟烷是耐受性好的强效吸入性麻醉药,用于麻醉的维持,常用于儿童以及术前静脉置管困难的患者。不良反应包括剂量依赖性降低动脉血压,引起肾脏、脑和内脏器官在血压下降时灌流不足,以及诱发心律失常和升高颅压。随着副作用更小的新型吸入性麻醉药物的出现,氟烷临床应用已逐渐减少。

　　2)异氟烷:室温时为易挥发液体,无可燃性和爆炸性。其血 / 气分配系数低于氟烷或恩氟烷,因此诱导麻醉及恢复迅速,经肺部以原形呼出,有刺激性气味,通常用于麻醉的维持。不良反应包括气道刺激作用,可松弛子宫平滑肌,因此不适用于分娩的镇痛和麻醉。能减少脑代谢氧耗量,对脑血管扩张作用弱,是神经外科手术首选麻醉用药。

　　3)一氧化二氮(笑气):室温时为无色、无味的气体。无可燃性和爆炸性。难溶于血液和其他组织,因此诱导迅速,苏醒快。但患者停用后,一氧化二氮可以从血液弥散到肺泡,稀释肺泡氧气,引起弥散性缺氧,因此临床上停用一氧化二氮后,需继续给予患者吸入纯氧而非空气。MAC 数值高,因此麻醉作用弱,主要作为其他麻醉药物的辅助用药。

　　3. 静脉麻醉药　静脉麻醉药是通过静脉注射、肌内注射或口服等给药途径,产生麻醉等作用。与吸入性麻醉药相比具有使用方便,不刺激呼吸道,无易燃易爆危险,不污染手术室空气等优点。

　　(1)硫喷妥钠:是超短效作用的巴比妥类麻醉药。脂溶性高,易通过 BBB,麻醉作用迅速,无兴奋期,但维持作用时间短,单次给药的麻醉作用只持续 5~8min。维持麻醉状态需持续给药。主要经肝脏代谢。不良反应包括呼吸抑制、支气管痉挛。临床常用于麻醉诱导和基础麻醉。

　　(2)丙泊酚:是目前较常用的静脉麻醉药。该药物不溶于水,配制成 1% 的乳剂,仅用于静脉注射。与硫喷妥钠具有相似的诱导剂量、起效时间和麻醉维持时间。$t_{1/2}$ 相当短,通常也用于麻醉维持。血浆蛋白结合率高,肝脏代谢,肾脏排泄。患者苏醒迅速、完全,药物不易蓄积。不良反应包括可使血压呈剂量依赖性下降,因此慎用于低血压风险或无法耐受血压下降的患者。有呼吸抑制作用,用药后需严密观察以保证足够的氧合和通气。对新生儿活动只会产生一过性抑制,因此可以安全用于孕妇。

　　(3)氯胺酮:是苯环己哌啶类化合物,是 NMDA 非竞争性拮抗剂,与 NMDA 受体蛋白的苯环己哌啶结合,从而抑制 NMDA 受体,进而阻断兴奋性神经传导。

　　氯胺酮与其他麻醉药物不同,它能迅速产生截然不同的催眠状态,产生显著镇痛作用,使患者对指令无反应,出现记忆缺失,可能出现睁眼,自发机体运动以及自主呼吸,这种木僵状态称为"分离麻醉"。起效快,镇痛作用强大,这点优于其他静脉麻醉药。

不良反应包括可增加脑血流量和颅内压,因而禁用于颅内压升高和有脑出血风险的患者。还可使血压升高、心率加快,增加心肌耗氧量,因此不适用于心肌缺血倾向的患者。但由于其是强效支气管扩张药,适用于支气管痉挛高风险患者的麻醉。

4. 全身麻醉辅助用药　全身麻醉药物经常与辅助用药联合应用,全身麻醉辅助用药使麻醉药的作用得以扩充,并且减少全身麻醉药物的用药量,进而减少全身麻醉药物的不良反应。

(1)苯二氮䓬类:围术期常用的苯二氮䓬类药物为咪达唑仑,其次为地西泮、劳拉西泮。因其在麻醉剂量产生记忆缺失和镇静作用时间过长,因此只作为镇静药而非麻醉药使用。老人对苯二氮䓬类药物较敏感,恢复较慢,因此对于老年患者需小剂量给药。

(2)α_2肾上腺素能受体激动药:右美托咪定激活 α_2A 受体,产生镇静和镇痛作用,其镇痛作用近似于自然睡眠,患者易于唤醒,但记忆缺失作用不明显。常见的不良反应包括低血压和心动过缓,恶心和口干也较为常见。有严重低血压倾向的患者应减量。

(3)镇痛药:全身麻醉药常合用镇痛药,用以减少麻醉药物用量,并减少疼痛刺激所带来的血流动力学变化。外科小手术多选用 NSAID、COX-2 抑制剂;围术期最常用的镇痛药物是阿片类药物,作用强度依次为舒芬太尼 > 瑞芬太尼 > 芬太尼 > 阿芬太尼 > 吗啡 > 哌替啶。

(4)神经肌肉阻断药:麻醉诱导时应用肌松药,可松弛下颌、颈部及气道肌肉,便于放置喉镜和气管插管。麻醉诱导后,同样需要去极化型(如琥珀胆碱)和非去极化型肌松药(如泮库溴铵),使肌肉持续松弛,便于外科手术的暴露和避免不必要的体动。

5. 手术麻醉的一般原则　无论采用哪种麻醉方式或麻醉药物,麻醉目的都是一样的:①尽量减少麻醉药物和麻醉方法产生的不良后果;②维持手术过程中正常的生理状态;③阻断或治疗手术后应激反应,提高患者的术后转归。

【血流动力学】

麻醉诱导时,由于血管扩张、心肌抑制,会导致全身动脉血压下降;而且术中容量不足或术前合并心功能不全会进一步加重低血压。术前评估时,若认为全身麻醉药物可能会明显改变患者的血流动力学,则应减少药物用量。

【呼吸系统】

几乎所有的全身麻醉药均明显抑制或阻断呼吸动力和呼吸反射,所以麻醉诱导后需要进行气道管理,在某些阶段需要辅助通气或控制通气。全麻过程中,呕吐反射消失,使得被动性和主动性食管反流的危险增加。全麻时使用气管插管是减少患者窒息死亡的主要手段,而使用肌肉松弛药有利于全身麻醉诱导时的气管插管和气道管理。除气管导管外,可以选择的通气装置还包括面罩和喉罩。

【体温】

患者在术中由于环境温度较低、体腔暴露、静脉输注较冷液体、机体体温调节功能改变、代谢率降低等原因,经常出现体温过低(<36℃)。体温过低会增加患者围术期并发症的发生率。小剂量哌替啶可以抑制体温过低导致的术后颤抖。

【恶心呕吐】

术后恶心呕吐是全身麻醉后的常见并发症,原因在于麻醉药物可以作用于 5-HT、组胺,乙酰胆碱和 DA,进而影响中枢化学感受区和脑干呕吐中枢。昂丹司琼和多拉司琼对于抑制恶心呕吐十分有效。

【其他】

合并冠状动脉疾病的患者可能出现心肌缺血或心肌缺血加重。5%~30% 的患者出现精神亢奋,表现为心动过速、失眠、哭闹、呻吟或其他神经病理学表现。

【术后镇痛】

由于术后患者体内残留有全麻药物,使用阿片类药物可能导致患者呼吸受抑。非甾体抗炎药酮咯酸镇痛效果较好,而且不会出现呼吸抑制。另外,围术期采用伤口局部浸润、硬膜外阻滞、蛛网膜下腔阻滞和神经丛阻滞等局部麻醉技术也可以镇痛,可选用药物包括非甾体抗炎药、α_2 肾上腺受体激动药以及 NMDA 受体阻断药。硬膜外或静脉患者自控镇痛可按患者需求给予镇痛药物,静脉镇痛应用阿片类药物(多为吗啡),而硬膜外镇痛则使用阿片类药物和 / 或局部麻醉药。

（二）局部麻醉药

局部麻醉药简称局麻药,是一类局部应用于神经末梢或神经干周围的药物,它们可与神经膜上 Na^+ 通道内的某一特殊受体位点呈可逆性结合,阻止离子流的通过;能暂时、完全和可逆性地阻断神经冲动的产生和传导,在意识清醒的条件下,使局部痛觉暂时消失,以便于外科手术进行。普遍应用于口腔科、眼科、五官科、妇科和一些外科小手术中,用于暂时解除疼痛。一般局麻药的作用局限于给药部位并随药物从给药部位扩散而迅速消失,神经功能可完全恢复,对各类组织都无损伤性影响。

【构效关系】

常用局麻药由芳香族环、胺基团和中间链(酯链或酰胺链)三部分组成(图 5-10)。根据中间链的结构,可将常用局麻药分为两类:第一类为酯类,结构中具有—COO—基团,如普鲁卡因;第二类为酰胺类,结构中具有—CONH—基团,如利多卡因。

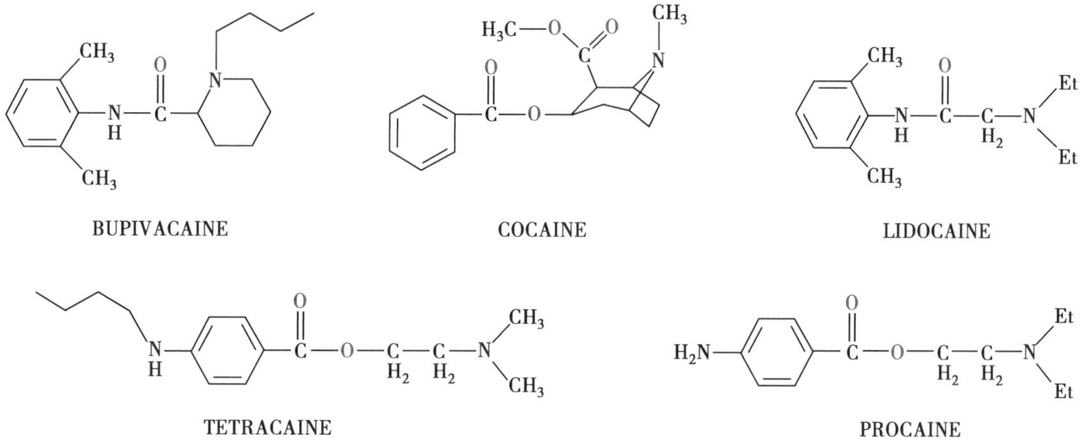

BUPIVACAINE　　　　　COCAINE　　　　　LIDOCAINE

TETRACAINE　　　　　　　　PROCAINE

图 5-10　常用局麻药的构效关系

芳香族环具有疏水亲脂性;胺基团属弱碱性,也具有疏水亲脂性,但与氢离子结合后具有疏脂亲水性,因此局麻药具有亲脂疏水性和亲水疏脂性的双重性。亲脂基团或亲脂性可增强局麻作用效果,有利于药物与相应位点的结合与分离,与药物发生作用直接相关。中间链为 4~5 个原子结构,原子的多少将决定药物分子与膜受体反应的特性。一般中间链长为 0.6~0.9nm,链长者将增加局麻药的效能,但超过一定的长度又将降低其效能。

酯类和酰胺类局麻药除了在起效时间和时效有明显不同外,前者的代谢是在血浆内被水解或被胆碱酯酶所分解,后者则在肝内被酰胺酶所分解。一般认为,酯类局麻药所含的对氨基化合物可形成半抗原,可引起变态反应;酰胺类则不能形成半抗原,故引起变态反应者极为罕见。属于酯类局麻药的有普鲁卡因、氯普鲁卡因和丁卡因等。酰胺类药物有利多卡因、布比卡因、罗哌卡因、辛可卡因、依替卡因、甲哌卡因和丙胺卡因等。

依据临床上局麻药作用时效的长短进行分类:一般将普鲁卡因和氯普鲁卡因划为短效局麻药;利多卡因、甲哌卡因和丙胺卡因属于中效局麻药;布比卡因、丁卡因、罗哌卡因和依替卡因则属于长效局麻药。

【药理作用】

局麻药可作用于神经,提高产生神经冲动所需的阈电位;抑制动作电位去极化上升的速度,延长动作电位的不应期,甚至使神经细胞丧失兴奋性及传导性。局麻药的作用与神经细胞或神经纤维的直径大小及神经组织的解剖特点有关。一般规律是神经纤维末梢、神经节及中枢神经系统的突触部位对局麻药最为敏感,细神经纤维比粗神经纤维更易被阻断。对无髓鞘的交感、副交感神经节后纤维在低浓度时可显效。对有髓鞘的感觉和运动神经纤维则需高浓度才能产生作用。

对混合神经产生作用时,首先消失的是持续性钝痛(如压痛),其次是短暂性锐痛,继之依次为冷觉、温觉、触觉、压觉消失,最后发生运动麻痹。进行蛛网膜下腔麻醉时,首先阻断自主神经,继而接上述顺序产生麻醉作用。神经冲动传导的恢复则按相反的顺序进行。

【作用机制】

神经动作电位的产生是由于神经受刺激时引起膜通透性的改变,产生 Na^+ 内流和 K^+ 外流。局麻药的作用是阻止这种通透性的改变,使 Na^+ 在其作用期间内不能进入细胞。局麻药作用机制的学说较多,目前公认的是局麻药阻断神经细胞膜上的电压门控性 Na^+ 通道,使传导阻滞,产生局麻作用。进一步研究认为本类药物不是作用于细胞膜的外表面,而是以其非解离型进入神经细胞内,以解离型作用在神经细胞膜的内表面,与 Na^+ 通道的一种或多种特异性结合位点结合,产生 Na^+ 通道阻断作用(图 5-11)。

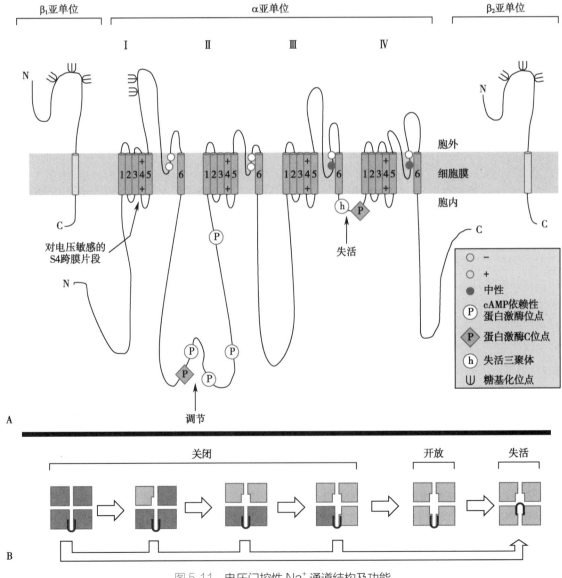

图 5-11 电压门控性 Na^+ 通道结构及功能

因此,目前认为局麻药具有亲脂性、非解离型是进入神经的必要条件,而进入神经后则必须转变为解离型带电的阳离子才能发挥作用。不同局麻药的解离型/非解离型的比例各不相同,例如盐酸普鲁卡因只有2.5%转化为非解离型,而利多卡因则为25%,所以局麻药的解离速率、解离常数(pKa)及体液pH与局麻作用密切相关。

局麻药的作用又具有频率依赖性和电压依赖性。频率依赖性即使用依赖性,在静息状态及静息膜电位增加的情况下,局麻药的作用较弱,增加电刺激频率则使其局麻作用明显加强,这可能是由于在细胞内解离型的局麻药只有在 Na^+ 通道处于开放状态才能进入其结合位点而产生 Na^+ 通道阻断作用,开放的钠通道数目越多,其受阻滞作用越大。因此,处于兴奋状态的神经较静息状态的神经对局麻药敏感。除阻断 Na^+ 通道外,局麻药还能与细胞膜蛋白结合阻断 K^+ 通道,产生这种作用常需高浓度,对静息膜电位无明显和持续性的影响。

【体内过程】

(1)吸收:局麻药从作用部位吸收后,进入血液循环的量和速度决定血药浓度。影响因素有:①药物剂量;②给药部位;③局麻药的性能;④血管收缩药。

(2)分布:局麻药吸收入血后,首先分布到脑、肺、肝、肾等高灌流器官,然后以较慢速度分布到肌肉、肠、皮肤等血液灌流较差的部位。

(3)代谢和消除:局麻药进入血液循环后,其代谢产物的水溶性更高,并从尿中排出。酯类局麻药主要由假性胆碱酯酶水解失活,如有先天性假性胆碱酯酶质量的异常,或因肝硬化、严重贫血、恶病质和晚期妊娠等引起假性胆碱酯酶量的减少者,酯类局麻药的用量都应减少。酰胺类药物的转化降解规律尚不完全清楚,主要在肝细胞内质网代谢转化,故肝功能不全的患者用量应酌减。

【不良反应及防治】

(1)毒性反应:局麻药的剂量或浓度过高或误将药物注入血管时引起的全身作用,主要表现为中枢神经和心血管系统的毒性。

1)中枢神经系统:由于中枢抑制性神经元对局麻药比较敏感,所以局麻药对中枢神经系统的作用是先兴奋后抑制。局麻药引起的惊厥是边缘系统兴奋灶向外周扩散所致,静脉注射地西泮可加强边缘系统GABA能神经元的抑制作用,可防止惊厥发作。中毒晚期维持呼吸是很重要的。

2)心血管系统:局麻药对心肌细胞膜具有膜稳定作用,使心肌收缩力减弱,传导减慢,不应期延长;可扩张小动脉,在血药浓度过高时可引起血压下降,甚至休克。高浓度局麻药对心血管的作用常发生在对中枢神经系统的作用之后。使用过程中应以预防为主,掌握药物浓度和一次允许的极量,采用分次小剂量注射的方法。小儿、孕妇、肾功能不全患者应适当减量。

(2)变态反应:较为少见。在少量用药后立即发生类似过量中毒的症状,出现荨麻疹、支气管痉挛及喉头水肿等症状。一般认为酯类局麻药比酰胺类发生变态反应为多。使用时应询问变态反应史和家族史,酯类局麻药麻醉前做过敏试验,用药时可先给予小剂量,若患者无特殊主诉和异常再给予适当剂量。另外局麻前给予适当的巴比妥类药物(肝药酶诱导药),使局麻药分解加快。一旦发生变态反应应立即停药,并用肾上腺素、肾上腺皮质激素和抗组胺药抢救。

【常用的局麻药】

(1)普鲁卡因:属短效酯类局麻药,毒性较小,是常用的局麻药之一。亲脂性低,对黏膜的穿透力弱。一般不用于表面麻醉,常局部注射用于浸润麻醉、传导麻醉、蛛网膜下腔麻醉、硬膜外麻醉及局部封闭疗法等。普鲁卡因在血浆中能被酯酶水解,转变为对氨苯甲酸和二乙氨基乙醇,前者能对抗磺胺类药物的抗菌作用,故应避免与磺胺类药物同时应用。普鲁卡因也可用于损伤部位的局部封闭。用量过大或注射速度过快可出现中枢神经系统和心血管反应;应做皮肤过敏试验(0.25%普鲁卡因0.1ml皮内注射),但皮试阴性者仍可发生过敏反应。对本药过敏者可用氯普鲁卡因和利多卡因代替。普鲁卡因反复应用后可产生快速耐受性。

(2)利多卡因:酰胺类局麻药,是目前应用最多的局麻药。相同浓度下与普鲁卡因相比,利多卡因具有起效快、作用强而持久、穿透力强及安全范围较大等特点,同时无扩张血管作用及对组织几乎没有刺激性,可用于多种形式的局部麻醉。利多卡因属酰胺类,在肝脏被肝微粒体酶水解失活,但代谢较慢,$t_{1/2}$ 为 90min,作用持续时间为 1~2h。对普鲁卡因过敏者可选用利多卡因。

碳酸利多卡因由于可释放 CO_2,比盐酸利多卡因具有麻醉起效快、阻滞完善、所需时间短、对阻滞节段无影响、血药浓度安全范围窄等特点。

(3)布比卡因:属酰胺类局麻药,长效。局麻作用比利多卡因强 45 倍,作用持续时间可达 5~10h。主要用于浸润麻醉、传导麻醉和硬膜外麻醉。与等效剂量利多卡因相比,可产生严重的心脏毒性,并难以治疗,特别在酸中毒、低氧血症时尤为严重。偶见精神兴奋和低血压反应。

左旋布比卡因是新型长效局麻药,是布比卡因的异构体。理论及动物试验的证据证明具有相对较低的毒性,在患者对药物的个体差异、临床需要较大剂量局麻药及局麻药持续应用时,其优越性显得十分重要。

(4)罗哌卡因:属酰胺类局麻药,长效。其阻断痛觉的作用较强而对运动的作用较弱,感觉阻滞和运动阻滞分离更明显,作用时间短,使患者能够尽早离床活动并缩短住院时间。对心肌的毒性比布比卡因小,有明显的收缩血管作用,使用时无需加入肾上腺素。适用于硬膜外、臂丛阻滞和局部浸润麻醉。它对子宫和胎盘血流几乎无影响,故适用于产科手术麻醉和术后镇痛。

利多卡因与布比卡因广泛应用于临床,罗哌卡因和左旋布比卡因作为新型的长效局麻药,至今大量临床与基础研究资料均证实其临床应用的安全性和有效性。从麻醉效能看,布比卡因 > 左旋布比卡因 > 罗哌卡因,但后两者具有毒性低、时效长、良好的耐受性等特性,使其成为目前麻醉用药的重要选择,也是布比卡因较为理想的替代药物。

【血管收缩药对局麻药药效延长作用】

增加局麻药与神经接触的时间,就可延长局部麻醉的作用时间。儿茶酚胺类药物作用于血管的 α 肾上腺素受体,导致血管收缩,使局麻药吸收减慢,从而延长局麻药作用时间。减慢局麻药物的吸收,不仅使局麻药聚集于作用部位,还保持药物的代谢与吸收相对平衡,使药物浓度不会累积升高,降低局麻药的全身毒性反应。但是,肾上腺素可作用于 β_2 受体,扩张骨骼肌血管,使肌肉组织中局麻药蓄积增加,产生全身毒性反应的可能性增加。在侧支循环较差的部位,局麻药与血管收缩药联合使用,可能产生不可逆的缺氧性损伤、组织坏死和坏疽,因而应禁用于以上部位。

【高敏反应】

极少数患者在使用局麻药后出现过敏性皮炎或哮喘发作。过敏反应多见于酯类局麻药及其相关化合物;尽管酰胺类局麻药的过敏反应很少见,但这类药物的防腐稳定剂,如对羟基苯甲酸甲酯,也可能导致过敏反应。与局麻药合用的血管收缩药中,因存在抗氧化剂亚硫酸盐,也可导致过敏反应。

第八节　药物成瘾与滥用

药物成瘾与药物依赖经常被混淆。药物依赖(多指躯体依赖性)是在长期使用药物后,机体对药物产生耐受性,此时重复使用相同剂量的药物只能产生更小的效果;如果终止药物的使用,患者会产生"戒断症状"。而成瘾则可以被定义为一种不良的记忆,是精神依赖性,这种记忆最初源于大脑对某些行为(如赌博)或物质(如可卡因)所激活的大脑奖励机制,某些人会享受这种体验,但是部分人会强迫地、无法控制地重复体验,最终成瘾。区别药物依赖和药物成瘾非常重要,例如疼痛患者在长期服用阿片类药物后因为机体产生耐受性,在停药后会出现戒断症状,而不是药物成瘾。

　　并不是所有服用同种药物的人都会对该药物成瘾,决定药物成瘾的因素包括三个方面:药物、用药者以及环境。其中,环境是指使用药物期间所受到的社会规范和同伴的压力。

　　药物的强化作用是指药物产生使用药者希望再次使用药的效应的能力,药物的强化作用越强,其滥用的可能性就越大。药物的强化作用与其增强大脑重要区域神经元的能力有关,可卡因、苯丙胺、乙醇等可使腹侧纹状体,特别是伏隔核区细胞外液多巴胺的水平增加,产生欣快感;而阻断多巴胺受体的药物通常可引起不愉悦感,如烦躁不安等。除 DA 以外,5-HT、谷氨酸、去甲肾上腺素、内源性阿片类物质和 GABA 等均可能参与药物强化作用的调控。除药物本身药理作用以外,药物起效快慢也会影响药物的滥用程度,起效越迅速的药物,滥用倾向越会增加。

　　基因多态性会导致不同个体对同种药物的吸收、代谢、排泄和受体活性不同,而所产生的欣快感及依赖性不同。例如有些人对乙醇有耐受性,所以导致酗酒易感性增加。个体的精神状态是影响成瘾性的另一个原因。有焦虑、抑郁等症状的人会服用相应药物来缓解症状,但是长期重复使用药物可能会导致强迫性、不受控制的药物使用。

　　1. 乙醇　乙醇可产生镇静和催眠作用,但是低剂量时,被认为是兴奋作用;过量的乙醇会引起耐受性,发展为躯体依赖性,定义为酒精戒断综合征,表现为:酒渴求、视觉(偶尔为听觉或触觉)幻觉、震颤、易激怒、恶心等。乙醇与其他镇静剂的镇静作用会叠加,也会存在交叉耐受性,且会增加镇静剂使用风险。长期饮酒和长期使用镇静剂与抑郁的发展和自杀的风险有关;也会导致肝脏疾病、心血管疾病、内分泌疾病等并发症。

　　虽然大多数轻微的酒精戒断病例不会引起医疗上的重视,但严重的病例需要进行全面评估,短效苯二氮䓬类药物(如奥沙西泮)以及卡马西平可用于阻止或减轻戒断症状。在长期治疗中,可使用双硫仑阻断乙醛脱氢酶活性,导致乙醛在体内的积累,使人饮酒后产生令人不舒服的面部潮红反应,而使患者停止饮酒。此外,纳曲酮和阿坎酸都被报道可以降低酒精成瘾复发。

　　2. 苯二氮䓬类药物　苯二氮䓬类药物主要用于治疗焦虑症和失眠,有意滥用的情况较为少见。连续用药数月后患者中产生耐受性的比例会增加,减量或停用药物将会出现戒断症状,如睡眠障碍、肌肉痉挛、谵妄等。

　　使用苯二氮䓬类药物长期治疗的患者希望停药时,需要逐渐减量,在这个过程可能会出现戒断症状,可以选用非苯二氮䓬类药物例如丁螺环酮,或改用 $t_{1/2}$ 较长的苯二氮䓬类药物,以及卡马西平和苯巴比妥来减轻症状。针对滥用大剂量苯二氮䓬类药物者,需要综合评估并制订长期的计划来预防复发。由于滥用苯二氮䓬类药物通常与乙醇、阿片类药物和可卡因滥用相关,因此要针对每一种滥用药物制订相应的治疗方案。目前还没有发现特定的药物对滥用镇静剂者的康复有用。

　　3. 阿片类药物　阿片类药物主要用于疼痛治疗(见"镇痛药"),也可以产生愉快或欣快感,滥用的药物以海洛因为主。不同阿片类药物所产生的效应不同,吗啡促使组胺释放产生明显效应,哌替啶则产生明显兴奋效应或意识混乱。阿片戒断综合征(包括药物渴求、瞳孔放大、不安、易激怒、对疼痛的敏感性增加、立毛反应、恶心、哈欠等)会引起患者严重不适但不危及生命。短效阿片类药物(如海洛因)的戒断症状较重,但持续时间较短;美沙酮戒断症状则出现较慢且持续时间较长。

　　阿片类药物的戒断症状的治疗方法有:①将患者从短效的阿片类药物(如海洛因)转换为长效的阿片类药物(如美沙酮),然后逐渐减量。②口服可乐定:由于阿片类药物产生戒断症状可能与其在撤药后对蓝斑核的抑制作用消失有关;而可乐定是一种 α_2 肾上腺素受体激动药,可减弱蓝斑核肾上腺素能神经递质,进而缓解阿片类药物戒断症状,但对疼痛和药物渴求无作用。③在不用药的情况下激活内源性阿片类药物系统,如针灸和电刺激等,但目前尚无明确证据支持其有效性。目前,美沙酮是最成功的海洛因成瘾治疗方法治疗药物,μ- 阿片受体部分激动剂丁丙诺啡和 μ- 阿片受体的拮抗剂纳曲酮也可以用于缓解戒断症状。

　　4. 可卡因　可卡因及其类似物可通过阻断多巴胺转运体,减少多巴胺从突触间隙重摄取,增加某些脑区的多巴胺浓度,产生药物强化作用;可卡因还可以使觉醒度提高,执行警戒工作的能力增强,使服用者自我感觉良好。反复用药后可出现不自主运动、刻板行为和妄想症，长期滥用者易激怒，暴力倾向加重。

可卡因戒断症状（包括烦躁、抑郁、药物渴求、嗜睡、疲劳等）一般较温和，不需要对症治疗，治疗重点在于帮助患者减少对于可卡因的渴求。

5. 苯丙胺及其相关药物　包括苯丙胺、甲基苯丙胺（冰毒）、哌甲酯等，可通过促进突触前膜释放多巴胺、去甲肾上腺素和 5- 羟色胺而增加突触间隙中多巴胺的含量，产生药物强化作用。该类药物产生的戒断症状与可卡因相似，治疗方式也与可卡因相似。

6. 致幻剂　包括两大类：①吲哚胺类致幻药，包括 *D*- 麦角酸二乙胺（LSD）和赛洛西宾等；②苯乙胺类致幻药，包括麦司卡林和甲烯二氧苯丙胺（MDA）等。致幻剂对人类的致幻效力与其和 5-HT$_2$ 受体有较高的亲和力有关。

反复、频繁地使用致幻药较为少见，因此致幻药的耐受性也不常见，戒断症状也不易出现；而且致幻剂产生的效应因人而异，不可预见，所以任何用药均存在危险。但若出现严重的躁动反应可以选用地西泮治疗。

第九节　作用于周围神经系统的药物

周围神经系统又称外周神经系统，可分为自主神经系统和躯体神经系统。自主神经系统主要支配心脏、血管、平滑肌和腺体等效应器，产生如心肌收缩、平滑肌收缩和腺体分泌等不受人意识控制的、非随意性活动。运动神经系统则支配骨骼肌，产生肌肉运动和呼吸等随意性活动。

自主神经系统包括交感神经系统和副交感神经系统，形成对内脏器官的双重神经支配。在正常情况下，交感神经系统对于维持生命并非必需的；但在应激状况下（如逃跑、战斗、愤怒等），全身所有受交感神经调控的器官或系统会受到影响，表现为心率加快、血压升高、血糖升高以及瞳孔扩张等。副交感神经的主要功能是减慢心率，降低血压，促进胃肠道的运动以及营养物质吸收，以达到保存能量并维持器官正常功能的作用。

周围神经系统从中枢神经系统发出大量神经纤维分布至全身各器官和组织中，起传入和传出信息的作用。传入神经也称感觉神经，是将外周感受器上发生的神经冲动传到中枢的神经纤维；传出神经也称运动神经，是将中枢发出的神经冲动传至外周效应器的神经纤维。传出神经根据其末梢释放的递质不同，可分为胆碱能神经和去甲肾上腺素能神经，前者释放乙酰胆碱（ACh），后者主要释放去甲肾上腺素（NE），胆碱能神经主要包括全部交感神经和副交感神经的节前纤维、运动神经、全部副交感神经的节后纤维和极少数交感神经节后纤维（支配汗腺分泌和骨骼肌血管舒张的神经）。去甲肾上腺素能神经则包括几乎全部交感神经节后纤维。关于传出神经系统及其与效应器官间的关系可参见《人体功能学》第四篇第二十三章内容。

一、作用于周围神经系统药物的分类

作用于周围神经系统的药物包括了作用于传入神经的药物和作用于传出神经的药物两大部分。作用于传入神经的药物中比较重要的药物类型为局部麻醉药，相关内容在本章第七节麻醉药中介绍；作用于传出神经系统药物的药理作用表现为拟似或拮抗神经递质（乙酰胆碱和肾上腺素）的功能，故按其药理作用、对不同类型受体的选择性和作用部位进行分类如表 5-9 所示。

表 5-9　作用于传出神经系统药物的分类和代表药

胆碱受体激动药

M 受体激动药(毛果芸香碱)

N 受体激动药(烟碱,无临床应用)

M、N 受体激动药(卡巴胆碱)

抗胆碱酯酶药

易逆性抗胆碱酯酶药(新斯的明)

难逆性抗胆碱酯酶药(有机磷酸酯类)

肾上腺素受体激动药

α 受体激动药

　　α_1 受体激动药(去氧肾上腺素)

　　α_2 受体激动药(可乐定)

　　α_1、α_2 受体激动药(去甲肾上腺素)

β 受体激动药

　　β_1 受体激动药(多巴酚丁胺)

　　β_2 受体激动药(沙丁胺醇)

　　β_1、β_2 受体激动药(异丙肾上腺素)

α、β 受体激动药(肾上腺素)

胆碱受体阻断药

M 受体阻断药(阿托品及合成代用品)

　　M_1 受体阻断药(哌仑西平)

N 受体阻断药

　　NN 受体阻断药(美卡拉明,已淘汰)

　　NM 受体阻断药(琥珀胆碱)

胆碱酯酶复活药(氯解磷定)

肾上腺素受体阻断药

α 受体阻断药

　　α_1 受体阻断药(哌唑嗪)

　　α_2 受体阻断药(育亨宾,无临床应用)

　　α_1、α_2 受体阻断药

　　　①短效类(酚妥拉明)

　　　②长效类(酚苄明)

β 受体阻断药

　　β_1 受体阻断药(美托洛尔)

　　β_1、β_2 受体阻断药(普萘洛尔)

α、β 受体阻断药(拉贝洛尔)

二、传出神经系统药物的基本作用方式

　　作用于传出神经系统的药物主要有两种:①在突触部位通过与受体结合而产生生理效应,其中产生与递质效应相似的药物称为激动药,产生相反作用的称为阻断药或拮抗药;②通过影响递质的合成、贮存、释放和代谢等环节而发挥作用,例如麻黄碱和间羟胺通过促进去甲肾上腺素的释放,发挥拟肾上腺素作用;卡巴胆碱通过促进乙酰胆碱的释放,发挥拟胆碱作用。

三、作用于传出神经系统药物

1. **胆碱受体激动药**　通过与 M 和 / 或 N 胆碱受体结合，直接激动受体，产生与递质 ACh 相似的作用。ACh 是中枢神经系统和外周神经系统的内源性神经递质，激动 M 胆碱受体和 N 胆碱受体。根据药物对不同胆碱受体亚型的选择性，分为 M 胆碱受体激动药和 N 胆碱受体激动药。代表药物有：乙酰胆碱、卡巴胆碱、醋甲胆碱、毛果芸香碱、烟碱等。具体内容参见《人体功能学》第四篇第二十四章内容。

2. **抗胆碱酯酶药和胆碱酯酶复活药**　乙酰胆碱酯酶（AChE），一般简称为胆碱酯酶，AChE 主要存在于胆碱能神经末梢突触间隙，特别是运动神经终板突触后膜的皱褶中聚集较多；也存在于胆碱能神经元内和红细胞中。AChE 对 ACh 的水解特异性较高，在胆碱神经末梢、效应器接头或突触间隙等部位将 ACh 水解为胆碱和乙酸，ACh 的作用被终止。抗胆碱酯酶药和 ACh 一样，也能与 AChE 结合，但结合较牢固，水解较慢，使 AChE 活性受抑制，导致胆碱能神经末梢释放的 ACh 大量堆积，间接兴奋胆碱受体，表现 M 样作用及 N 样作用。抗 AChE 药与胆碱受体激动药合称为拟胆碱药。根据抗 AChE 药与 AChE 结合后水解速度的快慢，可分为易逆性抗 AChE 药和难逆性抗 AChE 药。临床上使用的是易逆性抗 AChE 药，以新斯的明为代表。难逆性抗 AChE 药主要是有机磷酸酯类，具有毒理学意义。具体内容参见《人体功能学》第四篇第二十五章内容。

3. **胆碱受体阻断药**　胆碱受体阻断药与胆碱受体结合，阻碍胆碱能神经递质或胆碱受体激动药与 M 胆碱受体或 N 胆碱受体的结合，从而产生抗胆碱作用。按其对受体亚型选择性不同，胆碱受体阻断药可分为 M 胆碱受体阻断药和 N 胆碱受体阻断药。M 胆碱受体阻断药代表物为阿托品、东莨菪碱和山莨菪碱，M_1 受体阻断剂有哌仑西平、替仑西平和唑仑西平等，M_1、M_3 受体阻断药有戊乙奎醚，M_3 受体阻断药有达非那新等。N 胆碱受体阻断药有琥珀胆碱等。具体内容参见《人体功能学》第四篇第二十六章内容。

4. **肾上腺受体激动药**　是一类化学结构及药理作用和肾上腺素、去甲肾上腺素相似的药物，与肾上腺素 α 受体和 / 或 β 受体结合并激动受体，产生肾上腺素样作用，又称拟肾上腺素药。它们都是胺类，而作用又与兴奋交感神经的效应相似，故又称拟交感胺类。按其对肾上腺素受体亚型的特异性可分为三大类：①α 受体激动药：如去甲肾上腺素、间羟胺、去氧肾上腺素以及甲氧明等；②β 受体激动药：如异丙肾上腺素和多巴酚丁胺等；③α、β 受体激动药：如肾上腺素、多巴胺以及麻黄碱等。具体内容参见《人体功能学》第四篇第二十七章内容。

5. **肾上腺素受体阻断药**　又称肾上腺素受体拮抗药，能阻断肾上腺素受体，拮抗去甲肾上腺素能神经递质或拟肾上腺素受体激动药的作用。根据所阻断的受体不同，分为 α 受体阻断药（如酚妥拉明、妥拉唑林和酚苄明等）、β 受体阻断药（如普萘洛尔、美托洛尔等）和 α、β 受体阻断药（如拉贝洛尔、阿罗洛尔、卡维地洛和氨磺洛尔等）三大类。具体内容参见《人体功能学》第四篇第二十八章内容。

（郑加麟）

思考题

1. 简述中枢神经系统药物的特点。
2. 简述苯二氮䓬类药物的作用机制、药理作用和临床应用。
3. 简述抗癫痫药物的作用机制、临床应用和不良反应。
4. 简述抗帕金森病常用药物的分类、作用机制和临床应用。
5. 简述抗精神失常药物的主要作用机制。
6. 试比较阿片类镇痛药与解热镇痛抗炎药的镇痛作用特点。

第六章
心理学基础

人的心理或心理现象分为基本的心理过程和个性特征两个方面,并且具有生物和社会的双重属性。作为医学生,应该首先掌握基本的心理学概念和知识,以及心理的生物与社会学基础,为进一步学习临床医学知识和方法打下基础。

第一节　心理现象及其本质

一、心理现象

心理现象(psychological phenomena)是个体心理活动的表现形式,是心理活动或精神活动在发生、发展、变化过程中所表现出来的形态、特征与联系。一般把心理现象分为两类,即心理过程和个性特征。心理过程包括认知过程、情感过程与意志过程。人的心理过程和人格是相互密切联系的。人格心理是通过心理过程形成的;同时,已经形成的人格又会制约心理过程的进行,并在心理活动过程中得到表现,从而对心理过程产生重要影响,使每一个人在认知、意志、情感等方面表现出明显的人格差异。

心理现象的形态是多样的,特征是复杂的。心理现象之间的联系是广泛的,心理现象一般是在活动中表现出来的,心理活动导致行为的产生。

二、心理的本质

心理现象虽为人们所熟悉,但要对其本质作出科学的解释并非易事。科学的心理观认为,脑是心理的器官,心理是脑的功能,是脑对客观现实主观的、能动的反映。

(一) 心理是脑的功能

心理活动与脑有密切的关系,人类的心理现象是人脑进化的结果,心理的发生发展是以脑的发育为物质基础的。

(二) 心理是脑对客观现实主观的、能动的反映

脑是心理产生的器官,是一切心理活动的物质基础,但大脑本身并不能凭空产生心理活动,客观现实是心理的源泉和内容,没有客观现实就没有心理。心理活动的内容来源于客观现实,人的感觉和知觉是由于客观事物直接作用于人的感觉器官而产生的反映,记忆、思维、情绪、情感等心理活动是在感知觉的基础上形成和发展起来的。脑对客观现实不是机械、被动的反映,是一种主观的反映,受个人经验、个性特征和自我意识等多种因素的影响。在这一过程中,逐渐形成了不同的心理水平、心理

状态和人格特征,而这些内容反过来又影响和调节个体对客观现实的反映,从而表现出人的心理的主观特点。

第二节　认　知　过　程

认知过程(cognitive process)是指人们获得知识或应用知识的过程,或信息加工的过程,这是人的最基本的心理过程,它包括感觉、知觉、记忆、想象、思维和语言等。人脑接受外界输入的信息,经过头脑的加工处理,转换成内在的心理活动,再进而支配人的行为,这个过程就是信息加工的过程,也就是认知过程。认识过程中思维是核心。

一、感觉

感觉(sensation)是人对直接作用于感觉器官的客观事物的个别属性的反映。

(一) 感觉的分类

根据刺激的来源可把感觉分为外部感觉和内部感觉。外部感觉(external sensation)是由外部刺激作用于感觉器官引起的感觉,内部感觉(internal sensation)是由有机体内部的刺激所引起的感觉。

1. **外部感觉**　常见有以下几种。

(1)视觉:是光刺激于人眼所产生的感觉。是人类对外部世界进行认识的最主要途径,人类所接受的信息有 80% 是来自于视觉的。视觉能使人们快速意识到环境中刺激物的变化,并作出相应的行为反应。

(2)听觉:是声波作用于耳所产生的感觉,是人类另一种重要感觉。

(3)嗅觉:是由有气味的气体物质作用于鼻腔黏膜中的嗅细胞所引起的。不同的气味对人体可以产生不同的作用。比如,有一些芳香物质可以使人精神振奋,减轻疲劳,提高工作效率;天竺葵花的香味具有镇静作用,能使患者安然入睡。

(4)味觉:感觉器官是舌头上的味蕾,能够溶于水的化学物质是味觉的适宜刺激。一般认为,人有酸、甜、苦、咸四种基本味觉,其他味觉都是由它们混合产生的。舌尖对甜味最敏感,舌中部对咸味敏感,舌两侧对酸味敏感,而舌根部则对苦味最为敏感。

(5)皮肤觉:基本形态有四种:触觉、冷觉、温觉和痛觉。皮肤觉的感受器在皮肤上呈点状分布,称触点、冷点、温点和痛点,它们在身体不同部位的数目不同。皮肤觉对人类的正常生活和工作有着重要意义。人们通过触觉认识物体的软、硬、粗、细、轻、重,盲人用手指认字,聋人靠振动觉欣赏音乐,都是对皮肤觉的利用。

2. **内部感觉**　常见有以下几种。

(1)运动觉:感受器主要分布在肌肉、肌腱和关节中,为机体提供身体运动的信息。当人们的肌肉收缩运动、关节角度改变时,肌肉运动觉感受器会随之而兴奋。

(2)平衡觉:是对身体运动的速率和方向的感觉。它的感受器位于内耳中的前庭器官。平衡觉可以保持身体的平衡状态,当机体加速、减速或者改变运动方向时,淋巴液将冲击前庭器官,产生平衡觉。常见于晕船、晕车等现象。

(3)内脏感觉:又称为机体觉,主要反映内脏各个器官的活动状态。它可以把内脏的变化及活动信息传入到感觉中枢,从而产生机体觉,对内脏活动的调节起重要作用。机体觉主要包括饥饿、饱胀、恶心、窒息等感觉。

（二）感觉的特征

1. **感受性与感觉阈限**　感受性也叫感觉的敏锐程度，是感受器对刺激的感受能力。感受性的高低用感觉阈限大小来测量。

2. **感觉的适应**　刺激物对感受器的持续作用使感受性发生变化（感受性提高或降低）的现象，就是感觉的适应。为什么我们时常会碰到戴着眼镜找眼镜、戴着帽子找帽子的情况？这些都是感觉适应特性的体现。人具有很高的适应性，适应机制使人能够在变动的环境中比较容易进行精细分析，从而实现较准确的反应。感觉器官在弱刺激持续作用下，感受性会增强，如暗适应现象；感觉器官在强刺激持续作用下，感受性会减弱。但人的适应是有限度的，不断的适应和过度的适应则易使人疲劳，降低感受性。

3. **感觉的对比**　是指同一感觉器官在不同刺激物的作用下，感受性在性质和强度上发生变化的现象。例如，黑人的牙齿总给人以特别洁白的感觉。感觉对比分为同时对比和继时对比两种。如右手泡在热水盆里，左手泡在凉水盆里，然后双手同时放进温水盆里，结果右手感觉凉，左手感觉热。这叫同时对比（图6-1）。再如，先吃糖，后吃苹果，就会感觉苹果变酸，这叫继时对比。

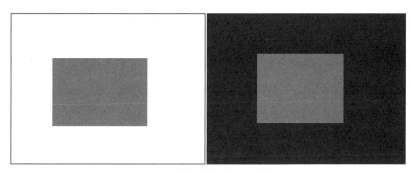

图 6-1　感觉对比中的同时对比

4. **感觉的相互作用**　是指当一种感觉器官受到刺激而产生一种特定感觉的同时又产生另外一种不同的感觉。如颜色的感觉就具有冷暖感、远近感：红、橙、黄等色有温暖感，称为暖色，同时又能使空间感觉上变小；蓝、青、紫等色有寒冷感，称为冷色，同时又能使空间在感觉上变大。

5. **感受性的补偿与发展**　感受性的补偿是指当某种感受器受到损伤之后，在社会生活与实践活动的影响下，其他感受器的感受性大大提高的现象。如美国海伦·凯勒盲聋哑俱全，但其手指触觉却发展的极其敏锐，她能凭手指敲击感同人谈话，经过努力终于成为著名的教育家，其感觉补偿作用达到了惊人的程度。感受性的发展是指人的感受性在生活和劳动实践的长期锻炼中，可以大大提高和发展，特别是通过实践活动和某些特殊训练，可以提高到常人不可能达到的水平。如《水浒传》里的郑屠称肉不差分毫。

6. **联觉**　当一种感觉器官受到刺激而产生一种特定感觉的同时又产生另外一种不同的感觉。我们感觉到的"沉重的乐曲""甜蜜的笑容"等就是联觉现象。

二、知觉

知觉（perception）是人对直接作用于感觉器官的客观事物的各个属性的整体反映，是人对感觉信息的组织和解释的过程。知觉的产生不仅需要具体的客观对象，还需要借助于过去知识经验的帮助。感觉和知觉是人认识客观事物的初级阶段，是人的心理活动的基础。

（一）知觉的分类

1. **空间知觉**　是对物体的形状、大小、远近、方位等空间特性的知觉。它包括形状知觉、大小知觉、距离知觉和方位知觉等,是多种感受器协同活动的结果。

2. 时间知觉　对客观事物的顺序性和延续性的反映。

3. 运动知觉　个体对物体空间移动以及移动速度的反映。例如,鸟在天上飞、鱼在水里游等。通过运动知觉,人们可以分辨物体的运动和静止,以及运动速度的快慢。

（二）知觉的基本特性

1. 知觉的选择性　人在知觉事物时,首先要从复杂的刺激环境中将一些有关内容抽象出来组织成知觉对象,而其他部分则留为背景,这种根据当前需要,对外来刺激物有选择地作为知觉对象进行组织加工的特征就是知觉的选择性。知觉的选择性是个体根据自己的需要与兴趣,有目的地把某些刺激信息或刺激的某些方面作为知觉对象而把其他事物作为背景进行组织加工的过程。影响知觉选择性的客观因素不仅与客观刺激物的物理特性有关,还与知觉者的需要和动机、兴趣和爱好、目的和任务、已有的知识经验以及刺激物对个体的意义等主观因素密切相关。知觉的选择性受知觉对象特点和知觉者本人主观因素的影响。

2. 知觉的整体性　是指知觉系统倾向于把感觉到客观事物的个别特征、个别属性整合为整体的功能特性。知觉的整体性与过去经验和知觉对象本身的特征有关,如对象的接近性、相似性、连续性、封闭性等。一般来说,刺激物的关键部分、强的部分在知觉的整体性中起着决定作用。临床医师根据患者疾病的典型特征作出正确的诊断就是知觉整体性的体现。

3. 知觉的理解性　人在感知当前的事物时,不仅依赖于当前的信息,还要根据自己过去的知识经验来理解它,给它赋予一定的意义,这就叫作知觉的理解性。知觉的理解性使人的知觉更为深刻、精确和迅速。知觉的理解性会受到情绪、意向、价值观和定势等的影响,在知觉信息不足或复杂情况下,知觉的理解性需要语言的提示和思维的帮助。知识、经验不同,对知觉对象的理解也不同。

4. 知觉的恒常性　当知觉对象的刺激输入在一定范围内发生了变化的时候,知觉形象并不因此发生相应的变化,而是维持恒定,这种特性称为知觉的恒常性。例如,一个人从不同角度看篮球板上的篮筐,视觉形象均不同,但也仍然以篮筐是"圆"的,而不是"椭圆"的形状来知觉。知觉的恒常性有利于人们正确地认识和精确地适应环境,对于我们现实生活有着重大意义。它可以使我们保持对事物本来面目的认识,保持对事物的稳定不变的知觉,从而更好地适应不断变化的环境。

（三）错觉

错觉(illusion)是在客观事物刺激作用下产生的对刺激的主观歪曲的知觉,是不正确的知觉。在生活中常见的错觉有大小错觉、形状错觉、方向错觉、形重错觉、倾斜错觉、运动错觉、时间错觉等。错觉产生的机制到目前虽然不清楚,但是研究错觉对我们更好地研究知觉和认识自然现象具有重大的意义。在错觉中,视错觉表现得最明显(图 6-2)。你相信图中的水平线彼此间都是平行的吗？近来由于技术的发展特别是计算机制图技术的发展,颜色错觉和运动错觉的研究逐渐成为焦点。错觉虽然有时候会给我们的生活带来不便,但也能为我们服务。比如装修房间的时候在地板的四周铺上粗糙的鹅卵石,会使得地板变得格外的光滑。

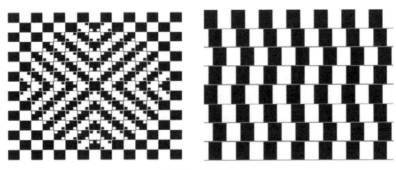

图 6-2　视错觉

三、注意

注意(attention)是心理活动对一定事物的指向和集中。注意本身不是一种独立的心理活动,它不能单独进行或完成,它是心理活动的一种属性或特性,指向性和集中性都是注意的基本特征。

指向是指心理活动对一定事物的选择。在日常生活中,每一瞬间都有许多事物同时作用于我们,但我们并非同样地反映它们。由于感官功能的局限,我们在每一瞬间只能将心理活动有选择地指向其中的某一个(或少数几个)。注意所指向的事物也就是注意的对象,它既包括外部世界的物体或现象,也包括我们自身的心理或行为。

集中是指心理活动对所指向对象作出清晰的反映,也即在特定的对象上保持并深入下去,如聚精会神地听课、全神贯注地阅读等,都是注意"集中"的体现。心理活动指向某一对象后,该对象就在我们的意识中得到了鲜明而清晰的反映,而其他事物则处于"注意的边缘",对其的反映比较模糊,或者根本得不到反映。

指向和集中是注意的两个基本特性,它们是同一注意状态下的两个方面。指向是集中的前提和基础,集中是指向的深入和发展,二者是不可分割的统一体。在现实生活中,正是由于注意的指向性和集中性,我们才能够在每一瞬间清晰地反映周围的一定事物,并同时对其他无关事物"视而不见"或"听而不闻"。

(一)注意的功能与外部表现

注意有选择功能、保持功能及对活动的调节和监督功能,这些功能使个体能从大量周围环境的刺激中,选择出哪些对人很重要,哪些对人不那么重要,排除无关信息,控制并使信息保持在意识中。

注意是一种内部心理状态,可以通过人的外部行为表现出来。人在注意时,血液循环和呼吸都可能出现变化,当注意力高度集中时,还常常伴随某些特殊的表情动作,如托住下颌、凝神远望等。

(二)注意的分类

1. 无意注意　是指没有预定目的,也不需要做意志努力的注意。如天空中突然有一架轰隆而至的飞机,人们不由自主地抬头去望,这时的心理活动就是无意注意。无意注意是一种初级的、被动的注意形式,它的产生和维持,不依靠意志的努力。新异的刺激物、强度大的刺激物、刺激物与背景的差别大以及刺激物的运动和变化都是引起无意注意的客观因素。

2. 有意注意　是指有预定的目的,需要一定意志努力的注意,是注意的一种高级形式。人们在劳动、工作和学习中都需要大量的有意注意才能完成任务。有意注意自觉主动地服从一定目的和任务。需通过一定意志努力自觉调节和支配,去注意那些必须注意的事物。

3. 有意后注意　是指事先有预定的目的,但不需要付出意志努力的注意。有意后注意是在有意注意的基础上发展起来的,它具有高度的稳定性,是人类从事创造活动的必要条件。如人们在进行熟练地阅读、打字、开车等机械枯燥的工作,在强迫自己做下去的同时,不断培养自己对事物的兴趣,随着熟悉强度的加大,慢慢地接受这份工作,而不需意志力的努力。

(三)注意的品质

良好的注意应具有适当的范围、比较稳定、善于分配和主动转移等四个品质。

1. 注意广度　是指在单位时间内(0.1s)能够清楚地把握的对象数量。在0.1s的时间内,人眼只能知觉对象一次,那么这一次知觉到的数量就是注意的范围。正常成人能注意到4~6个毫无关联的对象。

2. 注意的稳定性　是指在同一对象或同一活动上注意所能持续的时间,这是注意品质在时间上的特性。保持的时间越长,表明注意的稳定性越好。一般人的注意集中时间为10min左右,但经过严格训练的外科医师可以集中注意在手术部位达数小时之久。注意的稳定性并不是一成不变的,而是在间歇性地加强和减弱,这种现象叫作注意的动摇,是注意的基本规律之一。注意的动摇可以用

图 6-3 来说明。当我们注视前面的这个棱台框架时,我们时而觉得小方框平面位于前方,大方框平面位于后方;时而又觉得小方框平面位于后方,而大方框平面位于前方。这种反复的变化是由注意的动摇造成的。

3. **注意分配**　指在同一时间内人把注意同时指向两种或两种以上活动或对象中去的能力。注意分配的能力可以通过训练得到提高,例如通过长期的针对性训练,足球运动员在比赛中的注意分配情况可谓眼观六路、耳听八方。

4. **注意转移**　是指个体有目的地、主动地把注意从一个对象转移到另一个对象。注意转移的速度主要取决于注意的紧张性和引起注意转移的新的刺激信息的性质。决定注意转移快慢的因素有:①原有注意的紧张、稳定和集中的程度:紧张度高者较难转移;②引起注意转移的新事物的意义、趣味性与吸引力的大小:新事物越符合个体的需要时越易引起注意转移;③个体的神经活动类型:灵活型者较易产生注意转移。

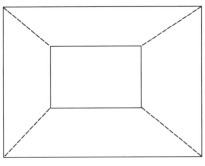

图 6-3　注意的动摇

四、记忆

(一) 记忆的概念和分类

记忆(memory)是在头脑中积累和保存个体经验的心理过程。人对经历过的事物的反映,是一个从"记"到"忆"的过程。具体说来,包括识记、保持和回忆三个基本环节。其中,识记是识别和记住事物,从而积累经验的过程;保持是储存和巩固已获得的经验的过程;回忆是恢复过去经验的过程。在记忆过程中,这三个环节是彼此密切联系着的。识记和保持是回忆的前提,而回忆则是识记和保持的结果及表现。同时,回忆还能进一步加强对经验的识记和保持。

记忆连接着人的心理活动的过去和现在,在人的心理发展过程中发挥重要作用,人的全部心理活动得以连续进行的基础。

从信息加工的观点来看,记忆就是人脑对信息进行输入、编码、存贮和提取的过程。对输入信息的编码,对应于记忆的第一步——识记。识记过的信息在头脑中的存贮,对应于记忆的第二步——保持,即在头脑中巩固已编码信息的过程。提取已存贮的信息并使之恢复活动的过程,对应于记忆的第三步——回忆。在应用时如果信息不能及时地被提取出来,说明信息没有能很好地保持,这种现象即为遗忘。

记忆根据分类标准的不同,可以分为不同的类型。

1. **按记忆的内容分类**　分为形象记忆、逻辑记忆、情绪记忆和运动记忆。形象记忆是以感知过的客观事物在头脑中再现的具体形象为内容的记忆。它可以帮助我们记住事物的具体形象,包括事物的大小、形状、颜色、声音以及物体的活动变化等。语词逻辑记忆又称语义记忆,是指以概念、公式、理论、推理等为内容的记忆。它是人类所特有的,具有高度的理解性、逻辑性的记忆。情绪记忆是以过去体验的情绪、情感为内容的记忆,如触景生情、经验教训等都是情绪记忆。运动记忆又称操作记忆,是对过去做过的运动或操作动作的记忆,如开车、游泳都是运动记忆。这种记忆是技能、技巧、技术和习惯动作形成的基础。

2. **按记忆加工的方式或保持时间的长短分类**　分为感觉记忆(又称知觉记忆、瞬时记忆)、短时记忆和长时记忆(图 6-4)。瞬时记忆的信息在感觉系统存留时间仅有 0.25~2s,具有鲜明的形象性。短时记忆是瞬时记忆和长时记忆的中间阶段,信息在头脑中存留 5s~2min,信息储存量有限,一般为 7±2 个记忆单位。长时记忆是指信息经过深入加工在头脑中长期储存的记忆。长时记忆的内容是个体的知识和经验,可以保持一段时间,甚至终生。

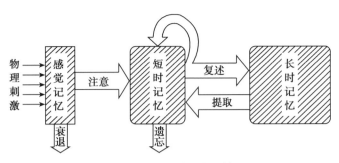

图 6-4 记忆的三个系统

3. 根据记忆时空关系的方式分类 图尔文（Tulving，1972）将长时记忆分为两类：情景记忆和语义记忆。情景记忆是指人们根据时空关系对某个事件的记忆。这种记忆是与个人亲身的经历分不开的，如人们对自己参加某次聚会的记忆，对游览某个景点的记忆。由于该记忆受一定的时间和空间的限制，信息的储存容易受到各种因素的干扰，因而不够稳定。语义记忆是指人们对一般知识和规律的记忆，与特殊的地点、时间无关。如人们对符号、公式、定理等的记忆。这种记忆受规则、知识、概念和词的制约，较少受外界因素的干扰，因而比较稳定。

4. 根据记忆获得的方式分类 安德生（Anderson，1980）根据记忆获得的方式以及提取时是否需要意识的参与，将记忆分为陈述性记忆和程序性记忆两种。陈述性记忆是指对有关事实和事件的记忆。它可以通过语言传授而一次性获得。它的提取往往需要意识的参与，如我们对日常生活常识的记忆。程序性记忆是指如何做事情的记忆，包括对知觉技能、认知技能和运动技能的记忆。在利用这类记忆时往往不需要意识的参与。例如，一项运动技能的形成，先前的动作要领的学习是陈述性记忆，动作技能形成以后，形成了某项动作后的操作动作是程序性记忆。

（二）记忆的基本过程

1. 识记（memorization） 是通过对客观事物的感知与识别而获得事物的信息和编码，并在头脑中留下映象的过程。识记是记忆的开端，是保持的前提。

2. 保持（retention） 指识记过的材料（经验）和获得的信息在头脑中得到储存和巩固的过程，它是实现再认和再现的重要保证。保持是一个动态变化的过程，表现为保存信息的数量和质量会随着时间的推移而发生改变。①在质的方面：一种是原来识记内容中的细节趋于消失；另一种是增添了原来没有的细节，内容更加详细、具体，或者突出夸大某些特点，使其更具特色。②在量的方面：第一种是记忆回溯现象，即在短时间内延迟回忆的数量超过直接回忆的数量，也有人称之为记忆恢复现象；第二种倾向是识记的保持量随时间的推移而日趋减少，有部分内容不能回忆或发生错误，即遗忘。

3. 再认（recognition）和再现（回忆）（reproduction） 都是对长时记忆所储存的信息提取的过程。再认是指过去经历过的事物重新出现时能够识别出来的心理过程。再现是过去经历过的事物不在主体面前，由其他刺激作用而在大脑里重新出现的过程。通常是能够回忆的内容都可以再认，而可以再认的内容不一定能够回忆。

（三）遗忘

遗忘（loss of memory）是记忆的内容不能保持或提出时有困难。遗忘可分为暂时性遗忘和永久性遗忘。由于某种原因对识记材料一时不能再认或回忆的叫暂时性遗忘，识记过的内容不经重新学习不能再认或回忆的叫永久性遗忘。

德国心理学家艾宾浩斯（H.Ebbinghaus）对遗忘规律做了首创性系统性的研究。结果表明，学习后最初一段时间遗忘快，随时间推移和记忆材料的数量减少，遗忘便渐渐缓慢，最后稳定在一定水平上（图 6-5）。

遗忘的规律与特点有以下几个方面。

1. 遗忘进程先快后慢 遗忘的进程是不均衡的，有先快后慢的特点。

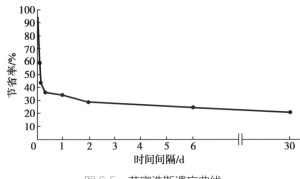

图 6-5　艾宾浩斯遗忘曲线

2. 遗忘的多少与记忆材料的性质和长度的关系　从记忆材料的性质上说,抽象的材料遗忘快于形象的材料;无意义的材料遗忘快于有意义的材料;言语材料遗忘快于形象材料;熟练的技能遗忘最慢。从记忆材料的长度来说,记忆材料长度越长,就越容易遗忘。

3. 遗忘的多少与个体的心理状态的关系　能满足个体需要或对个体有重要意义的材料容易保持,不能满足个体需要或对个体没有意义的材料容易遗忘;能引起个体愉快的情绪体验的材料容易保持,能引起个体不愉快的情绪体验的材料容易遗忘。

4. 遗忘与个体的学习程度和学习方式的关系　从学习程度方面来说,学习重复的次数越多,就越不容易遗忘,但从经济高效的角度来看,超额学习 50% 最佳;从学习方式方面来说,反复阅读与试图回忆相结合比单纯的反复阅读记忆保持的效果好。这是因为,反复阅读与试图回忆相结合能加强注意力,充分利用时间。

五、思维

(一) 思维的概念

思维(thinking)是对事物本质和规律的间接、概括的反映,是认识的高级形式,主要表现在概念形成、问题解决等活动中。

思维的反映形式和反映内容与感知觉都有所不同。感知觉是对事物的直接反映,它们所反映的是事物的外部特征或属性,而思维是对事物的间接、概括的反映,它所反映的是事物的本质和规律。因此,思维有以下一些特征。

1. 间接性　思维的间接性是指思维能在感性认识的基础上,借助于已有的知识经验,间接地去理解和把握那些没有感知过的或无法感知到的事物。由于人类感官的结构和功能的限制、时间和空间限制、事物本质和规律的内隐特性等,单凭我们的感官是认识不清或无法认识世界上许多事物的。

2. 概括性　思维的概括性是指思维对事物本质和规律的间接反映,是以概括的方式进行的。包括两个方面:①将同一类事物的共同特征和本质特征抽取出来加以概括,从而把握事物的本质所在。例如,客观现实中的人形形色色、各不相同,可是对人的本质特性的思维中,我们舍弃了高矮、胖瘦、大小、体形、肤色、性别等各不相同的特性,而将直立行走、能制造和使用工具、具有抽象思维和语言等区别于其他动物的本质特性抽取出来,概括为人类所特有的本质特性。②将事物之间的内在关系和普遍联系加以概括,从而把握事物发生、发展和变化的规律。例如,将一旦“月晕”就要“刮风”,一旦地砖“潮湿”就要“下雨”等现象中的关系和联系加以概括,从而把握“月晕而风”“础润而雨”的规律。再之,严重腹腔积液的患者一般都有移动性浊音,这是医师对“严重腹腔积液”和“移动性浊音”之间规律性联系的认识。

(二) 思维的分类

1. 根据思维方式分类　分为动作思维(action thinking)、形象思维(imaginal thinking)和抽象思维

(abstract thinking)。

2. 根据思维探索答案的方向（思维的指向性）分类　分为聚合思维（convergent thinking）（也称求同思维）和发散思维（divergent thinking）（又称求异思维）。

3. 根据思维的独立程度来分类　常规思维（normative thinking）和创造性思维（creative thinking）。

（三）思维过程

包括分析与综合、比较和分类、抽象与概括。

六、想象和表象

（一）想象

1. 想象的定义　想象（imagination）是人对头脑中的已有形象进行加工改造而产生新形象的心理过程。人不仅能够通过感知、记忆等方式反映已经历过的事物的形象，而且能够在此基础上，通过对头脑中的已有形象进行加工改造，产生出未经历过的，甚至现实中尚未存在的事物的形象。例如作家可以创造出现实中不可能存在的故事情节和人物形象。这种对已有形象进行加工改造而产生或创造新形象的心理过程就是想象。

想象有形象性和新颖性的特点，是一种创造性的反映客观现实的形式。如孙悟空、猪八戒等形象就是想象的成果。想象力是创新观念的源泉，它具有预见的作用，它能预见活动的结果，指导人们活动进行的方向。

2. 想象的种类　根据产生想象时有无明确的目的性，可以把想象划分为有意想象和无意想象。有一定目的、自觉进行的想象是有意想象；有意想象又分为再造想象、创造想象和幻想。在刺激作用影响下，没有目的、不由自主地进行的想象是无意想象，如"青春期白日梦"。在日常生活中，梦是很常见的一种无意想象。

（二）表象

表象（representation）是指当事物不在面前时，人们在头脑中出现的关于事物的形象。根据表象产生的主要感觉通道不同，可以分为视觉表象、听觉表象、运动表象等。视觉表象如想象不在身边的好朋友的笑脸，听觉表象如想起某首歌的旋律，运动表象如想起某一舞蹈的动作。

表象是想象的素材，但想象不是表象的简单再现，而是对表象进行加工改造，重新组合形成新形象的过程。表象具有直观性、概括性和可操作性的特点。

第三节　情绪和情感过程

情绪和情感是人类大脑的高级功能，对个体的学习、记忆和决策有着重要的意义，是人类生存和适应的重要保障。人们在与自然界和社会的接触中，会遇到各种现象和各种情境，从而产生喜、怒、忧、思、悲、恐、惊等情绪、情感体验。正是由于情绪、情感的不同变化，才使得人们的心理活动更加丰富多彩。

一、情绪和情感的概念

情绪（emotion）和情感（affection）是指人对客观事物的态度体验，是人的需要是否得到满足的反映。情绪与情感是人们对客观事物的一种反映形式，客观事物是产生情绪、情感的源泉。客观事物与人的需要之间的关系,又决定了人对客观事物的态度,人对这种关系进行反映的形式则是体验和感受。所以当客观事物满足了人的需要和愿望时,就会引起人的正性和积极的情绪、情感,诸如高兴、愉快、满意、喜欢等;当客观事物不能满足人的需要和愿望时,则会引起负性和消极的情绪、情感,诸如生气、苦闷、不满、憎恨等;当客观事物只能满足人们一部分需要时,则会引起诸如喜忧参半、百感交集、啼笑皆非等肯定与否定、积极与消极相互交织的情绪与情感。

二、情绪和情感的关系

情绪与情感是彼此依存、相互交融的,稳定的情感是在情绪的基础上发展起来的,同时又通过情绪反应得以表达;情绪的变化往往反映情感的深度,在情绪发生的过程中,常常蕴含着深刻的情感。

在日常生活中,情绪与情感这两个概念常常被混用或相互替代。不可否认,无论情绪还是情感,指的都是同种性质的心理现象,但是在规范化的情绪心理学领域,它们的区别是比较严格的。

情绪(emotion)表示那种不同于认识和意志的心理活动的过程。而情感(affection)其基本含义是情绪的感受(feel),即是指情绪过程中的主观感受或主观体验。在情绪心理学中,情绪指与人的需要(包括生物的和社会的)相联系的、具有特定主观体验、外显表情和生理变化的心理活动的整体过程;而情感则是指这一过程中的主观感受或主观体验。换句话说,情绪包含着情感,情感是情绪的一个成分或方面,即情绪感受或情绪体验。

现代心理学分别采用情绪和情感来表达感情的不同方面。情绪和情感的区别在于:情绪与生理需要是否满足相联系,而情感与社会需要是否满足相联系;情绪具有情境性,而情感具有稳定性、深刻性;情绪带有更多的冲动性和外显的反应,而情感则显得更加深沉和内隐;稳定的情感是在情绪的基础上发展起来的,又通过情绪反应得以表达,情绪的变化往往反映情感的深度。情绪主要指感情的过程,也就是脑的神经机制活动的过程。情绪代表了感情的种系发展的原始方面,所以情绪的概念可用于动物和人。而情感的概念是感情的"觉知"方面,集中表达感情的体验和感受。情绪和情感又是人类社会历史发展的产物,而且情感是人才具有的高级心理现象。

三、情绪的功能

1. **情绪的适应功能**　情绪是生物进化的产物,低等动物中几乎无情绪而言。
情绪的适应功能在于改善和完善人的生存条件。

2. **情绪的动机功能**　情绪构成一个基本的动机系统,它能够驱动有机体发生反应,在最广泛的领域里为人类的各种活动提供动机。情绪的动机功能体现在生理活动和人的认识活动中。

内驱力是激活有机体行为的动力。情绪的作用在于能够放大内驱力的信号,从而更强有力地激发行动。

内驱力带有生物节律活动的刻板性。情绪反应却比内驱力更为灵活,它不但能根据主客观的需要及时地发生反应,而且可以脱离内驱力独立地发生作用。情绪的动机功能还体现在对认识活动的驱动上,认识的对象并不具有对活动的驱动性,促使人去认识事物的是兴趣和好奇心。兴趣作为认识活动的动机,导致注意的选择和集中,支配感知的方向和思维加工,从而支持着对新异事物的探索。

3. **心理活动的组织功能**　情绪是独立的心理过程,有自己的发生机制和活动规律。作为脑内的一个监察系统,情绪对其他心理活动具有组织作用。它包括对活动的促进或瓦解两方面,正性情绪起协调、组织作用,负性情绪起破坏、瓦解作用。研究证明,情绪能影响认知操作的效果,影响效应取决于情绪的性质和强度。愉快强度与操作效果呈倒 U 形(图 6-6),即中等唤醒水平的愉快和兴趣为认识活动提供最佳的情绪背景,过低或过高的愉快唤醒均不利于认知操作。对于负性情绪来说,痛苦、恐惧的强度与操作效果呈直线相关,情绪强度越大,操作效果越差。

　　情绪的组织功能在对记忆的影响方面也有体现。在良好情绪状态下，人们很容易回忆带有愉快情绪色彩的材料；如果识记材料在某种情绪状态下被记忆，那么在同样的情绪状态下，这些材料更容易被回忆出来。情绪的组织功能也表现在对人行为的影响。人的行为常被当时的情绪所支配。当人处在积极、乐观的情绪状态时，倾向于注意事物美好的一面，而在消极情绪状态下则使人产生悲观意识，失去希望和渴求，更易产生攻击性行为。

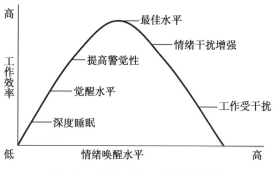

图 6-6　情绪与工作效率关系示意图

　　4. 情绪的信号功能　情绪和语言一样，具有服务于人际沟通（interpersonal communication）的功能。情绪通过独特的无言语沟通形式，即由面部肌肉运动、声调和身体姿态变化构成的表情来实现信息传递和人际间相互了解。其中面部表情是最重要的情绪信息媒介。在许多情景中，表情能使言语交流的不确定性和模棱两可的情况明确起来，成为人的态度、感受最好的注释；在人的思想或愿望不宜言传时，也能够通过表情来传递信息。表情信号的传递不仅服务于人际交往，而且常常成为人们认识事物的媒介。例如当面临陌生的不确定的情景时，人们常从他人面孔上搜寻表情信息，然后才采取行动。这种现象称作情绪的社会性参照作用（social referencing of emotion），它有助于人的社会适应。情绪的沟通交流作用还体现在构成人际之间的情感联结上。例如婴儿对母亲的依恋就是以感情为核心的、特殊的情感联结模式。

四、情绪和情感的分类

　　情绪分类的方法有许多，目前尚无统一的分类，一般认为有四种基本情绪，即喜、怒、哀和惧。

（一）情绪的基本分类

　　1. 快乐　是一种感受良好时的情绪反应，一般来说是一个人盼望和追求的目的达到后产生的情绪体验。由于需要得到满足，愿望得以实现，心理的急迫感和紧张感解除，快乐随之而生。快乐的程度取决于多种因素，包括所追求目标价值的大小、在追求目标过程中所达到的紧张水平、实现目标的意外程度等。

　　2. 愤怒　是指在实现目标时受到阻碍，而使愿望无法实现时产生的情绪体验。愤怒时紧张感增加，并且有时不能自我控制，甚至可能出现攻击行为。愤怒的程度取决于干扰的程度、干扰的次数与挫折的大小。愤怒的引起在很大程度上依赖于对障碍的意识程度。这种情绪对人的身心有非常明显的伤害。

　　3. 悲哀　也称悲伤，是指心爱的事物失去时，或理想和愿望破灭时产生的情绪体验。悲哀的程度取决于失去的事物对自己的重要性和价值。悲哀时带来的紧张的释放，会导致哭泣。悲哀并不总是消极的，它有时能够转化为前进的动力。

　　4. 恐惧　是企图摆脱和逃避某种危险情景而又无力应付时产生的情绪体验。恐惧的产生与危险情景的存在、个人排除危险的能力和应付危险的手段有关。

　　复合情绪是由基本情绪的不同组合派生出来的，在以上这四种基本情绪的基础之上，可以派生出众多的复杂情绪，如厌恶、羞耻、悔恨、嫉妒、喜欢等。

（二）情绪状态的分类

　　情绪状态是指在一定的生活事件影响下，一段时间内各种情绪体验的一般特征表现。根据情绪状态的强度和持续时间可分为心境、激情和应激。

　　1. 心境（mood）　是指一种微弱、持久和弥漫性的情绪体验状态，它不是关于某一事物的特定的体验,而是以同样的态度体验对待一切事物。喜、怒、哀、惧等各种情绪都可能以心境的形式表现出来。一种心境的持续时间依赖于引起心境的客观刺激的性质,如"感时花溅泪,恨别鸟惊心";一个人取得了重大的成就,在一段时间内处于积极、愉快的心境中。

心境对个体既有积极的影响,也会产生消极的影响。良好的心境有助于积极性的发挥,可以提高工作学习效率;不良的心境会使人沉闷,妨碍工作学习,影响人们的身心健康。所以,保持一种积极健康、乐观向上的心境对每个人都有重要意义。

2. **激情(intense emotion)**   是一种迅猛爆发、激动短暂的情绪状态。激情是一种持续时间短、表现剧烈、失去自我控制力的情绪,激情是短暂的爆发式的情绪体验。和心境相比,激情在强度上更大,但维持的时间一般较短暂。激情通过激烈的言语爆发出来,是一种心理能量的宣泄,从一个较长的时段来看,对人的身心健康的平衡有益,但过激的情绪也会使当时的失衡产生可能的危险。特别是当激情表现为惊恐、狂怒而又爆发不出来的时候,会出现全身发抖、手脚冰凉、小便失禁、浑身瘫软等症状。

3. **应激(stress)**   是指个体对某种意外的环境刺激所做出的适应性反应,是个体觉察到环境的威胁或挑战而产生的适应或应对反应。应激既有积极作用,也有消极作用。

(三) 情感的分类

人类高级的社会性情感主要有道德感、理智感和美感。

1. **道德感(moral feeling)**   是在评价人的思想、意图和行为是否符合道德标准时产生的情感。不同历史时代、不同社会制度、不同的民族具有不同的道德标准,人的道德感具有社会历史性。

2. **理智感(rational feeling)**   是在认识和评价事物过程中所产生的情感。它是人们学习科学知识、认识和掌握事物发展规律的动力。人的理想、世界观对理智感有重要的作用。例如求知欲、好奇心等都属于理智感的范畴。

3. **美感(aesthetic feeling)**   是根据一定的审美标准评价事物时所产生的情感。人的审美标准既反映事物的客观属性,又受个人的思想观点和价值观念的影响,美感具有一定的社会历史性,不同历史时期、不同文化背景的人们对美的认识不同,例如,唐朝的女性以胖为美。

五、情绪的维度与两极性

情绪的维度(dimension)是指情绪所固有的某些特征,主要指情绪的动力性、激动性、强度和紧张度等方面,这些特征的变化幅度又具有两极性(bipolarity),即每个特征都存在两种对立的状态。

六、表情

人的外显行为主要指面部可动部位的变化、身体的姿态和手势,以及言语器官的活动等。这些与情绪情感有关联的行为特征称为表情(emotional expression),它包括面部表情(facial expression)、身段表情(body expression)和言语表情(speech expression)。

七、情绪的理论

关于情绪理论的研究,由于不同学派的观点不同,采取的研究方法各异,导致研究结论也有所不同。

1. **詹姆士-兰格的情绪外周理论**   詹姆士认为情绪是由内脏器官和骨骼肌肉活动在脑内引起的感觉,情绪是对身体变化的知觉。兰格强调情绪与血管变化的关系。他们认为情绪产生的方式是:刺激情境→机体反应→情绪。詹姆士-兰格理论提出了机体生理变化与情绪发生的直接联系,强调了自主神经系统在情绪产生中的作用,因此也称为情绪的外周理论(图 6-7)。

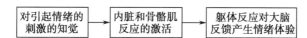

图 6-7 詹姆斯 - 兰格的情绪外周理论示意图

2. 坎农 - 巴德的情绪丘脑理论 坎农和巴德认为由外界刺激引起感官的神经冲动,通过感觉神经传至丘脑,再由丘脑同时向上、向下发出神经冲动,向上传到大脑产生情绪的主观体验,向下传至交感神经引起机体的生理变化(图 6-8)。

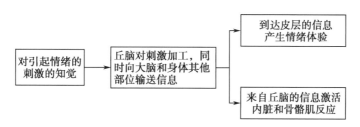

图 6-8 坎农 - 巴德的情绪丘脑学说示意图

3. 阿诺德的评定 - 兴奋理论 美国心理学家阿诺德(M.B.Arnold)于 20 世纪 50 年代提出了情绪的"评定 - 兴奋学说",强调情绪的来源是大脑皮质对刺激情境的评估,大脑皮质的兴奋是情绪产生的最重要条件。

4. 沙赫特 - 辛格的情绪三因素学说 沙赫特(S.Schachter)和辛格(J.Singer)1962 年用实验来验证他们的理论,证明情绪状态是由认知过程、环境刺激、生理反应在大脑皮质中整合的结果;认知评价在情绪产生中起着关键作用,故亦称为情绪认知理论。

第四节 意 志

一、意志与意志行动

(一) 意志

意志(volition)是人自觉地确定行动目的,并以此主动地调节自己的行动,努力克服困难以实现预定目的的心理过程。意志是人类特有的心理现象,是人类意识能动性的具体表现,也是人与动物的本质区别之一。

(二) 意志行动

意志行动是指与自觉确立目的、主动调节行为、努力克服困难相联系的行动。意志表现在意志行动之中,意志行动受意志支配。

意志行动具有以下三个特征。

1. 目的性 自觉地确立行动目的,是意志行动的首要特征。人类活动与动物活动的根本区别在于,人在从事活动之前,活动的结果已经作为目的而观念化地存在于头脑之中,并以此来指引自己的活动,使之达到预期的目的。这种先形成观念而后付诸行动,使内部意识向外部动作转化的过程,是自觉地、有意识地进行的。同样,任何意志行动都具有明显的目的方向性,它始终是从自觉地和清楚地意识到行动目的开始的。

2. 以随意运动为基础　随意运动是意志行动的基本单位,意志行动表现在随意运动当中。人的运动分为随意运动和不随意运动。随意运动是指受意识调节和支配的,具有一定目的方向性或习惯性的运动。不随意运动一般是指不受意识支配的运动。

3. 排难性　意志行动始终与克服困难相联系。人在确立目的和实现目的的过程中,通常都会遇到主客观方面的困难。这些困难需要人运用意志的力量加以克服。只有迎着困难而上并努力加以克服,才能实现预期的目的,才会显示出意志的作用。困难是与意志相关联的对立物,意志的特征与功能就突出地表现在与困难作斗争的过程中。没有困难,就无意志可言。

在具体的意志行动中,上述三个特征是相互联系的统一体,缺一不可。判断某种行动是否属于意志行动,就看其是否同时具备上述这三个特征。

（三）意志对行动的调节作用

意志的调节作用表现为人能够按照预期目的主动调节自己的心理活动和行动。意志对行动的调节作用保证了人的行为的目的方向性,调节的最终结果表现为预定目标的实现。

意志对心理活动和行动的调节作用表现在两个相互联系的方面:①发动:即根据预期目的和主客观条件积极行动起来,选择有效地实现目的的手段、步骤与措施,并组织、支配自己的行动以实现目的;②抑制:即抑制不利于实现预期目的的思想障碍、情绪起伏、行为冲动和环境诱惑,以保证预期目的的顺利实现。意志对行动的发动和抑制作用,在人的实践活动中是互相联系和统一的。为了达到预定目的,意志通过发动和抑制这两个方面,克制与预定目的相矛盾的行动,发动与预定目的实现有关的行动,从而实现对人的行动的调节和支配。

二、意志的品质

意志的品质是指构成人的意志的某些比较稳定的心理特征。意志品质是人格的一个组成部分,它具有明显的个体差异。良好的意志品质是在人生中逐渐形成的,需要从小进行培养和自我锻炼。

1. 自觉性　它是指能主动地支配自己的行动,使其能达到既定目标的心理过程。与自觉性相反的有意志的动摇性、易受暗示性、随波逐流、刚愎自用和独断性等。

2. 果断性　意志的果断性是指人善于明辨是非,迅速而合理地采取决断,并实现目的的品质。这种品质以深思熟虑和大胆勇敢为前提,在动机斗争时,能当机立断,在行动时,能敢作敢为,在不需要立即行动或情况发生变化时,又能立即停止已作出的决定。与果断性对立的是优柔寡断、患得患失和草率从事,都是不果断的表现。

3. 坚韧性　是指一个人能长期保持充沛的精力,战胜各种困难,不屈不挠地向既定的目的前进的品质。与坚韧性相悖的品质是做事虎头蛇尾、见异思迁、急躁和执拗等。

4. 自制性　是指一种能够自觉地、灵活地控制自己的情绪和动机,约束自己的行动和语言的品质。与自制性相对立的是任性和怯懦。易冲动、易激惹、感情用事则是自制性差的表现。

第五节　人　　格

人的心理现象分为心理过程和人格（也称为个性心理）两大部分。人格部分又可分为人格倾向性和人格特征。本节将着重介绍其中主要的人格倾向性和人格特征:气质、能力和性格。

一、概述

(一) 人格的概念

人格 (personality) 是指一个人的整个精神面貌,是具有一定倾向性的、稳定的心理特征的总和。人格是一种心理特性,它使每个人在心理活动过程中表现出各自独特的风格。

(二) 人格的特征

尽管对人格的理解不尽一致,但都强调了人格概念所具有的重要特点。

1. **独特性与共同性**　人的人格千差万别。俗话说:"人心不同,各如其面。""世界上没有两个相同的人",个体之间的区别不在于外貌长相,而在于人格特点。独特性除了人的遗传因素外,还表现出成长过程中的各种特色。人格还存在着共性,这种共性是在一定的群体环境、社会环境、自然环境中逐渐形成的,并具有稳定性和一致性,它制约着个人的独特性特点。

2. **社会性与生物性**　人格是在一定社会环境中形成的,人格既具有生物属性,也有社会属性。因此,人格必然会反映出一个人生活环境中的社会文化特点,体现出个人的社会化程度和其角色行为,说明了人的人格的社会制约性。脱离了人类社会实践活动,不可能形成人的人格。"狼孩"的故事就是最有力的例证。

3. **稳定性与可塑性**　由各种心理特征构成的人格结构是比较稳定的,它对人的行为的影响是长期、一贯性的。日常生活中在某些场合中所表现出的一时偶然的心理特征不能被认定为其人格特点。所谓"江山易改,本性难移"其实在心理学中并无贬义,只是说明了人格的稳定性。人格并非一成不变,随着现实的多样性和多变性而发生或多或少的变化,只是这种变化是比较缓慢的。

4. **整体性**　人格由许多心理特征所组成。这些心理特征相互影响、相互制约组成个体复杂的人格结构体系,使人的内心世界、个体动机与外显行为之间保持和谐一致,否则将会导致人格分裂的病态特征。

(三) 人格心理结构

人格心理结构包括倾向性、心理特征和自我调节系统。

1. **人格倾向性**　是决定人对客观事物的态度和行为的基本动力。是人格心理结构中最活跃的因素,主要是在后天社会化过程中形成的。人格倾向性主要包含需要、动机、兴趣、理想、信念和世界观等。人格倾向性的各种成分之间相互影响和相互制约。

2. **人格心理特征**　指个体心理活动中所表现出的比较稳定的心理特点,它集中反映了人的心理活动的独特性。人格心理特征主要包含能力、气质和性格。

3. **自我调节系统**　核心是自我意识。它是指个体对自己作为客体存在的各方面的意识,通过自我感知、自我评价和自我分析、自我控制等对人格的各种心理成分进行调节和控制,使人格心理诸成分整合成一个完整的结构系统。

(四) 影响人格形成的因素

人格形成的影响因素,在心理学界曾存在争论,不同心理学派给予不同的解释。当今人格形成过程中先天遗传素质、社会生活环境和教育等因素的作用成为众多心理学家的共识。人格是在个体先天遗传素质的基础上,在后天社会环境的社会实践中逐渐形成和发展起来的,其中教育发挥了主导作用。遗传素质是人格形成和发展的自然基础,在能力、气质和性格三者中以气质受其影响最明显。

社会生活环境和实践活动是人格发展的决定因素。它包含家庭、学校教育、人际关系和社会文化背景等因素。值得注意的是家庭中父母行为和教育方式对早期儿童人格的形成影响极大。人格形成的标志是个人自我意识的确立和社会化程度,即个体对自身按照社会需要能够合理地进行调节,同时个人行为活动要符合社会对特定年龄段个体的基本要求。

(五) 人格特质理论

特质 (trait) 是决定个体行为的基本特性,是人格的有效组成元素,也是测评人格所常用的基本单位。具有代表性的人格特质理论观点主要有以下几个方面。

1. 卡特尔的特质理论　卡特尔(R.B.Cattell)通过群集分析法和因素分析法将人的特质分为表面特质与根源特质。

表面特质是指能够直接从外部观察到的个体的特质；根源特质则是隐藏在表面特质背后并制约表面特质的特质。它是人格结构体系中最重要的部分。卡特尔及其同事通过对 35 个表面特质的因素分析，得出了 16 个根源特质，以此作为"卡特尔 16 种人格因素问卷"(16PF)建构的基础，该问卷已广泛应用。

2. 艾森克人格维度理论　英国心理学家艾森克(H.J.Eysenck)认为人格是由两个基本维度构成，它们分别是外向—内向维度(简称外内向维度，用 E 表示)和情绪稳定—不稳定维度(简称情绪维度，用 N 表示)。多年后艾森克提出人格的第三个维度即精神质维度，但其含义尚待充分阐明，艾森克根据上述理论编制出人格测验问卷(EPQ)。

3. 大五人格理论　大五人格(big five personality)包括：外向性(extroversion)、随和性(agreeableness)、尽责性(conscientious)、神经质(neuroticism)和开放性(openness to experience)5 个部分(OCEAN)。

二、需要

(一) 需要的概念

需要(need)是个体对生理的和社会的客观需求在人脑的反映，是个体的心理活动与行为的基本动力。

(二) 马斯洛的需要层次论

美国人本主义心理学家马斯洛(A.H.Maslow,1908—1970)提出需要层次论(hierarchy of needs theory)。认为每个人都存在一定的内在价值。这种内在价值就是人的潜能或基本需要，人的需要应该得到满足，潜能应该得到释放。

1. 生理的需要　是个体生存必不可少的需要，具有自我和种族保存的意义。其中以饥饿和渴的需要为主。生理的需要在人类各种需要中占有最强的优势，当一个人被生理的需要所控制时，其他的需要均会被推到次要的地位。

2. 安全的需要　当人的生理需要获得一定程度满足之后，随之便产生新的需要，即安全的需要(包括对生命安全、财产安全、职业安全和心理安全的需要)，以求免受威胁、免于孤独、免受别人的侵犯。当这一需要获得满足之后，才会有安全感。

3. 归属和爱的需要　随着上述需要获得满足后，人类就会产生进一步的社会性的需要：归属和爱的需要。归属的需要就是参加一定的组织，依附于某个团体等。爱的需要包括接受他人和给予他人爱的需求。马斯洛指出，这一层次需要的缺失就像机体缺乏维生素一样，会抑制人的健康成长并影响到人的潜力的发展。

4. 尊重的需要　是个体对自身价值的认同。前三个层次的需要获得满足后，尊重的需要才会充分地发展起来。尊重的需要包括自我尊重和他人尊重两个方面。尊重的需要包括渴望实力，获得成就，独立和自由以及渴望名誉或声望，希望受到他人的尊重，受人赏识两个部分。

5. 自我实现的需要　在前四种需要获得满足的基础上产生的最高层次的需要。指个体的潜能和天赋得到充分的发挥。不同层次需要的发展进程，一般与人的年龄增长相适应，它与社会的经济背景、受教育的程度有关。对于多数人而言，自我实现的需要是人们追求奋斗的目标，只有少数人才能达到真正的自我实现。

以上需要不是并列的，而是按次序逐级上升的。最基本的生理、安全需要得到满足以后，后面的三个层次的需要才能依次出现并得到满足。当下一级需要获得基本满足以后，追求上一级的需要就成了驱动行为的动力。但这种需要层次逐级上升并不遵照"全"或"无"的规律，并非一种需要完全满足后,另一种需要才会出现。社会中的大多数人在正常的情况下,他们的每种基本需要都只有部分得到了满足。高层次需要比低层次需要广泛,实现的难度大,满足的可能减小。从心理学角度看,难度越大则激励力量越强,个体追求自我实现的愿望也最强。

需要层次论揭示了人的需要存在着不同的层次,重视人的自我价值和内在潜能的实现,但忽视了社会因素对人的成长起着决定性的影响,忽视了人的多种需要往往是同时存在、互相制约的。如临床患者虽然是以安全需要最为迫切,但同时也有归属和获得他人爱与尊重的各种需要。

三、动机与挫折

(一)动机的概念

动机(motivation)是引起和维持个体的活动,并使活动朝着一定目标的内部心理动力。动机和人们的需要有着密切的联系,需要是动机的基础和根源,动机是推动人们活动的直接原因。当人的需要具有某种特定的目标时,需要才转化为动机。内驱力、情绪和诱因也可激发活动的动机。积极的情绪会激发人们设法去实现某种目标,而消极的情绪则会阻碍或降低人们实现某种目标。

动机具有激活、指向、维持和调整三个功能。激活功能是人的积极性的一个重要方面。如饥饿和渴的动机激发人们通过活动来实现其目标。动机的性质与强度不同,激活作用的大小也不同。指向功能是指在动机的引导下,有机体的活动朝向一定的对象或目标。动机不一样,有机体活动和追求的目标也有区别。维持和调整功能则表明在活动过程中要受到动机的调控。当活动过程受到其他因素的作用影响时,动机的调控作用便发挥作用,表现为与其相一致的得到强化,相反则进行调整,以保障目标的实现。

(二)动机的种类

人类的动机是非常复杂的,根据动机的内容、性质、作用和产生的原因,可以将其进行不同的分类。

根据动机的内容,可以分为生理性的动机(物质方面的动机)和心理性的动机(精神方面的动机)。根据动机的作用,可以分为主导动机和辅助动机。主导动机是一个人动机中最强烈、最稳定的动机,处于主导和支配地位。而辅助动机则往往与一个人的习惯和兴趣相联系,对主导动机起补充作用。

根据动机维持时间的长短,可分为短暂的动机和长远的动机。从引起动机的原因,还可分为内部动机和外部动机。内部动机是人们从活动的本身得到满足,活动对个体自己的奖励或报酬,不需要外力的推动。外部动机则是活动外的动机,是个体受到刺激而诱发出来的动机。

(三)动机冲突

在同一时间内人们常常存在着两种或多种非常相似或相互矛盾的动机,这就是动机斗争,或称为动机冲突。动机冲突有四种基本形式。

1. **双趋冲突** 也称接近-接近式冲突。两个目标具有相同的吸引力,引起同样强度的动机。但由于受条件等因素的限制,无法同时实现,二者必择其一,即所谓"鱼和熊掌不可兼得"。

2. **双避冲突** 也称避-避式冲突。指一个人同时受到两种事物的威胁,产生同等强度的逃避动机,但迫于情势,必须接受其中一个,才能避开另一个,处于左右为难,进退维谷的紧张状态。所谓"前有狼,后有虎"的矛盾冲突。

3. **趋避冲突** 也称接近-避式冲突。指一个人对同一事物同时产生两种动机,即向往得到它,同时又想拒绝和避开它。

4. **双重趋避式冲突** 亦称双重接近-避式冲突。人们常常会遇到多个目标,每个目标对自己都有利也都有弊,反复权衡拿不定主意所产生的冲突。临床上对某一疾病有两种治疗方案,一种风险高疗效快;另一种风险低但疗效不显著,选择哪种方案,难以拿定主意。

（四）挫折

动机会引导个体的行为指向目标。在实现目标的过程中并非都是一帆风顺，往往会因各种原因使之不能实现。动机受到干扰阻滞、被迫暂时放弃或完全受阻所导致的需要不能满足的情绪状态，都称为挫折（frustration）。在实现目标过程中受到阻碍时，可能会产生以下几种情况：①经过自己加倍努力，提高克服障碍的能力，达到目标；②改变自己的行为，绕过障碍，达到目标；③如果障碍难以逾越，寻求替代目标；④如果障碍难以逾越，又无法寻求替代目标，走投无路，不能实现目标。前三种情况都不会产生挫折感，只有第四种情况时才会产生挫折感。在现实生活中，挫折总是难免的，只要正确地对待并且实事求是地分析，就可以使个体的认识产生创造性的发挥，提高解决各种问题的能力和忍耐挫折的能力，以更好的方法和途径实现动机，达成目标，满足需要。如果挫折太大、过于频繁、超过了个体的耐受能力或者个体不能正确对待，就会产生紧张状态，情绪消沉低落、行为偏差，对个体的生理、心理造成影响，甚至导致躯体及精神的各种疾病。

四、能力

（一）能力的概述

1. 能力的概念　能力（ability）是人格的重要组成部分，是人顺利地完成某种活动所必备的心理特征。能力是在活动中形成和发展，并在活动中表现出来的。能力的高低影响活动的效果。

2. 能力与知识技能　能力、知识与技能都是我们保证任务顺利完成的重要条件，但能力并不等于知识和技能，三者之间的关系是既有区别，又紧密联系。能力是人的一种人格特征，知识是人类社会历史经验的总结和概括，技能则是通过练习而巩固了的已经"自动化"了的动作方式。以临床患者的诊断为例，在诊断过程中所用的定理、公式属于知识范围，诊断中所进行的思维活动的严密性和灵活性则属于能力范围。相对而言，能力的形成和发展要比知识的获得慢得多。能力虽不等于知识、技能，但又与二者有着密切关系。能力是掌握知识、技能的前提。能力表现在掌握知识、技能的过程中，从一个人掌握知识、技能的速度和质量中，可以评定出一个人能力的高低。能力是在知识、技能的基础上发展的。

（二）能力的分类

1. 一般能力和特殊能力　一般能力是指在任何活动中都必须具备的能力。具体表现为观察力、注意力、记忆力、想象力和思维能力五个方面，也就是人们通常所指的智力。特殊能力是指在某种专门活动中所表现出的能力。它是顺利完成某种专业活动的心理条件。如音乐活动中必须具备音乐表象能力和节奏感的能力，缺乏这些专业能力就无法保证它们的顺利完成。

一般能力与特殊能力是互相影响、互相制约的关系。人们要顺利进行某种活动，必须既有一般能力，又要具有与其活动有关的特殊能力。一般能力的发展，为特殊能力的形成和发展创造了有利条件。在各种活动中发展特殊能力的同时，也将促进一般能力的发展。

2. 实际能力和潜在能力　能力有两种含义：①已经表现出的实际能力；②潜在的能力，通过个体的发展成熟和学习实践，潜在能力有可能转变为实际能力。

（三）能力的形成和发展

是许多因素共同作用的结果，因素包括遗传素质、营养状况、教育和社会实践，这些因素在不同时期起着不同作用。

（四）能力发展的个别差异

心理学研究表明，人的能力的个别差异可以以质和量两个方面来分析。质的差异表现为能力类型等方面；量的差异表现在能力的发展水平和表现早晚上。见数字化教材。

（五）智力

智力（intelligence）属于一般能力，是指认识方面的各种能力的综合，其核心是抽象逻辑思维能力。

智力的重要性在于获得知识、技能的动态方面。即表现为对复杂事物的认识、领悟能力和在分析解决疑难问题的正确性、速度和完善等方面。因此,智力主要集中于人的认识活动和创造活动上。

就智力的个体发展而言,从出生到青春期智力伴随年龄而增长,以后逐渐减缓。到了 20~34 岁时达高峰期,中年期保持在一个比较稳定的水平,到了老年时开始逐渐衰减。

就群体而言,智力在人群中呈正态分布。即智力非常优秀和较差的处于两个极端,绝大多数人处于中间水平。通过智力测验程序,可以对个体的智力水平作出间接的测量,用智商(intelligence quotient,IQ)来反映智力水平的高低。

美国心理学家卡特尔(Cattell,1965)和何恩(Horn,1976)按智力功能上的差异把人类的智力分为流体智力(fluid intelligence)和晶体智力(crystallized intelligence)。流体智力是一种以生理为基础的认知能力,如对新事物的快速辨识、记忆、理解等能力都属于流体智力。其特征表现在对不熟悉的事物,能够根据信息作出准确的反应,判断其彼此之间的关系。流体智力的发展与年龄有密切的关系。一般人在 20 岁以后,流体智力的发展达到顶峰,30 岁以后将随着年龄的增长而降低。流体智力属于人类的基本能力,在个别差异上,受教育文化的影响较少。晶体智力则是以学得的经验为基础的认知能力。如运用既有的知识和掌握的技能去吸收新知识或解决问题的能力,都属于晶体智力。晶体智力与教育文化有关,但在个别差异上与年龄的变化没有密切的关系,不因年龄的增长而降低,甚至有些人因知识和经验的积累,晶体智力反而随年龄的增长而升高的趋势。

五、气质与性格

(一) 气质

1. **气质的概念** 气质(temperament)是一个人生来就具有的典型的、稳定的,表现在心理活动的强度、速度、灵活性与指向性等方面的动力特征。

它主要表现在人的心理活动的动力方面,如心理活动过程的速度和灵活性(如知觉的速度、思维的灵活度、注意集中时间的长短等);强度(如情绪的强弱、意志努力的程度等);以及心理活动的指向性(倾向于外部事物或倾向于内部体验)。即一般所说的一个人的"性情""脾气"或"秉性"。气质对个人活动的各个方面都有重要的影响。

心理活动动力性特点的表现并不都属于气质特征。气质具有明显的天赋性,是较多地受稳定的个体生物因素制约的。这一点可以从婴儿身上发现,如有的婴儿总是喜吵闹,好动,反应灵活;有的却比较平稳,安静,反应缓慢。因为气质的心理活动动力特征不依赖于活动的时间、条件、目的和内容,所以它不具有社会评价意义。

气质与性格、能力等其他人格心理特征相比,更具有稳定性,但气质在生活环境和教育的影响下,在一定程度上也会发生某些变化。

2. **气质的特征** 气质类型是心理特征的结合,其特征可概括为以下几点:①感受性:即人对外界刺激的感觉能力;②耐受性:这是指人在经受外界刺激作用时表现在时间和强度上的耐受程度;③反应的敏捷性:主要指不随意注意及运动的指向性,心理反应及心理活动的速度、灵活程度;④行为的可塑性:这是指人依据外界事物的变化情况而改变自己适应性行为的可塑程度;⑤情绪兴奋性:它包括情绪兴奋性的强弱和情绪外露的程度两个方面;⑥外倾性与内倾性:外倾的人动作反应、言语反应、情绪反应倾向于外,内倾的人表现则相反。

3. **气质的类型** 关于气质类型及其划分依据不同的观点提出各种类型学说。如日本学者古川竹二提出的血型学说;德国精神病学家克瑞奇米尔提出的体型学说等。现在较为流行的气质类型是在古希腊著名医师希波克拉底(Hippocrates)提出的气质体液学说。他认为人体内有血液、黏液、黑胆汁和黄胆汁四种液体,根据在人体内四种体液的不同比例将气质分为多血质、胆汁质、黏液质和抑郁质。这种提法虽然缺乏严谨的科学依据,但在日常生活中确实可以见到这四种气质类型的人,以后心理学家在此基础上进行了研究和完善,因此该气质类型仍沿用至今。但在实际生活中,典型的气质类型是不多见的,多数是两种或多种气质的混合型。

根据气质的体液学说,经过历代心理学家的补充完善,其四种气质类型的典型外在表现特征如下:

(1)多血质:注意力容易转移,志趣容易变化,灵活好动,有较生动的面部表情和语言表达能力,感染力较强,直爽热情,容易适应环境的变化。活动中行动敏捷,精力充沛。

(2)胆汁质:动作迅速,情绪易于冲动,自我控制能力较差,心境变化大。活动中缺乏耐心,可塑性差。

(3)黏液质:安静稳重,注意力稳定但难以转移,喜怒不形于色。动作反应慢,不灵活,对工作有条理,易于因循守旧,缺乏创新精神。

(4)抑郁质:对事物体验深刻,善于觉察他人难以发现的细小环节,对事物和他人羞怯,孤僻内向。动作迟钝,多愁善感。

4. 气质类型的生理机制　有关气质的生理机制,目前最推崇的是著名的俄国生理学家巴甫洛夫提出的高级神经活动类型学说。该学说认为高等动物大脑皮质神经活动的基本过程是兴奋和抑制过程。它具有三种基本特性:强度、灵活性和平衡性,这三个基本特性的不同组合,构成高级神经活动的四种基本类型:兴奋型、活泼型、安静型、弱型。

5. 气质的意义　气质对于社会实践活动具有一定影响,正确认识气质与职业活动对指导社会实践活动具有积极的意义。任何一种气质都有其积极和消极的两个方面,不能简单地评价某种气质类型好与坏。如抑郁质类型的人虽然有其孤僻、动作迟钝的一面,但是他具有善于观察,对事物体验深刻的另一面。在活动中各种气质特性之间可以起互相补偿作用。

因此,气质不决定一个人社会活动的价值及其成就的高低。各种气质类型的人都可以对社会作出杰出成就。但是不同职业活动根据其工作性质和特点对人的气质有着不同的要求,在特定的条件下,选择气质特征合适的人员从事某项工作,可提高工作效率,减少失误。这对于职业选择和工作调配等具有一定的意义。

此外,也有一些研究表明,不同的气质类型对人的身心健康有不同的影响。情绪不稳定、易伤感、过分性急、冲动等特征不利于心理健康,有些可成为心身疾病的易感因素。

(二) 性格

1. 性格的概念　性格(character)是个体在生活过程中形成,对客观现实稳定的态度以及与之相适应的习惯了的行为方式。它是一个人的心理面貌本质属性的独特结合,是人与人相互区别的主要方面。

个体在社会生活过程中受到各种事物和信息的影响,在这些影响的作用下,不断地积累、丰富和充实了人的内心世界。个体生活中那种一时偶然的表现不能被认定为一个人的性格特征。例如,一个人在某个场合发了脾气,不能就此认定其具有暴躁的性格特征。

性格是个体中鲜明表现出来的心理特征,也是人格中最重要的心理特征,它反映了一个人的本质属性,具有核心的意义。

2. 性格的特征　性格是十分复杂的人格心理特征,主要有以下四个方面。

(1)对现实态度方面的性格:现实态度的性格特征主要表现在对各种社会关系的处理上,包括:①对社会、集体、他人的态度:如爱集体,善交际有礼貌,还是孤僻、粗暴等。②对工作、学习、生活的态度:如勤劳、认真、首创精神,还是懒惰、马虎和墨守成规等。③对自己的态度:如自信或自卑,羞怯或大方等。其中对社会、集体和他人的态度起主导作用,影响了其他两个方面的态度。

(2)性格的情绪特征:①情绪活动的强度:表现为一个人受情绪感染和支配的程度,以及情绪受意志控制的强度;②情绪的稳定性:表现为一个人情绪起伏和波动的程度;③情绪的持久性:表现为情绪被激发后持续时间的长短程度;④主导心境:是对现实态度所形成的稳定而持久的主要情绪状态。

(3)性格的意志特征：这是个体对自己行为自觉调整和控制的水平特点。性格意志特征的个体差异，表现在意志品质的自觉性、果断性、坚持性和自制力四个方面。

(4)性格的理智特征：指人们在感知觉、记忆、思维和想象等认知过程中所表现出来的个别差异。

以上四个方面的性格特征是相互联系，构成一个统一的整体。其中对现实态度方面的性格特征具有主导意义。

3. 性格的形成和发展 人的性格是在社会生活环境中，通过社会实践活动在外界生活条件和人的心理活动的相互作用之中形成发展起来。家庭、学校教育和社会信息对性格的形成和发展起着重要作用。

4. 性格与气质的关系 性格与气质的概念容易混淆。两者既有区别，又有联系。①气质是生来俱有的心理活动的动力特征，受到先天遗传素质的影响，它反映了高级神经活动类型的特性。而性格是在后天的社会生活环境中逐渐形成发展起来的。②气质形成早，不易变化。而性格形成晚，虽然具有稳定性，但比气质变化要快。气质影响着性格的动态方面以及性格形成的速度。

第六节　心理的生物与社会基础

神经系统为心理产生和发展准备了物质基础，大脑是生命物质发展的最高阶段，是心理产生的主要物质基础。内分泌系统也是保证机体和环境协调统一的调节机制，通过神经 - 体液调节的方式影响各种效应器官的活动。社会因素对人的心理形成有重要的影响。因而，生物和社会因素是心理形成的重要基础。

一、心理的生物基础

心理的生物基础包括神经系统（图 6-9）、内分泌系统和遗传基因。大脑皮质是其中最重要的部分，是心理活动产生的主要物质基础。

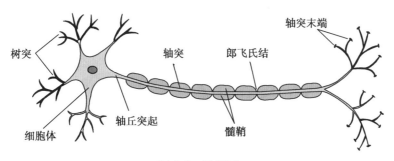

图 6-9　神经元

（一）神经系统的主要结构

人的神经系统分为中枢神经系统（图 6-10）和周围神经系统。中枢神经系统由脑和脊髓组成，其主要功能是传递、储存以及加工信息，产生各种心理活动，调控人的行为。周围神经系统联络于中枢神经和其他各系统器官之间，包括与脑相连的脑神经和与脊髓相连的脊神经，起传入和传出信息的作用。它又可分为躯体神经系统和自主神经系统。

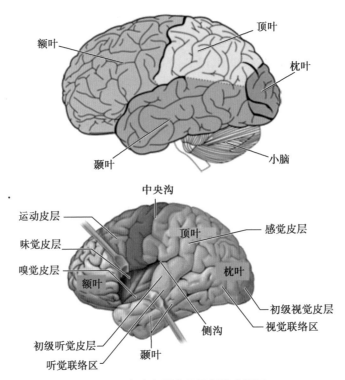

图 6-10　大脑皮质分区及相关功能区

（二）脑功能学说

心理是脑的功能，人们一直探索着心理的脑机制，自 20 世纪以来，形成了几个重要的学说。

1. **定位说**　脑功能的定位说（localization theory）始于 19 世纪初提出的"颅相说"，即头骨的外形和大脑皮质的轮廓一致，因此从头骨某一部位外形的特点即可断定该部皮质发展的情况，并可判断个体在某一方面的能力如何。颅相说是不科学的。真正的定位说开始于对失语症患者的临床研究。现在科学家们肯定中央前回、中央后回、颞横回、枕极和内侧的矩状裂周围的皮质及占皮质最大部分的联合区和边缘系统等是它们所控制的相应活动的神经中枢（图 6-11）。

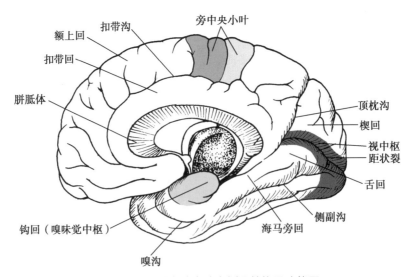

图 6-11　右侧大脑半球内侧面结构及功能区

2. **整体说**　基本原理包括两个方面：①均势原理（equipotentiality principle）：即大脑皮质的各个部位几乎是以均等的程度对学习发生作用；②总体作用原理（mass action principle）：即大脑是以总体发生作用的，学习活动的效率与大脑受损的面积大小成反比，而与受损伤的部位无关。

3. **功能系统说** 苏联学者鲁利亚（A.R.Luria，1902—1977）认为，脑是一个动态的结构，是一个复杂的动态功能系统，人的各种行为的心理活动是三个功能系统相互作用、协同活动的结果，其中每个功能系统又各自起着不同的作用。

4. **模块说（module theory）** 人脑在结构和功能上是由高度专门化并相对独立的模块（module）组成的，这些模块复杂而巧妙的结合，是实现复杂而精细的认知功能的基础。认知神经科学的许多研究支持模块学说。

（三）脑的功能系统与心理

大脑两半球单侧化优势（laterality cerebral dominance）是指人类的高级功能向一侧半球集中的现象。正常情况下，大脑两半球是协同活动的，进入大脑半球任何一侧的信息会通过胼胝体迅速传达到另一侧半球，作出统一反应，但人类两侧大脑半球的功能是不对等的。左侧皮质在语言活动功能上占优势，因而称为优势半球（dominant hemisphere）。

鲁利亚提出三个基本功能系统的假说，认为所有心理过程都是由脑的三个功能系统协同完成的。每个系统都有分层次的结构，并且至少是由彼此重叠的三种类型的皮质区组成。

1. **调节张力和维持觉醒状态的系统** 保证与调节皮质张力的脑结构在较低的脑干与皮质下部，亦称为网状结构。脑干网状结构对大脑皮质的激活起着决定性的作用。网状结构功能异常，可导致意识障碍，无法进行正常心理活动。

网状结构的激活源有三类：即机体的内部代谢、内外环境的刺激以及来自大脑皮质的下行兴奋冲动。

2. **接受、加工和储存信息的系统** 包括皮质三级功能区：一级区用于接受特异性信息，并产生感觉功能；二级区对信息进行进一步加工和特征提取，并形成知觉功能；三级区则进行更高级、更抽象的加工和存储。这些区域按照模式特异性递减和功能渐进性偏侧化的原则分层次地工作。即一级区的特异性最高，而三级区的功能偏侧化最明显。

3. **心理活动与行为调控的系统** 这一系统按照与第二功能系统类似的原则分层次的工作，所不同的是神经冲动的传递方向与第二功能系统相反，即由三级区传至二级区，再传至一级区。

4. **三个功能系统之间的相互关系** 在正常情况下，三个功能系统并不是独立工作的。

（四）大脑两半球功能的分工和协作及其不对称性

大脑两半球之间由胼胝体连接沟通，构成一个完整的统一体。在正常的情况下，来自外界的信息经胼胝体传递，左右两半球息息相通。整个大脑作为统一的整体而有效地进行活动。

对于大多数右利手的人，左侧皮质在语言活动功能上占优势（图 6-12），右侧半球在非语词性的认知功能上占优势，如对空间的辨认、深度知觉、触-压觉认知、图像视觉认知、音乐欣赏等。一侧优势现象仅见于人类，与遗传有一定的关系，但主要是在后天生活实践中逐步形成的，左侧优势半球的建立与人类习惯使用右手劳动密切有关。人类的左侧优势自 10~12 岁起逐步建立起来，若在成年后左侧半球受损，就很难在右侧皮质再建立语言中枢。

语言优势是相对的，左侧半球也有一定的非语词性认知功能，右侧半球也有一定的语词活动功能。许多研究发现，在加工复杂程度不同的句子时，在右半球上与左半球经典语言区对应的部位也得到激活，只是激活的强度低于左半球。

（五）内分泌系统

内分泌系统在机体对行为的调节中起着重要的作用。作为神经内分泌系统轴心的下丘脑-垂体-激素系统是心理因素影响躯体生理病理过程的解剖学基础，这一系统以下丘脑为整合中心。许多心理行为因素甚至环境因素可以影响大脑不同区域的活动，后者通过下丘脑的传入联系影响下丘脑的活动，下丘脑再通过传出联系影响内分泌功能达到控制内脏和自主神经系统活动的目的。这两个调节系统在结构和功能上是密切联系的。神经系统控制内分泌系统，内分泌系统也调控许多生理现象和行为。

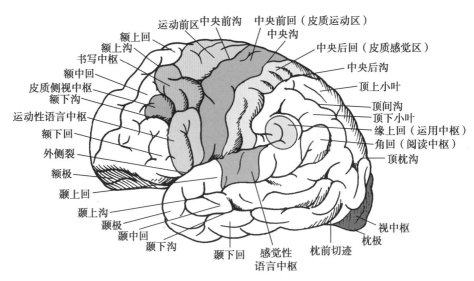

运动前区　中央前沟　中央前回（皮质运动区）
额上回　　　　　　　中央沟
额上沟　　　　　　　　　中央后回（皮质感觉区）
书写中枢　　　　　　　　　中央后沟
皮质侧视中枢　　　　　　　顶上小叶
额下沟　　　　　　　　　顶间沟
运动性语言中枢　　　　　　顶下小叶
额下回　　　　　　　　　缘上回（运用中枢）
外侧裂　　　　　　　　　角回（阅读中枢）
额极　　　　　　　　　　顶枕沟
颞上回
颞上沟　　　　　　　　　　视中枢
颞极　　　　　　　　　　枕极
颞中回　　　　　　　　枕前切迹
颞下沟　颞下回　感觉性
　　　　　　　语言中枢

图 6-12　左侧大脑半球外侧面结构及功能区

（六）遗传与心理

遗传（heredity）是指父母的形态特征、生理特征、心理特征和行为特征可通过遗传基因（genes）传给子代的生物学过程。个体的身体特征，如身高、骨骼结构、皮肤颜色和虹膜颜色等生理特征，主要是从父母那里遗传下来的。研究证明性格、气质、能力等心理特征以及人类行为方式也与遗传有关。

心理学家采用寄养儿童（adoptive children）和两种双生子（twins）对比研究心理与遗传的关系。双生子可分为同卵双生子（monozygotic twins，MZ）与异卵双生子（dizygotic twins，DZ）。研究表明，在智力方面同卵双生子即使不在同一社会环境中成长，其智力水平也是相近的，异卵双生子次之，同胞再次之，堂兄弟姐妹相关更小。从小分开抚养的同卵双生子在智力、人格、职业兴趣等方面也有明显的相似性。与养父母比较，孩子在许多方面更像生父母。许多心理和精神疾病都与遗传有关。

二、心理的社会基础

个体心理的形成及发展与其所生存的自然环境和社会环境有着极其密切的关系。

（一）环境对人心理的影响

环境（environment）是指个体生存空间中所有可能影响个体的因素，一般分为自然环境和社会环境。在个体的心理发展过程中，社会环境是决定人类的心理与行为的重要因素之一。

1. **文化因素**　文化在人类心理的发展过程中起着非常重要的作用，对人类心理的影响主要有以下两个方面：①文化是人类心理产生的决定性条件，并使人类心理的发展得以延续；②文化使人类心理的发展变得多样化。

2. **家庭环境**　家庭环境在人的心理发展方向和发展水平中有巨大的影响作用，特别是早期家庭环境的影响，甚至起着决定性的作用。

父母是孩子的第一任老师。父母的理想、情操、文化素养、教养方式、家庭关系以及家庭的社会地位、父母间的冲突等诸多因素都在潜移默化地影响着孩子的心理发展。在家庭内部，对孩子心理和行为发展影响最大的是孩子所面临的特殊环境而不是一般性的家庭因素。

3. **学校环境**　学校是儿童从家庭走向社会的第一座桥梁。学生在学校期间也正是其心理发展及其人生观、价值观形成的关键时期。老师或学生的态度、评议及学校树立典型的榜样作用直接或间接地对个体的自我发展和人格发展产生着潜移默化的作用。

4. **同辈群体**　一个人在与同辈群体交往的过程中，个体在心理上得到极大的满足。同时，个体可以参照他人的行为和思想，不断修正自己的行为和观点，从而使自己的心理不断成长。

5. **大众传播媒介** 广播、电视、电影、杂志、报纸、图书、网络等是现代社会传递社会信息的主要载体,在现代社会生活中大众传媒对个体心理发展中起着越来越重要的作用。不仅丰富了人们的生活、开阔了眼界、愉悦了身心,同时也传播了知识、规范,引导了人们的思想观和价值观。

（二）团体中的人际关系

团体（group）又称社会群体,是由两个或两个以上的相互交往的人在共同目标指引和共同规范的约束下,彼此影响,相互作用,共同活动的集合体。在心理学中,团体是指由相互依赖、相互影响的人组成的集合体,团体的成员间通常有面对面的接触或互动的可能性。

所谓人际关系是人们为了满足某种需要,通过交往形成的比较稳定的心理关系。

1. **不同团体中成员间的人际关系** 根据活动的目的和性质等不同,团体可分为正式团体（formal group）和非正式团体（informal group）。按照群体的规模,群体又可分为大型团体（large group）和小型团体（small group）。按照研究需要又可将团体分为实际团体（actual group）和虚拟团体（virtual group）。

一般来说,团体中的人数越多,成员间平均参与团体活动的机会越少;成员间的彼此差异越大,人际关系越难以协调,团体的效能越难以发挥。小型团体成员间的关系比较紧密,交往比较频繁,心理感受也比较明显。团体中成员的多少以及人际关系的变化,可以直接影响到团体凝聚力的变化。

2. **团体中的心理效应** 主要有以下几种效应:满足心理需要、产生团体认同感、社会助长（social faciliation）与社会惰化（social loafing）、去个体化（deindividuation）、从众（conformity）。

3. **团体中的领导功能** 现代社会心理学对领导（leadership or leader）的界定为:领导被看作群体或组织中特定的人在一定的环境条件下,为实现既定目标,对所在群体或组织和所属成员进行引导和施加影响的行为过程。领导功能（function of leader）是指身为领导者,领导团体成员时在其角色上应该发挥的基本功能。激励功能、组织功能、创新功能、协调沟通功能是主要的领导功能。

（三）个体的社会化

个体的社会化（socialization）是个体通过有意（受教育）、无意（潜移默化）的社会学习,了解角色行为的社会期待和行为规范,并"内化"为自身行为的过程。

1. **社会化的基本途径**

（1）社会教化（socialization）:指通过社会化的机构及其执行者所实施的社会化过程。

（2）个体内化（individual internalization）:指个体经过一定方式的社会学习,接受社会教化,将社会规范、价值观和行为方式等转化为自身稳定的人格特征和行为反应模式的过程。

2. **社会化的内容** 社会化的过程贯穿人的意识,包括社会生活所必需的基本知识、生活习惯、行为方式和思想观念等,其中主要包括道德社会化（moral socialization）、政治社会化（political socialization）、法律社会化（legal socialization）、性别角色社会化（gender socialization）等内容。

3. **社会化的结果** 社会化过程可以促进个体人格的形成和发展;掌握生活技能,完善社会角色;内化价值观念,传承和发展社会文化。

（杨世昌）

 思考题

1. 思维可以通过哪些心理活动表现出来?

2. 结合马斯洛的需要层次论,分析一下"仓廪实而知礼节,衣食足而知荣辱"。

3. 请举例说明正常人会出现错觉吗?

4. 大脑局部出现病变,临床上有特异的表现吗? 为什么?

5. 请从个体社会化角度,解析"近朱者赤,近墨者黑"。

第七章
病史、常见症状及体格检查

病史采集和神经系统体格检查和精神状态的检查对于神经精神疾病的正确诊断起着关键作用。任何疾病的症状表现及发生和发展都有其自身特点和规律，科学的询问方法、系统全面的采集真实的病史资料能够获得对于疾病定位、定性和病因诊断有价值的线索。神经系统体格检查和精神状态检查的结果可验证或排除医师最初的推测，进一步更准确地判断疾病的部位和性质。完成病史采集和神经系统体格检查后，根据患者的症状、体征和病情演变过程，结合既往病史、系统回顾、个人史和家族史资料进行综合分析，可提出一系列可能的疾病推测，进而有针对性地选择辅助检查手段最后明确诊断。

第一节　病史采集

一、神经系统疾病的病史采集

（一）病史采集的重要性

病史采集是医师在倾听患者或相关人员陈述症状时，获取疾病发生、发展、演变以及相关处理信息的过程。

病史采集是临床神经病学最重要的一环，疾病诊断从病史采集开始，所获取的病史信息可为后续的体格检查及辅助检查安排提供重要的思路。大约80%的疾病可通过问诊获得初步诊断。因此病史采集是每个临床医师必须掌握的基本技能。

（二）病史采集的内容

1. **一般项目**　住院患者信息应当包括姓名、性别、实际年龄、籍贯、出生地、民族、婚姻、通信地址、联系电话、工作单位、职业、入院日期、记录日期、病史陈述者及可靠程度等。若病史陈述者不是本人，则应注明与患者的关系。门诊病历可以从简。

2. **主诉**　是患者自述的症状或/和体征及持续的时间。主诉需从现病史中精炼提取，是病历的主题，遵循客观、真实原则。尽可能用患者自己描述的症状，不用医学诊断术语。

3. **现病史**　现病史是疾病的发生、发展、演变及相关处理过程，是对主诉的进一步细化描述。

（1）疾病的发生：根据患者的诉说，记录者要把起病情况记录为急骤、急性、亚急性、慢性和隐匿性几种方式。首发症状出现的部位、性质、持续时间和程度，缓解或加剧的因素。此外需要获得病因与诱因的信息。

（2）疾病发展和演变：主要症状的变化或新症状出现的规律。患病时间是指从起病到就诊的时间。如先后出现几个症状则需按时间顺序在整个病史中分别记录。时间长短可按数年、数月、数日计算,发病急骤者可按小时、分钟为计时单位。在倾听中应当注意某一疾病应该出现的症状而实际上没有出现(阴性症状)。

(3)疾病的相关处理:患者于本次就诊前已经在其他医疗单位进行诊治时,则应了解已经进行过哪些相关的辅助检查,进一步确定疾病发展和演变规律,短期重复检查常常不会获得更多诊断信息。要明确进行了哪些治疗,特别是使用过的药物名称、剂量、时间和疗效,为本次治疗方案改变提供参考。对别人的诊断永远保持怀疑态度,才有利于提出自己的观点。

(4)伴随症状:在主要症状的基础上又同时出现的其他病情。这些伴随症状常常提示存在其他不同器官损害或其他疾病。

4. 既往史、个人史、婚姻史、月经史与生育史、家族史同内科病史采集。

(三)病史采集的原则

1. 建立友好气氛,病史采集是医患沟通、建立良好医患关系的最重要时机。医师首先是一个充满怜悯之心的倾听者,其友善的态度和礼貌的举止可以和患者快速建立相互信任,增加患者的依从性,这对患者的疾病诊治过程非常重要。

2. 尽可能让患者充分地陈述和强调其自己认为重要的情况和感受,不要打断,只有在患者的言语和现病史无关时,才需要根据症状的主要线索把话题转回。痴呆、失语、昏迷患者需要询问家属。

3. 医师认真听取,切不可用自己主观的推测去引导患者述说病史。了解患者对自己症状的看法,还要澄清不明确的词句。

4. 清晰和详细地记录所获得的信息。

5. 归纳总结出初步诊断,独立思考,问病史前不接受任何人的诊断建议。

二、精神疾病的病史采集

病史主要来源于患者和知情者。当患者自述的病史不全面,或者因患者缺乏对疾病的认识,情绪紧张等,遗漏了对精神疾病诊断十分重要的事件,或者患者不合作、缄默不语时,应向知情者(包括对患者病情了解的亲属、同学、同事、朋友、邻居等)了解情况。知情者可以补充我们无法从患者处得到的信息。尤其是通过知情者可以了解患者的既往人格、家族史等。在一般情况下,医生应首先同患者谈话,其次才是家属,同家属沟通可以帮助医生更好地了解患者与家属之间的关系。与患者家属建立治疗联盟,使家属成为治疗的正性因素。

(一)病史格式和内容

包括一般资料、主诉、现病史、既往史、个人史、家族史。

1. **一般资料** 同神经系统疾病病史采集。

2. **主诉** 主要精神症状及病程。

3. **现病史** 为病史的重要部分,按发病时间先后描述疾病的起始及其发展的临床表现。主要包括以下内容。

(1)发病条件及发病的相关因素:了解患者发病的环境背景及与患者有关的生物、心理、社会因素。如有社会心理因素,应了解其内容与精神症状的关系,是发病原因还是诱因。有无感染、中毒、躯体疾病等因素的作用。

(2)起病缓急及早期症状表现:一般临床上将从精神状态大致正常到出现明显精神障碍,时间在 2 周之内者称之为急性起病,2 周到 3 个月为亚急性起病,3 个月以上为慢性起病。

(3)疾病发展及演变过程:可按时间先后分段作纵向描述。内容包括:疾病的首发症状、症状的具体表现及持续时间、症状间的相互关系、症状的演变及其与生活事件、所用药物等之间的关系;与既往社会功能比较所发生的功能变化;病程特点,为进行性、发作性还是迁延性等。

(4)病时的一般情况:如工作、学习、睡眠、饮食、生活自理情况。与周围环境接触的情况,对疾病的认识态度等,病中有无消极厌世观念、自伤、自杀、伤人、冲动行为等,以便护理防范。

（5）既往与之有关的诊断、治疗用药及疗效详情。

4. 既往史　询问有无发热、抽搐、昏迷、药物过敏史。有无感染、中毒及躯体疾病史,特别是有无中枢神经系统疾病。应注意这些疾病与精神障碍之间在时间上有无关系,是否存在因果关系。有无酗酒、吸毒、性病、自杀史及其他精神病史。

5. 个人史　一般指从母亲妊娠到发病前的整个生活经历。但应根据患者发病年龄或病种进行重点询问。如儿童及青少年应详细地询问母亲怀孕时健康状况及分娩史,患者身体、精神发育史,家庭教育情况及与双亲的关系等;受教育的状况,学业成绩;工作情况、生活中有无特殊遭遇,是否受过重大精神刺激;还应了解恋爱婚姻情况;女性患者应详细地询问月经史、生育史。患者的个性特点、兴趣爱好、人际关系、宗教信仰。患者的居住环境(居住条件、共同居住者)、患者本人及家庭的经济状况,以便我们对患者的社会背景和生活方式有具体的印象。还应了解患者既往有无犯罪记录。总之,个人史应反映患者的生活经历、健康状况及人格特点和目前社会地位等。

6. 家族史　包括双亲的年龄、职业、人格特点,如双亲中有亡故者应了解其死因和死亡年龄。家庭结构、经济状况、社会地位、家庭成员之间的关系、家庭中发生过的特殊事件等。精神疾病家族史,有无自杀者以及有无近亲婚配者。

（二）病史采集的要点和技能

1. 病史采集应尽量客观、全面和准确　可从不同的知情者处了解患者不同时期、不同侧面的情况,相互核实,相互补充。并应了解供史者与患者接触是否密切,对病情了解程度,是否掺杂了个人的感情成分,或因种种原因隐瞒了或夸大了一些重要情况,对可靠程度应给予适当的估计。如果提供病史者对情况不了解,还应请知情者补充病史,并应收集患者的日记、信件、图画等材料以了解病情(但应注意保护患者的隐私)。

2. 采集病史时,如何收集有关人格特点的资料,可以从人际关系、习惯、兴趣爱好、占优势的心境、对外界事物的态度和评价、对自己的看法和别人对他的评价等几个方面加以询问。

3. 采集病史时询问的顺序　在门诊受时间限制,一般先从现病史问起。住院病史的采集则多从家族史、个人史、既往史问起,在对发病背景有充分了解的情况下更有利于现病史的收集。但可根据具体情况灵活掌握。

4. 记录病史应如实描述,但应进行整理加工使条理清楚、简明扼要,能清楚地反映疾病的发生发展过程以及各种精神症状特点。对一些重要的症状可记录患者原话。记录时要避免用医学术语。对病史资料医护人员应保密。

第二节　神经系统疾病的常见症状

一、头痛

头痛(headache)是指头颅上半部,即外眦、外耳道与枕外隆突连线以上部位的疼痛。首先要明确头痛是单次首发,还是反复出现。

1. 发病情况　是突然发生还是缓慢加重,是发作性还是持续性。急性起病并有发热者常为感染性疾病所致。急剧的头痛,持续不减,并有不同程度的意识障碍而无发热者,提示颅内血管性疾病(如蛛网膜下腔出血)。长期反复发作头痛或搏动性头痛,多为血管性头痛(如偏头痛)或神经症。慢性进行性头痛并有颅内压增高的症状（如呕吐、缓脉、视神经盘水肿）应注意颅内占位性病变。青壮年慢性头痛，但无颅内压增高，常因焦急、情绪紧张而发生，多为肌收缩性头痛（或称肌紧张性头痛）。

2. **头痛部位**　了解头痛部位是否固定，是单侧或双侧、前额或枕部、局部或弥散、颅内或颅外，对病因的诊断有重要价值。

3. **头痛的程度与性质**　头痛程度一般分轻、中、重三种，但受主观因素的影响与病情的轻重并无平行关系。头痛性质包括胀痛、钝痛、隐痛、钻痛或跳痛、箍筋痛、爆裂痛、刀割痛或烧灼痛等。

4. **头痛出现的时间与持续时间**　某些头痛可发生在特定时间。女性患者应询问与月经周期的关系。如有周期性发作，则应注意与季节、气候、饮食、睡眠的关系。

5. **加重、减轻头痛的因素及伴随症状**　咳嗽、打喷嚏、摇头、俯身可使颅内高压性头痛、血管性头痛、颅内感染性头痛及脑肿瘤性头痛加剧；丛集性头痛在直立时可缓解；颈肌急性炎症所致的头痛可因颈部运动而加剧；慢性或职业性的颈肌疼挛所致的头痛，可因活动按摩颈肌而逐渐缓解；洗脸、咀嚼诱发颜面痛提示三叉神经痛；过度劳累、睡眠缺乏、气候改变或月经期诱发头痛提示良性病因；偏头痛在应用麦角胺后可获缓解。

头痛诊断中要注意继发性头痛和原发性头痛的区别，常规的血压、眼压检查、详细的体格检查十分重要；诊断时还要注意一种病因以上的混合性头痛。

二、躯体疼痛

疼痛（pain）是感觉纤维受刺激时的躯体感受。临床需了解疼痛的起病形式、分布、性质、程度、频度、伴随症状、发作性还是持续性及影响疼痛的因素。

常见的疼痛可有以下几种。

1. **局部疼痛（local pain）**　病变部位的局限性疼痛，如神经炎导致的神经痛。

2. **放射性疼痛（radiating pain）**　中枢神经、神经根或神经干刺激性病变时，疼痛不仅发生在局部，且扩散到受累神经的支配区。

3. **扩散性疼痛（spreading pain）**　疼痛由一个神经分支扩散到另一个神经分支。

4. **牵涉性疼痛（referred pain）**　内脏病变时，与内脏痛觉支配处于同一脊髓节段的体表区域出现疼痛或感觉过敏，如心绞痛引起左侧胸及上肢内侧痛，胆囊病变引起右肩痛。

5. **幻肢痛（phantom limb pain）**　见于截肢后，感到被切断的肢体仍然存在，且出现疼痛，这种现象称幻肢痛。

6. **灼性神经痛（causalgia）**　剧烈烧灼样疼痛可能是由于沿损伤轴突表面产生的异位性冲动或损伤部位的无髓鞘轴突之间发生了神经纤维间接触所引起。

三、头晕和眩晕

眩晕（vertigo）是一种运动性或位置性幻觉或错觉，造成自身与周围环境的空间定位和重力关系在大脑皮质中反应失真，产生旋转、倾倒、摇晃及起伏等感觉。

临床上按眩晕的性质可分为真性眩晕和假性眩晕。真性眩晕存在对自身或外界环境空间位置的错觉，而假性眩晕仅有一般的头昏感，并无对自身或外界环境空间位置的错觉。按病变的解剖部位可将眩晕分为系统性眩晕（前庭性眩晕）和非系统性眩晕，前者由前庭神经系统病变引起，后者由前庭系统以外的全身系统性病变引起。

1. **系统性眩晕**　是眩晕的主要病因，按照病变部位和临床表现的不同又可分为周围性眩晕与中枢性眩晕（表 7-1）。

表 7-1   周围性眩晕与中枢性眩晕的鉴别

临床特点	周围性眩晕	中枢性眩晕
眩晕程度及持续时间	症状重,发作性、持续时间短(数分钟、数小时或数天)	症状轻,大多没有强烈旋转感,持续时间长(可数月以上)
眼球震颤	幅度小、多水平或水平加旋转、无垂直性、眼震快相向健侧	幅度大、形式多变(水平、旋转、垂直或混合性)、眼震方向不一致
平衡障碍	倾倒方向与眼震慢相一致、与头位有关	倾倒方向不定、与头位无一定关系
前庭功能试验	无反应或反应减弱	反应正常
听觉损伤	伴耳鸣、听力减退	不明显
自主神经症状	恶心、呕吐、出汗、面色苍白等	少有或不明显
中枢神经系统损害症状、体征	无	脑神经损害、瘫痪、抽搐、复视、构音障碍、吞咽障碍、麻木、共济失调

2. 非系统性眩晕   也称为假性眩晕。常由眼部疾病、心血管系统疾病、内分泌代谢疾病、中毒、感染、贫血或血液病等疾病引起,某些药物也可引起。临床表现为头昏眼花或轻度站立不稳,通常无外界环境或自身旋转感或摇摆感,很少伴有恶心、呕吐,也无眼震,但可有假性眼震,表现为眼球水平来回摆动、节律不整、持续时间长,遮盖病眼可使眩晕消失。

四、视觉障碍

视觉障碍包括视力下降和视野改变。视觉障碍可表现为单侧或双侧、突发或渐进发作或持续。视觉障碍包括盲视、视觉失认、色视觉异常、视觉扭曲、光幻视、不定形或成形幻觉、视觉异位感、多视、震动幻视。此外还有癔症盲、诈盲。

1. 导致视力下降的非神经系统疾病包括角膜病变、前房病变、晶状体病变、玻璃体病变、色素层炎和视网膜异常;导致视力下降的神经系统疾病常见于视乳头水肿、视神经异常和视觉中枢传导病变。如为全盲应询问起病的缓急,是否存在缓解复发及症状的波动。单眼盲有可能为眼动脉或视网膜中央动脉闭塞。

2. 视物成双表明复视,是指两眼视同一物体时产生双影像,它是眼外肌麻痹时经常出现的表现,当某一眼外肌麻痹时,眼球向麻痹肌收缩方向运动不能或受限,出现视物双影。患者感觉视野中有一实一虚两个映像,即真像和假像。需要进一步询问复视的方向、实物与虚像的位置关系;复视时通过头的位置改变可以减少麻痹肌的收缩,从而减少甚至避免复视,即代偿性头位。

单眼复视是指单眼注视一物体时出现的复视,甚至单眼注视一物体时可出现多个物体影像,称为多像症,常见于癔症或眼部疾病。

五、意识障碍

意识(consciousness)是指个体对周围环境及自身状态的感知能力。意识障碍(disorders of consciousness)包括意识水平下降(觉醒障碍)和意识内容改变两方面。意识水平是指与睡眠呈周期性交替的清醒状态,上行网状激活系统和大脑皮质的广泛损害可导致不同程度觉醒水平障碍,表现为嗜睡、昏睡和昏迷;意识内容是指感知、思维、记忆、注意、智能、情感和意志活动等,是人类的高级神经活动,可通过语言、躯体运动和行为表达出来。大脑皮质病变可导致意识内容变化,表现为意识模糊、谵妄等。

（一）以意识水平改变为主的意识障碍

1. 嗜睡（somnolence）　意识障碍的早期表现，主要是意识清晰度水平的下降。表现为睡眠时间过度延长，呼唤或刺激患者肢体时可被唤醒，醒后可勉强配合检查、回答简单问题，定向力完整，停止刺激后又入睡。

2. 昏睡（sopor）　意识的清晰度水平比嗜睡低。一般的外界刺激不能使其觉醒，须经高声呼唤或较强的疼痛刺激方可唤醒，对言语的反应能力尚未完全丧失，可作含糊、简单而不完全的回答，当外界停止刺激后又很快入睡。

3. 昏迷（coma）　一种最为严重的意识障碍，患者意识完全丧失，各种强刺激均不能使其觉醒。昏迷按严重程度可分为：

（1）浅昏迷：意识完全丧失，对周围事物及声、光刺激全无反应，可有较少无意识的自发动作，对强烈疼痛刺激（如压眶）可有躲避动作及痛苦表情，但不能觉醒。咽反射、咳嗽反射、角膜反射以及瞳孔对光反射仍然存在。生命体征无明显改变。

（2）中度昏迷：对外界的正常刺激均无反应，自发动作很少。对强烈刺激的防御反射、角膜反射和瞳孔对光反射减弱，大小便潴留或失禁。生命体征可有改变（呼吸减慢或增快，脉搏、血压改变）。

（3）深昏迷：对外界任何刺激均无反应，自主运动完全消失，全身肌肉松弛，眼球固定，瞳孔散大，腱反射消失，大小便多失禁。生命体征已有明显改变，呼吸不规则，血压或有下降。

（二）以意识内容改变为主的意识障碍

1. 意识模糊（confusion）　淡漠和嗜睡是其突出表现，时间定向障碍明显，其次为地点定向障碍。表现为注意力减退，情感反应淡漠，活动减少，语言缺乏连贯性，对外界刺激可有反应，但低于正常水平。可伴心动过速、高血压、多汗、苍白或潮红等自主神经症状，以及震颤、扑翼样震颤或肌阵挛等运动异常。常见于缺血性卒中、肝肾功能障碍所致的代谢性脑病、系统性感染或发热伴精神创伤、高龄患者手术和癫痫发作等。

2. 谵妄（delirium）　一种急性脑高级功能障碍，以思维能力受损以及不能对内外部刺激作出适当的反应为特征。患者对周围环境的认识及反应能力均有下降，觉醒水平、注意力、定向力、知觉、记忆功能、智能和情感等明显紊乱，多伴有激惹、焦虑和恐怖，甚至可有冲动和攻击行为。思维推理迟钝，语言功能障碍，睡眠觉醒周期紊乱，常伴有听幻觉、视幻觉和片段妄想等。病情常呈波动性，夜间加重，白天减轻，常持续数小时至数天。高热、急性弥漫性脑损害、中毒、脑炎、脑膜炎、脑血管病可导致急性谵妄状态；慢性谵妄状态可见于慢性酒精中毒或巴比妥类药物依赖者突然戒断。

（三）特殊类型的意识障碍

1. 去皮质综合征（decorticate syndrome，apallic syndrome）　缺氧性脑病、脑血管病或脑创伤引起的大脑皮质广泛损害导致皮质功能丧失，而皮质下结构的功能仍然存在。患者能无意识地睁眼、闭眼或转动眼球，光反射、角膜反射正常，四肢肌张力增高，双侧锥体束征阳性。可有吸吮、强握等原始反射，甚至喂食也可引起无意识的吞咽，但无自发动作，对外界刺激不能产生有意识的反应，大小便失禁。身体呈去皮质强直（decorticate rigidity）姿势，表现为双上肢屈曲内收，腕及手指屈曲，双下肢伸直，足跖屈。

2. 无动性缄默症（akinetic mutism）　又称睁眼昏迷（vigil coma）。为脑干上部或丘脑的网状上行激活系统及前额叶-边缘系统损害所致。患者双目睁开，眼睑开闭自如，能注视周围环境及检查者，貌似清醒，但不能活动或言语，对自身及外界环境不能理解，强烈刺激不能改变其意识状态，肌张力减低，大小便失禁，无锥体束征。存在觉醒-睡眠周期，常伴自主神经功能紊乱症状。

3. 植物状态（vegetative state）　患者貌似清醒但无意识，对自身和外界的认知功能完全丧失，呼之不应，有自发或反射性睁眼，偶有视物追踪，可有无意义的哭笑，存在吸吮、咀嚼和吞咽等原始反射，大小便失禁，有觉醒-睡眠周期。它是大脑半球严重受损而脑干功能相对保留的一种状态，常由昏迷演变而来。非外伤性病因，此状态持续3个月以上；或外伤性病因，此状态持续12个月以上常称为持续性植物状态(persistent vegetative state)。

六、语言障碍

失语症和构音障碍是神经系统最常见的言语障碍形式。可以是疾病唯一的或首发的症状,也可是多种症状和体征的组成部分。认识失语症和构音障碍并分析其表现特点有助于定位诊断,对某些疾病还有助于定性诊断。

(一)失语症

失语症(aphasia)是指大脑病变导致的言语交流能力障碍综合征。患者在神志清楚、意识正常、发声和构音没有障碍的情况下,各种语言符号表达及理解能力受损或丧失,表现为自发谈话、听理解、复述、命名、阅读和书写等方面能力残缺或丧失。

1. **Broca 失语** 又称表达性失语或运动性失语,由优势侧额下回后部(Broca 区)病变引起。以口语表达障碍为突出表现。谈话为非流利型、电报式语言,讲话费力,找词困难,只能讲一两个简单的词,且用词不当,或仅能发出个别的语音,口语理解相对保留,复述、命名、阅读和书写均有不同程度的损害。

2. **Wernicke 失语** 又称听觉性失语或感觉性失语,由优势侧颞上回后部(Wernicke 区)病变引起。临床特点为严重听理解障碍,表现为患者听觉正常,但不能听懂他人和自己的言语。口语表达为流利型,语量增多,发声和语调正常,但言语混乱而割裂,缺乏实质词或有意义的词句,难以理解,答非所问。复述障碍与听理解障碍一致,存在不同程度的命名、阅读和书写障碍。

3. **传导性失语** 一般认为本症是由于外侧裂周围弓状束损害导致 Wernicke 区和 Broca 区之间的联系中断所致。临床表现为流利型口语,患者语言中有大量错词,但自身可以感知到其错误,欲纠正而显得口吃,听起来似非流利型失语,但表达短语或句子完整。听理解障碍较轻,在执行复杂指令时明显。复述障碍较自发谈话和听理解障碍重,两者损害不成比例是本症的最大特点。命名、阅读和书写也有不同程度的损害。

4. **完全性失语** 临床上以所有语言功能均严重障碍或几乎完全丧失为特点。患者限于刻板言语或哑,听理解严重缺陷,命名、复述、阅读和书写均不能。

5. **命名性失语** 由优势侧颞中回后部或颞枕交界区病变引起。主要特点为找词困难,如令患者说出指定物体的名称时,仅能叙述该物体的性质和用途。别人告知该物体的名称时,患者能判别对方讲的对或不对。自发谈话为流利型口语,有较多停顿,缺实质词,赘话和空话多。听理解、复述,阅读和书写障碍轻。

6. **丘脑性失语** 由丘脑及其联系通路受损所致。表现为音量减小,语调低,表情淡漠,不主动讲话,听理解缺陷,阅读理解障碍,命名不能,言语流利性受损,可同时伴有重复语言、模仿语言、错语等。复述功能相对较好。

7. **基底节性失语** 内囊、壳核受损时,表现为语言流利性降低,语速慢,理解基本无障碍,常常用词不当。能看懂书面文字,但易读错或不能读出,复述也轻度受损,类似 Broca 失语。壳核后部病变时,表现为听觉理解障碍,讲话流利。但语言空洞、混乱而割裂,找词困难,类似 Wernicke 失语。

(二)构音障碍

构音障碍(dysarthria)是和发声相关的中枢神经、周围神经或肌肉疾病导致的一类言语障碍的总称。不同部位病变导致的构音障碍特点如下:

1. **上运动神经元损害**

(1)单侧皮质延髓束病变:造成对侧中枢性面瘫和舌瘫,主要表现为双唇和舌承担的辅音部分不清晰,发声和语音共鸣正常。

(2)双侧皮质延髓束损害:导致咽喉部肌肉和声带的麻痹(假性延髓麻痹),表现为说话带鼻音、声音嘶哑和言语缓慢。由于唇、舌、齿功能受到影响,以及发声时鼻腔漏气,致使辅音发声明显不清晰。伴有吞咽困难、饮水呛咳、咽反射亢进和强迫性哭笑等。

2. 基底节病变　由于唇、舌肌张力增高以及声带不能完全张开,导致构音缓慢而含糊,声调低沉,发声单调,音节颤抖样融合,言语断节,口吃样重复言语。

3. 小脑病变　小脑蚓部或脑干内与小脑联系的神经通路病变,导致发声和构音器官肌肉运动不协调。表现构音含糊,音节缓慢拖长,声音强弱不等甚至呈暴发样,言语不连贯,呈吟诗样或分节样。又称共济失调性构音障碍。

4. 下运动神经元损害　支配发声和构音器官肌肉的脑神经核和／或脑神经以及司呼吸肌的脊神经病变,可造成弛缓性构音障碍,共同特点为发声费力和声音强度减弱。

舌下神经病变时所有舌音不清晰,语音含混,可伴有舌肌萎缩和舌肌纤颤。迷走神经喉返支单侧损害时表现声音嘶哑和复音现象,双侧病变时无明显发声障碍,但可影响气道通畅而造成吸气性喘鸣。迷走神经咽支和舌咽神经损害时引起软腭麻痹,说话带鼻音并影响声音共鸣。膈神经损害时造成膈肌麻痹,使声音强度减弱,发声费力,语句变短。

5. 肌肉病变　重症肌无力、进行性肌营养不良症或强直性肌病等累及发声和构音相关的肌肉时可造成构音障碍,表现类似下运动神经元损害,按原发病不同伴随其他相应的临床症状。

七、运动障碍

运动系统包括下运动神经元、上运动神经元、锥体外系和小脑,机体通过运动系统控制随意运动。运动障碍包括瘫痪、不自主运动、共济失调与步态障碍。

（一）瘫痪

瘫痪（paralysis）是指肌力（骨骼肌的随意收缩能力）的减弱和丧失。

按瘫痪的病因可分为神经源性、神经肌肉接头性及肌源性等类型;按瘫痪的程度可分为完全性和不完全性;按瘫痪的肌张力状态可分为弛缓性和痉挛性;按运动传导通路的不同部位可分为上运动神经元性瘫痪和下运动神经元性瘫痪;按瘫痪的分布可分为偏瘫、截瘫、四肢瘫、交叉瘫和单瘫。

1. 上运动神经元性瘫痪　又称痉挛性瘫痪（spasm paralysis）或中枢性瘫痪,是由于上运动神经元,即大脑皮质运动区神经元及其发出的下行纤维病变所致。

其临床表现有以下几个方面。

（1）肌力减弱:上运动神经元性瘫痪时,由其支配的肢体肌力下降,远端肌肉受累较重,尤其是手、指和面部等,而肢体近端症状较轻,这是由于肢体近端的肌肉多由双侧支配而远端多由单侧支配。上肢伸肌群比屈肌群瘫痪程度重,外旋肌群比内收肌群重,手的屈肌比伸肌重,而下肢恰好与上肢相反,屈肌群比伸肌群受累重。

（2）肌张力增高:上运动神经元性瘫痪时,瘫痪肢体肌张力增高。可呈现特殊的偏瘫姿势,如上肢呈屈曲旋前,下肢则伸直内收。由于肌张力的增高,患肢被外力牵拉伸展时,开始时出现抵抗,当牵拉持续到一定程度时,抵抗突然消失,患肢被迅速牵拉伸展,称之为"折刀"现象（clasp-knife phenomenon）。

（3）浅反射减退或消失:上运动神经元瘫痪时,浅反射通路受损,包括腹壁反射、提睾反射及跖反射等浅反射可减退或消失。

（4）深反射活跃或亢进:上运动神经元性瘫痪时,腱反射可活跃甚至亢进,还可有反射扩散,腱反射过度亢进时还可有阵挛,表现为当牵拉刺激持续存在时,可诱发节律性的肌肉收缩,如髌阵挛、踝阵挛等。

（5）病理反射:上运动神经元性损害时才出现,包括 Babinski 征、Oppenheim 征、Gordon 征、Chaddock 征等病理反射。

(6)无明显的肌萎缩：上运动神经元性瘫痪时，下运动神经元对肌肉的营养作用仍然存在，因此肌肉无明显的萎缩。当长期瘫痪时，由于肌肉缺少运动，可表现为失用性肌萎缩。

2. 下运动神经元性瘫痪　又称弛缓性瘫痪(flaccid paralysis)或周围性瘫痪，指脊髓前角的运动神经元、前根、神经丛及周围神经受损所致。脑干运动神经核及其轴突组成的脑神经运动纤维损伤也可造成弛缓性瘫痪。下运动神经元瘫痪临床表现为：①受损的下运动神经元支配区域的肌力减退；②肌张力减低或消失，肌肉松弛，外力牵拉时无阻力；③腱反射减弱或消失；④浅反射消失；⑤肌肉萎缩明显。

3. 除上下运动神经元损伤导致的瘫痪外，还有其他可导致肌无力的疾病。

(1)肌病：出现肌萎缩、肌张力低、腱反射减弱或消失。

(2)神经肌肉接头疾病：出现疲劳性肌无力、肌张力正常或减低、腱反射正常。

(3)功能性肌无力：肌张力正常、腱反射正常、无肌肉萎缩，肌肉力量变化无常。

(二) 不自主运动

不自主运动(involuntary movement)指患者在意识清楚的状态下，产生一种不受意识控制的、无目的、无意义、不协调的异常运动。

1. 震颤(tremor)　震颤是主动肌和拮抗肌交替收缩引起的人体某一部位有节律的振荡运动。节律性是震颤与其他不随意运动的区别，主动肌和拮抗肌参与的交替收缩是与阵挛的区别。震颤可分为静止性震颤、姿势性震颤及意向性震颤三种，后两种又称为动作性震颤(action tremor)。

(1)静止性震颤(static tremor)：是指在安静和肌肉松弛的情况下出现的震颤，表现为安静时出现，紧张时加重，活动时减轻，睡眠时消失，手指有节律的抖动，频率4~6次/s，呈"搓药丸样"，严重时可发生于头、下颌、唇舌、前臂、下肢及足等部位。一般都伴有肌张力强直性增高。

(2)姿势性震颤(postural tremor)：一般在身体受累部分主动地保持某种姿势时出现，且可在整个动作过程中均存在，但在抵达目的物时并不加重，静止时消失。如当患者上肢伸直，手指分开，保持这种姿势时可见到手臂的震颤，肢体放松时震颤消失，当肌肉紧张时又变得明显。姿势性震颤以上肢为主，头部及下肢也可见到。常见原因：良性特发性震颤(如果有家族史也称为家族性震颤)、继发性生理性震颤(可由甲状腺功能亢进和β-受体阻滞剂引起)；少见原因包括肝功能衰竭、肾功能衰竭和酒精戒断。

(3)意向性震颤(intention tremor)：是指肢体有目的地接近某个目标时，在运动过程中出现的震颤，动作开始时不明显，越接近目标震颤越明显。当到达目标并保持姿势时，震颤有时仍能持续存在。提示小脑疾病。

2. 肌束震颤(fasciculation)　个别肌肉快速收缩，肉眼可见"肉跳"，但不引起肢体关节的活动，见于下运动神经元受刺激时，如前角、前根、周围神经病变等。

3. 肌纤维颤搐(myokymia)　是指一群或一块肌肉在休止状态下呈现缓慢、持续性、不规则的波动状颤动，肉眼可见，睡眠时不消失。肌电图显示涉及2~200个运动单位自发性成串放电。

4. 舞蹈症(chorea)　为肢体无规律、无节律、无目的、不协调且快速变换的、运动幅度大小不等的不自主运动。表现为耸肩、转颈、伸臂、抬臂、摆手或手指间断性伸屈(盈亏征或挤奶妇手)等动作，头面部可出现挤眉弄眼、噘嘴伸舌等动作。病情严重时肢体可有粗大的频繁动作、下肢跳跃动作。上肢比下肢重，远端比近端重，随意运动或情绪激动时加重，安静时减轻，入睡后消失。常见原因有帕金森病的药物治疗(过量用药)。罕见原因有Wilson病(寻找肝脏疾病的相关诊断依据以及角膜的K-F环)、Huntington病(追问家族史)、服药后或妊娠性舞蹈病、Sydenham舞蹈病、脑卒中。

5. 手足徐动症(athetosis)　又称指划动作或易变性痉挛。由于肢体远端的游走性肌张力增高或降低，表现为缓慢的、不规则的蠕虫样徐动或奇形怪状的不自主运动，伴肢体远端过度伸屈。如腕过屈时，手指常过伸，前臂旋前，缓慢过渡为手指屈曲。有时出现发声不清和鬼脸，亦可出现足部不自主动作。手足徐动症的动作较舞蹈症缓慢，有时可以同时合并舞蹈症及肌张力障碍。

6. **肌张力障碍**(dystonia) 表现为局部或相邻节段的肌肉不自主缓慢扭转样收缩及姿势异常,称为局限性或节段性肌张力障碍。

(1)局灶性肌张力不全、单纯斜颈、单纯书写痉挛:仅累及身体的一部分。

(2)节段性肌张力不全:影响身体的两个或多个邻近部位,例如:痉挛性斜颈和同侧上肢的姿势性肌张力不全。影响肢体的非邻近部位。主要原因是地西泮药物和帕金森病的治疗过量。

7. **扭转痉挛**(torsion spasm) 也称变形性肌张力障碍或全身性肌张力障碍,是肌张力障碍的一种类型,为围绕躯干或肢体长轴的缓慢旋转性不自主运动及姿势异常。其临床特点有颈部、躯干、肢体近端强烈地扭转姿势。发作时肌张力增高,发作间歇期肌张力降低。

8. **偏侧投掷症**(hemiballismus) 为一侧肢体猛烈的、投掷样的不自主运动,以肢体近端为重,运动幅度大,力量强。为对侧的底丘脑核及其联系纤维受损导致,常见原因是脑卒中。

9. **抽动**(tic) 为单个或多个肌肉的快速收缩动作,固定一处或呈游走性。临床表现为眨眼、皱眉、耸肩、伸舌、鼻翼扇动、做鬼脸。如果累及呼吸肌及发声肌肉,抽动时会伴有不自主的发声,或伴有秽语。

10. **其他**

(1)口 - 面部运动障碍:通常是大量地西泮药的迟发反应,也可以是舞蹈病系列综合征的部分表现。

(2)静坐不能:大量地西泮药的迟发反应。

(3)眼睑痉挛:特发性。

(4)偏侧面肌痉挛:异位血管造成的面神经压迫。

(5)面肌颤搐:通常为良性,可能因疲劳和服咖啡因等加重,极少见情况下提示脑干病变。

(6)姿势保持不能:见于代谢性脑病,尤其是肝功能衰竭。

(三)共济失调

共济失调(ataxia)指小脑、本体感觉及前庭功能障碍导致的运动笨拙和不协调,累及躯干、四肢和咽喉肌时可引起身体平衡、姿势、步态及言语障碍。

1. **小脑性共济失调** 小脑本身、小脑脚的传入或传出联系纤维、红核、脑桥或脊髓的病变均可产生小脑性共济失调。小脑性共济失调表现为随意运动的力量、速度、幅度和节律的不规则,即协同运动障碍。可伴有肌张力减低、眼球运动障碍及构音障碍。

(1)姿势和步态异常:蚓部病变可引起头部和躯干的共济失调,导致平衡障碍,姿势和步态异常。患者站立不稳,步态蹒跚,行走时两脚基底宽,呈共济失调步态,又称"醉汉步态",坐位时患者将双手和两腿呈外展位分开以保持身体平衡。闭目难立征试验表现为睁眼、闭眼均不稳。小脑半球控制同侧肢体的协调运动并维持正常的肌张力,一侧小脑半球受损,行走时患者向患侧倾倒。

(2)随意运动协调障碍:小脑半球病变可引起同侧肢体的共济失调,表现为动作易超过目标(辨距不良),动作愈接近目标时震颤愈明显(意向性震颤)。一般上肢重于下肢,远端重于近端,精细动作重于粗大动作,如书写时,字迹愈写愈大(大写症),各笔画不匀等。快复及轮替动作异常。

(3)言语障碍:由于发声器官如口唇、舌,咽喉等肌肉的共济失调,患者表现为说话缓慢、发声不清和声音断续、顿挫或暴发式,呈暴发性或吟诗样语言。

(4)眼球运动障碍:眼外肌共济失调可导致眼球运动障碍。患者表现为双眼粗大眼震,偶见下跳性眼震、反弹性眼震等。

(5)肌张力减低:小脑病变时常可出现肌张力减低,腱反射减弱或消失,当患者取坐位时两腿自然下垂,叩击腱反射后,小腿不停摆动,像钟摆一样(钟摆样腱反射)。

2. **大脑性共济失调** 大脑额叶、顶叶、颞叶、枕叶通过额桥束和顶颞枕桥束与小脑半球之间形成纤维联系,当损害时可引起大脑性共济失调。大脑性共济失调较小脑性共济失调症状轻,一侧大脑病变引起对侧肢体共济失调。

（1）额叶性共济失调：由额叶或额桥小脑束病变引起。患者症状出现在对侧肢体，表现类似小脑性共济失调，如体位性平衡障碍，步态不稳，向后或一侧倾倒，但症状较轻，闭目难立征试验表现为睁眼、闭眼均不稳。辨距不良和眼震很少见。常伴有精神症状、强握反射等额叶损害表现，体征有肌张力增高、病理征。

（2）颞叶性共济失调：由颞叶或颞桥束病变引起。患者共济失调症状出现在对侧肢体，较轻，早期不易发现。可伴有颞叶受损的其他症状或体征，如同向性象限盲和失语等。

（3）顶叶性共济失调：表现对侧肢体不同程度的共济失调，深感觉障碍多不重或呈一过性，闭眼时症状明显。两侧旁中央小叶后部受损可出现双下肢感觉性共济失调及大小便障碍。

（4）枕叶性共济失调：由枕叶或枕桥束病变引起。患者表现为对侧肢体的共济失调，症状轻，常伴有深感觉障碍，闭眼时加重，可同时伴有枕叶受损的其他症状或体征，如视觉障碍等。

3. 感觉性共济失调　由深感觉障碍引起，患者不能辨别肢体的位置及运动方向，出现感觉性共济失调。表现为站立不稳，举足过高，迈步不知远近，落脚不知深浅，踏地过重，有踩棉花感。睁眼时有视觉辅助，症状较轻，黑暗中或闭目时症状加重。

4. 前庭性共济失调　前庭损害时以平衡障碍为主，身体失去空间定向能力，产生前庭性共济失调。表现为站立不稳，改变头位可使症状加重，行走时向患侧倾倒，沿直线行走更明显。伴有明显的眩晕、恶心、呕吐、眼球震颤，前庭功能检查异常。四肢共济运动及言语功能正常。

（四）步态异常

步态（gait）是指患者行走时的姿势，需要整合感觉和运动功能的协同运动。步态改变可能是体检中唯一的异常发现，引导在体检中寻找临床关联体征。步态异常可分为以下几种。

1. 痉挛性偏瘫步态　又称"划圈样步态"。患侧下肢因伸肌肌张力高而显得较长，且屈曲困难，表现为下肢伸直、外旋，行走时将患侧骨盆提得较高，为避免足尖拖地而向外旋转后再移向前方（画一半圈）。偏瘫侧上肢的协同摆动动作消失，呈现内收、旋前、屈曲姿势。

2. 痉挛性截瘫步态　又称"剪刀样步态"，患者双侧肢体严重痉挛性肌张力增高，表现为站立时双下肢伸直位，大腿靠近，小腿略分开，双足下垂伴有内旋，行走时两大腿强直内收，膝关节几乎紧贴，用足尖走路，交叉前进，行走费力，似剪刀状，伴代偿性躯干运动，为双侧皮质脊髓束受损步态。

3. 慌张步态　是帕金森病的典型步态，表现为身体略前倾，行走时起步困难，第一步不能迅速迈出，开始行走后，步履缓慢，后逐渐速度加快，小步快速往前，脚底不离地，擦地而行，停步困难，极易跌倒，转身时以一脚为轴，挪蹭转身。

4. 冻结步态　冻结步态是一种短暂发作性的步态紊乱，表现为患者起始犹豫，不能行走。患者抱怨自己的脚像粘在地板上，持续时间短于1min。可以出现在起步犹豫时、转弯时、即将到达目的地时。

5. 摇摆步态　又称"鸭步"，指行走时躯干部，特别是臀部左右交替摆动的一种步态。由于躯干及臀部肌群肌力减退，行走时不能固定躯干及臀部，左右摇摆。

6. 跨阈步态　又称"鸡步"，表现为足尖下垂，足部不能背屈，向前迈步抬腿过高，脚悬起，落脚时总是足尖先触及地面，如跨门槛样。

7. 感觉性共济失调步态　表现为肢体活动不稳、晃动，步幅较大，两腿间距较宽，提足较高，双脚触地粗重。失去视觉提示（如闭眼或黑暗）时，共济失调显著加重，闭目难立征阳性，夜间行走不能。

8. 小脑性共济失调步态　偏向病灶侧。常见原因是小脑病变、药物（苯妥英）、酒精中毒、多发性硬化和脑血管病。

八、自主神经功能障碍

1. 交感神经功能亢进　由各种原因所致的交感神经兴奋性增强而引起效应器官表现出的一系列综合征。主要表现为心跳呼吸加快、血压升高、血糖升高、周围血管舒缩障碍、多汗、瞳孔扩大、睑裂增宽、眼球突出、眩晕、灼性神经痛等。

(1)血压升高、心率加快：间脑性癫痫发作时血压突然升高，同时伴颜面潮红、流泪、流涎、出汗、瞳孔散大、心率增快、意识障碍、呼吸节律变化、尿失禁等。

(2)瞳孔散大：对光反射存在，多为单侧，主要见于颈交感神经刺激性病变，同时伴有睑裂扩大、眼球突出，同侧面部多汗。此称为波-佩二氏综合征。下丘脑后方病变或刺激时出现双侧瞳孔散大。

(3)眩晕、耳鸣、头痛、眼震、短暂性黑蒙：转动颈部可诱发，此称为后部颈交感神经综合征。

(4)皮肤多汗、潮红：可为全身性、偏身性或局限性。局限性者可为带状、单个肢体、半侧面部、四肢远端、颊部、颏部等。

(5)雷诺现象：对称性两手指突然变白，继而青紫，数分钟转潮红而后恢复正常。温热局部可缓解，寒冷可诱发，不典型者可缺少苍白、青紫、潮红中的其中一种表现，重者出现皮肤营养障碍，溃疡甚至坏死。

(6)肢端青紫而无苍白：暴露寒冷空气中加重，温暖时亦不缓解，肢体下垂时加重，上抬时减轻，可伴肿胀、麻木及硬皮样改变。

(7)灼性神经痛：外伤后不久出现，手指掌、脚底部最剧烈，受损区皮肤变薄而光亮，多汗，肢端发红发紫，疼痛肢端感觉过敏。

2. 副交感神经功能亢进 是由副交感神经兴奋性增强所引起的一系列症状、体征，主要表现为心率减慢、血压降低、晕厥、痉挛性瞳孔缩小等。

颈动脉窦综合征：突然意识丧失，直立时可有头晕、四肢无力、面色苍白、出冷汗、恶心、心率减慢、血压低等。发作时间短暂，发作可分为三型：①迷走型(心脏抑制型)：以心动过缓为主；②血管抑制型：以血压下降为主；③脑型：以意识丧失为主。瞳孔痉挛性缩小，对光反射消失。

3. 交感神经功能不足 由各种原因所致的交感神经麻痹而出现的 Horner 综合征、面偏侧萎缩症、原发性直立性低血压、皮肤出汗减少或无汗及皮肤营养障碍等。

(1)Horner 综合征：瞳孔缩小、睑裂变小、眼球凹陷、同侧面部少汗或无汗。

(2)皮肤改变：出汗减少或无汗、潮红或青紫、皮肤变薄、毛发脱落、指甲变脆无光泽、多分布于四肢远端，面部、胸腰部多为节段性。

(3)直立性低血压：在主动或被动站立(直立倾斜试验，倾斜角度大于或等于60°)过程中，站立3min 内收缩压至少下降 20mmHg，或舒张压至少下降 10mmHg，可有头昏、黑蒙甚至昏厥，无心率变化、苍白、出汗等。常伴有阳痿、出汗异常、排尿、排便异常等。

(4)单侧面部萎缩：眶上及颧部多见，可发展至整个面部，呈条索状或刀痕征，有色素沉着，毛细血管扩张，少汗、头痛、硬皮样改变及癫痫发作。

4. 副交感神经功能不足 由各种原因所致副交感神经兴奋性减低而表现出的临床综合征，主要表现为麻痹性瞳孔散大、排尿障碍和阳痿。

(1)麻痹性瞳孔散大，对光反射和调节反射作用，用 2.5% 乙酰甲胆碱点眼可使瞳孔缩小。同时伴动眼神经麻痹症状，表现为上睑下垂、外斜视、复视、眼球不能向内、向上运动。

(2)排尿障碍：排尿困难(如排尿延迟或断续性排尿障碍)、尿频、紧迫性排尿(如尿急或不自主排尿)、尿潴留、尿失禁、自动性排尿等。病损部位不同，排尿障碍表现不一样。

(3)性功能减弱或消失：主要表现为阳痿。

九、低位脑神经障碍

低位脑神经又称后组脑神经，包括舌咽神经、迷走神经、副神经以及舌下神经。舌咽神经、迷走神经、副神经及舌下神经位于颅后窝，多因骨折线波及颈静脉及舌下神经孔所致，严重时可伴发面、位听神经损伤。主要临床症状包括：吞咽困难、声音嘶哑、咳嗽无力、患侧面瘫，面肌感觉迟钝、垂肩、眼睑闭合不全、患侧眼睛常有暴露性角膜炎，嘴角处有疱疹、听力改变。

1. 舌咽神经　单独舌咽神经受损表现为舌后 1/3 味觉和腮腺分泌明显障碍；迷走神经也同时受损，则咽部软腭及喉部感觉和肌肉都明显障碍，患者表现为声音嘶哑，吞咽障碍，咽部感觉减退或消失。

2. 迷走神经　迷走神经损伤产生的症状可分为三方面：运动障碍、感觉障碍、自主神经功能失调。迷走神经是支配软腭和声带肌的运动神经，运动障碍有失声、发声障碍、吞咽困难、软腭运动麻痹和食管痉挛等。软腭麻痹造成进食时鼻腔反流和说话带鼻音。喉返神经麻痹造成喉麻痹，因声带肌麻痹声音嘶哑。自主神经功能失调：心律失常、胃扩张感觉障碍限于咽喉部喉部和外耳部，刺激性病变造成该区域的疼痛，毁损性病变造成感觉而消失。

3. 副神经　副神经是纯运动神经，有脑神经和脊神经两个根。受到病变时出现痉挛斜颈，受损时可见患侧胸锁乳突肌及斜方肌瘫痪。如周围性瘫痪则头不能转向健侧，患侧耸肩无力，出现垂肩。

4. 舌下神经　舌下神经只接受对侧皮质脑干束支配，核上性病变无舌肌萎缩及肌束颤动；而核下性病变是患侧舌肌萎缩，并有纤颤，伸舌时舌偏向患侧，缩舌时偏向健侧，有时说话笨拙（见图 2-43）。

十、抽搐

抽搐是指全身或局部成群骨骼肌非自主的抽动或强烈收缩，常可引起关节运动和强直。当肌群收缩表现为强直性和阵挛性时，称为惊厥。

抽搐特征包括：①典型发作无任何先兆，突然发作；②持续短暂，时间 <120s，情绪刺激不能唤醒，但儿童高热，成人停药戒断除外；③除轻微部分性发作，均伴意识状态改变；④无目的性活动；⑤发作后，除部分 / 失神发作几乎均有急性意识状态改变。

由于病因不同，可分为痫性抽搐、高热性抽搐、低钙性抽搐、假性抽搐（常见于癔症、晕厥、精神性疾病）及其他原因。根据临床表现形式不同，通常可分为全身性和局限性两种。

1. 全身性抽搐　以全身骨骼肌痉挛为主要表现，典型者表现为患者突然意识模糊或丧失，全身强直、呼吸暂停，继而四肢发生阵挛性抽搐，呼吸不规则，尿便失控、发绀，发作约 30s 自行停止，也可反复发作或呈持续状态。发作时可有瞳孔散大，对光反射消失或迟钝、病理反射阳性等。发作停止后不久意识恢复。如为肌阵挛性，一般只是意识障碍。

2. 局限性抽搐　以身体某一局部连续性肌肉收缩为主要表现，大多见于口角、眼睑、手足等。而手足搐搦症则表现为间歇性双侧强直性肌痉挛，以上肢手部最典型，呈"助产士手"表现。

十一、认知障碍

认知是指大脑接受、加工处理外界信息，再转换成内在的心理活动，从而获取知识或应用知识的过程。它包括记忆、语言、视空间、执行、计算和理解判断等方面。

痴呆（dementia）是指由于脑功能障碍而产生的获得性、持续性智能损害综合征。痴呆通常为进行性，以记忆、语言、视空间功能、人格 / 情感以及认知（抽象、计算和判断）等必须有两项或两项以上认知领域功能受损，并出现明显的日常能力减退。临床诊断出现记忆和 / 或智能障碍至少持续 6 个月以上。

学习新事物发生障碍，对以往的事情回忆不能，执行管理（即计划、组织、安排次序、抽象）功能受损，出现皮质损害体征（如失语、失用、失认）时更加支持痴呆的诊断。患者无意识障碍或谵妄，可伴有情感、社会行为和主动性障碍。精神情感症状包括幻觉，妄想（嫉妒、疑病、被害、夸大）、淡漠、意志减退、不安、抑郁、焦躁等；行为异常包括徘徊、多动、攻击、暴力、捡拾垃圾、藏匿、过食、异食、睡眠障碍等。有些患者还伴有明显的人格改变。临床上对于患者的精神行为异常需要与抑郁障碍、精神分裂症等疾病相鉴别。

第三节　精神疾病常见症状

一、感知觉障碍

感知觉包括感觉和知觉两个心理过程。感觉(sensation)是大脑对客观刺激作用于感觉器官所产生的、对事物个别属性的反映,如形状、大小、重量、颜色和气味等。知觉(perception)是在感觉基础上,大脑对事物的各种不同属性进行整合,并借助于过去的经验所形成的整体印象。如根据苹果的形状、气味、颜色等,结合既往对苹果的认知,在大脑中产生苹果的印象就是一种知觉。正常情况下,人们的感觉和知觉是与外界客观事物相一致的。

(一)感觉障碍

常见的感觉障碍有:感觉减退、感觉过敏、内感性不适等。

1. 感觉减退(hypoesthesia)　是对刺激的感受性降低,感觉阈值增高,表现为对外界强烈的刺激产生轻微的感觉体验或完全不能感知(后者称为感觉缺失,anesthesia)。多见于神经系统疾病,谵妄或其他类型的意识障碍等,精神科多见于抑郁发作、木僵状态、分离障碍等。

2. 感觉过敏(hyperesthesia)　是对刺激的感受性增高,感觉阈值降低,表现为对外界一般强度的刺激产生强烈的感觉体验。如感到阳光特别刺眼,轻柔的音乐特别刺耳,轻微地触摸皮肤感到疼痛难忍等。多见于神经系统疾病,分离障碍、躯体形式障碍、躯体不适或躯体体验障碍等。

3. 内感性不适(senestopathia)　又称为体感异常,是躯体内部产生的不舒适和难以忍受的异样感觉,如咽喉部堵塞感、胃肠扭转感、腹部气流上涌感等,可继发疑病观念。多见于躯体不适或躯体体验障碍、精神分裂症和抑郁障碍等。

器质性感觉障碍与神经分布一致、有定位体征;功能性感觉障碍无神经系统定位体征及阳性发现。

(二)知觉障碍

知觉障碍(disturbance of perception)主要包括以下内容:

1. 错觉(illusion)　是对客观事物歪曲的知觉。错觉可见于正常人,如在光线暗淡的环境中看错物体,在紧张、恐惧和期待等心理状态下产生错听等,但正常人的错觉经过验证后可以认识到自己的错误并加以纠正。病理性错觉常在意识障碍时出现,多表现为错听和错视,并常带有恐怖色彩,如患者把输液管看成一条弯曲的蛇等。多见于谵妄状态。

2. 幻觉(hallucination)　是没有现实刺激作用于感觉器官时出现的知觉体验,是一种虚幻的知觉。幻觉可以根据其所涉及的感觉器官、来源和产生条件进行不同的分类。

(1)根据所涉及的感觉器官,幻觉可分为:幻听、幻视、幻味、幻嗅、幻触和内脏幻觉。

1)幻听(auditory hallucination):是一种虚幻的听觉,即患者听到了并不存在的声音。患者听到的声音可以是单调的,也可以是复杂的;可以是言语性的,如赞扬、评论、辱骂、命令等,也可以是非言语性的,如流水声、鸟叫声、机器轰鸣声等。其中,言语性幻听最常见,幻听的声音可以直接与患者对话,也可以表现为以患者作为第三者听到他人的对话。幻听的内容通常与患者有关且多对患者不利。因此,患者常为之苦恼和不安,并可产生自言自语、对空谩骂、拒饮拒食、自杀自伤或伤人毁物等行为。幻听是精神科临床最常见的幻觉,幻听可见于多种精神障碍,其中评论性幻听、议论性幻听和命令性幻听是精神分裂症的典型症状。

2）幻视（visual hallucination）：即患者看到了并不存在的事物，幻视的内容可以是单调的色、光或者片段的形象，也可以是复杂的场面、人物、景象等。意识清晰状态下出现的幻视多见于精神分裂症；意识障碍时的幻视多见于谵妄状态，这些幻视常常形象生动鲜明，且多具有恐怖性质。

3）幻味（gustatory hallucination）：患者尝到食物或水中并不存在的、某种特殊的怪味道，因而常常拒饮拒食。幻味经常与被害妄想同时存在，如认为食物中的"怪味道"是被人投了毒，多见于精神分裂症。

4）幻嗅（olfactory hallucination）：患者闻到环境中并不存在的、某种难闻的气味，如化学物品的烧焦味、浓烈刺鼻的药物气味以及体内发出的怪味等。幻嗅和幻味往往同时出现，并常与被害妄想同时存在，多见于精神分裂症。单一出现的幻嗅，多见于颞叶癫痫或颞叶脑器质性损害。

5）幻触（tactile hallucination）：在没有任何刺激时，患者感到皮肤上有某种异常的感觉，如电麻感、虫爬感、针刺感等。如果患者感到自己的性器官被刺激，则称为性幻觉（sexual hallucination）。可见于精神分裂症等。

6）内脏幻觉（visceral hallucination）：是患者身体内部某一部位或某一脏器虚幻的知觉体验。如感到血管的拉扯感、肠道的扭转感、肺叶的被挤压感、骨头里的虫爬感等。内脏幻觉常与疑病妄想等伴随出现，多见于精神分裂症和抑郁障碍。

（2）根据体验的来源，幻觉可分为：真性幻觉和假性幻觉。

1）真性幻觉（genuine hallucination）：是来自于外部客观空间，通过感觉器官而获得的幻觉。其特点为幻觉内容就像感知外界真实事物一样形象、鲜明，故患者常常述说是亲眼看到的或亲耳听到的。患者对幻觉内容深信不疑，并作出相应的情感与行为反应。

2）假性幻觉（pseudo hallucination）：是存在于自己的主观空间内，不通过感觉器官而获得的幻觉。其特点为幻觉内容往往比较模糊、不清晰和不完整，故患者常常描述为没有通过耳朵或眼睛，大脑内、内脏器官内就隐约出现了某种声音或影像。虽然此类幻觉与一般知觉不同，但患者往往仍然比较肯定地相信幻觉内容。

（3）根据产生的条件，幻觉可分为：功能性幻觉、反射性幻觉、心因性幻觉和入睡前幻觉。

1）功能性幻觉（functional hallucination）：是一种伴随现实刺激而出现的幻觉，即当某种感觉器官处于功能活动状态同时出现涉及该器官的幻觉，如听到流水声的同时听到说话声。多见于精神分裂症。

2）反射性幻觉（reflex hallucination）：也是一种伴随现实刺激而出现的幻觉，但涉及两个不同的感觉器官，即当某一感官处于功能活动状态时，出现涉及另一感官的幻觉。如听到广播声音的同时就看到播音员的人像站在面前等。多见于精神分裂症。

3）入睡前幻觉（hypnagogic hallucination）：是出现在入睡前的幻觉，多为幻视。表现为患者闭上眼睛就能看见许多幻觉形象，如各种动物、风景、人物等，与睡梦时的体验相近似。

4）心因性幻觉（psychogenic hallucination）：是在强烈心理因素影响下出现的幻觉，幻觉内容与心理因素有密切联系，如看到亡故亲人的影子或听到亡故亲人的说话声等。多见于应激相关障碍、分离（转换）障碍等。

3. 感知综合障碍（psychosensory disturbance）　指患者对客观事物的整体属性能够正确感知，但对某些个别属性如大小、形状、颜色、距离、空间位置等产生错误的感知。常见感知综合障碍包括：

（1）视物变形症（metamorphopsia）：指患者看到周围的人或物体的形状、大小、体积等方面发生了变化。看到物体的形象比实际增大称为视物显大症（macropsia）；看到物体的形象比实际缩小称为视物显小症（micropsia）。多见于癫痫。

（2）自身感知综合障碍：指患者感到自己身体的某一部分在大小、形状等方面发生了变化。如感到自己的手臂变得特别长，伸手可以抓到空中的飞鸟；有的患者则感到自己的面部发生了扭曲，眼睛大小不一致，两侧脸的大小、颜色不一样，故反复照镜子。可见于精神分裂症、癫痫等。

（3）时间感知综合障碍：指患者对时间的快慢出现不正确的感知体验。如感到时间凝固了，岁月不再流逝，外界事物停滞不前；或者感到时间在飞逝，外界事物的变化异乎寻常地快。可见于精神分裂症、躁狂发作、抑郁发作等。

（4）空间感知综合障碍：指患者对周围事物的距离、空间位置等感知错误，如候车时汽车已驶进站台，而患者仍感觉汽车离自己很远。

（5）非真实感（derealization）：指患者感到周围事物和环境变得不真实，犹如隔了一层窗纱。如感到周围的树木、房屋等像是纸板糊成的，毫无生气；周围人就像没有生命的木偶一样等。可见于抑郁发作、精神分裂症等。

二、思维障碍

思维是人脑对客观事物间接概括的反映，它可以揭露事物内在的、本质的特征，是人类认识活动的最高形式。思维包括分析、综合、比较、抽象、概括、判断和推理等基本过程。正常人的思维具有目的性、连贯性、逻辑性、实践性。

思维障碍（thought disorder）是精神科常见症状，临床表现多种多样，可分为思维形式障碍和思维内容障碍。

（一）思维形式障碍

思维形式障碍（formal thought disorders）主要为思维过程的联想和逻辑障碍。常见的症状如下：

1. **思维奔逸（flight of thought）** 思维联想速度加快、数量增多和转换加速。患者表现为特别健谈，说话滔滔不绝，口若悬河，感到脑子特别灵活，就像机器加了"润滑油"一样难以停顿下来。患者说话的语速快、语量多，主题易随环境而发生改变（随境转移），也可有音韵联想（音联），或字意联想（意联）。写信或写文章时往往文思敏捷，一挥而就。多见于躁狂发作。

2. **思维迟缓（inhibition of thought）** 指思维联想速度减慢、数量减少和转换困难。患者表现为语量少，语速慢、语音低和反应迟缓。患者感到脑子就像生锈了的机器一样，变笨了，反应变慢了，思考问题困难。多见于抑郁发作。

3. **思维贫乏（poverty of thought）** 指联想概念与词汇贫乏，患者感到脑子空空荡荡，没有什么思想。表现为寡言少语，谈话时言语内容空洞单调，回答问题简单，严重者对什么问题都回答"不知道"。多见于精神分裂症、痴呆及智力发育障碍。

4. **思维散漫（looseness of thought）、思维破裂（splitting of thought）、语词杂拌（word salad）** 指思维的连贯性障碍，即联想概念之间缺乏必要的联系。思维散漫表现为患者在交谈时，联想松弛，内容散漫，缺乏主题，话题转换缺乏必要的联系，以致别人听不懂患者要表达的是什么主题思想；对问话的回答不切题，交流困难。多见于精神分裂症及智力发育障碍。思维破裂表现为患者的言语或书写内容有结构完整的句子，但各句含意互不相关，变成了语句堆积，整段内容令人不能理解。严重时，言语支离破碎，句子结构不完整，成了一些不相干字、词的堆积，称为语词杂拌，如当医生问患者姓名时，患者回答"地上的云彩，汽车、太阳、计算机，水中飞飞，……"。多见于精神分裂症。

5. **思维不连贯（incoherence of thought）** 表现与语词杂拌类似，它是在意识障碍背景下出现的言语支离破碎和杂乱无章状态。多见于谵妄状态。

6. **思维中断（thought blocking）** 指思维联想过程突然发生中断。表现为患者在无意识障碍，又无外界干扰时，言语突然停顿，片刻之后又重新开始，但所谈主题已经转换。多见于精神分裂症。

7. **思维被夺（thought deprivation）、思维插入（thought insertion）** 属于思维联想障碍，前者感到自己思想被某种外力突然抽走，后者则表现为患者感到有某种不属于自己的思想被强行塞入自己的脑中。两者均不受个人意志所支配，多见于精神分裂症。

8. **强制性思维（forced thought）** 是思维联想的自主性障碍。表现为患者感到脑内涌现大量无现实意义、不属于自己的联想,是被外力强加的。这些联想常常突然出现、突然消失,内容多变。多见于精神分裂症。

9. 强迫思维(obsessive thought)　指在患者脑中反复出现的某一概念或相同内容的思维,明知不合理和没有必要,但又无法摆脱,常伴有痛苦体验。强迫思维可表现为:反复出现某些想法、怀疑自己是否说错话、是否锁好门、反复回忆做过的事情或说过的话、反复考虑毫无意义的问题等。多见于强迫症,也可见于精神分裂症。

强迫思维与强制性思维不同:前者是自己的思想,往往同一内容的思维反复持续出现,多见于强迫症;后者则是外力强加的、不属于自己的思想,内容变化多端,且突然出现、突然消失,多见于精神分裂症。

10. 病理性赘述(circumstantiality)　指思维联想活动迂回曲折,联想枝节过多。表现为患者对某种事物做不必要的、过分详尽的描述,言语啰唆,但最终能够回答出有关的问题。见于癫痫、痴呆等。

11. 思维化声(thought hearing)　是同时包含思维障碍和感知觉障碍两种成分的一种症状。患者在思考时,同时感到自己的思想在脑子里变成了言语声,自己和他人均能听到。多见于精神分裂症。

12. 语词新作(neologism)　是概念的融合、浓缩和无关概念的拼凑。患者自创一些文字、符号、图形或语言并赋予特殊的意义,他人无法理解。如"男/女"表示离婚。多见于精神分裂症。

13. 象征性思维(symbolic thinking)　属于概念转换,患者以无关的具体概念代替某一抽象概念,不经患者本人解释,他人无法理解。如患者经常反穿衣服,表示自己"表里合一、心地坦白",多见于精神分裂症。

正常人可以有象征性思维,如玫瑰象征爱情、鸽子象征和平等,但正常人的象征性思维是以传统和习惯为基础的,与文化背景相符,人们之间彼此能够理解。

14. 逻辑倒错性思维(paralogic thinking)　推理缺乏逻辑性,表现为患者推理过程或缺乏前提依据,或因果倒置,令人感到不可理解,离奇古怪。多见于精神分裂症和妄想性障碍等。

（二）思维内容障碍

思维内容障碍主要表现为妄想(delusion),它是在病态推理和判断基础上形成的一种病理性的歪曲的信念。其特征包括:①妄想内容与事实不符,缺乏客观现实基础,但患者仍坚信不移;②妄想内容涉及患者本人,且与个人有利害关系;③妄想内容具有个体独特性,是个体的心理现象,并非集体信念;④妄想内容与患者的文化背景和经历有关,且通常有浓厚的时代色彩。

妄想是精神科临床上常见且重要的精神病性症状之一,可以根据其起源、结构和内容进行分类。

1. 根据妄想的起源分类　可分为原发性妄想和继发性妄想。

(1)原发性妄想(primary delusion):是没有发生基础的妄想。表现为内容不可理解,不能用既往经历、当前处境及其他心理活动等加以解释。原发性妄想是精神分裂症的典型症状,对精神分裂症具有重要诊断价值。

(2)继发性妄想(secondary delusion):是发生在其他病理心理基础上的妄想,或与某种经历、情境等有关的妄想。如在抑郁基础上产生的自罪妄想;因亲人患某种疾病后而过分关注自己身体健康,逐渐产生疑病妄想等。可见于多种精神障碍。

2. 按照妄想的结构分类　可分为系统性妄想和非系统性妄想。

(1)系统性妄想(systematized delusion):是指内容前后相互联系、结构严密的妄想。此类妄想形成过程较漫长,逻辑性较强,与现实具有一定联系或围绕某一核心思想,如不仔细辨别,往往难以发现。多见于妄想性障碍。

(2)非系统性妄想(non-systematized delusion):是一些片段、内容不固定、结构不严密的妄想。此类妄想往往产生较快,缺乏逻辑性,内容明显脱离现实,且易发生变化,甚至自相矛盾。多见于精神分裂症等。

3. 临床上通常按妄想的主要内容归类

(1)关系妄想(delusion of reference):患者认为周围环境中所发生的与自己无关的事情均与自己有关。如认为周围人的谈话是在议论自己,别人的咳嗽是针对自己的,甚至认为电视上播出的和报纸上登载的内容也与自己有关。多见于精神分裂症和其他妄想性障碍。

(2)被害妄想(delusion of persecution):患者坚信自己或家人被某些人或某组织进行迫害,如投毒、跟踪、监视、诽谤等。患者受妄想的影响可出现拒食、逃跑、报警、自伤、伤人等行为。主要见于精神分裂症和其他妄想性障碍。

(3)疑病妄想(hypochondriacal delusion):患者毫无根据地坚信自己患了某种严重的躯体疾病或不治之症,因而到处求医,各种详细的检查和反复的医学验证也不能纠正。如认为自己得了癌症、心脏病等,而且将不久于人世。严重时,患者认为"内脏都腐烂了""大脑成了一个空壳""血液干枯了",称为虚无妄想(nihilistic delusion)。多见于抑郁发作、精神分裂症、躯体不适或躯体体验障碍等。

(4)夸大妄想(grandiose delusion):患者认为自己拥有非凡的才能、智慧、财富、权利、地位等,如称自己是著名的科学家、发明家、歌唱家、大富翁、单位或国家领导人等。可见于躁狂发作、精神分裂症及痴呆等。

(5)罪恶妄想(delusion of guilt):又称自罪妄想。患者毫无根据地坚信自己犯了严重的错误或罪恶,甚至认为自己罪大恶极、死有余辜,应受严厉惩罚。患者可在此妄想的影响下出现拒食、自杀等行为。多见于抑郁发作,也可见于精神分裂症。

(6)钟情妄想(delusion of love):患者坚信自己被某异性或许多异性钟情,对方的一言一行都是对自己爱的表达。有时患者会对这种"爱的表达"作出相应的反应而去追求对方,即使遭到对方的严词拒绝,患者仍毫不置疑,而认为对方是在考验自己对爱情的忠诚。多见于精神分裂症和妄想性障碍。

(7)嫉妒妄想(delusion of jealousy):患者无中生有地坚信自己的配偶对自己不忠诚,另有外遇。为此,患者常常跟踪和监视配偶的日常活动,检查配偶的衣物等日常生活用品,以寻觅其"婚外情"的证据。多见于精神分裂症、妄想性障碍、痴呆等。

(8)非血统妄想(delusion of non-consanguinity):患者毫无依据地坚信自己的父母不是亲生的,虽经反复解释和证实,仍坚信不移。患者有时认为自己是被抱养或被寄养的,但又说不清从何时、为什么与现在的父母生活在一起。多见于精神分裂症。

(9)物理影响妄想(delusion of physical influence):又称被控制感,患者感到自己的思想、情感和意志行为受到某种外界力量的控制而身不由己。如患者经常描述被电磁波、红外线、超声波或某种特殊的先进仪器控制。多见于精神分裂症。

(10)内心被揭露感(experience of being revealed):又称被洞悉感。患者感到内心所想的事情,没有说出,也没有用文字书写出来,但被别人都知道了。至于他们通过什么方式知道的,患者则不能描述。多见于精神分裂症。

(三) 超价观念

超价观念(overvalued idea)是一种具有强烈情感色彩的错误观念,其发生一般均有一定事实根据,不十分荒谬离奇,也没有明显的逻辑推理错误。此种观念片面而偏激,可明显地影响患者的行为及其他心理活动。多见于人格障碍。

超价观念与妄想的区别在于其形成有一定的性格基础与现实基础,伴有强烈的情绪体验,内容比较符合客观实际。

三、注意及记忆障碍

(一) 注意障碍

注意(attention)是指个体精神活动集中指向一定对象的心理过程。注意可分为主动注意和被动注意两类。主动注意又称为有意注意,是自觉的、有目的的注意;被动注意又称为无意注意,是外界刺激所激发、没有目的的注意。正常人的注意具有集中性、稳定性、转移性特征。常见注意障碍包括以下几种:

1. 注意增强(hyperprosexia) 为主动注意的兴奋性增高,表现为过分关注某些事物。如有被害妄想的患者,对周围环境保持高度的警惕,过分地注意别人的一举一动。多见于精神分裂症、躯体忧虑障碍等。

2. 注意减退(hypoprosexia) 为主动及被动注意的兴奋性减弱和注意稳定性降低,表现为注意力难以唤起和维持。多见于抑郁发作、精神分裂症等。

3. 注意涣散(divergence of attention) 为被动注意兴奋性增强和注意稳定性降低,表现为注意力不集中,容易受到外界的干扰而分心。多见于注意缺陷多动障碍、焦虑障碍、精神分裂症等。

4. 注意狭窄(narrowing of attention) 为注意广度和范围的显著缩小,表现为当注意集中于某一事物时,不能再注意与之有关的其他事物。多见于意识障碍、智能障碍等。

5. 注意转移(transference of attention) 为注意转换性增强和稳定性降低,表现为主动注意不能持久,很容易受外界环境的影响而使注意对象不断转换。多见于躁狂发作等。

(二)记忆障碍

记忆(memory)是既往事物经验在大脑中的重现。记忆是在感知觉和思维基础上建立起来的精神活动,包括识记、保持、再认和回忆三个基本过程。记忆障碍通常涉及记忆过程的各个部分,常见记忆障碍包括以下几种。

1. 记忆增强(hypermnesia) 是病理性的记忆力增强,表现为患者对病前已经遗忘且不重要的事都能重新回忆起来,甚至包括事件的细节。多见于躁狂发作和精神分裂症等。

2. 记忆减退(hypomnesia) 是记忆各个基本过程功能的普遍减退。轻者表现为近记忆力的减弱,严重时远记忆力也减退。多见于痴呆,也可见于正常老年人。

3. 遗忘(loss of memory) 是记忆痕迹在大脑中的丧失,表现为对既往感知过的事物不能回忆。根据是否能够恢复,遗忘可分为暂时性遗忘和永久性遗忘;根据对事件遗忘的程度,遗忘可分为部分性遗忘和完全性遗忘。在临床上,通常按照遗忘与疾病的时间关系分类(表7-2)。

表 7-2   遗忘与疾病的时间关系

类型	临床特征	常见疾病
顺行性遗忘	对紧接着疾病发生以后一段时间内的经历不能回忆	脑挫伤等
逆行性遗忘	对疾病发生之前一段时间内的经历不能回忆	脑外伤、脑卒中发作后等
界限性遗忘	对某一特定时间段的经历不能回忆,遗忘的发生通常与该时间段内的不愉快事件有关	分离障碍
进行性遗忘	指随着疾病的发展,遗忘逐渐加重	阿尔茨海默病

4. 虚构(confabulation) 指在遗忘的基础上,患者以想象的、未曾亲身经历的事件来填补记忆的缺损。由于虚构患者有严重的记忆障碍,因而虚构的内容自己也不能再记住,所以其叙述的内容常常变化,且容易受暗示的影响。多见于各种原因引起的痴呆及慢性酒精中毒所致精神障碍。

5. 错构(paramnesia) 指在遗忘的基础上,患者对过去所历过的事件,在发生的地点、情节、特别是在时间上出现错误的回忆,并坚信不移。多见于各种原因引起的痴呆和慢性酒精中毒性所致精神障碍。

四、智能障碍

智能(intelligence)是人们获得和运用知识解决实际问题的能力。它涉及感知、记忆、注意和思维等一系列认知过程。临床上常常通过检查患者的一般常识、理解力、判断力、分析概括力、计算力、记忆力等对智力水平进行初步判断。也可以通过智力测验获得患者的智商（intelligence quotient,IQ），对其智能水平进行定量评价。临床上智能障碍可分为精神发育迟滞和痴呆两大类。

1. **智力发育障碍（disorders of intellectual development）** 是指先天或发育成熟以前（18岁以前），由于各种原因影响智能发育所造成的智力低下和社会适应困难状态。随着年龄增长，患者的智力水平可能有所提高，但仍明显低于正常同龄人。

2. **痴呆（dementia）** 指智力发育成熟以后，由于各种原因损害原有智能所造成的智力减退状态。痴呆的发生往往具有脑器质性病变基础。根据大脑病理变化的性质、所涉及的范围以及智能损害的广度，可分为全面性痴呆、部分性痴呆和假性痴呆（表7-3）。

表7-3 痴呆类型

类型	脑结构改变	临床表现	常见疾病
全面性痴呆	大脑弥散性损害	智能活动的各个方面均受累及，影响患者全部的精神活动。常出现人格改变、定向力障碍及自知力缺乏	阿尔茨海默病 梅毒性痴呆
部分性痴呆	大脑局部损害	记忆力减退，理解力削弱或分析综合困难、人格仍保持良好，定向力完整，有一定的自知力	血管性痴呆 脑外伤后痴呆的早期
假性痴呆	大脑无损害	强烈的精神创伤后，部分患者可产生一种类似痴呆的表现，经治疗后，痴呆样表现很容易消失。也可表现为：①甘瑟氏综合征（Ganser syndrome）：又称为心因性假性痴呆，表现为对简单问题给予近似而错误的回答，往往给人以故意或开玩笑的感觉；②童样痴呆（puerilism）：以行为幼稚、模仿幼儿的言行为特征	分离障碍 应激障碍

五、情感障碍

情感（affection）和情绪（emotion）是指个体对客观事物的态度和因之而产生的相应的内心体验。两者既有区别又有联系，情感主要是指与人的社会性需要相联系的体验，具有稳定性、持久性，不一定有明显的外部表现；情绪则主要是指与人的自然性需要相联系的体验，具有情景性、暂时性和明显的外部表现。在精神病学中，情感和情绪往往作为同义词使用。心境（mood）是指一种较微弱而持续的情绪状态，是一段时间内精神活动的基本背景。

情感障碍（affective disorder）主要包括：

1. **情感高涨（elation）** 是正性情感活动的明显增强。表现为不同程度的、与周围环境不相称的病态喜悦，患者自我感觉良好，整日喜笑颜开，说话时语音高昂，眉飞色舞，表情丰富。由于其高涨的情感与精神活动的其他方面比较协调，且与周围环境保持一定联系，故具有较强感染性，易引起周围人的共鸣。多见于躁狂发作。

2. **欣快（euphoria）** 是在智能障碍基础上出现的与周围环境不协调的愉快体验。表现为患者自得其乐，似乎十分幸福，但表情比较单调刻板，往往会给人以呆傻、愚蠢的感觉。多见于痴呆。

3. **情感低落（depression）** 是负性情感活动的明显增强。表现为忧愁、苦闷、唉声叹气、暗自落泪等，有时感到前途灰暗，没有希望，严重时可因悲观绝望而出现自杀企图及行为。多见于抑郁发作。

4. **情感淡漠（apathy）** 是指对外界刺激缺乏相应的情感反应，缺乏内心体验。表现为面部表情呆板，对周围发生的事物漠不关心，即使对与自身有密切利害关系的事情也如此。多见于精神分裂症、痴呆。

5. **焦虑（anxiety）** 是指在缺乏相应的客观刺激情况下出现的内心不安状态。表现为患者顾虑重重、紧张恐惧,坐立不安,严重时可表现为搓手顿足,惶惶不可终日,似有大祸临头的感觉,常伴有心悸、出汗、手抖、尿频等自主神经功能紊乱症状。多见于焦虑障碍。

6. **恐惧(phobia)**　是指面临某种事物或处境时出现的紧张不安反应。恐惧可见于正常人。病态的恐惧是指与现实威胁不相符的恐惧反应,表现为过分害怕,提心吊胆,且常伴有明显的自主神经功能紊乱症状,如气急、心悸、出汗、四肢发抖等。恐惧往往伴有回避行为。多见于恐惧障碍。

7. **易激惹(irritability)**　是情感活动的激惹性增高,表现为极易因一般小事而引起强烈的不愉快情感反应。可见于多种精神障碍,如人格障碍、躁狂发作、精神分裂症等。

8. **情感不稳(emotional instability)**　是情感活动的稳定性障碍,表现为患者的情感反应极易发生变化,从一个极端波动至另一极端,显得喜怒无常,变化莫测。多见于脑器质性损害所致的精神障碍。

9. **情感倒错(parathymia)**　指情感表现与其内心体验或处境明显不相协调,甚至截然相反。如某精神分裂症患者在描述自己被人跟踪、投毒等妄想性体验时,却表现出愉快的表情。多见于精神分裂症。

10. **情感矛盾(affective ambivalence)**　指患者在同一时间对同一人或事物产生两种截然不同的情感反应,但患者并不感到这两种情感的矛盾和对立,没有痛苦和不安。如患者因怀疑丈夫迫害自己而憎恨他,但同时又对他亲近关心。多见于精神分裂症。

六、意志及行为障碍

(一) 意志障碍

意志(volition)是人自觉地确定目标,并根据目标调节支配自身的行动,克服困难,实现预定目标的心理过程。一般把意志品质归纳为自觉性、果断性、自制性和坚持性四个方面。

意志障碍(disorder of volition)主要表现为:

1. **意志增强(hyperbulia)**　指意志活动增多。表现为在病态情感或妄想的支配下,患者持续地坚持某些行为,具有极大的顽固性。例如有被害妄想的患者反复报警、反复告状、拒食等。多见于精神分裂症、妄想性障碍等。

2. **意志减退(hypobulia)**　指意志活动的减少。表现为动机不足,缺乏积极主动性及进取心,对周围事物兴趣减退,活动减少,工作学习感到非常吃力,严重时整日呆坐或卧床不起,日常生活也懒于料理。多见于抑郁发作、精神分裂症。

3. **意志缺乏(abulia)**　指意志活动缺乏。表现为对任何活动都缺乏动机、要求,生活处于被动状态,处处需要别人督促和管理。严重时行为孤僻、退缩,对饮水、进食等本能的要求也没有,且常伴有情感淡漠和思维贫乏。多见于精神分裂症、智力发育障碍、痴呆。

4. **矛盾意向(volitional ambivalence)**　表现为对同一事物,同时出现两种完全相反的意向,但患者并不感到这两种意向的矛盾和对立,没有痛苦和不安。如患者碰到朋友时,想去握手,却把手缩回来。多见于精神分裂症。

(二) 动作行为障碍

动作(movement)是指简单的随意和不随意运动。行为(behavior)是一系列动作的有机组合,是为达到一定目的而进行的、复杂的随意运动。两者既有区别,又有联系,故往往被同时联合使用,称为动作行为。

精神障碍患者由于病理性感知觉、思维、情感等影响,可以出现不同形式的动作行为障碍(disorder of movement and behavior),主要表现为:

1. **精神运动性兴奋(psychomotor excitement)**　是指患者的动作行为及言语活动明显增多。包括协调性和不协调性两类。

(1)协调性精神运动性兴奋(coherent psychomotor excitement):表现为患者增多的动作行为及言语

与思维、情感、意志等精神活动协调一致,并与环境保持较密切联系。患者的整个精神活动比较协调,行为具有目的,可以被周围人理解。多见于躁狂发作。

(2)不协调性精神运动兴奋(incoherent psychomotor excitement):表现为患者增多的动作行为及言语与思维、情感、意志等精神活动不相协调,脱离周围现实环境。患者的整个精神活动不相协调,动作行为杂乱无章,缺乏动机及目的,使人难以理解。多见于精神分裂症、谵妄状态。

2. 精神运动性抑制(psychomotor inhibition) 指动作行为和言语活动显著减少。主要包括木僵、蜡样屈曲、缄默症和违拗症。

(1)木僵(stupor):指动作行为和言语活动被完全抑制。表现为患者不语、不动、不饮、不食,肌张力增高,面部表情固定,对刺激缺乏反应,经常保持一种固定姿势,甚至大小便潴留。症状较轻者,可表现为少语、少动、表情呆滞,无人时能自动进食,可自行大小便,称为亚木僵状态。可见于严重抑郁发作、精神分裂症、应激障碍、脑器质性损害所致的精神障碍、严重药物反应等。

(2)蜡样屈曲(waxy flexibility):在木僵的基础上,患者出现肢体任人摆布,即使是极不舒服的姿势,也能较长时间维持不动,形似蜡塑一般,故称为蜡样屈曲。如果患者平躺时将其枕头取走,患者仍能够长时间保持头部抬高的姿势不变,称为"空气枕头"。多见于精神分裂症。

(3)违拗症(negativism):指患者对于他人的要求加以抗拒。可分为主动违拗(active negativism)和被动违拗(passive negativism),前者表现为不但拒绝执行他人要求,而且还作出与要求截然相反的行为,如让患者张开口时,患者把口闭得更紧;后者则表现为对他人的各种要求一概拒绝执行。多见于精神分裂症。

(4)缄默症(mutism):是言语活动的明显抑制。表现为患者缄默不语,不回答任何问题,有时仅以手示意或者用书写交流。多见于分离障碍及精神分裂症。

3. 模仿动作(echopraxia) 指患者无目的地模仿别人的动作,常与模仿言语(echolalia)同时存在。多见于精神分裂症。

4. 刻板动作(stereotyped act) 指患者机械刻板地反复重复某一单调的动作,常与刻板言语(stereotyped speech)同时出现。多见于精神分裂症、孤独症谱系障碍等。

5. 作态(mannerism) 指患者做出古怪的、愚蠢的、幼稚做作的动作、姿势、步态与表情,如扮鬼脸、做怪相等。多见于精神分裂症。

6. 强迫动作(compulsion) 指患者明知没有必要,却难以克制的去重复做某种动作行为,如果不重复,患者往往焦虑不安,如强迫性检查、强迫性洗涤等。强迫动作多与强迫思维有关。常见于强迫障碍。

七、定向力及自知力障碍

(一)定向力障碍

定向力(orientation)指一个人对时间、地点、人物以及自身状态的认识能力。前者称为对周围环境的定向力,后者称为自我定向力。

定向力障碍(disorientation)是指对环境或自身状况认识能力的丧失或认识错误。它是意识障碍的一个重要标志。但有定向力障碍者并不一定存在意识障碍,阿尔茨海默病患者可出现定向力障碍,但意识清晰。

精神分裂症患者也可在意识清晰状态下出现定向力障碍,通常表现为双重定向。即对周围环境的时间、地点、人物出现双重体验,其中一种体验是正确的,而另外一种体验则与妄想有关,是妄想性的判断或解释。

(二)自知力障碍

自知力(insight)又称领悟力或内省力,是指患者对自己精神状态的认识和判断能力。

不同精神疾病自知力的损害程度是不同的。焦虑障碍患者的自知力一般保持完整,即患者能够认识到自己的病态表现,并为此感到痛苦而积极寻求医疗帮助。精神分裂症等重性精神障碍患者的自知力一般是缺乏的,即患者不能认识到自己的病态表现,否认存在精神方面的问题,故往往拒绝就医、治疗。

自知力缺乏是重性精神障碍的重要标志,临床上往往将有无自知力及自知力恢复的程度作为判定病情轻重和疾病好转程度的重要指标。自知力完全恢复是精神疾病康复的重要指标之一。

八、常见精神疾病综合征

虽然精神症状的表现复杂多样,但许多精神症状之间往往具有一定联系。在临床上,通常将具有一定内在联系、且往往同时出现的一组精神症状称为精神疾病综合征。常见的精神疾病综合征如下。

1. **幻觉妄想综合征**(hallucinatory-paranoid syndrome)　以幻觉为主,并在幻觉的基础上产生相应的妄想,幻觉和妄想联系紧密,且相互影响。多见于精神分裂症,也可见于脑器质性损害所致的精神障碍和精神活性物质所致精神障碍等。

2. **躁狂综合征**(manic syndrome)　以情感高涨、思维奔逸和活动增多为特征。主要见于躁狂发作,也可见于脑器质性损害所致精神障碍。另外,抗抑郁药物、某些药物如糖皮质激素等也可引起类似发作。

3. **抑郁综合征**(depressive syndrome)　以情感低落、思维迟缓和活动减少为特征。主要见于抑郁发作,也可见于脑器质性损害所致精神障碍。另外,某些药物如利血平等也可引起类似发作。

4. **紧张综合征**(catatonic syndrome)　最突出的症状是患者全身肌张力增高,包括紧张性木僵和紧张性兴奋两种状态。前者常有违拗症、刻板言语及刻板动作、蜡样屈曲、模仿言语及模仿动作等症状,后者表现为突然暴发的兴奋激动和暴烈行为。紧张性木僵状态可持续数日或数年,可无任何原因地转入兴奋状态。而兴奋状态持续较短暂,发作后往往再次进入木僵状态或缓解。可见于精神分裂症、抑郁发作、急性应激障碍、脑器质性损害所致精神障碍、药物中毒等。

5. **器质性遗忘综合征**(organic amnestic syndrome)　简称为遗忘综合征(amnestic syndrome),又称为科尔萨科夫综合征(Korsakoff syndrome),患者无意识障碍,智能相对完好,主要表现为近事记忆障碍、定向力障碍和虚构。多见于酒精中毒性精神障碍、颅脑损伤所致精神障碍、脑肿瘤及其他脑器质性损害所致精神障碍。

6. **急性脑病综合征**(acute brain syndrome)　是一组急性的、广泛的认知功能障碍。意识障碍是其核心症状,如嗜睡、意识混浊、谵妄、昏睡以及昏迷等不同阶段、不同程度、不同表现的意识障碍。常由弥漫性、暂时的脑部病变引起,一般病情发展速度较快,病程较短暂,病变可逆,预后较好。多见于谵妄状态。

7. **慢性脑病综合征**(chronic brain syndrome,CBS)　常见于慢性脑部疾病或由急性脑综合征迁延而来。临床上以缓慢进展的智能减退为主要特征,包括痴呆、遗忘、人格改变和精神疾病综合征。多数脑部病变不可逆,预后较差。

第四节　神经系统检查

一、一般体检

1. **一般情况**　意识、面容、步态、不自主运动、营养情况等。

2. **精神状态** 见精神疾病部分。

3. **头部和颈部** 有无头颅畸形、局部压痛肿块等，前囟、颅缝、头皮静脉。

4. **脊柱和四肢** 畸形、压痛、活动受限等。

二、意识障碍检查

1. **姿势和运动** 最好是从床尾的角度开始观察，患者是在安静卧床还是在活动？如果有运动：四肢运动相同吗？患者平卧对称吗？是否存在异常运动？

患者双前臂屈曲内收，腕及手指屈曲，腿及踝部伸直，足跖屈为去皮质强直。角弓反张，四肢强直，肌张力增高，即"伸肘、肩及前臂内旋，下肢伸直"为去大脑强直。头歪向一侧伴随上肢屈曲，提示轻偏瘫。上肢或下肢的短暂痉挛，持续不足 1s，为肌阵挛。

2. **最好语言反应** 试着唤醒患者，患者能唤醒吗？问一个简单的问题：你叫什么名字？你是否得到回答？观察他的定向力，时间、地点、人物。如果患者不回答，换其他的问题，如你怎么了？你住在哪儿？注意患者的反应，记录最好的反应水平。

3. **头和颈** 观察头部，寻找外伤的证据。叩击颅骨(和胸部叩诊相同)：骨折可能出现"破壶音"。注意耳和鼻部有无脑脊液或血液流出，检查鼓膜有无中耳炎的证据。测试颈强直时如果有外伤的证据，除非排除了颈部损伤，否则不要测试。

4. **眼睑** 是否为自发性的睁眼和闭眼？叫患者睁眼或闭眼，评估对疼痛刺激的反应：闭眼了？是否存在其他眼睑运动？眼睑运动是否对称？是否存在眼睑下垂？是否有面肌无力？

5. **瞳孔** 注意瞳孔的大小(mm)，测试直接和间接对光反射(表 7-4)。

表 7-4 瞳孔异常表现和病因

双侧瞳孔是否等大	瞳孔大小	对光反射	病因
瞳孔等大	针尖样	反射存在	鸦片过量或脑桥病变
	缩小	固定	代谢性脑病
	中等大小	反射存在	中脑病变
			代谢性损伤
瞳孔不等大	扩大	无反射	第Ⅲ对脑神经麻痹，注意脑疝
	缩小	反射存在	Horner 征

6. **眼底** 特别注意视乳头水肿(少见)，或玻璃体后出血。

7. **眼球运动** 观察眼球运动，患者是否看着你？患者眼球是否追踪移动物体？患者的双眼运动是共同的(协同运动)还是独立的(不协同)？眼球的活动是否充分？

眼球运动的头眼反射测试(玩偶眼试验)(注意：必须排除颈部外伤后，才能进行此项测试)。

(1)测试方法：将头转向右侧观察眼球它们是否都转向左侧？它们是否还保持向前看？是否一只眼球转向左侧而另一只则不动？测试另一侧以及颈部的屈和伸。

(2)结果分析

1)眼球转向头部运动的相反方向，试图向前看。

2)眼球转向了一侧，但不转向另一侧：侧向凝视麻痹，提示脑干病变。

3)一只眼球的外展受限：第Ⅵ对脑神经麻痹。

4)一侧眼球除外展之外的其他运动受限伴瞳孔扩大：第Ⅲ对脑神经麻痹。

5)眼球不向任何方向运动：提示双侧脑干病变。

8. **热水测试**、角膜反射、咽反射。

9. **运动系统** 测试所有肢体的肌张力是否双侧对称? 评价每个肢体的运动,观察肢体的自发性运动,运动是否对称? 嘱患者移动肢体,如果他配合,进一步正式测试肌力。如果患者没有反应,用你拇指的指节压迫患者的胸骨,观察患者是否有针对疼痛点的、有目的性的运动? 上肢是否因疼痛而屈曲? 上下肢是否因疼痛而伸直? 对疼痛刺激的反应是否有不对称性? 如果对疼痛刺激无反应,则压迫眉弓内侧,注意反应。挤压患者肢体每个手指的甲床,观察患者肢体是否出现缩回? 腱反射对称吗? 记录每个肢体的异常反应。

肌张力、腱反射或对疼痛刺激反应均不对称,提示偏瘫。

10. 昏迷的患者病情危重,情况紧急,采集病史应简明扼要,神经系统检查重点有昏迷程度、眼部特征、运动功能和呼吸形式。最好同时两位医生在场,一位采集病史和体格检查,另一位同时对患者救治。对大多数患者而言,确切诊断依赖于做进一步的相关检查。

三、高级皮质功能检查

高级功能包括了思维、记忆、理解、感知和智能。首先检查意识状态,在意识状态正常的情况下检查语言、记忆、认知、空间定位能力、注意力、计算力、抽象思维、视觉和躯体感知觉,了解情感和人格改变。

（一）语言

对于失语患者,语言障碍可以干扰或阻碍从患者那里采集病史。如果这样,需向患者的亲戚或朋友询问病史。确认左利手或右利手,发现患者的第一语言。

(1)评价理解功能:①问患者一个简单问题,如你的名字和地址是什么? 你的工作是什么? 准确描述一下你做什么;②再问几个问题,用是或不是回答;给一个简单命令,例如"张开嘴"或"用右手摸你的鼻子",如果患者正确执行,再给一些复杂些的命令。

(2)评价自发语言:语言是否流利? 用词是否正确? 是否用了错词、错语,或者是否说一些没有意义的难懂的话(有时称作难懂性失语)。

(3)评价找词和命名能力:如让他说出他能想到的动物名字;让他说出交给他的一些熟悉物品的名字,如手表、表带、纽扣等;从容易命名的物体开始,然后问较少使用的物品的名字以增加测试难度。

(4)评价复述功能:让患者重复一个短语,如"太阳在照耀",然后增加短语的复杂程度。

(5)评价语言障碍的严重程度:失语是否干扰日常交往?

(6)测试阅读和书写。

（二）记忆

1. **即时记忆** 姓名和地址的测试。告诉患者你要他记住一个名字和地址。使用患者熟悉的那类地址,例如:"张三,南京路5号"或者"李四,长安街20号"。立即让患者给你重复。注明患者复述上述句子的时候发生几处错误,需要教他几次患者才能正确复述。

正常:立即复述。

提示:使用一个你经常使用的姓名和地址,以防止你自己也犯错误。

改良测试:让患者复述生涩的句子,如让患者重复这句话:"让一个国家肯定会繁荣富强的一样东西是大量和安全地提供木材。"

正常:重复3次之内能正确表述。

2. **近记忆** 让患者回忆昨天所做的事情,如吃饭内容等。或请患者记住姓名和地址,5min后让他重复出来。注明出现的错误次数。

提示:可以在这5min内测试患者的计算力和抽象思维能力。

3. **远记忆** 回忆从前的事情,如生日、工作时间等。或者测试一些你认为患者应有的常识。这一项检查在不同的患者会有很大差异,需要根据情况而定。例如:一个欧洲的退伍军人应该知道第二次世界大战的总指挥;一个英国的足球爱好者应该知道哪一年英国赢得了世界杯;一个神经科医生应该知道脑神经的名字。以下这些可以用来作为一般性知识的例子,如中华人民共和国建国的日期和第一任国家主席是谁。

（三）空间定位能力

主要测试顶叶和枕叶的功能,也用于痴呆的检测。

1. 常用的测试方法

(1)钟面:让患者画一个钟面并填上数字。让他在指定的时间上画出表针,例如三点五十分。

(2)五角星:让患者照样复制出一个五角星。

2. 测试结果分析

(1)正确的钟面和五角星:正常。

(2)半侧的钟面缺失:视空间注意力差。

(3)不能画出钟面和复制出五角星:结构性失用。

注意:在有肌无力的情况下很难对检查结果进行评价。

（四）认知观察计算、概括和判断能力

1. 计算力 "100-7=93-7=86-7……"一直减下去。

询问患者是否擅长计算,向他解释你将要问他一些简单的计算。请他计算100减7,之后再依次减7的结果。记录进行计算所需要的时间和发生的错误。

改良测试:在计算一系列减7比较困难的时候应用。

双倍3测试:用于患者计算比较困难的时候。2个3是多少,得数再乘以2,一直连续乘以2。记录患者能够计算到几以及计算需要多长时间。

其他测试:让患者进行更难的心算:2+3,7+12,21-9,4×7,36-9,等等。

注意与患者病前的情况做对比。

2. 理解判断力 "一斤棉花一斤铁哪一个重?""过河拆桥"的寓意。

（五）定向力和注意力

1. 定向力 测试时间、地点和人物的定向力。

(1)时间:今天是几号、星期几、哪月、哪年、哪个季节和现在是几点。

(2)地点:我们所在的地点是什么地方? 这个病房或医院的名称是什么? 这个镇或城市的名称是什么?

(3)人物:你叫什么名字? 做什么工作?

注明所发生的错误。

2. 注意力 数字记忆范围。

告诉患者,你要他重复你给他的数字。开始给3位或者4位数字,然后逐渐增加数字的位数,直到患者在某个数字发生几个错误。然后向他解释,你要他反向重复数字,例如:"当我说一二三,你说三二一"。

注明患者可以正向和反向回忆的数字数目。

正常:正向7个,反向5个。

提示:使用一些你知道的电话号码(不是999)。

（六）抽象思维

这是几个额叶功能的测试,用于检查额叶病变、痴呆和精神疾病。

1. 让患者解释谚语 告诉患者,让他给你解释一些谚语。问患者一些众所周知的谚语。例如:"挂羊头卖狗肉""过河拆桥""说曹操,曹操到"等。他是否能够给出正确的解释?

(1)正确的解释:正常。

(2)自然性解释:例如,他挂羊头,在卖狗的肉。他过河后把桥拆了。说曹操的时候,曹操就到了。

提示存在有形思维。

2. 让患者解释一对物体之间的区别　例如衬衫和裤子的区别,桌子和椅子的区别。

3. 让患者估算　我国的人口数量(14亿多);大通道公共汽车的长度(20m);一只大象的体重(5t);天安门城楼的高度(30~40m)。

(1)合理的估计:正常。

(2)不合理的估计:提示抽象思维异常。

(七) 失用症

失用症即为运用障碍,是指脑损伤后大脑高级部位功能失调,表现为不存在瘫痪和深感觉障碍的情况下肢体的运用障碍,是后天习得的、随意的、有目的性的、熟练能力的运用行为障碍。患者神志清楚,对所要求完成的动作能充分地理解,却不能执行,不能完成他原先早已掌握了的、病前能完成的、有目的性的技巧动作。

1. 面部运用障碍　先要求患者依据言语指令做出各种动作,再依据视觉指令模仿各种动作,如噘嘴、吹口哨、微笑、闭眼、皱眉、张口、闭口、摇头等。面部运用障碍是两侧性的,大多侵犯面神经所支配的肌肉。运用障碍对各种动作的影响是不一致的,其中一些运动受累,另一些则无恙,如患者可以吹口哨却不能咳嗽。有时患者不能随意去做一个动作,却在无意之中自动性完成。患者还表现动作倒错,如让其闭眼却伸出舌头。

2. 手的运用障碍　让患者进行以下动作:手指的内收及外展,手指分开及合拢,手的旋前及外转,拇指对掌,拍衣服,搔痒,指关节敲门,弹指,行礼和挥手。手的运用障碍特点类似面部。

3. 躯干和下肢的运用障碍　检查者可让患者做出以下动作:变换卧位,自卧位坐起,躯干弯向前方或侧方,散步,奔跑,独脚跳,用脚跟叩击地板,交叉两腿,身体左转、右转,脚在空中画圆圈或写一个字。运用障碍可仅限于一侧,两腿应分别进行检查。

4. 物品处理的运用障碍　物品处理时运用障碍表现为,不能正确地使用某一物品来完成某种作业和动作。观察在非检查情况下患者如何使用物品,动作是否正确。检查时可进行一手测验和两手测验:一手测验可让患者投球、刷牙、梳头等;两手测验常用的项目是让患者划擦火柴,点着香烟或蜡烛和打结。如果没有物品,可在缺乏实物的情况下进行想象的动作。

5. 绘画障碍　让患者绘一房屋、树木、剪刀和人物等,或者绘一几何图形。检查时要注意患者是如何进行绘画的。有的患者绘画时非常笨拙,笔下去是粗的和不平整的,线条堆于一起或相互交错,画出来的是难以识别的混乱图像。有的绘画非常简单,漏掉或移位是经常的,如将眼画得离开面部,或者由面部伸出手臂,或者画一房屋时将烟筒放于窗户上。绘画时患者对整个布局缺乏规划和预描。

6. 结构障碍　主要表现为对多角度空间结构的综合不能。检查时让患者用火柴杆摆一简单的几何图形,或让他画一房屋,必要时要让其摆积木。当患者存在严重的结构障碍时,他完全失去执行任务的能力,或者拿着火柴杆、积木无目的地移来移去,或者乱摆。抄绘和复制(按摆好的式样摆积木)时也出现同样的混乱。轻症患者动作很慢,一个简单动作都不肯定而且错误百出。绘画时线条不齐,出现长短、粗细、倾斜度和断续性现象,或其他不成比例、不成规则的变化。

7. 观念性失用症　患者的动作似乎缺乏基本的计划,可能被错误地诊断为意识模糊。与感觉性失语共存时,常误导诊断的注意力远离失用症,它同神经支配性运用障碍一样,只是在极少数情况下才足以达到分别进行临床确认的程度。

8. 观念运动性失用症　最常见于非优势半球支配的肢体。同时有右侧轻偏瘫和言语困难,往往是运动型的,常常吸引了临床医生的全部注意力,因此没有发现到非优势半球支配肢体的观念运动性失用症。

伴有言语困难时可能无法确定是否有观念运动性失用症,但当前者较轻时,通常发现患者不能做出指令性动作,但他们能模仿检查者示范的行为以及在另外的一些场合中能够自发地执行。在进行肢体远端(例如手指、手部)或口咽部运动时,其运用障碍最为突出,体轴和躯干运动常不受累。

引起失用症的病变很少是局限性的,即使不是弥散性的也常常是多发性的,特别是双侧性的,在观念性失用症或完全性失用症,症状尤其如此。

（八）失认症

失认症是感觉到的物象与以往记忆的材料失去联络而变得不认识,即认识不能。它是指由于大脑局部损害所致的一种后天性认知障碍。

1. **视觉失认症**　是指患者不再能够通过视觉来辨认,或辨认不清楚他不久以前无任何困难就能辨认的事物,尽管患者的视力、推理能力都毫无改变。患者对熟悉的场所、他周围的事物、各种容貌甚至他的亲人,有时对颜色的鉴别都变得困难甚至不可能。

（1）视觉空间失认症:是与视觉空间感知障碍有关的一种地域性解体。患者不能辨别方向。患者不懂得观察四周,不懂得用有效的注意来进行探测。患者能掌握的若干视觉迹象都是孤立的,因此不能从这些视觉迹象来重建一个地域性结构。患者常常表现为在病区走廊里迷路,进入别人的房间,甚至在自己住的房间里也不能辨别方向。

（2）面孔失认症:患者常表现为看到人时不能立即认出是什么人。严重者连自己的亲人和密友也认不出,不能区别对象是男人还是女人,在镜子里不能从几个人的面孔里辨认出自己的面孔。取床边的报纸和杂志,并请患者认出著名人物的面孔。选择那些患者应该能认出的人,如国家主席、总理或电影明星等。

（3）颜色失认症:患者得病后不再能认出自己过去能很完善地识别的颜色。这一障碍很少被患者主动提出,而是通过一些特殊检查才发现此种障碍。

（4）内部影像加工障碍:视物变形症患者对涉及物件的大小、方向、形状、位置及物件之间的相互关系等问题发生知觉异常,知觉异常可涉及看到的全部物品或仅为物品中的某一些方面。

2. **听觉认知障碍**　音乐是一种很复杂的神经心理活动。颞叶在音乐的认知及加工中具有主要作用。对旋律（曲调）及韵律的认知及演唱来说,右颞叶是必不可少的。

（1）失音乐症:文献中报告的各种形式的失音乐症研究,主要是一些优势半球病变后出现失语症的音乐家患者。

（2）声音辨认障碍:声音的辨别是一个复杂的过程,由于声音模式性质的不同,因而两侧大脑半球并非同等地参与了声音的辨别过程。

3. **触觉失认症**　患者的初级感觉、触觉、温度觉、痛觉及本体感觉正常,但不能通过用手触摸的方式去认识感觉到熟悉的物体。在闭眼的情况下,患者对手里所握持的物体不能辨别其形状、大小、重量、温度、质感等,甚至在皮肤上写字也不能认知。有的患者仅感到手中有物但不能定性,有的可形容物品的个别属性,但不能辨别其究竟为何物。触觉失认一般仅发生于与优势半球同侧的那只手,较少情况下两手同时受累。触觉失认患者如果没有命名障碍,看到物品时或听到物品固有的声音时,可辨认出该物品并呼出其名称。

4. **体象障碍**　是脑损害后患者对自身空间表象的认知障碍,是一种综合的、复杂的失认症,通常是由顶叶功能受损所致,多发生在非优势半球,右顶叶病变时更为突出。

四、脑神经检查

脑神经(cranial nerves)共 12 对,检查时应按序进行,以免遗漏,同时注意双侧对比。

（一）嗅神经

嗅神经(olfactory nerve)系第 Ⅰ 对脑神经。检查前先确定患者是否鼻孔通畅、有无鼻黏膜病变。然后嘱患者闭目,依次检查双侧嗅觉。先压住一侧鼻孔,用患者熟悉的、无刺激性气味的、放在外形相同瓶中的物品(如杏仁、松节油、肉桂油、牙膏、香烟或香皂等)置于另一鼻孔下,让患者辨别嗅到的各种气味。然后,换另一侧鼻孔进行测试,注意双侧比较。根据检查结果可判断患者的一侧或双侧嗅觉状态。简单方法：取床旁的东西，如一片水果、一个橘子或一瓶果汁，让患者辨别气味是否正常。

（1）患者能适当辨别各种气味：正常嗅觉。

（2）患者不能辨别气味，但能辨认氨水：嗅觉缺失。若这种情况只发生于一侧鼻孔为单侧嗅觉缺失。

（3）患者不能辨别任何气味，包括氨水：考虑嗅觉丧失可能不完全是器质性的。

（二）视神经

视神经（optic nerve）系第Ⅱ对脑神经。检查包括视力、视野检查和眼底检查。

1. 眼的功能检查 患者双眼能否看清？如果患者平时戴眼镜，请戴上眼镜。

（1）视力（visual acuity）：视力分为远视力和近视力，后者常指阅读视力。

检测时常采用通用国际标准视力表进行。

1）远距离视力表：患者距视力表 5m 远，两眼分别检查。一般先检查右眼，用干净的卡片或遮眼板盖于左眼前，但勿使眼球受压。嘱受检者从上至下指出"E"字形视标开口的方向，记录所能看清的最小一行视力读数，即为该眼的远视力。能看清"1.0"行视标者为正常视力。

2）近距离视力表：在距视力表 33cm 处，能看清"1.0"行视标者为正常视力。尚可让患者改变检查距离，即将视力表拿近或远离至清晰辨认，以便测得其最佳视力和估计其屈光性质与度数。

3）利用床旁的物体来测试：例如报纸，记录能读出的字号（如只能看清标题或所有的印刷字）。如果不能读出最大的字。

4）看患者是否能：①数手指：问他你举起了几个手指。②观察手动：当你在他眼前晃动手指时，问他是否看到。③光感：当你用光照射他的眼睛时，问他是否看到。

（2）视野（visual fields）：检查方法为患者与检查者相对而坐，距离约 1m，两眼分别检查。如检查右眼，则嘱其用手遮住左眼，右眼注视检查者的左眼，此时检查者亦应将自己的右眼遮盖；然后检查者将其手指置于自己与患者中间等距离处，分别自上、下、左、右等不同的方位从外周逐渐向眼的中央部移动，嘱患者在发现手指时立即示意。如患者能在各方向与检查者同时看到手指，则大致属正常视野。若对比检查法结果异常或疑有视野缺失，可利用视野计进行精确的视野测定。

1）检查结果

A. 单眼视野缺损：视野狭窄。

B. 管状视野：不管眼睛离目标多远，视野狭窄总保持同样大小。

C. 暗点：视野中一小盲区，一般描述它的位置，如为中央或中心盲点（视野缺损把定像点和盲点连到一起），其次是形状（如圆形或环形）。

D. 象限性缺损：缺损两个边界分别为一垂直径线和一水平径线，即缺损的范围占据一个象限。

E. 偏盲：①双颞侧偏盲：即双眼颞侧视野缺损，须注意上或下 1/4 象限盲是否更明显。②同向象限盲：即双眼相同 1/4 象限视野缺损，分一致或不一致性。③同向偏盲：即双眼相同半侧视野缺损，依据视野缺损区功能保留的程度而分为（例如可以看到移动的目标）是一致还是不一致性以及有或无黄斑回避现象。

2）检查意义

A. 单眼视野缺损：提示眼球、视网膜或视神经病变。

B. 视野缩小：慢性视乳头水肿和慢性青光眼。

C. 管状视野：不表示具有器质性病变——癔症。

D. 暗点：多发性硬化、中毒性视神经病、缺血性视神经病、视网膜出血或梗死。

E. 高度视野缺损：提示血管性因素（视网膜梗死或缺血性视神经病）。

F. 双眼视野缺损：提示损伤在视交叉、视交叉后部或双侧视交叉前。

双颞侧偏盲：①上 1/4 象限＞下 1/4 象限：视交叉下部压迫，通常为垂体腺瘤。②下 1/4 象限＞上 1/4 象限：视交叉上压迫，通常为颅咽管瘤。

下面出现的视野缺损的常见原因是脑梗死、出血和肿瘤。

同向性象限盲：①上象限盲：颞叶损伤。②下象限盲：顶叶损伤。

同向偏盲：①不一致性：视路损伤。②一致性：外侧膝状体后损伤。

黄斑回避：在枕叶皮质损伤（视束或视放射的部分损伤）（图7-1）。

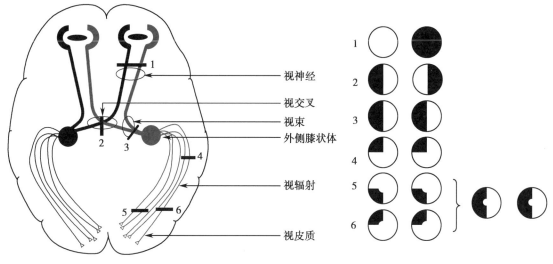

图 7-1　视觉传导通路

2. 外眼检查

（1）眼睑（eyelids）

1）上睑下垂（ptosis）：双侧上睑下垂见于先天性上睑下垂、重症肌无力；单侧上睑下垂见于蛛网膜下腔出血、白喉、脑脓肿、脑炎、外伤等引起的动眼神经麻痹。

2）眼睑闭合障碍：双侧眼睑闭合障碍可见于甲状腺功能亢进症；单侧眼睑闭合障碍见于面神经麻痹。

（2）眼球（eyeball）：检查时注意眼球的外形与运动。

1）眼球突出（exophthalmos）：双侧眼球突出见于甲状腺功能亢进症。患者除突眼外还有以下眼征：①Stellwag征：瞬目（即眨眼）减少；②von Graefe征：眼球下转时上睑不能相应下垂；③Mobius征：表现为集合运动减弱，即目标由远处逐渐移近眼球时，两侧眼球不能适度内聚；④Joffroy征：上视时无额纹。

单侧眼球突出多由于局部炎症或眶内占位性病变所致，偶见于颅内病变。

2）眼球内陷（enophthalmos）：双侧内陷见于严重脱水，老年人由于眶内脂肪萎缩亦有双眼眼球后退；单侧内陷，见于Horner综合征和眶尖骨折。

3）眼球运动：实际上是检查6条眼外肌的运动功能。医师置目标物（棉签或手指尖）于受检者眼前30~40cm处，嘱患者固定头位，眼球随目标方向移动，一般按左、左上、左下、右、右上、右下6个方向的顺序进行，每一方向代表双眼的一对配偶肌功能，若有某一方向运动受限提示该对配偶肌功能障碍，并伴有复视（diplopia）。

双侧眼球发生一系列有规律的快速往返运动，称为眼球震颤（nystagmus）。运动的速度起始时缓慢，称为慢相；复原时迅速，称为快相。运动方向以水平方向为常见，垂直和旋转方向较少见。检查方法是，嘱患者眼球随医师手指所示方向（水平和垂直）运动数次，观察是否出现震颤。

3. 瞳孔（pupil）

瞳孔是虹膜中央的孔洞，正常直径为3~4mm。瞳孔缩小（瞳孔括约肌收缩）是由动眼神经的副交感神经纤维支配；瞳孔扩大（瞳孔扩大肌收缩）是由交感神经支配。对瞳孔的检查应注意瞳孔的形状、大小、位置，双侧瞳孔是否等圆、等大，以及对光反射与集合反射等。

（1）瞳孔的形状与大小：正常为圆形，双侧等大。青光眼或眼内肿瘤时可呈椭圆形；虹膜粘连时形状可不规则。瞳孔缩小见于虹膜炎症、中毒（有机磷类农药）、药物反应（毛果芸香碱、吗啡、氯丙嗪）等。

（2）双侧瞳孔大小不等：常提示有颅内病变，如脑外伤、脑肿瘤、中枢神经梅毒、脑疝等。双侧瞳孔不等，且变化不定，可能是中枢神经和虹膜的神经支配障碍；如双侧瞳孔不等且伴有对光反射减弱或消失以及神志不清，往往是中脑功能损害的表现。

（3）对光反射：是检查瞳孔功能活动的测验。①直接对光反射：通常用手电筒直接照射瞳孔并观察其动态反应。正常人，当眼受到光线刺激后瞳孔立即缩小，移开光源后瞳孔迅速复原。②间接对光反射：是指光线照射一眼时，另一眼瞳孔立即缩小，移开光线，瞳孔扩大。检查间接对光反射时，应以一手挡住光线以免对检查眼受照射而形成直接对光反射。瞳孔对光反射迟钝或消失，见于昏迷患者。

（4）集合反射：嘱患者注视 1m 以外的目标（通常是检查者的示指尖），然后将目标逐渐移近眼球（距眼球约 5~10cm），正常人此时可见双眼内聚，瞳孔缩小，称为集合反射（convergence reflex）。由于视物由远至近，也同时伴有晶状体的调节（accommodation），因此，以上双眼内聚、瞳孔缩小和晶状体的调节三者又统称为近反射（near reflex）。动眼神经功能损害时，睫状肌和双眼内直肌麻痹，集合反射和调节反射均消失。

4. 眼底检查　一般要求在不扩瞳的情况下检查，医师和患者都不戴眼镜。

关掉灯光或拉上窗帘，坐在患者的对面。测试焦距已经设置在 0，打开光源并使之处于合适的光线。让患者眼睛水平注视远处的一个点（例如电灯的开关、墙壁上的一点）。测试右眼：右手持检眼镜，靠近患者的右眼。保持检眼镜与患者的眼睛在同一水平面，与注视线呈 15°，从距离患者眼睛 30cm 处看向其右眼。对准其头后部的中心，远离另一只眼睛的视线。瞳孔应呈现粉红色，就像不太好的闪光照相，此为红色反射。眼睛中的不透明体，尤其是白内障和悬浮物，呈现一个轮廓影像。白内障通常表现为纤细的网状。逐渐移光线到眼睛内。保持同一水平面，瞄向患者头的后方。这将使你和他的注视线大约呈 15°。鼓励患者持续看向远方的点，而不是光源。把检眼镜放在距离眼睛 1~2cm 处。保持检眼镜与患者的眼睛以及注视点在同一水平。如上所述对检眼镜进行调焦。如按上述程序进行操作，视盘将可被看到。如未见视盘，对准某条血管并进行追踪，血管分支的锐角和动、静脉的交叉可指导进行追踪的方向。或者，重来一次测试。

提示：保持患者的眼睛、注视点和检眼镜在同一平面至关重要。

常见问题：无晶状体眼睛（缺少晶状体）；高度远视：使用高度正性的镜头或让患者戴上眼镜后再测试。

（1）观察视盘。

（2）观察血管：动脉（浅色）的直径应为静脉（酒红色）的 2/3；观察动脉的直径；观察动、静脉相交叉处；观察血管的走行。观察进入视盘处的视网膜静脉，注意有无搏动。一凸一凹，沿静脉走行观察，当静脉进入视杯时最易看到。

（3）观察视网膜背景：观察血管的附近；系统地观察四个象限。

检查眼底主要观察的项目为：视神经盘、视网膜血管、黄斑区、视网膜各象限，应注意视盘的颜色、边缘、大小、形状、视网膜有无出血和渗出物、动脉有无硬化等。

视盘突出的高度可以屈光度（D）记录之，即视盘突出的最高点的屈光度和周边视网膜屈光度的差距，例如用眼底镜片黑字 2（+2）看清视盘，而用镜片红字 1（−1）看清周边视网膜，则可得出差距为 3 个屈光度（3D），即视乳头水肿为 3D，相当于实际高度 1mm。

（三）动眼神经、滑车神经、展神经

动眼神经（oculomotor nerve）、滑车神经（trochlear nerve）、展神经（abducent nerve）分别为第Ⅲ、Ⅳ、Ⅵ对脑神经，共同支配眼球运动，合称眼球运动神经，可同时检查。检查时需注意睑裂外观、眼球运动、瞳孔及对光反射、调节反射等。第Ⅲ、Ⅳ、Ⅵ对脑神经支配下列肌肉：Ⅵ：外直肌；Ⅳ：上斜肌；Ⅲ：其他眼肌。可在任何水平发生病变。核上性（神经核水平以上）、核间性（神经核之间的联系；内侧纵束）无复视（一般情况下）；神经核、周围神经、神经肌肉接头、肌肉等病变有复视。

1. 复视的规律 向受累眼肌一侧注视时复视最显著；远离中心的图像为虚像；虚像由患侧眼睛产生。

检查时观察头部位置，头部向展神经病变对侧方向倾斜。观察眼部：注意上睑下垂；注意眼球静止位及眼球主要凝视位。看主要凝视的眼球位置：双眼是分离还是会聚？是否一个眼睛处于上视或下视位，双眼分离性偏斜。

2. 遮盖测试 这是一个针对隐性斜视的测试。让患者双眼看你的右眼，然后盖住他的左眼；而后迅速暴露他的左眼并遮盖右眼，注意观察左眼是否必须经正后才能回看你的眼睛。重复上面的动作，遮盖左眼和观察右眼。如果一侧眼睛在移去覆盖物时需要纠正，提示患者存在隐性斜视，隐性斜视可分为分离和会聚两种。先天性斜视常出现在弱势眼（以及儿童近视眼）。

3. 眼球追踪运动 距患者50cm远，在他注视的中心垂直举1支笔，让患者头部不动，用眼球追踪笔的运动并让患者告诉你是否存在复视。轻持患者下颏以避免头部运动。缓慢移动这支笔，嘱患者告诉你他是否有复视。从一侧向另一侧；从中央向上和向下移动；极度侧视时上下移动。确信患者的鼻子在极度侧视时没有挡住观察笔的视线。在移动目标物时，观察患者的眼球运动：双眼活动充分吗？估测各个方向上眼球运动受限的百分比；眼球的运动是否平稳；双眼是否一起运动；确定图像是并列、上下还是呈角排列。明确复视分开距离最大的方向：在此位置迅速遮住一眼问哪个图像消失；内侧还是外侧。遮住另一眼重复这一测试。

4. 眼球扫视运动 叫患者向左、右看，然后向上、下看，观察眼球运动。注意眼球运动是否充分、平稳以及双眼是否同时一起运动？特别注意内收的速度。

5. 会聚测试 先叫患者看远处，然后看你放在他面前50cm处的手指，逐渐引导眼球的活动，观察双眼会聚的极限。

6. 前庭眼反射（操纵玩偶眼） 这项测试通常用在神志不清的患者，它提供了测试眼球运动的一种方法。在神志清楚患者有追踪或指令性眼球运动受限时，这项测试用于证明在前庭位置刺激时出现眼球运动，提示核上性眼球运动异常。叫患者看远处一个固定点，把他的头先转向左，再转向右，屈颈和伸颈。眼球应在眶内转动保持向前凝视。

7. 检查意义 检查中，如发现眼球运动向内、向上及向下活动受限，以及上睑下垂、调节反射消失均提示有动眼神经麻痹。如眼球向下及向外运动减弱，提示滑车神经有损害。眼球向外转动障碍则为展神经受损。瞳孔反射异常可由动眼神经或视神经受损所致。另外，眼球运动神经的麻痹可出现相应眼外肌的功能障碍导致麻痹性斜视，单侧眼球运动神经的麻痹可导致复视。另外：

（1）分离偏斜：提示脑干病变。常见原因：脑卒中、中枢神经系统脱髓鞘疾病，寻找其他相关的脑干体征。

（2）单一脑神经麻痹（Ⅲ、Ⅳ或Ⅵ）：提示神经通路或核的病变，常见的原因有：

1）内科性：糖尿病和动脉硬化；少见原因包括血管炎和Miller-Fisher综合征（吉兰-巴雷综合征的一种）。

2）外科性：（注意：第Ⅲ对脑神经麻痹出现瞳孔受累）肿瘤、动脉瘤、创伤及假性定位征或颞叶钩回疝（第Ⅲ对脑神经）。

注意：后交通动脉动脉瘤是第Ⅲ对脑神经外科性麻痹的常见原因。

（3）核性损害：由于脑干病变导致，包括脑干梗死、多发性硬化以及少见的脑干出血和肿瘤。

（4）侧向凝视麻痹：可产生于：①巨大额叶或顶叶病变导致：患者凝视非偏瘫侧（可以被操纵玩偶眼手法克服）。②脑桥病变：患者不能注视非偏瘫侧，可以有其他脑桥结构损害的异常表现（面瘫）；不能通过操纵玩偶眼的手法克服。

(5)垂直凝视麻痹：病变在脑干上部。侧视及垂直凝视麻痹的常见原因是脑干梗死、多发性硬化和肿瘤。

(6)核间性眼肌麻痹：内侧纵束受损，常见原因是多发性硬化。少见原因为脑血管病和脑桥神经胶质瘤。

(7)核上性麻痹伴位置-前庭测试正常：可能在合并运动不能僵直综合征时出现，其次是 Steele-Richardson 综合征或进行性核上性麻痹，也可见于其他变性病。

(8)扫视不足：提示小脑受损。

(四) 三叉神经

三叉神经(trigeminal nerve)系第 V 对脑神经，是混合性神经。感觉神经纤维分布于面部皮肤、眼、鼻、口腔黏膜；运动神经纤维支配咀嚼肌、颞肌和翼状内外肌。

1. **面部感觉**　嘱患者闭眼，以针刺检查痛觉、棉絮检查触觉和盛有冷或热水的试管检查温度觉。两侧及内外对比，观察患者的感觉反应，同时确定感觉障碍区域。注意区分周围性与核性感觉障碍，前者为患侧患支(眼支、上颌支、下颌支)分布区各种感觉缺失，后者呈葱皮样感觉障碍。

2. **角膜反射**(corneal reflex)　嘱患者睁眼向内侧注视，以捻成细束的棉絮从患者视野外接近并轻触外侧角膜，避免触及睫毛，正常反应为被刺激侧迅速闭眼和对侧也出现眼睑闭合反应，前者称为直接角膜反射，后者称为间接角膜反射。直接与间接角膜反射均消失见于三叉神经病变(传入障碍)；直接反射消失，间接反射存在，见于患侧面神经瘫痪(传出障碍)。

3. **运动功能**　检查者双手触按患者颞肌、咀嚼肌，嘱患者咀嚼，对比双侧肌力强弱；再嘱患者张口运动或露齿，以上下切牙中缝为标准，观察张口时下颌有无偏斜。当一侧三叉神经运动纤维受损时，患侧咀嚼肌肌力减弱或出现萎缩，张口时由于翼状肌瘫痪，下颌偏向患侧。

(五) 面神经

面神经(facial nerve)系第 VII 对脑神经，主要支配面部表情肌，具有舌前 2/3 味觉功能。

1. **运动功能**　检查面部表情肌时，首先观察双侧额纹、睑裂、鼻唇沟和口角是否对称。然后，嘱患者做皱额、闭眼、露齿、微笑、鼓腮或吹哨动作。面神经受损可分为周围性损害和中枢性损害两种。一侧面神经周围性(核或核下性)损害时，患侧额纹减少、睑裂增大、鼻唇沟变浅，不能皱额、闭眼，微笑或露齿时口角歪向健侧，鼓腮及吹口哨时病变侧漏气。中枢性(核上的皮质脑干束或皮质运动区)损害时，皱额、闭眼无明显影响，只出现病灶对侧下半部面部表情肌瘫痪。

2. **味觉检查**　嘱患者伸舌，将少量不同味感物质(食糖、食盐、醋或奎宁溶液)以棉签涂于一侧舌面测试味觉，患者不能讲话、缩舌和吞咽，用手指指出事先写在纸上的甜、咸、酸或苦四个字之一。先试可疑侧，再试另侧。每种味觉试验完成后，用水漱口，再测试下一种味觉。面神经损害者则舌前 2/3 味觉丧失。

(六) 前庭蜗神经

前庭蜗神经(vestibulocochlear nerve)系第 VIII 对脑神经，包括前庭及耳蜗两种感觉神经，又称为位听神经。

1. **听力检查**　为测定耳蜗神经的功能。检测方法为：在静室内嘱被检查者闭目坐在椅子上，并用手指堵塞一侧耳道，医师持手表或以拇指与示指互相摩擦，自 1m 以外逐渐移近被检查者耳部，直到被检查者听到声音为止，测量距离，同样方法检查另一耳。

如果单耳听力减退，应做 Rinne 和 Weber 测试。

(1)Rinne 测试：将 516Hz 的音叉先置于乳突后(骨传导，BC)，然后放在耳前(气传道，AC)。问患者哪一个较响。

(2)Weber 测试：将 516Hz 的音叉置于头顶。哪一只耳朵听到的声音较响，正常耳还是聋耳(表 7-5)。

表 7-5　传导性耳聋和感觉神经性耳聋的鉴别

	聋耳的 Rinne 测试	Weber 测试
传导性耳聋	BC>AC	聋耳
感觉神经性耳聋	AC>BC	正常耳

2. 前庭功能检查　询问患者有无眩晕、平衡失调,检查有无自发性眼球震颤。通过外耳道灌注冷、热水试验或旋转试验,观察有无前庭功能障碍所致的眼球震颤反应减弱或消失。

（七）舌咽神经、迷走神经

舌咽神经(glossopharyngeal nerve)、迷走神经(vagus nerve)系第Ⅸ、第Ⅹ对脑神经,两者在解剖与功能上关系密切,常同时受损。

1. 运动　检查时注意患者有无发声嘶哑、带鼻音或完全失声,是否呛咳、有无吞咽困难。观察患者张口发 "啊" 音时腭垂是否居中,两侧软腭上抬是否一致。当一侧神经受损时,该侧软腭上抬减弱,腭垂偏向健侧;双侧神经麻痹时,腭垂虽居中,但双侧软腭上抬受限,甚至完全不能上抬。

2. 咽反射　用压舌板轻触左侧或右侧咽后壁,正常者出现咽部肌肉收缩和舌后缩。

3. 感觉　可用棉签轻触两侧软腭和咽后壁,观察感觉。另外,舌后 1/3 味觉减退为舌咽神经损害,检查方法同面神经。

（八）副神经

副神经(accessory nerve)系第Ⅺ对脑神经,支配胸锁乳突肌及斜方肌。检查时注意肌肉有无萎缩或肌束颤动,头位是否正常,双肩是否对称。嘱患者做耸肩及转头运动时,检查者给予一定的阻力,比较两侧肌力。副神经受损时,向对侧转头及同侧耸肩无力或不能,同侧胸锁乳突肌及斜方肌萎缩。

（九）舌下神经

舌下神经(hypoglossal nerve)系第Ⅻ对脑神经。检查时嘱患者伸舌,注意观察有无伸舌偏斜、舌肌萎缩及肌束颤动。单侧舌下神经麻痹时伸舌舌尖偏向患侧,双侧麻痹者则不能伸舌。

五、运动系统检查

（一）肌力

肌力是指肌肉运动时的最大收缩力。检查时令患者做肢体伸屈动作,检查者从相反方向给予阻力,测试患者对阻力的克服力量,并注意两侧比较。

遵循系统性肌力测试方式测试不同肌群,形成一套筛查方法（以下是建议使用的方案）,始终要:以简单的术语描述怎样做;示范你需要的动作;在相关的单关节测试简单运动;在测试肌力前让患者充分活动关节,测试肌力时,应当注意观察或触摸肌肉的收缩;左右双侧对比肌力。不要怕重复肌力测试,以便肯定你的测试结果。

肌力的记录采用 0~5 级的六级分级法。

0 级:完全瘫痪,测不到肌肉收缩。

1 级:仅测到肌肉收缩,但不能产生动作。

2 级:肢体在床面上能水平移动,但不能抵抗自身重力,即不能抬离床面。

3 级:肢体能抬离床面,但不能抗阻力。

4 级:能做抗阻力动作,但不完全。

5 级:正常肌力。

（二）肌张力

肌张力是指静息状态下的肌肉紧张度和被动运动时遇到的阻力,检查时嘱患者肌肉放松,检查者根据触摸肌肉的硬度以及伸屈其肢体时感知肌肉对被动伸屈的阻力作判断。

检查时确保患者放松，或至少用对话分散其注意力。以不同的速度重复每个活动。

上肢：像握手那样抓住患者的手，另一手握其前臂，首先使前臂旋前和旋后，然后围绕腕关节转动手。一手托患者的肘关节，一手握其前臂，在肘关节充分屈曲和伸直前臂。

下肢：①臀部的肌张力测试：患者直腿平卧，左右转动膝部。②膝部的肌张力测试：把手放在膝关节下，将其快速托起，观察足跟；握住患者膝部和踝关节，屈伸膝关节。③踝部的肌张力测试：抓住患者踝部，将足跖屈和背屈。

1. **肌张力增高**　触摸肌肉，有坚实感，伸屈肢体时阻力增加。可表现为：①痉挛状态：在被动伸屈其肢体时，起始阻力大，终末突然阻力减弱，也称折刀现象；②铅管样强直：即伸肌和屈肌的肌张力均增高，做被动运动时各个方向的阻力增加是均匀一致的。

2. **肌张力降低**　肌肉松软，伸屈其肢体时阻力低，关节运动范围扩大。

3. **几种特殊情况**

(1)肌强直：活动后缓慢放松，请患者握拳后立刻伸开可以证明，在肌强直患者，手只能缓慢松开。

(2)肌张力不全：患者维持的姿势处于动作的极端状态，伴收缩肌和拮抗肌收缩。

(3)叩击性肌强直：可以用叩诊锤叩击肌肉后出现局部肌肉痉挛性收缩（肌球）加以证明。常见于舌肌和拇短展肌。

(三) 不自主运动

不自主运动是指患者意识清楚的情况下，随意肌不自主收缩所产生的一些无目的的异常动作，多为锥体外系损害的表现。

1. **震颤**　为两组拮抗肌交替收缩引起的不自主动作，可有以下几种类型：①静止性震颤：静止时表现明显，而在运动时减轻，睡眠时消失，常伴肌张力增高；②意向性震颤：又称动作性震颤。震颤在休息时消失，动作时发生，愈接近目的物愈明显。

2. **舞蹈样运动**　为面部肌肉及肢体的快速、不规则、无目的、不对称的不自主运动，表现为做鬼脸、转颈、耸肩、手指间断性伸曲、摆手和伸臂等舞蹈样动作，睡眠时可减轻或消失。

3. **手足徐动（athetosis）**　为手指或足趾的一种缓慢持续的伸展扭曲动作。

(四) 共济运动

1. **指鼻试验**　嘱患者先以示指接触距其前方 0.5m 检查者的示指，再以示指触自己的鼻尖，由慢到快，先睁眼、后闭眼，重复进行。小脑半球病变时同侧指鼻不准；如睁眼时指鼻准确，闭眼时出现障碍则为感觉性共济失调。

2. **跟 - 膝 - 胫试验**　嘱患者仰卧，上抬一侧下肢，将足跟置于另一下肢膝盖下端，再沿胫骨前缘向下移动，先睁眼、后闭眼重复进行。小脑损害时，动作不稳；感觉性共济失调者则闭眼时足跟难以寻到膝盖。

3. **其他**　①快速轮替动作：嘱患者伸直手掌并以前臂作快速旋前旋后动作，或一手用手掌、手背连续交替拍打对侧手掌，共济失调者动作缓慢、不协调；②闭目难立征：嘱患者足跟并拢站立，闭目，双手向前平伸，若出现身体摇晃或倾斜则为阳性，提示小脑病变。如睁眼时能站稳而闭眼时站立不稳，则为感觉性共济失调。

查体手和肘轮替运动混乱，运动比预料的偏离大，做的动作不规范且没有节律，双侧对比，这些变化提示小脑性共济失调。异常的动作所发出的声音听起来比较粗大，而不是正常的拍击声音。跟 - 胫测试动作混乱，足跟沿胫骨前缘下滑时跌落，膝盖从一边倒向另一边。

六、感觉系统检查

检查时患者必须意识清晰，检查前让患者了解检查的目的与方法，以取得充分合作。检查时要注意左右侧和远近端部位的差别。检查时必须注意嘱患者闭目，以避免主观或暗示作用。

（一）浅感觉检查

1. **痛觉**　用一根针,可以是一次性神经科测试针、裁缝针或安全针,不能用皮下注射针或折断的棉签杆。如要使用皮下注射针(不鼓励用),必须在使用前把针尖磨钝,使用后把针弃置。每次用同样的刺激强度给予刺激。

（1）示范:让患者知道你将要做什么。解释清楚,你要他告诉你针是尖的还是钝的,先用针尖的一端测试未受累区,然后再用针钝的一端测试未受累区。

（2）测试:让患者闭上眼睛,然后随机给予尖或钝刺激,并注意患者反应。

1）常规筛查:从肢体远端开始,移向近端,刺激每块皮区和每根神经分布区。

2）评估病变:总是从发生感觉变化区域移向正常部位,以确定病变的边缘。

3）评估假设:测试感兴趣区域要非常谨慎,尤其要注意身体两边的任何区别。

（3）核对:为了核对患者是否理解该测试,需要间断给予钝性刺激。

（4）提示:当你检查针刺觉时,根据你的检查所见为患者虚构一张图。

（5）痛觉障碍见于脊髓丘脑侧束损害。

2. **触觉**　用小片棉花毛,有人喜欢用手指尖,在皮肤上轻擦,尽可能保证刺激的可重复性。避免慢吞吞地划过皮肤或导致患者发痒。

（1）示范:让患者睁开眼睛,给他看你将触及皮肤的一个区域。每次他被触及时,请他说"有"。

（2）测试:让患者闭上眼睛,在做过针刺痛觉测试的部位随机间隔给予刺激。

（3）核对:注意对非规律性刺激的反应时间。间隔10~20s停顿1次比较好。

（4）特殊情况:骶部感觉一般不作为常规筛查。然而在任何患者出现下列症状时必须做骶部感觉测试:①尿路或肠道症状;②双下肢无力;③双下肢感觉障碍;④考虑为脊髓圆锥或马尾病变。

（5）触觉障碍见于脊髓丘脑前束和后索病损。

3. **温度觉**　用盛有热水(40~50℃)或冷水(5~10℃)的玻璃试管交替接触患者皮肤,嘱患者辨别冷、热感。温度觉障碍见于脊髓丘脑侧束损害。

（二）深感觉检查

1. **运动觉**

（1）示范:让患者睁开眼睛,给他看看你将要做什么,用你的两个手指捏住他的指(趾)骨的末端,保证你的手指在想要准备活动的方向上呈90°,移动其手指(足趾),说明哪是向上或哪是向下。

（2）测试和核对:让患者闭上眼睛,向上和向下移动脚趾,开始在两个方向上进行大幅度的活动,然后逐渐减少活动角度,直到出现错误判断。先测试远端关节,再移到近端测试。

1）上肢:测试远端指间关节、中间的指间关节、掌指关节、腕、肘和肩的关节位置觉。

注意:被用于测试的活动大小一般不能被看到。

2）下肢:远端趾间关节、跖趾关节、踝关节、膝关节和髋关节。

2. **位置觉**　检查者将患者的肢体摆成某一姿势,请患者描述该姿势或用对侧肢体模仿。

3. **振动觉**　用128Hz的音叉,较高频率的音叉(256Hz或512Hz)不合适。

（1）示范:敲击音叉,放在胸骨或下颌,保证患者理解他感到的是一种震动感觉。

（2）测试:让患者闭上眼睛,将音叉放在骨骼突起部位,询问他是否能感到震动。最初放在脚趾尖,如未感觉到,可放在趾关节、内踝、胫骨小头处、髂前上棘;在手臂可放在手指尖、每个指间关节、掌指关节、手腕、肘和肩。如远端是正常的,则无需再进行近端测试。

（3）核对:核对患者报告感觉到的是震动,而不是接触音叉的感觉。敲击音叉后立即停止其震动,重复上述测试。如患者报告他感觉到震动,再示范一次该测试。

（4）注意:从远端开始,比较左、右两侧。

（三）复合感觉检查

复合感觉是大脑综合分析的结果,也称皮质感觉。

1. **皮肤定位觉**　检查者以手指或棉签轻触患者皮肤某处,让患者指出被触部位。该功能障碍见于皮质病变。

2. **两点辨别觉**　以钝脚分规轻轻刺激皮肤上的两点(小心不要造成疼痛),检测患者辨别两点的能力,再逐渐缩小双脚间距,直到患者感觉为一点时,测其实际间距,两侧比较。检查时应注意个体差异,必须两侧对照。正常情况下:示指 <5mm;小指 <7mm;拇指 <10mm。当触觉正常而两点辨别觉障碍时提示额叶病变。

3. **实体觉**　嘱患者用单手触摸熟悉的物体,如钢笔、钥匙、硬币等,并说出物体的名称。先测功能差的一侧,再测另一手。功能障碍见于皮质病变。

4. **体表图形觉**　在患者的皮肤上画图形(方、圆、三角形等)或写简单的字(一、二、十等),观察其能否识别,必须双侧对照。如有障碍,常为丘脑水平以上病变。

七、反射检查

反射弧中任一环节有病变都可影响反射,使其减弱或消失;反射又受高级神经中枢控制,如锥体束以上病变,可使反射活动失去抑制而出现反射亢进。

(一) 浅反射

浅反射系刺激皮肤、黏膜或角膜等引起的反应。

1. **角膜反射**　嘱患者睁眼向内侧注视,以捻成细束的棉絮从患者视野外接近并轻触外侧角膜,避免触及睫毛,正常反应为被刺激侧迅速闭眼和对侧也出现眼睑闭合反应,前者称为直接角膜反射,而后者称为间接角膜反射。直接与间接角膜反射均消失见于三叉神经病变(传入障碍);直接反射消失,间接反射存在,见于患侧面神经瘫痪(传出障碍)。

2. **腹壁反射**　检查时患者仰卧,下肢稍屈曲,使腹壁松弛,然后用钝头竹签分别沿肋缘下(胸髓7~8 节)、脐平(胸髓 9~10 节)及腹股沟上(胸髓 11~12 节)的方向,由外向内轻划两侧腹壁皮肤,分别称为上、中、下腹壁反射。正常反应是上、中或下部局部腹肌收缩。

3. **提睾反射**　竹签由下而上轻划股内侧上方皮肤,引起同侧提睾肌收缩,睾丸上提。双侧反射消失为腰髓 1~2 节病损。一侧反射减弱或消失见锥体束损害。

4. **跖反射**　患者仰卧,下肢伸直,检查者手持患者踝部,用钝头竹签划足底外侧,由足跟向前至近小趾跖关节处转向趾侧,正常反应为足跖屈曲(即 Babinski 征阴性)。反射消失为骶髓 1~2 节病损。

5. **肛门反射**　用大头针轻划肛门周围皮肤,可引起肛门外括约肌收缩。反射障碍为骶髓 4~5 节或肛尾神经病损。

(二) 深反射

检查时患者要合作,肢体肌肉应放松。检查者叩击力量要均等,两侧要对比。

反射强度通常分为以下几级:

0 : 反射消失。

1+:肌肉收缩存在,但无相应关节活动,为反射减弱。

2+:肌肉收缩并导致关节活动,为正常反射。

3+:反射增强,可为正常或病理状况。

4+:反射亢进并伴有阵挛,为病理状况。

1. **肱二头肌反射**　患者前臂屈曲,检查者以左拇指置于患者肘部肱二头肌腱上,然后右手持叩诊锤叩击左拇指,可使肱二头肌收缩,前臂快速屈曲。反射中枢为颈髓 5~6 节。

2. **肱三头肌反射**　患者外展前臂,半屈肘关节,检查者用左手托住其前臂,右手用叩诊锤直接叩击鹰嘴上方的肱三头肌腱,可使肱三头肌收缩,引起前臂伸展。反射中枢为颈髓 6~7 节。

3. **桡骨膜反射**　被检者前臂置于半屈半旋前位,检查者以左手托住其前臂,并使腕关节自然下垂,随即以叩诊锤叩桡骨茎突,可引起肱桡肌收缩,发生屈肘和前臂旋前动作。反射中枢在颈髓5~6节。

4. 膝反射　坐位检查时患者小腿完全松弛下垂与大腿呈直角;卧位检查则患者仰卧,检查者以左手托起其膝关节使之屈曲约120°,用右手持叩诊锤叩击膝盖髌骨下方股四头肌腱,可引起小腿伸展。反射中枢在腰髓2~4节。

5. 跟腱反射　又称踝反射。患者仰卧,髋及膝关节屈曲,下肢取外旋外展位。检查者左手将患者足部背屈呈直角,以叩诊锤叩击跟腱,反应为腓肠肌收缩,足向跖面屈曲。反射中枢为骶髓1~2节。

6. 阵挛　在锥体束以上病变,深反射亢进时,用力使相关肌肉处于持续性紧张状态,该组肌肉发生节律性收缩,称为阵挛,常见的有以下两种:

(1)踝阵挛:患者仰卧,髋与膝关节稍屈,医生一手持患者小腿,一手持患者足掌前端,突然用力使踝关节背屈并维持之。阳性表现为腓肠肌与比目鱼肌发生连续性节律性收缩,而致足部呈现交替性屈伸动作,系腱反射极度亢进。

(2)髌阵挛:患者仰卧,下肢伸直,检查者以拇指与示指控住其髌骨上缘,用力向远端快速连续推动数次后维持推力。阳性反应为股四头肌发生节律性收缩使髌骨上下移动,意义同上。

(三) 病理反射

1. Babinski 征　取位与检查跖反射一样,用竹签沿患者足底外侧缘,由后向前至小趾近跟部并转向内侧,阳性反应为姆趾背伸,其余足趾呈扇形展开。

2. Oppenheim 征　检查者用拇指及示指沿患者胫骨前缘用力由上向下滑压,阳性表现同Babinski 征。

3. Gordon 征　检查时用手以一定力量捏压腓肠肌,阳性表现同 Babinski 征。

以上 3 种体征临床意义相同,其中 Babinski 征是最典型的病理反射。

4. Hoffmann 征　通常认为是病理反射,但也有认为是深反射亢进的表现,反射中枢为颈髓7 节~胸髓 1 节。检查者左手持患者腕部,然后以右手中指与示指夹住患者中指并稍向上提,使腕部处于轻度过伸位。以拇指迅速弹刮患者的中指指甲,引起其余四指掌屈反应则为阳性。

八、脑膜刺激征检查

1. 颈强直　患者仰卧,检查者以一手托患者枕部,另一只手置于胸前做屈颈动作。如这一被动屈颈检查时感觉到抵抗力增强,即为颈部阻力增高或颈强直。在除外颈椎或颈部肌肉局部病变后,即可认为有脑膜刺激征。

2. Kernig 征　患者仰卧,一侧下肢髋、膝关节屈曲呈直角,检查者将患者小腿抬高伸膝。正常人膝关节可伸达135° 以上。如伸膝受阻且伴疼痛与屈肌痉挛,则为阳性。

3. Brudzinski 征　患者仰卧,下肢伸直,检查者一手托起患者枕部,另一手按于其胸前。当头部前屈时,双髋与膝关节同时屈曲则为阳性。

九、自主神经检查

临床常用检查方法有以下几种。

1. 眼心反射　患者仰卧,双眼自然闭合,计数脉率。检查者用左手中指、示指分别置于患者眼球两侧,逐渐加压,以患者不痛为限。加压 20~30s 后计数脉率,正常可减少 10~12 次 /min,超过 12 次 /min 提示副交感(迷走)神经功能增强,迷走神经麻痹则无反应。如压迫后脉率非但不减慢反而加速,则提示交感神经功能亢进。

2. 卧立位试验　平卧位计数脉率,然后起立站直,再计数脉率。如由卧位到立位脉率增加超过

10~12 次 /min 为交感神经兴奋性增强；由立位到卧位，脉率减慢超过 10~12 次 /min，则为迷走神经兴奋性增强。

3. 皮肤划痕试验   用钝头竹签在皮肤上适度加压划一条线，数秒钟后，皮肤先出现白色划痕（血管收缩）高出皮面，以后变红，属正常反应。如白色划痕持续较久，超过 5min，提示交感神经兴奋性增高。如红色划痕迅速出现、持续时间较长、明显增宽甚至隆起，提示副交感神经兴奋性增高或交感神经麻痹。

4. 发汗试验   常用碘淀粉法，即以碘 1.5g、蓖麻油 10.0ml，与 95% 乙醇 100ml 混合成淡碘酊涂布于皮肤，干后再敷以淀粉。皮下注射毛果芸香碱 10mg，作用于交感神经节后纤维而引起出汗，出汗处淀粉变蓝色，无汗处皮肤颜色不变，可协助判断交感神经功能障碍的范围。

第五节   精神状态检查

一、精神状态检查中的一般原则

对精神障碍患者进行精神状况检查，英文原文是 interview，中文可翻译作晤谈、面谈检查或接案谈话，这里我们统一用面谈检查。大体上来说，面谈检查的目的包括：①获取必要信息以便确立诊断；②从完整的人的角度了解患者；③了解患者所处的环境；④形成良好的医患治疗关系；⑤向患者进行初步的精神卫生知识宣教，让患者了解自己的病情。

（一）面谈检查的步骤

1. 开始   面谈检查的开始，精神科医生的首要任务是让就诊者先放松下来。应注意以下内容：①不受干扰的环境：面谈检查的环境应该安静，理想的状况是只有检查者和被检查者两人。谈话的内容保证无外人听见，使患者感到自己的隐私受到尊重。交谈期间不要频繁打断。②自我介绍与称谓：对于初次就诊者，检查者必须简单介绍一下自己的背景状况，如自己的工作经验、专长等，为医患关系定下一个平等的基调。同时根据患者的年龄身份，确定对患者的称谓。如果患者在最初接触时显得迷惑混乱，医生应考虑到患者是否处于焦虑状态、意识障碍状态、智力低下或痴呆。如果确认患者存在严重的认知功能损害或意识障碍，就应该考虑向知情者询问病史，同时使用其他方式完成对患者的精神检查（详见精神状况检查）。

2. 深入   最初的一般性接触结束后，面谈检查逐渐转入实质性内容。检查者希望了解就诊者的精神状况，都存在哪些精神症状，以及精神症状的起因和演变等。在深入交谈阶段应注意的问题有：①以开放性交谈为主：对于神志清楚、合作的患者，检查者可以提一些开放性的问题，如"你哪里不舒服？""这种不舒服是怎么发生的？""你能不能比较详细地谈谈你的病情？"等。在此阶段，通过与患者交谈可以了解其主要的病态体验及其发生发展过程，并通过观察，掌握患者的表情、情绪变化，以及相应出现的异常动作、行为和意向要求。②主导谈话：在谈话进行过程中，检查者不但要尽量使患者感到轻松自然，还应该主导谈话，使患者集中在相关的话题上，不能过多纠缠于细枝末节，避免导致头绪不清。如果确有必要，医生可以打断患者的谈话，直接询问关键性问题。也可以使用某些技巧，引导患者略去枝蔓，开掘要点。③非言语性交流：眼神、手势、身体的姿态等，构成了非言语交流的主体，医生可以通过使用这种手段鼓励或者制止患者的谈话。对于许多患者，医患间的身体接触有助于缓解患者的焦虑紧张情绪，如有力地握住患者的手，或轻轻拍拍患者肩膀，可迅速缩短人际距离。

3. 结束 深入交谈时间视问题的复杂性而定,一般持续20~45min。在交谈临近结束时,检查者应该做一个简短的小结,并且要询问患者是否还有未提及的、很重要的问题。对患者的疑问作出解释和保证,如果对患者的进一步治疗有安排,应向患者说明。最后同患者道别或安排下次就诊的时间。

（二）面谈检查的技巧

1. 检查者(医生)的修养 检查者(医生)必须与患者发生面对面的接触,只有经过与患者密切的接触、交谈,才能完成精神科的诊疗。因此,检查者(医生)应该有以下修养:①以坦诚、接纳的态度关爱受病魔折磨的患者,宽容理解病态的表现。还应该具备一定的文化敏感性和处理不同文化背景患者的能力。②敏锐的观察力:医生在与患者接触时敏锐地觉察到患者的心绪,发现隐蔽的症状等。③良好的内省能力:不但要设法体察患者的内心世界,也应该尽力体察自己的内心。④丰富的经验与学识。⑤得体的仪表与态度。

2. 沟通技巧 好的沟通技巧是良好的医学实践的基石。它的重要性表现在以下几个方面:①有效的沟通是诊断中必不可少的组成部分;②有效的沟通可提高患者对治疗的依从性;③有效的沟通有助于提高医生的临床技能和自信心;④有效的沟通有助于提高患者的满意度;⑤有效的沟通可以提高卫生资源的使用效益和改进卫生服务的质量。沟通技巧包括以下几个方面:

(1)倾听:这是最重要也是最基本的一项技术。医生必须尽可能花时间耐心、专心和关心地倾听患者的诉说。如果患者离题太远,医生可以通过提醒,帮助患者回到主题。倾听是发展医患间良好关系最重要的一步。

(2)接受:这里指无条件地接受患者。患者无论是怎样的人,医生都必须如实地加以接受,不能有任何拒绝、厌恶、嫌弃和不耐烦的表现。

(3)肯定:指肯定患者感受的真实性。我们并非是赞同患者的病态信念或幻觉体验,但可以向患者表明医生理解他所叙述的感觉。接纳而不是简单否定的态度,有助于医患间的沟通。

(4)澄清:就是弄清楚事情的实际经过,以及事件从开始到最后整个过程中患者的情感体验和情绪反应。最好让患者完整地叙述事件经过,并了解患者在事件各个阶段的感受。

(5)善于提问:首先可以就患者最关心、最重视的问题开展交流,随后自然地转入深入交谈。一般尽量采用开放式交谈。

(6)重构:把患者说的话用不同的措辞和句子加以复述或总结,但不改变患者说话的意图和目的。重构可以突出重点话题,也向患者表明医生能够充分理解患者的感受。

(7)代述:有些想法和感受患者不好意思说出来,或者是不愿明说,然而对患者又十分重要,这时,医生可以代述。代述这一技巧可以极大地促进医患之间的沟通。

(8)鼓励患者表达:有多种方法。如非言语性交流、举例、用一些未完成句,意在鼓励患者接着说下去等,从而得以与患者沟通。

二、精神状况检查

（一）精神状况检查内容

1. 外表与行为

(1)外表:包括体格、体质状况、发型、装束、衣饰等。

(2)面部表情:从面部的表情变化可以推测一个人目前所处的情绪状态,如紧锁的眉头、无助的眼神提示抑郁的心情。

(3)活动:注意活动的量和性质。如躁狂患者总是活动过多;抑郁患者少动而迟缓。

(4)社交性行为:了解患者与周围环境的接触情况,是否关心周围的事物,是主动接触还是被动接触,合作程度如何。

(5)日常生活能力:患者能否照顾自己的生活,如自行进食、更衣、清洁等。

2. 言谈与思维

(1)言谈的速度和量：语言量有无增加或减少，说话的速度有无加快或减慢。有无思维奔逸、思维迟缓、思维贫乏、思维中断等。

(2)言谈的形式与逻辑：思维逻辑结构如何，有无思维松弛、破裂、象征性思维、逻辑倒错或词语新作等。

(3)言谈内容：是否存在妄想。妄想的种类、内容、性质、出现时间、是原发还是继发、发展趋势、涉及范围、是否成系统、内容是荒谬还是接近现实，与其他精神症状的关系等。

3. 情绪状态　情感活动可通过主观询问与客观观察两个方面来评估。客观表现可以根据患者的面部表情、姿态、动作、讲话语气、自主神经反应(如呼吸、脉搏、出汗等)来判定。主观的体验可以通过交谈，了解患者的内心世界。可根据情感反应的强度、持续性和性质，确定占优势的情感，如情感高涨、情感低落等；情感的诱发是否正常，如易激惹、迟钝；情感是否易于起伏变动，有无情感脆弱；有无与环境不适应的情感如情感倒错。如果发现患者有抑郁情绪，询问患者是否有自杀观念，以便进行风险干预。

4. 感知觉　有无错觉，错觉的种类、内容、出现时间和频率、与其他精神症状的关系；是否存在幻觉，幻觉的种类、内容，是真性还是假性，出现的条件、时间与频率、与其他精神症状的关系及影响；有无感知综合障碍，其种类、内容、出现时间和频率、与其他精神症状的关系。

5. 认知功能

(1)定向力：包括自我定向如姓名、年龄、职业，以及对时间、地点、人物及周围环境的定向能力。

(2)注意力：评定是否存在注意减退或注意涣散，有无注意力集中方面的困难。

(3)意识状态：根据定向力、注意力(特别是集中注意的能力)及其他精神状况，判断是否存在意识障碍及意识障碍的程度。

(4)记忆：评估即刻记忆、近记忆和远记忆的完好程度，是否存在遗忘、错构、虚构等症状。

(5)智能：根据患者的文化教育水平适当提问。包括一般常识、专业知识、计算力、理解力、分析综合能力及抽象概括能力。必要时可进行智能测查。

6. 自知力　经过病史的采集和全面的精神状况检查，医生还应了解患者对自己精神状况的认识。可以就个别症状询问患者，了解患者对此的认识程度，随后要求患者对自己整体精神病况作出判断，可由此推断患者的自知力，并进而推断患者在今后诊疗过程中的合作程度。

(二) 特殊情况下的精神状况检查

1. 不合作的患者　患者可能由于过度兴奋、过度抑制(如缄默或木僵)或敌意而不配合医生的精神检查。医生只有通过对以下几方面细心地观察，才能得出正确的诊断推论。

(1)一般外貌：可观察患者的意识状态、仪表、接触情况、合作程度、饮食、睡眠及生活自理状况。

(2)言语：有无自发言语，是否完全处于缄默；有无模仿言语、持续言语；缄默患者能否用文字表达自己的思想。

(3)面部表情：有无呆板、欣快、忧愁、焦虑等；有无凝视、倾听、闭目、恐惧表情；对医务人员、亲友的态度和反应。

(4)动作行为：有无特殊姿势，动作增多还是减少；有无刻板动作；动作有无目的性；有无违拗、被动服从；有无冲动、伤人、自伤等行为。对有攻击行为的患者，应避免与患者发生正面冲突，必要时可以对患者适当约束，这样会帮助患者平静下来。

2. 意识障碍的患者　如果一个患者呈现神情恍惚、言语无条理、行为无目的、睡醒节律紊乱，高度提示该患者存在意识障碍。应从定向力、即刻记忆、注意力等几个方面评估。要估计意识障碍的严重程度，并推测造成意识障碍的原因，以便紧急采取有可能挽救患者生命的措施。

3. 风险评估　在精神科只有两种情况需要作出紧急风险评估，一种是患者存在伤人行为，另一种是患者可能存在自伤的危险。风险评估的目的是：①确定患者可能会出现的不良后果；②确定可能会诱发患者出现危险行为的因素；③确定可能会阻止患者出现危险行为的因素；④确定哪些措施可以立即采取。

良好的风险评估是建立在全面的病史采集和认真的精神检查基础之上的，其他来源的信息，包括知情者提供的情况、既往的医疗记录等，都可作为重要的参考资料。根据风险评估可针对不同情况采取相应措施降低风险：如事先警告患者的监护人，对患者可能出现的行为采取防备；在人身安全受到威胁时通知警察；入院前严格检查患者随身携带的物品；在紧急情况下强制患者住院治疗等。

（刘 军 高成阁）

思考题

1. 意识障碍的分类有哪些？
2. 共济失调的主要类型有哪些？
3. 错觉、幻觉、感知综合障碍的异同点有哪些？
4. 思维形式障碍的主要类型有哪些？
5. 病史采集、精神检查应包括哪些内容？

第八章
神经精神疾病常用的辅助检查

随着科学技术的发展,辅助检查手段越来越多,极大地提高了临床诊断水平。辅助检查的阳性结果与患者临床表现相符时,可有效地提高确诊率,辅助检查阴性结果对排除诊断也非常重要。因此,神经系统疾病辅助检查对疾病的诊断和鉴别诊断具有十分重要的意义,目前神经内科比较常用的辅助检查包括:头 CT、MRI、颈部血管超声、数字减影血管造影(digital subtraction angiography,DSA)、放射性核素显像、神经电生理检查、颅内压监测、腰椎穿刺与脑脊液检查;脑、神经、肌肉组织活检技术、神经心理学量表评估等,本章主要介绍临床比较常用的检查技术及其临床应用。

第一节　X 线成像

X 线检查是通过受检者体内各组织的密度和厚度对 X 线衰减不同而成像的一种基础检查。X 线平片操作简单、经济实惠、空间分辨率较高,是临床常规及首选的检查方法。但对于解剖复杂或者内部成分复杂的病变,其诊断能力有限。

一、X 线检查技术

1. **X 线的产生**　X 线是由高速运行的电子群撞击物质突然受阻时产生的,其发生装置主要包括 X 线管、变压器和控制器三部分。

2. **X 线的特性**　①穿透性;②荧光作用;③感光作用;④电离作用;⑤生物效应。

3. **X 线成像原理**　X 线成像原理主要包含两方面:一方面基于 X 线的穿透性、荧光作用和感光作用;另一方面基于人体组织结构之间有密度和厚度的差异。当 X 线透过人体不同组织结构时,被吸收的程度不同,X 线的衰减量不同,到达荧光屏的 X 线量不同,便形成黑白对比不同的影像。

二、头颅和脊柱 X 线的应用

1. **头颅 X 线检查**　常规头颅平片包括正位和侧位(图 8-1),头颅平片主要观察颅骨的厚度、密度及各部位结构,颅脑的大小与形态、颅缝的状态、颅底的裂和孔、蝶鞍及颅内钙化灶等。

2. **脊柱 X 线检查**　脊柱 X 线是检查脊柱病变的基本方法,常规检查包括前后位和侧位(图 8-2)。主要观察脊柱的生理弯曲,椎体有无发育异常、骨质破坏、骨折、脱位、变形或骨质增生、椎间隙有无狭窄,以及椎旁有无软组织阴影等。

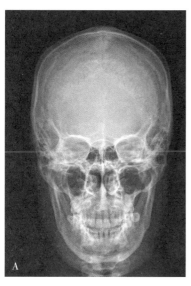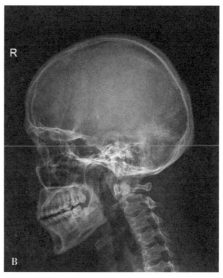

图 8-1　常规头颅平片正侧位
注:A. 头颅正位片;B. 头颅侧位片。

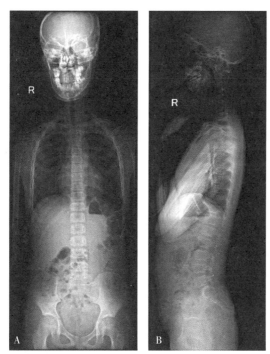

图 8-2　常规脊柱平片正侧位
注:A. 全脊柱平片正位;B. 全脊柱平片侧位。

第二节　电子计算机断层扫描

　　电子计算机断层扫描(computed tomography,CT)是以电子计算机数字成像技术与 X 线断层扫描技术相结合的新型医学影像技术,通过较短的扫描时间,获得高分辨率的横截面图像及三维成像,得到大量的解剖信息,且其密度分辨率高,提高了病变的检出率及诊断准确率,对中枢神经系统疾病有重要的诊断价值。

一、CT 扫描技术

1. **CT 成像原理**　CT 成像是利用 X 线束对人体检查部位一定厚度的层面进行扫描,由探测器接收透过该层面的 X 线,转变为可见光后,由光电转换器转变为电信号,再经模拟 / 数字转换器转为数字信号,输入计算机处理。

2. **CT 检查技术**　CT 平扫又称非增强扫描,即未用血管内对比剂的普通扫描。CT 增强扫描为经静脉注射对比剂后再进行扫描,提高病灶与正常组织间密度差,通过病变强化类型及强化程度,对病灶进行定位定性。

3. **CT 特殊扫描**

(1)动态 CT 扫描:经静脉注射对比剂后,连续扫描病灶区,观察局部对比剂灌注与排空过程,由于病灶及周围组织的密度随时间推移而发生动态改变,可得到时间 - 密度曲线。不同疾病的时间 - 密度曲线类型不同。该方法主要用于垂体微腺瘤的诊断、颅脑良恶性肿瘤的鉴别等。

(2)CT 血管成像(computed tomography angiography,CTA):是经周围静脉高速注入碘对比剂,利用螺旋 CT 对其进行快速连续的容积数据采集,再经计算机处理,合成脑血管影像。该方法用于观察脑血管病变。

(3)CT 灌注成像(computed tomography perfusion imaging,CTP):是在静脉注射造影剂后对选定兴趣层面进行同层动态扫描,以获得脑组织造影剂浓度的变化,从而反映了组织灌注量的变化。CTP 对急性缺血性脑血管病的早期诊断和指导溶栓治疗有重要价值。

二、常见中枢神经系统病变的 CT 表现

1. **脑血管疾病**

(1)脑出血:新鲜血肿为边缘清楚、密度均匀的高密度病灶,血肿周围可有低密度水肿带。

(2)脑梗死:发病 24h 内可不显影,有时呈现早期征象包括大脑中动脉(MCA)高密度征、脑带区或豆状核灰白质界限的消失和脑沟变浅,随后逐渐变成低密度灶(图 8-3)。

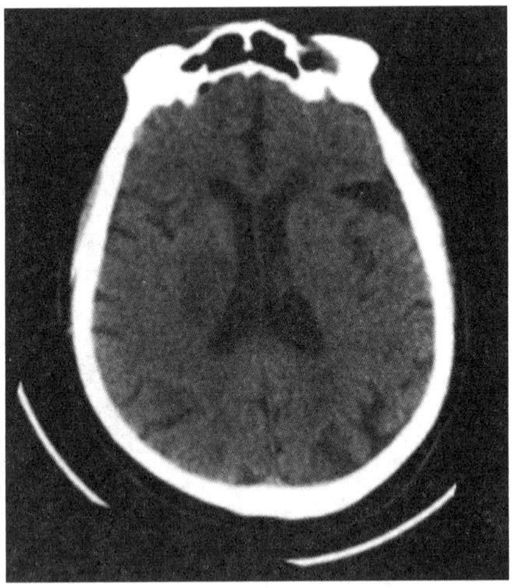

2. **颅内感染**　颅内感染常需作增强扫描,脑脓肿呈环状薄壁强化(图 8-4);脑炎呈界限不清的低密度影或不均匀混合密度影;结核球及其他感染性肉芽肿表现为小的结节状强化灶。

图 8-3　脑梗死 CT 平扫

3. **颅内肿瘤**　CT 对颅内肿瘤的诊断主要根据肿瘤的特异发病部位、病变的特征,包括囊变、坏死、钙化等判断病灶性质以及增强后的病变形态来诊断(图 8-5)。

4. **颅脑损伤**　CT 可发现颅内血肿和脑挫伤,骨窗可发现颅骨骨折(图 8-6)。

5. **脊柱病变**　常规 CT 扫描即能显示脊柱、椎管和椎间盘病变,对于诊断椎间盘突出(图 8-7)、椎管狭窄比较可靠。

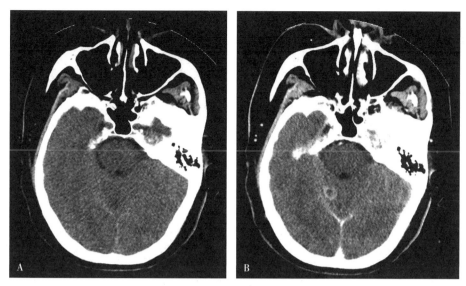

图 8-4　脑脓肿 CT 平扫及增强

注:A. 脑脓肿 CT 平扫;B. 脑脓肿 CT 增强。

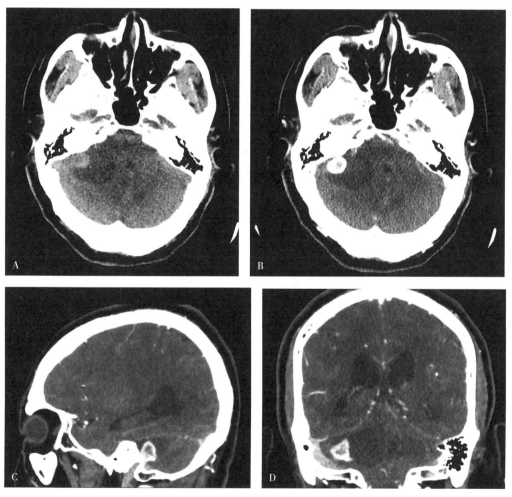

图 8-5　颅内肿瘤 CT 平扫及增强

注:A. 血管母细胞瘤 CT 平扫;B. 血管母细胞瘤 CT 增强;C. 血管母细胞瘤 CT 增强(矢状位);
D. 血管母细胞瘤 CT 增强(冠状位)。

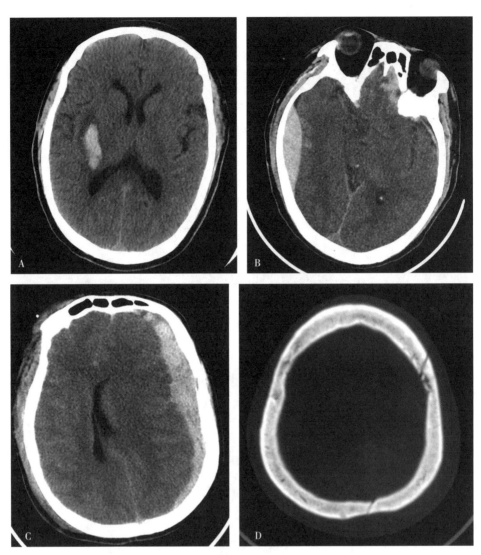

图 8-6　颅脑损伤 CT 征象

注:A. 颅内出血;B. 硬膜外血肿;C. 硬膜下血肿;D. 颅骨骨折。

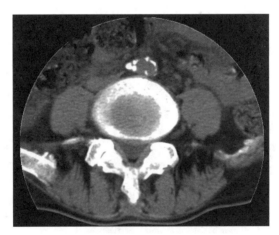

图 8-7　腰椎间盘突出 CT 平扫

第三节　磁共振成像

磁共振成像（magnetic resonance imaging，MRI）与 CT 相比，具有无辐射性、多方位扫描，能够测量质子密度、弛豫时间、化学位移等多参数的特征及良好的软组织对比等优点，可清楚显示脊髓、脑干和颅后窝等病变。

一、MRI 扫描技术

1. **MRI 成像原理**　当处于人体受到射频（radio frequency，RF）电磁波的激励时，人体组织中的氢质子受到激励而发生磁共振现象。此时，氢质子吸收了 RF 电磁波的能量，当 RF 电磁波停止激励时，吸收了能量的氢质子又会把这部分能量释放出来，即发射 MR 信号。经过对 MR 信号的接收、空间编码及图像重建等处理等过程，即产生 MR 图像。

2. **MR 脉冲序列**　MR 成像中常见的脉冲序列有自旋回波（spin echo）序列、梯度回波序列、反转恢复序列等，其中常规 SE 序列是临床最常用的成像序列。通过调节重复时间（repetition time，TR）及回波时间（echo time，TE）的长短可以分别获得反映组织 T_1WI、T_2WI 的 MR 图像。T_1WI 具有较高的信噪比，可显示清晰的解剖结构；T_2WI 用于一般病灶的检出；T_2WI FLAIR 为水抑制序列，利于清楚显示邻近脑脊液的脑组织结构与病灶。

3. **磁共振血管成像（magnetic resonance angiography，MRA）**　MRA 不应用造影剂便可使血管显影（图 8-8）。常用的技术有时间飞跃法（time of flight，TOF）和相位对比（phase contrast，PC）法。临床主要用于颅内血管狭窄或闭塞、颅内动脉瘤、脑血管畸形等的诊断。

4. **磁共振的灌注与弥散成像**

（1）MR 灌注成像（perfusion-weighted imaging，PWI）：是利用快速扫描技术及对钆喷酸葡胺（Gd-DTPA）的首次通过脑组织进行检测，通过 MR 信号随时间的改变评价组织微循环的灌注情况，评价脑组织供氧和营养物质功能状态。常用于超急性和急性期脑梗死的诊断。

（2）MR 弥散成像（diffusion-weighted imaging，DWI）：可以检测脑组织内水分子的扩散运动，间接反映脑组织微观结构变化的情况。可早期诊断超急性期脑梗死，脑缺血 30min，DWI 即可显示异常高信号。

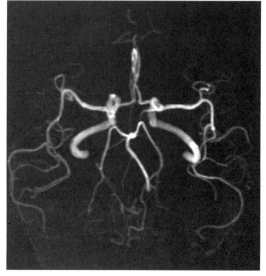

图 8-8　脑血管成像

DWI 与 PWI 比较的不匹配区域提示为脑缺血半暗区，是治疗时间窗或半暗带存活时间的客观影像学依据，可为临床溶栓治疗以及脑保护治疗提供依据。

5. **磁共振波谱（magnetic resonance spectroscopy，MRS）**　MRS 利用磁共振现象和化学位移作用进行特定原子核及其化合物的定量分析，可以探测脑内的各类代谢信息以反映其脑功能的变化，可对脑组织内多种代谢物如 N- 乙酰天门冬氨酸（N-acetylaspartate，NAA）、肌酸（creatine，Cr）、肌醇（myo-inositol，MI）、胆碱（choline，Cho）、乳酸（lactate，Lac）等进行定量分析。MRS 主要用于检测脑缺血、肿瘤、癫痫、阿尔茨海默病的脑代谢情况。

6. 功能磁共振成像（functional magnetic resonance imaging，fMRI）   通常特指应用血氧水平依赖（blood oxygen level dependent，BOLD）技术进行的脑功能成像，利用局部血氧含量变化标记脑功能中枢的激活状态。BOLD 效应，即当神经元兴奋时，脑血流量明显增加，去氧血红蛋白含量减少，削弱了 T_2 缩短效应，T_2WI 信号增强，提示 T_2WI 信号能够间接反映局部神经元的状态。近年来 BOLD-fMRI 发展迅速，由于能够无创的观察大脑的结构和功能，被广泛地应用在脑科学的研究当中，尤其是与神经认知相关的疾病，例如阿尔茨海默病、抑郁障碍、精神分裂症等。

7. 弥散张量成像（diffusion tensor imaging，DTI）   主要用于神经系统疾病白质微观结构变化，尤其对白质纤维束的观察、追踪。对于脑梗死、多发性硬化、脑白质病变、脑肿瘤等的诊断和预后评估有重要价值。

二、磁共振在神经系统疾病诊断中的临床应用

磁共振检查有助于急性脑梗死、脑出血、脑肿瘤、颅内动脉瘤和血管畸形、脑白质病变和脱髓鞘疾病、颅内感染、脊柱及椎间盘病变、神经系统发育异常疾病的诊断及鉴别诊断（图 8-9～图 8-13）。

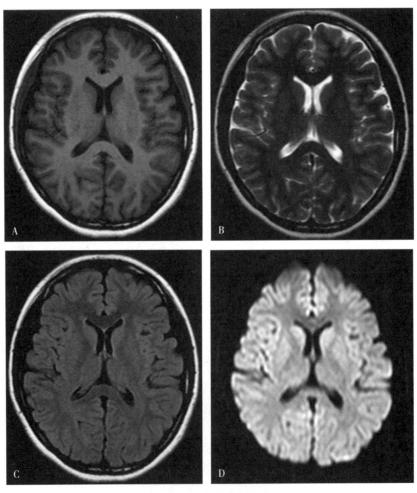

图 8-9   正常头颅的 MR 图像

注：A. 头颅 T_1WI 序列；B. 头颅 T_2WI 序列；C. 头颅 T_2WI-FLAIR 序列；D. 头颅 DWI 序列。

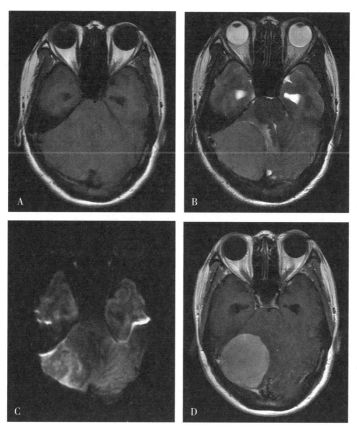

图 8-10　急性脑梗死的 MR 征象

注:A. 颅内肿瘤 T_1WI 序列;B. 颅内肿瘤 T_2WI 序列;

C. 颅内肿瘤 DWI 序列;D. 颅内肿瘤 T_1WI 增强序列。

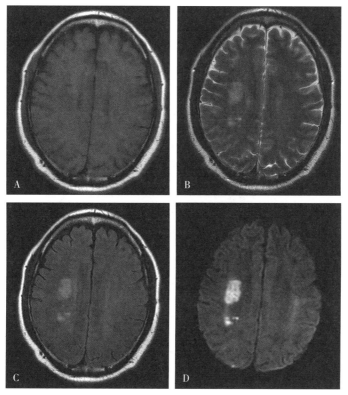

图 8-11　颅内肿瘤的 MR 征象

注:A. T_1WI 序列;B. T_2WI 序列;C. T_2WI-FLAIR 序列;D. DWI 序列。

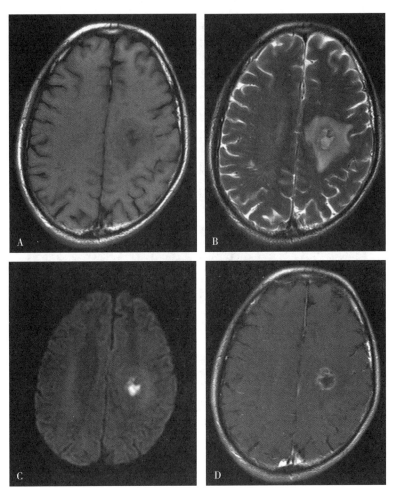

图 8-12　脑脓肿的 MR 征象

注:A. 脑脓肿 T_1WI 序列;B. 脑脓肿 T_2WI 序列;C. 脑脓肿 DWI 序列;
D. 脑脓肿 T_1WI 增强序列。

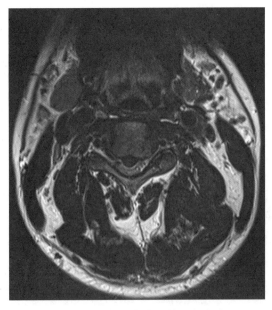

图 8-13　颈椎间盘突出的 MR 征象

第四节　头颈部血管超声检查

一、经颅多普勒超声

1. **成像原理**　超声波为一种机械波,具有反射、散射、衰减及多普勒效应等物理特性。超声诊断仪将超声发射至人体内,在传播过程中遇到不同组织或器官的分界面时,将发生散射或反射形成回声,这些携带信息的回声经过处理后显示在荧光屏上,即为超声图像。

经颅多普勒超声(transcranial doppler,TCD)是利用颅骨薄弱部位为检查声窗,应用多普勒效应研究脑底动脉主干血流动力学变化的一种无创性检测技术。

2. **经颅多普勒超声的临床应用**

(1)颅内动脉狭窄的 TCD 征象:①血流速度增加;②血流紊乱(正常的层流消失,代之以涡流、湍流、乐性杂音频谱);③血流声频粗糙。

(2)血流动力学监测适应证:①急性脑梗死颅内血管再通监测;②蛛网膜下腔出血后颅内血管痉挛监测;③颈动脉内膜剥脱术的术中、术后颅内血流动力学监测;④颈动脉支架术的术中、术后颅内血流动力学监测;⑤脑循环微栓子监测;⑥诊断卵圆孔未闭(发泡试验)。

二、颈动脉彩色多普勒超声

颈部血管超声主要用于缺血性卒中基础病变的筛查,目前,临床应用于如下方面。

1. **颈动脉斑块**　血管超声可以显示颈动脉斑块。目前多数学者认为,低回声斑块和非均质斑块与溃疡型斑块一样,是引发缺血性脑血管病的危险因素,而强回声和均质斑块的风险较低。

2. **颈动脉狭窄**　超声检查颈总动脉直径约 5~11mm,颈内动脉直径约 5~7mm,颈外动脉管径略小于颈内动脉。当管腔内较大的粥样硬化斑块导致管腔狭窄程度大于 50% 时才出现血流动力学异常。

3. **其他**　用于颈动脉手术的疗效评价,判定先天性颈内动脉肌纤维发育不良,诊断颈内动脉瘤及大动脉炎等。

第五节　血管造影

一、脑血管造影

脑血管造影(cerebral angiography)是一种经皮穿刺动脉在 X 线血管造影机监测下应用含碘造影剂注入颈动脉或椎动脉内,再在动脉期、毛细血管期和静脉期分别拍片的技术。

脑血管造影可以了解脑血管的走行、有无移位、闭塞和有无异常血管等,其优点是简便快捷,血管造影清晰,三维显示减影血管;缺点是该方法是有创性检查,需要插管和注射造影剂。DSA 也是血管内介入治疗不可缺少的技术。

二、脊髓血管造影

脊髓血管造影(spinal cord angiography)是将含碘的水溶性造影剂注入脊髓的动脉系统,显示血管分布的情况,称为脊髓血管造影,有助于诊断脊髓血管畸形和脊髓动静脉瘘等。

第六节　核　医　学

核医学(nuclear medicine)是原子核科学技术与医学相结合的产物,是研究核素和核射线在医学上应用及其理论的学科。包括单光子发射计算机断层扫描(single-photon emission computed tomography,SPECT)和正电子发射计算机断层扫描(position emission computed tomography,PET)。

一、单光子发射计算机断层

1. SPECT　提供的三维显像方法为脑血流量变化的显示和测定提供了比较准确、安全和价廉的方法,可辅助某些神经科疾病的诊断。

2. **临床应用**

(1)短暂性脑缺血发作(transient ischemic attack,TIA):TIA 患者在没有脑组织结构的改变时 CT 和 MRI 往往正常,而 SPECT 却可发现相应区域局部脑血流量(regional cerebral blood flow,rCBF)降低。

(2)癫痫:发作期病灶区的 rCBF 增高,而在发作间歇期 rCBF 降低。

(3)痴呆及锥体外系等疾病的诊断及鉴别诊断。

二、正电子发射计算机断层

1. PET　属于发射型 CT,与 SPECT 的区别在于 PET 探测器能同时接受正电子放射性核素发射出的正电子与电子在体内湮灭时所产生方向相反、能量相同的一对 γ 光子,使探测效率大为提高。

2. **临床应用**　PET 弥补了单纯解剖形态成像的不足,能反映局部脑功能的变化,在疾病还未引起脑的结构改变时就能发现脑局部代谢的异常,临床上有很重要的用途。目前用于癫痫、痴呆、帕金森病、肿瘤等疾病的诊断及鉴别诊断。

三、脊髓腔和脑室显影

将显像剂注入脊髓腔和脑池,显像剂沿脑脊液依次进入各脑池,利用 γ 相机采集显像剂参与脑脊液循环全过程的系列影像,以了解脑脊液循环有无被阻或病理改变,如脊髓压迫症致椎管阻塞或不畅通、交通性脑积水、脑脊液漏、脑穿通畸形和蛛网膜囊肿等。

四、脑血流量测定

脑血流灌注显像能显示脑血流灌注及其功能状态,通过半定量和定量分析可以评价 rCBF。临床主要用于缺血性脑血管病早期诊断、预后判断和疗效评价,拟行手术治疗的难治性癫痫致痫灶的定位诊断,阿尔茨海默病的诊断及鉴别诊断,以及评价精神病患者的脑功能与判断预后。

第七节　神经电生理检查

一、脑电图

脑电图(electroencephalography,EEG)是脑生物电活动的检查技术,通过测定自发的、有节律的生物电活动以了解脑功能状态,是癫痫诊断和分类的最客观的手段。

(一)正常 EEG

在清醒、安静和闭眼放松状态下,脑电的基本节律为 8~13Hz 的 α 节律,波幅为 20~100μV,主要分布在枕部和顶部;β 活动的频率为 14~25Hz,波幅为 5~20μV,主要分布在额叶和颞叶;部分正常人在大脑半球前部可见少量 4~7Hz 的 θ 波;频率在 4Hz 以下称为 δ 波,清醒状态下的正常人几乎没有该节律波,但入睡可出现,而且由浅入深逐渐增多。频率为 8Hz 以下的脑电波称为慢波。儿童 EEG,与成人不同的是以慢波为主,随着年龄的增加慢波逐渐减少,而 α 波逐渐增多,14~18 岁接近于成人脑电图。

(二)异常 EEG

1. 弥漫性慢波　见于各种原因所致的弥漫性脑损害、缺氧性脑病、脑膜炎、中枢神经系统变性病、脱髓鞘性脑病等。

2. 局灶性慢波　是局部脑实质功能障碍所致,见于局灶性癫痫、单纯疱疹脑炎、脑脓肿、局灶性硬脑膜下或硬脑膜外血肿等。

3. 三相波　主要见于 Creutzfeldt-Jakob 病(CJD)、肝性脑病和其他原因所致的中毒代谢性脑病。

4. 癫痫样放电　包括棘波、尖波、3Hz 棘慢波综合、多棘波、尖慢复合波、多棘慢复合波、高幅失律等。

50% 以上患者在癫痫发作的间期记录到癫痫样放电,放电的不同类型则通常提示不同的癫痫综合征,如多棘波和多棘慢复合波通常伴有肌阵挛,见于全身性癫痫和光敏感性癫痫等。双侧同步对称,3 次 /s、重复出现的高波幅棘慢复合波提示失神发作。常见的正常及异常脑电图波形如图 8-14 所示。

二、诱发电位

诱发电位(evoked potential,EP)是神经系统在感受外来或内在刺激时产生的生物电活动。绝大多数诱发电位(又称信号)的波幅很小,仅 0.1~20μV。目前能对躯体感觉、视觉和听觉等感觉通路以及运动通路、认知功能进行检测。

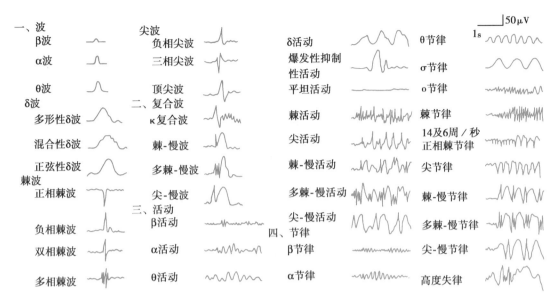

图 8-14　正常及异常脑电图波

（一）躯体感觉诱发电位

躯体感觉诱发电位（somatosensory evoked potential，SEP）是刺激肢体末端感觉神经，在躯体感觉上行通路不同部位记录的电位。SEP 起源于周围神经中直径较大的、快速传导的有髓鞘的传入纤维。SEP 能评估周围神经及其近端（例如神经根）、脊髓后索、脑干、丘脑及皮质感觉区的功能状态。可用于各种感觉通路受损的诊断和客观评价，主要用于吉兰 - 巴雷综合征（Guillain-Barré syndrome，GBS）、颈椎病、后侧索硬化综合征、多发性硬化（multiple sclerosis，MS）、亚急性联合变性等，还可用于脑死亡的判断和脊髓手术的监护等。

（二）视觉诱发电位

视觉诱发电位（visual evoked potential，VEP）是对视神经进行光刺激时，经头皮记录的枕叶皮质产生的电活动。单侧 VEP 异常通常提示视交叉前病变，双侧异常病变可位于视通路的任一部位。VEP 最有价值之处是发现视神经潜在病灶，特别对多发性硬化（MS）患者可提供早期视神经损害的客观依据。

（三）脑干听觉诱发电位

脑干听觉诱发电位（brainstem auditory evoked potential，BAEP）指给予声音刺激时在头部相应区域记录到由听觉通路产生的电位活动。BAEP 不受受试者意识状态的影响。主要用于客观评价听力、脑桥小脑角肿瘤、多发性硬化（MS）、脑死亡的诊断、手术监护等。

（四）运动诱发电位

运动诱发电位（motor evoked potential，MEP）包括电刺激以及磁刺激。磁刺激近年来被广泛应用于临床，主要用于运动通路病变的诊断，如多发性硬化（MS）、肌萎缩侧索硬化、脊髓型颈椎病、脑血管病等。

（五）事件相关电位

事件相关电位（event-related potential，ERP）指大脑对某种信息进行认知加工（注意、记忆和思维等）时，通过叠加和平均技术在头颅表面记录的电位。ERP 主要反映认知过程中大脑的电生理变化。ERP 中应用最广泛的是 P300 电位。用于各种大脑疾病（包括痴呆、帕金森病、抑郁障碍、酒精中毒等）引起的认知功能障碍的评价。

三、肌电图和神经传导速度

（一）肌电图

肌电图（electromyography，EMG）指用同心圆针电极记录及研究肌肉在安静状态下、不同程度随意收缩状态下各种电活动的一种技术。

1. **正常 EMG**　①静息状态；②轻收缩状态；③大力收缩状态：正常情况下，大力收缩时肌电图上呈密集的相互重叠的难以分辨基线的许多运动单位电位，即为干扰相（图 8-15）。

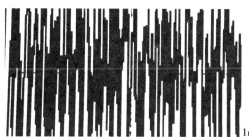

1mV/D,100ms/D

图 8-15　募集电位干扰相

2. **异常 EMG**　①插入电位减少或消失；②插入电位增多或延长；③异常自发电位；④肌强直放电（myotonic discharge）；⑤异常运动单位动作电位（motor unit action potentials，MUAP）。

3. **EMG 的临床应用**　主要用于神经源性损害和肌源性损害的诊断及鉴别诊断；结合神经传导速度的结果，有助于对脊髓前角细胞、神经根和神经丛病变的定位。四肢、胸锁乳突肌和脊旁肌 EMG 对运动神经元病的诊断有重要价值。

（二）神经传导速度

神经传导速度（nerve conduction velocity，NCV）是用于评定周围运动神经及感觉神经传导功能的一项诊断技术。通常包括运动神经传导速度（MCV）、感觉神经传导速度（SCV）及 F 波的测定。用于各种原因引起的周围神经病的诊断和鉴别诊断。能区分是轴索损害还是髓鞘脱失；结合 EMG 可以鉴别前角细胞、神经根、周围神经及肌源性损害等。

神经传导速度异常包括：① NCV 减慢：包括 SCV 及 MCV 减慢，常常可提示周围神经损害，单纯传导速度减慢是髓鞘损害的标志。②波幅降低：单纯波幅降低提示轴索损害，严重的髓鞘脱失也可继发轴索损害，引起波幅降低。前者主要反映髓鞘损害，后者为轴索损害。

（三）F 波与 H 反射

1. **F 波**　F 波（F-wave）是以超强电刺激神经干在 M 波复合肌肉动作电位（CMAP）后的、一个较晚出现的、小的肌肉动作电位。F 波的出现率为 80%~100%，F 波出现率的减少或潜伏期延长均提示神经传导异常。临床用于吉兰 - 巴雷综合征（GBS）、遗传性运动感觉神经病、神经根型颈椎病等的诊断。

2. **H 反射**　H 反射（H-reflex）是利用较小电量刺激神经，冲动经感觉神经纤维向上传导至脊髓，再经单一突触连接传入下运动神经元而引发肌肉电活动。若 H 反射消失则表示该神经根或其相关的反射弧病损。临床用于吉兰 - 巴雷综合征（GBS）、腰椎病、腰骶神经根病变的诊断。

（四）重复神经电刺激

重复神经电刺激（repetitive nerve stimulation，RNS）指超强重复刺激神经干后在相应肌肉记录复合肌肉动作电位，是检测神经肌肉接头功能的重要手段。RNS 可根据刺激的频率分为低频（≤ 5Hz）RNS 和高频（10~30Hz）RNS。主要用于重症肌无力（MG）的诊断以及与 Lambert-Eaton 综合征的鉴别。MG 表现为低频或高频刺激波幅递减；后者表现为低频刺激波幅递减，而高频刺激波幅递增。

1. **低频 RNS**　正常人波幅降低不超过 8%，波幅减低 10%~15% 以上为波幅递减。

2. **高频 RNS**　正常人波幅降低不超过 30%，减低 30% 以上为波幅递减。波幅递增大于 57% 为可疑；大于 100% 为异常波幅递增（图 8-16）。

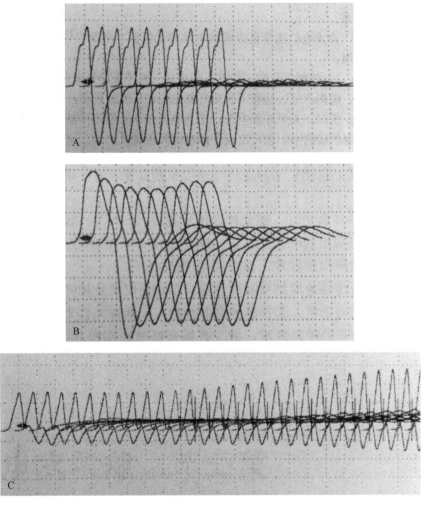

图 8-16　重复频率电刺激
注：A. 正常图形；B. 低频减低；C. 高频递增。

四、脑磁图

脑磁图（magnetoencephalography，MEG）是一种无损伤的测定脑电活动的方法，是对脑组织自发的神经磁场的记录。建立在 MEG 基础上的脑磁源成像，可广泛用于大脑功能的研究和临床脑疾病诊断。可检测出直径小于 3.0mm 的癫痫灶，定位误差小和灵敏度高，目前用于监测胎儿神经发育状况、小儿精神病的诊断及鉴别诊断、脑梗死及阿尔茨海默病的早期诊断等。

第八节　颅内压监测

颅内压监测（intracranial pressure monitoring）是指应用微型压力传感器将颅内压力转换为电信号，进行测量和记录。颅内压正常范围在 80~180mmH$_2$O。

颅内压监测仪的传感器可以放在颅内不同部位(图 8-17),如硬脑膜外、硬脑膜下或脑表面、脑组织内、脑室内;其中放入脑室内者与其他方式者比较应该是"金标准",既解决了颅内压监测,也解决了脑室外引流。

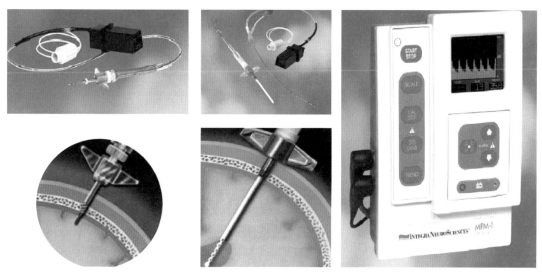

图 8-17 不同颅内压探头及其在颅内放置位置

颅内压监测技术临床应用于正常颅压脑积水的检查确诊、手术后颅内压监测、小的外伤性血肿监测等。颅内压监测在指导颅内压增高症降压治疗过程和保证大脑灌注压的治疗中是必备的技术。

第九节 腰椎穿刺术与脑脊液检查

一、腰椎穿刺术

腰椎穿刺术(lumbar puncture)通常取弯腰侧卧位(多为左侧卧位),患者屈颈抱膝,脊背尽量靠近床面(图 8-18)。局部常规消毒及麻醉后,戴橡皮手套,自腰 3~4(成人腰 2 至骶 1 间隙均可)椎间隙穿刺。穿刺针沿棘突方向缓慢刺入,进针过程中针尖遇到骨质时,应将针退至皮下待纠正角度后再进行穿刺。进针 4~6cm 时,即可穿破硬脊膜而达蛛网膜下腔,抽出针芯流出脑脊液,测压和留取脑脊液后,再放入针芯拔出穿刺针。穿刺点稍加压止血,敷以消毒纱布并用胶布固定。术后平卧 4~6h。若初压超过 300mmH_2O 时则不宜放液,仅取测压管内的脑脊液送细胞计数及蛋白定量即可。

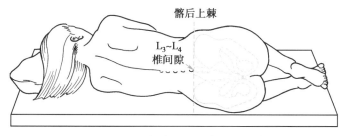

图 8-18 腰椎穿刺体位(左侧卧位)

（一）适应证

1. 留取 CSF 做各种检查以帮助中枢神经系统疾病（例如感染性疾病、蛛网膜下腔出血、免疫炎性疾病和脱髓鞘疾病、脑膜癌病等）的诊断。

2. 测量颅内压或行动力学试验以明确颅内压高低及脊髓腔、横窦通畅情况。

3. 动态观察 CSF 变化以助判断病情、预后及指导治疗。

4. 注入放射性核素行脑、脊髓扫描。

5. 注入液体或放出 CSF 以维持、调整颅内压平衡，或注入药物治疗相应疾病。

（二）禁忌证

1. 颅内压明显升高，或已有脑疝迹象，特别是怀疑后颅凹存在占位性病变。

2. 穿刺部位有感染灶、脊柱结核或开放性损伤。

3. 明显出血倾向或病情危重不宜搬动。

4. 脊髓压迫症患者的脊髓功能处于即将丧失的临界状态。

二、脑脊液检查

（一）脑脊液常规检查

1. **脑脊液（cerebrospinal fluid，CSF）动力学**　压力测定的正常值：成人为 80~180mmH$_2$O（6.0~13.5mmHg），儿童为 50~100mmH$_2$O（3.7~7.4mmHg）。>200mmH$_2$O（15mmHg）为颅内压增高。

2. **脑脊液性状**　正常 CSF 是无色透明液体；血性 CSF 提示红细胞数 >10.0 × 10^9/L；CSF 为黄色提示为陈旧性出血或椎管梗阻，是 CSF 蛋白过多所致，离体后不久自动凝固，称为弗鲁安综合征（Froin syndrome）。见于各种化脓性脑膜炎；CSF 放置后有纤维蛋白膜形成，见于结核性脑膜炎。

3. **细胞数**　正常 CSF 白细胞数为（0~5）× 10^6/L，多为单个核细胞，白细胞增多见于脑脊髓膜和脑实质的炎性病变。

4. **潘迪试验（Pándy test）**　利用 CSF 中球蛋白能与饱和苯酚结合形成不溶性蛋白盐的原理，球蛋白含量越高反应越明显，通常作为蛋白定性的参考试验。

（二）脑脊液生化检查

1. **蛋白质**　正常 CSF 蛋白质含量为 0.15~0.45g/L，脑池液为 0.10~0.25g/L，脑室液为 0.05~0.15g/L；蛋白质增高见于中枢神经系统感染、脑肿瘤、脊髓压迫症等。

2. **糖**　正常值为 2.5~4.4mmol/L，为血糖的 50%~70%。通常 CSF 糖 <2.25mmol/L 为异常；糖明显减少见于化脓性脑膜炎，轻至中度减少见于结核性或真菌性脑膜炎（特别是隐球菌性脑膜炎）以及脑膜癌病；糖含量增加见于糖尿病。

3. **氯化物**　正常 CSF 含氯化物 120~130mmol/L，较血氯水平高；细菌性和真菌性脑膜炎均可使氯化物含量降低，尤其以结核性脑膜炎最为明显；氯化物降低还见于全身性疾病引起的电解质紊乱等。

（三）脑脊液特殊检查

1. **细胞学检查**　通常采用玻片离心法。取 1~2ml 脑脊液，经细胞离心沉淀仪使细胞沉淀在带滤纸孔的玻片上，干燥后以 Wright-Giemsa（瑞 - 姬）染色镜检。

2. **蛋白电泳**　CSF 蛋白电泳（滤纸法）正常值为前白蛋白 2%~6%、白蛋白 44%~62%、α$_1$ 球蛋白 4%~8%、α$_2$ 球蛋白 5%~11%、β 球蛋白 8%~13%、γ 球蛋白 7%~18%。

3. **免疫球蛋白（Ig）**　正常 CSF 中 Ig 含量极少，IgG 为 10~40mg/L，IgA 为 1~6mg/L，IgM 含量极微。CSF-IgG 指数及中枢神经系统 24h IgG 合成率的测定，可作为中枢神经系统内自身合成的免疫球蛋白标志。

4. 寡克隆区带 CSF 寡克隆区带(oligoclonal bands,OB)测定也是检测鞘内免疫球蛋白合成的重要方法;一般临床上检测的是 IgG 型寡克隆区带,是诊断多发性硬化的重要辅助指标。

5. 病原学检查 ①病毒学检测:单纯疱疹病毒(herpes simplex virus,HSV)抗原和抗体检测。巨细胞病毒(cytomegalovirus,CMV)抗体检测;EB 病毒(Epstein-Barr virus,EBV),脑脊液中分离出病毒或抗体阳性有助于诊断。②新型隐球菌感染:临床常用脑脊液墨汁染色的方法,阳性提示新型隐球菌感染,墨汁染色虽然特异性高,但敏感性不够高,常需多次检查才有阳性结果;③结核分枝杆菌检测:CSF 涂片和结核分枝杆菌培养是中枢神经系统结核感染的常规检查方法;④囊虫特异性抗体检测:脑脊液囊虫特异性抗体检测、血吸虫特异抗体检测对于脑囊虫病、血吸虫病有重要诊断价值。

6. 特殊蛋白检测 CSF 中特殊蛋白的检测有助于疾病的识别。例如,脑脊液 14-3-3 蛋白的检测,虽然并非特异性,却可以支持散发型克雅病(Creutzfeldt-Jakob disease,CJD)的诊断。CSF 中总 Tau 蛋白磷酸化、Tau 蛋白及 β 淀粉样蛋白(Aβ)的检测对阿尔茨海默病(Alzheimer disease,AD)的早期诊断有一定价值。

第十节　脑、神经、肌肉组织活检技术

脑、神经和肌肉活组织检查的主要目的是明确病因,指导临床治疗。随着病理诊断技术的不断发展,病理诊断阳性率不断提高。

一、立体定向脑内病变活检术

脑组织活体检查(biopsy of cerebral tissue)是通过对脑的局部组织取材进行病理检查,达到明确诊断的目的。适用于脑内病变必须明确病理学诊断而指导治疗者,如脑白质营养不良等;以及经 CT、MRI 检查证实的占位性病变,但性质不能肯定者。

二、神经活组织检查

神经活组织检查有助于周围神经疾病的病因诊断和病变程度的判断;最常见的取材部位是腓肠神经。神经组织活检的适应证是各种原因所致的周围神经病,儿童的适应证还可包括异染性白质营养不良、肾上腺脑白质营养不良和 Krabbe 病等。

三、肌肉活组织检查

肌肉活组织检查有助于明确肌肉病变的病因和程度,并可鉴别神经源性和肌肉源性肌萎缩。最常用的取材部位为股四头肌、三角肌、肱二头肌和腓肠肌等;主要用于多发性肌炎、皮肌炎、进行性肌营养不良、内分泌肌病和癌性肌病等诊断(图 8-19)。

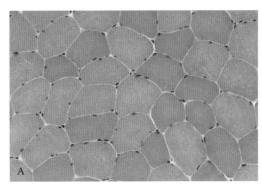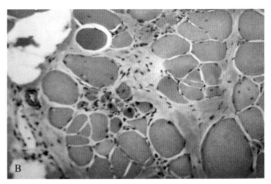

图 8-19　肌肉活组织检查

注:A.正常肌肉病理(HE 染色);B.多发性肌炎:肌纤维坏死,炎性细胞浸润(HE 染色)。

第十一节　神经心理学量表评估

一、标准化诊断性精神检查工具

标准化诊断性精神检查是一种定式或半定式的访谈检查,主要用于精神障碍的诊断和鉴别诊断,包括特定精神疾病诊断和鉴别诊断的检查工具,以及与特定的分类诊断系统配套的检查工具。目前常用的标准化诊断性精神检查工具主要有以下几种:DSM-Ⅳ定式临床检查(structured clinical interview for DSM-Ⅳ,SCID)、神经精神病学临床评定量表(schedules for clinical assessment in neuropsychiatry,SCAN)、复合性国际诊断问卷(composite international diagnostic interview-core version,CIDI)、简明国际神经精神访谈(the MINI-international neuropsychiatric interview,MINI)。

二、神经心理学评估

神经心理学评估的主要目的是在一定的刺激反应情境下,评价个体的行为,以推论有关人脑结构和功能的关系。

（一）神经心理学评估在临床上的应用

用于痴呆的鉴别诊断,在老年患者中帮助鉴别抑郁和痴呆,并在发生一些行为问题时为鉴定是否可能存在脑功能障碍等提供重要的信息;可为药物或外科手术治疗提供疗效评估;制定有效的康复程序;对退行性病变患者的认知功能减退的程度和治疗进行预测。

（二）常用神经心理测验量表

神经心理测验主要有成套神经心理学测验、单项神经心理学测验以及痴呆相关的神经心理学评估。

1. **常用的成套神经心理学测验**　主要有智力测验、记忆测验和综合性神经心理成套测验。

（1）智力测验

1）韦氏成人智力量表(Wechsler adult intelligence scale,WAIS):适用于 16 岁以上成人,包括言语测验和操作测验两部分,言语测验共 6 个分测验,操作测验共 5 个分测验,合起来称为全量表。测验完成后,通过粗分、标准分及常模的转换,获得一个总智商(intelligence quotient,IQ)。

2)瑞文氏推理测验(Ravin's standard progressive matrices,R'SPM):该测验的优点在于适用的年龄范围宽,测验对象不受文化、种族和语言的限制。瑞文氏推理测验共 60 题,分为 A、B、C、D、E 共 5 组,每组 12 题,5 组题目的难度逐渐增加,每组题目内部也由易到难排列,完成后通过粗分、标准分及常模的转换,获得智商。

(2)记忆测验

1)韦氏记忆量表(Wechsler memory scale,WMS):它包括 7 个分测验,即常识、定向力、计数、逻辑记忆、数字广度、视觉记忆和成对联想学习。国内的修订版本加入了图片记忆、再认和触摸记忆三项,共 10 个分测验。测验完成后,综合各个项目的计分,得出记忆商(memory quotient,MQ),它的解释类同 WAIS 的 IQ。

2)临床记忆量表(clinical memory scale):包括 5 项分测验:指向记忆、联想学习、图像自由记忆、无意义图形再认和人像特点联系回忆。

(3)综合性神经心理成套测验

1)Halstead-Reitan 神经心理成套测验(Halstead-Reitan neuropsychological battery,HRB):由 10 个分测验组成,可测查包括感知觉、运动、注意、记忆、言语和抽象思维等多种心理功能。

2)Luria-Nebraska 神经心理成套测验(Luria-Nebraska neuropsychological battery,LNNB):由 11 个分量表、共 269 个项目组成。每个分测验都是针对特定的神经功能,按照 Luria 的神经心理学理论原则而设计。

2. 常用的单项神经心理学测验　包括单项的记忆、知觉、注意、概括以及执行功能的评定。

(1)单项记忆测验:语义记忆测验、非语义记忆测验。

(2)知觉测验:视知觉测验、听知觉测验。

(3)注意测验

1)划消测验:是常用的检查注意力的一种测验,有数字划消、字母划消、符号划消等。

2)连线测验:检查注意和运动速度,包括两种类型 A 型和 B 型。

3)符号 - 数字模式测验:要求受试者将无意义的符号转化为数字,测查了包括视知觉、视觉扫描、眼球运动、记忆等多方面的脑功能。

(4)执行功能测验

1)威斯康星卡片分类测验(Wisconsin card sorting test,WCST):应用于测查抽象能力和定势的转移。共 4 张刺激卡片和 128 张反应卡片,根据完成分类数和持续性错误次数来评分。

2)迷津测验:可测查大脑的计划性,如韦氏智力测验中的迷津测验、Porteus 迷津测验等。

3)数字广度测验(digit span test):测试者读出一组数字,要求患者在听完后立即按顺序或倒序复述。数字的数目由少到多(一般从 3 位到 9 位),完全正确复述则得分,以能正确复述的最高位数积分。正序复述可反映短时记忆功能,倒序复述反应执行功能。

三、评定量表

评定量表(rating scales)是用来量化观察中所得印象的一种测量工具,为心理卫生评估中收集资料的重要手段之一。

(一)常用精神症状评定量表

1. 他评量表

(1)大体评定量表(global assessment scale,GAS):适用各类精神疾病的总体状况评定,包括疾病的严重程度和社会功能。GAS 只有一个项目,即病情概况,分成 0~100 个等级。评定的分数越低,表示病情越严重。

(2)临床疗效总评量表(clinical global impression,CGI):适用各类精神疾病的症状严重程度及疗效评定。CGI 包括病情严重程度(SI)、疗效总评(GI)、疗效指数(EI)三个部分。SI 采用 0~7 分的 8 级记分法:0 无病,1 基本无病,2 极轻,3 轻度,4 中度,5 较重度,6 重度,7 极重。

(3)汉密尔顿焦虑量表(Hamilton anxiety scale,HAMA):包含 14 个条目,主要用于评定焦虑症状的严重程度。本量表除第 14 项需结合观察外。其余项目都根据患者的口头叙述进行评分,同时强调受检者的主观体验。评分标准一般分 4 级:1 级症状轻微;2 级有肯定的症状,但不影响生活和活动;3 级症状重,需加处理或已影响生活和活动;4 级症状极其严重,影响其生活。完成一次评定大约需要 10~15min。

(4)汉密尔顿抑郁量表(Hamilton depression scale,HAMD):有 17 项和 24 项两个版本,主要用于评定抑郁症状的严重程度。HAMD 的大部分项目采用 0~4 分的 5 级评分法:0 无,1 轻度,2 中度,3 重度,4 很重;少数项目评分为 0~2 分的 3 级法:0 无,1 轻 - 中度,2 重度。完成一次评定大约需要 15~20min。

(5)耶鲁布朗强迫量表(Yale-Brown obsessive-compulsive scale,Y-BOCS):主要用于评定强迫症状的严重程度,包含强迫思维和强迫行为两个分量表,共 10 个条目。

(6)简明精神病量表(brief psychiatric rating scale,BPRS):适用于具有精神病性症状的精神障碍病患者,尤其适用于精神分裂症患者。BPRS 包含 18 个症状条目,所有项目采用 1~7 分的 7 级评分法,各级的标准为:1 级无症状,2 级可疑或很轻,3 级轻度,4 级中度,5 级偏重,6 级重度,7 级极重,如果未测则记 0 分。评定的时间范围一般定为评定前 1 周的情况,完成一次评定大约需要 20min。

(7)阴性与阳性症状量表(the positive and negative syndrome scale,PANSS):为评定不同类型和程度的精神分裂症状而设计和标准化的量表。包括 33 项,分 5 类评分:阳性量表、阴性量表、复合量表(阳性 - 阴性)、一般精神病理量表、补充的攻击危险性条目;每项为 7 级分级标准进行评定。PANSS 评定基于特定时间段,通常指定为评定前 1 周内的全部信息。信息来源于临床检查和家属、医院工作人员的报告两个方面。

(8)杨氏躁狂量表(Young manic rating scale,YMRS):是评定与躁狂有关的症状以及严重程度的量表。YMRS 评定的时间范围是最近 1 周,严格按照评分规则进行评定。共有 11 个条目,其中 1、2、3、4、7、10、11 条目是 0~4 级评分,5、6、8、9 条目是 0~8 级评分;目的在于使不合作的患者有较高的评分,从而能有效区分躁狂的严重程度。评分时注意:除非症状完全不存在,否则不能评"0";当评分介于两者之间时,0~4 级评较高的分值,0~8 级评两者之间;症状判定根据患者的平时情况作为参考。

(9)简易智力状态检查(mini-mental state examination,MMSE):可以初步评估患者的认知功能,共 11 项,总分为 30 分;测量成绩与文化水平相关,正常界值划分标准为:文盲 >17 分,小学 >20 分,初中及以上 >24 分。

(10)神经精神症状问卷(neuropsychiatric inventory,NPI):由照料者回答的量表。广泛应用于各种痴呆的精神行为症状的评估、药物疗效的评价等方面,同时对痴呆的病因鉴别也有帮助。该量表的调查内容主要包括 10 个神经精神症状和 2 个自主神经症状。

2. 自评量表

(1)症状自评量表(self-reporting inventory,SCL-90):共 90 个条目,1~5 级评分,得出 9 个症状因子,包括躯体化、强迫症状、人际关系敏感、抑郁、焦虑、敌对、偏执、精神病性症状,能全面评定患者的精神状态。

(2)焦虑自评量表(Zung self-rating anxiety scale,SAS):共 20 个条目,1~4 级评分,主要用于评定焦虑症状的严重程度。

(3)抑郁自评量表(Zung self-rating depression scale,SDS):共 20 个条目,1~4 级评分,主要用于评定抑郁症状的严重程度。

(4)生活事件量表(life event scale,LES):共 48 个条目,0~4 级评分,主要是社会生活事件对人们心理刺激强度影响的定量分析。

（5）医院焦虑抑郁量表（hospital anxiety and depression scale，HAD）：由 14 个条目组成，其中 7 个条目评定抑郁，7 个条目评定焦虑，主要应用于综合医院患者中焦虑和抑郁情绪的筛查。

（6）匹茨堡睡眠质量指数量表（Pittsburgh sleep quality index，PSQI）：用于评定被试者最近 1 个月的睡眠质量。由 9 个自评和 5 个他评条目组成，而其中 18 个条目组成 7 个因子，每个因子按 0~3 分等级计分，累积各因子成分得分为匹茨堡睡眠质量指数量表的总分，总分范围为 0~21，得分越高，表示睡眠质量越差（见数字内容）。

（二）常用人格测验量表

1. **明尼苏达多相人格调查表（Minnesota multiphasic personality inventory，MMPI）**　MMPI 有 566 个自我报告形式的题目，其中 16 个为重复题目，分为 10 个临床量表和 3 个效度量表，包括：疑病、抑郁、癔症、精神病态、男子气和女子气、妄想狂、精神衰弱、精神分裂症、轻躁狂、社会内向、说谎分、效度分和校正分，最后 3 个分量表为效度量表。

2. **艾森克人格问卷（Eysenck personality questionnaire，EPQ）**　共有 88 题，包括 4 个分量表：内外倾向量表（E）、情绪性量表（N）、心理变态量表（P，又称精神质）和效度量表（L）。

（王丽华　邱士军　张　兰）

 思考题

　1. 脑 CT、MRI 及 DSA 的适应证有哪些？

　2. 颈部血管超声的临床应用有哪些？

　3. 简述腰椎穿刺术的适应证和禁忌证。

　4. 各种诱发电位的临床应用有哪些？

　5. 试述神经传导速度测定和重复神经电刺激的临床意义。

　6. 何为标准化诊断性精神检查？目前常用的标准化诊断性精神检查工具主要有几种？

　7. 何为评定量表？常用精神症状评定量表和人格测验量表有哪些？

第九章
神经、精神疾病诊断原则

神经精神疾病的诊断是建立在前期病史采集、体格检查及相关辅助检查的基础上作出的综合判断。神经系统疾病的诊断原则包括定向、定位、定性、定期和功能诊断五个方面，其中定位和定性诊断尤为关键。定位诊断是根据疾病所表现的神经系统症状和体征，结合神经解剖、神经生理和神经病理等方面的知识，确定神经系统病变所在的部位；明确神经系统受损害的病变部位之后，必须进一步了解病变的性质，即病变的定性诊断。精神障碍诊断过程主要包括了判断是否存在异常的精神行为，要通过纵向、横向、结合当事人的实际情况以及利用定式检查来确定，诊断首先要排除器质性疾病。精神疾病的诊断原则是确定精神症状的性质、强度、持续时间与严重程度，严格按照目前的诊断标准进行诊断。

第一节　神经系统疾病诊断原则

在临床诊断疾病的过程中，临床实践活动如采集病史、体格检查、相关辅助检查、观察病情等是认识及诊治疾病的基础，而对具体的临床问题进行比较、推理、判断过程，即将疾病的一般规律应用于判断特定个体所患疾病的思维过程，对其进行全面的综合分析，才能对疾病作出初步诊断。

神经病学临床诊断应达到四个主要的预期目的：①确定疾病的部位和病因：即定位诊断与定性诊断，在此基础上临床医生为患者做进一步的辅助检查，制订适宜的、有效的治疗方案；如果不能完成定位诊断，也就难于完成定性诊断；定位与定性存在困难，就要考虑定向诊断的问题，或许是全身性疾病的表现，或是精神疾病的表现形式。②判定疾病状态、疾病所处于的时期与功能：即定期诊断与功能诊断，以采用合适治疗方案，预测疾病的预后或转归。③判定是获得性疾病，还是罹患遗传性疾病。前者存在可以治疗的可能性；如为后者，应向患者与家人提供遗传咨询，防止病婴出生。④不断地更新临床知识，并在临床实践中应用和检验。医学致力于疾病诊疗和预防，在疾病诊断及防治的临床实践中研究疾病现象。

一、定向诊断

根据病史、体检、辅助检查、或结合治疗反应不能够完成定位与定性诊断，就要考虑定位与定性诊断存在错误，可能是导致神经系统损害的病变不存在，或仅仅是部分因素，就要考虑存在其他因素，如可能是全身疾病或为精神与心理因素导致的表现。

二、定位诊断

根据疾病所表现的神经系统症状和体征,结合神经解剖、神经生理和神经病理等方面的知识,可确定神经系统病变所在的部位。神经系统的病变部位根据其病损范围可分为局灶性、多灶性、弥漫性和系统性病变。在分析病变的分布和范围之后,还需进一步明确其具体部位,以便于临床定位思考。

(一)周围性损害的定位

1. 神经末梢损害　临床上常为多发性损害,表现出远端依赖的特征,以四肢末端严重,呈现对称的肢体远端的弛缓性瘫痪、手套或袜套样感觉障碍及自主神经功能障碍(皮肤干燥、脱屑、发绀、无汗或多汗等),腱反射多为踝反射消失或减弱,而膝反射保留或减弱,肱二头肌反射多保留,见于多发性神经炎。

2. 神经干损害　每条神经干由几个神经根的纤维组成,而每一条神经根又参与几条神经干,因此,神经干受损时,不呈现节段性障碍,而是表现为该神经干所支配的肌肉弛缓性瘫痪和感觉障碍,沿着神经干常有压痛,有些在该支配区见自主神经功能障碍(血管运动、汗腺分泌、营养障碍),有时见沿神经分布区域的自发性疼痛,接触诱发疼痛,或痛觉过敏。由于神经干可以在不同水平上发出分支至多条肌肉及一定范围的皮肤,因此依据瘫痪的范围可以确定该神经受损的部位。

3. 神经丛损害　脊髓前后根纤维集合成脊神经,从椎间孔出来分为后支和前支。后支支配后头部、背脊的肌肉和颈后、背部的皮肤。前支较粗,分布于躯干侧面和四肢的肌肉和皮肤,胸段前支形成肋间神经,颈、腰和骶段的前支则集合成神经丛,再由此发出神经干。因此,神经丛损害引起的运动、感觉障碍范围比神经干损害所致者广得多,但由于病变部位的高低不同,就可能形成完全的或部分的神经丛受损的运动、感觉与自主神经损害征象。

4. 神经根损害　根性的运动和感觉支配是节段性的(亦称根性),单纯前根病变引起的运动障碍与前角相同,瘫痪亦是节段性分布。但临床上常是前根和后根同时受损(其原因多为脊膜和椎骨的病变),所以表现为节段性运动和感觉障碍,常伴根痛,邻近病变的椎旁可有压痛。若后根节同时受侵犯,常在相应节段的皮肤上出现感觉障碍(常伴有放射性疼痛),如带状疱疹。在根性损害的定位上,节段性感觉障碍的区域具有极重要定位诊断意义。

(二)中枢性损害的定位

1. 大脑病变　临床主要表现有意识、精神和认知与行为障碍、偏瘫、偏身感觉障碍、偏盲、癫痫发作等。各脑叶病变亦有各自不同的特点,如额叶损害主要表现为随意运动障碍、局限性癫痫、运动性失语、认知与行为障碍等症状;顶叶损害主要为皮质型感觉障碍、失读、失用与空间障碍等;颞叶损害主要表现为精神症状、感觉性失语、视野缺损、精神运动性癫痫等;枕叶损害主要表现为视野缺损、皮质盲等。此外,大脑半球深部基底节的损害,可以出现肌张力改变,运动异常及不自主运动等锥体外系症状。

2. 间脑病变　间脑的主要功能是皮质下感觉、皮质下自主神经与内分泌的调节中枢。间脑损害主要表现为丘脑综合征与自主神经功能、内分泌功能紊乱,如体温、水代谢睡眠与情绪异常。丘脑综合征表现为病变对侧身体的感觉减退、感觉异常与自发性疼痛,同侧肢体的不自主动作、对侧空间忽视及丘脑性遗忘。

3. 脑干病变　一侧脑干病变多表现有病变侧周围性脑神经麻痹和对侧肢体中枢性偏瘫,即交叉性瘫痪;或病变侧面部及对侧偏身痛温觉减退的交叉性感觉障碍,其病变的具体部位是根据受损脑神经平面来判断的。脑干两侧或弥漫性损害时常引起双侧多数脑神经和双侧长束受损症状。

4. 小脑病变　小脑的主要功能是反射地调节肌张力、维持姿势的平衡及协调肌肉运动,故小脑损害时产生肌张力改变、共济失调和协调性运动障碍。小脑蚓部和半球损害时可产生不同症状:

①小脑蚓部损害：出现躯干共济失调，即轴性平衡障碍。多见于儿童小脑蚓部的髓母细胞瘤等。②小脑半球损害：一侧小脑半球病变时表现为同侧肢体共济失调，上肢比下肢重，远端比近端重，精细动作比粗大动作重，指鼻试验、跟膝胫试验、轮替试验笨拙，常有水平性也可为旋转性眼球震颤，眼球向病灶侧注视时震颤更加粗大，往往出现小脑性语言。多见于小脑脓肿、肿瘤、脑血管病、遗传变性疾病等。

5. 脊髓病变　脊髓横贯性损害常有受损部位以下的运动、感觉及括约肌三大功能障碍，呈完全的或不完全的截瘫或四肢瘫，传导束型的感觉障碍和尿便功能障碍。可根据感觉障碍的最高平面、运动障碍、深浅反射的改变和自主神经功能的障碍，大致确定脊髓损害的范围。

（三）肌肉病变

肌无力是肌肉疾病最常见的表现，另外还有病态性疲劳、肌痛与触痛、肌肉萎缩、肌肉肥大及肌强直等。神经肌肉接头及肌肉本身病变都可引起骨骼肌运动的异常，可见于重症肌无力累及神经肌肉接头，或炎症、离子通道或代谢障碍等累及肌肉本身的疾病等。

1. 神经肌肉接头损伤　突触前膜、突触间隙及突触后膜的病变影响了乙酰胆碱功能而导致运动冲动的电 - 化学传递障碍，可导致骨骼肌运动障碍。特点为病态性疲劳、晨轻暮重，可累及单侧或双侧，甚至全身肌肉都可无力。病程长时可出现肌肉萎缩。见于重症肌无力、癌性类肌无力综合征、高镁血症、肉毒及有机磷中毒等。

2. 肌肉损伤　肌肉本身病变多表现为进行性发展的对称性肌肉萎缩和无力，可伴肌肉假性肥大，不伴有明显的失神经支配或感觉障碍的表现。由于特定肌肉萎缩和无力，出现特殊的体态（翼状肩）及步态（鸭步），可见于肌营养不良；伴有肌肉酸痛可见于肌炎；伴有肌强直可见于强直性肌病；伴有皮炎或结缔组织损害见于多发性皮肌炎。

三、定性诊断

在明确神经系统受损害的病变部位之后，必须进一步了解病变的性质，指病变的性质诊断或病因诊断，即定性诊断。定性诊断是建立在定位诊断的基础上，将年龄、性别、病史特点、体检所见以及各种辅助检查及可能的治疗反应结合在一起，进行分析。

现将神经系统几类主要疾病的临床特点叙述如下，为临床定性所参考。

（一）脑血管病

起病急骤，症状在短时间内（几秒、几分、几小时或几天）达到高峰。多见于中、老年人，既往常有高血压病、动脉粥样硬化、心脏病、糖尿病及高脂血症等病史。神经系统症状表现为头痛、头晕、呕吐、肢体瘫痪、意识障碍、失语等。如年轻患者突然头痛、出现脑膜刺激征者，多为脑动脉瘤或血管畸形破裂引起的蛛网膜下腔出血。CT、MRI、DSA 等影像学检查有助于诊断脑血管病。

（二）感染性疾病

起病呈急性或亚急性，病情多数于数日内、少数于数周内达高峰，伴有畏寒发热、外周血白细胞增加或血沉增快等全身感染中毒的症状，神经系统症状较广泛弥散。有针对性地进行血及脑脊液的微生物学、免疫学、寄生虫学等有关检查可进一步明确感染的性质和原因。

（三）变性病

起病及病程经过缓慢，呈进行性加重。发病年龄相对偏大，如阿尔茨海默病常于 60 岁以后起病，但有些变性病也可于青壮年发病，如运动神经元病。常累及某些神经元群而出现如肌萎缩性侧索硬化症、遗传性共济失调等。临床症状各异，如阿尔茨海默病主要为认知障碍，帕金森病主要为肌张力增高和运动障碍，运动神经元病主要为脑神经核和脊髓前角损害所引起的症状。

（四）外伤

多有外伤史，呈急性起病。但也有外伤较轻，经过一段时间以后发病，如慢性硬脑膜下血肿。要详细地询问外伤经过,以区别其是否先发病而后受伤,如癫痫发作后或脑卒中后的头部外伤。X线及CT检查有助于诊断。

（五）中枢神经系统肿瘤

起病缓慢,病情呈进行性加重。但某些恶性肿瘤或转移瘤发展迅速,病程较短。颅内肿瘤除常有的癫痫发作、肢体瘫痪和麻木等局灶定位症状外,尚有头痛、呕吐、视乳头水肿等颅内压增高的征象。脑脊液检查可有蛋白质含量增加,有时可检出肿瘤细胞。颅脑CT、MRI检查很有必要,有时还应根据需要做颅脑以外的X线、B超、放射性核素扫描等检查以发现转移瘤来源。脊髓肿瘤时,可出现逐渐进展的脊髓压迫症状和脑脊液蛋白增高。

（六）脱髓鞘疾病

脱髓鞘疾病常呈急性或亚急性起病,有缓解和复发倾向,部分病例起病缓慢,呈进行性加重。常见疾病有多发性硬化、急性播散性脑脊髓炎等。MRI、脑脊液检查和诱发电位检查有助于诊断。

（七）代谢和营养障碍性疾病

代谢和营养障碍性疾病常发病缓慢,病程较长,在全身症状的基础上出现神经症状。代谢和营养障碍常引起较固定的神经症状,如维生素 B_1 缺乏常发生多发性神经病,维生素 B_{12} 缺乏发生亚急性联合变性,糖尿病引起多发性周围神经病等。

（八）遗传性疾病

起病方式多为缓慢发生,病程特点为进行性进展,多在儿童或青年期发病。如发现家族中有同样疾病的患者,对确定诊断有重要价值。

（九）先天性疾病

起病方式一般为缓慢发生,病程呈短时或一定阶段内进展,症状达到高峰后可停止发展。先天性畸形多在胎儿期由于受不良因素的刺激而产生,但神经症状则在幼儿期才出现。辅助检查往往能发现相应的畸形,如枕骨大孔畸形、扁平颅底等。

（十）中毒性疾病

工作、生活环境中接触毒性物质而引致神经系统损害,可呈急性、亚急性或慢性发病,多呈进行性加重过程,及时治疗后可能缓解或逐渐恢复。有毒物质可来源于周围环境,如有机化合物、重金属、食物、药物、生活用品等。常可查及有关毒物的接触史。神经系统受损的征象及病理改变均与有毒物质的剧毒作用相关,环境和体内有毒物质的检测分析有助明确证实。

在临床诊断过程中,不管要解决的临床问题多么复杂,通常都应遵循临床诊断的基本步骤,包括准确判定患者的症状和体征,正确地解释神经系统的功能紊乱,识别特征性临床综合征,进而作出定位诊断与定性诊断。对诊断较困难的病例有时进行反复的神经系统检查是完全必要的,而且在重复检查中很可能获得意外的重要发现。

四、定期诊断

定期诊断是指要判定疾病在什么阶段,即疾病的急性期、平台期、恢复期与后遗症期。急性期意味着不稳定,还会加重,就算给以干预,疾病不会马上停止,可能还会加重。急性期还要分不同时间窗,以利于采用不同的治疗。比如脑梗死是采用溶栓、取栓?在不同时间窗是不同的;平台期与恢复期是以防治梗死后复发与功能恢复为核心;后遗症期主要是以控制危险因素与功能康复为目标。

五、功能诊断

随着对疾病认识的发展,很多疾病如果不危及生命,也没有明显的功能障碍,可以不急于干预,如果功能障碍不同,治疗的方法也不尽相同。脑梗死后的美国国立卫生院神经功能缺损评分（National

Institute of Health stroke scale，NHISS）就是功能诊断，不同评分意味着不同的处理。吉兰 - 巴雷综合征的不同评分，为是否使用免疫球蛋白的标准；变性病中无论是阿尔茨海默病，还是帕金森病的定期与功能诊断都已经是常规方法。

于此，首次把定向诊断、定位诊断、定性诊断、定期诊断与定功能诊断五位一体作以上表述，利于用全面的观点来作出神经系统疾病的诊断，以更好地服务患者。

第二节　精神障碍诊断原则

一、精神障碍诊断过程

精神障碍是大脑功能活动发生紊乱，导致人们的情感、认知和行为等精神活动都出现不同程度的障碍。与一般的躯体疾病不同，绝大部分精神障碍还没有可靠的实验室检查作为诊断依据，因此，精神障碍的诊断过程有其特殊性。

（一）获得完整准确的临床资料

获得完整准确的临床资料是精神障碍诊断的第一步。除了一般的病史采访过程，包括从患者、家属、熟悉的人员了解发病过程和表现外，可通过以下四个方面进行比较、归纳。

1. **纵向比较**　即与其过去的一贯表现相比较，精神活动的改变是否明显。如学习或工作效率无原因地、急剧地下降；生活习惯和生活规律突然改变；个性或情绪发生明显变化；出现不合逻辑的言行等。如果发生上述现象，应该注意是否存在精神障碍。

2. **横向比较**　即与绝大多数人的精神活动相比差别是否明显，持续时间是否超出了一般限度。如当遇到一件令人伤心的事情时，大家的情绪反应是伤心、悲愤、痛苦等，这是正常的表现；但如果当事人表现为无动于衷，甚至高兴、欢快，就要考虑是否存在精神障碍了。这些比较还要结合文化习俗来进行，如果在一定范围内可以理解的"乡风习俗"，也属于正常。如果持续时间超过绝大部分可以接受的时间，那么要考虑是否为精神障碍的表现。

3. **结合当事人的心理背景和当时的处境**　如"触景生情"式的情绪波动，外人可能无法了解，但当了解了当事人的心理背景后，就能理解他们。在观察精神活动时，不但要观察精神症状是否存在，而且要观察其出现频度、持续时间和严重程度，尤其对社会功能是否存在影响；不仅要进行精神现状检查，还要进行动态观察。

4. **采用标准化定式精神检查**　一些经过验证的定式检查，可以提高精神障碍诊断的可靠性、一致性。如复合性国际诊断交谈检查表（composite international diagnostic interview，CIDI）、神经精神病学临床评定量表（schedules for clinical assessment in neuropsychiatry，SCAN）、美国精神障碍诊断与统计手册第四版轴 Ⅰ 障碍定式临床访谈患者版（structured clinical interview for DSM- Ⅳ patients，SCID-P）、简明国际神经精神访谈（the MINI-international neuropsychiatric interview，MINI）。

（二）判断精神活动是否异常

临床诊断时，我们应当以连续的眼光来看待个体的精神活动状态，要结合过去是否有类似的发作史，原因是什么；要把个体的精神活动与正常的思维、情感、行为进行比较。如正常思维应具备 5 个特性：具体性、目的性、实践性、逻辑性和实际性，如果缺乏其中某一个特性，就可能是精神症状。

（三）确定诊断与鉴别诊断

1. **患者是否有器质性因素**　详细的病史采集、体格检查、实验室检查有助于排除诊断，只有排除了器质性问题，才考虑"功能"性精神障碍，这是精神疾病诊断最重要的原则。在诊断功能性精神障碍的过程中，仔细分析主导症状（自始至终存在的）是什么，是精神病性还是非精神病性；同时还要考虑人格因素和心理应激因素与疾病的关系。

2. **进行鉴别诊断**　排除最可能出现这一主导症状的相关疾病，得出诊断。

3. **对诊断进行检验或修正**　临床诊断是医生对疾病的一种认识，是一个反复的、动态的过程。它的正确与否还需通过临床实践的不断检验，通过观察病情的发展，结合治疗结果加以确定。

二、精神障碍的诊断原则

（一）确定是否存在精神症状，存在哪些精神症状

精神症状是异常的精神活动通过人的外显行为如言谈、书写、表情、动作等表现出来的。一般来说，精神症状具有以下几个特点：①症状的出现不受患者意识的控制；②症状一旦出现，难以通过转移使其消失；③症状的内容与周围环境不相称；④症状会给患者带来不同程度的社会功能损害。

（二）了解精神症状的强度、持续时间，评定其严重程度

暂时的精神活动状态同稳定的人格特质不能相混淆。如患者对精神症状的体验程度，精神症状对社会功能影响的程度；症状呈持续性还是发作性，已持续多长时间；每天中出现的时间有多少，是否存在周期性，是否有规律等。

（三）分析各症状的关系

确定哪些症状是原发的，与病因直接有关，具有诊断价值；哪些症状是继发的，有可能与原发症状存在因果关系；哪些是主导症状，哪些是核心症状，哪些是附加症状。

（四）重视各相关疾病间的鉴别，减少误诊

如在诊断惊恐障碍时，需要与癫痫、甲状腺/甲状旁腺功能亢进、心律失常、二尖瓣脱垂、冠状动脉供血不足、嗜铬细胞瘤、低血糖症、药物戒断和酒精戒断症状等相鉴别，还要与广泛性焦虑、恐怖症、抑郁障碍、人格解体、躯体形式障碍等鉴别。

（五）分析各种症状发生的可能诱因

包括生物学和社会心理因素，以利于治疗和消除症状。如个体因素包括性别、年龄、文化程度、躯体状况以及人格特征均可影响某一症状的表现形式。环境因素如个人的生活经历、目前的社会地位、文化背景等与患者的症状表现有关联。创伤后应激障碍则完全与应激事件相关，是该病的发病原因。

（六）严格遵循诊断标准规定的要求

精神障碍的诊断包括症状学、严重程度及病期、排除标准，任何一条要求都必须符合（详见各种精神障碍的诊断标准）。

（七）诊断时先考虑常见病后考虑少见病

大多数情况下，常见病是容易发生的。当初步考虑某一个疾病后，要用该诊断来演绎临床所见到症状的全过程；如果出现不能解释的现象，就应该考虑是否为其他诊断，或者还有其他诊断（共病）。

三、精神障碍的分类、诊断标准

精神病学是一种现象学的学科，病因和发生机制不清，也没有任何一种实验室检查能够确定功能性精神疾病的诊断，因此目前大多数精神障碍的诊断仍停留于对临床现象的描述。由于诊断标准并非基于相关实验室证据，诊断一致性受到影响，限制了精神障碍的临床研究、教学、防治工作。世界卫生组织国际疾病分类（International Classification of Diseases，ICD）、美国精神障碍诊断和统计手册（Diagnostic and Statistical Manual of Mental Disorders，DSM）和中国精神疾病分类方案与诊断标准（Chinese Classification of and Diagnostic Criteria of Mental Disease，CCMD）为临床、科研和教学提供了

很好的交流平台。

DSM 第五版(DSM-5)包含了 22 类,ICD 第十一次修订版(ICD-11)分为 21 类,而 CCMD 第三版(CCMD-3)则分为 10 类。总的来说疾病分类从简到繁,从粗到细,从模糊到清晰,从抽象到具体;轻型和心理社会因素所致的精神障碍,老年、药物、性行为、生理功能障碍所致的精神障碍有显著增加,起病于婴儿、儿童、青少年期的精神障碍不再单列;绝大部分精神障碍还是症状学方向分类,按病因、病理分类虽然占少部分,但 DSM-5 和 ICD-11 采用 meta 结构对疾病进行分类,病因学分类明显增多。如基因研究发现强迫及相关障碍具有相似的神经生物学因素,DSM-5 和 ICD-11 有独立的"强迫及相关障碍"章节,而 DSM-Ⅳ、ICD-10 将强迫症放在焦虑障碍这一章。

CCMD-3 在 2001 年出版后一直没有进一步修订,与临床发展不相适应,现在很少应用。CCMD-3 主要参考 ICD-10,但注意了我国社会文化的特点和传统,某些精神障碍没有纳入,如性欲亢进、童年性身份障碍、与性发育和性取向有关的心理及行为障碍的某些亚型、出于心理原因渲染躯体症状、同胞竞争障碍等;保留如神经衰弱、反复发作躁狂症、同性恋等。

DSM-5 和 ICD-11 的结构基本一致,但也有一些地方不同。最重要的差异是 ICD-11 是"临床描述和诊断指南",没有具体的诊断条目,这意味着临床医师做出诊断的时候有更多的弹性;DSM-5 是"诊断标准",大多数的要求非常精确,诊断条目有最低的标准。一个显著的差别是 DSM-5 包括了睡眠 - 觉醒障碍(第十二章),而 ICD-11 则单独列为第七章,与第六章"精神、行为或神经发育障碍"并列。此外,还有很多细微的差异。例如:ICD-11 心境障碍(含双相和抑郁)独立一节,而 DSM-5 将双相障碍与抑郁障碍分成两节;用词上也有一些不同,DSM-5 "躯体症状及相关障碍",ICD-11 "躯体痛苦或者躯体体验障碍";ICD-11 "破坏性行为和反社会障碍"单独成节,紧挨着冲动控制障碍,而 DSM-5 则将两个问题放在"破坏性冲动控制和品行障碍"这一节;ICD-11 把继发于躯体疾病的精神行为障碍编码为"与其他障碍或疾病相关的精神行为异常",但 DSM-5 则放在相关章节中;DSM-5 有"破坏性心境失调障碍"的诊断,ICD-11 则诊断为"对立违抗障碍伴慢性易激惹和愤怒"的标注。精神分裂症的诊断中,ICD-11 要求有持续 1 个月的表现,DSM-5 要至少 6 个月。

(一) DSM-5

DSM-5 其主要对象不仅仅是精神科医师,很大比例是非精神科医师。与 DSM-Ⅳ 比较,DSM-5 取消了起病于婴儿、儿童、青少年期的精神障碍,增加了一些新的诊断如"囤积症、皮肤搔抓症";在精神分裂症诊断中有显著变化:删除了"如果妄想内容是怪异的,或评论性幻听,则特征性症状标准只需符合一种症状",增加了必须有"幻觉、妄想、言语紊乱"三者之一。取消了"心境障碍"分类,改变了双相障碍的定义,取消了混合发作,增加混合特征。抑郁障碍成为独立单元;焦虑障碍不再包括强迫障碍、创伤后应激障碍、急性应激障碍;谵妄(delirium)不再是强调意识障碍,而是强调与神经认知障碍的区别。DSM-5 将精神障碍分为 22 类:

(1)神经发育障碍。

(2)精神分裂症谱系和其他精神病性障碍。

(3)双相及相关障碍。

(4)抑郁障碍。

(5)焦虑障碍。

(6)强迫及相关障碍。

(7)创伤和应激相关障碍。

(8)分离障碍。

(9)躯体化症状及相关障碍。

(10)喂食及进食障碍。

(11)排泄障碍。

(12)睡眠 - 觉醒障碍。

(13)性功能失调。

(14)性别烦躁。

(15)破坏性,冲动控制及品行障碍。

(16)物质相关及成瘾障碍。

(17)神经认知障碍。

(18)人格障碍。

(19)性欲倒错障碍。

(20)其他精神障碍。

(21)药物所致的运动障碍和其他不良反应。

(22)可能成为临床关注焦点的其他情况。

(二) ICD-11

第六章"精神、行为或神经发育障碍"与精神障碍相关。其他还有一些与精神科相关的内容分散在各个章中,如第七章"睡眠 - 觉醒障碍",第八章"神经系统障碍",第十七章"性健康相关情况"中的"性别烦躁障碍"等,第二十一章"未特定的症状、体征或临床发现"有一些和精神障碍有关的临床表现或者症状,第二十四章"影响健康状态或者医疗服务利用的因素"与精神健康有关。ICD-11 对疾病的描述都包含四个部分:① 100 字左右的概念摘要;②必要特征:每一个疾病都需要存在或不存在这些必要特征;③正常与异常的阈值:什么样的诊断为疾病、什么样的算正常;④与其他疾病的界限。ICD-11 诊断指南除了上述四部分,还有亚型(定义了临床相关的或诊断同质性的亚型)、额外特征(引起临床关注但并非必要的特征)、文化相关特征、生长发育阶段的表现(在不同年龄阶段疾病的不同表现)、性别相关特征(性别差异造成疾病不同特征的表达)等。ICD-11 有两个版本,即专业人士使用的临床描述和指南,以及供初级保健医生或者基础医疗医生使用的。ICD-11 第六章分为 20 类:

L1-6A0　神经发育障碍

L1-6A2　精神分裂症或其他原发性精神病性障碍

L1-6A4　紧张症

L1-6A6　心境障碍

L1-6B0　焦虑或恐惧相关性障碍

L1-6B2　强迫性或相关障碍

L1-6B4　应激相关障碍

L1-6B6　分离障碍

L1-6B8　喂食或进食障碍

L1-6C0　排泄障碍

L1-6C2　躯体不适或躯体体验障碍

L1-6C4　物质使用或成瘾行为所致障碍

L1-6C7　冲动控制障碍

L1-6C9　破坏性行为或社交紊乱型障碍

L1-6D1　人格障碍及相关人格特质

L1-6D3　性欲倒错障碍

L1-6D5　做作性障碍

L1-6D7　神经认知障碍

L1-6E2　与妊娠、分娩和产褥期有关的精神或行为障碍

L1-6E6　与分类于他处的障碍或疾病相关的继发性精神或者行为综合征

(陈　炜)

思考题

1. 简述精神障碍的诊断原则。

2. 简述 ICD-11 与 DSM-5 最重要、显著的差异。

3. 精神症状有哪些特点？

第十章
脑 血 管 病

脑血管病（cerebrovascular disease，CVD）指脑部血管的各类疾病，包括脑动脉粥样硬化、短暂性脑缺血发作、脑梗死、脑出血、蛛网膜下腔出血、颅内动脉瘤、颅内血管畸形等，其共同特点是引起脑组织的缺血或出血性损伤，导致残疾，甚至死亡。脑血管病的防治是目前医学界亟待解决的重大问题。

第一节 概 述

脑血管病包括急性脑血管病以及各种脑动脉与脑静脉的血管病变。急性脑血管病又称为脑卒中（stroke）或脑中风，包括缺血性脑血管病和出血性脑血管病。

急性脑血管病与恶性肿瘤、心血管疾病是目前导致人类死亡的三大主要疾病。急性脑血管疾病致残率高，50%~70% 遗留严重残疾，急性脑血管病是目前医学界亟待解决的重大疾病。流行病学调查结果显示，中国脑卒中发病率为（109.7~217）/10 万，患病率为（719~745.6）/10 万以及死亡率为（116~141.8）/10 万。目前我国脑卒中的发生率正在逐年上升，脑卒中发生率高于西方国家。脑卒中发病率男性高于女性。脑卒中发病率、患病率和死亡率随年龄增长而增加。

【脑血管疾病分类】

我国脑血管疾病目前常用的分类方法，采用 2015 年脑血管疾病分类方法（表 10-1）。

表 10-1　2015 年脑血管疾病分类（简表）

一、缺血性脑血管病	2. 颈动脉盗血综合征
（一）短暂性脑缺血发作	3. 椎 - 基底动脉盗血综合征
1. 颈动脉系统	（四）慢性脑缺血
2. 椎 - 基底动脉系统	二、出血性脑血管病
（二）脑梗死（急性缺血性脑卒中）	不包括：外伤性颅内出血
1. 大动脉粥样硬化性脑梗死	（一）蛛网膜下腔出血
2. 脑栓塞（1）心源性栓塞；（2）动脉源性栓塞；（3）其他（反常栓塞、脂肪栓塞、空气栓塞等）	（二）脑出血
3. 小动脉闭塞性脑梗死	1. 高血压脑出血；（1）壳核出血；（2）丘脑出血；（3）尾状核出血；（4）脑叶出血；（5）脑干出血；（6）小脑出血；（7）脑室出血；（8）多发性脑出血；（9）其他
4. 脑分水岭梗死	2. 脑血管畸形或动脉瘤脑出血
5. 出血性脑梗死	3. 淀粉样脑血管病脑出血
6. 其他原因	4. 药物性脑出血（溶栓、抗栓治疗及应用可卡因等）
7. 原因未明脑梗死（真性红细胞增多症、高凝状态、烟雾病、动脉夹层等）所致脑梗死）	5. 瘤卒中
（三）脑动脉盗血综合征	
1. 锁骨下动脉盗血综合征	

6. 脑动脉炎脑出血
7. 其他原因脑出血（烟雾病、夹层动脉瘤、颅内静脉系统血栓形成、血液病等）
8. 原因未明脑出血
（三）其他颅内出血
　　1. 硬膜下出血
　　2. 硬膜外出血
三、头颈部动脉粥样硬化、狭窄或闭塞（未导致脑梗死）
（一）头颈部动脉粥样硬化
（二）颈总动脉狭窄或闭塞
（三）颈内动脉狭窄或闭塞
（四）大脑前动脉狭窄或闭塞
（五）大脑中动脉狭窄或闭塞
（六）大脑后动脉狭窄或闭塞
（七）椎动脉狭窄或闭塞
（八）基底动脉狭窄或闭塞
（九）多发性脑动脉狭窄或闭塞
（十）其他头颈部动脉狭窄或闭塞
四、高血压脑病
五、颅内动脉瘤
（一）先天性动脉瘤
（二）动脉粥样硬化性动脉瘤
（三）感染性动脉瘤
（四）假性动脉瘤
（五）其他原因（夹层动脉瘤等）
六、颅内血管畸形
（一）脑动脉畸形
（二）海绵状血管瘤
（三）静脉性血管畸形
（四）颈内动脉海绵窦瘘
（五）毛细血管扩张症
（六）脑 - 面血管瘤病

（七）颅内 - 颅外血管交通性动静脉畸形
（八）硬脑膜动静脉瘘
（九）其他
七、脑血管炎
（一）原发性中枢神经系统血管炎
（二）继发性中枢神经系统血管炎
　　1. 感染性疾病导致的脑血管炎
　　2. 免疫相关脑血管炎
　　3. 其他（药物、肿瘤、放射性损伤等）
八、其他脑血管疾病
九、颅内静脉系统血栓形成
（一）脑静脉窦血栓形成
（二）脑静脉血栓形成
（三）其他
十、无急性局灶性神经功能缺损症状的脑血管病
（一）无症状性脑梗死
（二）脑微出血
十一、脑卒中后遗症
（一）脑梗死后遗症
（二）蛛网膜下腔出血后遗症
（三）脑出血后遗症
十二、血管认知障碍
（一）非痴呆性血管认知障碍
（二）血管性痴呆
　　1. 多发梗死性痴呆
　　2. 关键部位的单个梗死痴呆
　　3. 脑小血管病性痴呆
　　4. 低灌注性痴呆
　　5. 出血性痴呆
　　6. 其他
十三、脑卒中后情感障碍

【脑血管病的病因】

1. 高血压　高血压是脑出血的重要病因。高血压是导致颅内小血管病变的重要原因。颅内小血管病变是缺血性和出血性脑血管病的病理基础，也是导致颅内大脑中动脉等主干血管的闭塞性病变和颈动脉斑块与狭窄的重要原因。

2. 糖尿病　糖尿病与颅内小血管病变的发生有关，是导致颅内大脑中动脉等主干血管的闭塞性病变和颈动脉斑块与狭窄的重要原因。

3. 血脂异常　血脂异常包括升高的总胆固醇、甘油三酯和低密度脂蛋白 - 胆固醇（LDL-C），降低的高密度脂蛋白 - 胆固醇（HDL-C）。血脂异常与颅内小血管病变的发生有关，是导致颅内大脑中动脉等主干血管的闭塞性病变和颈动脉斑块与狭窄的重要原因。

4. 吸烟与饮酒　吸烟与过量饮酒是头颈部动脉粥样硬化的重要危险因素。

5. 头颈部动脉粥样硬化性病变　包括颅内动脉和颅外颈动脉和椎动脉的病变。动脉粥样硬化性的病变形式表现为颈动脉内中膜增厚，动脉斑块形成，动脉狭窄，不稳定性动脉斑块的脱落。

6. 心脏疾病导致的血流动力学改变　心功能不全、心律失常、心脏瓣膜病变和心肌病可以引起脑血流速度减慢，与脑血栓形成有关。心律失常中，心房颤动与急性脑栓塞密切相关，是心源性脑栓塞

的常见原因。

7. **血液成分和血液流变学的异常**　血糖增高、血脂增高导致血液黏滞度增高；脱水剂的使用、红细胞增多症、血小板增多症、高纤维蛋白原血症可以导致高黏血症，与缺血性脑血管病的发生有关。抗血小板治疗、使用华法林等抗凝剂等可以导致凝血功能变化和血液流变学的改变，与出血性脑血管病的发生有关。

8. **其他病因**　颅内动脉瘤、颅内动静脉畸形、动脉炎等，以及脑部手术所致的血管损伤与急性脑血管病密切相关。外伤、骨折形成的空气或脂肪栓子、肿瘤细胞脱落的栓子随血流进入脑内阻塞脑血管，导致脑栓塞。

【脑血管病的病理生理】

头颈部动脉病变导致脑缺血缺氧，引起面舌瘫、肢体偏瘫和意识障碍等脑缺血缺氧的表现。正常成人的脑重量大约是 1 500g，一般占体重的 2%~3%。脑组织的血液流量为 750~1 000ml/min，大约占每分心搏出量的 20%，所以，脑组织耗氧量大约占全身耗氧量的 20%~30%。脑的能量主要由糖的有氧代谢供给，基本无能量储备，因此脑组织对缺血缺氧十分敏感。如果脑组织发生血液供应完全中断，5min 即会出现严重的神经元不可逆性损伤。

脑组织的血流量分布特点是灰质的血流量高于白质；大脑皮质的血液供应最丰富，其次为基底核和小脑皮质。因此，白质的缺血性损伤多于皮质。脑组织的不同部位对缺血缺氧性损害的敏感性不同，对缺血缺氧性损害最敏感的部位是大脑皮质和海马神经元，其次为纹状体和小脑、脑干。因此，不同部位的脑组织缺血缺氧时可出现程度不同的病理损害。

脑组织神经元细胞缺血缺氧影响细胞代谢，细胞膜系统功能障碍，线粒体腺苷三磷酸生成减少，神经细胞膜的钠 - 钾泵、钙 - 镁泵等活性降低，使神经细胞内外的钠、钾钙等离子交换障碍从而导致细胞内水肿。

脑缺血再灌注也可造成脑功能严重受损。脑缺血时脑细胞生物电发生改变，出现病理性慢波，缺血一定时间后再灌注，慢波持续并加重。颞叶组织内神经递质性氨基酸代谢发生明显变化，即兴奋性氨基酸（谷氨酸和天门冬氨酸）随缺血再灌注时间延长而逐渐降低，抑制性氨基酸（丙氨酸、γ- 氨基丁酸、牛磺酸和甘氨酸）在缺血再灌注早期明显升高。缺血再灌注损伤时间越长，兴奋性递质含量越低，脑组织超微结构改变越明显：线粒体肿胀，有钙盐沉积，并可见线粒体嵴断裂、核染色质凝集、内质网高度肿胀，结构明显破坏，胶质细胞、血管内皮细胞肿胀，周围间隙增大并有淡红色水肿液、白质纤维间隙疏松，呈现不可逆损伤。

【诊断与治疗原则】

通过患者的病史、体格检查，进行定位诊断，结合神经影像学检查，进行定性诊断。急性脑血管病起病突然、有神经系统缺损的症状及体征，通过颅脑 CT/MRI 发现相应的病灶，结合发病年龄、血管危险因素（如高血压、心脏病、糖尿病等病史），即可明确诊断。

治疗原则：降低致残率、减少死亡率和预防复发，包括发病急性期的救治，各种并发症的防治，必要时的外科手术治疗，发病后的康复治疗等。对脑血管病危险因素的早期发现和干预是降低脑血管病发生率的关键。

第二节　短暂性脑缺血发作

短暂性脑缺血发作（transient ischemic attack，TIA）是脑或视网膜局灶性缺血所致的、未伴急性梗死的短暂神经功能障碍。神经功能缺损症状持续时间短暂，颈动脉系统 TIA 平均为 14min，椎 - 基底动脉系统 TIA 平均为 8min,多在 1h 内缓解,大多数病例持续时间不超过 24h,不遗留神经功能缺损体征,神经影像学检查(CT/MRI)无新发梗死或出血。

TIA 是脑卒中最常见的独立危险因素。一次 TIA 发作后,脑卒中发生率 1 个月内为 4%~8%,1 年内为 12%~13%。TIA 频繁发作者 48h 内发生缺血性脑卒中的概率可达 50%。所以,TIA 也可以称为脑卒中发生最重要的前兆,应当及时治疗。

我国 TIA 的人群患病率为每年 180/10 万,男:女约为 3:1。TIA 的发病率随年龄的增加而增加。由于 TIA 发作时间的限定尚有争议,TIA 的发病率差异较大。

【病因及发病机制】

1. **微栓塞形成**　微栓塞的栓子主要来源于头颈部动脉粥样硬化斑块破裂时脱落的微栓子,也可能是心脏瓣膜性或非瓣膜性心源性微栓子。微栓子阻塞小动脉导致其供血区域脑组织缺血。当微栓子溶解,缺血区域脑组织血流恢复,脑神经功能恢复,则症状缓解。

2. **头颈部血管血流动力学改变**　颈内动脉系统或椎 - 基底动脉系统因动脉粥样硬化等导致的动脉管腔严重狭窄,当头部发生猛烈转动或血压的急剧波动可以导致供血区域脑组织发生一过性缺血。

3. **头颈部动脉迂曲**　在 60 岁以上的老年人群发生率较高,包括椎动脉迂曲和颈动脉迂曲,严重的动脉迂曲可能与 TIA 的发生密切相关。

4. **其他原因**　严重贫血、白血病、血小板增多症、锁骨下动脉盗血综合征、红细胞增多症、高脂蛋白血症等。

【临床表现】

1. **一般表现**　好发于 50 岁以上中老年人,男性多于女性,患者多有脑血管病危险因素,如高血压、糖尿病、动脉粥样硬化症、高脂血症、吸烟和饮酒等。TIA 表现为急性起病,持续数分钟到数小时,并在 24h 内完全恢复,不遗留局灶性脑或视网膜功能障碍,临床症状反复发作,每次发作表现基本类似。

2. **颈内动脉系统 TIA**　临床表现与阻塞血管分布有关。颈内动脉 TIA 主要表现为单眼一过性黑矇、失明和对侧肢体偏瘫及感觉障碍;Horner 征与对侧肢体偏瘫。颈内动脉分支——大脑中动脉、大脑前动脉 TIA 表现为缺血灶对侧肢体的单瘫、轻偏瘫、面瘫,可伴有偏身感觉障碍和对侧同向性偏盲。优势半球受损则伴有失语和失用,非优势半球受损可出现体象障碍。

3. **椎 - 基底动脉系统 TIA**　常见临床表现是眩晕、平衡障碍、眼球运动异常和复视,有的仅表现为行走不稳、头昏眼花等,也可以出现面部与躯体的交叉性麻木、交叉性或双侧肢体瘫痪、共济失调、皮质性盲和视野缺损。椎 - 基底动脉系统 TIA 还可出现以下几种特殊类型的临床表现:

(1)短暂性全面性遗忘症(transient global amnesia,TGA):出现短时记忆力丧失,伴时间、地点定向障碍,但谈话、书写和计算能力正常,患者对此症状有自知力,是大脑后动脉供血区颞叶、海马、海马旁回和穹隆缺血所致。

(2)跌倒发作(drop attack):患者在转颈或仰头时,双下肢突然失去张力而跌倒,但患者无意识丧失,系脑干缺血所致。

(3)双眼皮质盲:因双侧大脑后动脉距状支供血的枕叶视皮质中枢缺血所致,表现为双眼暂时性皮质盲。

【辅助检查】

神经影像学(CT/MRI)检查正常,CTA、MRA 及 DSA 检查可以发现有动脉粥样硬化、迂曲、狭窄等。TCD 可检测颅内动脉是否狭窄、颅内血流状态及血流中的微栓子。可以进行血常规、凝血功能、纤维蛋白原、血糖、血脂、肝功等检查。

【诊断及鉴别诊断】

1. **诊断**　大多数 TIA 患者就诊时临床症状已消失,故诊断主要依靠病史。中老年患者突然出现局灶性脑功能损害症状,符合颈内动脉或椎 - 基底动脉系统及其分支缺血表现,并在短时间内症状完全恢复(多不超过 1h),应高度怀疑为 TIA。PWI/DWI、CTP 和 SPECT 有助 TIA 的诊断。

2. 鉴别诊断

(1)癫痫的部分性发作:特别是单纯部分性发作,常表现为持续数秒至数分钟的肢体抽搐或麻木针刺感,从躯体的一处开始,并向周围扩展,行动态脑电图检查可发现异常。

(2)梅尼埃病(Ménière disease):内耳疾病,表现为发作性眩晕、恶心、呕吐,其表现与椎 - 基底动脉 TIA 相似。该病发作时常伴有耳部症状,如耳鸣、耳部闷胀感等,临床症状持续时间长,往往超过 24h,反复发作后出现听力减退等症状,查体除眼球震颤外,无其他神经系统定位体征。

(3)心脏病变:严重心律失常如室上性心动过速、多源性室性期前收缩、室性心动过速或心室颤动、病态窦房结综合征、阿 - 斯综合征(Adams-Stokes syndrome)等,可导致血流动力学紊乱,造成脑血流灌注不足而出现头昏、晕倒和意识丧失,查体无神经系统局灶性体征,行动态心电图监测、超声心动图检查可明确。

(4)颅内肿瘤、脓肿、慢性硬脑膜下血肿、脑内寄生虫等颅内病变亦可出现类似症状。原发或继发性自主神经功能不全亦可因血压或心率的急剧变化出现短暂性全脑供血不足,出现发作性意识障碍。基底动脉型偏头痛,常有后循环缺血发作,应注意排除。

【治疗】

1. 一般治疗 积极管理控制脑血管病的危险因素,如高血压、糖尿病、高脂血症、吸烟等。

2. 抗血小板药 通过抑制血小板的聚集而减少微栓子形成,减少 TIA 复发。①阿司匹林(aspirin):75~150mg/ 次,1 次 /d,餐后服用,其主要不良反应为胃肠道症状,上腹部疼痛、反酸、胃溃疡等,也可选用小剂量阿司匹林 25mg/ 次与双嘧达莫 200mg/ 次,联合应用,2 次 /d。②氯吡格雷(clopidogrel):75mg/d,不良反应较阿司匹林明显减少,对阿司匹林不能耐受者可以选用。

3. 抗凝和降低纤维蛋白原治疗 因心律失常(心房颤动)导致 TIA 频繁发作的患者可以考虑抗凝治疗。主要包括肝素、低分子肝素和华法林。①心源性栓塞性 TIA 伴发心房颤动和冠心病的患者:推荐口服抗凝剂治疗,治疗目标为国际标准化比值(international normalized ratio,INR)达到 2~3 或凝血酶原时间为正常值的 1.5 倍。②频繁发作的 TIA:对抗血小板药治疗无效的病例可考虑抗凝治疗。③对瓣膜置换术后已服用足量口服抗凝剂治疗的 TIA 患者也可加用小剂量阿司匹林或双嘧达莫联合治疗。在口服抗凝剂治疗期间,需动态监测凝血功能(INR 值、凝血酶原时间),根据结果调整用药量。对高纤维蛋白原血症的 TIA 患者,可选用降纤酶治疗。

4. 血管内治疗 对颅内外动脉高度狭窄(>70%),影响脑内供血并有反复 TIA 者,可行动脉狭窄支架介入治疗、颈动脉内膜剥脱术、颅内外动脉吻合术等。

【预后】

TIA 可以反复发作,有效防治脑血管病危险因素可以控制发作。TIA 是脑梗死发生的重要前兆,若不能有效控制,则发生脑梗死的危险性明显增高。

第三节 脑 梗 死

脑梗死(cerebral infarct)是缺血性脑血管病的最主要类型,是指局部脑组织由于血液供应缺乏导致脑组织缺血缺氧性坏死,出现相应神经功能缺损。脑梗死约占全部脑血管病的 70%。依据脑梗死的发病机制和临床表现,通常将脑梗死分为脑血栓形成(cerebral thrombosis)、脑栓塞(cerebral embolism)、腔隙性脑梗死(lacunar infarction)。不同类型的脑梗死的病因既有共性,又存在一定的差异。脑梗死的病因包括高血压、糖尿病、血脂异常、动脉粥样硬化、心脏疾病等。

脑梗死的诊断主要根据病史、临床症状和体征、神经影像学检查。脑梗死的临床症状及体征与脑缺血损伤部位及缺血损伤范围有关。不同类型脑梗死的治疗和预防：急性期治疗方法主要是根据发病时间、疾病的严重程度、伴发的基础疾病及出现并发症的不同进行选择，实施个体化治疗方案。脑梗死的预防性治疗也应依据梗死的类型、危险因素的种类，予以个体化的治疗，根据病情变化及时调整治疗措施。

一、脑血栓形成

脑血栓形成是脑梗死的主要类型，在各种病因引起的血管壁病变基础上，脑动脉管腔狭窄、闭塞或血栓形成，引起局部脑血流减少或中断，导致脑组织缺血缺氧性坏死，出现局灶性神经功能缺损的症状和体征。

【病因及发病机制】

1. **血管危险因素**　高血压、糖尿病、血脂异常、吸烟与饮酒是头颈部动脉粥样硬化的重要危险因素，也是脑血栓形成的重要病因。

2. **头颈部动脉粥样硬化性病变**　动脉粥样硬化斑块脱落是脑血栓形成的重要病因。

3. **心脏疾病**　心功能不全、心律失常、心脏瓣膜病变和心肌病可以引起脑血流速度减慢，与脑血栓形成有关。

4. **其他病因**　动脉炎可以导致动脉管腔狭窄或闭塞。使用海洛因，红细胞增多症、血小板增多症、凝血功能异常、脑淀粉样血管病、烟雾病、颈动脉肌纤维发育不良和动脉夹层等。

【病理及病理生理】

1. **病理**　脑血栓形成发生率在颈内动脉系统约占80%，椎-基底动脉系统约为20%。好发的血管依次为颈内动脉、大脑中动脉、大脑后动脉、大脑前动脉及椎-基底动脉等。闭塞血管内可见动脉粥样硬化或血管炎改变、血栓形成或栓子。大面积脑梗死常继发出血，出现出血性脑梗死。缺血缺氧性损害表现为神经细胞坏死和凋亡两种形式。

脑缺血性病变的病理分期：①超早期（1~6h）：病变脑组织变化不明显，可见部分血管内皮细胞、神经细胞及星形胶质细胞肿胀，线粒体肿胀空化；②急性期（6~24h）：缺血区脑组织苍白伴轻度肿胀，神经细胞、胶质细胞及内皮细胞呈明显缺血改变；③坏死期（24~48h）：大量神经细胞消失，胶质细胞坏死，中性粒细胞、淋巴细胞、巨噬细胞浸润，脑组织明显水肿；④软化期（3d~3周）：病变脑组织液化变软；⑤恢复期（3~4周后）：液化坏死脑组织被格子细胞清除，脑组织萎缩，小病灶形成胶质瘢痕，大病灶形成卒中囊，此期持续数月至2年。

2. **病理生理**　神经元对缺血缺氧性损害非常敏感。脑血流中断30s发生脑代谢改变，超过5min即可造成脑组织坏死。不同神经元对缺血损伤耐受程度不同，轻度缺血时仅有某些神经元坏死，完全持久缺血将导致缺血区各种神经元、胶质细胞及内皮细胞全部坏死。

急性脑梗死病灶由中心坏死区及周围的缺血性半暗带（ischemic penumbra）组成。缺血性半暗带是指围绕在梗死不可逆损伤周边的区域，表现为神经电生理活动消失，但尚能维持自身离子平衡的脑组织。坏死区中神经元死亡，但缺血性半暗带由于存在侧支循环，尚有大量存活的神经元。如果能在短时间内迅速恢复缺血性半暗带血流供应，则该区脑组织损伤是可逆的，神经元可存活并恢复功能。缺血性半暗带神经元损伤的可逆性是缺血性脑卒中患者急诊溶栓的病理学基础。

缺血性半暗带神经元损伤的可逆性是有时间限制的，即治疗时间窗（therapeutic time window，TTW）。如果脑血流再通超过TTW，脑损伤可继续加剧，甚至产生缺血再灌注损伤（ischemia-reperfusion injury）。研究证实，脑缺血超早期治疗时间窗一般不超过6h。目前认为，缺血再灌注损伤主要是通过引起各种自由基（free radical）的过度产生及其"瀑布式"连锁反应、神经细胞内钙超载及兴奋性氨基酸细胞毒性作用等一系列变化导致神经元损伤。

【临床表现】

1. **一般特点** 脑梗死常在安静或睡眠中发病,部分病例有 TIA 前驱症状,神经系统局灶性体征多在发病后 10 余小时或 1~2d 达到高峰,临床表现取决于梗死灶的大小和部位。当发生大面积脑梗死或基底动脉闭塞梗死时,患者病情危重,可出现意识障碍,严重时危及生命。大面积脑梗死在梗死区可以出现脑出血,特别是常出现在使用抗凝或抗血小板药物时,称为出血性脑梗死。当大脑前动脉与大脑中动脉或大脑后动脉与大脑中动脉的相邻供血交界区缺血可以导致分水岭脑梗死。当头颅CT 或 MRI 检查同时可见两个以上的缺血病灶,称为多发性脑梗死。

2. **脑血管不同部位闭塞的临床特点**

(1)颈内动脉闭塞:因有颈内 - 外动脉吻合支、大脑动脉环(Willis 环)等侧支循环的存在,颈内动脉闭塞所致脑梗死的临床严重程度差异较大。颈内动脉闭塞常发生在颈内动脉分叉后,30%~40% 的病例可无症状。症状性闭塞可出现单眼一过性黑蒙,偶见永久性失明(视网膜动脉缺血)或 Horner 征(颈上交感神经节后纤维受损)。远端大脑中动脉血液供应不良,可以出现对侧偏瘫、偏身感觉障碍和 /或同向性偏盲等,优势半球受累可伴失语症,非优势半球受累可有体象障碍。体检可触及颈动脉搏动减弱或可闻及血管杂音。

(2)大脑中动脉闭塞:大脑中动脉主干闭塞可以出现"三偏"症状,即病灶对侧偏瘫(面舌瘫和肢体瘫痪)、偏身感觉障碍及偏盲,伴头、眼向病灶侧凝视,优势半球受累出现失语,患者可以出现意识障碍。优势半球大脑中动脉皮质支闭塞可以出现 Broca 失语,又称表达性失语或运动性失语,由优势侧额下回后部 Broca 区病变引起。患者能够理解他人言语,能够发声,但言语产生困难,或不能言语,或用词错误,或不能说出连贯的句子而呈电报式语言。Wernicke 失语又称感觉性失语,病变多位于大脑左侧半球颞上回后部 Wernicke 区。患者不能理解自己和他人言语的意义,但自身有语言表达能力。临床表现为话语多而杂乱、难以听懂、对答不切题,多伴有阅读和书写功能障碍。

(3)大脑前动脉闭塞:单侧大脑前动脉闭塞,可不出现临床症状,也可以导致对侧下肢的感觉和运动障碍;可因旁中央小叶缺血受损出现尿失禁,额极与胼胝体受损出现淡漠、反应迟钝、欣快和缄默、病变对侧强握及吸吮反射和痉挛性强直。双侧大脑前动脉起始部闭塞可造成双侧大脑半球的前、内侧梗死,导致意识缺失、运动性失语综合征和额叶人格改变等。

(4)大脑后动脉闭塞:单侧皮质支闭塞可引起对侧同向性偏盲,上部视野较下部视野受累常见,黄斑区视力不受累。优势半球受累可出现失读(伴或不伴失写)、命名性失语、失认等。双侧皮质支闭塞可导致完全型皮质盲,有时伴有不成形的视幻觉、记忆受损(累及颞叶)、不能识别熟悉面孔(面容失认症)等。

大脑后动脉起始段的脚间支闭塞:可引起垂直性凝视麻痹,同侧动眼神经麻痹和对侧偏瘫,或对侧共济失调、震颤。大脑后动脉深穿支闭塞可导致丘脑穿通动脉闭塞产生红核丘脑综合征,可表现为病灶侧舞蹈样不自主运动等症状和体征;丘脑膝状体动脉闭塞产生丘脑综合征可表现为对侧深感觉障碍、自发性疼痛和舞蹈 - 手足徐动症等。

(5)椎 - 基底动脉闭塞:血栓性闭塞多发生于基底动脉中部,栓塞通常发生在基底动脉尖。基底动脉或双侧椎动脉闭塞是危及生命的严重脑血管事件,引起脑干梗死,出现眩晕、呕吐、延髓麻痹、四肢瘫痪和昏迷等。脑桥病变出现针尖样瞳孔。

1)脑桥腹内侧综合征(Foville syndrome):基底动脉的旁中央支闭塞,同侧周围性面瘫、对侧偏瘫和双眼向病变同侧同向运动不能。

2)脑桥腹外侧综合征(Millard-Gubler syndrome):基底动脉短旋支闭塞,表现为同侧面神经、展神经麻痹和对侧偏瘫。

3)闭锁综合征(locked-in syndrome):基底动脉的脑桥支闭塞致双侧脑桥基底部梗死。

4)基底动脉尖综合征(top of the basilar syndrome):基底动脉尖端分出小脑上动脉和大脑后动脉,

闭塞后导致眼球运动障碍及瞳孔异常、觉醒和行为障碍、肢体瘫痪,可伴有记忆力丧失、对侧偏盲或皮质盲。中老年患者突发意识障碍,出现瞳孔改变、动眼神经麻痹、垂直凝视麻痹,偏瘫或四肢瘫,应考虑基底动脉尖综合征。

5)延髓背外侧综合征(Wallenberg syndrome):由小脑后下动脉或椎动脉供应延髓外侧的分支动脉闭塞所致,表现为眩晕、言语含混不清、吞咽困难、患侧软腭声带麻痹、患侧小脑性共济失调、患侧面部麻木、痛觉减退、对侧肢体痛觉减退、眼球震颤、患侧 Horner 征。

【辅助检查】

1. **实验室血液检查**　血常规、血流变、血脂、血糖、肾功、肝功等。

2. **影像学检查**　头颅 CT/MRI、头颈部 CTA/MRA 等检查可以直观显示脑梗死的范围、部位、头颈部血管情况、有无出血、病灶的新旧等。

发病后及时行头颅 CT 检查,排除脑出血。头颅 CT 检查多数病例发病 24h 后逐渐显示低密度梗死灶,发病后 2~15d 可见均匀片状或楔形的明显低密度灶。大面积脑梗死有脑水肿和占位效应,出血性梗死呈混杂密度。增强扫描有诊断意义,梗死后 5~6d 出现增强现象,1~2 周最明显,约 90% 的梗死灶显示不均匀强化。

MRI 可清晰显示早期脑梗死,梗死灶 T_1 呈低信号、T_2 呈高信号,出血性脑梗死时 T_1 相有高信号混杂。MRI 弥散加权成像(DWI)可发现超早期缺血病灶(发病 2h 内),结合 PWI,可初步判断缺血性半暗带区,为早期治疗提供重要信息。

CTA、MRA 和血管造影(DSA)可以发现闭塞血管、血管狭窄及其他血管病变,如动脉炎、脑底异常血管网病(moyamoya disease)、动脉瘤和动静脉畸形等,可以为卒中的血管内治疗提供依据。其中 DSA 是脑血管病变检查的金标准。

3. **TCD**　为评估颅内外血管血流动力学变化及治疗提供依据。

4. **超声心动图检查**　可发现心脏附壁血栓、心房黏液瘤和二尖瓣脱垂,对脑梗死不同类型间鉴别诊断有意义。

【诊断及鉴别诊断】

1. **诊断**　中年以上的高血压及动脉粥样硬化患者,静息状态下或睡眠中急性起病,一至数日内出现局灶性脑损伤的症状和体征,并能用某一动脉供血区功能损伤来解释,临床应考虑急性脑梗死可能。CT 或 MRI 检查发现梗死灶可明确诊断。

2. **鉴别诊断**

(1)脑出血:脑出血常于活动中起病、病情进展快、发病当时血压明显升高,CT 检查发现出血灶可明确诊断(表 10-2)。

表 10-2　脑梗死与脑出血的鉴别要点

鉴别要点	脑梗死	脑出血
起病状态	休息或睡眠中	活动或情绪激动时
起病速度	10 余小时或 1~2d 症状达到高峰	10min 至数小时症状达到高峰
一般情况	轻或无	常出现嗜睡、头痛、恶心、呕吐
意识障碍	无或较轻	多见且较重
神经体征	多为非均等性偏瘫	多为均等性偏瘫
CT 检查	早期无明显异常密度影,或低密度影	颅内高密度影

(2)脑栓塞:常有栓子来源的基础疾病,如心脏疾病(心房颤动、风湿性心脏病、冠心病、心肌梗死、亚急性细菌性心内膜炎等)、骨折外伤史(空气、脂肪滴等)、动脉粥样硬化症。

（3）颅内其他病变：颅内肿瘤、硬脑膜下血肿和脑脓肿可呈卒中样发病，出现偏瘫等局灶性体征，颅内压增高征象不明显时易与脑梗死混淆，头颅 CT/MRI 检查有助确诊。

【治疗】

治疗原则是发病后及时就诊，尽早选用超早期溶栓治疗，同时进行对症、支持治疗（控制血压、血糖、防治并发症）和早期康复治疗。

1. 一般治疗

（1）吸氧和通气支持：轻症、无低氧血症的卒中患者无需常规吸氧，对脑干卒中和大面积梗死等病情危重患者或有气道受累者，需要气道支持和辅助通气。

（2）控制血压：脑梗死急性期血压应控制在正常范围以内，血压不能控制太低，若原有高血压者，当血压 >220/120mmHg，可给予降压处理，血压下降幅度不能过快，发病 24h 内血压下降幅度控制在 15%~25%。如口服降压效果不好，可选用静脉降压药物。如果出现持续性的低血压，首先寻找发生低血压的原因，可以使用生理盐水补充血容量和增加心排血量，如上述措施无效时可酌情使用升压药。急性脑梗死发病 24h 内尽量避免使用葡萄糖注射液。

（3）控制血糖：脑卒中急性期高血糖较常见，可以是原有糖尿病的表现或应激反应。应常规检查血糖，将血糖控制在 8.3mmol/L 以下。

2. 溶栓治疗

（1）静脉溶栓治疗

1）适应证：①年龄≥ 18 岁；②临床明确诊断缺血性卒中，并且造成明确的神经功能缺损；③症状开始出现至静脉干预时间 4.5h 内阿替普酶（rt-PA）或 6h 内（尿激酶）；④患者或家属签署知情同意书。

2）禁忌证：① CT 证实颅内出血（包括脑实质出血、脑室内出血、蛛网膜下腔出血、硬脑膜下 / 外血肿等）；②既往有颅内出血、动静脉畸形或颅内动脉瘤病史；③伴有明确癫痫发作；④最近 3 个月内有颅内手术、头外伤或卒中史；⑤最近 3 周内有消化道、泌尿系等内脏器官活动性出血史；⑥最近 2 周内有外科手术史，最近 1 周内有在不易压迫止血部位的动脉穿刺；⑦有明显出血倾向：血小板计数 $<100 \times 10^9$/L 或其他情况，24h 内接受过低分子肝素治疗，口服抗凝剂且 INR>1.7 或凝血酶原时间（PT）>15s，48h 内使用凝血酶抑制剂或 Xa 因子抑制剂，或各种实验室检查异常 [如活化部分凝血活酶时间（APTT）、INR、蛇毒凝血酶时间（ECT）、凝血酶时间（TT）或 Xa 因子活性测定等]；⑧血糖 <2.8mmol/L 或 >22.22mmol/L，收缩压 >180mmHg 或舒张压 >100mmHg。

3）常用溶栓药物包括：①重组组织型纤溶酶原激活物（recombinant tissue-type plasminogen activator，rt-PA）：一次用量 0.9mg/kg，最大剂量 <90mg，先予 10% 的剂量静脉注射，其余剂量在约 60min 内持续静脉滴注。②尿激酶（urokinase，UK）：常用 100 万 ~150 万 U 加入 0.9% 生理盐水 100~200ml，持续静脉滴注 30min。

4）溶栓并发症：①梗死灶继发性出血或身体其他部位出血；②再灌注损伤和脑水肿；③溶栓后再闭塞。

（2）动脉溶栓及取栓：对颈内动脉、大脑中动脉等大动脉闭塞引起的严重卒中患者，如果发病时间在 6h 内，可进行动脉内溶栓治疗。常用药物为 rt-PA 和 UK。动脉溶栓与静脉溶栓相比，可将微导管直接送入闭塞血管处，溶栓效果更好，但是需要在神经介入中心的 DSA 操作下进行。若血管闭塞严重，经动脉溶栓处理仍不能再通者，可考虑进行动脉内取栓。动脉溶栓的适应证、禁忌证及并发症与静脉溶栓基本相同。

3. 抗血小板治疗　未能进行溶栓的急性脑梗死患者应及时服用阿司匹林（100mg/d）或氯吡格雷（75mg/d），但一般不在溶栓后 24h 内应用，以免增加出血风险。

4. 抗凝与降纤治疗　主要包括肝素、低分子肝素和华法林。一般不推荐急性脑梗死后急性期应用抗凝药来预防卒中复发、阻止病情恶化或改善预后。但对于长期卧床，特别是合并高凝状态，有形成深静脉血栓和肺栓塞趋势者，可以使用低分子肝素预防治疗。对于心房颤动的患者可以应用华法林治疗。降纤治疗疗效尚不明确。可选药物有巴曲酶(batroxobin)和降纤酶(defibrase)等,使用中应注意出血并发症。

5. 脑水肿的治疗 多见于大面积梗死,脑水肿常于发病后 3~5d 达高峰。治疗目标是降低颅内压、维持足够脑灌注和预防脑疝发生。可应用 20% 甘露醇 125~250ml/ 次静脉滴注,6~8h 1 次;对心、肾功能不全患者可改用呋塞米 20~40mg 静脉注射,6~8h 1 次;可酌情同时应用甘油果糖 250~500ml/ 次静脉滴注,1~2 次 /d;还可用白蛋白进行脱水治疗。

6. 并发症的处理

(1)控制感染:急性脑梗死患者在急性期容易发生呼吸道、泌尿系感染,导致病情加重。因此患者采用适当的体位,经常翻身叩背及防止误吸是预防呼吸道感染的重要措施。呼吸道感染的治疗主要是呼吸支持和抗生素;尿路感染主要继发于尿失禁和留置导尿,尽可能避免留置导尿,间歇导尿和酸化尿液可减少尿路感染,一旦发生应及时根据细菌培养和药敏试验应用敏感抗生素。

(2)上消化道出血的处理:高龄和重症脑卒中患者急性期容易发生应激性溃疡,建议常规应用静脉抑酸剂;对已发生消化道出血的患者,应暂时禁食,进行冰盐水洗胃,局部应用止血药(如口服或鼻饲云南白药、凝血酶等);出血量过多引起失血性休克者,及时输注新鲜全血或红细胞成分。

(3)防治水电解质平衡紊乱:急性脑梗死时由于神经内分泌功能紊乱、禁食、进食减少、呕吐及脱水治疗常并发水电解质紊乱,主要包括低钾血症、低钠血症和高钠血症。应对脑卒中患者常规进行水电解质监测并及时加以纠正,纠正低钠不宜过快,24h 内血钠上升速度不应超过 24mmol/L,以 12mmol/L 为佳,防止脑桥中央髓鞘溶解症。

(4)防治心脏疾病:主要包括急性心肌缺血、心肌梗死、心律失常及心力衰竭。急性脑梗死急性期应密切观察心脏情况,必要时进行动态心电监测和心肌酶谱检查,及时发现心脏病变,给予及时治疗。处理措施包括:减轻心脏负荷,慎用增加心脏负担的药物;注意输液速度及输液量;对高龄患者或原有心脏病患者甘露醇用量减半或改用其他脱水剂;积极处理心肌缺血、心肌梗死、心律失常或心力衰竭等心脏损伤。

(5)深静脉血栓形成的防治:高龄、严重瘫痪和心房颤动均增加深静脉血栓形成(DVT)的危险性,同时 DVT 增加了发生肺栓塞(PE)的风险。应鼓励患者尽早活动,下肢抬高,避免下肢静脉输液(尤其是瘫痪侧)。对有发生 DVT 和 PE 风险的患者可预防性药物治疗,首选低分子肝素 4 000U 皮下注射,1~2 次 /d;对发生近端 DVT、抗凝治疗症状无缓解者应给予溶栓治疗。

7. 神经元保护治疗 神经元保护剂包括自由基清除剂、阿片受体阻断剂、钙通道阻断剂、兴奋性氨基酸受体阻断剂和镁离子等,可通过降低脑代谢、干预缺血引发细胞毒性机制减轻缺血性脑损伤。大多数神经元保护剂在动物实验中显示有效,尚缺乏多中心、随机双盲的临床试验研究证据。

8. 外科手术治疗 幕上大面积脑梗死伴有严重脑水肿、占位效应明显和脑疝形成征象者,可行去骨瓣减压术;小脑梗死使脑干受压导致病情恶化时,可行抽吸梗死小脑组织和颅后窝减压术以挽救患者生命。

9. 康复治疗 应早期进行,制订短期和长期治疗计划,分阶段、因地制宜地选择治疗方法,对患者进行针对性体能和技能训练,降低致残率,增进神经功能恢复,提高生活质量。

10. 动脉狭窄支架介入治疗及颈动脉内膜剥脱术 ①症状性患者:曾在 6 个月内有过一过性脑缺血症状 TIA,通过无创性成像或血管造影发现同侧颈内动脉直径狭窄超过 50%;②无症状患者:通过无创性成像或血管造影发现同侧颈内动脉直径狭窄超过 70%。可考虑行动脉狭窄支架介入治疗及颈动脉内膜剥脱术。

【预后】

急性脑梗死的病死率约为 10%,致残率达 50% 以上。存活者中 40% 以上可复发,且复发次数越多病死率和致残率越高。

二、脑栓塞

脑栓塞(cerebral embolism)是指因各种原因形成的栓子(固体、液体、气体)随血流循环进入颅内动脉或供应脑部血液的颈部动脉导致血管内血流急性阻塞引起相应供血区脑组织缺血性坏死及神经功能障碍,占脑梗死的 15%~20%。

【病因及发病机制】

栓子来源可分为心源性、非心源性和来源不明性三种。

1. 心源性脑栓塞　占脑栓塞的 60%~75%,心源性脑栓塞患者中约 1/2 以上为慢性风湿性心脏病伴二尖瓣狭窄,栓子在心内膜和瓣膜产生,脱落入脑后致病。主要见于以下几种情况:①心房颤动:简称房颤,是心源性脑栓塞最常见的原因,其中瓣膜病性房颤占 20%,非瓣膜病性房颤占 70%,其余 10%无心脏病。心房颤动时左心房收缩性降低,血流缓慢淤滞,易导致附壁血栓,栓子脱落入脑动脉而引起脑栓塞。②心脏瓣膜病:是指先天性发育异常或后天疾病引起的心脏瓣膜病变,可以影响血流动力学,累及心房或心室内膜即可导致附壁血栓的形成。③心肌梗死:面积较大的心肌梗死或合并慢性心力衰竭,可导致血循环淤滞形成附壁血栓。④其他:心房黏液瘤、二尖瓣脱垂、心内膜纤维变性、先天性心脏病或瓣膜手术等均可形成附壁血栓。

2. 非心源性脑栓塞　由于心脏以外的栓子随血流进入脑内造成脑栓塞。常见病因有:①动脉粥样硬化斑块脱落性栓塞:主动脉弓或颈动脉粥样硬化斑块脱落形成栓子,沿颈内动脉或椎 - 基底动脉入脑。②脂肪栓塞:常见于长骨骨折或手术后。③空气栓塞:主要见于大静脉穿刺、潜水减压、人工气胸等。④癌栓塞:浸润性生长的恶性肿瘤,可以破坏血管壁,癌细胞入血形成癌栓。⑤其他:少见的感染性脓栓、寄生虫栓和异物栓等也可引起脑栓塞。

3. 来源不明性脑栓塞　少数病例在临床检查甚至尸检时,仍查不到栓子的来源。

【病理】

脑栓塞的神经病理变化与脑血栓形成基本相同,但由于栓塞是突然发生,机体没有时间建立侧支循环,因此栓塞性脑梗死较脑血栓形成起病急、发展快、病变范围更大。脑栓塞引起的脑组织坏死分为缺血性、出血性和混合性梗死,其中出血性更常见,占 30%~50%,推测原因为栓塞血管的栓子破碎后向远端前移,恢复血流后栓塞区缺血坏死的血管壁在血压作用下发生出血。患者除脑梗死外,还可在身体其他部位如肺、脾、肾、肠系膜、四肢、皮肤和巩膜等发现栓塞病灶。

【临床表现】

1. 脑栓塞可发生于任何年龄,以青壮年多见。多在活动中急骤发病,无前驱症状,局灶性神经体征在数秒至数分钟达到高峰,多表现为完全性卒中。

2. 大多数患者伴有风湿性心脏病、冠心病和严重心律失常等,或存在心脏手术、长骨骨折、血管内介入治疗等栓子来源病史。有些患者同时并发肺栓塞(气急、发绀、胸痛、咯血和胸膜摩擦音等)、肾栓塞(腰痛、血尿等)、肠系膜栓塞(腹痛、便血等)和皮肤栓塞(出血点或瘀斑)等疾病表现。

3. 有无意识障碍取决于栓塞血管的大小和梗死的面积。不同部位血管栓塞会造成相应的血管闭塞综合征(详见脑血栓形成部分)。与脑血栓形成相比,脑栓塞易导致多发性梗死和出血。如并发出血,临床症状可急剧恶化。有时因栓塞再发,稳定或一度好转的局灶性体征可再次加重。

【辅助检查】

1. 神经影像学检查　CT/MRI 检查可显示缺血性梗死或出血性梗死改变,合并出血性梗死高度支持脑栓塞诊断。CT 检查在发病后 24~48h 内可见病变部位呈低密度改变,发生出血性梗死时可见低密度梗死区出现 1 个或多个高密度影。MRI 可清晰显示早期缺血灶,缺血部位 T_1 呈低信号、T_2 呈高信号,出血性梗死时 T_1 相有高信号混杂。头颈部 CTA/MRA 可发现病变部位血管闭塞。

2. 心电图检查　每位患者均应将心电图作为常规检查,作为确定心肌梗死和心律失常的依据。脑栓塞作为心肌梗死首发症状并不少见,更需注意无症状性心肌梗死。超声心动图检查可证实是否存在心源性栓子,CTA 和颈部血管超声检查可评价颈部动脉管腔狭窄程度及动脉硬化斑块情况,对证实颈动脉源性栓塞有意义。

【诊断及鉴别诊断】

1. 诊断　根据骤然出现偏瘫、失语等局灶性神经功能缺损,病情在数秒至数分钟达高峰,既往有栓子来源的基础疾病如心脏病、动脉粥样硬化、严重的骨折等病史,基本可作出临床诊断,如合并其他脏器栓塞更支持诊断。CT/MRI 检查可确定脑栓塞部位、数目及是否伴发出血,进一步明确诊断。

2. 鉴别诊断　注意与脑血栓形成、脑出血鉴别,极迅速的起病过程和栓子来源可提供脑栓塞的诊断证据。

【治疗】

1. 脑栓塞治疗原则　与脑血栓形成治疗原则基本相同,主要是改善循环、减轻脑水肿、防止出血、减小梗死范围。注意在合并出血性梗死时,应停用溶栓、抗凝和抗血小板药,防止出血加重。

2. 原发病治疗　针对性治疗原发病有利于脑栓塞病情控制和防止复发。对感染性栓塞应当使用抗生素,并禁用溶栓和抗凝治疗,防止感染扩散;对脂肪栓塞,可采用肝素、5% 碳酸氢钠及脂溶剂,有助于脂肪颗粒溶解;有心律失常者,予以纠正;空气栓塞者可进行高压氧治疗。

3. 抗凝治疗　心房颤动或有再栓塞风险的心源性疾病、颈动脉和椎动脉夹层或高度狭窄的患者可用肝素预防再栓塞或栓塞继发血栓形成。最近研究证据表明,脑栓塞患者抗凝治疗导致脑梗死区出血对最终转归带来的不良影响较小,治疗中要定期监测凝血功能并调整剂量。抗凝药物用法见前述,抗血小板药阿司匹林也可试用。本病由于易并发出血,因此溶栓治疗应严格掌握适应证。

【预后】

脑栓塞预后与被栓塞血管大小、栓子数目及栓子性质有关。脑栓塞急性期病死率为 5%~15%,多死于严重脑水肿、脑疝、肺部感染和心力衰竭。心肌梗死所致脑栓塞预后较差,存活的脑栓塞患者多数会遗留严重后遗症。如栓子来源不能消除,10%~20% 的脑栓塞患者可能在病后 1~2 周内再发,再发病死率高。

三、腔隙性脑梗死

腔隙性脑梗死约占全部脑梗死的 30%~40%。腔隙性脑梗死的发病率存在明显的人种差异,亚洲黄种人的发病率明显高于欧洲、北美白人,黑人的发病率也明显高于白人。腔隙性脑梗死是缺血性脑梗死的常见亚型,是指大脑半球或脑干深部的深穿支动脉,在长期高血压基础上,血管壁发生病变,最终管腔闭塞,导致缺血性脑梗死,形成小腔隙软化灶。

【病因及发病机制】

腔隙性脑梗死是因为高血压导致的小动脉管壁脂质透明变性,管腔闭塞产生腔隙性病变,舒张压增高对于多发性腔隙性脑梗死的形成可能更为重要。高血压性小动脉硬化引起管腔狭窄时,继发血栓形成或脱落的栓子阻断血流,会导致脑供血区的梗死。多次发病后脑内可形成多个病灶。

腔隙性脑梗死病灶直径多在 2.0~15mm,最大不超过 20mm。主要累及脑的深部白质、基底节、丘脑和脑桥等部位,形成腔隙状脑梗死灶。部分病例的病灶位于脑的相对静区,无明显的神经缺损症状,神经影像学检查或尸体解剖时才得以证实,故称为静息性梗死或无症状性梗死。腔隙性脑梗死灶呈不规则圆形、卵圆形或狭长形,直径多在 2.0~20mm。病灶常位于脑深部核团(壳核约 37%、丘脑 14%、尾状核 10%)、脑桥(16%)和内囊后肢(10%),内囊前肢和小脑较少发生。

病理解剖大体标本可见腔隙为含液体小腔洞样软化灶；镜下可见腔内有纤细的结缔组织小梁、吞噬细胞和微血管瘤，病变血管可见透明变性(hyalinosis)、玻璃样脂肪变(hyaline fatty change)、玻璃样小动脉坏死(hyaline arterionecrosis)、血管壁坏死(angionecrosis)和小动脉硬化(arteriolar atherosclerosis)等。

【临床表现】

1. **一般特点** 腔隙性脑梗死多见于中老年患者，男性多于女性，半数以上的病例有高血压病史。多数患者可无临床症状及体征，常由神经影像学检查而发现。通常症状较轻，临床表现为多样性，预后较好。

2. **常见的腔隙综合征**

(1)单纯运动性轻偏瘫(pure motor hemiparesis，PMH)：为最常见类型，约占60%，病变多位于内囊、放射冠或脑桥。表现为对侧面部及上下肢大体相同程度轻偏瘫，无感觉障碍、视觉障碍和皮质功能障碍如失语等；若为脑干病变不出现眩晕、耳鸣、眼震、复视及小脑性共济失调等，通常突然发病，数小时内进展，患者可遗留受累肢体的笨拙或运动缓慢。

(2)单纯感觉性卒中(pure sensory stroke，PSS)：较常见，特点是偏身感觉缺失，可伴感觉异常，如麻木、烧灼或沉重感、刺痛、僵硬感等；病变主要位于对侧丘脑腹后外侧核。

(3)共济失调性轻偏瘫(ataxic-hemiparesis)：病变对侧轻偏瘫伴小脑性共济失调，偏瘫下肢重于上肢，共济失调不能用无力来解释，可伴锥体束征。病变位于脑桥基底部、内囊或皮质下白质。

(4)构音障碍-手笨拙综合征(dysarthric-clumsy hand syndrome，DCHS)：约占20%，起病突然，症状迅速达高峰，表现为构音障碍、吞咽困难、病变对侧中枢性面舌瘫、面瘫同侧手肌力下降和精细动作笨拙(书写时易发现)、指鼻试验完成困难、轻度平衡障碍。病变位于脑桥基底部、内囊前肢及膝部。

(5)感觉运动性卒中(sensorimotor stroke，SMS)：以偏身感觉障碍起病，再出现轻偏瘫，病灶位于丘脑腹后核及邻近内囊后肢，是丘脑膝状体动脉分支或脉络膜后动脉丘脑支闭塞所致。

腔隙状态(lacunar state)是本病反复发作引起多发性腔隙性脑梗死，累及双侧皮质脊髓束和皮质脑干束，出现严重精神障碍、认知功能下降、假性延髓麻痹、双侧锥体束征、类帕金森综合征和尿便失禁等。

【辅助检查】

CT可见内囊基底节区、皮质下白质单个或多个圆形、卵圆形或长方形低密度病灶，边界清晰，无占位效应。

MRI呈T_1低信号、T_2高信号，可较CT更为清楚地显示腔隙性脑梗死病灶。

【诊断及鉴别诊断】

1. **诊断** 中老年发病，有长期高血压病史。急性起病，可出现局灶性神经功能缺损症状。CT或MRI检查证实有与神经功能缺失一致的脑部腔隙病灶。患者可隐匿起病，无明显临床症状，仅在影像学检查时发现。

2. **鉴别诊断** 与脑出血、颅内感染、多发性硬化、脑囊虫病、烟雾病(moyamoya disease)、脑脓肿和颅内转移瘤等鉴别。

【治疗】

临床症状体征明显的患者可参照脑血栓形成治疗原则。主要是控制脑血管病危险因素，防止脑血栓形成。积极控制高血压，可以应用抗血小板药如阿司匹林，也可用钙离子拮抗剂如尼莫地平等治疗，目前没有证据表明抗凝治疗有效。

【预后】

腔隙性脑梗死临床表现较轻，近期预后较好。

第四节 脑 出 血

脑出血(intracerebral hemorrhage,ICH)是指原发性非外伤性脑实质内出血,是神经系统常见的危重症,具有发病率高、致残率高、死亡率高的特点。高血压是自发性脑出血最重要的一个危险因子,个性化的治疗对于患者的预后有重要意义。

【病因及发病机制】

高血压为自发性脑出血的主要原因,约占脑血管疾病的 1/3;多见于 50~60 岁以上的老年人,近年来发病年龄有下降趋势。长期高血压患者,脑血管壁发生粥样硬化,小动脉出现微型动脉瘤。激动、兴奋、排便、咳嗽等可使血压升高,使病变小血管破裂出血,也有少数出血发生在安静时。容易受累的血管大多是豆纹动脉。因此,高血压所致的自发性脑出血多见于大脑基底节区;其次是大脑皮质下、脑桥及小脑。基底节区的出血又以外侧型居多,出血可直接破坏及压迫脑组织,而不向脑组织内浸润。其他病因包括脑血管淀粉样变、脑动脉瘤、动静脉畸形、抗栓药物使用、瘤卒中或全身性血液性疾病。

【病理】

血肿腔内新鲜的出血呈红色,红细胞降解后形成含铁血黄素而带棕色。血块溶解,吞噬细胞清除含铁血黄素和坏死的脑组织,胶质增生,小出血灶形成胶质瘢痕,大出血灶形成卒中囊,囊腔内含有含铁血黄素等红细胞降解产物及黄色透明黏液。

目前本病死亡率、致残率仍居高不下,死亡多发生在起病后 1 周内。死亡原因是:①出血直接破坏生命中枢,特别是脑干出血,可在数小时内致死或导致植物状态;②出血破入脑室内,引起脑室填塞、急性脑积水(hydrocephalus)和自主神经系统严重紊乱;③血肿压迫周围脑组织,造成脑组织缺血、出血、水肿,以致颅内压进一步增高,最终发生脑疝、脑干继发性损害。

【临床表现】

脑出血患者常有高血压病史;多在情绪激动或活动中突然发病,发病后病情常于数分钟至数小时内达到高峰。少数可在安静状态下发病。发病时多无前驱症状。发病后出现突发头痛、呕吐等颅内压增高症状,伴随有血压增高、肢体运动和感觉功能障碍、脑膜刺激征等临床表现,严重时或病情发展可导致脑疝甚至死亡。

1. 基底节区出血

(1)壳核出血:是高血压脑出血的最常见部位,占 ICH 病例的 50%~60%,主要为豆纹动脉破裂所致。因出血常侵及内囊区,可出现典型的三偏综合征(偏瘫、偏身感觉障碍、偏盲),主要表现为对侧肢体偏瘫、对侧偏身感觉障碍和同向性偏盲,伴有双眼向出血侧凝视,优势半球受累出现不同类型的失语(图 10-1)。

(2)丘脑出血:占 ICH 病例的 10%~15%,为丘脑膝状体动脉和丘脑穿通动脉破裂所致,可分为局限型和扩延型。常有对侧偏瘫、偏身感觉障碍,通常感觉障碍重于运动障碍。深浅感觉均受累,而深感觉障碍更明显。可

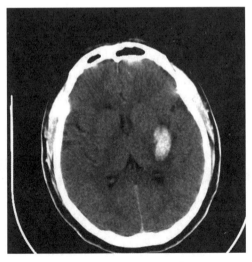

图 10-1　左侧壳核出血

有特征性眼征,如上视不能或凝视鼻尖、眼球偏斜或分离性斜视、眼球会聚障碍和无反应性小瞳孔等。少量丘脑出血致丘脑中间腹侧核受累可出现运动性震颤和帕金森综合征样表现;累及底丘脑核或纹状体可呈偏身舞蹈-投掷样运动;优势侧丘脑出血可出现丘脑性失语、精神障碍、认知障碍和人格改变等(图10-2)。

2. **脑叶出血**　占脑出血的 5%~10%,常由脑动静脉畸形、血管淀粉样变、血液病等所致。以顶叶出血最常见,其次为颞叶、枕叶、额叶,也可见多发脑叶出血。如额叶出血可有偏瘫、尿便障碍、Broca失语、摸索和强握反射等;颞叶出血可有 Wernicke 失语、精神症状、对侧上象限盲、癫痫;枕叶出血可有视野缺损;顶叶出血可有偏身感觉障碍、轻偏瘫、对侧下象限盲,非优势半球受累可有体象障碍(图10-3)。

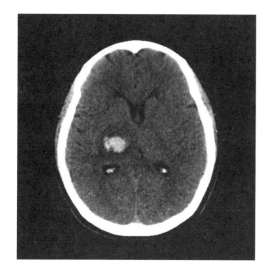

图 10-2　右侧丘脑出血

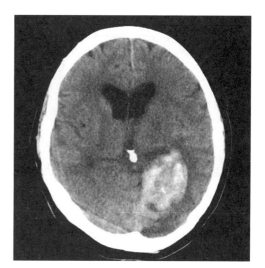

图 10-3　左侧枕叶出血

3. **脑干出血**　是脑出血较严重的类型,出血量大时,可导致患者迅速死亡。

(1)脑桥出血:约占脑出血的 10%,多由基底动脉脑桥支破裂所致,出血灶多位于脑桥基底部与被盖部之间。大量出血(>5ml)累及双侧被盖部和基底部,常破入第四脑室,患者迅速出现昏迷、双侧针尖样瞳孔、呕吐咖啡样胃内容物、中枢性高热、中枢性呼吸障碍、眼球浮动、四肢瘫痪和去大脑强直发作等。小量出血可无意识障碍,表现为交叉性瘫痪和共济失调性偏瘫,两眼向病灶侧凝视麻痹或核间性眼肌麻痹(图10-4)。

(2)中脑出血:少见,常有头痛、呕吐和意识障碍,轻症表现为一侧或双侧动眼神经不全麻痹、眼球不同轴、同侧肢体共济失调,也可表现为 Weber 或 Benedikt 综合征;重症表现为深昏迷,四肢弛缓性瘫痪,可迅速死亡。

(3)延髓出血:更为少见,临床表现为突然意识障碍,影响生命体征,如呼吸、心率、血压改变,继而死亡。轻症患者可表现为不典型的 Wallenberg 综合征。

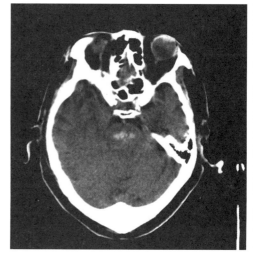

图 10-4　脑桥出血

4. **小脑出血**　约占脑出血的 10%,多由小脑上动脉分支破裂所致。常有头痛、呕吐,眩晕和共济失调明显,起病突然,可伴有枕部疼痛。出血量少者,主要表现为小脑受损症状,如眼震、病变侧共济失调、站立和步态不稳、肌张力降低、颈项强直、构音障碍等(图10-5);出血量较大时可压迫或侵及脑干,而出现脑干功能受损的症状。小脑出血严重时可出现枕骨大孔疝,而导致患者迅速死亡。

5. **脑室出血**　占脑出血的 3%~5%,分为原发性和继发性。原发性脑室出血多由脉络丛血管或室管膜下动脉破裂所致,继发性脑室出血是指脑实质出血破入脑室。常有头痛、呕吐,严重者出现意识障碍如深昏迷、脑膜刺激征、针尖样瞳孔、眼球分离斜视或浮动、四肢弛缓性瘫痪及去大脑强直发作、高热、呼吸不规则、脉搏和血压不稳定等症状(图 10-6)。

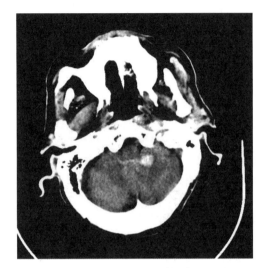

图 10-5　左侧小脑出血

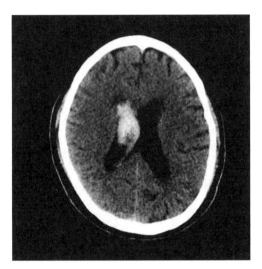

图 10-6　右侧侧脑室出血

【辅助检查】

CT、MRI 检查可发现脑出血的部位、出血量、血肿周围结构的受压情况,以及有无继发性脑损害和并发症,如脑水肿、脑梗死、脑积水等,动态 CT 检查有助于评价出血进展情况。为鉴别脑出血的原因可行 CT、MRI 血管成像检查,必要时需进一步行 DSA 检查。

MRI 对检出脑干和小脑的出血灶和监测脑出血的演进过程优于 CT 扫描,对急性脑出血诊断不及 CT。脑出血时 MRI 影像变化规律如下:

1. **超急性期**(<24h)　为长 T_1、长 T_2 信号,与脑梗死、脑水肿不易鉴别。

2. **急性期**(2~7d)　为等 T_1、短 T_2 信号。

3. **亚急性期**(8d~4 周)　为短 T_1、长 T_2 信号。

4. **慢性期**(>4 周)　为长 T_1、长 T_2 信号。

【诊断与鉴别诊断】

根据上述病史、临床表现、影像学检查多可及时明确诊断。高血压脑出血的最常见部位在基底节区,基底节区以外区域的脑出血要通过不同的检查手段甄别出血原因。脑出血病因分型按 SMASH-U 病因分为:血管结构性损伤(structural vascular lesions)、药物(medication)、CAA、系统性疾病(systemic disease)、高血压(hypertension)和未知原因(undetermined)。

鉴别诊断:①应与其他类型的脑血管疾病如急性脑梗死、蛛网膜下腔出血鉴别;②对发病突然、迅速昏迷且局灶体征不明显者,应注意与引起昏迷的全身性疾病如中毒(酒精中毒、镇静催眠药物中毒、一氧化碳中毒)及代谢性疾病(低血糖、肝性脑病、肺性脑病和尿毒症等)鉴别;③对有头部外伤史者应与外伤性颅内血肿相鉴别。

【治疗】

脑出血的治疗临床上一直存在争议,内科治疗及外科治疗的效果均不令人满意,死亡率、致残率较高,选择合理的个性化治疗有助于改善患者的预后。

1. **内科治疗**　脱水降颅压、控制血压、防治并发症是自发性脑出血的重要治疗原则。

（1）一般治疗：①病情评估：严密监测意识和生命体征变化,应在脑出血后早期依据病情多次复查头部 CT,以评估脑出血量的变化；行头部 CTA 或 MRA 以排除其他脑血管疾病。②卧床休息：中等大小血肿自然吸收 3 周左右,在血肿大部吸收期间应避免情绪激动及血压剧烈波动。③维持正常血氧饱和度：急性期应常规行血氧饱和度监测,必要时以呼吸机辅助呼吸；保持呼吸道通畅,必要时行气管切开术,及时吸痰及细菌培养是控制肺部感染的重要措施。④营养支持：合理膳食对于脑出血的预后有重要意义,昏迷患者应早期肠内营养。

（2）脱水降颅压：脑水肿可使颅内压增高,并致脑疝形成,是影响脑出血死亡率及功能恢复的主要因素。患者应卧床、适度抬高床头、严密观察生命体征。渗透性脱水剂甘露醇(mannitol)是降颅压的主要药物,其他药物有呋塞米、人血白蛋白等。不建议应用激素治疗减轻脑水肿。

（3）控制血压：应综合管理脑出血患者的血压,分析血压升高的原因,再根据血压情况决定是否进行降压治疗。因颅内压增高可引起反射性血压升高,以维持脑血流量,因此,应以降颅压为首要原则。对于收缩压 150~220mmHg 的住院患者,在没有急性降压禁忌证的情况下,数小时内降压至130~140mmHg 是安全的,其改善患者神经功能的有效性尚待进一步验证；对于收缩压 >220mmHg 的脑出血患者,在密切监测血压的情况下,持续静脉输注药物控制血压可能是合理的,收缩压目标值为160mmHg。

（4）止血治疗：止血药物如 6- 氨基己酸、氨甲苯酸等对高血压动脉硬化性出血的作用不大,重组 Ⅶa 因子(rF Ⅶa)治疗脑出血的临床疗效尚不确定,且可能增加血栓栓塞的风险,不推荐常规使用。氨甲环酸有助于限制血肿体积扩大和降低早期病死率,但长期获益不确定,不推荐无选择性使用。如果有凝血功能障碍,可针对性给予止血药物治疗,例如华法林相关脑出血可予维生素 K_1 拮抗剂,肝素相关脑出血可予鱼精蛋白中和。

（5）亚低温治疗：是脑出血的辅助治疗方法,可能有一定效果,可在临床当中试用。

（6）其他：抗利尿激素分泌异常综合征又称稀释性低钠血症,可发生于约 10% 的 ICH 患者。因经尿排钠增多,血钠降低,从而加重脑水肿。应限制水摄入量在 800~1 000ml/d,补钠 9~12g/d。脑耗盐综合征系因心房钠尿肽分泌过高所致的低钠血症,治疗时应输液补钠。低钠血症宜缓慢纠正,否则可导致脑桥中央髓鞘溶解症。中枢性高热大多采用物理降温,可试用多巴胺能受体激动剂溴隐亭治疗。下肢深静脉血栓形成高危患者,一般在 ICU 出血停止、病情稳定和血压控制良好情况下,可予小剂量的低分子肝素进行预防性抗凝治疗。

2. **外科治疗** 外科治疗的目的在于及时、尽快清除血肿,缓解出血局部及整个颅腔内的压力,防止继发性脑干损害,改善脑循环,促使意识恢复及神经功能改善。但手术又有引起并发症增加和致残率增高的可能。主要手术方法包括小骨窗开颅血肿清除术、微创手术(立体定向溶栓、内镜等)、去骨瓣减压术、脑室穿刺引流术等。

目前对于外科手术适应证、方法和时机选择尚无一致性意见,主要应根据出血部位、病因、出血量及患者年龄、意识状态及全身状况决定。一般认为手术宜在早期(发病后 6~24h 内)进行。

通常下列情况需要考虑手术治疗：

（1）基底核区中等量以上出血(壳核出血 ≥ 30ml,丘脑出血 ≥ 15ml)。

（2）小脑出血 ≥ 10ml 或直径 ≥ 3cm,或合并明显脑积水。

（3）重症脑室出血(脑室铸型)。

（4）合并脑血管畸形、动脉瘤等血管病变。

3. **康复治疗** 脑出血后,只要患者生命体征平稳、病情不再进展,宜尽早进行康复治疗。早期分阶段综合康复治疗对恢复患者的神经功能、提高生活质量有益。

【预后】

脑出血总体预后较差。脑水肿、颅内压增高和脑疝形成是致死的主要原因。预后与出血量、出血部位、意识状态及有无并发症相关。脑干、丘脑和大量脑室出血预后较差。与脑梗死不同,不少脑出血患者起初的严重神经功能缺损可以相对恢复良好,甚至可以完全恢复正常。如果血压控制良好,一般高血压脑出血的复发相对较低,但动静脉血管畸形所致脑出血例外,年复发率接近 2%。

第五节　蛛网膜下腔出血

蛛网膜下腔出血(subarachnoid hemorrhage,SAH)是各种原因引起的颅内和椎管内血管突然破裂,致使血液流至蛛网膜下腔,引发相应的神经功能障碍。临床上将蛛网膜下腔出血分为自发性和创伤性两类,创伤性 SAH 为颅脑损伤所致,本节仅述自发性蛛网膜下腔出血。

【病因及发病机制】

自发性蛛网膜下腔出血占脑卒中的 5%~10%,常见的病因为颅内动脉瘤和脑(脊髓)血管畸形,约占自发性蛛网膜下腔出血的 70%,其中颅内动脉瘤是自发性蛛网膜下腔出血最主要的原因。其他原因还有动脉硬化、脑底异常血管网病(烟雾病,moyamoya 病)、颅内肿瘤卒中、血液病、动脉炎、脑炎、脑膜炎及抗凝治疗的并发症,但均属少见。

【临床表现】

1. **出血症状**　发病前多数患者有情绪激动、用力、排便、咳嗽等诱因。发病突然,有剧烈头痛、恶心呕吐、面色苍白、全身冷汗。半数患者可出现精神症状,如烦躁不安、意识模糊、定向力障碍等。以一过性意识障碍多见,严重者呈昏迷状态,甚至出现脑疝而死亡。20% 患者出血后有抽搐发作。有的还可出现眩晕、项背痛或下肢疼痛。蛛网膜下腔出血后可出现脑膜刺激征(颈强直、Kernig 征、Brudzinski 征)阳性。多数患者出血后经对症治疗,病情逐渐稳定,意识情况和生命体征好转,脑膜刺激症状减轻。颅内动脉瘤在首次破裂出血后,如未及时适当治疗,部分患者可能会再次或三次出血。

2. **脑神经损害**　以一侧动眼神经麻痹为常见,占 6%~20%,提示可能存在同侧颈内动脉 - 后交通动脉动脉瘤或大脑后动脉动脉瘤。

3. **偏瘫**　在出血前后出现偏瘫和轻偏瘫者约占 20%。多由于病变或出血累及皮质运动区和其传导束所致。

4. **视力视野障碍**　蛛网膜下腔出血可沿视神经鞘延伸,眼底检查可见玻璃体膜下片块状出血,发病后 1h 内即可出现,这是诊断蛛网膜下腔出血的有力证据。出血量过大时,血液可浸入玻璃体内,引起视力障碍。10%~20% 可见视乳头水肿。当视交叉、视束或视辐射受累时产生双颞侧偏盲或同向偏盲。

5. **其他症状**　约 1% 的颅内动静脉畸形和颅内动脉瘤可出现颅内血管杂音;部分蛛网膜下腔出血发病后数日可有低热。

6. **常见并发症**　蛛网膜下腔出血主要的并发症为再出血、迟发性脑缺血损伤等。

(1)再出血:动脉瘤所致的蛛网膜下腔出血第一次出血的死亡率为 20% 左右,第二次出血的死亡率高达 50% 左右,死亡风险随着出血次数显著增加。发病后 24h 内再出血的风险最大,以后 2 周内再出血的风险较高。确诊主要依据再次出现临床症状加重、头部 CT 扫描显示原有的出血量增加等。

(2)迟发性脑缺血:是蛛网膜下腔出血的严重并发症,是此类患者致残和致死的主要原因,临床上发生率达 30% 左右,即使积极治疗后仍有大部分的患者出现严重神经功能障碍或病情恶化死亡。既往认为,脑血管痉挛是蛛网膜下腔出血的主要并发症,一般于蛛网膜下腔出血后 3~5d 开始,5~14d 为高峰期,脑血管痉挛可导致迟发性脑缺血。蛛网膜下腔出血后颅内大血管痉挛的治疗取得了显著效果,但蛛网膜下腔出血后早期病死率并没有得到任何有效地降低。目前,对于迟发性脑缺血的发病机制研究认为,蛛网膜下腔出血后脑微血管痉挛、微循环功能障碍、微血栓形成、皮质扩散抑制等是出现迟发性脑缺血的深层次的发生机制。

【辅助检查】

1. **头部CT** 是诊断急性蛛网膜下腔出血的首选方法,头部CT平扫可显示脑沟与脑池弥散性高密度影像,蛛网膜下腔出血后第1周内CT显示最清晰,1~2周后出血逐渐吸收。出血的分布也可间接提示原发病的位置,如颈内动脉瘤破裂出血以环池最多;大脑中动脉瘤破裂血液常积聚患侧外侧裂,也可流向环池、纵裂池;基底动脉顶端动脉瘤破裂后,血液主要聚积于脚间池与环池附近。CT也可显示脑(室)内血肿、脑积水;CT血管成像(CT angiography,CTA)可显示大多数脑血管病的部位及性质,是蛛网膜下腔出血病因诊断的常用检查方法(图10-7)。

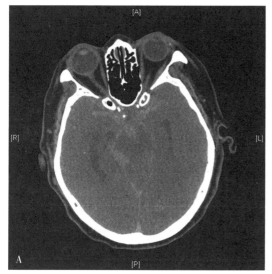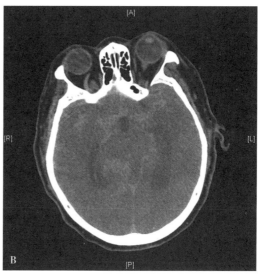

图10-7 蛛网膜下腔出血头部CT表现

注:A. 环池蛛网膜下腔高密度影;B. 外侧裂及鞍上池蛛网膜下腔高密度影。

2. **头部MRI** 急性蛛网膜下腔出血发病后1周内,MRI常规扫描不易作出明确诊断。磁共振血管造影(magnetic resonance angiography,MRA)是非创伤性的脑血管成像方法,与CTA类似,对于颅内血管性疾病可作为诊断的筛选手段。磁敏感成像(susceptibility-weighted imaging,SWI)技术是近年来发展的一项检测颅内出血的新技术,能够提供补充CT诊断蛛网膜下腔出血的信息,可作为出血量较少、在CT上表现不典型或无明显阳性发现患者的诊断工具,具有重要的诊断价值。

3. **数字减影血管造影**(digital subtraction angiography,DSA) 是诊断脑、脊髓血管疾病重要的技术和方法,在发病后应尽早检查,能及时明确动脉瘤大小、部位、单发或多发,有无血管痉挛;能明确动静脉畸形的供应动脉和引流静脉以及侧支循环情况。对怀疑脊髓动静脉畸形者还应行脊髓动脉造影。

4. **腰椎穿刺** 不推荐常规用于诊断急性蛛网膜下腔出血。因为伴有颅内压增高的急性蛛网膜下腔出血,腰椎穿刺可能诱发脑疝,对于可疑或已确诊的蛛网膜下腔出血,腰椎穿刺不应作为首选检查方法。若为动脉瘤破裂导致的蛛网膜下腔出血,腰椎穿刺还有导致动脉瘤再次破裂出血的危险。

【诊断及鉴别诊断】

蛛网膜下腔出血的早期诊断主要依靠CT平扫,通过CTA、MRA以及DSA检查结合临床表现可明确出血原因,对后续治疗具有重要意义。

【治疗及预后】

1. **一般治疗** 出血急性期患者应绝对卧床休息,可应用止血剂。头痛剧烈者可给止痛、镇静剂,并应保持大便通畅。当伴颅内压增高时,应用甘露醇脱水治疗。

2. 尽早病因诊断及治疗　如开颅动脉瘤夹闭或介入治疗动静脉畸形,开颅行脑肿瘤切除等。

第六节　颅内动脉瘤

颅内动脉瘤(intracranial aneurysm)系颅内动脉血管壁的局限性异常膨出,多数呈囊性,少数呈蛇形扩张。颅内动脉瘤不是真正的肿瘤,颅内动脉瘤是蛛网膜下腔出血的最主要原因,致死率高。

【病因及发病机制】

颅内动脉瘤的发病原因不完全清楚,以先天因素多见(>90%),如动脉壁发育异常或缺陷、异常薄弱等;后天因素多见于动脉粥样硬化、动脉感染及动脉创伤等。颅内动脉瘤的发病率较高,按人口统计其发病率每年达(2~7)/10万;在大组尸检报告中颅内动脉瘤的发病率为0.2%~1%。男女总体发病率相差不大;颅内动脉瘤是最凶险的颅内出血性疾病之一,具有极高的死亡率,文献报道单个动脉瘤第1次出血住院患者病死率为10%~15%,第2次出血的病死率为40%。鉴于许多患者出血前未到达医院即已死亡,动脉瘤第1次、第2次出血的实际病死率分别为40%和60%。第1次出血后非手术治疗存活下来的患者,有35%将在1年内因再次出血而死亡,51%将在5年内死亡。因此,人们将颅内动脉瘤称为埋在颅内的"不定时炸弹"。

颅内动脉瘤多发生在Willis动脉环周围,其中,前循环动脉瘤占80%以上,尤其以颈内动脉系统的后交通动脉瘤、前交通动脉瘤和大脑中动脉动脉瘤最为常见(图10-8)。后循环动脉瘤则以基底动脉分叉部常见,其次为椎动脉以及大脑后动脉。

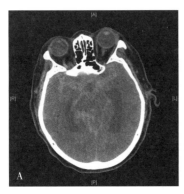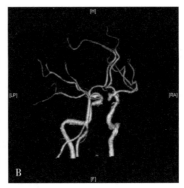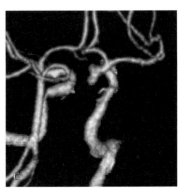

图 10-8
后交通动脉瘤

注:A.头部CT提示蛛网膜下腔出血;B.颅脑CTA提示右侧后交通动脉瘤;C.动脉瘤局部放大像。

【临床表现】

1. 颅内出血　颅内动脉瘤未破裂时,大多数患者平时无任何症状表现,一旦破裂时约80%突发蛛网膜下腔出血,表现为剧烈头痛、呕吐、意识障碍、癫痫发作及颈项强直等。大脑中动脉动脉瘤出血还可表现为脑内血肿,出现对侧肢体的运动、感觉障碍,严重时出现小脑幕切迹疝表现。后循环动脉瘤破裂出血严重者时可有突发性意识及呼吸、循环障碍。

2. 局灶性神经体征　由于SAH可造成脑血管痉挛,严重时导致相应的脑区缺血缺氧,动脉瘤出血患者可见肢体运动障碍、语言障碍及精神障碍。后交通动脉瘤出血可压迫动眼神经,出现患侧上睑下垂和瞳孔散大。

3. **脑积水**　蛛网膜下腔出血后,由于血红细胞、血红蛋白分解产物的作用,导致脑脊液的吸收和循环障碍,形成交通性脑积水,出现相应的临床表现。

根据动脉瘤导致 SAH 后的症状、临床表现的轻重程度不同,临床上将其分为不同级别以利于观察病情和治疗(表 10-3)。

表 10-3　SAH 的 Hunt-hess 分级(1974 年 Hunt 与 Kosnik 修订)

分级	临床表现
0	动脉瘤未破,患者未感异常
Ⅰ	无症状或有轻度头痛和轻微颈项强直
Ⅰa	无急性脑膜或脑反应,但有固定的神经障碍
Ⅱ	中度到重度头痛、颈项强直,除脑神经瘫痪外无其他神经功能障碍
Ⅲ	嗜睡、错乱,或有轻度局灶性神经功能障碍
Ⅳ	木僵,中度至重度偏瘫,可有早期去大脑强直和自主神经功能紊乱
Ⅴ	深昏迷,去大脑强直,垂危

【辅助检查】

1. **腰椎穿刺检查**　当高度怀疑有自发性 SAH 又无 CT 检查条件时,可行腰椎穿刺检查(lumbar puncture)。有 SAH 时脑脊液可呈淡红色、红色,如出血一定时间后,脑脊液则变成淡黄色,如出血量小时脑脊液可正常。脑脊液红细胞计数和红细胞形态观察有助于了解出血程度和出血时间。但对于病情危重、颅内压增高的动脉瘤性 SAH 患者,腰椎穿刺具有诱发动脉瘤再破裂和脑疝形成的危险,应谨慎。

2. **CT 扫描**　急性期该检查对蛛网膜下腔出血的诊断率高达 95% 以上,由于 CT 设备在我国县级以上医院普及率高,CT 扫描已成为诊断 SAH 的常规检查。在急性出血期,CT 扫描可显示 SAH 出血量,通过出血部位可推测动脉瘤的位置,如鞍上池及纵裂池积血提示前交通动脉瘤;一侧鞍旁积血则提示一侧颈内动脉 - 后交通动脉瘤;增强扫描有时甚至能显示动脉瘤的形态。

3. **CTA**　随着计算机技术的进步,CT 设备功能有了明显提高,通过三维重建技术可立体显示颅内动脉瘤、载瘤动脉以及与邻近颅骨的关系,使无创、快速诊断颅内动脉瘤成为可能。有条件的医院当 CT 证实患者有 SAH 时,大多可以立即进行 CTA 检查。目前,CTA 已成为神经外科医师诊断、筛选或术后复查颅内动脉瘤的常用手段(见图 10-8)。

4. **MRA**　MRA 是根据血液流空效应或血管流动相关增强现象原理,采用计算机二维或三维重建技术显示颅内动脉瘤。MRA 具有无创、不需插管及不用造影剂、成像时间短和无放射线损害等优点。MRA 可显示动脉瘤而不被骨组织遮挡,动脉瘤可表现为流空影;巨大动脉瘤瘤内血栓形成,可清楚显示靶环状影。

5. **DSA**　是诊断颅内动脉瘤的金标准,DSA 检查时应行双侧颈内动脉、椎动脉和双侧颈外动脉等六条脑动脉造影。可清楚显示颅内动脉瘤的大小、形态,瘤颈宽度及其与载瘤动脉的位置关系等。目前先进的 DSA 设备还可立体显示颅内动脉瘤与载瘤动脉、邻近动脉分支的关系,甚至通过其内镜技术从血管内观察动脉瘤开口,以及动脉瘤囊壁有无正常血管分支等。

【诊断及鉴别诊断】

颅内动脉瘤破裂出血前多无症状,诊断困难。有下列表现的患者应考虑或诊断颅内动脉瘤。

(1)年龄 30~60 岁患者,伴有局限性头痛或一次头痛后逐渐出现一侧动眼神经麻痹,应怀疑颅内动脉瘤,应进行无创影像学检查,如 CTA、MRA 等。

(2)有自发性 SAH 表现的患者,包括突发性头痛、呕吐、昏迷,颈项强直;腰穿发现血性脑脊液及 CT 平扫提示 SAH,要高度怀疑颅内动脉瘤。

(3) CTA、MRA 检查发现颅内动脉瘤。可疑患者 CTA、MRA 检查阴性,不能排除颅内动脉瘤,需要进一步行 DSA 检查确诊。

(4) DSA 脑血管造影,尤其三维 DSA 可确诊颅内动脉瘤。对于高度可疑病例,首次检查未发现动脉瘤,仍宜进行复查。

【治疗及预后】

由于动脉瘤性蛛网膜下腔出血后的首要危害是动脉瘤的破裂和再破裂。动脉瘤再破裂的时机,多见于首次出血后的第 1 天、第 3 天、1 周左右及 1 个月左右等时间段。因此,对蛛网膜下腔出血或怀疑为动脉瘤性蛛网膜下腔出血的患者,应尽早明确诊断,及时开颅行动脉瘤夹闭或采用神经介入技术栓塞动脉瘤。

1. 开颅手术

(1) 动脉瘤颈夹闭术(clipping the neck of aneurysm):即开颅后在手术显微镜直视下,采用特制动脉瘤夹夹闭动脉瘤瘤颈,将动脉瘤排除在血液循环外,既消除了动脉瘤,又保持载瘤动脉通畅,避免脑出血、脑缺血的发生。因此,动脉瘤瘤颈夹闭被公认为比较理想的治疗方法。

(2) 动脉瘤孤立术:对巨大动脉瘤、显露困难的动脉瘤和无法夹闭的动脉瘤,在颅内交通动脉循环良好的情况下,可行动脉瘤孤立术,即通过阻断载瘤动脉的近心端和远心端将动脉瘤排除在血液循环外。近年来,对位置深在、不能直接夹闭的巨大动脉瘤采取先行颅外 - 颅内高流量搭桥后再孤立动脉瘤的技术取得了较好的临床疗效。

(3) 动脉瘤壁加固术:即用筋膜、特制细纱布或生物黏合剂包裹动脉瘤体,以加固动脉瘤瘤壁防止或延缓动脉瘤破裂,这是一种姑息的治疗方法,并不能完全有效阻止动脉瘤再次破裂出血。最近有学者术中采用动脉瘤夹将包裹材料连同动脉瘤一起夹闭的方法,极大地减少了发生再破裂的风险,取得了满意的效果。

颅内动脉瘤直接手术的效果与患者蛛网膜下腔出血后 Hunt-Hess 分级、动脉瘤的部位、大小、数目和血管痉挛,以及手术团队的技术水平、设备条件等密切相关。采用显微神经外科技术,可更清楚地了解动脉瘤及其周围结构的解剖关系,减少副损伤并保护重要动脉。近年来显微镜血管荧光显影技术使术者在术中即可直接观察到动脉瘤与载瘤动脉的关系和动脉瘤夹闭后的效果。术中多普勒超声和内镜应用,可观察动脉瘤夹闭前后载瘤动脉通畅程度,以及有无动脉瘤瘤颈残留等。以上措施应用得当,不仅有利于手术操作,而且可减少或防止术中动脉瘤残留、术后动脉瘤复发,提高手术成功率。手术时机对外科手术效果也有影响。目前多数人认为,如不伴全身严重疾病,蛛网膜下腔出血后 Hunt-Hess 分级 Ⅰ~Ⅲ 级患者,应争取在 72h 内手术,以防止再出血。Ⅳ级患者、有危及生命的脑内血肿者,应急诊清除血肿,并尽可能同时处理动脉瘤;否则先对症治疗,待病情好转后再手术。Ⅴ级患者一般不考虑手术。

不能早期手术的患者应采取以下治疗:①绝对卧床休息,减少不良声、光刺激;②润肠防治便秘、适当镇静止痛治疗;③适当降低颅内压;④为预防动脉瘤再破裂,可给予抗纤溶治疗,如口服或静脉给予 6- 氨基己酸或对羧基苄胺;⑤控制高血压和预防癫痫;⑥给予钙离子拮抗剂预防和治疗血管痉挛。待患者病情好转、血管痉挛开始消退后再进行手术治疗。

2. 神经介入放射治疗　神经介入放射学(interventional neuroradiology)是利用 DSA 设备,在电视监视下,采用血管内导管技术,经血管内途径治疗中枢神经系统疾病的科学。目前采用神经介入血管内闭塞动脉瘤的方法已成为治疗颅内动脉瘤的重要手段之一。该方法具有操作简便和微创的特点,极大地扩展了颅内动脉瘤治疗的适应证,使那些手术风险大、身体条件差、血管痉挛重、Hunt 分级Ⅳ级以上、多次发生蛛网膜下腔出血以及开颅手术难度大、或不愿和不能耐受开颅手术的动脉瘤患者得以治疗。血管内栓塞治疗动脉瘤经历了十余年的实践和不断改进,导管技术和栓塞材料不断发展,目前认为微弹簧圈动脉瘤腔内填充是神经介入治疗颅内动脉瘤的重要手段。

(1) 动脉瘤栓塞术(embolization of aneurysm):该技术关键是将微导管尖端送入动脉瘤囊内。插入微导管前,应根据动脉瘤形态、动脉瘤与载瘤动脉的角度、将微导管末端热力塑形。在电视和 DSA 监视下插入微导管,当微导管末端接近动脉瘤开口时,应先将微导丝和微导管先插过动脉瘤远段,再缓慢回拨,利用微导丝的弹性使其进入动脉瘤腔,然后跟进微导管;微导管在动脉瘤腔的合适位置是动脉瘤腔的前 1/3;此后,采用解脱和释放系统,将一个或多个微弹簧圈放入动脉瘤腔内,直至完全闭塞动脉瘤(致密填塞),同时保留载瘤动脉的通畅。

(2)血管内栓塞治疗动脉瘤的并发症和防治:血管内栓塞治疗后主要并发症有以下几种:

1)血栓栓塞(thromboembolism):是颅内动脉瘤血管内栓塞治疗常见的并发症,以前循环动脉瘤患者多见,栓塞部位以大脑中动脉及其分支最常见。因此,行颅内动脉瘤栓塞治疗前应口服抗凝药物;术中全身肝素化,尽量减少微导管、微弹簧圈在动脉瘤囊中移动。发现血栓形成时应局部紧急溶栓(尿激酶或链激酶)。

2)脑血管痉挛(cerebral vasospasm):蛛网膜下腔出血常引起脑血管痉挛,当进行血管内栓塞时,由于各类导管、导丝以及造影剂、栓塞剂刺激脑血管壁常加重脑血管痉挛。因此,术前 3d 应给予口服尼莫地平 20mg/ 次,3 次 /d;术中注意轻柔操作,尽量减少微导管对脑血管壁的刺激;并给予治疗血管痉挛药物,如尼莫地平、罂粟碱。术后维持正常血压,适当补充血容量。

3)术中动脉瘤破裂(rupture of aneurysm in operation):微导管、微导丝和微弹簧圈的机械作用是导致术中动脉瘤破裂的主要原因。因此,术中有关操作应轻柔和小心。一旦出现动脉瘤破裂应迅速用鱼精蛋白中和肝素(鱼精蛋白 10mg 可中和肝素 1 000U);并继续用微弹簧圈填塞动脉瘤,直至完全闭塞动脉瘤腔。应少用造影剂,以免进入蛛网膜下腔导致癫痫发作。进行控制性降低血压,以及台下压迫患侧颈动脉减少颅内出血;必要时紧急开颅夹闭动脉瘤。

4)微弹簧圈移位(migration of coils):用 Lasso 导管尽可能将微弹簧圈取出;或紧急开颅取出微弹簧圈。

第七节　颅内血管畸形

颅内血管畸形(vascular malformation)是一种先天性脑血管发育异常导致的血管数量和结构异常,并对正常脑血流产生影响。临床上将颅内血管畸形分为四种类型:脑动静脉畸形(cerebral arteriovenous malformation,AVM)、海绵状血管畸形(cavernous malformation)、毛细血管扩张(telangiectasia)、静脉畸形(venous malformation)。脑动静脉畸形是颅内血管畸形最常见的类型,本节以脑动静脉畸形为例来描述。

【病因及发病机制】

脑动静脉畸形由供应动脉、畸形病灶和引流静脉组成;其病理特点是脑动脉和静脉之间缺乏正常毛细血管网,使动脉和静脉直接相通,动 - 静脉间的盗血导致正常脑动脉灌注不足和静脉压增高。病变血管内皮细胞增厚、肌层和弹力层变薄,被胶原组织取代,自动调节功能下降,甚至消失;承受动脉血流压力后,逐渐扩张增粗,或形成动脉瘤样扩张。其结果是脑组织长期缺血缺氧,神经功能障碍和自发性颅内出血。文献估计大约 8% 的蛛网膜下腔出血和 1%~2% 的脑卒中由脑动静脉畸形引起。本病可发生于脑的任何部位,但以大脑半球居多,尤以大脑中动脉分布区最常见。病变范围悬殊较大,一般直径为 1~5cm。较局限者,与正常脑组织间界线清楚,可整块切除;但也有较弥散者,分散于几个脑叶中,畸形血管团之间夹杂正常脑组织。大的病变常呈楔形,基底部朝向皮质表面,尖端朝向深部白质,有时可达脑室壁。供血动脉为 1 条或几条,引流静脉走向上矢状窦、下矢状窦、横窦或大脑大静脉。有时脑内血管畸形与脑膜及颅外血管畸形并存,且彼此沟通。

【临床表现】

1. **颅内出血**　颅内出血是脑动静脉畸形最常见的临床表现,文献报告 50%~57% 的脑动静脉畸形患者存在出血,其中静脉性出血比动脉性出血更常见。与脑卒中、颅内动脉瘤引起的颅内出血相比,脑动静脉畸形导致的颅内出血预后要好得多,主要原因包括:脑动静脉畸形出血多为静脉出血;出血常被脑实质局灶;脑动静脉畸形患者年轻,抗病能力强;再次出血的可能性小;脑血管痉挛轻。80%~90% 的患者可以从首次出血中存活下来。

2. **癫痫**　为本病的又一常见临床表现,其发病率高达 25%~50%。当脑动静脉畸形病灶位于颞部、前额部及顶部时癫痫的发病率较高,绝大多数患者的癫痫可以通过药物控制。

3. **头痛**　大多数患者诉有头痛,其发生与病灶部位相关。临床上表现为偏头痛的患者常与脑动静脉畸形病灶部位相吻合。脑动静脉畸形引起头痛的主要原因有:①脑动静脉畸形病灶引起局部脑血管痉挛;②静脉压增高;③病灶搏动引起静脉窦及硬脑膜牵张。

4. **进行性神经功能障碍**　是由于动 - 静脉之间盗血导致局部脑组织缺血,还可以是脑内出血或合并脑积水,使患者出现进行性神经功能缺损,包括运动、感觉、视野以及语言功能障碍等。个别患者可出现头部杂音或三叉神经痛。

【辅助检查】

1. **CT 扫描及 CTA**　CT 扫描可发现颅内异常血管影,增强 CT 扫描更明显;CTA 可清楚显示脑动静脉畸形。

2. **头部 MRI 及 MRA**　MRI 检查可以清晰显示脑动静脉畸形病灶及其范围;根据流空效应(无信号区)用计算机三维重建技术可显示脑动静脉畸形病灶(图 10-9A)。

3. **DSA**　是诊断脑动静脉畸形的金标准,可清楚显示脑动静脉畸形病灶的大小、供血动脉、病灶及引流静脉(图 10-9B、图 10-9C)。

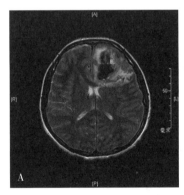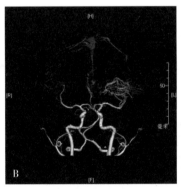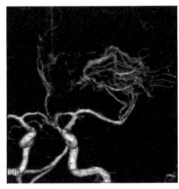

图 10-9　脑动静脉畸形

注:A. 头部 MRI 示左侧额叶血肿及血管流空影;B. 颅脑 CTA 示左侧额叶动静脉畸形;
C. 动静脉畸形局部放大像。

【诊断及鉴别诊断】

脑动静脉畸形患者大多为青少年发病,伴有颅内出血、癫痫及持续头痛时应考虑是否有脑动静脉畸形。其诊断须经上述辅助检查进行证实。

【治疗及预后】

外科治疗的主要目的是:停止或减轻动静脉间盗血,改善缺血脑组织的血流灌注,降低静脉端的压力;防止脑动静脉畸形病灶的出血和再出血;减轻脑动静脉畸形病灶的搏动及其对邻近脑组织的牵张和压迫。治疗方法主要有外科手术切除、血管内栓塞和局部放射治疗等。

1. **脑动脉畸形切除术**　目前,手术切除是治疗 AVM 的最佳方法,可以去除病灶出血的危险,恢复脑组织的正常血液供应。对于能够通过手术切除的 AVM,均应开颅行畸形血管团的切除,消除出血隐患。

(1)手术指征:①急性蛛网膜下腔出血和有脑内血肿准备急诊手术者,应在开颅前完成脑血管造影检查,以明确畸形血管。若患者已发生脑疝,无条件行脑血管造影可紧急开颅行血肿清除并去骨瓣减压,术中发现较大范围的畸形血管团时,可待二期病情稳定后再次手术切除畸形血管,无血管造影贸然切除畸形血管是危险的。②顽固性癫痫。③神经症状、智力或精神症状进行性恶化。④位于额极、枕极及颞极的病变,或浅在、较局限的病变。

(2)禁忌证:①位于脑深部重要功能区如脑干、间脑等部位的病变;②广泛散在分布的病变。

(3)术前准备:①全脑血管造影:有时还需作选择性颅外血管造影,以判明病变范围、主要供血动脉及引流静脉的部位及数目。②磁共振检查:若条件许可,术行磁共振的平扫检查可通过脑组织内的血管流空来判断血管畸形的部位和范围。近年来功能磁共振的应用,术前通过对神经纤维束的判断,对术中定位更有参考价值,使一些位于功能区的 AVM 通过手术切除变得可能。③术前检查、术中监测心功能:尤其是对儿童。④备血要充足:一般在 2 000ml 以上,且需准备快速输血。

(4)手术步骤:①手术入路因病变部位而异:开颅范围应根据畸形血管团的范围来定,要适当扩大骨窗,以便充分显露有关供血动脉及引流静脉。术中降低颅内压,有助于增加手术操作的空间,减少对病变血管的挤压。②切开硬脑膜后,要特别注意病变与硬脑膜的关系,发现粘连时宜靠近硬脑膜侧小心锐性分离。如不能轻易分开或与硬脑膜之间有血管沟通,则将硬脑膜瓣暂时保留原处,待处理完供血动脉后再分离。③显露病变,沿病变周围正常组织内进行操作。手术的关键是,首先阻断主要供血动脉,根据脑血管造影所示,找到供血动脉及引流静脉出入病变的部位。巨大的动静脉畸形,血流速度快、血管造影时正常脑循环显影不良或供血动脉粗大且长者,突然阻断其供血动脉,可迅速改变脑组织血流,可能引起原来处于低灌注的脑组织发生过度灌注,表现为脑组织肿胀、充血、血管源性脑水肿,甚至血管破裂出血。突然阻断动静脉瘘,特别是对小儿患者,可引起心力衰竭。故对可能发生上述并发症的患者,应逐条动脉阻断,或先用动脉瘤夹暂时阻断主要供血动脉,一面观察病情变化,一面进行操作,无不良影响后再结扎、切断。阻断供血动脉后,病变立即收缩变软,在其周围正常组织内切开皮质。畸形血管团与脑组织间界线清楚,在显微镜下沿病变四周仔细分离,逐步深入。分离基本完成以后,再结扎、切断引流静脉,最后将病变完全切除。

2. 血管内栓塞术　血管内治疗是利用神经介入技术,经血管内途径栓塞治疗脑动静脉畸形。其目的是改善正常脑组织的血流灌注和缺氧状态,改善神经功能;降低病灶血管血流及压力,尤其是静脉端压力,降低出血风险;栓塞部分动脉为手术切除病灶创造条件。目前常用栓塞材料主要包括生物胶,微弹簧圈。

(1)术前准备:常规禁食、水,双侧腹股沟区清洁备皮,留置导尿;术前 30min 肌内注射苯巴比妥钠 0.1g 及阿托品 0.5mg;全身肝素化,防止血栓形成。首次剂量 1mg/kg 体重,维持剂量为 20~30U/(kg·h)。

(2)手术步骤:①行全脑血管造影了解脑动静脉畸形的形态、大小、供血动脉数目、血流速度及盗血程度和静脉引流方向等情况。②插入导引导管,经导引导管插入微导管,将其超选至脑动静脉畸形的供血动脉。微导管末端应尽量靠近脑动静脉畸形团,通过微导管做超选造影排除正常供血动脉;如脑动静脉畸形病灶盗血量大、血流速度快或合并动静脉瘘,则应先用微弹簧圈降低病灶内血流速度。生物胶栓塞脑动静脉畸形时,应根据血流速度决定生物胶的浓度及注射速度。生物胶的浓度越高凝固时间越短,弥散差,病灶闭塞不完全,且容易粘管;浓度太低则容易弥散至引流静脉或静脉窦,易造成严重后果。

(3)并发症:①脑血管痉挛:其发生原因是蛛网膜下腔出血及微导丝、微导管刺激血管。因此,术中操作应轻柔,防止过多刺激血管壁。术中及术后根据情况使用罂粟碱、尼莫地平等抗血管痉挛药物。②误栓正常血管:发生原因是微导管离脑动静脉畸形病灶较远;脑动静脉畸形中有正常穿支血管供应正常脑组织；以及过度血栓形成。因此，术中应仔细辨认脑动静脉畸形供血动脉，必要时紧急溶栓。③正常灌注压突破（normal perfusion pressure breakthrough，NPPB）：发生原因是高流量脑动静脉畸形一次栓塞过多，低灌流脑组织血流量和灌注压突然增高，引起脑水肿，甚至脑出血。因此，高流量脑动静脉畸形每次栓塞供血动脉不超过 2~3 支；同时术后控制血压，给予激素和脱水治疗。④微导管留置体内：发生原因是栓塞胶粘住微导管末端；畸形血管过度弯曲或严重痉挛卡住微导管末端。因此，术中应根据血管造影评估动静脉畸形的血流速度，调配生物胶的浓度。对于迂曲供血动脉，生物胶反流时需尽快拔出微导管。

3. **复合手术**　近 10 年来，由于 3D-DSA 设备的广泛应用，神经血管复合手术室的建立是集脑血管外科手术室、血管介入手术室和信息集成功能为一体的新型手术操作空间，在传统手术室环境下融入三维血管造影设备，避免了传统手术室和 DSA 系统在单独工作时的局限性，为神经外科医师提供了全新的术中图像引导环境，极大地改善了血管内介入技术在脑血管病手术术中诊断和辅助治疗的作用，使复杂的 AVM 外科手术联合血管介入手术治疗能力得以提高，并且一站式复合手术逐渐开始取代分阶段的多模式联合治疗。在 AVM 的外科治疗过程中既有开颅手术的优点，又能发挥血管介入技术的特点，随时转换两种技术手段，经大量的临床实践证明，比单独的外科手术切除畸形血管团和单独的血管内介入栓塞治疗有明显的治疗效果。

第八节　脑静脉窦血栓形成

脑静脉窦血栓形成（cerebral venous sinus thrombosis，CVST）是指由多种病因引起的，以脑静脉回流受阻，常伴有脑脊液吸收障碍导致颅内高压为特征的特殊类型脑血管病。多见于老年人和产褥期妇女。其病因、病变部位不同，临床症状各异。

【病因及发病机制】

主要原因是血凝异常，少数可能与硬膜穿刺和外伤有关，少数患者原因不明。常分为非感染性与感染性病因。

1. **血液高凝状态**　妊娠和产褥期。

2. **遗传性凝血机制异常**　蛋白 S 缺乏，抗凝血酶Ⅲ缺乏，因子Ⅱ、因子Ⅳ基因变异，von Willebrand 病等。

3. **继发于血流动力学异常**　脱水、休克、恶病质、血小板病、原发性红细胞增多症、缺铁性贫血、弥散性血管内凝血、骨髓移植术后等。

4. **继发于全身疾病**　白塞综合征、肿瘤、系统性红斑狼疮、肾病综合征、血管炎、溃疡性结肠炎和抗磷脂综合征等。

5. **药物**　口服避孕药、皮质醇激素和雄激素等。

6. **继发于感染或肿瘤浸润**　中耳炎、鼻窦炎、牙脓肿、扁桃体炎、肿瘤栓子、结节病、慢性脑膜炎、硬脑膜下积脓和癌性脑膜炎等。

【病理】

静脉和静脉窦可见红色血栓。血栓性静脉窦闭塞使静脉回流受阻，静脉压升高，导致脑组织淤血、肿胀，引起脑细胞变性、坏死；脑脊液吸收功能降低，从而引起颅内压增高，脑皮质及皮质下出现点片状出血灶，部分患者可见出血性梗死。

感染引起者常在静脉窦内形成脓液，以急性海绵窦和横窦血栓形成多见，重者可发生脑膜炎和/

或脑脓肿；非感染者以上矢状窦多见。

【临床表现】

由于脑静脉系统血栓发生的部位、范围、阻塞速度、发病年龄、病因不同，其临床表现多种多样。但共同的常见临床表现包括颅内压增高症状、卒中症状以及脑病样症状。头痛是颅内压增高症状最常见的临床表现，可见于75%~95%的患者，有时是唯一的表现。头痛严重而持续，呕吐多为喷射性，可见视乳头水肿。临床表现包括出血性或缺血性脑梗死的症状，以多发性小出血多见。脑病症状虽然少见，但最为严重，临床表现有癫痫、精神异常、意识模糊甚至昏迷等。

1. **上矢状窦血栓形成**（superior sagittal sinus thrombosis） 上矢状窦是非感染性静脉窦血栓形成的最常见部位。感染性上矢状窦血栓比横窦、乙状窦和海绵窦血栓少见。一般急性或亚急性起病，临床症状表现为全身衰弱、发热、头痛、视乳头水肿等。有时无局灶体征，颅内高压为唯一的症状。老年患者症状轻微，仅有头痛、头晕等。

2. **海绵窦血栓形成**（cavernous sinus thrombosis） 多见于眶部、鼻窦及上面部化脓性感染或全身性感染。多从一侧起病，迅速扩散至对侧海绵窦。常急骤起病，脓毒血症性发热等全身中毒症状，眼球疼痛和眼眶部压痛。主要表现为脑神经受损和眼静脉回流受阻征象。多有第Ⅲ、Ⅳ、Ⅵ对脑神经及第Ⅴ对脑神经1~2支受损，出现上睑下垂、眼球运动受限等。眼静脉回流受阻可出现眼睑、眶周水肿等。眼底可见视乳头水肿及出血。脑脊液检查细胞数增高。如病情进展快，累及脑深静脉，出现昏迷则提示预后不良。

3. **横窦和乙状窦血栓形成**（lateral sinus thrombosis） 常由化脓性乳突炎或中耳炎引起。耳后乳突红肿热痛、发热、寒战及外周血白细胞增高，头皮及乳突周围静脉怒张。还可以伴有脑神经受累症状，第Ⅵ对脑神经麻痹，出现复视；第Ⅸ、Ⅹ、Ⅺ对脑神经可因扩张的颈静脉压迫，而出现吞咽困难、饮水呛咳及声音嘶哑。还可伴有颅内压增高症状，如头痛、呕吐、视乳头水肿等。腰穿时压颈试验患侧压力不升，健侧压力迅速升高，脑脊液检查细胞数和蛋白增高。

4. **直窦血栓形成**（straight sinus thrombosis） 多与海绵窦、上矢状窦、横窦和乙状窦血栓同时发生，单独发生者少见，病情较重。可因急剧的颅内高压，出现昏迷、抽搐发作。如累及到大脑大静脉时，会造成明显的脑静脉回流障碍，脑内可发生大量出血甚至破入脑室。

5. **大脑大静脉血栓形成**（galen vein thrombosis） 大脑深静脉引流脑深部的白质、基底节和间脑的静脉。大脑大静脉接受大脑深静脉回流。大脑大静脉血栓形成常见于产褥期、脱水和血液病等非感染性疾病，多因静脉窦血栓形成所致。累及间脑和基底节等脑深部结构。早期可出现颅内压增高，精神症状。存活患者可遗留手足徐动症、舞蹈症等。

【辅助检查】

1. **头颅 CT**

（1）直接征象包括：①空三角征（empty delta sign）：增强时可显示脑静脉窦壁强化呈高密度与腔内低密度形成对比；②高密度三角征（dense triangle sign）：在非增强的冠状层面显示出上矢状窦的后部为高密度的三角形影像，提示为新鲜血栓；③束带征（cord sign），与扫描平面平行的血管显示高密度影，提示新鲜血栓形成，特异性较低。

（2）间接征象包括：①局灶或弥漫性脑水肿；②静脉性梗死表现的低密度灶，有时可见梗死区内有高密度的出血灶；③大脑镰和小脑幕增强。CT 正常不能排除脑静脉血栓，但有助于排除其他疾病，如肿瘤、脑炎、脑脓肿和蛛网膜下腔出血等。

2. **头颅 MRI** 不同时间影像学表现不同。急性期（1~5d）发现正常血液流空现象消失，可见 T_1 等信号、T_2 低信号；亚急性期（1~2 周）T_1、T_2 均呈高信号；慢性期（2 周后）可重新出现血液流空现象。MRI 正常不能排除脑静脉系统血栓。

3. **头颅 MRV** 主要直接征象为脑静脉（窦）内血流高信号缺失，间接征象为病变远侧侧支循环形成、深静脉扩张或其他引流静脉显现。

4. 脑血管造影（DSA） 是诊断脑静脉系统血栓的金标准,表现为病变的静脉窦在静脉时相不显影。

5. 脑脊液检查 早期主要是压力增高,细胞数和生化指标常在正常范围,中后期脑脊液蛋白常轻中度增高。伴有出血者,脑脊液可见红细胞,蛋白可以明显升高。化脓性血栓形成中性粒细胞数增多。

【诊断及鉴别诊断】

诊断主要根据典型的病史、高颅压症状,以及 CT、MRI、MRV 显示额叶水肿等。颅内静脉血管造影可以明确诊断。本病需与良性颅内压增高、中枢神经系统感染、颅内肿瘤、脑出血以及静脉窦发育不良、静脉窦狭窄与蛛网膜颗粒等相鉴别。

【治疗】

1. 病因治疗 是脑静脉系统血栓的根本治疗之一,主要有感染、严重脱水、系统性红斑狼疮、血液系统疾病及血黏度增高者。

2. 抗血栓治疗 ①抗凝治疗:越早越好,即使有小量颅内出血或产后 1 个月也可酌情使用,可以明显降低死亡率和改善患者的预后。急性期抗凝治疗首选低分子肝素,也可选用普通肝素,使活化部分凝血活酶时间（APTT）延长至少一倍,急性期抗凝 1~4 周,常规 2 周;急性期后改为口服华法林继续抗凝 3~6 个月,INR 目标值 2.0~3.0 之间。②溶栓治疗:用尿激酶和 rt-PA 静脉溶栓治疗,虽然可改善预后且安全性高,但尚无证据表明其治疗优于抗凝治疗,因此作为抗凝治疗后仍继续恶化的第二选择。③介入治疗:可进行局部静脉内导管机械性溶栓治疗和血管成形术等。

3. 对症治疗 降颅压治疗可应用甘露醇、呋塞米等降颅压药物。脑静脉系统血栓所致的急性高颅压在药物无效时考虑相应的手术治疗,如脑室引流术、静脉搭桥术等。

【预后】

脑静脉系统血栓总体预后较好,50% 以上的患者能够痊愈,死亡率不超过 10%,极少数有病情复发。预后不良的因素包括伴发颅内出血、癫痫发作、昏迷、脑深静脉血栓形成等。

第九节 脑血管疾病伴发的精神障碍

脑血管疾病伴发的精神障碍是指发生卒中（包括出血性和缺血性）时,伴发一种或多种精神症状。精神症状可以是存在于脑血管病变发生之前,也可以发生在脑血管病变后,与脑血管病相关症状共存且互相影响。

临床上神经科医师不仅仅重视卒中患者神经系统损害后症状和体征,也非常关注患者的全身情况,尤其对患者血压异常和血糖紊乱等异常表现更为重视,因这些非神经症状的全身异常表现若不及时处理,常会加重患者的病情,甚至危及患者生命。然而长期以来,由于神经病学和精神病学的长期分隔,在神经科临床实践中,长期忽略了对脑血管病伴随精神症状的关注。现代临床研究表明,治疗患者伴有的精神症状,更有利于脑血管病的治疗和康复,给患者带来更多的获益。例如,通过治疗卒中后抑郁,既降低卒中致残率、病死率及复发率,亦减轻卒中后的认知损害,忽略抑郁症状的诊治常会加重神经系统原有疾病,恶化疾病预后,增加疾病死亡率。

【临床表现】

脑血管疾病伴发精神障碍是指患者既有卒中的症状和体征,也同时存在精神症状的临床表现。

卒中患者出现的精神症状是多样化的,以抑郁和 / 或焦虑最为常见,卒中伴抑郁是与卒中相关的、以情绪低落、兴趣缺失为主要特征的情感障碍综合征,抑郁症状可发生在卒中前,也可以发生在卒中后。卒中伴抑郁的主要类型是卒中后抑郁(poststroke depression,PSD),PSD 可以发生在卒中急性期及康复期的任何阶段,常见于卒中后 1 年内,所有卒中患者均应该考虑发生 PSD 的可能性。根据疾病分类学,PSD 为抑郁的一种特殊类型,目前尚没有明确的概念和诊断标准。国际精神疾病分类第十版(ICD-10)把 PSD 归入"器质性精神障碍",美国精神障碍诊断和统计手册第 5 版(DSM-5)把其归入"由于其他躯体疾病所致抑郁障碍",中国精神障碍分类及诊断标准(CCMD-3)把其归入"脑血管病所致精神障碍"。流行病学资料显示,PSD 在卒中后 5 年内的综合发生率为 31%。PSD 可以发生在卒中后急性期(<1 月)、中期(1~6 月)和恢复期(>6 月),发生率分别为 33%、33% 和 34%。

神经科医师关注卒中患者的抑郁和焦虑,主要是该类精神症状对患者的卒中病情带来多方面的不良影响。卒中伴抑郁与卒中的不良预后密切相关,不仅可以导致住院时间延长,神经功能恢复障碍,独立生活能力更加丧失,甚至可以导致死亡率升高。并且抑郁是卒中的危险因素之一,可增加卒中复发率。同时,抑郁会对患者积极参与康复治疗的能力产生负面影响,降低脑卒中患者康复治疗的效果。以往人们只注重卒中后肢体功能的恢复而忽略了卒中伴抑郁的危害,致使很多患者未能得到及时诊断和规范治疗。早期诊断,早期治疗,能够明显惠及卒中本身,减轻家庭经济和精神负担。

卒中也可出现认知障碍或类似神经症的临床表现。也可在卒中时,出现朦胧状态、谵妄状态,伴有恐怖性幻觉、片段的妄想,定向力不完整,思维不连贯及精神运动兴奋、冲动、自伤、伤人等行为。急性而广泛的损害常出现急性谵妄,慢性而广泛的损害多引起痴呆;前额叶与颞叶病变易导致人格改变,情感环路例如边缘系统损害与情绪障碍有关,而海马、乳头体或丘脑背内侧核损害常出现记忆障碍。此外,患者的病前素质和人格特征也影响精神障碍的表现,例如,老年人脑功能已有退化,易出现痴呆和谵妄;病前躯体状况较差者,在脑部新的病变下易出现谵妄等器质性综合征;病前具有焦虑或抑郁人格特征的患者易出现焦虑和抑郁症状,而偏执型人格患者易出现妄想。精神症状的出现往往可使原有的脑血管病加重,如果意识障碍持续存在或不断加重时,预后不良。

【诊断及鉴别诊断】

卒中伴发的精神障碍的主要诊断依据:①出现精神症状;②常有高血压和躯体其他部位动脉硬化的证据;③有反复发作的短暂性脑供血不足或卒中或脑出血史;④波动性病程;⑤常伴有脑局灶性损害体征。

卒中后的患者需要对 PSD 的危险因素进行筛查,如卒中后的生存状态、功能依赖、认知损害、既往抑郁史、日常生活自理能力等,若有两个以上的危险因素则为高危人群。我国常用的筛查量表有"90 秒四问题提问法"(表 10-4)或患者健康问卷 -9 项(patient health questionnaire,PHQ-9)量表,其余常用的 PSD 量表评估方法还有汉密尔顿抑郁评分量表(the Hamilton depression rating scale,HDRS)、蒙哥马利抑郁评定量表(Montgomery-Asberg depression rating scale,MADRS)等。经典抑郁障碍的诊断必须以结构化的精神病学诊断工具(例如 DMS-5 或者 ICD-10)作为诊断标准,但是针对 PSD,目前尚无统一的特异性诊断标准。所以在临床实践过程中,推荐症状学的诊断和抑郁评估表的得分相结合的诊断模式。抑郁评估量表采用评分的分级标准,几乎所有量表均可分为轻度、中度、重度,用于描述抑郁的严重程度。

表 10-4 90 秒四问题提问法

问题	阳性
过去几周(或几个月)是否感到无精打采、伤感,或对生活的乐趣减少了?	是
除了不开心之外,是否比平时更悲观或想哭?	是
经常有早醒吗(事实上并不需要那么早醒来)?	(每月超过 1 次以上为阳性)
近来是否经常想到活着没意思?	经常或"是"

血管性痴呆以情绪不稳、抑郁和近记忆障碍为主要表现,人格在较长时间内保持完整,病程呈波动性、阶梯性恶化。阿尔茨海默病发病较晚,病程呈渐进性,以近记忆下降、失语/失命名、失用、视空间障碍为主;发病早期即有人格改变和自知力不全,较少出现神经系统局灶性损害体征,智力障碍程度较前者严重。少数患者为血管性痴呆与阿尔茨海默病痴呆混合,即混合性痴呆。

【治疗】

卒中伴发精神障碍的治疗原则是首先进行卒中的治疗,对精神障碍的治疗可综合运用心理治疗、药物治疗和康复训练等多种治疗手段。

1. **改善精神症状**　提倡早期对抑郁、焦虑症状进行干预,轻度的抑郁、焦虑可选择心理治疗,严重者需进行药物干预,首选 5- 羟色胺再摄取抑制剂(SSRI),使用 SSRI 时还应考虑其对肝脏 P450 酶的影响和药物相互作用,舍曲林、西酞普兰等相互作用少。既然神经科医师强调抑郁焦虑的症状识别,那么对神经疾病伴抑郁和焦虑的处理就与精神科抗抑郁剂使用的足量和长程治疗的原则不同,主张应及时、适量和短程使用抗抑郁剂。例如对卒中患者出现抑郁表现时,建议立即使用常规剂量的抗抑郁剂,疗程 2 个月即可。

2. **其他**　痴呆者除用抗痴呆药和改善脑代谢药物外,加强护理和对症处理亦十分重要。行为治疗可能有利于痴呆者不良行为的改善。

(周华东　徐运　丰育功　谢鹏)

思考题

1. 简述短暂性脑缺血发作的主要临床表现。
2. 简述脑血栓形成静脉溶栓治疗的禁忌证和适应证。
3. 简述脑栓塞的主要病因及诊断原则。
4. 脑出血的原因有哪些?
5. 简述脑出血的治疗原则。
6. 目前诊断脑血管的常用影像学检查有哪些? 简述它们各自的优缺点。
7. 简述蛛网膜下腔的解剖结构,简述脑动脉的分支。
8. 简述脑静脉窦血栓的临床表现及其发生机制。
9. 脑静脉窦血栓形成的主要治疗方法有哪些?

第十一章
癫　痫

癫痫是一种脑部疾患,其特点是持续存在能产生癫痫发作的脑部持久性改变,并出现相应的神经生物学、认知、心理学以及社会学等方面的后果。诊断癫痫至少需要一次癫痫发作。该新定义包括三要素:①至少一次以上的癫痫发作史;②反复癫痫发作的倾向和易感性;③出现相应的神经生物学、认知、心理学以及社会学等障碍。

【病因】

国际抗癫痫联盟(ILAE)在 2017 年对于癫痫病因分类进行了更新,将以前的特发性、症状性和隐源性更改为结构性、基因性、感染性、代谢性、免疫性和病因不明。结构性是因各种病因累及皮质结构引起癫痫发作,免疫性主要是指自身免疫性脑炎导致癫痫发作。有的癫痫可同时具备两种病因,如结节性硬化患者既有 TSC 基因突变,又有皮质下结节、脑室旁灰质异位,可归因为"基因性 + 结构性"。

1. **常见结构性病因**

(1)脑外伤。

(2)脑肿瘤。

(3)脑皮质发育不良。

(4)血管畸形。

(5)海马硬化。

(6)脑卒中。

2. 大部分遗传性癫痫的分子机制为离子通道或相关分子的结构或功能改变。部分癫痫的致病 / 易感基因见下。

(1)常见易感基因:

1)*SCN1A*:Dravet 综合征与全面性癫痫伴热性惊厥附加症(GEFS[+])。

2)*SCN2A*:良性家族性新生儿 - 婴儿癫痫,早发癫痫脑病。

3)*SCN8A*:早发癫痫脑病。

4)*KCNA1*:部分性癫痫与发作性共济失调。

5)*KCNQ2*:良性家族性新生儿惊厥,早发癫痫脑病。

6)*KCNMA1*:癫痫与阵发性运动障碍。

7)*CHRNA4*:常染色体显性遗传夜间额叶癫痫(autosomal dominant nocturnal frontal lobe epilepsy, ADNFLE)。

(2)常见癫痫遗传代谢性疾病:见于神经皮肤综合征如结节性硬化、神经纤维瘤病、Sturge-Weber 综合征;皮质发育畸形如小脑回畸形、裂脑畸形、巨脑回畸形、无脑回畸形、灰质异位、局灶性皮质发育不良;进行性肌阵挛癫痫如神经元蜡样褐脂质沉积症、唾液酸沉积症、Lafora 病、Unverricht-Lundborg 病、肌阵挛癫痫伴破碎红纤维病、齿状核红核苍白球路易体萎缩等。

3. **感染性病因**　病毒性脑炎最常见,病毒性脑炎后癫痫往往是耐药性癫痫。细菌性脑脓肿、脑囊虫病、结核瘤、真菌感染和弓形虫病也较常见。

4. **代谢性病因**　代谢性病因包括各种疾病引起的代谢紊乱。中毒性病因也归于此类。常见的代谢性和中毒性病因见下。

(1)水、电解质失衡(低钠、低钾、水中毒、脱水状态)。

(2)碳水化合物代谢异常(低血糖、糖原沉积疾病)。

(3)氨基酸代谢异常(苯丙酮尿症)。

(4)脂肪代谢异常(脂肪沉积疾病)。

(5)维生素缺乏或依赖(如:维生素 B_6 依赖;辅酶 Q 缺乏)。

(6)无机物(如一氧化碳)。

(7)重金属物质(如铅、汞、铊等)。

(8)有机物(如乙醇)。

(9)过敏性疾病(服入或注入异体蛋白)。

(10)缺氧或窒息。

5. 免疫性病因　新增病因类型,是一组免疫介导的,在病因学上由自身抗体参与的,针对神经元胞膜、突触或者胞质成分的抗原抗体反应所致的癫痫。患者除癫痫频繁发作外,常伴有病毒感染前驱症状、自主神经功能障碍、精神行为改变、面臂肌群的肌张力障碍。自身免疫性脑炎常见类型如下:

(1)抗 N- 甲基 -D- 天冬氨酸受体脑炎(抗 NMDAR 脑炎)。

(2)抗富含亮氨酸胶质瘤失活蛋白 1 脑炎(抗 LGI1 脑炎)。

(3)抗 GABA 抗体。

(4)GAD 抗体。

(5)GluR3 抗体。

(6)AMPA 抗体。

(7)Caspr2 抗体。

(8)抗 Ma2。

(9)抗 CV2/CRMP5。

(10)抗 Hu(ANNA1)。

(11)抗 Yo(PCA-1)抗体。

(12)抗 GAD65 抗体。

(13)抗两性蛋白(amphiphysin)抗体。

【癫痫发作分类】

2010 年 ILAE 分类工作报告对癫痫发作的概念进行了修订,建议取消"简单部分""复杂部分"等术语,采用"局灶性""全面性"描述癫痫发作起源。2017 年 ILAE 再次对癫痫发作的分类进行了更新。

局灶性癫痫发作:致痫灶起源于一侧大脑半球,可以继发扩散至对侧半球。

全面性癫痫发作:发作起源于双侧大脑皮质,快速扩散至全脑网络。

(一)常见的癫痫发作类型

1. 全面性发作(generalized seizures)

(1)全面性强直 - 阵挛发作(generalized tonic-clonic seizures,GTCS):以意识丧失、肢体强直,阵挛为主要临床特征,伴有瞳孔散大、流涎等自主神经亢进症状。发作期脑电图显示为双侧对称同步痫样放电。

(2)失神发作(absence seizures)

1)典型失神:以动作突然停顿,对外周环境反应差为主要临床表现,多数意识障碍时间短暂,不伴有或伴有轻微的运动症状。发作持续时间短暂(5~20s)。发作期脑电图显示为双侧对称同步、3Hz/s 的棘慢综合波暴发。约 90% 的典型失神病例可被过度换气诱发。

2)不典型失神:发作起始缓慢,意识障碍程度较轻,伴随的运动症状较复杂,发作持续时间可能超过 20s。发作时 EEG 表现为慢棘慢波综合波（<2.5Hz）。

3）肌阵挛失神：表现为失神发作的同时，出现肢体阵挛性动作，并伴有强直成分。发作时 EEG 与典型失神类似。

4）失神伴眼睑肌阵挛：表现为失神发作的同时，眼睑和 / 或前额部肌肉出现 5~6Hz 肌阵挛动作。发作时 EEG 显示全面性 3~6Hz 多棘慢波综合。主要见于 Jeavons 综合征。

（3）强直发作（tonic seizures）：表现为双侧肢体或全身肌肉持续性的收缩，肌张力持续增高，通常持续 2~10s。发作期 EEG 显示双侧同步对称性波幅渐增的棘波节律或低波幅约 10Hz 节律性放电。主要见于 Lennox-Gastaut 综合征。

（4）阵挛发作（clonic seizures）：表现为双侧肢体节律性（1~3Hz）的抽动，伴有或不伴有意识障碍，可持续数分钟或数小时。发作时 EEG 为全面性多棘波或多棘 - 慢波节律。

（5）肌阵挛发作（myoclonic seizures）：表现为快速短暂、闪电样肌肉抽动，可累及全身或局部。发作期脑电图表现为暴发性全面性多棘慢波。常见于青少年肌阵挛性癫痫。

（6）失张力发作（atonic seizures）：表现为头部、躯干或肢体肌肉张力突然丧失或减低，患者点头或跌倒。发作期 EEG 表现为短暂全面性 2~3Hz、（多）棘 - 慢波发放或突然电压减低。失张力发作多可见癫痫性脑病（如 Lennox-Gastaut 综合征、Doose 综合征）。

2. 局灶性发作（focal seizures）

（1）局灶性起源不伴知觉障碍发作（simple partial seizures，SPS）：发作时无意识障碍。可表现为运动性、感觉性、自主神经性和精神性发作四类，后两者较少单独出现，常发展为复杂部分性发作。

（2）局灶性起源伴知觉障碍发作（complex partial seizures，CPS）：发作时有不同程度的意识障碍，常见于颞叶内侧癫痫的自动症发作。

（3）局灶性起源演变为双侧全面性发作（secondarily generalized seizures）：局灶性发作均可继发全面性发作，可继发为全面强直 - 阵挛、强直或阵挛发作。

3. 癫痫性痉挛（epileptic spasms）　癫痫性痉挛表现为突然、主要累及躯干中轴和双侧肢体近端肌肉的强直性收缩，历时 0.2~2s，突发突止。患者表现为发作性点头动作，常在觉醒后成串发作。发作间期 EEG 表现为高度失律，发作期 EEG 变现为电压减低、高幅双相慢波或棘慢波等。癫痫性痉挛多见于 West 综合征。癫痫性痉挛可以是全面性起源、局灶性起源或起源不明。

4. 反射性发作（reflex seizures）　反射性发作是指每次发作均为某种特定促发因素所促发且发作与促发因素之间有密切的锁时关系。促发因素包括听觉、视觉、棋牌、阅读、进食、操作等非病理性因素。全面性强直阵挛性发作多见。反射性发作和自发性发作常同时出现在一个癫痫患者中。

（二）常见癫痫综合征类型及诊断要点

癫痫综合征是指一组具有相同的病因、发病机制、病变部位、好发年龄、临床表现、脑电图特征、预后等特点的癫痫。常见的癫痫综合征列举如下。

1. 良性家族性新生儿癫痫　主要表现为是新生儿出生后 1 周出现强直阵挛性发作。发作间期患儿一般状态良好，无其他伴随症状及发育异常。EEG 发作间期大多正常，预后良好，惊厥多于 2~4 周内消失。为常染色体显性遗传性疾病。

2. Dravet 综合征　属于癫痫性脑病，患儿发病年龄在 1 岁以内，表现为热性或无热性惊厥，具有阵挛、肌阵挛、不典型失神或局灶性发作等多种癫痫发作类型。脑电图为广泛性（多）棘 - 慢综合波，预后差，伴有进行性运动发育迟滞和智力障碍。

3. West 综合征　属于癫痫性脑病，1 岁内起病，特发性或脑损伤后出现癫痫性痉挛发作、脑电图高幅失律和精神运动发育障碍三联征，预后不良。

4. Lennox-Gastaut 综合征　起病年龄 1~8 岁。主要特征为多种癫痫发作类型如强直、不典型失神及失张力发作、肌阵挛、全面强直 - 阵挛和局灶性发作。脑电图常见全导慢棘 - 慢综合波（1.5~2.5Hz）。

可由 West 综合征演变而来,患儿伴精神智能发育迟滞,预后不良。

5. 儿童良性癫痫伴有中央颞区棘波(Benign childhood epilepsy with centrotemporal spikes,BECTS) 儿童期最常见的良性癫痫综合征,多数患者 5~10 岁发病。表现为睡眠中发作面部或口咽部自动症或感觉性发作,偶衍变为全面性发作。EEG 的特征为中央颞区(Rolantic 区)棘波,在睡眠中增多。预后良好,不伴精神运动发育迟滞。

6. 儿童期失神癫痫　儿童期常见的特发全面性癫痫综合征,6~7 岁起病,女性为多,与遗传因素关系密切。失神发作表现为发作性意识丧失,有时伴 3 次 /s 的小动作。大多数发作是单纯性失神,不伴肢体肌张力消失,不伴摔倒。常持续 5~10s,极少超过 30s。偶尔可见小的动作,面部抽动较多,少数情况下可见自动症:咂唇、反复吞咽动作等。一天多次发作,但患者很少能意识到这种发作。激发试验如过度换气常可引发失神发作。EEG 显示发作时特征性弥漫性 3Hz/s 的棘慢波。预后良好,常在 12 岁前缓解。

7. 不典型失神　肌张力改变(失张力或不对称性肌强直)较失神发作更突出,发作时脑电图为不规则或不对称棘慢波综合波,频率低于 3Hz。不易被过度换气或闪光刺激诱发。

8. 青少年失神癫痫　青春早期发病,男女间无明显差异。发作频率少于儿童期失神癫痫,80% 以上出现全身强直 - 阵挛发作,脑电图上可见广泛性 3~4Hz 棘 - 慢复合波。预后良好。

9. 青少年肌阵挛癫痫　为常见的特发性全面性癫痫综合征。起病年龄 12~18 岁。表现为觉醒后肌阵挛发作,80% 以上的病例有全身强直 - 阵挛发作,约 1/3 的病例有失神发作。发作间期脑电图特征为双侧性 4~6Hz 多棘 - 慢综合波。预后良好,但需长期治疗。

【诊断】

ILAE 对癫痫诊断的新定义为:①2 次非诱发或非反射性痫性发作,间隔 24h 以上;②一次非诱发(或非反射性)发作后未来 10 年内再次发作的可能性与两次非诱发发作后再发风险相当(至少 60%);③诊断为癫痫综合征。

因此在癫痫的诊断过程中应该着重病史采集,电生理、影像学及实验室证据等。

(1)病史:临床表现符合痫性发作,可以表现为运动、感觉、意识、行为等不同障碍。为了正确地确定发作类型,必须向患者和发作时的目击者仔细了解详细的发作过程,起始症状、意识状态、发作持续时间、眼位、肌张力、伴随症状、发作频率、与睡眠的关系等。

1)发作的定位:重要的病史可提示癫痫性发作开始时是全身性还是局灶性。如果是局灶性癫痫性发作,应考虑是否有意识障碍。

2)家族史:可能有患癫痫或相关疾病的一级家属。

3)既往史:可能提示既往感染、脑卒中、脑外伤的病史。

4)妊娠史:应详细了解妊娠、分娩、生产时的情况以搜寻可能致癫痫的异常情况,常见重要线索如下:①产前发育异常,母体的药物滥用或感染②分娩时并发症。③早产儿并发症。

(2) 全面查体可以发现与癫痫相关的疾病。特别应重视皮肤检查。神经外胚层疾病(如结节性硬化、神经纤维瘤、Sturge-Weber 综合征)可通过这种方法被发现。发作间期神经系统查体在特发性或隐源性癫痫患者中常无明显阳性体征。

(3)脑电图检查发现发作间期异常放电对癫痫诊断有较强提示作用,发作间期正常脑电图表现不能排除癫痫。发作期发现与临床表现有明显关联的痫性放电能支持癫痫诊断(图 11-1~ 图 11-3)。

(4)影像学检查(脑 CT、MRI)等能够确定脑部结构异常或病变,有助于癫痫的诊断,有时能够获得病因诊断依据。影像学检查结果正常不能排除癫痫诊断。

【鉴别诊断】

疑似癫痫的患者要与其他疾病鉴别。

1. 晕厥(syncope)　短暂的意识丧失,但一般为数秒至数十秒。有明显诱因,常有恶心、头晕、眼前发黑、摔倒时较缓慢,面色苍白、出汗,有时脉搏不规则。发作时脑电图一般正常。

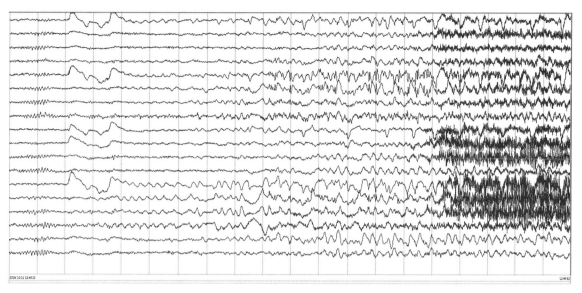

图 11-1　局灶性发作脑电图

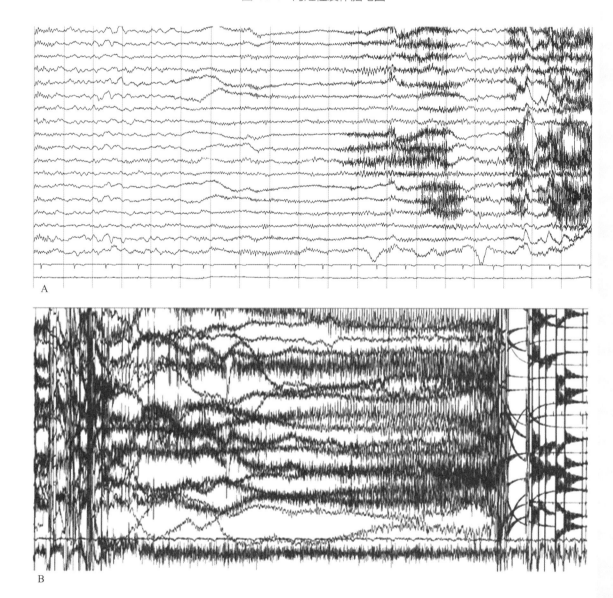

A

B

图 11-2　局灶性起源演变为双侧全面性发作脑电图

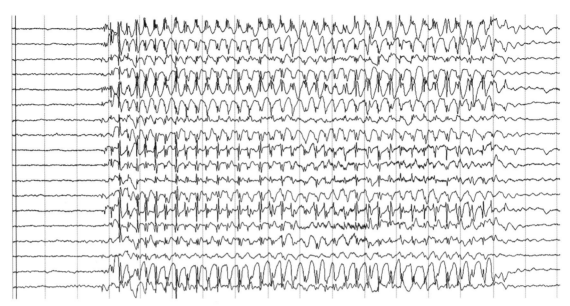

图 11-3　失神发作脑电图

2. 低血糖症　发病常在清晨、空腹、剧烈运动之后,发作前常有大汗、饥饿感、头昏、或精神行为异常,也可有抽搐甚至昏迷。重要的是发作时血糖降低,一般低于 2mmol/L。

3. 低血钙性抽搐　常为手足抽搐,也可为全身抽搐,见于甲状旁腺功能低下或肾病病史者,偶可见检查血 Ca^{2+} 降低。

4. 假性癫痫发作(pseudoepileptic seizure)　又称非癫痫性发作。应注意病史,诱因尤其是精神情感诱因,且发作时间长,发作时常有感情色彩,如流泪、叫喊,很少有严重自伤或小便失禁。脑电图正常或无重要发现。

【癫痫治疗】

1. 癫痫的治疗方案　药物治疗仍然是最基本的癫痫治疗方案,癫痫药物治疗原则包括:①诊断明确后尽早开始治疗;②根据发作类型和综合征选药;③首选单药治疗;④合理的联合用药治疗;⑤剂量个体化;⑥规律用药;⑦定期随访;⑧疗程要足,撤药要慢。

合理选择抗癫痫药物,不仅要根据患者病因、综合征类型、发作类型选择,还应综合考虑患者个体情况如病因、年龄、性别、共患疾病、药物副作用、药物之间相互作用、经济负担等因素,实施个体化用药方案。

抗癫痫药物起始治疗时,某些容易引起过敏的抗癫痫药物如拉莫三嗪、奥卡西平,需小剂量起始,逐渐添加至有效治疗剂量,过程中观察过敏反应。卡马西平需谨慎应用,使用前应检测 *HLA-B*1502* 基因,未携带阳性 *HLA-B*1502* 基因者方可使用。

癫痫药物治疗也应当坚持长期、足量、足疗程的原则,治疗有效剂量应在 50% 限定日剂量(defined daily dose,DDD)以上。限定日剂量是某一特定药物为治疗主要适应证而设定的、用于成人的平均日剂量(平均 70kg 成人)。WHO 根据临床药物应用情况,人为制定每日用药剂量,并建议用 DDD(表 11-1)作为测量药物利用的单位。DDD 仅是一个标准化的单位而非反映出建议或处方的剂量,每个人的使用剂量常跟 DDD 不同,而必须根据每个人的特征(例如年龄、重量)跟药物动力学的考虑。

表 11-1　常用抗癫痫药物 DDD　　　　　　　　　　　　　　(单位:mg)

抗癫痫药物	限定日剂量	50% 限定日剂量
卡马西平	1 000	500
加巴喷丁	1 800	900

续表

抗癫痫药物	限定日剂量	50% 限定日剂量
拉莫三嗪	300	150
左乙拉西坦	1 500	750
奥拉西坦	1 000	500
苯巴比妥	100	60
苯妥英钠	300	150
普瑞巴林	300	150
托吡酯	300	150
丙戊酸钠	1 500	750
唑尼沙胺	200	100
地西泮	20	10
氯硝西泮	8	4
拉科酰胺	300	150

第一种抗癫痫药失败后，可以考虑联合治疗，在选用联合药物时应当注意：①作用机制不同，如离子通道阻滞剂苯妥英钠不能联用卡马西平；②具有疗效协同增强作用；③药物之间无相互作用；④副作用无叠加作用。

2. 癫痫常见发作类型用药原则

(1) 全面性强直-阵挛发作：治疗 GTCS 的药物包括丙戊酸、拉莫三嗪、左乙拉西坦、托吡酯、奥卡西平、卡马西平、苯妥英钠、苯巴比妥、加巴喷丁、氯硝西泮。丙戊酸是新诊断的全面性强直-阵挛发作患者的一线用药，但不适合女性患者。患者具体选用哪种药物需结合年龄、性别、共患病和药物副作用等因素制订个体化治疗方案。

(2) 典型失神发作

1) 典型失神发作选用乙琥胺：剂量 20~40mg/(kg·d)，分 2~3 次，开始时用 20mg/(kg·d)，并逐周加量至症状控制或出现胃肠不适、共济失调和嗜睡等情况。

2) 丙戊酸钠：当失神发作合并 GTCS 时可单独使用丙戊酸钠。推荐初始剂量 15mg/(kg·d)，每周增加 5~10mg/kg，直至发作控制良好或出现临床或生化中毒迹象。推荐最大剂量 60mg/(kg·d)，分 2~4 次服用，治疗性血药浓度为 50~150μg/ml。

A. 副作用：应注意丙戊酸钠作用于女性患者垂体性腺轴干扰激素代谢而引起肥胖、多囊卵巢、月经紊乱的副作用。少数患者用丙戊酸钠可见血转氨丙戊酸钠作用症状，必要时必须停药。较轻的副作用有嗜睡、胃炎。长期使用丙戊酸钠所继发的肉碱缺乏可导致高血氨症。

B. 肝功能、血淀粉酶检测，全血细胞计数和血小板计数，这些检查应在用药中及用药后定期检测。如果用药过程中出现肝脏衰竭、胰腺炎的症状，应立即停药。丙戊酸钠与其他药物合用时，因抑制肝药酶而使后者的血药浓度往往较高。

3) 拉莫三嗪：可在乙琥胺、丙戊酸钠无效或不适合时应用。该药最大的副作用是过敏性皮疹，尤其儿童多见。过敏反应有量效关系，且多在与丙戊酸钠合用时出现。

4) 氯硝西泮：氯硝西泮对失神发作可能有效。但是，目前仅当乙琥胺、丙戊酸钠、拉莫三嗪不能控制发作时才选用此药。氯硝西泮用量 0.01~0.03mg/(kg·d)，分 2~3 次口服，逐渐缓慢增至 0.1~0.2mg/(kg·d)。

5) 如果两个一线抗癫痫药无效，可考虑乙琥胺、丙戊酸和拉莫三嗪三种药中的两药联合使用。如果联合治疗无效或不能耐受，可考虑选用氯硝西泮、氯巴占、左乙拉西坦、托吡酯或唑尼沙胺。不能选用卡马西平、加巴喷丁、奥卡西平、苯妥英钠、普瑞巴林、替加宾或氨己烯酸。

6)酮体饮食:可能有助于控制失神发作,但仅用于极难控制的病例。

大多数典型失神发作预后良好。提示预后良好的四点因素:①在4~8岁时发病,智力正常;②无其他发作类型伴发;③单种药控制良好;④EEG仅见典型3Hz/s棘慢波无其他异常波型存在。

不典型失神治疗同典型失神发作。

(3)青少年肌阵挛癫痫:治疗首选丙戊酸,如果丙戊酸不适用或不耐受,可考虑使用托吡酯或左乙拉西坦。当一线治疗无效或无法耐受,可以联合使用丙戊酸、左乙拉西坦或托吡酯。联合治疗无效或不能耐受时,也可以考虑选用氯巴占、氯硝西泮或唑尼沙胺。不能使用卡马西平、加巴喷丁、奥卡西平、苯妥英钠、普瑞巴林、替加宾或氨己烯酸。拉莫三嗪可以作为添加用药,但可能会加重肌阵挛性发作。

(4)强直性发作:丙戊酸是强直或失张力发作患者的一线药物治疗。如果丙戊酸无效或不能耐受,可选拉莫三嗪添加治疗。如果添加治疗仍然无效或者不能耐受,可考虑托吡酯。

不建议应用卡马西平、奥卡西平、加巴喷丁、普瑞巴林、替加宾或氨己烯酸。

(5)局灶性发作:成年人新诊断局灶性癫痫一线药物为:卡马西平、苯妥英钠、左乙拉西坦、唑尼沙胺。拉莫三嗪、奥卡西平也可作为一线用药用于新诊断局灶性发作的患者。儿童新诊断局灶性癫痫一线用药为奥卡西平。老年性新诊断局灶性癫痫一线用药为拉莫三嗪和加巴喷丁。

当一线治疗无效或不能耐受时,卡马西平、奥卡西平、拉莫三嗪、左乙拉西坦、拉考沙胺、丙戊酸、托吡酯、氯巴占、加巴喷丁、唑尼沙胺均可作为局灶性发作的添加用药。

【癫痫持续状态】

1. 癫痫持续状态(SE)　是一组异质性疾病,包括全身性癫痫持续状态(GCSE)、局灶运动性SE、非惊厥性SE(NCSE)以及难治性SE(RSE)。各型定义如下:

(1)全身性SE:显著的全身强直性发作伴认知功能改变。

(2)局灶运动性SE:显著的局灶性痫性发作伴认知功能改变。

(3)非惊厥性SE:①不伴昏迷的NCSE:脑电图表现为典型的、局灶性痫性发作的表现,并导致认知功能改变,被描述为"游荡的、意识模糊的患者",也称为认知功能障碍性局灶性SE;②伴昏迷的NCSE:也称为"轻微的SE",通常发生在GCSE或严重的急性脑损伤之后,表现为脑电图局灶性或全身性痫性发作的表现,伴有严重的认知功能障碍(比如昏迷)。

(4)难治性SE:采用苯二氮䓬类以及一种二线抗癫痫药物治疗后SE仍持续存在。

(5)超难治性SE:使用麻醉药物治疗后SE仍持续超过24h;包括开始使用麻醉药物后病情控制,但药物减量后又复发的SE。

2. 癫痫持续状态的评估

(1)详细询问病史

1)既往用药史:包括β内酰胺类药物、安非他酮、氯氮平、异烟肼、茶碱等。

2)成瘾药物史:可卡因、甲基苯丙胺等。

3)是否有戒断:酒精、苯二氮䓬类药物、巴比妥类药物。

4)脑损伤情况:卒中、感染、肿瘤、创伤性脑损伤。

(2)实验室检查

1)血常规:如有白细胞增多提示感染。

2)代谢筛查:低钠血症、低钙血症、高钙血症、低镁症、高血糖/低血糖、肾功能衰竭、肝衰竭。

3)抗癫痫药物浓度:苯妥英、丙戊酸、卡马西平、苯巴比妥。

4)尿毒物筛查:明确是否有成瘾药物。

(3)影像学检查

1)增强头颅CT:是否存在明显的结构性异常。

2）头颅 MRI：病情平稳后，为明确 CT 无法解释的异常时可行 MRI 检查，包括脑炎、脓肿、缺血性卒中和肿瘤。

（4）脑电图：并不是必需的首选检查，如患者 SE 发作后存在持续意识状态改变或者存在暴发抑制的情况时需要进行检查。

（5）脑脊液检查：如怀疑存在细菌性脑膜炎或单纯疱疹性脑炎时要尽早进行。对于持续存在不能解释的 SE，需要进行脑脊液检查以筛查不典型感染以及是否存在炎症的证据（包括寡克隆区带和 IgG 指数）。

（6）其他实验室检查：HIV、自身免疫性抗体（如抗 NMDA 受体抗体、VGKC 抗体检测等）、血浆 / 脑脊液副肿瘤标志物筛查。

3. 癫痫持续状态治疗策略 GCSE 的首要治疗是平稳生命体征以及气道管理，苯二氮䓬类药物仍为首选。

4. 针对癫痫持续状态的治疗

（1）一般处理：①保持患者的呼吸道通畅：将患者仰卧，并转向一侧，有利于口腔中的分泌物流出；吸痰，尽可能地消除呼吸道的分泌物，以保持呼吸道的畅通。病情危重者需要进行心肺复苏，必要时进行气管插管或切开，给患者常规吸氧。②监测患者的生命体征：如呼吸、心功能、血压、血氧、体温等，并有针对性地处理。

（2）建立静脉通道：患者发作时，还需要控制损伤。如牙关紧闭者应放置牙垫，防止舌咬伤。当患者抽搐发作的时候，不要强行把物品塞入患者嘴中，如压舌板，否则可导致损伤。

（3）控制发作：终止发作是治疗的关键，应迅速静脉给予足够剂量的抗癫痫药物。

1）地西泮：首选地西泮，10~20mg 静脉注射，注射速度 <2~5mg/min，并在 15min 内重复给药；或用 100~200mg 地西泮溶于 5% 的葡萄糖溶液中，在 12h 内缓慢静脉滴注。

如果患者为儿童，首次应用地西泮一般不超过 10mg，另外，静脉注射地西泮控制冲动以后，可以同时给予负荷剂量的苯妥英钠或其他长效的抗癫痫药物。此外，需要注意的是，地西泮偶尔可抑制呼吸，需停止注射，必要时加用呼吸兴奋剂。

2）劳拉西泮：成人推荐肌内注射用量为 4mg，注射速度 <2mg/min，于 10~15min 后按相同剂量重复给药，12h 内用量一般不超过 8mg。

3）苯妥英钠：成人推荐静脉注射量为 150~250mg/ 次，将苯妥英钠加入 5% 葡萄糖水 20~40ml 中，在 5~15min 内缓慢静脉注射，注射速度 <50mg/min。如病情需要，可在 30min 后再次静脉注射 100~150mg，总量不超过 500mg/d。由于苯妥英钠可诱发心律失常，应进行心电、血压监测，出现血压降低、心律不齐等时，需要减缓静脉注射的速度。

4）苯巴比妥：成人静脉注射量为 200~250mg/ 次，注射速度 <60mg/min，病情需要时，6h 重复 1 次，不能超过 250mg/ 次，总量不能超过 500mg/d。

5）丙戊酸钠：丙戊酸钠注射液推荐剂量为 15~30mg/kg，当静脉注射后，以 1mg/（kg·h）速度静脉滴注维持。

（4）维持治疗：控制发作之后，可用苯巴比妥 0.1~0.2g 进行肌内注射，根据发作类型选择 AEDs，必要时鼻饲抗癫痫药物，达到有效血药浓度后，逐渐停用苯巴比妥。

5. 难治性 SE 的治疗 对第一、第二阶段治疗均失败，全面性癫痫持续状态时间超过 40min 的患者，属难治性癫痫持续状态（refractory SE，RSE）。在癫痫持续状态的患者中，RSE 占 30% 左右，且死亡率高，因此 RSE 的治疗需立即插管，使用麻醉药物。RSE 的治疗终点尚不明确，但大多数专家认为 RSE 的治疗目标应基于脑电图脑电活动的抑制而不是临床症状。因此，持续性脑电监测对评估脑电活动及药物治疗反应非常重要。

目前对于 RSE 的最佳治疗药物尚未达成共识，临床上常使用咪达唑仑、丙泊酚和戊巴比妥。对无法插管的患者，丙戊酸钠可作为替代治疗。

与丙泊酚和咪达唑仑比较,戊巴比妥治疗效果更好。但戊巴比妥半衰期长,心脏副作用大,需要机械通气的时间更长。戊巴比妥治疗需首先给于 5~15mg/kg(最大 50mg/min)的负荷剂量,之后重复5mg/kg 静脉注射直至癫痫终止。维持治疗需从 1mg/(kg·h)开始,滴定至 10mg/(kg·h),治疗目标是达到脑电图暴发性抑制。

丙泊酚也是有效的治疗药物,但需要给予患者细致的血流动力学监测。使用过程中需注意低血压和丙泊酚输注综合征(循环衰竭、乳酸中毒、高甘油三酯血症、横纹肌溶解)。丙泊酚需 1~2mg/kg 的负荷剂量(3~5min 以上),之后每 3~5min 重复静脉注射直至癫痫终止(最大剂量 10mg/kg)。维持剂量为 30~100μg/(kg·min)直至脑电图暴发抑制。剂量超过 80μg/(kg·min)或使用时间超过 48h,可能给患者带来丙泊酚输注综合征的风险。

与丙泊酚和戊巴比妥相比,咪达唑仑对血压的影响较小,然而,它容易发生快速耐受。咪达唑仑需 0.2mg/kg 的负荷剂量,速度为 2mg/min,之后每 5min 重复静脉注射 0.2~0.4mg/kg 直至癫痫终止(最大剂量 2mg/kg)。维持剂量在 0.05~2mg/(kg·h),目标是脑电图的暴发抑制。

麻醉药物使用时长尚不明确,但目前的共识是患者需维持 24~48h 脑电监测无癫痫发作。

【外科治疗】

药物难治性癫痫是指经正规、系统的抗癫痫药物(antiepileptic drugs,AEDs)治疗后,即使在血液药物浓度监测下,仍不能控制癫痫发作。大约 30% 的癫痫患者为药物难治性癫痫。通过及时准确的诊断、合理规范的外科治疗,有相当一部分患者的病情可得到缓解乃至治愈。

1. 术前诊断与评估

(1)无创性评估

1)神经心理学评估:包括智力、注意力、运动、感觉、语言、记忆、视空间能力、执行功能等。

2)药物难治性癫痫的评估:长程视频脑电(VEEG)监测是药物难治性癫痫的致痫灶定位的主要方法之一。Schmidt 分级法将难治性癫痫分为 7 级:0 级为仅用 1 种非一线药物;1 级为使用 1 种一线药物,但低于推荐剂量;2 级为一线药物的剂量在推荐范围内,但血浆浓度未达到有效治疗浓度;3 级为一线药物并血药浓度在有效治疗范围;4 级为一线药物达到最大耐受剂量;5 级为使用 1 种以上一线药物并达到最大耐受剂量;6 级为选用 1 种以上一线药物及数种二线药物,达到最大耐受量。0~2级为治疗不当所致,级数越高越趋向于真正的难治性癫痫。该分级对于难治性癫痫的确诊具有辅助价值。

3)结构和代谢性影像学评估:癫痫发作可能是皮质病变或畸形引起,神经影像学常常有助于鉴别和定位这种病变,并确定发作起始部位。海马硬化和皮质发育不良往往与难治性癫痫密切相关。常用的检查方法有:头部 CT、MRI、PET、SPECT、脑磁图和磁源像 MEG/MSI 等。MRI 有助于判断患者的结构成像,在药物难治性癫痫术前评估过程中发挥着重要作用。对于 MRI 阴性的癫痫患者,目前有多种 MRI 影像的后处理方法,如皮质形态学分析通过识别模糊的灰白质边界以及灰质厚度异常等,以提高致痫灶在 MRI 影像上的识别率。PET-MRI 影像融合技术可提高 MRI 阴性的癫痫患者致痫灶的定位准确率,并且有助于制订颅内电极置入的术前计划。

(2)侵袭性颅内电极评估:当无创性术前评估不能明确致痫灶定位,则需用此有创监测手段进一步评估。可以将电极植入颅内,用来鉴别癫痫的发作部位。间期棘波通常比发作期的起始区范围要广泛,发作期记录比发作间期资料更准确,通过根据发作期的脑电资料分析确定致痫灶的位置。

2. 适应证和禁忌证

(1)适应证

1)继发性癫痫:应用现有神经影像学技术和电生理监测技术,已经明确了引起癫痫发作的"责任病变"。这些病变可以是先天性的,也可以是后天获得性的;可以是单个病灶,也可以是多个病灶。

2)药物难治性癫痫:指使用了正确选择的、可以耐受的抗癫痫药物,经过足剂量、足疗程的单药或联合治疗后,仍不能达到无发作的癫痫。

3）特殊类型的癫痫综合征：例如诊断为内侧颞叶癫痫，应该推荐外科治疗；对于致残性复杂部分性发作癫痫，无论有无继发全面性发作，若经一线抗癫痫药物治疗无效，也应该推荐外科治疗。

（2）禁忌证：①有潜在的变性疾病或者代谢疾病者；②合并有突出并且严重的全身性疾病者；③合并有严重精神障碍、严重的认知功能障碍者；④由于身体和／或营养状况不能耐受手术者。

3. 手术方法 手术的目标是在确保患者正常脑功能的前提下尽可能消除致痫区的影响，最大程度减少发作，争取最小的不良反应，尽可能提高生活质量。因此，严格掌握手术适应证、术前精确定位致痫区和脑功能区、制订合理的手术方案是癫痫手术治疗成功的关键。癫痫手术治疗的类型一般分为四大类：致痫灶切除手术、阻断癫痫放电传播通路的手术、毁损手术和神经调控手术。

（1）致痫灶切除手术：是开展最多也是最成熟的癫痫外科手术。实施切除性手术的前提是明确定位致痫区和功能区，且致痫区比较局限、位于非重要功能区。手术目的是达到临床发作的完全缓解。手术包括颞前叶切除术、选择性杏仁核 - 海马切除术、皮质和脑叶切除术等。其中颞前叶切除是治疗颞叶癫痫的一种经典而最常使用的手术方法。一般来讲，左侧颞叶可切除至颞极后 5cm，右侧颞叶可切除至颞极后 6cm，切除范围包括颞前叶、海马和杏仁核等部位。

（2）阻断癫痫放电传播通路的手术：是一种姑息性手术，适用于全面性癫痫发作、致痫区位于脑重要功能区或致痫区呈弥漫性或者多灶性者。手术目的在于减少或者减轻发作，但并不能完全缓解发作。包括胼胝体切开术、多处软膜下横行纤维离断术、低功率电凝热灼术等。

（3）毁损手术：当致痫区位于脑深部或脑重要结构周围时，不宜行开颅手术，立体定向毁损术可能是较好的选择。其毁损靶点包括杏仁核、海马、胼胝体、丘脑、扣带回、伏隔核等。

（4）神经调控手术：包括迷走神经刺激术、脑深部电刺激术、反应性电刺激术等。脑深部电刺激术常用的核团包括丘脑前核、杏仁核及海马、丘脑中央中核等。

4. 术后药物的应用 难治性癫痫手术后抗癫痫药物的使用目前一般遵循以下策略：①术后癫痫继续发作或具备癫痫复发高危因素的患者应考虑长期治疗，剂量存在个体化；②预后评估较好者术后可适当减药，调整联合用药为单一用药，最后停药；③残留先兆的患者是否停药应依其发作频率、持续时间及是否影响正常生活而慎重考虑；④晚期复发提示可以从长期小剂量 AEDs 治疗中受益；⑤手术后仍有痫性发作且发作间期脑电图有持续痫性放电的，不应该撤药。

（何 俐 张建国）

思考题

1. 简述癫痫的概念。
2. 试述癫痫的常见分类和临床表现。
3. 简述癫痫的治疗原则。
4. 简述癫痫持续状态的定义和治疗方法。
5. 简述药物难治性癫痫的手术方法。

第十二章
头面部疼痛

头面部疼痛是临床上一种常见的疾病,可分为原发性头痛、继发性头痛、脑神经痛、中枢性原发性面部疼痛以及其他头痛。常见的有偏头痛、紧张型头痛、精神性头痛和三叉神经痛,其发病机制可能与血管病变、脑膜刺激、肌肉异常收缩、神经病变等有关。

第一节 概　　述

头痛(headache)是指头部组织以疼痛为主要表现的疾病。分为原发性与继发性。原发性头痛的患病率远高于继发性头痛。原发性头痛又分为偏头痛、紧张型头痛、三叉神经自主性发作头痛与其他原发性头痛,是常见、多发的疾病,可从偶然发作发展至慢性发作,也可从单纯疼痛发展至合并多种症候。继发性头痛可由于颅内的病变如血管性、感染、肿瘤所致,也可由耳、鼻、眼、牙齿、鼻窦、面部骨骼和上端颈部病变所致,由面部组织病变所致头痛称为头面痛,由颈部病变所致头痛称为颈源性头痛。部分继发性头痛如不及时明确诊断与治疗,可能会危及患者生命,或发生致残、致盲等严重后果。

头痛发生的病理机制较为复杂,多数头痛系因颅内外组织结构中的痛觉感受器受到某种物理的、化学的刺激,产生异常神经冲动,经感觉神经通过相应的通路到大脑皮质,进行分析整合,产生痛觉。头痛的外周感觉神经主要涉及三叉神经、面神经的感觉部分、舌咽神经、迷走神经和颈 1~颈 3 神经。颅前和中窝结构感受的疼痛通过三叉神经投射于头部的前 2/3 区域,颅后窝感受的疼痛通过上部颈神经投射于头的后部与颈部。少数头痛系因参与疼痛感知的大脑皮质与相互联系的紊乱而发生。

头痛的临床表现形式多样,与受累的组织有关,也和自主神经是否参与有关。根据病因和受累的组织与神经,可分为炎症性疼痛、神经病理性疼痛与精神性疼痛。根据发作频率,可分为偶发性、频发性、慢性和慢性每日性头痛。

头痛的诊断过程应在了解头痛病理生理机制的基础上进行,包括询问病史、体格检查、鉴别诊断三个步骤。病史的询问需注意下面几个方面:①发生的方式与过程:是急性、亚急性还是慢性发生,其过程为波动性、持续进展、周期发作或慢性复发性;②产生的部位:是单侧或双侧、前或后头部、局部或弥散、颅内或颅外;③出现与持续时间;④性质与程度:常用 11 分自评法来评估疼痛程度,0 分为无痛,1~3 分为轻度疼痛,4~6 分为中度疼痛,7~9 分为重度疼痛,10 分为极严重疼痛;⑤加重、减轻或诱发头痛的因素以及伴随症状;⑥患者可使用头痛日记记录疼痛发作。全面的体格检查包括神经系统检查。

鉴别诊断是重要的诊断环节。要有选择性地使用颅脑 CT、MRI 以及腰椎穿刺进行脑脊液检查。当有如下症状或体征时要高度警惕继发性头痛:①发热;②局限性神经系统损伤体征;③脑膜刺激征;④首次急性起病,持续较长时间的头痛;⑤多系统疾病等。

头痛的治疗主要包括：①病因治疗：消除病因是控制继发性疼痛的关键措施。如颅内感染要选用有效抗生素或抗病毒药物等；青光眼患者控制眼压常可消除头痛。②急性止痛治疗：迅速有效减轻头痛是缓解症状、恢复功能的主要目标。首选非甾体类抗炎止痛药物，还可选择使用普瑞巴林或者加巴喷丁，必要时可使用弱吗啡类止痛药物。③预防治疗：目的是减少头痛发作次数、减轻疼痛的程度、增加对止痛药物的敏感性。慢性头痛还可使用抗焦虑抑郁的药物或者局部注射小剂量肉毒毒素等。④并发症治疗：头痛可以合并多种症状如眩晕、呕吐等，控制这些症状常可有效缓解头痛。

第二节　常见头面部痛

一、偏头痛

偏头痛（migraine）是一种反复发作的神经血管紊乱性疾病，表现为发作性的偏侧或两侧交替性搏动性头痛，伴有恶心、呕吐及畏光，在安静、黑暗环境或睡眠后头痛可缓解，间歇期正常。其患病率在欧美国家高达 8%~28%，亚洲与非洲国家为 1%~8%，我国最新公布的调查结果为 9.3%。

【病因及发病机制】

病因尚不清楚。约半数以上患者的双亲有偏头痛史，多数属多基因遗传，极少数特殊亚型为染色体显性遗传。很多患者的自主神经系统紊乱，尤其在环境变化、外界刺激、躯体及精神疲劳、睡眠不足、月经周期变化等情况下更易诱发偏头痛。女性偏头痛患者常在月经来潮前发作，多数人在妊娠后发作频度减少或发作消失。某些食物如奶酪、熏鱼、巧克力、柑橘及酒精类饮料等可诱发偏头痛发作。

发病机制主要有血管源性、神经源性及三叉神经血管系统激活等学说。血管源性学说认为偏头痛先兆症状是颅内血管收缩使脑局部缺血所引起的一过性脑功能障碍，表现为视觉改变、闪光样暗点、视野缺损。在偏头痛先兆期时局部脑血流（rCBF）可见明显降低，头痛出现后，rCBF 及颅外动脉血流均显著增加，同时脑脊液乳酸增加，碳酸氢盐含量降低。

神经源性学说认为偏头痛是原发性神经功能紊乱，伴有继发性血管运动的改变。偏头痛呈现的各种复杂症状是大脑皮质功能紊乱的结果，可能是原发于下丘脑 / 间脑水平的脑部阈值障碍。各种诱发因素只要导致脑部阈值下降就能引起头痛发作。大脑皮质出现的局部脑电活动异常，并以 3mm/min 的速度缓慢自枕叶向顶叶和颞叶扩散，称之为皮质扩散性抑制（cortical spreading depression，CSD），扩散的速度和先兆症状特点相同，先兆症状中发光视幻觉为刺激症状，与皮质去极化有关；而随后出现的视野内的暗点、偏盲、黑蒙为抑制症状，与皮质抑制有关。CSD 对丘脑、三叉神经脊束核、蓝斑等中枢疼痛处理通路有广泛作用，还可引起与偏头痛有关的一氧化氮、降钙素基因相关肽等递质释放，并产生与痛觉过敏及炎症有关的基因表达，如神经生长因子、神经胶质纤维酸性蛋白、环氧合酶 2 等，这可能是 CSD 样神经电活动引起头痛及其相关临床表现的重要原因。

三叉神经血管系统激活学说认为脑膜中动脉和颅内大动脉主要由三叉神经纤维支配，而支配这些血管的大量交感和副交感纤维其投射也属于三叉神经血管系统。偏头痛时，受累的脑内大动脉和脑膜中动脉不断发生兴奋，激活三叉神经，使脑膜血管扩张，血流增加，血管周围水肿，血管内皮细胞、血小板、肥大细胞被激活等炎症反应，局部释放活性致痛物质，如降钙素基因相关肽、P 物质和神经激肽 A 等，这些物质又可作为兴奋冲动使受累动脉更加扩张，形成恶性循环。

总之，偏头痛的发病机制尚未定论。有人设想应该先由一个神经源性触发点引起三叉神经血管反射，并释放某些物质进入血管壁，血管扩张后引起搏动性头痛和触痛。

【临床表现】

女性多于男性,女:男约为 3:1,多在青春期起病,部分患者有家族史,病初可每年发作 1 至数次,以后有的每月发作 1 至数次,少数患者可每周发作数次。根据临床表现主要分为三种类型:先兆性偏头痛、无先兆偏头痛、特殊类型偏头痛。

1. 先兆性偏头痛(migraine with aura)　约占偏头痛的 20%,临床发作可分为 4 个时期。

(1)前驱期:约 60% 患者在头痛发作前数小时至数天可表现为精神症状,如抑郁、乏力、懒散、倦怠、情绪激动、易激惹、欣快等;也可表现为自主神经症状,如面色苍白、厌食或明显饥饿感、口渴、尿频、尿少、腹痛、腹泻、心慌、气短等。不同患者前驱症状有很大的差异,同一患者前驱症状相对固定。

(2)先兆期:多为局灶神经症状,偶尔为全面性神经功能障碍,持续约 5min~1h 以内。最常见的先兆为视觉性先兆,如闪光、暗点、视物变形、视野缺损;其次为躯体感觉性先兆,如一侧肢体感觉异常或面部麻木等;运动性先兆较少见,可出现肢体轻偏瘫及言语障碍。如果出现脑干症状或单眼黑朦,分别称为脑干先兆或视网膜先兆。先兆可不伴头痛出现,称为偏头痛等位症,多见于儿童偏头痛,有时见于中年以后,先兆可为主要临床表现而头痛很轻或无头痛,也可与头痛发作交替出现。

(3)头痛期:疼痛多始于一侧眼眶部或额颞部,逐渐加剧,并扩展至半侧头部或整个头部。头痛呈搏动或胀痛,并伴有恶心、呕吐、畏光、怕声、面色苍白、精神萎靡、厌食,有的伴有球结膜和鼻黏膜充血和分泌物增多,也可伴有尿频、排尿障碍、便秘或腹泻、高血压或低血压、心慌,甚至出现心律失常等自主神经功能障碍。日常活动如上下楼梯可加重头痛,故患者多躲至较暗的安静处休息。头痛发作数小时,有的达 1~3d,持续时间超过 3d 以上者,称为偏头痛持续状态。

(4)缓解期:服止痛剂或睡眠后头痛明显缓解。头痛缓解后数日之内,仍可表现为疲倦乏力、昏昏欲睡、肌肉酸痛、情绪低落、烦躁、易怒、注意力不集中等后续症状。

2. 无先兆偏头痛(migraine without aura)　为最常见类型,约占 80%,除无先兆症状外,其他表现同先兆型偏头痛。

3. 特殊类型偏头痛

(1)眼肌麻痹型偏头痛:见于年轻的成年人,在头痛发作中或发作后,头痛侧常见为动眼神经麻痹,表现为上睑下垂、瞳孔散大、眼球上、下、内收运动障碍,少部分尚有滑车神经、展神经麻痹的症状,每次发作可持续数小时至数周不等,极少数不能恢复。

(2)偏瘫型偏头痛:多在儿童期发病,可分为两类:一类为阳性家族史,多呈常染色体显性遗传,半数病例与 19 号染色体连锁,亦与 P/Q 型钙通道突变有关;另一类为散发型,有或无先兆偏头痛交替发作。表现为轻偏瘫或/和偏侧麻木,偶伴失语。数十分钟后发生同侧或对侧头痛,而偏瘫可持续数十分钟至数日不等。

(3)脑干先兆型偏头痛:多发生于少年或青年女性,发作与月经有明显的关系。先兆期表现为脑干症状,如眩晕、眼震、耳鸣、构音障碍、共济障碍、双侧肢体麻木、无力或口周感觉异常等,也可出现意识模糊和跌倒发作。先兆症状持续 20~30min 后出现搏动性头痛,多位于枕后部,向后颈部放射,常伴有恶心、呕吐,在头痛高峰期部分患者可有短暂意识障碍。头痛持续数小时,发作后恢复正常,间歇期一切正常。

(4)视网膜型偏头痛:表现为反复发作偏头痛伴有同侧的视网膜循环障碍,单侧眼的畏光、黑蒙、暗点,甚至失明。反复发作可造成中心视网膜动脉及其分支血栓形成或视神经盘萎缩。

【诊断及鉴别诊断】

诊断时根据年轻人好发,女性多见,长期多次发作,每次发作性质相类似的头痛史,同时还具有下述的特点:偏侧搏动性痛或胀痛,日常活动会加重的中至重度疼痛,伴恶心呕吐、畏光或畏声,每次疼痛持续数小时但多数不超过 3d,发作间歇期正常,常有家族史,神经系统检查无异常发现。如果伴有先兆还有:至少有 1 次完整的发作,症状持续 5~60min,随后头痛发作。患者具备上述临床特点,诊断不难。但对出现严重的先兆或先兆时间延长者,以及近期出现严重的头痛者应进行颅脑 CT、MRI、

MRA 或 DSA 等影像学检查。

有先兆或无先兆偏头痛诊断多无困难,但其他特殊类型的偏头痛诊断应十分慎重,首先要排除引起头痛的常见疾病。

1. **丛集性头痛**　头痛位于一侧眶部周围,重者波及全头部。头痛发作无先兆呈密集性,呈钻痛或爆裂样痛,非常剧烈,发作迅速并可突然停止。发作时伴有头痛侧鼻黏膜、球结膜充血、流泪、鼻塞,少数出现上睑下垂,每日发作 1 至数次,可在睡眠中发作,每次发作数十分钟至 3h,在数周内可连续有规律地发作,缓解期可长达数月至数年之久。

2. **血管性头痛**　由于某些患者脑血管本身具有动脉粥样硬化、血管畸形及动脉瘤等病理改变,加之伴有高血压,在血流冲击下,血管易极度扩张,刺激血管感觉神经末梢,引起类似偏头痛的头痛,但常无典型偏头痛发作过程,颅内动脉瘤和动静脉畸形可出现相应的神经功能缺损症状或癫痫发作,神经影像学检查可显示病变。

3. **颈动脉痛综合征**　是一种多因素所致的头痛综合征,多见于老年人。表现为一侧面部、颈部、下颌或眶周的搏动性、刀割样疼痛或钝痛,疼痛为持续性阵发性加剧,每次疼痛数分钟到数小时,持续数日至数周才缓解,疼痛常因颈部活动、吞咽、咀嚼、哈欠、咳嗽等诱发或加重,检查时发现颈动脉区有触痛,周围组织有水肿。常见病因为颈动脉夹层、颈动脉炎或动脉粥样硬化,部分病例病因不明。彩色多普勒超声、MRA、DSA 等检查有助于诊断。

4. **颅内占位病变**　早期头痛可为间歇性或晨起为重,后演变为持续性,有颅内压增高表现:头痛、恶心、呕吐、视乳头水肿,并可出现局灶性症状与体征,头颅 CT 和 MRI 检查可助于鉴别。

5. **低颅压性头痛**　是指由于各种原因引起颅内压降低,腰椎穿刺测脑脊液压力低于 70mmH$_2$O,甚至无法测出,表现为以站立时头痛为主的一组综合征。可发生于各年龄段,男女均可罹患。头痛与体位变化有明显关系,起坐或站立时头痛加剧,平卧后头痛减轻或消失。头痛部位在枕部或后颈部,有时位于前额或全头。疼痛呈胀痛、钻痛、牵扯痛或搏动性痛。当咳嗽、打喷嚏、摇头、用力时可使头痛加重,可伴有头晕、耳鸣、恶心、呕吐、视物模糊等症状。神经系统检查多无异常。腰椎穿刺后低颅压性头痛,通常在腰穿后 10~12h 发生,最常发生于腰穿后第 2~3 天,持续 3~5d 后恢复,少数可达 2 周或更长时间。

6. **颞动脉炎**　是从颈部动脉发出供应头部的大和中型血管的炎症与损伤。如果影响到颈部、上肢和上身的动脉等,又称巨细胞动脉炎(giant cell arteritis),是老年人头痛的重要原因之一。中老年人(50~65 岁或以上)逐渐加剧的搏动性或非搏动性头痛,伴短暂性黑矇发作或视力障碍,颞动脉变硬及触痛,血沉加快等,可考虑颞动脉炎。确诊依赖病理检查。颈外动脉分支动脉造影是最敏感可靠的检测手段,但一般很少采用。

【治疗及预后】

偏头痛为反复发作性的疾病,要解除或减轻疼痛,同时要预防以减少头痛的复发,因此偏头痛的治疗和预防应掌握个体化的原则。

1. **发作期治疗**　目的是快速止痛。使患者保持安静,消除精神上的恐惧感,安置在稍暗的房间里,避免焦虑和紧张,让患者保持适度的睡眠。

对轻、中度头痛患者,服用解热镇痛剂或非甾体类抗炎药物即可显效。常用药物如阿司匹林、索米痛片、布洛芬、萘普生、双氯芬酸钠等。恶心、呕吐可应用甲氧氯普胺。对重度头痛患者,常用麦角胺咖啡因片(每片含咖啡因 100mg,酒石酸麦角胺 1mg),在偏头痛发作开始时即服 1~2 片,必要时隔数小时或 12h 再加服 1 片,可重复 2 次,直至头痛消失为止,每次发作用量不超过 5 片,1 周总量不超过 10 片。如有剧烈呕吐不能口服药物时,可皮下或肌内注射酒石酸麦角胺 0.25~0.5mg。麦角碱药物的不良反应较大,现多选用作用迅速、副作用小的曲普坦类药物,如舒马普坦 25~50mg,口服,24h 内不宜超过 300mg,或皮下注射 6mg,1h 后可重复,24h 内不宜超过 12mg;亦可用佐米曲普坦 2.5~5mg,口服,2h 后可重复,每日不宜超过 10mg。还可使用利扎曲普坦:口服给药,一次 5~10mg(1~2 粒),每次用药的时间间隔至少为 2h,最高剂量不得超过 30mg/d(6 粒)。有冠心病和高血压等心血管疾病的患者不能使用曲普坦类药物。

2. 预防性治疗　目的是减少发作次数,减轻头痛程度,增强急性期止痛药物效果。至少 3 个月为 1 个疗程。具体用法:①普萘洛尔:为 β- 肾上腺素能受体阻滞剂,10~40mg,2~4 次 /d;②钙拮抗剂:氟桂利嗪 5~10mg,睡前服用;③抗抑郁药:如阿米替林、氟西汀等;④抗惊厥药:如丙戊酸钠、托吡酯等。过去常用的苯噻啶、赛庚啶、苯乙肼、可乐定、萘普生、双氯芬酸钠等,可酌情选用。

大约 2/3 的偏头痛患者在更年期后,头痛逐渐消失或显著减轻,还有部分演变为慢性头痛,极少数为顽固性头痛。

二、紧张型头痛

紧张型头痛(tension-type headache,TTH)是原发性头痛中最常见的一种,发病率高于偏头痛,表现为双侧头部束带样或全头部紧缩性或压迫性头痛。

【病因及发病机制】

尚未完全明确,可能与多种因素有关,由于长时间的特殊头位,或由于精神因素、疲劳等应激因素所致的颈部肌肉或肌筋膜结构持久的收缩,肌肉血液循环的障碍和缺血,细胞内、外钾离子转运障碍,以及中枢单胺能系统间断性功能障碍等所致。

颅周肌肉疾患是紧张型头痛的原因还是结果,或仅是紧张型头痛发病机制中的因素之一,尚无定论。对紧张型头痛患者进行痛阈研究,发现不管是偶发型、频发型还是慢性型,对疼痛的敏感度均显著高于正常人,说明患者可能具有周围性和中枢性疼痛敏感增强的现象。临床上可见到紧张型头痛和偏头痛同时发生在同一患者,有些患者最初表现为偏头痛,当发作频率逐渐增加后表现为发作性紧张型头痛,并可转为慢性紧张型头痛。

【临床表现】

多在 20~40 岁发病,女性多于男性。病前多有应激或长期在紧张下工作或生活情况,持续时间从 30min~7d 不等。其临床特征为双侧头部呈钝痛、无搏动性,头痛位于顶、颞、额及枕部或全头部,轻到中度头痛,不因体力活动而加重,患者自觉头顶重压发紧或头部带样箍紧感,并在枕颈部发紧僵硬,转颈时尤显,一般不伴恶心、呕吐,无畏光或畏声等症状。多数患者伴有头昏、失眠、焦虑或抑郁等症状。神经系统检查多无阳性体征,半数患者在颅周肌肉如颞肌、颈枕部肌肉、头顶部、斜方肌有压痛,有时轻揉和捏压这些肌肉反觉轻松和舒适。

临床上根据头痛的发作频率和持续时间分成偶发(1 个月内不到 1 次)、频发(1 月内少于 15d 发作)和慢性(1 个月内发作 ≥ 15d,连续 3 个月以上)三型。频发和慢性型患者常因头痛程度严重而去医院诊治。

【诊断及鉴别诊断】

主要根据患者的多次相同临床表现,双侧头部对称性闷痛、钝痛、压迫性痛等(无搏动性),轻至中等程度疼痛,持续 30min~7d,一般体检及神经系统检查无异常发现,神经影像学检查无异常发现,诊断不难。在明确紧张型头痛诊断同时最好还要根据标准进行分型,尤其是颅周肌肉是否有疼痛亦要说明以供选择治疗方法与药物。

紧张型头痛患者若头痛病程较短,应注意与颅内各类器质性疾病相鉴别。

【治疗及预后】

包括急性期止痛和预防性治疗。在急性期可使用非甾体抗炎药物,如布洛芬、萘普生、双氯芬、普鲁奎松等;也可应用普通的镇静剂,如地西泮、劳拉西泮(lorazepam)、硝西泮等;预防治疗中可以使用抗焦虑、抑郁剂,如阿米替林、万拉法新、度洛西汀等。消除各种应激因素可以明显改善头痛。紧张型头痛也可用物理疗法,包括松弛锻炼、生物反馈治疗、理疗、按摩、针灸等,使头痛症状得到改善。1/3

患者会演变成慢性紧张型头痛。

三、精神性头痛

精神性头痛（psychiatric headache）系继发性头痛的一种类型,常见于原发性精神障碍的头痛症状,也有人认为其系严重头痛的一种精神行为紊乱的并发症状,其头痛特点表现为部位不固定、痛觉阈值显著降低、疼痛性质带有鲜明情感色彩或幻妄想特征。

【病因及发病机制】

病因和机制不清。现在认为脑的高级皮质功能参与了疼痛的感知过程,如抑郁障碍的血清素能系统与头痛的神经生物学作用存在高度的相似性,某些头痛患者的相关心理特征更加类似于精神病理学的特征,在头痛、焦虑抑郁或者精神疾病发生常有特有的时间顺序上的综合关系,因此,精神疾病与头痛之间的相关性已经得到了广泛的认可。

【临床表现】

男女均可罹患,可以是焦虑抑郁发生的早期症状,也可以是焦虑抑郁障碍的一个重要临床表现。主要表现为头痛发作部位变化不定,不能用解剖结构与功能进行解释,头痛病程迁延,程度较重,较轻的甚至无关的刺激都可以诱发头痛。精神障碍患者的头痛可以带有恐怖或者幻妄想的色彩,严重者还可以出现显著行为方式的紊乱。严重头痛患者也可以在原有头痛特点的基础上出现上述症状。

特异性的检查尚有待开发。相关的焦虑抑郁等临床量表检查常常异常。头痛日记中的记录常会有所帮助。

【诊断及鉴别诊断】

病史特点是诊断的关键性依据。除继发性头痛有明确的体征外,常常需要抑郁障碍或精神行为紊乱的核心症状的支持,如焦虑、心境恶劣、人格障碍等,在此基础上头痛性质发生明显改变,尤其是精神障碍加重了头痛,当精神障碍减轻后头痛亦随之缓解或改善,易于诊断。如果精神障碍加重了预先存在的原发性头痛,则原发性头痛和精神病性头痛这两个诊断均可能成立。

【治疗及预后】

这类患者对普通止痛药物治疗效果常常不满意,或者依赖止痛药物。因此,要根据患者的整个病史联合应用药物和非药物治疗。抗抑郁药物中阿米替林、万拉法新和度洛西汀是最常使用的有效药物。抗精神病药物中的奥氮平也常常需小剂量长期使用。

早期诊断和及时的治疗常可以获得疗效。

四、三叉神经痛

三叉神经痛（trigeminal neuralgia）也被称为痛性抽搐,是一种以反复发作的短暂性电击样疼痛为特征的慢性疼痛,影响支配前额、脸颊和下颌的第 V 对脑神经（三叉神经）分布区域。这种疼痛几乎都是单侧出现的,并且可能涉及三叉神经的一个或多个分支,咀嚼等面部刺激可诱发疼痛。

【病因及发病机制】

三叉神经是第 V 对脑神经,传导面部感觉和支配咀嚼肌的运动。三叉神经起源于脑桥,分为三个分支:①眼支（V 1）:传导眼睛、上睑和前额的感觉;②上颌支（V 2）:传导下睑、脸颊,鼻孔、上唇和上牙龈的感觉;③下颌支（V 3）:传导下唇、下牙龈、下颌的感觉和支配咀嚼肌的运动。

大多数情况下,三叉神经痛是脑桥三叉神经根受到压迫而导致的,有 80%~90% 的三叉神经痛病例由邻近的动脉或静脉压迫引起,在 75%~80% 的病例中压迫三叉神经的主要血管是小脑上动脉。目前已知的可引起三叉神经痛的其他血管包括小脑前下动脉、椎动脉和岩静脉。神经压迫的其他原因包括脑膜瘤、听神经瘤、表皮样囊肿,很少由动静脉畸形或囊状动脉瘤引起。

据报道,大约 2%~4% 的三叉神经痛患者存在多发性硬化,这是继发于多发性硬化的三叉神经核脱髓鞘。人们认为三叉神经痛与压迫部位周围发生的神经脱髓鞘有关,但脱髓鞘导致三叉神经痛症状的机制尚不清楚。有研究者猜测,这是由于异位脉冲产生脱髓鞘病变,从而导致旁触传递,参与产生疼痛的纤维和介导触觉的纤维之间存在触感联系,因此通过面部的轻触觉刺激可以在该区域产生类似电击样的疼痛。

根据生物共振假说,当三叉神经与周围结构的振动频率接近时,三叉神经纤维受到损伤,导致神经冲动传递异常,从而引起面部疼痛。此外,其他多种疾病如淀粉样变性、骨受压、动静脉畸形和位于髓质和脑桥的小梗死灶也被认为是引起三叉神经痛的原因。

【临床表现】

40 岁后女性发病多见。固定在三叉神经的某一支,以第 2、3 支为多见。突发闪电样灼痛、剧痛难受,累及面部、上颌、下颌或舌。洗刷面部和刷牙、说话、进食可诱发。发作数秒、数分钟,间歇期正常。病程间歇发作,间歇数月或数年,以后发作频繁,缓解期越来越短。鼻翼旁、颊处有扳机点。体检无异常体征。

【诊断及鉴别诊断】

根据上述病史诊断不难。

本病须与舌咽神经痛相鉴别,后者较为少见,由颈静脉孔颅内的肿瘤、蛛网膜炎、颅外段处的鼻咽部和扁桃体肿瘤、手术瘢痕等引起。男女均可累及。疼痛发生于一侧舌后 1/3 和扁桃体,放射到咽喉、软腭、耳咽管、同侧耳道。呈刀割样剧痛,数秒即过;间歇后再发。吞咽食物、说话、口颌活动可诱发。

【治疗及预后】

继发性者根治病因。止痛药物有卡马西平、奥卡西平、苯妥英钠、加巴喷丁,均由小剂量逐渐加量,首选卡马西平。对卡马西平无反应或不能耐受的患者采用奥卡西平,300mg/ 次,3 次 /d 或 4 次 /d。加巴喷丁止痛效果较差,最大剂量可达 1 200~1 800mg/d。均应注意血常规和肝功能。对那些药物难以治疗或者不能耐受药物副作用的中老年患者,可以选择肉毒杆菌毒素注射治疗。也可根据情况选择射频热凝控温治疗、三叉神经显微血管减压术、三叉神经根切除术。伽玛刀放射并不提倡。

(万　琪)

思考题

1. 头痛主要由哪些周围神经感受?
2. 简述无先兆偏头痛的临床表现。
3. 试述偏头痛特异性止痛药物的适应证与主要用法。
4. 简述低颅压性头痛的临床特点。

第十三章
运动障碍性疾病

运动障碍性疾病（movement disorders）也称锥体外系疾病，是以随意运动迟缓、不自主运动、肌张力异常、姿势平衡障碍等运动症状为主要表现的神经系统疾病。发病机制多为环境、遗传、神经系统老化等多因素共同作用。运动障碍性疾病大多与基底节病变有关，临床表现因基底节病变部位不同而不同，具有明显的运动行为症状，因此典型病例不难诊断，但疾病早期或轻症患者有时诊断并不容易。病因诊断必须依靠详细地询问病史、体检和选择恰当的辅助检查。

第一节 概 述

运动障碍性疾病以往称为锥体外系疾病（extrapyramidal diseases），是一组以随意运动迟缓、不自主运动、肌张力异常、姿势平衡障碍等运动症状为主要表现的神经系统疾病，大多与基底节病变有关。

基底节是大脑皮质下一组灰质核团，由尾状核、壳核、苍白球、底丘脑核和黑质组成。在人、猴等高等动物，基底节对运动功能的调节主要通过大脑皮质 - 基底节 - 丘脑 - 大脑皮质环路间的联系而实现。

在这一环路中，尾状核、壳核接受大脑感觉运动皮质的投射纤维（即传入纤维），其传出纤维经直接通路和间接通路抵达基底节传出纤维的发出单位——内侧苍白球 / 黑质网状部。直接通路是指新纹状体→内侧苍白球 / 黑质网状部，间接通路是指新纹状体→外侧苍白球→底丘脑核→内侧苍白球 / 黑质网状部。基底节传出纤维主要投射到丘脑（腹外侧核、腹前核），再由此返回到大脑感觉运动皮质，对皮质的运动功能进行调节。尾状核、壳核还接受黑质致密部发出的多巴胺能纤维的投射，此通路对基底节输出具有重要调节作用。

基底节病变常导致大脑皮质 - 基底节 - 丘脑 - 大脑皮质环路活动异常。例如，黑质 - 纹状体多巴胺能通路病变将导致基底节输出增加，皮质运动功能受到过度抑制，导致以强直 - 少动为主要表现的帕金森综合征；纹状体、底丘脑核病变可导致基底节输出减少，皮质运动功能受到过度易化，导致以不自主运动为主要表现的舞蹈症、投掷症。在帕金森病的外科治疗上，损毁一侧底丘脑核或内侧苍白球，或施加高频电刺激作用于这两个核团，均可使帕金森病的对侧症状获得缓解，其原理即基于纠正异常的基底节输出。

帕金森病的主要病理改变是黑质 - 纹状体多巴胺能通路变性。以亨廷顿病为代表的各种舞蹈症的主要病变部位在纹状体，投掷症的病变部位在底丘脑核。但某些以运动障碍为主要表现的疾病，其病变部位尚未明确，如原发性震颤、肌张力障碍等。

基底节病变所表现的姿势与运动异常被称作锥体外系症状，大致可分为三类，即肌张力异常（过高或过低）、运动迟缓、异常不自主运动（震颤、舞蹈症、投掷症、手足徐动症、肌张力障碍）。一般没有瘫痪,感觉及共济运动也不受累。根据临床特点,运动障碍性疾病一般可分为肌张力增高 - 运动减少和肌张力降低 - 运动过多两大综合征,前者代表性疾病为帕金森病,后者代表性疾病为亨廷顿病。

运动障碍性疾病具有明显的运动行为症状,症状诊断大多不难,典型病例一望便知。例如,看到一个动作缓慢、面部表情缺乏、行走困难外加静止性震颤的患者便会想到帕金森病;扭转痉挛和其他肌张力障碍所表现的广泛性或局限性姿势异常会使人过目难忘;舞蹈手足徐动症所表现的稀奇古怪的面部表情、手及头部不停地扭动、姿势变幻莫测;还有偏侧投掷症患者的粗大快速的投掷样动作均有显著特点。运动障碍性疾病早期或轻症患者有时诊断并不容易。病因诊断必须依靠详细地询问病史、体检和选择恰当的辅助检查。

第二节　帕　金　森　病

帕金森病(Parkinson disease,PD)又名震颤麻痹(paralysis agitans),是一种常见于中老年的神经系统变性疾病,临床上以震颤、运动迟缓、肌强直、姿势平衡障碍的运动症状和睡眠障碍、嗅觉障碍、自主神经功能障碍、认知和精神障碍等非运动症状为显著特征。我国 65 岁以上人群的总体患病率为 1 700/10 万,与欧美国家相似。帕金森病平均发病年龄在 60 岁左右,随年龄增加而升高,且随疾病进展,症状逐渐加重。

【病因及发病机制】

本病的主要病理改变是黑质多巴胺(DA)能神经元变性死亡,但引起黑质多巴胺能神经元变性死亡的病因及机制尚未明了。

1. **环境因素**　20 世纪 80 年代初发现一种嗜神经毒素——1- 甲基 4- 苯基 1,2,3,6- 四氢吡啶(MPTP)在人和灵长类均可诱发典型的帕金森综合征,其临床、病理、生化及对多巴替代治疗的反应等特点均与人类原发性帕金森病甚为相似。MPTP 在脑内经单胺氧化酶 B(MAO-B)催化转变为强毒性的 1- 甲基 -4- 苯基 - 吡啶离子(MPP$^+$),后者被多巴胺转运体(DAT)选择性地摄入黑质多巴胺能神经元内,抑制线粒体呼吸链复合物 I 活性,使 ATP 生成减少,并促进自由基产生和氧化应激反应,导致多巴胺能神经元变性、丢失。MPTP 在化学结构上与某些杀虫剂和除草剂相似,有学者认为环境中与该神经毒素结构类似的化学物质可能是帕金森病的病因之一,并且通过类似的机制造成多巴胺能神经元变性死亡。机体内的物质包括多巴胺代谢也会产生某些氧自由基,而体内的抗氧化功能(如还原型谷胱甘肽、谷胱甘肽过氧化物酶等)可以有效地清除这些氧自由基等有害物质。可是在帕金森病患者的黑质中存在复合物 I 活性和还原型谷胱甘肽含量明显降低,以及氧化应激增强,提示抗氧化功能障碍及氧化应激可能与帕金森病的发病和病情进展有关。

2. **遗传因素**　认为约 10% 的患者有家族史,绝大多数患者为散发性。目前至少发现 23 个单基因(Park1~23)是家族性帕金森病连锁的基因位点,其中 12 个致病基因已被克隆,即 *SNCA*(PARK 1,4q21-23)、*Parkin*(PARK 2,6q25.2-27)、*UCH-L1*(PARK 5,4p14)、*PINK1*(PARK 6,1p35-36)、*DJ-1*(PARK 7,1p36)、*LRRK2*(PARK 8,12p11.2-q13.1)、*ATP13A2*(PARK 9,1p36)、*HTRA2*(PARK 13,2p12)、*PLA2G6*(PARK 14,22q13.1)、*FBXO7*(PARK 15,22q12-13)、*VPS35*(PARK 17,16q11.2)、*EIF4G1*(PARK 18,3q27.1)基因。α-synuclein、*LRRK2* 和 *UCH-L1* 基因突变呈常染色体显性遗传,*Parkin*、*PINK1*、*DJ-1* 基因突变呈常染色体隐性遗传。*ATP13A2*、*PLA2G6*、*FBXO7*、*SPG11* 也是早发型帕金森病的常染色体隐性遗传,但不常见。另有一些尚未被克隆的基因如 PARK 3、PARK 10、PARK 11、PARK 12 和 PARK 16 等有待进一步研究。绝大多数上述基因突变未在散发性病例中发现,只有 *LRRK2* 基因突变见于少数

（1.5%~6.1%）散发性帕金森病。近年来，全基因组关联研究（GWAS）筛选出 *SNCA*、*LRRK2*、*MAPT* 及 *HLA* 等与帕金森病有关的单核苷酸多态性（SNPs），可能是帕金森病发病的易感基因。

3. 神经系统老化 帕金森病主要发生于中老年人，40 岁以前发病少见，提示神经系统老化与发病有关。有资料显示 30 岁以后，随年龄增长，黑质多巴胺能神经元始呈退行性变，多巴胺能神经元渐进性减少。尽管如此，但其程度并不足以导致发病，老年人群中患病者也只是少数，所以神经系统老化只是帕金森病的促发因素。

4. 多因素交互作用 目前认为帕金森病并非单因素所致，而是多因素交互作用下发病。除基因突变导致少数患者发病外，基因易感性可使患病概率增加，但并不一定发病，只有在环境因素、神经系统老化等因素的共同作用下，通过氧化应激、线粒体功能紊乱、蛋白酶体功能障碍、炎性 / 免疫反应、钙稳态失衡、兴奋性毒性、细胞凋亡等机制导致黑质多巴胺能神经元大量变性、丢失，才会导致发病。

【病理】

1. 基本病变 主要有两大病理特征：①黑质多巴胺能神经元及其他含色素的神经元大量变性丢失，尤其是黑质致密区多巴胺能神经元丢失最明显，出现临床症状时丢失至少达 50% 以上。其他部位含色素的神经元，如蓝斑、脑干的中缝核、迷走神经背核等也有较明显的丢失。②在残留的神经元胞质内出现嗜酸性包涵体，即路易小体（Lewy body）。α- 突触核蛋白（α-synuclein）、泛素、热休克蛋白是形成路易小体的重要成分。近年来 Braak 提出了帕金森病发病的六个病理阶段，认为其病理改变并非由中脑黑质开始，而是始于延髓Ⅸ、Ⅹ运动神经背核、前嗅核等结构，随疾病进展，逐渐累及脑桥→中脑→新皮质。这对于进一步认识帕金森病的早期病理改变，寻找到该病的早期生物学标志物，实现对疾病的早期诊断及有效的疾病修饰治疗具有重要意义。

2. 生化改变 黑质多巴胺能神经元通过黑质 - 纹状体通路将多巴胺输送到纹状体，参与基底节的运动调节。由于帕金森病患者的黑质多巴胺能神经元显著变性丢失，黑质 - 纹状体多巴胺能通路变性，纹状体多巴胺递质水平显著降低，降至 70%~80% 以下时则出现临床症状。多巴胺递质降低的程度与患者的症状严重程度呈正相关。

纹状体中多巴胺与乙酰胆碱（ACh）两大递质系统的功能相互拮抗，两者之间的平衡对基底节运动功能起着重要调节作用。纹状体多巴胺水平显著降低，造成乙酰胆碱系统功能相对亢进。这种递质失衡及皮质 - 基底节 - 丘脑 - 皮质环路活动紊乱和肌张力增高、动作减少等运动症状的产生密切有关。中脑 - 边缘系统和中脑 - 皮质系统的多巴胺水平的显著降低是智能减退、情感障碍等高级神经活动异常的生化基础。多巴胺替代治疗药物和抗胆碱能药物对帕金森病的治疗原理正是基于纠正这种递质失衡。

【临床表现】

发病年龄平均约 55 岁，多见于 60 岁以后，40 岁以前相对少见。隐匿起病，缓慢发展。

1. 运动症状（motor symptoms） 常始于一侧上肢，逐渐累及同侧下肢，再波及对侧上肢及下肢，呈 N 字形发展。

（1）静止性震颤（static tremor）：常为首发症状，多始于一侧上肢远端，静止位时出现或明显，随意运动时减轻或停止，紧张或激动时加剧，入睡后消失。典型表现是拇指与屈曲的示指呈"搓丸样"（pill-rolling）动作，频率为 4~6Hz。令患者一侧肢体运动如握拳或松拳，可使另一侧肢体震颤更明显，该试验有助于发现早期轻微震颤。少数患者可不出现震颤，部分患者可合并轻度姿势性震颤（postural tremor）。

（2）肌强直（rigidity）：被动运动关节时阻力增高，且呈一致性，类似弯曲软铅管的感觉，故称"铅管样强直"（lead-pipe rigidity）；在有静止性震颤的患者中可感到在均匀的阻力中出现断续停顿，如同转动齿轮，称为"齿轮样强直"（cogwheel rigidity）。四肢、躯干、颈部肌强直可使患者出现特殊的屈曲体姿，表现为头部前倾，躯干俯屈，肘关节屈曲，腕关节伸直，前臂内收，髋及膝关节略为弯曲。

（3）运动迟缓（bradykinesia）：随意运动减少，动作缓慢、笨拙。早期以手指精细动作如解或扣纽扣、系鞋带等动作缓慢，逐渐发展成全面性随意运动减少、迟钝，晚期因合并肌张力增高致起床、翻身均有困难。体检见面容呆板，双眼凝视，瞬目减少，酷似"面具脸"（masked face）；口、咽、腭肌运动迟缓时，表现为语速变慢，语音低调；书写字体越写越小，呈现"小字征"（micrographia）；做快速重复性动作如拇指、示指对指时表现运动速度缓慢和幅度减小。

（4）姿势平衡障碍（postural instability）：在疾病早期，表现为走路时患侧上肢摆臂幅度减小或消失，下肢拖曳。随病情进展，步伐逐渐变小变慢，启动、转弯时步态障碍尤为明显，自坐位、卧位起立时困难。有时行走中全身僵住，不能动弹，称为"冻结"（freezing）现象。有时迈步后，以极小的步伐越走越快，不能及时止步，称为前冲步态（propulsion）或慌张步态（festination）。

2. 非运动症状（non-motor symptoms）　也是常见和重要的临床症状，可早于或伴随运动症状而发生。

（1）感觉障碍：疾病早期即可出现嗅觉减退（hyposmia）或／和睡眠障碍。中晚期常有肢体麻木、疼痛。有些患者可伴有不宁腿综合征（restless leg syndrome，RLS）。

（2）自主神经功能障碍：常见有便秘、多汗、溢脂性皮炎（油脂面）等。吞咽活动减少可导致流涎。疾病后期也可出现性功能减退、排尿障碍或直立性低血压。

（3）精神和认知障碍：近半数患者伴有抑郁，并常伴有焦虑。约15%～30%的患者在疾病晚期发生认知障碍乃至痴呆，以及幻觉，其中视幻觉多见。

【辅助检查】

1. 血液、唾液、脑脊液　常规检查均无异常，少数患者可发现血DNA基因突变，血液和脑脊液中α-synuclein、DJ蛋白含量改变。

2. 嗅棒及经颅超声　嗅觉测试可发现早期患者的嗅觉减退；经颅超声（transcranial sonography，TCS）可通过耳前的颞骨窗探测黑质回声，大多数PD患者的黑质回声异常增强（单侧回声面积>30mm²）（图13-1）；心脏间碘苯甲胍（metaiodobenzylguanidine，MIBG）闪烁照相术可用于显示心脏交感神经元的功能，早期PD患者总MIBG的摄取量减少。

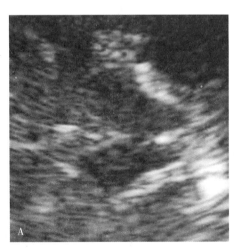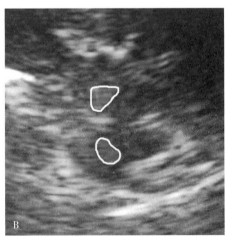

图 13-1　颅脑超声

注：A. 正常人；B. PD 患者。

3. 分子影像　CT、MRI检查无特征性改变，分子影像PET或SPECT在疾病早期甚至亚临床期即能显示异常。以¹²⁵I-β-CIT、¹¹C-CFT、⁹⁹ᵐTc-TRODAT-1作示踪剂行多巴胺转运体（DAT）功能显像可显示显著降低（图13-2）；以¹⁸F-多巴作示踪剂行多巴摄取PET显像可显示多巴胺递质合成减少；以¹²³I-IBZM作示踪剂行D₂多巴胺受体功能显像其活性在早期呈失神经超敏，后期低敏。

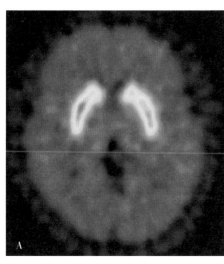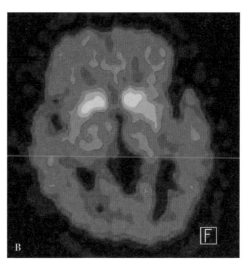

图 13-2 ¹¹C-CFT 核素显像

注:A. 正常人;B. 中晚期 PD 患者。

4. **病理** 外周组织,如胃窦部、结肠黏膜、下颌下腺、周围神经等部位可检见 α-synuclein 异常聚积。

【诊断及鉴别诊断】

国际帕金森病及运动障碍学会及我国帕金森病及运动障碍学组和专委会制定了帕金森病临床诊断标准(2016 版),诊断流程详见数字部分微课。

1. **帕金森综合征的诊断标准** 帕金森综合征诊断的确立是诊断帕金森病的先决条件。诊断帕金森综合征基于 3 个核心运动症状,即必备运动迟缓和至少存在静止性震颤或肌强直 2 项症状的 1 项,上述症状必须是显而易见的,且与其他干扰因素无关。

2. **帕金森病的诊断** 一旦患者被明确诊断存在帕金森综合征表现,可按照以下标准进行临床诊断。

(1)临床确诊的帕金森病需要具备:①不存在绝对排除标准;②至少存在 2 条支持标准;③没有警示征象。

(2)临床很可能的帕金森病需要具备:①不符合绝对排除标准;②出现警示征象则需要通过支持标准来抵消:如果出现 1 条警示征象,必须需要至少 1 条支持标准抵消;如果出现 2 条警示征象,必须需要至少 2 条支持标准抵消;如果出现 2 条以上警示征象,则诊断不能成立。

本病主要需与其他原因引起的帕金森综合征鉴别(表 13-1)。

表 13-1 帕金森病与帕金森综合征分类

1. 原发性
   原发性帕金森病
   少年型帕金森综合征

2. 继发性(后天性、症状性)帕金森综合征
   感染:脑炎后、慢病毒感染
   药物:神经安定剂(吩噻嗪类及丁酰苯类)、利血平、甲氧氯普胺、α- 甲基多巴、锂、氟桂利嗪
   毒物:MPTP 及其结构类似的杀虫剂和除草剂、一氧化碳、锰、汞、二硫化碳、甲醇、乙醇
   血管性:多发性脑梗死、低血压性休克
   外伤:拳击性脑病
   其他:甲状旁腺功能异常、甲状腺功能减退、肝脑变性、脑瘤、正常颅压性脑积水

续表

3. 遗传变性性帕金森综合征
　　常染色体显性遗传路易体病、亨廷顿病、肝豆状核变性、哈勒沃登 - 施帕茨病、脊髓小脑变性、多系统萎缩 - 小脑型（MSA-C）、家族性基底节钙化、家族性帕金森综合征伴周围神经病、神经棘红细胞增多症

4. 多系统变性（帕金森叠加综合征）
　　进行性核上性麻痹、Shy-Drager 综合征、多系统萎缩 P 型、多系统萎缩 -C 型、帕金森综合征 - 痴呆 - 肌萎缩性侧索硬化复合征、皮质基底节变性、阿尔茨海默病、偏侧萎缩 - 偏侧帕金森综合征

　　1. 继发性帕金森综合征　　共同特点是有明确病因可寻，如感染、药物、中毒、脑动脉硬化、外伤等，相关病史是鉴别诊断的关键。继发于甲型脑炎（即昏睡性脑炎）后的帕金森综合征，目前已罕见。多种药物均可引起药物性帕金森综合征，一般是可逆的。拳击手中偶见头部外伤引起的帕金森综合征。老年人基底节区多发性腔隙性脑梗死可引起血管性帕金森综合征，患者有高血压、动脉硬化及卒中史，步态障碍较明显，震颤少见，常伴锥体束征。

　　2. 伴发于其他神经变性疾病的帕金森综合征　　不少神经变性疾病具有帕金森综合征的表现。这些神经变性疾病各有其特点，有些有遗传性，有些为散发，除程度不一的帕金森样症状外，还有其他征象，如垂直性眼球凝视障碍（见于进行性核上性麻痹）、直立性低血压（Shy-Drager 综合征）、小脑性共济失调（多系统萎缩 C 型）、早期出现且严重的痴呆（路易体痴呆）、角膜色素环（肝豆状核变性）、皮质复合感觉缺失和肢体异己征（皮质基底节变性）等。另外，这些疾病所伴发的帕金森症状，常以强直、少动为主，震颤少见，对左旋多巴治疗不敏感。

　　3. 其他　　本病早期患者尚需鉴别下列疾病：临床较常见的原发性震颤，1/3 有家族史，各年龄段均可发病，姿势性或动作性震颤为唯一表现，无肌强直和运动迟缓，饮酒或用普萘洛尔后震颤可显著减轻。抑郁障碍可伴有表情贫乏、言语单调、随意运动减少，但无肌强直和震颤，抗抑郁剂治疗有效。早期帕金森病症状限于一侧肢体，患者常主诉一侧肢体无力或不灵活，若无震颤，易误诊为脑血管病，仔细体检易于鉴别（见表 13-1）。

【治疗】

　　我国帕金森病及运动障碍学组制定的《中国帕金森病治疗指南》《帕金森病痴呆的诊断与治疗指南》和《中国帕金森病脑深部电刺激疗法专家共识》，对规范我国帕金森病的治疗起到了重要的作用，具体介绍如下。

　　（一）治疗原则

　　1. 综合治疗　　运动症状主要影响患者的工作和日常生活能力，而非运动症状则明显干扰患者的生活质量，因此对 PD 的治疗应包括对运动症状和非运动症状的治疗，采取综合治疗，包括药物、手术、运动疗法、心理疏导及照料护理等。药物治疗作为首选，且是整个治疗过程中的主要治疗手段，手术治疗则是药物治疗的一种有效补充。目前应用的治疗手段，无论药物或手术，均只能改善症状，不能有效地阻止病情的发展，更无法治愈。因此，治疗不仅立足当前，而且需长期管理，以达到长期获益。

　　2. 用药原则　　以达到有效改善症状，提高工作能力和生活质量为目标。提倡早期诊断、早期治疗；坚持"剂量滴定"，以避免产生药物急性副作用，力求实现"尽可能以小剂量达到满意临床效果"的用药原则，可避免或降低运动并发症尤其是异动症的发生率；治疗应遵循一般原则，也应强调个体化特点，不同患者的用药选择需要综合考虑患者的疾病特点（是以震颤为主，还是以强直少动为主）和疾病严重度、有无认知障碍、发病年龄、就业状况、有无共病、药物可能的副作用、患者的意愿、经济承受能力等因素。尽可能避免、推迟或减少药物的副作用和运动并发症。

　　（二）药物治疗

　　1. 早期 PD 治疗（Hoehn-Yahr 1~2.5 级）

　　（1）疾病一旦发生将随时间推移而渐进性加重，有证据提示在疾病早期的病程进展较后期快。因此一旦早期诊断，即开始早期治疗，争取掌握疾病修饰治疗的时机。早期治疗可分为非药物治疗（主

要有运动疗法等)和药物治疗。一般开始多以单药治疗,但也可采用优化的小剂量多种药物(体现多靶点)的联合应用,力求疗效最佳,维持时间更长,而运动并发症发生率最低。

(2)治疗药物:有疾病修饰治疗药物和症状性治疗药物。疾病修饰治疗药物除有可能的疾病修饰作用外,也具有改善症状的作用;症状性治疗药物除能够明显改善症状外,其中部分也兼有一定的疾病修饰作用。

疾病修饰治疗的目的是延缓疾病的进展。目前临床上可能有疾病修饰作用的药物主要有单胺氧化酶 B 型(MAO-B)抑制剂,包括司来吉兰 + 维生素 E(DATATOP 临床试验)和雷沙吉兰(ADAGIO 临床试验)可能具有延缓疾病进展的作用;多巴胺受体(DR)激动剂中的普拉克索 CALM-PD 研究和罗匹尼罗 REAL-PET 研究提示可能有疾病修饰作用;大剂量(1 200mg/d)辅酶 Q10 的临床试验提示也可能有疾病修饰作用。

1)复方左旋多巴(苄丝肼左旋多巴、卡比多巴左旋多巴):至今仍是治疗本病最基本、最有效的药物,对震颤、强直、运动迟缓等均有较好疗效。初始用量 62.5~125mg,2~3 次 /d,根据病情渐增剂量至疗效满意而不出现副作用为止,宜餐前 1h 或餐后 1.5h 服药。以往多主张尽可能推迟应用,认为早应用会诱发异动症,但是新近证据提示早期应用小剂量(400mg/d 以内)并不增加异动症的产生。复方左旋多巴有常释剂、控释剂、水溶剂等不同剂型。①复方左旋多巴常释剂:有多巴丝肼和卡左双多巴;②复方左旋多巴控释剂:有多巴丝肼液体动力平衡系统和卡左双多巴控释剂,特点是血药浓度比较稳定,且作用时间较长,有利于控制症状波动,减少每日的服药次数,但生物利用度较低,起效缓慢,故将常释剂转换为控释剂时,每日首剂需提前服用,剂量应作相应增加;③复方左旋多巴水溶剂:弥散型多巴丝肼,其特点是易在水中溶解,便于口服,吸收和起效快,且作用时间与常释剂相仿;适用于晨僵、餐后"关闭"状态、吞咽困难患者;④左旋多巴甲酯及乙酯:其特点适用于晚期伴严重运动并发症患者。

副作用有周围性和中枢性两类,前者为恶心、呕吐、低血压、心律失常(偶见);后者有症状波动、异动症和精神症状等。活动性消化道溃疡者慎用,闭角型青光眼、精神病患者禁用。

2)DR 激动剂:目前有充分证据延缓运动并发症的药物主要是 DR 激动剂。DR 激动剂有两种类型,麦角类 DR 激动剂会导致心脏瓣膜病变和肺胸膜纤维化现已不主张使用,大多推崇非麦角类 DR 激动剂为首选药物,尤其用于早发型患者病程初期。因为这类长半衰期制剂能避免对纹状体突触后膜 DR 产生"脉冲"样刺激,可以减少或推迟运动并发症的发生。激动剂均应从小剂量开始,渐增剂量至获得满意疗效而不出现副作用为止。副作用与复方左旋多巴相似,不同之处是症状波动和异动症发生率低,而直立性低血压、脚踝水肿和精神异常(幻觉、冲动控制障碍、食欲亢进、性欲亢进等)发生率较高。目前被 2018 国际帕金森和运动障碍协会循证建议评估为"有效""临床有用"的非麦角类 DR 激动剂有:①普拉克索:有两种剂型:常释剂和缓释剂。常释剂的用法:初始剂量 0.125mg/ 次、3 次 /d(个别易产生副作用的患者则为 1~2 次 /d),每周增加 0.125mg/ 次、3 次 /d,一般有效剂量 0.5~0.75mg/ 次、3 次 /d,最大剂量不超过 4.5mg/d;缓释剂的用法:每日的剂量与常释剂相同,但服用 1 次 /d。②罗匹尼罗:初始剂量 0.25mg/ 次、3 次 /d,每周增加 0.75mg 至 3mg/d,一般有效剂量为 3~9mg/d,分 3 次服用,最大剂量为 24mg/d。③罗替戈汀:初始剂量 2mg/ 次、1 次 /d,每周增加 2mg,一般有效剂量早期患者为 6~8mg/d,中晚期患者为 8~16mg/d。④吡贝地尔缓释片:初始剂量 50mg/d、1 次 /d,或易产生副作用的患者可改为 25mg/ 次、2 次 /d,第 2 周增至 50mg/ 次、2 次 /d,有效剂量 150mg/d,分 3 次口服,最大剂量不超过 250mg/d。上述 4 种药物之间的剂量转换为:普拉克索:罗匹尼罗:罗替戈汀:吡贝地尔 =1 : 5 : 3.3 : 100。

3)MAO-B 抑制剂:其能阻止脑内多巴胺降解,增加多巴胺浓度,与复方左旋多巴合用可增强疗效,改善症状波动,单用有轻度的症状改善作用。包括第一代 MAO-BI 司来吉兰(selegiline)常释片和口腔黏膜崩解剂(国内未上市)及第二代 MAO-BI 雷沙吉兰(rasagiline)。司来吉兰的用法为 2.5~5mg/ 次、2 次 /d,应早、中午服用,勿在傍晚或晚上应用,以免引起失眠,或与维生素 E 2 000U 合用(DATATOP 方案);雷沙吉兰的用法为 1mg/ 次、1 次 /d,早晨服用;胃溃疡者慎用,禁止与 5- 羟色胺再摄取抑制剂(SSRI)合用。

4)儿茶酚-O-甲基转移酶(COMT)抑制剂:对纹状体突触后膜 DR 产生"脉冲"样刺激是产生运动并发症的主因之一,COMT 抑制剂具有对纹状体突触后膜 DR 产生持续性 DA 能刺激,在疾病早期首选恩他卡朋双多巴片(为恩他卡朋/左旋多巴/卡比多巴复合制剂,按左旋多巴剂量不同分成四种剂型)治疗不仅可以改善症状,而且有可能预防或延迟运动并发症的发生,但 FIRST-STEP 及 STRIDE-PD 临床研究提示早期应用并不能推迟运动并发症且增加异动症发生的概率,目前尚存争议;在疾病中晚期已经应用复方左旋多巴疗效减退时可以添加恩他卡朋(entacapone)或托卡朋(tolcapone)治疗而达到进一步改善症状的作用。恩他卡朋 100~200mg/ 次,服用次数与复方左旋多巴次数相同,若每日服用复方左旋多巴次数较多,也可少于复方左旋多巴次数,必须与复方左旋多巴同时服用,单用无效。托卡朋 100mg/ 次、3 次 /d,第一剂与复方左旋多巴同服,此后间隔 6h 服用,可以单用,最大剂量为 600mg/d。副作用有腹泻、头痛、多汗、口干、转氨酶升高、腹痛、尿色变黄等。托卡朋有可能导致肝功能损害,必须严密监测肝功能,尤其在用药后前 3 个月。

5)金刚烷胺(amantadine):用法 50~100mg/ 次、2~3 次 /d,末次应在下午 4 时前服用。对少动、强直、震颤均有改善作用,对伴异动症的患者可能有帮助。副作用有不宁、神志模糊、下肢网状青斑、踝部水肿等,均较少见。肾功能不全、癫痫、严重胃溃疡、肝病患者慎用,哺乳期妇女禁用。

6)抗胆碱能药:主要有苯海索(benzhexol),用法 1~2mg/ 次、3 次 /d。主要适用于有震颤的患者,而对无震颤的患者不推荐应用。对 60 岁以下的患者,要告知长期应用可能会导致认知功能下降,所以要定期复查认知功能,一旦发现认知功能下降则应停用;对 60 岁以上的患者最好不用。闭角型青光眼及前列腺肥大患者禁用。

(3)首选药物原则

1)早发型患者,不伴有智能减退的,可有如下选择:①非麦角类 DR 激动剂;② MAO-B 抑制剂;③金刚烷胺;④复方左旋多巴;⑤恩他卡朋双多巴片。

首选药物并非完全按照以上顺序,需根据不同患者的具体情况,而选择不同方案。若顺应美国、欧洲治疗指南应首选①方案,也可首选②方案,或可首选⑤方案;若由于经济原因不能承受高价格的药物,则可首选③方案;若因特殊工作之需,力求显著改善运动症状,或出现认知功能减退,则可首选④或⑤方案,也可小剂量应用①、②或③方案时,同时小剂量合用④方案。对于震颤明显而其他抗 PD 药物疗效欠佳时可选用抗胆碱能药,如苯海索。

2)晚发型患者,或伴智能减退:一般首选复方左旋多巴,随症状加重、疗效减退时可添加 DR 激动剂、MAO-B 抑制剂或 COMT 抑制剂。抗胆碱能药尽可能不用,尤其老年男性患者,因有较多副作用。

2. 中晚期帕金森病治疗(Hoehn-Yahr 3~5 级) 中晚期 PD,尤其是晚期 PD 的临床表现极其复杂,其中有疾病本身的进展,也有药物副作用或运动并发症的因素参与。对中晚期 PD 患者的治疗,一方面继续力求改善运动症状,另一方面妥善处理一些运动并发症和非运动症状。

(1)运动并发症的治疗:运动并发症(症状波动和异动症)是中晚期患者常见的症状,调整服药次数、药物剂量、药物种类或优化联用可以进一步改善症状,手术治疗如脑深部电刺激疗法(DBS)等亦有效。

1)症状波动的治疗:症状波动主要有剂末恶化(end of dose deterioration)、开 - 关现象(on-off phenomenon)。对剂末恶化的处理方法有:①不增加服用复方左旋多巴的每日总剂量,而适当增加每日服药次数,减少每次服药剂量(以仍能有效改善运动症状为前提);②由常释剂换用控释剂以延长左旋多巴的作用时间,更适宜那些在早期出现剂末恶化,尤其是发生在夜间的患者,剂量需增加20%~30%;③加用长半衰期的 DR 激动剂,其中普拉克索、罗匹尼罗、罗替戈汀、阿扑吗啡被 MDS 循证评估为"有效""临床有用";若已用 DR 激动剂而疗效减退可试换用另一 DR 激动剂;④加用对纹状体产生持续性 DA 能刺激(continuous dopaminergic stimulation,CDS)的 COMT 抑制剂,其中恩他卡朋为 A 级证据,托卡朋为 B 级证据;⑤加用 MAO-B 抑制剂,其中雷沙吉兰为 A 级证据,司来吉兰为 C 级证据;⑥避免饮食(含蛋白质)对左旋多巴吸收及通过血 - 脑屏障的影响,宜在餐前 1h 或餐后 1.5h 服药,调整蛋白饮食可能有效;⑦手术治疗主要是底丘脑核(STN)脑深部电刺激疗法(DBS)和内侧苍白球(GPi)DBS 可获裨益。

对开 - 关现象的处理较为困难,可以选用口服 DR 激动剂,其中 1 次 /d 的 DA 激动剂缓释剂型,血药浓度更平稳,可能带来更长的"开 - 关"现象的改善以及依从性的提高。对于严重的"关"期或者口服药物无法改善的"关"期患者或可考虑采用持续皮下注射阿扑吗啡(CSAI)或左旋多巴肠凝胶灌注(LCIG)以及手术治疗(STN-DBS 和 GPi DBS)。

2)异动症的治疗:异动症(abnormal involuntary movements,AIMs)又称为运动障碍(dyskinesia),包括剂峰异动症(peak-dose dyskinesia)、双相异动症(biphasic dyskinesia)和肌张力障碍(dystonia)。对剂峰异动症处理方法为:①减少每次复方左旋多巴的剂量;②若患者是单用复方左旋多巴,可适当减少剂量,同时加用 DR 激动剂,或加用 COMT 抑制剂;③加用金刚烷胺;④加用非典型抗精神病药如氯氮平;⑤若在使用复方左旋多巴控释剂,则应换用常释剂,避免控释剂的累积效应。对双相异动症(包括剂初异动症和剂末异动症)的处理方法为:①若在使用复方左旋多巴控释剂应换用常释剂,最好换用水溶剂,可以有效缓解剂初异动症;②加用长半衰期的 DR 激动剂或加用延长左旋多巴血浆清除半衰期、增加曲线下面积(AUC)的 COMT 抑制剂,可以缓解剂末异动症,也可能有助于改善剂初异动症。对晨起肌张力障碍的处理方法为:在睡前加用复方左旋多巴控释片或长效 DR 激动剂,或在起床前服用复方左旋多巴常释剂或水溶剂;对"开"期肌张力障碍的处理方法同剂峰异动症。对于某些药物难治性异动症的处理方法为:可以使用左旋多巴 / 卡比多巴肠凝胶制剂(LCIG)、STN 和 GPi DBS 手术治疗可获裨益,也可使用阿扑吗啡皮下注射(CSAI)。

(2)姿势平衡障碍的治疗:姿势平衡障碍是 PD 患者摔跤的最常见原因,易在变换体位如转身、起身和弯腰时发生,目前缺乏有效的治疗措施,调整药物剂量或添加药物偶尔奏效。适应性运动康复、暗示治疗,如:主动调整身体重心、踏步走、大步走、视觉提示(地面线条,规则图案或激光束)、听口令、听音乐或拍拍子行走或跨越物体(真实的或假想的)等可能有益。必要时使用助行器甚至轮椅,做好防护。随着人工智能技术的发展,智能穿戴设备以及虚拟现实技术在改善姿势平衡障碍、冻结步态方面带来益处。

(3)非运动症状的治疗:包括睡眠障碍、感觉障碍、自主神经功能障碍、精神及认知障碍等。

1)睡眠障碍:最常见,主要有失眠、快速眼动期睡眠行为异常(RBD)、白天过度嗜睡(EDS)。失眠和睡眠片段化是最常见的睡眠障碍,首先要排除可能影响夜间睡眠的抗 PD 药物,如司来吉兰和金刚烷胺都可能导致失眠,尤其在傍晚服用者,首先需纠正服药时间,司来吉兰需在早、中午服用,金刚烷胺需在下午 4 时前服用,若无改善,则需减量甚至停药。如果与夜间的 PD 症状相关,或者由于白天服用的多巴胺能药物在夜间已耗尽,患者夜间运动不能而导致翻身困难,或者夜尿增多,加用左旋多巴控释剂、DR 激动剂(尤其是缓释片)或 COMT 抑制剂会有效。约 50% 或以上的患者伴有 RBD,在睡前给予氯硝西泮或褪黑素可获得改善。EDS 可与 PD 的严重程度和认知功能减退有关,也可与抗 PD 药物如 DR 激动剂或左旋多巴应用有关。如果患者在每次服药后出现嗜睡,提示药物过量,通过减量可以改善 EDS;可换用另一种 DR 激动剂,也可用左旋多巴控释剂代替常释剂,或尝试使用司来吉兰。

2)感觉障碍:常见有嗅觉减退、疼痛或麻木、不宁腿综合征(RLS),其中嗅觉减退最常见,且多先于运动症状出现之前多年,但是目前尚无措施能够改善嗅觉障碍。疼痛或麻木在 PD 尤其在晚期患者中比较常见,可以是其疾病引起,也可以是伴随骨关节病变所致。如果抗 PD 药物治疗"开"期疼痛或麻木减轻或消失,"关"期复现,则提示由 PD 所致,可以调整治疗以延长"开"期;反之则由其他疾病或原因引起,可以选择相应的治疗措施。对伴有 RLS 的 PD 患者,在入睡前 2h 内选用 DR 激动剂如普拉克索治疗十分有效,或用复方左旋多巴也可奏效。

3)自主神经功能障碍:最常见有便秘,其次有泌尿障碍和直立性低血压等。对于便秘,增加饮水量、水果、蔬菜、纤维素和乳果糖(10~20g/d)或其他温和的导泻药物能改善便秘症状,如乳果糖(lactulose)、龙荟丸、大黄片、番泻叶等;也可加用胃蠕动药,如多潘立酮、莫沙必利等。需要停用抗胆碱能药和增加运动。有泌尿障碍的患者需减少晚餐后的摄水量,也可试用奥昔布宁、莨菪碱等外周抗胆碱能药。直立性低血压患者应适当增加盐和水的摄入量,睡眠时抬高头位,穿弹力裤,不宜快速改变体位(如从卧位或坐位起立),首选 α- 肾上腺素能激动剂米多君治疗,也可使用屈昔多巴和选择性外周多巴胺受体拮抗剂多潘立酮治疗。

4)精神及认知障碍:最常见的精神及认知障碍包括抑郁或 / 和焦虑、幻觉和妄想、冲动控制障碍、认知障碍 / 痴呆等。首先需要甄别是由抗 PD 药物诱发的,还是由疾病本身导致的。若是前者,需要根据最易诱发的概率而依次逐渐减量或停用如下抗 PD 药物:抗胆碱能药、金刚烷胺、MAO-B 抑制剂、DR 激动剂、复方左旋多巴;如果药物调整效果不理想,则提示可能是后者,就要考虑对症用药。对于抑郁和 / 或焦虑,可应用选择性 5- 羟色胺再摄取抑制剂(SSRI),也可应用 DR 激动剂,尤其是普拉克索既可改善运动症状,也可同时改善抑郁。对于严重幻觉和妄想,可选用非经典抗精神病药如氯氮平、喹硫平、奥氮平等。对于冲动控制障碍,目前尚无明确治疗方案,可立即减少或停止 DR 激动剂的用量;非药物方面,认知行为疗法也可以尝试。对于认知障碍和痴呆,可应用胆碱酯酶抑制剂,如卡巴拉汀(rivastigmine)、多奈哌齐(donepezil)、加兰他敏(galantamine)或石杉碱甲(huperzine A),以及美金刚(memantine)。

(三) 手术治疗

早期药物治疗显效,而长期治疗疗效明显减退,或出现严重的症状波动或异动症者可考虑手术治疗。需强调的是手术可以明显改善运动症状,但不能根治疾病,术后仍需应用药物治疗,但可减少剂量。手术须严格掌握适应证,对非原发性 PD 的帕金森叠加综合征患者是手术的禁忌证。手术对肢体震颤和 / 或肌强直有较好疗效,但对躯体性中轴症状(如姿势步态障碍)无明显疗效。手术方法主要有神经核毁损术和脑深部电刺激疗法(DBS),DBS 因其相对无创、安全和可调控性而作为主要选择。手术靶点包括苍白球内侧部(GPi)和底丘脑核(STN),目前认为这两个靶点对震颤、强直、运动迟缓和异动症均有显著疗效,但 STN DBS 在显著减少抗帕金森病药物剂量上更具优势。

(四) 康复与运动疗法

康复与运动疗法对 PD 运动和非运动症状改善乃至对延缓病程的进展可能都有一定的帮助。PD 患者多存在步态障碍、姿势平衡障碍、语言和 / 或吞咽障碍等,可以根据不同的行动障碍进行相应的康复或运动训练,如健走、太极拳、瑜伽、舞蹈、有氧运动、抗阻训练等。早期 PD 患者即推荐咨询专业的物理、作业和言语治疗师进行评估以寻求康复治疗建议。同时需要针对不同的患者特点制订个体化和适应性康复和运动训练计划,进行语言障碍训练、步态训练、姿势平衡训练等。日常生活帮助如设在房间和卫生间的扶手、防滑橡胶桌垫、大把手餐具等,可改善生活质量。

(五) 心理疏导

PD 患者也多存在睡眠障碍、抑郁、焦虑等神经精神障碍,可以发生在 PD 运动症状出现前和后,是影响患者生活质量的主要危险因素之一,也会影响抗 PD 药物治疗的有效性。心理干预,特别是认知训练(cognitive training)、认知行为疗法(CBT)是一种可行的非药物治疗方案。对帕金森病患者的神经 - 精神症状应给予有效的心理疏导治疗和药物应用并重,以减轻身体症状,改善心理精神状态,达到更好的治疗效果。

(六) 照料护理

对 PD 患者进行科学的护理对维持患者的生活质量也是十分重要的。应针对运动症状和非运动症状进行综合护理,包括药物护理、饮食护理、心理护理及康复训练。向患者普及药物的用法和注意事项等有利于规范药物使用,避免药物不良反应的发生;定制针对性饮食方案改善患者营养状况和便秘等症状;及时评估患者心理状态,予以积极引导,与家属配合,督促患者进行康复训练,以维持患者良好的运动功能,提高患者的自理能力。

（七）人工智能及移动技术

人工智能及移动技术已经应用于帕金森病管理的诸多方面：如远程医疗、可穿戴设备、智能手机应用及虚拟现实技术。这些技术在帕金森病中具有应用前景，但也存在一定的局限性，如远程医疗对网络条件要求高，可穿戴设备采集的数据是否有效，移动应用对于老年人使用可能过于复杂，虚拟现实技术康复训练需要特定场地等。

【预后】

本病是一种慢性进展性疾病，无法治愈。在临床上常采用 Hoehn-Yahr 分级法（分 5 级）记录病情轻重。患者运动功能障碍的程度及对治疗的评判常采用统一帕金森病评分量表（UPDRS）。多数患者在疾病的前几年可继续工作，但数年后逐渐丧失工作能力。至疾病晚期，由于全身僵硬、活动困难，终至不能起床，最后常死于肺炎等各种并发症。

第三节 肝豆状核变性

肝豆状核变性（hepatolenticular degeneration，HLD）又称威尔逊病（Wilson disease，WD），于 1912 年由 S.A.K.Wilson 首先描述，是一种常染色体隐性遗传病，由位于第 13 号染色体的 *ATP7B* 基因突变导致体内铜离子转运及排泄障碍，铜在肝脏、神经系统、角膜、肾脏等脏器蓄积，引起进行性加重的锥体外系症状、精神症状、肝硬化、肾功能损害及角膜色素环（Kayser-Fleischer ring，K-F 环）。如果早期诊断和治疗，患者可有正常的生活和寿命。肝豆状核变性分布于世界各地，其患病率报道不一，目前认为一般在 1/30 000 左右。

【病因及发病机制】

ATP7B 基因突变是本病的主要原因，目前在该基因已经发现了 700 多种突变，无论是纯合突变还是复合杂合突变均可致病。*ATP7B* 基因位于 13q14.3，含 21 个外显子，编码 P 型铜转运 ATP 酶（ATP7B 酶），通过将铜结合在其 N 端结构域上，负责肝细胞内的铜转运。铜在胃和十二指肠内被吸收，主要与循环白蛋白相结合，并被多种组织摄取。过量的铜主要经肝脏被排入胆汁，最终以粪铜形式排出。肾脏排泄仅占铜每日排泄量的 5%~15%。铜在肝细胞内的转运受 ATP7B 酶调节，ATP7B 酶将铜离子结合至原铜蓝蛋白上，形成铜蓝蛋白，随后铜蓝蛋白被分泌至血浆中。同时，在 ATP7B 酶的介导下，铜可被排入胆汁。*ATP7B* 基因突变使 ATP7B 蛋白功能改变，使铜与原铜蓝蛋白的结合受损和铜排泄入胆汁受阻，引起血清铜蓝蛋白浓度降低，并导致铜的主要清除途径受阻。铜转运障碍将导致过量的铜在肝细胞内蓄积，超过金属硫蛋白的结合能力，引起肝细胞损伤。肝内铜含量上升联合肝细胞损伤导致铜被释放入血，引起血清游离铜浓度升高。虽然血清游离铜经尿液排泄的量增加，但无法完全代偿胆汁排泄量的减少，随时间推移，肝外组织的铜沉积增加，最终导致脑、眼、肾脏等其他器官受损。

【病理】

病理改变主要累及肝、脑、肾、角膜等处，铜的组织化学染色显示肝脏、肾小管细胞及脑内的铜沉积增加。①肝脏外表及切面均可见大小不等的结节或假小叶，病变明显者像坏死后性肝硬变。电镜下可见肝细胞内线粒体变致密，线粒体嵴消失，粗面内质网断裂，可显示出致密的铜 - 金属硫蛋白溶酶体沉积物。②脑部以壳核受累最明显，其次为苍白球及尾状核，大脑皮质亦可受侵。壳核最早发生变性，然后病变范围逐渐扩大到上述诸结构。从肉眼观察，脑表观通常正常，但在疾病进展期可出现脑萎缩伴脑室体积增大，壳核萎缩，岛叶皮质内陷，壳核及尾状核色素沉着加深。镜检可见神经元和髓鞘纤维显著减少或完全消失,胶质细胞增生。③铜蓄积眼部,在角膜边缘后弹力层及内皮细胞质内,有棕黄色的细小铜颗粒沉积,晶状体铜沉积形成向日葵样白内障。其他部位的病理改变较为少见。在大关节内,可发现滑液膜和软骨中的铜积累,造成骨质疏松、软骨钙化等。心肌铜积累可引起心肌病和心律失常。

【临床表现】

肝豆状核变性可累及全身多个脏器(图13-3),临床表现多样,多见于3~60岁。儿童患者多以肝脏受累为首发表现,青少年及成人较多以神经系统受累为首发症状。

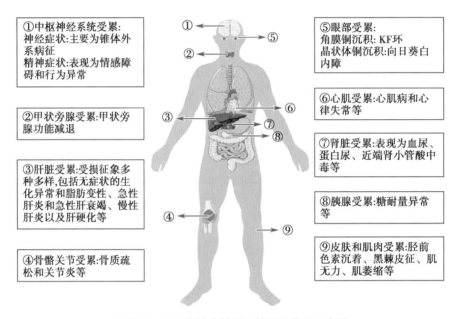

①中枢神经系统受累:
神经症状:主要为锥体外系病征
精神症状:表现为情感障碍和行为异常

②甲状旁腺受累:甲状旁腺功能减退

③肝脏受累:受损征象多种多样,包括无症状的生化异常和脂肪变性、急性肝炎和急性肝衰竭、慢性肝炎以及肝硬化等

④骨骼关节受累:骨质疏松和关节炎等

⑤眼部受累:
角膜铜沉积:KF环
晶状体铜沉积:向日葵白内障

⑥心肌受累:心肌病和心律失常等

⑦肾脏受累:表现为血尿、蛋白尿、近端肾小管酸中毒等

⑧胰腺受累:糖耐量异常等

⑨皮肤和肌肉受累:胫前色素沉着、黑棘皮征、肌无力、肌萎缩等

图 13-3　肝豆状核变性累及的脏器范围示意图

1. **神经症状**　主要为锥体外系病症,表现为舞蹈手足徐动症、肌张力障碍、震颤、帕金森综合征、构音障碍、怪异表情、流涎、吞咽困难等。20岁之前起病常以肌张力障碍、帕金森综合征为主,年龄更大者多表现震颤、舞蹈样或投掷样动作。小脑损害导致共济失调和语言障碍,锥体系损害出现腱反射亢进、病理反射和假性延髓麻痹等,皮质受累可出现认知损害,少数患者可有癫痫发作和自主神经功能障碍。患者最初可能仅有一种症状,随着病情进展,可能出现神经系统症状和体征的复杂组合。

2. **精神症状**　主要表现为情感障碍和行为异常,如淡漠、抑郁、欣快、兴奋躁动、动作幼稚或怪异、攻击行为、生活懒散等,少数可有各种幻觉、妄想、人格改变、自杀等。由于精神症状可出现在肝脏或神经症状之前,患者容易被误诊为精神疾病,导致诊断明显延迟。

3. **肝脏症状**　高达84%的患者发生肝脏受损的征象,其表现多种多样,包括无症状的生化异常和脂肪变性、急性肝炎和急性肝衰竭、慢性肝炎以及肝硬化。大多数患者表现非特异性慢性肝病症候群,如倦怠、无力、食欲减退、肝区疼痛、肝肿大或缩小、脾肿大及脾功能亢进、黄疸及肝性脑病等。因肝损害还可使体内激素代谢异常,导致内分泌紊乱,出现青春期延迟、月经不调或闭经、男性乳房发育等。

4. **眼部异常**　K-F环是本病最重要的体征,绝大多数累及双眼,见于约98%具有神经系统表现的患者,以及约50%具有肝脏表现的患者。K-F环位于角膜与巩膜交界处(图13-4),由铜细小色素颗粒沉着于角膜后弹力层而形成,呈金黄色、褐色或绿色,光线斜照角膜时看得最清楚,但早期常需用裂隙灯检查方可发现。向日葵样白内障是WD的另一个眼部表现,铜蓄积于晶状体时可出现,位于晶状体囊下,呈中央盘状附带周围辐射状花瓣样复叶,一般需要通过裂隙灯检查才能发现,其发生率为2%~20%。

5. **其他**　铜沉积在其他器官可出现相关的异常表现。肾脏受累可表现为血尿、蛋白尿、微量蛋白尿等；血液系统受累可表现为溶血性贫血、血小板减少症、白细胞减少症；皮肤受累可致甲弧影呈蓝色、黑棘皮病和胫前色素沉着过度；骨骼关节受累可致骨质疏松，还可发生早发性关节炎；腺体受累以甲状旁腺和胰腺为主，可导致甲状旁腺功能减退、糖耐量异常等。此外，尚有肌肉受累导致肌萎缩、肌无力，累及心肌可导致心肌病、心律失常等。

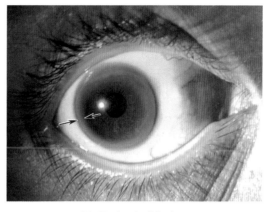

图 13-4　角膜色素环

【辅助检查】

1. **铜代谢相关生化检查**

（1）血清铜蓝蛋白：绝大多数患者血清铜蓝蛋白 <200mg/L，<100mg/L 是诊断 WD 的强烈证据。血清铜蓝蛋白降低是重要的诊断依据之一，但血清铜蓝蛋白水平与病情、病程及驱铜治疗效果无关。应注意血清铜蓝蛋白降低还可见于 *ATP7B* 基因携带者、肾病综合征、慢性活动性肝炎、原发性胆汁性肝硬化、某些吸收不良综合征等。

（2）24h 尿铜：大多数患者 24h 尿铜含量显著增加，未经治疗时增高数倍至数十倍，服用排铜药物后尿铜进一步增高，待体内蓄积的铜大量排出后，尿铜量又渐降低，这些指标可作为临床排铜药物剂量调整的参考指标。正常人 24h 尿铜排出量 <50μg，未经治疗患者多为 200~400μg，个别高达1 200μg。24h 尿铜在成人患者中 >100μg 为诊断标准之一，在儿童患者中 >40μg 为诊断标准之一。

2. **肝脏检查**　可有血清转氨酶、胆红素升高和白蛋白降低；肝脏 B 超常显示肝实质光点增粗，甚至出现结节状改变；肝脏病理早期表现为脂肪增生和炎症，后发展为肝硬化改变。绝大多数患者肝铜含量在 250μg/g 干重以上（正常 50μg/g 干重），但铜在肝脏中分布不均，铜含量测定可能会受所取标本的影响。

3. **脑影像学检查**　绝大多数患者头颅 MRI 显示异常，表现为豆状核、尾状核、中脑、脑桥、丘脑、小脑及额叶皮质 T_1 加权像低信号和 T_2 加权像高信号，或壳核和尾状核在 T_2 加权像显示高低混杂信号，还可有不同程度的脑沟增宽、脑室扩大等。

4. **眼科裂隙灯检查**　在角膜与巩膜交界处可见 K-F 环，部分患者可观察到向日葵样白内障。

5. **基因检测**　随着二代测序技术的普及，对临床可疑的患者，可直接进行基因测序分析 *ATP7B* 基因突变情况。我国 WD 患者 *ATP7B* 基因的热点突变包括：*R778L*、*P992L* 和 *T935M*。

【诊断及鉴别诊断】

任何存在无法解释的肝脏、神经系统或精神异常的患者，或 WD 患者的一级亲属，均应考虑 WD。初始检查包括血清学检查、眼部裂隙灯检查和 24h 尿铜排泄检查。根据国内 WD 诊断与治疗指南，患者具有锥体外系症状或肝病表现，K-F 环阳性，血清铜蓝蛋白低于 0.2g/L，24h 尿铜 >100μg（儿童 24h 尿铜 >40μg），可临床诊断为 WD。对不符合以上诊断指标的患者，应进一步行 *ATP7B* 基因突变检测，发现 2 个等位基因致病突变具有确诊价值。

本病临床表现复杂多样，鉴别诊断上应从肝脏及神经系统两个方面的主要征象考虑，必须重点鉴别的疾病有急 / 慢性肝炎、肝硬化、小舞蹈病、亨廷顿病、原发性肌张力障碍、帕金森病和精神疾病（如精神分裂症、躁狂症、抑郁障碍）等。

【治疗】

WD 是少数经过规范化治疗后病情可以有效控制的神经遗传病，尤以早期治疗预后更佳，一旦确诊需终生治疗。治疗的基本原则是减少铜的摄入、促进铜的排泄和阻止铜的吸收。

1. **减少铜的摄入**　应尽量避免食用含铜多的食物，如坚果类、巧克力、豌豆、蚕豆、玉米、香菇、贝壳类、螺类和蜜糖、各种动物肝和血等。

2. 促进铜的排泄　各种驱铜药物均为铜螯合剂,通过与血液及组织中的铜形成无毒的复合物从尿排出。

(1)青霉胺:是治疗 WD 的首选一线药物,首次使用应作青霉素皮试。药理作用不仅在于螯合血液及组织中的过量游离铜从尿中排出,而且能与铜在肝中形成无毒的复合物而消除铜在游离状态下的毒性。青霉胺初始给药剂量为 250~500mg/d,每 3~4d 增加 1 次剂量,一次增加 250mg,成人剂量为 750~1 000mg/d,最大剂量为 2 000mg/d,儿童剂量为 15~30mg/(kg·d),分 2~3 次给药。通常在 4~6 个月后进入维持期,此时使用较低剂量可满足疗效。因为食物会干扰青霉胺的吸收,建议一般在餐前 1h 或餐后 2h 给药,勿与锌剂或其他药物混服。药物早期副作用包括过敏反应、血白细胞或血小板降低,在部分神经型 WD 患者中,有可能加重神经系统症状,远期副作用包括骨髓抑制、肾损害、皮肤损害等。

(2)曲恩汀:是另一种铜螯合剂,常作为青霉胺不耐受的二线用药,推荐剂量为 900~2 700mg/d,分 3 次服用,维持量为 900~1 500mg/d,副作用包括可逆性缺铁性贫血。

(3)二巯丁二钠:是含有双巯基的低毒高效重金属螯合剂,能与血中游离铜、组织中已与酶系统结合的铜离子结合,形成解离及毒性低的巯醇化合物从尿排出。副作用较轻,常见恶心、呕吐、腹泻、食欲减退等胃肠道反应。

3. 阻止铜的吸收　锌剂能竞争性抑制铜在肠道内吸收,促进粪铜排出。尿铜排泄也有一定增加。锌剂可能增加肠细胞与肝细胞合成金属硫蛋白而减弱铜的毒性。常用的为硫酸锌 200mg/ 次、3 次 /d,醋酸锌 50mg/ 次、3 次 /d,葡萄糖酸锌 70mg/ 次、3 次 /d 等。应在餐前 30min 服用,不与青霉胺同服,副作用有恶心和呕吐等胃肠道刺激症状、无症状血清脂肪酶升高和缺铁性贫血。

4. 对症治疗　对于出现了神经系统、肝脏症状的患者,可分别予对症治疗。如有肌强直及震颤者可用金刚烷胺和 / 或苯海索。依据精神症状酌情选用抗精神病药和抗抑郁药等。

5. 肝脏移植　对于出现急性肝衰竭的患者和药物治疗无效的失代偿性肝病患者,肝移植可能是唯一的选择。对于主要有神经系统表现的患者,是否需要进行肝移植尚有争议。

6. 遗传咨询　应对所有患者及家庭成员提供必要的遗传咨询,对高风险胎儿进行产前诊断。

第四节　肌张力障碍

肌张力障碍(dystonia)是一种运动障碍,其特征是持续性或间歇性肌肉收缩引起的异常运动和 / 或姿势,常重复出现。肌张力障碍性运动一般为模式化的扭曲动作,可以伴有震颤。肌张力障碍常因随意动作诱发或加重,伴有肌肉收缩的泛化。

肌张力障碍是运动增多类运动障碍病的常见类型。其本身既可以是一种具有独特表现的运动症状,与震颤、舞蹈、抽动、肌阵挛等同属不自主运动;也可以是一种独立的疾病或综合征,其中肌张力障碍症状是唯一或主要的临床表现。

【病因及发病机制】

肌张力障碍是一种病理生理复杂的运动障碍病,目前采用国际运动障碍疾病协会于 2013 年提出的根据临床特征和病因两条主线进行分类的新标准(表 13-2 及表 13-3)。在病因分类方面:①根据有无组织病理和结构影像证据区分为:a. 有神经退行性病变证据:如神经元缺失;b. 有结构性病变证据:如非进展性神经发育异常或获得性病变;c. 无神经退行性病变或结构性病变证据。②根据遗传学研究区分为遗传性、获得性和特发性。

表 13-2　肌张力障碍病因学分类

分类依据	描述
组织病理和结构影像	• 有神经退行性病变证据：如神经元进行性丢失 • 有非进展性结构性病变证据：如非进展性神经发育异常或获得性病变 • 无神经退行病性病变或结构性病变证据
遗传性或获得性	遗传性 • 常染色体显性遗传（如全身型扭转性肌张力障碍，多巴反应性肌张力障碍） • 常染色体隐性遗传 • X 染色体连锁隐性遗传 • 线粒体遗传 获得性（已明确致病原因） • 围生期脑损伤 • 感染：病毒性脑炎、昏睡性脑炎、亚急性硬化性全脑炎、HIV 感染、其他（结核、梅毒等） • 药物：左旋多巴、多巴胺受体激动剂、神经安定类药物（多巴胺受体阻滞剂）、抗惊厥药、钙拮抗剂 • 中毒：锰、钴、氰化物、甲醇等 • 血管性：梗死、出血、动静脉畸形（包括动脉瘤） • 肿瘤：脑肿瘤、副肿瘤性脑炎 • 脑损伤：外伤、手术、电击伤 • 免疫：系统性免疫病、自身免疫性脑炎 • 功能性 特发性（病因未明） • 散发性 • 家族性

表 13-3　肌张力障碍临床表现分类

分类依据	描述
按起病年龄 / 岁	• 婴幼儿期（出生 ~2） • 儿童期（>2~12） • 青少年期（>12~20） • 成人早期（>20~40） • 成人晚期（>40）
按累及部位	• 局灶型：单一部位肌群受累，如眼睑痉挛、书写痉挛、痉挛性构音障碍、颈部肌张力障碍 • 节段型：2 个或 2 个以上相邻部位肌群受累，如颅段肌张力障碍（眼、口和下颌），一侧上肢加颈部，双侧下肢 • 多灶型：2 个不相邻或 2 个以上（相邻或不相邻）的身体区域受累 • 偏身型：半侧身体受累，常为对侧半球、特别是基底节损害所致 • 全身型：躯干和至少 2 个其他部位受累
按时间模式	依据疾病进程 • 稳定型 • 进展型 依据症状的波动性 • 持续型：肌张力障碍几乎以同等程度持续存在 • 动作特异型：肌张力障碍只在特定的活动或任务中出现 • 昼夜波动型：肌张力障碍的持续时间、严重程度和临床表现在 1d 中具有波动性变化 • 发作型：突然出现的肌张力障碍动作，通常由某种因素诱发，往往自发缓解。发作性肌张力障碍依据诱发因素的不同分为 3 种主要形式：①发作性运动诱发的运动障碍，由突然的动作诱发；②发作性过度运动诱发的运动障碍，由跑步、游泳等持续运动诱发；③发作性非运动诱发的运动障碍，可因饮用酒、茶、咖啡或饥饿、疲劳、情绪波动等诱发

续表

分类依据	描述
按伴随症状	● 单纯型：肌张力障碍是唯一的运动症状，可伴有肌张力障碍性震颤 ● 复合型：肌张力障碍合并其他运动障碍，如肌阵挛或帕金森综合征 ● 复杂型：肌张力障碍合并其他神经系统或全身系统疾病表现

　　肌张力障碍多为特发性，少数为遗传性，多见于儿童或青少年。常染色体显性遗传的全身型肌张力障碍绝大部分是由于 *TOR1A* 基因突变所致，该基因定位在 9q32-34，外显率为 30%~50%。最常见的多巴反应性肌张力障碍也是常染色体显性遗传，由鸟苷三磷酸环化水解酶 -1（GCH-1）基因突变所致。获得性肌张力障碍指有明确病因的肌张力障碍，病变部位常累及纹状体、丘脑、蓝斑、小脑、脑干等，多见于围生期脑损伤、感染、药物、中毒、脑血管病、肿瘤、脑损伤等（见表 13-2）。

　　肌张力障碍的病理生理复杂，发病机制尚未完全明确。目前研究认为，皮质 - 基底节 - 丘脑 - 皮质环路功能失衡是引发肌张力障碍的主要环节，皮质感觉运动整合功能障碍和小脑功能异常可能参与肌张力障碍的发病。

【病理】

　　获得性肌张力障碍的病理学特征随原发病不同而异。痉挛性斜颈、眼睑痉挛及书写痉挛等常见成人局灶型肌张力障碍无特异性病理学改变。

【临床表现】

　　1. 肌张力障碍分类和临床表现多样，临床特征的分类依据包括发病年龄、症状分布、时间模式、伴随症状等，具体分类见表 13-2。尽管表现复杂，但某些临床特点有助于鉴别肌张力障碍与其他形式的运动障碍。

　　(1) 肌张力障碍患者不自主动作的速度可快可慢，可以不规则或有节律，但在异常运动的顶峰状态常有短时持续，呈现为一种奇异表情或特殊姿势。

　　(2) 不自主动作易累及头颈部肌肉（如眼轮匝肌、胸锁乳突肌、头颈夹肌等）、躯干肌、肢体的回旋肌、指腕屈肌、指 / 趾伸肌和跖屈肌等。

　　(3) 发作的间歇时间不定，但异常运动的方向及模式几乎不变，受累肌群相对较为恒定，肌力不受影响。

　　(4) 不自主动作在随意运动、精神紧张、生气时加重，在休息、睡眠时减轻或消失；可呈进行性加重，疾病晚期时症状持续、受累肌群广泛，可呈固定扭曲畸形。

　　2. 肌张力障碍作为不自主运动的一种形式，常可观察到以下现象。

　　(1) 缓解技巧 / 感觉诡计（alleviating maneuvers/sensory tricks）　指用于纠正异常姿势或缓解肌张力障碍性运动的随意动作或方法，通常是涉及受累部位的简单刺激或运动，而非用力对抗肌张力障碍症状。

　　(2) 镜像肌张力障碍（mirror dystonia）　由对侧运动诱发的单侧肢体不自主姿势或运动，与肌张力障碍的特征相同或类似，常见于受累较严重的一侧肢体。

　　(3) 泛化（overflow）　常在肌张力障碍性运动的高峰出现，在邻近身体区域出现较正常运动范围扩大的肌肉兴奋。

　　(4) 动作特异性（action-specific）　部分肌张力障碍症状仅在特定活动或执行特定任务时出现，例如由某些职业的模式运动诱发（如书写痉挛、音乐家痉挛），以局灶型肌张力障碍多见。

　　(5) 零点（null point）　在不刻意纠正下充分展现出的异常肌张力障碍相对稳定的姿势状态，该状态下肌张力障碍性运动往往相对减轻。

　　(6) 肌张力障碍性震颤（dystonic tremor）　是一种自发的振荡、节律性运动，常不恒定，由肌张力障碍性肌肉收缩导致，在患者试图维持正常姿势时常加重。在"零点"时，肌张力障碍性震颤往往减轻。

3. 几种最典型的肌张力障碍简介如下。

(1)全身型扭转性肌张力障碍　又叫原发性扭转痉挛(torsion spasm),临床上以四肢、躯干甚至全身的剧烈而不随意的扭转运动和姿势异常为特征。

各种年龄均可发病。儿童期起病者多有阳性家族史,常染色体显性遗传的全身型扭转性肌张力障碍绝大部分是由于 *DYT-TOR1A* 基因突变所致。症状常从一侧或两侧下肢开始,表现为一侧或两侧下肢的轻度运动障碍,足呈内翻跖曲,行走时足跟不能着地;逐渐进展至躯干和四肢的不自主扭转运动和姿势异常,特征性表现是以躯干为轴的扭转或螺旋样运动,常引起脊柱前凸、侧凸和骨盆倾斜。颈肌受累则出现颈部异常运动或姿势,颅面部受累时则出现异常表情、舌伸缩扭动等。成年起病者多为散发,症状常从上肢或躯干开始,大约20%的患者最终发展为全身型肌张力障碍。肌张力在扭转运动时增高,扭转运动停止后则转为正常或减低。随意运动或精神紧张时扭转痉挛加重,睡眠时完全消失。

(2)多巴反应性肌张力障碍(dopa-responsive dystonia,DRD)　最常见的是由 *GCH-1* 基因突变引起的 Segawa 病,由 Segawa(1976)首先报道。多于儿童期发病,女性多见,男:女之比1:2~1:4。缓慢起病,通常首发于下肢,表现为下肢的肌张力障碍和异常姿势或步态,多为下肢僵直、足屈曲或外翻,严重者可累及颈部。肌张力障碍亦可合并运动迟缓、齿轮样肌僵直、姿势反射障碍等帕金森综合征的表现。症状具有日间波动,早晨或午后症状轻微,运动后或晚间加重。此种现象随年龄增大会变得不明显。多数患者小剂量左旋多巴有显著和持久的疗效,且很少出现左旋多巴所致的运动并发症。

(3)眼睑痉挛(blepharospasm)　异常运动主要累及眼周肌肉,表现为瞬目频繁、睁眼困难,部分患者可伴有眼睑刺激感、眼干和畏光。痉挛可持续数秒至数分钟,可伴有睁眼困难。多数为双眼,少数由单眼起病,终累及双眼,影响读书、行走,甚至因无法睁眼而导致功能性"失明"。眼睑痉挛常在精神紧张、强光照射、阅读、注视时加重,在讲话、唱歌、张口、咀嚼、笑(缓解技巧)时减轻,睡眠时消失。

(4)颅段肌张力障碍(cranial dystonia)　是指眼睑痉挛合并口 - 下颌肌张力障碍(oromandibular dystonia),又称为 Meige 综合征,除瞬目增多、睁眼困难等眼部症状外,患者还表现为口下颌或舌部的不自主运动,如不自主张口、闭口、撇嘴、咧嘴、缩唇、伸舌、扭舌、龇牙、咬牙等,可影响发声和吞咽。严重者可使下颌脱臼、牙齿磨损、咬伤舌和唇。口 - 下颌的异常运动常由讲话、咀嚼触发,部分患者在触摸下巴、压迫颏下部等动作时可减轻,睡眠时消失。

(5)颈部肌张力障碍(cervical dystonia)　又称痉挛性斜颈,是由颈部肌肉异常收缩导致的异常运动和姿势,多见于30~50岁,也可发生于儿童或老年人,男女比例为1:2。经典的分型根据头颈部整体异常姿势的不同,将颈部肌张力障碍分为扭转、侧倾、前屈和后仰四种基本类型及其混合型。受累肌肉常有痛感,亦可见肌肉肥大。症状可因情绪激动而加重,部分患者用手触摸下颌、面部或枕部时减轻,睡眠时消失。

(6)书写痉挛(graphospasm)和其他职业性痉挛　指在执行书写、弹钢琴、打字等职业动作时手和前臂出现的异常运动和姿势,患者常不得不用另一只手替代,而做与此无关的其他动作时则往往为正常。患者书写时手臂僵硬,握笔姿势异常,可表现为手指和手腕的屈曲、过伸、扭转或偏斜。部分患者可伴有震颤,或伴有肘部、肩部抬起等异常姿势,症状随书写时间延长而逐渐加剧。

(7)发作性运动障碍(paroxysmal dyskinesias)　突然出现的肌张力障碍动作,通常由某种因素诱发,可自发缓解。发作性肌张力障碍依据诱发因素的不同分为3种主要形式:①发作性运动诱发的运动障碍,由突然的动作诱发;②发作性过度运动诱发的运动障碍,由跑步、游泳等持续运动诱发;③发作性非运动诱发的运动障碍,可因饮用酒、茶、咖啡或饥饿、疲劳、情绪波动等诱发。

【诊断及鉴别诊断】

根据病史、不自主运动和 / 或异常姿势的特征性表现及受累部位等,可作出症状诊断。在诊断肌张力障碍后要尽量明确病因。肌张力障碍的诊断可分为三步:①明确不自主运动是否为肌张力障碍;②明确肌张力障碍是否为获得性;③明确肌张力障碍是否遗传性或特发性。

肌张力障碍需与抽动症、舞蹈病、肌阵挛等其他不自主运动鉴别,亦需排除器质性假性肌张力障碍、功能性肌张力障碍,并需要明确是否存在导致获得性肌张力障碍的病因。

1. **器质性假性肌张力障碍** 眼部感染、眼干燥症和上睑下垂应与眼睑痉挛鉴别;牙关紧闭或颞下颌关节病变应与口 - 下颌肌张力障碍鉴别;颈椎骨关节畸形,外伤、疼痛、感染或眩晕所致强迫头位,先天性肌性斜颈或第Ⅳ对脑神经麻痹形成的代偿性姿势等应与颈部肌张力障碍鉴别;掌腱膜挛缩、扳机指、低钙血症等应与手部肌张力障碍鉴别。其他需鉴别的还有脊柱侧弯、僵人综合征、颅后窝肿瘤、脊髓空洞症、食管裂孔疝 - 斜颈综合征(Sandifer 综合征)、Satoyoshi 综合征、神经肌肉病等导致的不正常姿势或动作。

2. **获得性肌张力障碍** 以下临床线索往往提示获得性肌张力障碍:①起病突然,病程早期进展迅速;②持续性偏身型肌张力障碍;③儿童期颅段起病;④成人起病的下肢或全身型肌张力障碍;⑤早期出现固定的姿势异常;⑥除肌张力障碍外存在其他神经系统体征;⑦早期出现语言功能障碍,如构音障碍、口吃;⑧混合性运动障碍伴神经系统异常,如痴呆、癫痫、视觉障碍、共济失调、肌无力、肌萎缩、反射消失、感觉缺失、自主神经功能障碍。

3. **功能性肌张力障碍** 是功能性运动障碍的一种形式,诊断线索包括运动障碍常与感觉不适同时出现、缺乏缓解技巧和动作特异性、假性无力、多重的躯体症状、自我伤害、矛盾运动或假性发作、明显的精神症状、无人观察时好转、暗示下急性加重,应用心理治疗、强烈暗示、安慰剂或物理治疗可好转甚至痊愈。

【辅助检查】

基因诊断是肌张力障碍的重要辅助检查手段,遗传性肌张力障碍基因检测时应首先考虑主要症状特征,其次考虑起病年龄和遗传方式等因素,综合考量筛选候选基因进行检测,并针对候选致病基因选取相应的检测技术,必要时选择新一代高通量测序技术。

对疑患获得性肌张力障碍者可予以如下辅助检查:头颅 CT 或 MRI(排除脑部器质性损害)、颈部 MRI(排除颈部疾病引起的强迫头位或脊髓病变所致颈部肌张力障碍)、血细胞涂片(排除神经 - 棘红细胞增多症)。

【治疗】

目前对于多数特发性肌张力障碍,尚无有效的病因治疗方法,主要采用对症治疗。临床治疗的目标包括减少不自主运动、纠正异常姿势、减轻疼痛、改善功能和提高生活质量。临床上应根据肌张力障碍患者的具体情况,权衡利弊,选择支持和物理康复治疗、口服药物、肉毒毒素注射和手术等综合措施,实现个体功能和生活质量的最大改善。

1. **支持和物理康复治疗** 首先要进行心理疏导,充分与患者及家属沟通,理解疾病的性质,建立对治疗效果的合理预期。避免过度焦虑、紧张、情绪波动,提高自我控制能力。物理治疗、生物反馈治疗也有助于减轻症状,改善功能。可选择或结合祖国传统医学、按摩、太极拳、气功等方法。

2. **病因治疗** 明确肌张力障碍的病因对其长期治疗最为关键。由抗精神病药物引起的肌张力障碍可调节抗精神病药物,并使用抗胆碱能药物。Wilson 病相关的肌张力障碍综合征可用 *D*- 青霉胺或硫酸锌促进铜盐排泄及阻止肠道吸收。多巴反应性肌张力障碍可用左旋多巴替代治疗。

3. **口服药物治疗** 主要包括抗胆碱能药物(如苯海索)、苯二氮䓬类药物(如氯硝西泮)、肌松剂(如巴氯芬)、多巴胺能药物(如左旋多巴)等。目前研究认为一般常规剂量的口服药疗效轻微或短暂,常需要增加剂量才能改善运动症状,但可致嗜睡、反应迟钝、口干、胃肠道不适、情绪异常等不良反应,成人耐受性较差。由于大多数多巴反应性肌张力障碍对于左旋多巴具有良好而持久的反应,早发单纯性型肌张力障碍的患者应考虑进行左旋多巴试验性治疗,以避免遗漏多巴反应性肌张力障碍。抗癫痫药(卡马西平、苯妥英钠等)对发作性运动诱发的运动障碍患者治疗有效。

4. **肉毒毒素治疗** 肉毒毒素具有化学性去神经支配作用,可迅速缓解肌肉痉挛,重建主动肌与拮抗肌之间的力量平衡,改善肌肉过度收缩相关的疼痛、震颤、姿势异常、运动障碍等表现,提高患者的生活质量,是眼睑痉挛、颈部肌张力障碍等局灶型肌张力障碍的首选治疗方法。肉毒毒素长期使用安全有效,需要掌握肉毒毒素的剂量和治疗间隔时间,以降低中和抗体产生的风险。表浅肌肉可以徒手定位,应用肌电图、电刺激和超声进行引导可以提高深部肌内注射的准确性。

5. 手术治疗

(1)脑深部电刺激(deep brain stimulation,DBS):对苍白球内侧部(GPi)或底丘脑核(STN)持续电刺激已应用于多种肌张力障碍的治疗。目前 DBS 主要针对口服药物或肉毒毒素治疗效果不理想的全身型或节段型肌张力障碍,亦可用于重症局灶型肌张力障碍,如严重的颈部肌张力障碍。

(2)选择性痉挛肌肉切除术和周围神经切断术:既往根据头颈部的异常姿势确定参与痉挛的肌肉并手术切除,或选择支配痉挛肌肉的周围神经并切断,但由于痉挛模式可发生转变,手术疗效欠佳且易复发,目前已很少应用。

(3)射频毁损:单侧或双侧丘脑或苍白球立体定向射频毁损可用于难治性肌张力障碍,但由于其操作为不可逆性,目前多被 DBS 所替代。

(胡 波 靳令经)

 思考题

1. 运动障碍疾病临床上分为哪些类型?

2. 简述帕金森病的临床特点。

3. 简述帕金森病的治疗原则。有哪些药物治疗?

4. 简述肝豆状核变性的临床表现。

5. 简述肌张力障碍的常见类型及临床表现。

第十四章
认知障碍及痴呆

痴呆是一种以认知功能缺损为核心症状的获得性、持续性智能损害综合征。轻度认知障碍是发生在痴呆前期的、存在主观/客观认知受损证据但未累及日常生活功能的阶段,是认知障碍的理想干预窗口。阿尔茨海默病是以进行性认知功能障碍和行为损害为特征的中枢神经系统退行性病变,是最常见的痴呆类型。认知障碍常合并有精神行为异常,有着多种表现形式。本章主要阐述轻度认知障碍、阿尔茨海默病及痴呆伴精神行为障碍的病因、病理改变、临床表现、诊断标准及治疗方法。

第一节 概 述

痴呆(dementia)是一种以认知功能缺损为核心症状的获得性、持续性智能损害综合征,可由脑退行性疾病(如阿尔茨海默病、额颞叶变性等)引起,也可由其他原因(如脑血管病、外伤、中毒等)导致。认知损害可以涉及记忆、学习、定向、理解、判断、计算、语言、视空间等方面,其智能损害的程度足以干扰日常生活能力或社会职业功能。临床上具有慢性或进行性的特点,在病程某一阶段常伴有精神、行为和人格异常。随着人口老龄化,痴呆患者日益增多,已成为全球面临的重大经济卫生问题。

痴呆的病因很多,因此,明确痴呆诊断后,要根据患者的病史、病程经过、症状、神经系统体征、实验室检查、影像学检查及神经心理学检查来进一步确定痴呆的类型。

痴呆的诊断分三个步骤进行:①明确是否为痴呆;②明确引起痴呆的原因;③明确痴呆的严重程度和有无精神行为异常综合征(图 14-1)。

1. 明确是否痴呆——痴呆诊断的确立 根据痴呆的定义和诊断标准,患者既往智能正常,后来出现获得性认知能力下降,妨碍患者的社会活动或日常生活,可拟诊为痴呆。认知功能损害需要由神经心理评估客观证实。最后需排除意识障碍、谵妄、抑郁障碍导致的假性痴呆以及药物或毒物等导致的短暂意识错乱和智能下降。

2. 病因诊断——确定痴呆类型 病因学诊断步骤可概括为以下四步:①皮质性特征还是皮质下特征;②有无多发性缺血发作特征及有无运动障碍;③有无明显的情感障碍;④有无脑积水。根据上述痴呆诊断步骤,可确定大多数痴呆患者的病因。各型痴呆应根据相应国际通用诊断标准进行诊断。

痴呆的诊断思路

> 明确是否为痴呆
> ↓
> 明确引起痴呆的原因
> ↓
> 明确痴呆的严重程度和有无精神行为异常综合征

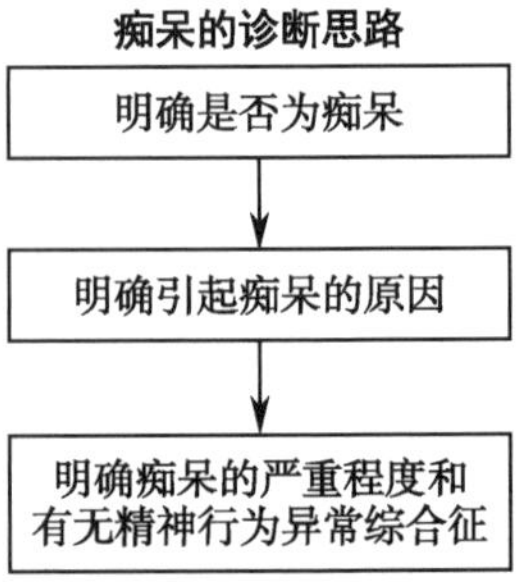

图 14-1 痴呆的诊断思路

3. 确定痴呆的严重程度 患者临床表现、日常生活能力受损情况、认知评估均有助于判断痴呆的严重程度,可以根据常用的临床痴呆评定量表(clinical dementia rating scale,CDR)或总体衰退量表(global deterioration scale,GDS)作出严重程度的诊断。

对于痴呆及其亚型的诊断,需要综合临床、影像、神经心理、生化检查、病理等多方面检查共同完成。

第二节 轻度认知功能障碍

轻度认知功能障碍（mild cognitive impairment, MCI）是一种存在主观及客观的记忆和/或其他认知损害证据，但日常生活能力正常，未达到痴呆诊断标准，介于正常老化和痴呆（尤其是阿尔茨海默病）之间的过渡阶段（图 14-2）。MCI 是一种具有与痴呆阶段类似的病理改变模式的临床综合征，且随着时间的推移向痴呆阶段转化风险日益增加。目前认为，任何一种特定原因的痴呆（如阿尔茨海默病、路易体痴呆、血管性痴呆等）在达到其特异痴呆诊断标准前都将经历 MCI 阶段。其中因各种脑血管病变所致的 MCI 也被称为血管性认知损害（vascular cognitive impairment, VCI）或血管性认知损害但无痴呆。但目前研究最充分的是与阿尔茨海默病（Alzheimer's disease, AD）存在病因关联的 MCI，即所谓的"AD 所致的 MCI"。由于当下临床和研究工作重心逐渐转向痴呆早期阶段的识别和干预，因此，MCI 的研究日益受到重视。

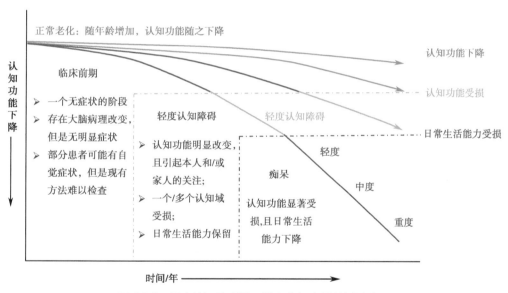

图 14-2 轻度认知障碍是正常老化与痴呆的过渡阶段

【分类】

（一）根据受损认知域分类

MCI 患者的病因、临床表现、影像学和生物学指标以及最终的转归都存在多样性。鉴于 MCI 的异质性，根据累及的认知域可将 MCI 分成 2 大类：遗忘型 MCI（amnestic MCI, aMCI）和非遗忘型 MCI（non-amnestic MCI, naMCI）。前者记忆损害最为显著；后者记忆相对保留，其他认知域受损明显。根据累及认知域的多少，两者可以进一步分为单认知域损害和多认知域损害型。

MCI 主要存在四种类型（图 14-3）：①单认知域遗忘型 MCI：以记忆损害为主，其他认知域相对保持完整，这种 MCI 称为遗忘型 MCI，系指个体与年龄和文化程度相匹配的对照组相比存在记忆损害（主观记忆抱怨和客观的记忆损害）伴或不伴其他认知功能损害，但日常生活能力正常，且未达到痴呆诊断标准，一般为发生于 AD 临床前期的一种综合征，其作为 AD 的前驱阶段已经为大量研究所共识。②单认知域非遗忘型 MCI：如单纯语言障碍或单纯注意或动作和执行功能障碍，前者可以进展成原发性进行性失语,后者可以进展成额颞叶痴呆。③多认知域遗忘型 MCI:包括记忆的多个认知域的轻度损害。④多认知域非遗忘型 MCI:不包括记忆的多个认知域的轻度损害。这些类型的 MCI 可能进展成 AD,也可能进展成血管性或其他痴呆以及其他非痴呆疾病。MCI 患者认知损害特征对病因常有一定的提示作用。MCI 亦有其他类型的分类(表 14-1)。

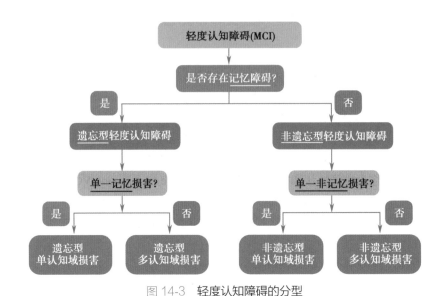

图 14-3　轻度认知障碍的分型

表 14-1　MCI 在不同的诊疗指南中的分类

修订的 MCI 梅奥诊所分类	2011 版 NIA-AA 诊疗指南分类	2013 版 DSM-5 诊疗指南分类
• 单一认知域损害遗忘型 MCI • 多认知域损害遗忘型 MCI • 单一认知域损害非遗忘型 MCI • 多认知域损害非遗忘型 MCI	• 核心临床标准的 MCI • 遗忘型 MCI • 非遗忘型 MCI	• AD 所致 MCI • 脑血管病所致 MCI • 额颞叶痴呆所致 MCI • 路易体痴呆所致 MCI • 创伤性脑损伤所致 MCI • HIV 感染所致 MCI • 抑郁所致 MCI • 药物应用所致 MCI • 朊病毒病所致 MCI • PD 所致 MCI

注:NIA-AA:美国国立衰老研究院和阿尔茨海默病协会(national institute on aging-Alzheimer's association,NIA-AA)、DSM-5:《精神障碍诊断与统计手册》第 5 版(*the fifth edition of the diagnostic and statistical manual of mental disorders*,DSM-5)。

(二) 根据病因分类

根据病因不同(图 14-4),可将 MCI 分为退行性、血管性和其他原因;所有缓慢起病的痴呆类型在临床症状达到痴呆前,轻度的病理变化均可引起 MCI,如阿尔茨海默病、脑小血管病、路易体病、额颞叶变性等。另外,一些疾病可能导致持久的轻度认知障碍,如脑外伤、脑炎、营养缺乏等。不同疾病导致的 MCI 有其自身的病因与发病机制。

【病因及发病机制】

目前病因尚不明确,一般认为大脑的退行性病变和血管性因素可能是引发认知功能损伤的直接因素。MCI 的危险因素很多,包括:①人口学因素:其中老龄化和性别是不可干预因素,而低教育水平则是可干预因素;②血管危险因素:高血压、糖尿病、高血脂、心脏病、动脉硬化、肥胖、高同型半胱

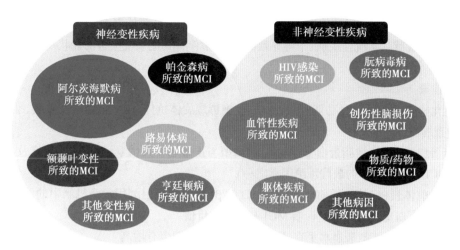

图 14-4　轻度认知障碍的病因分类

氨酸血症等,属于可干预因素;③脑卒中:卒中病灶的体积、部位及脑白质病变等,是不可干预因素;④遗传因素:*APOEε4* 等位基因、*notch3* 基因等;⑤系统性及内分泌疾病:肝功能不全、肾功能不全、肺功能不全、甲状腺功能低下等;⑥中毒与代谢性疾病:酒精中毒、有机物中毒、维生素缺乏等;⑦感染与免疫相关疾病,如梅毒感染、自身免疫性脑炎等。这些因素可以交互影响。

遗忘型 MCI 以情景记忆障碍为突出表现,这与 AD 神经心理学特征一致,遗忘型 MCI 发病机制与 AD 有一定的相同之处。AD-MCI 可能的病理生理过程涉及:①血小板中淀粉样前体蛋白形成;②氧化应激,自由基损伤;③免疫炎症反应;④能量代谢异常;⑤胆碱能神经异常;⑥神经元钙离子失衡;⑦神经递质与受体异常。

【病理】

MCI 的病因多种多样,其病理改变差异较大,主要以 AD-MCI 进行阐述。从病理学观察可见 MCI 和早期 AD 存在明显的不同。一般而言,脑组织存在不同程度的神经原纤维缠结,神经原纤维缠结随年龄增长而增多,其分布亦与 AD 相似。在区别 MCI 和早期 AD 时,神经元丢失较神经原纤维缠结更有意义。海马 - 海马周围结构,尤其是内嗅皮质有无大量的神经元坏死可能反映了 AD 与 MCI 之间的主要区别。

【临床表现】

多数在 60 岁以后发病,隐匿起病,缓慢进展。合并血管性因素者,可急性或亚急性起病,呈波动性病程。其临床表现主要包括三部分。

1. 神经心理学症状

(1)认知功能减退:学习新知识能力和近期记忆力减退,是 MCI 的最常见症状。主要表现为:其健忘的表现较同龄人更为频繁或持久,有时会忘记约会的时间、与人谈话内容的细节、电视节目的情节等,记忆新面孔的能力也下降。经过反复学习,虽然可以得到加强,但是仍达不到同龄老年人的水平。由于只是近期记忆减退,而远期记忆保持正常,谈论过去经历时表现如常,因此记忆力减退常被人们忽视。此外,患者表现出思维变慢,反应迟钝,用词困难或出现赘述等。

(2)复杂生活能力下降:基本日常生活能力正常,但由于存在认知功能障碍,部分执行功能可以受累,如解决复杂问题的能力、判断力和计算力的减退等。

(3)非认知神经症状:隐匿出现精神行为异常表现,主要包括抑郁、焦虑、激越、淡漠和社会退缩等。

2. 神经系统症状　可以存在神经系统躯体性症状,不同病因和不同类型的 MCI 伴随的躯体性症状各有不同。神经变性疾病导致的皮质性 MCI(如早期 AD、早期额颞叶痴呆)早期不出现躯体性症状;神经变性疾病导致的皮质下 MCI(如帕金森病等)常出现锥体外系症状;中毒性疾病(如慢性酒精性中毒、重金属及有机物中毒)和代谢性疾病(维生素 B_{12} 缺乏等)可伴有多发性周围神经病。

3. **其他系统症状**　系统性疾病、中毒导致的 MCI 常伴有其他系统损害的症状及体征。

【辅助检查】

1. **血液检查**

(1)血生化检查:肝功能、肾功能、甲状腺功能、梅毒螺旋体抗体、HIV 抗体以及叶酸、维生素 B_{12} 等检查用以排查继发性病因。

(2)载脂蛋白 E 基因:载脂蛋白 E(ApoE)基因型与正常老年人情景记忆、语义记忆及心理加工速度相关,是 MCI 转化为 AD 的最佳预测因素之一。

(3)淀粉样前体蛋白:淀粉样前体蛋白是 AD 的 β- 淀粉样蛋白沉积发病机制中的关键所在,血小板中淀粉样前体蛋白比率改变对于诊断 MCI 有一定的价值。

(4)半胱氨酸:高半胱氨酸血水平在 AD 的早期和 MCI 期也有增高。

2. **脑脊液检查**　Tau 蛋白和 $A\beta_{1-42}$ 是用于 AD 辅助诊断的脑脊液生物学标记物。MCI 患者的脑脊液中 Tau 蛋白也显著升高,同时 $A\beta_{1-42}$ 水平显著降低,说明脑脊液中的 Tau 蛋白和 $A\beta_{1-42}$ 水平对于预测 MCI 患者是否发展成 AD 有一定价值。

3. **影像学检查**

(1)结构性神经影像:采用磁共振成像(MRI)可以显示大脑的不同病变(脑血管病、白质病变、脑肿瘤、脑积水、脑萎缩等),有助于 MCI 的病因诊断和监测病情的进展。遗忘型 MCI 最常见的脑局部变化是海马和内嗅皮质的萎缩。MRI 可以检测大脑内侧颞叶的体积改变,且海马萎缩是预测 MCI 是否转化为 AD 的有效指标,海马萎缩(采用内侧颞叶萎缩视觉评分 >2 分)越明显的 MCI 患者,向 AD 的转化率越高,呈明显的线性关系。海马体积是区分遗忘型 MCI 与健康对照的最敏感指标,敏感度达 70%~79%。

(2)功能性神经影像:现阶段主要用于临床研究,已经逐步用于临床诊断。有记忆障碍的老年人在编码阶段右侧海马、左侧前额叶和左侧颞叶皮质的激活显著降低,且没有功能代偿。

(3)磁共振波谱:可以检测脑内化学成分。N- 乙酰天门冬氨酸(NAA)是神经元特有的物质并分布于全脑;肌醇(MI)是神经胶质的标志物,其水平升高被认为是胶质增生的指标。NAA/MI 比率降低可鉴别 MCI 和正常脑老化。

(4)断层显像术:单光子发射计算机断层成像术和正电子发射断层成像术是诊断 MCI 的早期检测工具,可以发现海马、颞顶叶和后扣带回的灌注及代谢降低。内嗅皮质、扣带回后部、颞顶叶皮质葡萄糖代谢减低可能是预示着 MCI 容易向 AD 转化。

4. **神经心理学测查**　神经心理评估是诊断和研究 MCI 的重要手段。神经心理检查可以客观反映患者的认知功能,及早发现可能转化成痴呆的患者。因此要选择不同量表进行评估,如筛选量表(蒙特利尔智能评估量表)、综合评估量表(韦氏智力量表、整体衰退量表)、特定认知功能检查(记忆功能、注意与执行功能、语言功能、视空间功能以及定向与计算功能等)、精神行为量表(神经精神科问卷、焦虑和抑郁症状的量表评估)等。

【诊断】

国际 MCI 工作组标准和欧洲阿尔茨海默病联合会 MCI 工作组标准包括以下三点:

(1)认知功能下降,而且客观检查有认知损害的证据和 / 或客观检查证实认知功能较以往减退。总体衰退量表 2~3 级或临床痴呆评定量表 0.5 分。

(2)日常生活能力正常,复杂的工具性日常能力可以有轻微损害,但患者仍可以进行这些活动。

(3)无痴呆。

遗忘型 MCI 的诊断标准:较多采用的是 Peterson 的 aMCI 诊断标准。

(1)记忆减退有知情者证实、且超过 3 个月。

(2)记忆测查分值低于年龄和教育匹配常模的 1.5 个标准差以下。

（3）其他认知功能正常或相对完好。

（4）日常生活能力保留。

（5）未达到痴呆诊断标准。

2011 年美国国立衰老研究所和阿尔茨海默病学会（national institute on aging and Alzheimer's disease，NIA-AA）在 AD 的总体诊断框架下提出了 AD 所致 MCI（MCI due to AD）的诊断标准。临床核心标准包括：

（1）对认知功能减退的担心：患者或知情者报告，或有经验的临床医师发现认知的损害。

（2）存在一个或多个认知域受损的客观证据（来自认知测验），包括记忆、执行功能、注意、语言、视空间功能等，情景记忆损害是以后进展为 AD 最常见的认知损害。

（3）复杂的工具性日常能力可以有轻微损害，但保持独立的日常生活能力。

（4）尚未达到痴呆的诊断。

（5）生物标志物，包括 Aβ 沉积的生物标记物和神经元损伤的生物标记物，但是该内容仅限于临床或基础研究，并不是临床诊断所必需的。

MCI 是一种症状性诊断，是多种原因导致的综合征。根据以上标准，询问病史，结合 MCI 起病和发展情况，认知损害特征，有或无神经系统原发疾病、精神疾病或系统性疾病的病史和体征以及必要的辅助检查，谨慎作出 MCI 的病因学诊断。

轻度认知功能障碍的鉴别诊断如下：

（1）正常老化：正常老年人随着年龄增长，客观上存在脑老化及认知老化，也存在记忆力下降情况。正常脑老化性记忆下降常常有如下特点：记忆力虽下降，但经提示仍能部分或全部回忆；认知功能基本正常，仍能学习和掌握新知识；基本不影响社会活动、人际交往、工作能力和家庭生活；记忆或认知量表评分基本在正常范围或正常低限；神经影像有老年脑表现，即脑室、脑池的轻度扩大和脑沟轻度增宽，多为两侧对称，可同时伴大脑半球纵裂前部及小脑扁桃体周围蛛网膜下腔扩大。

（2）血管性轻度认知损害（vascular mild cognitive impairment，VaMCI）：MCI 与正常老化鉴别后，需要进行病因鉴别。VaMCI 是指由血管源性所致的轻度认知障碍，要与 AD-MCI 鉴别。VaMCI 多表现为执行功能障碍，而 AD-MCI 多表现为记忆障碍，且后期转归亦有不同。两者的鉴别点见表 14-2。

表 14-2　轻度认知障碍的鉴别

鉴别要点	AD-MCI	VaMCI
概念	生理性记忆减退与 AD 之间的认知障碍状态	血管源性各种程度的认知功能障碍
性质	痴呆前的认知功能障碍，不包括痴呆	包括痴呆在内的认知功能障碍
病因	多为变性引起	血管源性疾病
病理表现	退行性	血管病变与局灶性神经元损伤
症状	记忆力下降为主	执行功能、注意力损伤较重
病程	隐匿、渐进性	波动性、阶梯式下降
预后	较大风险进展为 AD	轻度较好，重度不佳

（3）帕金森病所致轻度认知障碍（MCI in Parkinson disease，PD-MCI）：是由临床、认知和功能标准定义的综合征，指 PD 患者出现的非年龄相关性的认知功能下降，但日常生活能力基本正常。多表现为多个认知域受损，以注意力、执行功能和记忆受损为主，视空间障碍亦较为常见。疾病程度、受教育年限及老龄可能是 PD-MCI 的危险因素。PD-MCI 是帕金森病痴呆的危险因素，早期识别可以判断帕金森病的发展速度及严重程度，亦可以预测帕金森病痴呆的发生。

【治疗】

目前 MCI 的治疗尚存在争议，主要是 MCI 需要治疗与否、应如何治疗的问题。现在对 AD-MCI

的研究较为深入，一般认为，对经过神经心理学、神经影像学、分子生物学指标提示的可能转化成 AD 的 MCI 患者要进行早期干预和治疗。但是对其他类型的 MCI，尚没有被批准的特效药物。

1. **病因治疗** 应当根据 MCI 的病因进行针对性治疗，如叶酸、维生素 B_{12} 缺乏导致的 MCI 需补充叶酸和维生素 B_{12}；甲状腺功能低下导致的 MCI 应当进行激素替代治疗；脑卒中导致的 MCI 应当积极治疗脑卒中，尽量减轻认知障碍后遗症；对酒精中毒导致的 MCI 应补充维生素 B_1。对怀疑变性病导致的 MCI 目前没有对因治疗的药物。

2. **对症治疗** MCI 的治疗目标主要是提高患者的记忆和认知功能、预防和延缓痴呆。现今已被验证并广泛使用的药物是胆碱酯酶抑制剂；可能有效的药物包括抗谷氨酸能药物、脑细胞代谢药物、抗氧化剂和非甾体类抗炎药；对于激素替代疗法的作用仍存争议。

（1）胆碱酯酶抑制剂：作为 MCI 的首选药。主要有盐酸多奈哌齐、重石酸卡巴拉汀、加兰他敏及石杉碱甲等。

（2）抗谷氨酸能药物：N- 甲基 -D- 天冬氨酸（NMDA）介导的兴奋毒性作用可促使 Tau 蛋白异常磷酸化，并且与神经原纤维缠结（NFT）形成有关。美金刚（memantine）是一种非竞争性 NMDA 受体拮抗剂，治疗浓度的美金刚可增强突触可塑性、保护胆碱能神经元免受兴奋性毒性损害，以及阻断 Aβ 毒性并抑制 Aβ 的生成，从而改善认知功能，延缓病程进展。

（3）脑细胞代谢药物：脑细胞代谢药物对脑血流、脑细胞的能量代谢、胆碱能机制、兴奋性氨基酸受体介导功能和类固醇敏感性均有作用。吡拉西坦是同类药物中广泛应用的代表。

（4）抗氧化剂：抗氧化剂分为自由基清除剂（如维生素 A、维生素 C 和维生素 E，银杏等）和减少自由基生成药物（如司来吉兰）。Aβ 能促使过氧化脂质抑制烟碱受体，而维生素 E 能够阻断这一过程。

（5）激素替代疗法：目前雌激素和雄激素替代疗法在防治认知障碍方面的作用仍有较大争议。

（6）非药物干预：运动疗法和认知训练已被证明有效，其他方法如音乐疗法、物理干预等也有类似报道。

【预后】

MCI 有不同的转归：①部分进展为痴呆，MCI 患者发展为 AD 的危险性较正常人大约高 10 倍，具有 *APOEε4* 等位基因的 MCI 发展为散发性 AD 的可能性更大，部分进展为其他不同类型的痴呆；②不进展、不好转，病情保持稳定；③部分患者在一定程度上症状可有改善。

第三节　阿尔茨海默病

阿尔茨海默病（Alzheimer's disease，AD）是常发生于老年人，以进行性认知功能障碍和行为损害为特征的中枢神经系统退行性病变。临床上表现为记忆障碍、失语、失用、失认、视空间能力损害、抽象思维和计算力损害、人格和行为改变等。AD 是老年期最常见的痴呆类型，占老年期痴呆的 50%~70%。AD 的病理特征为老年斑、神经原纤维缠结、海马锥体细胞颗粒空泡变性及神经元缺失。

流行病学调查显示，全球 65 岁以上老年人群 AD 的患病率为 4%~7%，AD 患病率与年龄密切相关，年龄平均每增加 6.1 岁，患病率升高 1 倍；在 85 岁以上的老年人群中，AD 的患病率可高达 20%~30%。根据中国认知与老化研究（China COAST）显示，截至 2010 年，中国 65 岁以上老年人群有 920 万 AD 患者。本病女性高于男性，绝大多数 AD 为散发病例，家族遗传性 AD 较少，占病例 5%。

【病因及发病机制】

病因迄今不明，涉及遗传、环境、代谢、病毒感染等多种因素。除了遗传因素外，依据不同的 AD

病理学研究发现,对 AD 发病机制提出了很多病因学假说。

1. **遗传学因素** 家系研究发现了 3 个与家族性 AD 有关的基因(图 14-5):位于染色体 21q21.1-21.3 的淀粉样前体蛋白(amyloid precursor protein,APP)基因、位于染色体 14q24.3 的早老素 -1 (presenilin-1,PS1)基因、位于染色体 1q31-q42 的早老素 -2(presenilin-2,PS2)基因和位于染色体 19q13.2 上的 ApoE 基因。APOEε4 携带者是散发性 AD 的高危人群,研究显示携带一个 APOEε4 等位基因的人群,其罹患 AD 的风险约为正常人的 3.2 倍,而携带有两个 APOEε4 等位基因的人群,其罹患 AD 的风险约为正常人的 8~12 倍。Tau 蛋白基因位于 17 号染色体即 17q21,在阿尔茨海默病患者的脑组织中其所表达的 Tau 蛋白发生异常修饰。

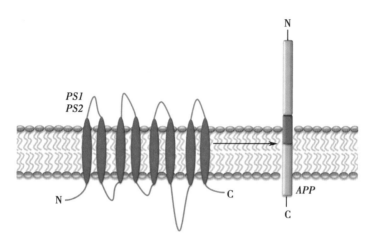

图 14-5 3 个与 AD 有关的基因——**APP**、**PS1**、**PS2** 基因

2. **Aβ 学说** Aβ 的生成与清除失衡是导致神经元变性和痴呆发生的起始事件。家族性 AD 的三种基因突变均可导致 Aβ 的过度生成。Aβ 沉积可导致 AD 发病,减少 Aβ 在脑组织中的沉积可减轻 AD 的症状。Aβ 在脑组织内沉积的主要原因为:Aβ 合成代谢异常;Aβ 分解代谢水平降低;Aβ 转运失衡。

3. **中枢胆碱能损伤学说** 胆碱能神经递质是脑组织中的重要化学物质,发生 AD 时基底节区的胆碱能神经元减少,导致乙酰胆碱合成、储存和释放减少,引起以记忆和识别功能障碍为主要症状的一系列临床表现。AD 患者脑脊液和脑组织中的胆碱乙酰转移酶、乙酰胆碱酯酶(acetylcholine esterase,AChE)和乙酰胆碱功能均有不同程度的损害。此学说已证实是目前较为公认的 AD 发病机制,但不具有特异性,其他类型痴呆也可见胆碱能神经受损的现象。

4. **其他** AD 还可能与兴奋性氨基酸毒性作用、炎症反应、线粒体老化、自由基损伤和氧化应激、钙稳态失调、胰岛素相关糖代谢异常、脂质代谢异常等有关。

此外,一些流行病学研究发现低教育程度、不良膳食因素、吸烟、高血糖、高胆固醇、高同型半胱氨酸、女性雌激素水平降低等都是 AD 发病的危险因素,提高 AD 患病率。

【病理】

AD 典型的病理改变可能先于临床认知障碍症状 15~20 年出现,即患者脑内有 AD 病理改变,但无认知功能受损的表现。AD 的大体病理表现为脑的体积缩小,重量减轻,脑沟加深、变宽,脑回萎缩,颞叶特别是海马萎缩。组织病理学的改变为神经炎斑、神经原纤维缠结、广泛神经元缺失、异常颗粒空泡变性、星形胶质细胞反应、小胶质细胞反应和血管淀粉样变性,其中以神经炎斑和神经原纤维缠结为典型表现(图 14-6)。

1. **神经炎斑(neuritic plaque,NP)** NP 以 Aβ 沉积为核心,周围是由嗜银的轴突、树突、类淀粉纤维、胶质细胞突起和小胶质细胞组成的冠状物。其主要累及阿尔茨海默病患者的大脑皮质、海马、某些皮质下神经核如杏仁核、前脑基底神经核和丘脑。NP 形成的同时,伴随着广泛的进行性大脑突触的丢失,这与早期的短时记忆损害有关。

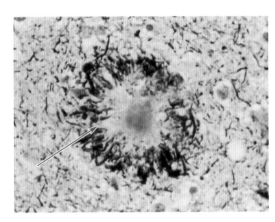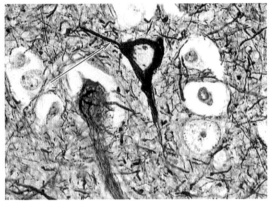

图 14-6　AD 的病理

注:以老年斑、神经原纤维缠结和神经元减少为主要病理表现。

2. 神经原纤维缠结(neurofibrillary tangle,NFT)　NFT 是 AD 典型的三大特征性病理改变之一,是神经细胞内成对的直径为 10nm 纤维细丝拧成螺旋状而形成的双股螺旋细丝。电镜下证实其为双股螺旋细丝构成,多见于较大的神经元如海马、杏仁核、颞叶内侧、额叶皮质的锥体细胞。其存在密度与 AD 的病情严重性相关。NFT 不仅存在于 AD,也存于其他无老年斑的神经系统变性疾病。

【临床表现】

通常隐匿起病,呈慢性进展性病程。患者有认知功能减退、精神行为症状和社会生活功能减退等临床表现。按照最新分期,AD 包括两个阶段:痴呆前阶段和痴呆阶段。依据 AD 患者首发临床症状不同,可分为:经典型 AD 和非经典型 AD。

1. 痴呆前阶段　此阶段分为轻度认知功能障碍发生前期(pre-mild cognitive impairment,pre-MCI)和轻度认知功能障碍期(mild cognitive impairment,MCI)。AD 的 pre-MCI 期没有任何认知障碍的临床表现或者仅有极轻微的记忆力减退主诉,这个概念目前主要用于临床研究。AD 的 MCI 期,即 AD 所致的 MCI,见第十四章第二节。

2. 痴呆阶段　即传统意义上的经典型 AD,此阶段患者认知功能损害导致了日常生活能力下降,根据认知损害的程度大致可以分为轻、中、重三度。

(1)轻度:主要表现是记忆障碍。首先出现的是近事记忆减退,常将日常所做的事和常用的物品遗忘。随着病情的发展,可出现远期记忆减退,即对发生已久的事情和人物的遗忘。部分患者出现视空间障碍,外出后找不到回家的路,不能精确地临摹立体图。面对生疏和复杂的事物容易出现疲乏、焦虑和消极情绪,还会表现出人格方面的障碍。

(2)中度:除记忆障碍继续加重外,工作、学习新知识和社会接触能力减退,特别是原已掌握的知识和技巧出现明显的衰退。出现逻辑思维、综合分析能力减退,言语重复、计算力下降,明显的视空间障碍,如在家中找不到自己的房间,还可出现失语、失用、失认等。此时患者常有较明显的行为和精神异常,性格内向的患者变得易激惹、兴奋欣快、言语增多,而原来性格外向的患者则可变得沉默寡言,对任何事情提不起兴趣,出现明显的人格改变。

(3)重度:此期的患者除上述各项症状逐渐加重外,还有情感淡漠、哭笑无常、言语能力丧失,以致不能完成日常简单的生活事项如穿衣、进食。终日无语而卧床,与外界逐渐丧失接触能力。四肢出现强直或屈曲瘫痪,括约肌功能障碍。此外,此期患者常可并发全身系统疾病的症状,如肺部及尿路感染、压疮以及全身性衰竭症状等,最终因并发症而死亡。

除了 AD 的典型临床表现外,还有一些非经典型 AD 如:后皮质萎缩、Logopenic 型进行性失语、额叶变异型 AD。后皮质萎缩早期以显著的视空间障碍为主要表现,患者往往出现无法分辨 2 个以上物体、符号和面孔等;Logopenic 型进行性失语早期主要表现为单个物品的命名和句子复述功能受损的语言功能障碍;额叶变异型 AD 初期表现为行为和人格改变的精神行为学症状,包括情感淡漠、脱抑制行为,神经心理学检查多表现为执行力受损,早期记忆力保存较好。

【辅助检查】

1. **影像学检查** CT 检查可见脑萎缩、脑室扩大;头颅 MRI 显示双侧颞叶、海马萎缩,是本病重要的早期征象。此外,也可见侧脑室、第三脑室扩大,以及脑沟增宽、加深等脑萎缩征象。SPECT 和 PET 成像可见顶叶、颞叶和额叶,尤其是双侧颞叶的海马区血流和代谢降低(图 14-7)。

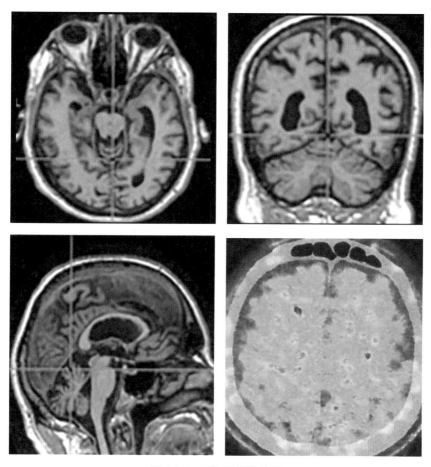

图 14-7 AD 影像学检查

2. **脑电图检查** 脑电图在早期阶段为低波幅,α 波明显减少,甚至完全消失,随病情进展,可逐渐出现较广泛的 θ 波活动,特别在额、顶区明显。晚期则表现为弥漫性慢波,且脑电图改变的程度和痴呆的严重程度具有相关性(图 14-8)。

3. **脑脊液检查** 常规检查无明确异常。脑脊液中 Tau 蛋白和 Aβ 的测定有助于 AD 的诊断。CSF 检查可发现 $Aβ_{42}$ 水平降低,总 Tau 蛋白和磷酸化 Tau 蛋白增高。

4. **神经心理学测验** 神经心理学检查可以为痴呆诊断和严重程度提供客观证据。

临床上常用的工具可分为:①大体评定量表:如简易精神状况检查量表(MMSE)、蒙特利尔认知测验(MoCA)、阿尔茨海默病认知功能评价量表(ADAS-cog)、长谷川痴呆量表(HDS)、Mattis 痴呆量表、认知能力筛查量表(CASI)等;②分级量表:如临床痴呆评定量表(CDR)和总体衰退量表(GDS);③精神行为评定量表:如汉密尔顿抑郁量表(HAMD)、神经精神问卷(NPI);④用于鉴别的量表:Hachinski 缺血指数量表。还应指出的是,选用何种量表,如何评价测验结果,必须结合临床表现和其他辅助检查结果综合得出判断(表 14-3)。

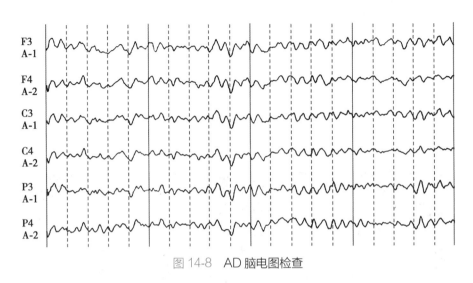

图 14-8　AD 脑电图检查

表 14-3　AD 常用评估量表

量表类型	量表名称
认知功能评定量表	简明精神状态量表
	蒙特利尔认知测验
	阿尔茨海默病认知功能评价量表
	长谷川痴呆量表
	Mattis 痴呆量表
	认知能力筛查量表(CASI)
认知障碍程度分级量表	临床痴呆评定量表
	总体衰退量表
精神行为评定量表	老年抑郁量表
	汉密尔顿抑郁量表
	神经精神问卷
与血管性痴呆的鉴别量表	Hachinski 缺血指数量表

5. **基因检查**　有明确家族史的患者可进行 *APP*、*PS1*、*PS2* 基因检测,基因突变的发现有助于确诊。

【诊断及鉴别诊断】

1. **诊断标准**　应用最广泛的诊断标准是 1984 年由美国国立神经病语言障碍卒中研究所和 AD 及相关疾病学会(NINCDS-ADRDA)制定的 AD 诊断标准。2011 年美国 NIA-AA 发布 AD 诊断指南,根据疾病进程将 AD 分为临床前 AD、AD 所致 MCI 及 AD 痴呆,其中临床前 AD 和 AD 所致 MCI 概念仅推荐用于研究,NIA-AA 诊断标准中强调了生物标记物在 AD 诊断中的重要性。2014 年,国际工作组织(IWG)和美国国立老化研究院 - 阿尔茨海默协会(NIA-AA)建立了阿尔茨海默病(AD)诊断标准,它能更好地定义 AD 的临床表型,整合了生物标记物于诊断流程中,并提出了非典型 AD 的诊断标准。

(1)典型 AD 的 IWG-2 诊断标准(任何阶段 A+B)

1)特异的临床表型:存在早期及显著的情景记忆障碍(孤立的或伴随有其他认知和行为改变,提示为轻度认知功能损害或痴呆综合征)且包括下述特点:①患者或知情者诉有超过 6 个月的逐渐进展的记忆能力下降。②海马型遗忘综合征的客观证据*,基于 AD 特异性检测方法——通过线索回忆和控制编码测试等发现情景记忆显著下降。

2）阿尔茨海默病病理证据（下述之一）：① CSF 中 $A\beta_{1\text{-}42}$ 水平下降及 T-tau 或 P-tau 水平上升。②淀粉样蛋白 PET 成像中示踪剂滞留增加。③存在 AD 常染色体显性遗传突变（*PS1*、*PS2* 或 *APP* 突变）。

3）典型 AD 的排除标准＊

A. 病史

a. 突然发病。

b. 早期出现下述症状：步态障碍，癫痫，严重和普遍的行为改变。

B. 临床特征

a. 局灶性神经特征。

b. 早期锥体外系体征。

c. 早期幻觉。

d. 认知波动。

C. 其他足以导致记忆及相关症状的情况

a. 非 AD 痴呆。

b. 重度抑郁。

c. 脑血管疾病。

d. 中毒、炎症或代谢紊乱，均需特异的检查。

e. 与感染或血管性损伤一致的内侧颞叶 MRI 的 FLAIR 或 T_2 信号改变。

＊ 在中 - 重度痴呆阶段，海马遗忘综合征可能难以鉴定，但在有痴呆综合征的情况下结合阿尔茨海默病理的在体证据就足以诊断。

＊补充检查包括血液检查和脑 MRI 等，以排除其他导致认知障碍或痴呆的疾病或伴随疾病（血管性病变）。

（2）非典型 AD 的 IWG-2 诊断标准（任何阶段 A+B）

1）特异临床表型（下述之一）

A. AD 的后部变异型（包括）

a. 枕颞叶变异亚型定义为出现早期、突出及进展的对物体、符号、单词或面容的视觉感知或视觉辨认能力异常。

b. 双侧顶叶变异亚型定义为早期、突出及进展的视空间能力障碍，表现为 Gerstmann 综合征、Balint 综合征、肢体失用或忽视。

B. AD 的少词性进行性失语变异型定义为在保留语义性、语法性和运动性语言能力的情况下，出现早期、突出及进展的单词检索或句子重复能力受损。

C. AD 的额叶变异型定义为出现早期、突出及进展的行为改变，包括相关的淡漠或行为脱抑制，或认知测试发现突出的执行功能受损。

D. AD 的 21- 三体综合征变异型定义为 21- 三体综合征患者发生的早期行为改变和执行功能损害为特征的痴呆。

2）阿尔茨海默病理的在体证据（下述之一）：① CSF 中 $A\beta_{1\text{-}42}$ 水平下降及 T-tau 或 P-tau 水平上升。②淀粉样蛋白 PET 成像中示踪剂滞留增加。③存在 AD 常染色体显性遗传突变（*PS1*、*PS2* 或 *APP* 突变）。

3）非典型 AD 的排除标准＊

A. 病史

a. 突然发病。

b. 早期和普遍的情景记忆障碍。

B. 其他足以导致记忆及相关症状的情况

a. 重度抑郁。

b. 脑血管疾病。

c. 中毒、炎症和代谢紊乱。

*补充检查包括血液检查和脑 MRI 等，以排除其他导致认知障碍或痴呆的疾病或伴随疾病（血管性病变）。

（3）混合性 AD 的 IWG-2 诊断标准（A+B）

1）AD 的临床和生物标志物证据（两者均需满足）：①海马型遗忘综合征或非典型 AD 临床表型之一。②CSF 中 Aβ1-42 水平下降及 T-tau 或 P-tau 水平上升；或者淀粉样 PET 成像中示踪剂滞留增加。

2）混合病理的临床和生物标志物证据

A. 对于脑血管疾病（两者均需满足）

a. 卒中或局灶神经学特征的病史记录，或两者皆有。

b. 下述一个或多个 MRI 证据：相应的血管病变、小血管病、重要部位腔隙性脑梗死、脑出血。

B. 对于路易体病（两者均需满足）

a. 下述之一：锥体外系症状、早期幻觉、认知波动。

b. PET 扫描示多巴转运体异常。

（4）AD 临床前阶段的 IWG-2 诊断标准

1）无症状高危 AD 的 IWG-2 诊断标准（A+B）

A. 缺少特异性临床表型的存在（两者均需满足）：①无海马型遗忘综合征。②无任何非典型 AD 的临床表型。

B. 阿尔茨海默病理的在体证据（下述之一）：① CSF 中 Aβ1-42 水平下降及 T-tau 或 P-tau 水平上升。②淀粉样蛋白 PET 成像中示踪剂滞留增加。

2）症状前 AD 的 IWG-2 诊断标准（A+B）

A. 缺少特异性临床表型的存在（两者均需满足）：①无海马型遗忘综合征。②无任何非典型 AD 的临床表型。

B. 经证实的 AD 常染色体显性突变（*PSEN1*、*PSEN2*、*APP*）的存在或其他证实的基因（包括 21- 三体综合征）。

2. **鉴别诊断**

（1）血管性痴呆（vascular dementia，VaD）：包括缺血性或出血性脑血管病，或者心脏或循环障碍引起的低血流灌注所致的临床痴呆，也是痴呆常见的类型之一。血管性痴呆依据不同病因，可概括为：多发性脑梗死性痴呆、关键性梗死性痴呆、小血管性痴呆、低灌流性痴呆、出血性痴呆和其他原因血管性痴呆。但不论哪种类型，VaD 诊断核心标准是有认知功能减退达到痴呆标准，有明确血管性事件或血管因素，且两者之间具有因果效应。VaD 患者神经心理特点早期不是以记忆，而是以执行功能障碍突出，临床症状呈波动性进展，常伴有肢体偏瘫、失语等神经局灶性症状，神经影像检查有缺血或出血病灶，或弥漫脑白质损伤等改变（图 14-9）。Hachinski 缺血指数量表对区分它与阿尔茨海默病，有一定帮助，Hachinski 缺血指数评分 ≥ 7 分提示 VaD，≤ 4 分提示 AD，5 分或 6 分提示为混合性痴呆。

（2）额颞叶痴呆（frontotemporal dementia，FTD）是中老年人缓慢出现的人格改变、言语障碍以及行为异常，神经影像学显示主要局限于额颞叶萎缩的一组痴呆综合征。FTD 的形态学特征是额叶和颞叶的萎缩。这些改变在疾病早期并不明显，随着疾病进展，MRI、SPECT 等检查才可见典型的局限性脑萎缩和代谢低下（图 14-10）。病理表现在新皮质和海马的神经细胞内出现银染的胞质内包涵体，即 Pick 小体。本病以精神行为学改变为主要表现，也可出现失语，表现为早期命名障碍为特点的语义性知识损伤和言语顿挫，言语流畅性下降。与 AD 相比，FTD 患者记忆等认知功能在早期保留较好。

FTD目前无有效治疗药物,治疗主要以对症、支持、认知训练为主。

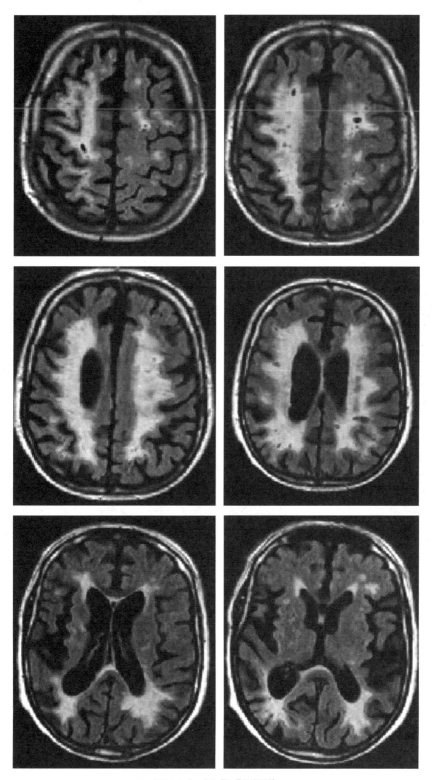

图 14-9　VaD 典型影像

（3）路易体痴呆（dementia with Lewy body,DLB）：是一组以波动性认知功能障碍、帕金森综合征和视幻觉为临床特点,以神经元胞质内路易小体（Lewy body）形成为病理特征的神经系统变性疾病。发病率仅次于AD。发病年龄多在60岁之后,且男性多丁女性。DLB患者认知功能方面均有损害,而且临床表现多样。相对于 AD,DLB 患者记忆障碍可以不明显,但有明显的视知觉、视空间觉和视觉重建功能障碍,以及行动迟缓等锥体外系症状,早期 DLB 患者可以出现睡眠中大喊大叫等 REM 睡眠行为障碍(RBD)。多巴胺转运体功能显像显示黑质纹状体系统的多巴胺转运体摄取减少(图 14-11),对区别 AD 患者有一定的鉴别意义。临床治疗使用胆碱酯酶抑制剂或美金刚对改善 DLB 症状可能有一定效果,但是 DLB 患者对神经安定剂敏感,慎用该类药物。

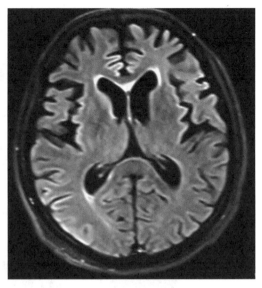

图 14-10　FTD 典型影像

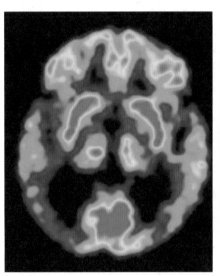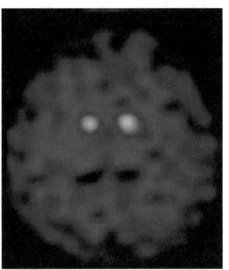

图 14-11　DLB 典型影像

　　(4)帕金森病痴呆(Parkinson disease dementia,PDD):PDD 指帕金森病患者的认知损害达到痴呆的程度。相对于其他认知域的损害,PDD 患者的执行功能受损尤其严重。PDD 与 DLB 在临床和病理表现上均有许多重叠。反复的视幻觉发作在两种疾病中均较常见。但帕金森病患者痴呆表现通常在运动症状出现 10 年后甚至更长时间以后方才出现。然而,除了症状出现顺序、起病年龄的不同以及对左旋多巴制剂疗效的差别外(图 14-12),DLB 与 PDD 患者在认知损害域、神经心理学表现、睡眠障碍、自主神经功能损害、帕金森病症状、神经阻断剂高敏性以及对胆碱酯酶抑制剂的疗效等诸多方面均十分相似。DLB 与 PDD 可能是广义路易体疾病谱中的不同表现。

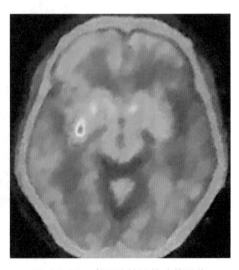

图 14-12　多巴胺转运体功能显像

　　(5)其他
　　1)快速进展型痴呆:最常见的原因是克 - 雅氏病(Creutzfeldt-Jakob disease,CJD),临床上以快速认知功能障碍、行为异常为主要表现,同时出现肌阵挛、小脑和锥体外系受累症状。脑电图检查在皮质抑制活动背景上出现特征性周期性发放的三相波(图 14-13),头颅 MRI 检查可见双侧基底节、丘脑后部长 T_2 信号,Flair 和弥散加权成像 MRI 检查可见明显的花边样增强信号(图 14-14),对诊断该病具重要提示意义。

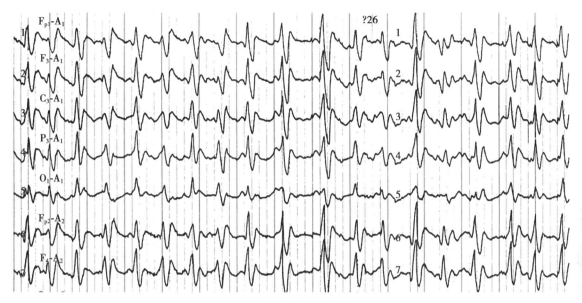

图 14-13　CJD 脑电图

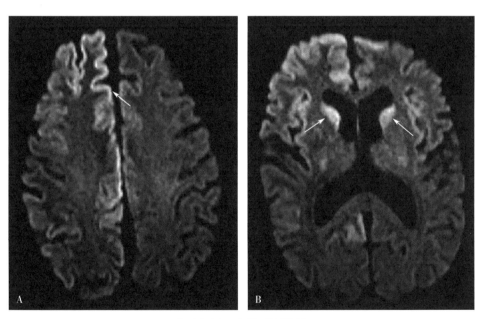

图 14-14　CJD 典型影像

2)正常颅压性脑积水:是可治性痴呆的常见病因,临床表现为进行性智能衰退、共济失调步态和尿失禁三大主征。脑积水(图 14-15)和脑萎缩在影像学上的区别可总结为以下几点:①脑积水时两侧脑室前角间最大距离与同一层面最大颅腔距离之比(Evan 指数)>0.3;②脑积水时脑室向四周扩大,左右侧脑室额角呈球形,而侧脑室顶部夹角 <90°;③脑积水三脑室扩大,可呈球形;④脑萎缩时脑沟、脑池增宽,脑积水时高位凸面脑沟无明显扩大,甚至相对狭小;⑤脑积水在脑室周围可出现间质性水肿的低密度区。

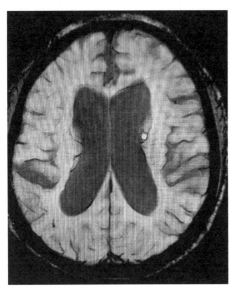
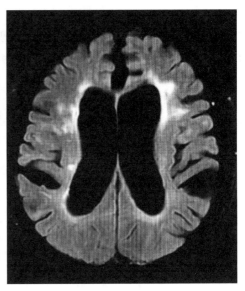

图 14-15　正常颅压性脑积水影像

3) 感染、中毒、代谢性疾病：痴呆还可能是多种中枢神经系统感染性疾病如 HIV、神经梅毒、朊病毒病、脑炎等的表现之一。维生素 B_{12} 缺乏、甲状腺功能减退、酒精中毒、一氧化碳中毒、重金属中毒等均可出现痴呆。

【治疗】

由于 AD 的病因和发病机制未明，目前尚无特效治疗。临床以对症治疗为主，包括药物治疗改善认知功能和记忆障碍，以及改善精神症状。除外药物治疗，非药物治疗（如认知训练）也可以为 AD 的预防和早期干预提供有益的补充手段。

1. **胆碱酯酶（AChE）抑制剂**　能抑制乙酰胆碱降解并提高其活性，增加突触间隙乙酰胆碱含量，改善神经递质传递和提高认知功能，是目前改善痴呆认知功能最主要的药物，也是治疗轻、中度 AD 一线治疗药物。现有临床使用的胆碱酯酶抑制剂主要包括多奈哌齐、卡巴拉汀、加兰他敏和石杉碱甲。①多奈哌齐：是选择性可逆性乙酰胆碱酯酶抑制剂，可显著改善认知功能。②重酒石酸卡巴拉汀：为乙酰胆碱酯酶和丁酰胆碱酯酶双向抑制剂，能通过延缓功能完整的胆碱能神经元对释放乙酰胆碱的降解而促进胆碱能神经传导。③加兰他敏：选择性的乙酰胆碱酯酶抑制剂，并可使烟碱受体发生变构。④石杉碱甲：是我国从中草药千层塔中提取的乙酰胆碱酯酶抑制剂，可改善患者的记忆障碍。胆碱酯酶抑制剂治疗痴呆较为安全，仅少数患者在服用过程中，可能出现恶心、食欲减退等胃肠道反应。不良反应发生存在明确的量效关系，通常较高的剂量容易导致不良反应发生。新近上市卡巴拉汀透皮贴剂和多奈哌齐口腔崩解片增加了 AD 患者服药依从性，一定程度上可减少药物副作用发生。

2. **抗谷氨酸能药物**　盐酸美金刚为非竞争性 NMDA 受体拮抗药，可对抗谷氨酸的兴奋性毒性。美金刚能改善痴呆患者的认知功能及延缓日常生活能力的退化，用于中晚期 AD 患者的治疗。副作用包括眩晕、头痛等。

3. **针对 AD 患者的精神症状的药物**　由于 AD 患者常常伴有抑郁、焦虑、睡眠障碍以及兴奋或攻击行为等精神症状，应及时给予抗精神病药物治疗。抗精神病药物很容易产生难以耐受的副作用，所以在治疗老年患者时，对抗精神病药物的应用一定要慎重。首先要评估用药的必要性，权衡用药的利弊，谨慎调整剂量；其次要坚持个体化用药原则，首选口服药物，并参考药物副作用，选择合适药物；从低起始剂量，缓慢增量，直至症状改善；精神症状首选非典型抗精神病药，例如利培酮、奥氮平、喹硫平等；改善抑郁症状首选 SSRI 类抗抑郁药，例如西酞普兰、舍曲林等；存在焦虑症状者若应用 SSRI 类效果不佳，可选择苯二氮草类药物。

(1)抗精神病药物:适应证为 AD 伴发的幻觉、妄想以及严重的兴奋、躁动等精神病性症状。传统类抗精神病药物如奋乃静、氯丙嗪、氟哌啶醇等在用于痴呆的治疗中都有一定的疗效,但是传统类抗精神病药物很容易产生难以耐受的副作用,包括类帕金森症状、急性肌张力障碍,静坐不能以及迟发性运动障碍等。所以在治疗老年患者时,对传统抗精神病药物的应用一定要慎重。非经典抗精神病药物包括氯氮平、利培酮、奥氮平等。由于传统抗精神病药物的副作用,近 10 年来治疗 AD 的精神症状多首选新一代非经典的抗精神病药物。

(2)抗抑郁药物:5%~8%AD 患者有抑郁状态,当伴有激越或攻击性的痴呆患者有明显抑郁表现时,应给予抗抑郁药物治疗。目前常用的抗抑郁药物主要是选择性 5- 羟色胺再摄取抑制剂(selective serotonin reuptake inhibitor,SSRI),这类药物能够改善患者的情感淡漠、抑郁、易激惹、焦虑等。由于新一代抗抑郁药物对肝脏细胞色素酶的抑制作用,在治疗 AD 患者时需要考虑到合并用药的问题。

4. 抗氧化剂 AD 患者脑组织可见严重的脂质过氧化,导致神经元变性死亡,为抗氧化治疗提供了理论基础。包括维生素 E、司来吉兰、艾地苯醌等,这类药物具有减少自由基生成,抗脂质过氧化,增加脑内儿茶酚胺含量,可轻度改善患者的认知功能。

5. 改善脑血液循环和脑细胞代谢的药物 此类药主要改善脑血液循环、促进神经细胞对氨基酸、磷脂及葡萄糖的利用,从而增强患者的反应性、兴奋性和记忆力。临床上常用脑代谢赋活剂如吡拉西坦、茴拉西坦和奥拉西坦等。

6. 钙离子拮抗剂 AD 患者脑神经元存在明显的钙稳态失调。Ca^{2+} 拮抗剂可选择性作用于脑血管,扩张血管平滑肌,增加脑血流量,改善脑部供氧,以达到改善学习和记忆功能。代表性钙离子拮抗剂包括:尼莫地平、尼麦角林等。

7. 调节肠道菌群药物 AD 发病过程中肠道菌群紊乱可诱发脑内神经炎症,加重 Aβ 沉积和 Tau 过度磷酸化促使认知功能障碍。GV-971 是中国原研寡糖类 AD 治疗药物,可以通过重塑肠道菌群平衡,降低外周与中枢炎症改善认知功能障碍。

【预后】

目前 AD 尚无确切的预防措施,加强脑和身体锻炼,积极防治高血压、糖尿病、高血脂等慢性疾病,及时干预老年抑郁障碍和应激等精神卫生问题可能对病情有益。本病预后不佳。平均病程约为 7~10 年,生存期受发病年龄、躯体疾病以及治疗和护理水平等影响。

第四节 痴呆伴精神行为障碍

认知功能障碍、精神行为症状(behavioral and psychological symptoms of dementia,BPSD)和社会及日常生活能力减退是痴呆的三大临床症候群。所有痴呆患者在其病程中都曾出现过至少一种行为或精神症状,包括紊乱的知觉、思维内容、情感、行为及睡眠等一系列症状。BPSD 往往是痴呆患者就诊的主要原因,对诊断也有一定的帮助。BPSD 主要由痴呆病理结果影响边缘系统导致神经递质如胆碱能、多巴胺能、5- 羟色胺能系统异常有关,也与认知损害、环境及心理因素相关。BPSD 给患者与社会、家庭带来严重不良后果。对于患者,BPSD 可导致疾病进展、认知功能损伤、生活质量下降,药物使用增加及长期住院风险增加。对于看护者,BPSD 加重其负担,还可降低其生活质量。

【临床表现】

几乎所有的精神行为症状均可出现在痴呆患者,其症状表现也具有自身特点。并且,BPSD 贯穿痴呆疾病始终,并随疾病进程递增。BPSD 按症候群可分为情感症状(如抑郁、焦虑、淡漠、高涨、易激惹、脱抑制)、精神病性症状(幻觉、妄想、身份识别障碍)、行为症状(异常运动行为、激越/攻击性、睡眠紊乱、刻板行为、进食障碍、性欲增强或倒错)等。

1. **抑郁、焦虑**　患者表现为情绪低落、缺乏愉快感、易紧张、坐立不安、烦躁、反复去卫生间大小便等,对记忆力下降有很多担心,甚至有消极想法或行为,这些症状通常出现在疾病早期。一项回顾性研究发现,在痴呆被诊断前2年左右时间,患者的抑郁症状最明显(B.C.Jost,1996)。有抑郁障碍家族史或个人史的患者发生率更高。Hanseeuw等的研究证实焦虑是临床前AD后期的一个症状。

2. **淡漠**　患者对以往感兴趣的事情失去兴趣,丧失对亲人的关切或担忧的能力,表现为社交活动减少、面部表情贫乏、语调变化少、情感反应弱、缺乏动机。研究显示,AD患者最常见的精神行为症状为淡漠、激越、抑郁、焦虑和异常行为。其中淡漠、激越、抑郁出现较早,而幻觉、妄想、行为异常出现在病程的中晚期。

3. **激越、攻击**　激越指伴有严重运动性不安的焦虑,常伴有烦恼。患者小动作增多,不停踱步或不能静坐,严重时不停地绞手指、搓手、拉头发、咬嘴唇,甚至不能控制自己的动作。激越患者可出现攻击行为或言语(对自己或他人)。

4. **幻觉、错认**　以视幻觉多见,患者看见房间里有不存在的东西,多为患者熟悉的人物或动物,这些视觉形象常常是活动的、会说话或发出声音的,偶尔幻觉形象有扭曲变形。反复发作的、鲜明生动的视幻觉是路易体痴呆的核心特征之一;视幻觉还见于50%的帕金森病痴呆患者。错认也很常见,认为自己的房屋不是自己的家,有外人在家里生活,周围的人不是原来的某一个,甚至把镜子里自己的影像当作不认识的人(镜像障碍)。

5. **偏执、妄想**　在疾病轻、中度时出现,患者表现为多疑、警惕、难以相处,总认为别人做了不利于自己的事情。很多时候因为记忆的问题,忘记了存放的物品,不少患者疑心别人偷了自己的钱财,为此将东西放在更为隐蔽处,找不到时疑心重重更显著;少部分患者会固执认为有人要害自己,认为自己的房屋不是自己的家,有被遗弃感。一些患者怀疑配偶对自己不忠,尤其是早期血管性痴呆患者。

6. **人格改变**　脾气性格变得与以往不同,或比以往的脾气变得更恶劣,很容易被激惹、无法接近,甚至变得自私、刻薄,可能有身体和言语的攻击性行为。有的患者变得依赖性强,对某位照料者特别依赖,并且拒绝其他的照料者。有些患者行为显得幼稚。不修边幅和人格改变是AD、额颞叶痴呆早期的主要症状之一。

7. **重复言语、刻板行为**　由于记忆力差,患者会反复提问或说一件事。有些患者重复无意义的动作,比如说重复卷起衣角、反复开关抽屉、摸索某样东西,无目的地徘徊、尾随等。有些患者会反复收集不需要的物品,甚至在家中堆满垃圾。

8. **日夜颠倒**　患者睡眠节律紊乱,白天睡觉晚上起床。在房间漫游,反复上厕所或做些无意义的事情。有时到处敲敲打打,甚至无目的地外出游走。或出现"日落综合征"(sundown syndrome)。

9. **脱抑制**　患者的社会行为显得冲动、不恰当,情感变得脆弱,有时表现为性欲脱抑制、行为有失检点等,是额颞叶痴呆早期的典型症状之一。饮食习惯发生改变,过度口部活动,饮食过多,有时甚至吃异物(如纸张)。

【诊断及鉴别诊断】

临床识别BPSD仍存在困难,主要原因是医生对症状认知不足,很多人研究有多少比例的痴呆患者存在BPSD,而不是把BPSD作为诊断的必备症状;与患者/照料者沟通不足;患者主诉不准确;BPSD与认知症状重叠,每个患者的症状存在差异且起伏不定,症状判断标准不客观。ICD-11增加了痴呆的"行为或精神障碍"作为诊断必备条目,可增加BPSD的识别。临床医生在接诊时应该结合家人、护理人员提供的病史详细问诊,仔细观察患者的情感、行为表现,借助量表等工具,识别出患者存在的BPSD。提醒家人要观察患者的表现,尤其是在发病前期的表现,有哪些诱因导致该症状。要明确痴呆的类型与严重程度,一般来说,痴呆的不同类型、或不同严重程度,患者出现的BPSD也有所不同。比如路易体痴呆患者幻视、睡眠紊乱较多见,额颞叶痴呆患者更多出现人格改变、淡漠、脱抑制。

而 AD 患者的 BPSD 包括人格改变、灾难性反应、妄想,随着疾病的进展表现不同。血管性痴呆人格保持相对完整,抑郁障碍状较明显。

神经心理测量是评估 BPSD 常用方法,如阿尔茨海默病行为病理评定量表(the behavioral pathology in Alzheimer's disease rating scale,BEHAVE-AD)、神经精神症状问卷(neuropsychiatric inventory,NPI)、轻度行为损害清单(the mild behavioral impairment checklist,MBI-C)和 Cohen-Mansfield 激越问卷(Cohen-Mansfield agitation inventory,CMAI),这些量表需要根据知情者提供的信息进行评测。量表不仅能够发现症状的有无,还能够评价症状的频率、严重程度以及对照料者造成的负担,重复评估还能监测治疗和干预的效果。要注意的是,所有量表都不能代替医生对病史全面、仔细的了解与观察。

【治疗】

BPSD 的治疗应以预防为主,恰当的照顾会减少 BPSD 的发生。首先应对患者进行全面的临床检查,以寻找可能的原因。躯体疾病如感染、疼痛或者脱水等会诱导、加重 BPSD。疼痛在痴呆的患者中较难评估,诊断率偏低,但是及时处理患者的疼痛问题可减少 BPSD 的发生。尿路感染、胸部和牙齿感染也常能诱发 BPSD。视觉和听觉损伤也会加重 BPSD,可提供助听器、眼镜。一些如饥饿或过饱、衣服穿着不适、大小便潴留或排泄物没有被清洗等,以及环境的改变,周围人的语言、要求/命令都可能导致 BPSD 的发生。BPSD 出现后,应针对"靶症状",非药物治疗与药物治疗相结合。

(一)非药物治疗

非药物治疗是 BPSD 的一线选择。包括行为治疗、心理教育等方法。对非药物干预反应良好的症状包括:轻度抑郁和淡漠、漫游、重复提问等。非药物治疗通常需要在专业人员的参与或指导下完成,教育照料者了解症状的技巧,加深照料者对疾病的理解。心理教育通过改变照料者的态度与行为来缓解患者的症状,同时也可以减轻照料者的心理负担;不少患者的精神行为症状与照料者有关,如患者反复询问一件事情,而其家人在回答了许多次后逐渐不耐烦,甚至发怒,易导致患者更迷惑或情绪变得恶劣。要尊重患者的情绪与想法,了解并接受患者想要表达的内容,即使表达的内容不符合现实情境也不要指责;沟通方式应具有灵活性,采用安抚的肢体语言让患者有安全感。当患者出现烦躁不安、攻击行为时,要积极寻找发生的原因,有针对性地进行处理。

指导患者尽量保持自我生活料理的能力,避免因患者动作不协调等原因而由家属代为照料,从而导致患者自身能力的丧失。丰富感知治疗是让患者处于相对丰富、且有安抚作用的环境中,通常采用音乐、按摩理疗、光照治疗、芳香疗法;尽量让患者在安全和熟悉的环境内生活,晚上开灯减少他们的不安全感。使患者保持社会接触,可以养宠物、一对一交流、播放家庭录像,尤其是患者喜闻乐见和感到骄傲的场景。

(二)药物治疗

药物治疗是 BPSD 治疗的重要方法,在非药物治疗无效的情况下,根据不同的症状,选择相应的药物。需要注意的是,促智药是所有药物治疗的基础,应尽早达到足量。

1. **促智药**　胆碱酯酶抑制剂(ChEI)如多奈哌齐、卡巴拉汀、加兰他敏,以及谷氨酸受体拮抗剂美金刚。这些药物的基本作用是调整痴呆患者脑内与认知相关的神经递质,由于认知障碍与精神行为症状紧密联系,因此也可以减轻患者的 BPSD。

2. **抗精神病药**　利培酮、奥氮平、喹硫平等可减轻患者的易激惹、冲动、紧张、行为紊乱、幻觉妄想等症状。过去认为,药物的不良反应(增加脑血管事件和死亡风险)可抵消该类药物的疗效优势,需要权衡利弊,慎重抉择恰当的治疗方法。对于严重的 BPSD 患者,使用抗精神病药是有益的。使用范围应限于有明显威胁或伤害的严重身体攻击行为(包括自伤、伤人),以及严重精神病性症状的患者。一般以最小有效量开始治疗,根据病情变化动态调整药物剂量,调整幅度宜小,注意药物相互作用;一般短期使用(6~12周)。

3. **抗抑郁药**　SSRI(西酞普兰)、曲唑酮等已被证明对痴呆伴发抑郁焦虑症状有效,尤其是血管性痴呆。TCA、五羟色胺和去甲肾上腺素再摄取抑制剂(SNRI)能较好地改善帕金森病患者的抑郁症状,但需注意 TCA 的不良反应,如抗胆碱能、心血管、胃肠道副作用等。

4. 抗惊厥药   卡马西平、奥卡西平等对激越、攻击行为有一定的效果,丙戊酸盐似乎无效。注意镇静、步态失衡、跌倒、肝功能损害等不良反应。

5. 镇静催眠药   用于日夜节律紊乱、夜间漫游的患者。这类药也要注意不良反应,如易跌倒、过度睡眠等,并且对呼吸功能不全的患者要谨慎使用;该类药物也可能导致意识障碍、幻觉的增加。

(汪 凯 魏翠柏 陈 炜)

思考题

1. 简述认知障碍的诊断思路。
2. 如何诊断轻度认知障碍? 需要包括哪些方面?
3. 试述典型阿尔茨海默病的主要临床表现及治疗方法。
4. 试述典型阿尔茨海默病的诊断标准及鉴别诊断。
5. 简述痴呆精神行为症状的临床表现及治疗方法。

第十五章
脊髓疾病

脊髓是中枢神经系统的重要组成部分之一,是中枢神经系统传入传出的主要通路和重要的反射中枢。其损害主要表现为运动障碍、感觉障碍和自主神经功能障碍。临床上,通常需要首先通过患者的症状和体征进行定位诊断,再结合病变的临床特点、解剖学特征、辅助检查等进行病因诊断。快速的病因识别有助于给予患者及时有效的治疗,改善预后。

第一节 概 述

脊髓疾病主要有炎症性疾病(如急性脊髓炎)、占位性疾病(如脊髓压迫症)、脊髓肿瘤、发育障碍性疾病(如脊髓血管畸形)、脊髓空洞症和变性疾病(如脊髓亚急性联合变性)。运动、感觉和自主神经功能障碍是脊髓疾病的主要临床特征。

不同部位的脊髓损害具有不同的临床表现,是临床定位诊断的主要依据。脊髓前角损害表现为其前根所支配的骨骼肌瘫痪、肌张力低、腱反射消失、肌肉萎缩、无病理反射(下运动神经元瘫痪)。脊髓后角损害表现为躯体发麻、烧灼、刺痛、蚁走感(刺激性病变)和痛温觉减退或消失(破坏性病变)。灰质前联合损害表现为双侧对称性节段性痛温觉缺失而触觉和深感觉保留(分离性感觉障碍),而脊髓侧角损害则表现为 Horner 综合征($C_7\sim T_1$)、性功能障碍和自主性神经源性膀胱($S_2\sim S_4$)。皮质脊髓侧束损害表现为瘫痪肌肉张力增高、腱反射亢进、病理反射阳性。脊髓丘脑束损害表现为电击、针刺、刀割样痛(刺激性病变)或痛温觉消失(破坏性病变)。后索损害表现为深感觉、触觉减退或消失。由于位置觉和运动觉减退,出现感觉性共济失调。

诊断脊髓疾病常用的检查方法有脊柱 X 线平片、脑脊液细胞学、脊髓 CT 或 MRI、脊髓 DSA 等,可确定不同病因的损害。

第二节 急性脊髓炎

急性脊髓炎是由非特异性炎症引起的脊髓坏死或白质脱髓鞘的横贯性炎症性疾病,临床特征为病损水平以下运动、感觉、反射和自主神经功能障碍。

【病因及发病机制】

病因未明,患者发病前1~2周多有上呼吸道感染或腹泻史或疫苗接种史,推测与病毒感染和疫苗接种有关。可能是病毒感染或疫苗接种后引起的一种自身免疫性疾病。

【病理】

病变可累及脊髓任何节段,但以胸髓(T_3~T_5)灰、白质损害最常见,也可波及脊膜和脊神经根。病灶为一个或多个脊髓节段横贯性或局灶性损害。肉眼可见脊膜充血、脊髓肿胀,切面可见脊髓软化、灰白质界线不清。镜下可见脊髓血管扩张、充血,血管周围有淋巴细胞和浆细胞为主的炎性细胞浸润。灰质内神经细胞肿胀、碎裂和消失,尼氏体溶解,白质髓鞘脱失、轴索变性,病灶中胶质细胞增生。

【临床表现】

1. 急性横贯性脊髓炎　急性起病,常在数小时或1~3d发展至完全截瘫。可在任何年龄发病,青壮年多见,性别无差异。病前1~2周常有发热或上呼吸道感染症状。

(1)运动障碍:早期可有脊髓休克,表现为肢体无力、肌张力低、腱反射消失和病理征阴性。休克期多为2~4周,脊髓严重损害者休克期会更长。恢复期肌张力逐渐增高,腱反射亢进,病理征阳性,肢体肌力逐渐恢复。

(2)感觉障碍:病变脊髓节段有束带感、感觉过敏或根痛,节段以下所有感觉消失。

(3)自主神经功能障碍:早期尿便潴留,无膀胱充盈感,呈无张力性神经源性膀胱,可出现充盈性尿失禁。在恢复期,膀胱容量缩小,尿液充盈到300ml左右时自主排尿,呈反射性神经源性膀胱。损害平面以下无汗或少汗,皮肤脱屑和水肿,指/趾甲松脆和角化过度。

2. 急性上升性脊髓炎　起病急骤,在数小时内肌无力由下肢迅速波及上肢或延髓支配肌群,出现构音障碍、吞咽困难、呼吸肌瘫痪,甚至导致死亡。

3. 脱髓鞘性脊髓炎　多为病毒感染后引起的脊髓白质脱髓鞘改变,病情进展较缓慢,常在1~3周达高峰。多为不完全性横贯性损害,表现为一侧或双侧下肢无力、麻木、尿便障碍。

【辅助检查】

1. 腰椎穿刺　CSF压力正常,外观无色透明,细胞数、蛋白含量正常或轻度增加,淋巴细胞为主。糖、氯化物正常。

2. 电生理检查　视觉诱发电位正常。下肢体感诱发电位波幅明显降低,运动诱发电位异常,可作为判断疗效和预后的指标。肌电图呈失神经改变。

3. 影像学检查　脊柱X线平片正常。MRI显示病变处脊髓增粗、水肿;髓内多发斑片状病灶,T_1低信号,T_2高信号,强度不均,可融合(图15-1)。

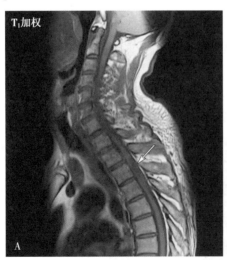
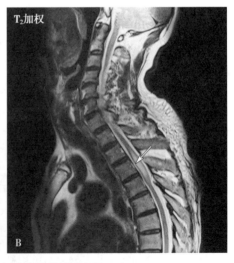

图15-1　急性脊髓炎的典型磁共振表现

注:A. T_1加权可见胸部脊髓病变局部稍肿胀,信号稍低(白色箭头);B. T_2加权可见相应阶段高信号(白色箭头)。

【诊断及鉴别诊断】

1. 诊断　　根据前驱上呼吸道感染或腹泻史,急性起病,迅速进展为脊髓横贯性或上升性损害,病损水平以下运动、感觉、反射和自主神经功能障碍,结合 CSF 和 MRI 检查可以确诊。

2. 鉴别诊断　　需与急性肢体瘫痪的疾病相鉴别。

(1)视神经脊髓炎:因有快速脊髓横贯性损害需与急性脊髓炎鉴别。但本病有视力明显下降、视觉诱发电位异常,可资鉴别。

(2)脊髓前动脉闭塞综合征:因突然双下肢瘫、痛温觉减退、尿便障碍需与急性脊髓炎鉴别。但本病无感染和疫苗接种史、深感觉保留可资鉴别。

(3)脊髓出血:由脊髓外伤或脊髓血管畸形引起,起病急骤,突发背痛、截瘫和尿便障碍。CSF 为血性,脊髓 CT 可见出血部位高密度影,脊髓 DSA 可发现血管畸形。

(4)急性硬脊膜外脓肿:可出现急性脊髓横贯性损害,病前身体常有化脓性感染,病原菌经血行或邻近组织蔓延至硬脊膜外形成脓肿。常在原发感染后数日或数周后突然起病,发热、背部剧痛,病灶局部压痛和叩痛。外周血白细胞增多,CSF 细胞数和蛋白量明显升高,CT、MRI 有助于诊断。

另外,还应与脊髓转移性肿瘤、脊柱结核进行鉴别。

【治疗及预后】

1. 急性期治疗　　①类固醇皮质激素:针对可能与自身免疫反应有关的非特异性炎症,选用甲泼尼龙 500~1 000mg 静脉滴注,1 次 /d,连用 3~5d;或用地塞米松 10~20mg 静脉滴注,1 次 /d,10~20d 为一疗程。病情稳定改为泼尼松口服,40~60mg/d,维持 4~6 周后随病情好转逐渐减量停药。②免疫球蛋白:400mg/(kg·d)静脉滴注,连用 3~5 天。③神经营养药:如 B 族维生素、胞磷胆碱、改善微循环药物等可促进神经功能恢复。④抗生素:治疗泌尿系或呼吸道感染。

对有呼吸肌麻痹者,要促进排痰,保持呼吸道通畅,必要时气管切开人工呼吸机辅助呼吸。

2. 恢复期治疗　　以康复治疗为主,被动运动(按摩、理疗)和主动运动相结合。精心护理如勤翻身、拍背、防止压疮、留置尿管处理等,可极大地预防或减少并发症。

一般预后良好,通常 3~6 个月内可生活自理。病情严重和有压疮、顽固泌尿系感染等并发症者影响病情恢复。急性上升性脊髓炎和高颈段脊髓炎预后差。

第三节　脊髓压迫症

脊髓压迫症(spinal cord compression)是神经系统常见疾患。它是一组具有占位性特征的椎管内病变。有明显的、进展性的脊髓受压临床表现,随着病因的发展和扩大,脊髓、脊神经根及其供应血管遭受压迫并日趋严重,造成脊髓水肿、变性、坏死等病理变化,最终将导致脊髓功能的丧失,出现受压平面以下的肢体运动、反射、感觉、括约肌功能以及皮肤营养障碍,严重影响患者的生活和劳动能力。

【病因及发病机制】

以肿瘤最为常见,约占脊髓压迫症总数的 1/3 以上。脊柱损伤的椎体脱位、骨折错位、血肿、炎症、寄生虫性肉芽肿、椎间盘突出、脊髓血管畸形以及某些先天性脊柱病变等均可引起脊髓压迫。

1. 肿瘤

(1)起源于脊髓组织本身及其附属结构的占绝大多数,包括来自脊神经、脊髓膜、脊髓内胶质细胞、脊髓血管及脊髓周围的脂肪结缔组织的肿瘤。其中近半数为神经鞘膜瘤,其次为脊膜瘤。此外,某些先天性肿瘤如皮样囊肿、上皮样囊肿及畸胎瘤等亦有发生。脊髓硬脊膜外脂肪组织丰富,因此脂肪瘤的发生亦不少见。肿瘤可发生于椎管腔的任何部位,但神经鞘膜瘤以胸段多见,先天性肿瘤则以腰骶部为多。

(2)起源于脊柱和其他器官的恶性肿瘤亦可侵犯、转移到椎管内而累及脊髓,其中以肺、乳腺、肾脏、胃肠道的恶性肿瘤为常见,亦偶见淋巴瘤、白血病侵及脊髓而发生脊髓压迫症状者。

2. 炎症　周身其他部位的细菌性感染病灶经血行播散,脊柱邻近组织的化脓性病灶的直接蔓延,以及直接种植("医源性")等途径,均可造成椎管内急性脓肿或慢性真性肉芽肿而压迫脊髓,以硬脊膜外多见,硬脊膜下和脊髓内脓肿则极罕见。非细菌性感染性脊髓蛛网膜炎,以及损伤出血、化学性的如药物鞘内注射等和某些不明原因所致的蛛网膜炎,则可引起脊髓与炎性蛛网膜粘连,甚者蛛网膜形成囊肿而压迫脊髓。此外,某些特异性炎症如结核、寄生虫性肉芽肿等亦可造成脊髓压迫。

3. 脊柱损伤　损伤时常合并脊髓损伤。脊柱损伤又可因有椎体、椎弓和椎板的骨折、脱位小关节交错、椎间盘突出、椎管内血肿形成等原因而导致脊髓压迫。

4. 脊髓血管畸形　多因先天性胚胎发育上的异常所致。脊髓血管畸形造成脊髓功能障碍的原因除畸形血管的扩张膨胀具有压迫作用外,还因动静脉短路、静脉淤血导致脊髓缺血性损害。

5. 椎间盘突出　又称髓核突出,亦属较常见的脊髓压迫。常因过度用力或脊柱的过伸过屈运动引起。

6. 其他　某些先天性脊柱疾患如颅底凹陷、寰椎枕化颈椎融合症、脊柱裂、脊膜脊髓膨出、脊柱佝偻侧突畸形以及严重的肥大性脊柱骨关节炎等均可造成脊髓压迫。

【临床表现】

1. 脊神经根受压症状　常因一或多条脊神经后根受压而产生烧灼痛、撕裂痛或钻痛,并可放射到相应的皮肤节段,当活动脊柱、咳嗽、打喷嚏时可引起疼痛加剧,适当改变体位可获减轻,这种首发的根性疼痛症状常有重要定位诊断意义。硬脊膜炎、髓外肿瘤尤其是神经纤维瘤和各种原因引起的椎管塌陷,根痛常较突出。在根痛部位常可查到感觉过敏或异常区,倘若功能受损时,则可引起节段性感觉迟钝。如病灶位于脊髓腹侧时,可刺激和损害脊神经前根,引起节段性肌痉挛和肌萎缩。

2. 脊髓受压症状

(1)运动障碍:脊髓前角受压时可出现节段性下运动神经元性瘫痪症状,表现为由受损前角支配范围内的肢体或躯干肌肉萎缩、无力、肌肉纤颤。当皮质脊髓束受损时,引起受压平面以下肢体的痉挛性瘫痪,瘫痪肢体肌张力增高、腱反射亢进、病理反射阳性。

(2)感觉障碍:感觉障碍的平面对病灶定位常有较大参考价值。

(3)反射异常:受压节段后根、前根或前角受累时出现病变节段腱反射减弱或缺失;腹壁反射和提睾反射缺失;锥体束受累出现损害平面以下腱反射亢进,并出现病理反射。

(4)自主神经功能障碍:病变水平以下皮肤干燥、汗液少,趾/指甲粗糙、肢体水肿。腰骶髓以上的慢性压迫病变,早期排尿急迫不易控制;如为急剧受损的休克期,则自动排尿和排便功能丧失,以后过渡至大小便失禁。腰骶髓病变则表现为尿、便潴留。

(5)脊椎症状:病灶所在部位可有压痛、叩痛、畸形、活动受限等体征。

(6)椎管梗阻:压迫性脊髓病可使脊髓的蛛网膜下腔发生不全或完全性梗阻。

【辅助检查】

1. 脊柱X线　摄片正位、侧位必要时加摄斜位。脊柱损伤重点观察有无骨折错位、脱位和椎间隙狭窄等。良性肿瘤约有50%可有阳性表现,如椎弓根间距增宽、椎弓根变形或模糊、椎间孔扩大、椎体后缘凹陷或骨质疏松和破坏。转移性肿瘤常见骨质破坏,病程早期可无任何变化,病程越长,骨质改变出现率越高、程度亦重。

2. MRI检查(图15-2)　能清楚地显示各不同轴线的断层图像,提供较清晰的解剖结构层次。对脊髓病变的部位、上下缘界线位置及性质能提供最有价值的信息,是诊断脊髓病变最有价值的工具。

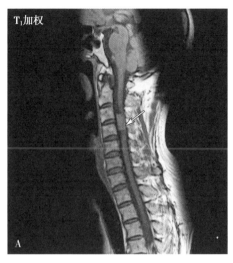
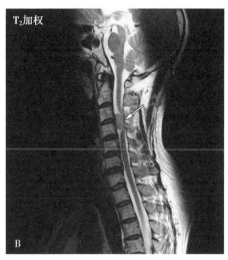

图 15-2 脊髓压迫症的磁共振表现

注：T$_1$（A）和 T$_2$（B）加权显示髓外硬脊膜下肿物压迫颈髓。

3. **CT 检查** 分辨力较高，肿瘤小于 5mm 便能检出，图像较清晰。能确切显示肿瘤位置和肿瘤与脊髓的关系。

4. **脊髓造影** 无 MRI、CT 设备的医疗单位，可借此帮助诊断。

5. **核素扫描** 应用 ^{99m}Tc（锝）或 ^{131}I（碘），经腰池穿刺注入 30min 后作脊髓全长扫描，能较准确判断阻塞部位。患者痛苦较小，反应亦少。

【诊断】

首先必须明确脊髓损害是压迫性的还是非压迫性的，通过必要的检查便可确定脊髓压迫的部位或平面，进而分析压迫是在脊髓内还是在脊髓外，以及压迫的程度，最后研究压迫病变的性质。这是诊断脊髓压迫症的基本步骤和要求。为此必须将病史和临床检查所得结合辅助检查有关资料加以综合分析，一般均能作出正确的诊断。

【治疗】

1. 脊髓压迫症大多需做手术治疗。长在脊髓外面的肿瘤可以切除，良性肿瘤全切除后不再复发。长在脊髓内的肿瘤不易完全切除，切除手术可能引起症状加重。转移瘤不能完全切除，手术效果不好。恶性肿瘤可进行放射治疗和抗癌药物治疗。

2. 硬脊膜外脓肿应进行紧急手术放出椎管里的脓液，脊柱结核也应及时手术清除结核病灶。如引起脊髓压迫的病因无法切除，可切除一部分脊椎骨（椎板），使椎管放宽，以减轻脊髓受压的程度，称为减压手术。

第四节 脊髓损伤

脊髓损伤（spinal cord injury）是指由于直接因素（如火器）或间接因素（如脊柱骨折、脱位）引起的椎管内脊髓或神经受压、水肿、挫裂、出血等损伤，在损伤的相应节段支配区出现运动功能障碍等改变。其中，脊柱骨折有 14% 合并脊髓损伤。目前，对脊髓损伤研究的焦点在于神经再生及功能恢复，以提高患者的生活质量。

【临床分类】

（一）脊髓损伤类型

1. 依照与外界沟通情况分类

（1）闭合损伤：脊髓损伤后蛛网膜下腔不与外界相通。

（2）开放损伤：脊髓损伤后蛛网膜下腔与外界相通，如火器伤、刃器伤。

2. 依照受力关系分类

（1）直接损伤：外力直接作用于脊髓致其损伤，其外力作用点与损伤部位一致。相对少见，见于外力直接作用于后颈部、腰背部等节段，骨折压迫或骨折片陷入。

（2）间接损伤：较为多见，常见于交通事故、坠落等情况。系外力作用于其他部位传导至脊柱脊髓，使其过度屈曲、伸展、旋转、压缩、拉伸等造成脊髓损伤。

3. 依照损伤程度分类

（1）完全性脊髓损伤：脊髓由损伤部位完全横断，预后极差。

（2）不完全性脊髓损伤：不完全性脊髓损伤后神经功能可以不同程度的恢复。

4. 依据损伤节段分类

（1）上颈段损伤（图 15-3）：C_{1-4}，脊髓也为相同节段损伤。伤后出现四肢瘫，因膈肌和肋间肌均瘫痪，故常有严重呼吸困难，死亡率很高。

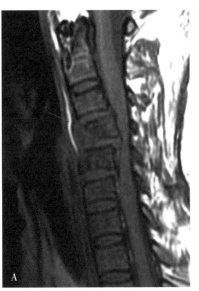
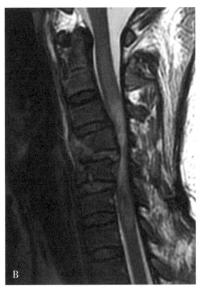

图 15-3　上颈段脊髓损伤

（2）下颈段损伤（图 15-4）：C_{5-7}，脊髓为 $C_5 \sim C_8$ 节段损伤。此处为颈膨大处，支配上肢。损伤后，上肢可出现下运动神经元损害症状：弛缓性瘫痪、肌萎缩、反射减退或消失。感觉障碍在上肢呈条带状。而下肢则为上运动神经元性损害出现痉挛性瘫痪。

（3）胸段损伤（图 15-5）：$T_{1\sim10}$，脊髓为 $T_1 \sim L_1$ 节段损伤。损伤后出现清楚的感觉障碍平面，损伤平面以下为痉挛性瘫痪。

（4）胸腰段损伤：$T_{11} \sim L_5$，脊髓为 L_2 以下圆锥部和上部马尾损伤。如为 $T_{11} \sim T_{12}$ 骨折，则为腰段脊髓损伤，表现为感觉障碍平面在腹股沟上下，双下肢痉挛性瘫痪。如为

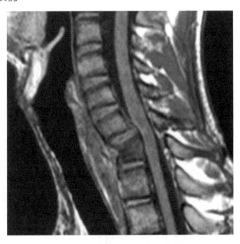

图 15-4　下颈段脊髓损伤

$L_1 \sim L_2$ 骨折,则脊髓为圆锥和马尾损伤,双下肢为弛缓性瘫痪并伴有括约肌功能障碍。感觉平面在下肢呈条状。

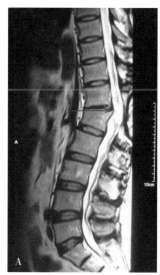
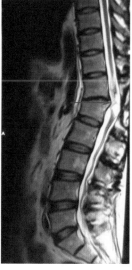
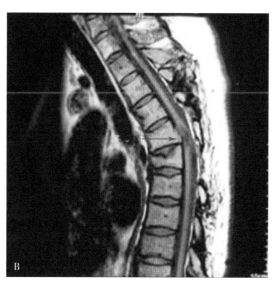

图 15-5　胸段脊髓损伤

(5)腰骶部损伤:第 3 腰椎 ~ 骶椎,马尾神经下部损伤。马尾损伤多为不全性,表现为下肢大腿以下弛缓性瘫痪及大小便失禁。

5. 依据脊髓损伤的部位分类

(1)中央脊髓损伤:其特征是上肢瘫痪重,下肢瘫痪轻,感觉不完全丧失,括约肌可无障碍或轻度障碍,此乃因中央脊髓损伤的范围,主要是中央灰质,对白质的影响小,近灰质者重,离开灰质近周边者轻,而皮质脊髓侧束和前束中的神经纤维排列,上肢近中央,下肢远离中央,故下肢神经纤维受累轻。其预后较好。

(2)脊髓半切综合征(Brown-Sequard syndrome):脊髓半侧遭受损伤,系不完全损伤,伤(同)侧平面以下运动及深感觉障碍,对侧浅感觉障碍,括约肌功能多存在,因同侧皮质脊髓束下行受损,而肢体感觉传入脊髓后,交叉至对侧上行,故出现对侧感觉障碍。

(3)前脊髓损伤:深感觉保留。

(4)后脊髓损伤:很少见,可见于椎板骨折下陷压迫脊髓后部,深感觉丧失较运动功能障碍严重。

(二)脊柱损伤的分类

1. 按损伤机制分类　分为屈曲损伤、后伸损伤、垂直压缩损伤、侧屈损伤、旋转损伤、剪力性损伤等。

2. 按脊柱稳定性分类　分为稳定性骨折和不稳定性骨折。

3. 按影像学表现分类　分为压缩骨折、爆裂骨折、骨折脱位、Chance 骨折。

【损伤病理及病理机制】

(一)脊髓震荡

脊髓震荡的病理改变是脊髓损伤中最轻的。在中央灰质有小灶性出血、神经细胞和神经纤维绝大多数是正常的,少数神经细胞或轴突退行性变性,伤后数周组织出血吸收,恢复正常。故临床不全截瘫可恢复正常。

(二)脊髓挫裂伤

脊髓实质部分或完全性损伤。脊髓水肿,有点状或片状出血,软化坏死,软脊膜可完整,也可部分或全部破裂,晚期形成纤维胶质瘢痕,脊髓萎缩。研究表明脊髓挫裂伤大多是部分损伤,相当部分神经结构尚完整,但由于损伤组织产生的多种内源性损伤因子的作用,引起脊髓微血管痉挛、栓塞,呈现脊髓出血坏死(中心性出血坏死,即脊髓的自毁进程),脊髓许多结构产生不可逆损害,这种继发性功能丧失,是脊髓伤后造成完全性截瘫的主要病理基础。

(三)脊髓受压

脊柱骨折移位的骨块、碎骨片、破碎突出的椎间盘、皱叠的黄韧带、椎管内出血形成的硬脊膜外或硬脊膜下或脊髓内血肿,均可造成脊髓压迫,损伤脊髓。及时解除压迫,脊髓功能有希望部分或全部恢复。

(四)脊髓出血、缺血、水肿

系继发性脊髓损伤,可能源于神经源性因素及血管源性因素导致的一系列病理生理改变。目前对于继发性脊髓损伤的机制仍不十分明确。

【脊髓损伤分级】

脊髓损伤常见的分级方法为 Frankel 分级及美国脊髓损伤协会(American spinal injury association,ASIA)分级。

(一) Frankel 分级

1969 年由 Frankel 提出,依据损伤平面以下运动感觉功能分为五个级别:

1. **一级**　损伤平面以下深浅感觉完全消失,肌肉运动功能完全消失。

2. **二级**　损伤平面以下无运动功能,仅存某些感觉功能。

3. **三级**　损伤平面以下仅存某些无用的运动功能。

4. **四级**　损伤平面以下存在有用的运动功能,但不完全。

5. **五级**　感觉、运动及括约肌功能正常,可有病理反射。

(二) ASIA 分级

根据 Frankel 分级修订并提出,弥补了对于脊髓圆锥及马尾损伤描述的缺陷,是目前最为广泛使用的脊髓损伤分级。

1. **一级**　完全性损伤。

损伤平面以下,包括骶段($S_4 \sim S_5$)无任何感觉或运动功能保留。

2. **二级**　不完全损伤。

损伤平面以下,包括骶段($S_4 \sim S_5$)存在感觉功能,无任何运动功能保留。

3. **三级**　不完全损伤。

损伤平面以下存在运动功能,且平面以下一半以上的关键肌肌力在 3 级以下。

4. **四级**　不完全损伤。

损伤平面以下存在运动功能,且平面以下一半以上的关键肌肌力等于或大于 3 级。

5. **五级**　正常。

感觉、运动功能正常。

【临床表现】

(一)脊髓休克

脊髓损伤后,立即在损伤平面以下出现弛缓性瘫痪,肌张力消失,各种感觉和反射消失,出现括约肌症状,这种现象称为脊髓休克。与脊髓震荡不同,脊髓休克是脊髓损伤平面以下突然失去高级中枢调节的结果,一般持续 2~4 周,持续时间与脊髓实质性损伤的严重程度有关。休克期过后,如为实质性损伤,损伤平面以下出现痉挛性瘫痪(上运动神经元性瘫痪):肌张力增高、腱反射亢进、浅反射消失及病理反射阳性,逐渐形成自主性神经源性膀胱。如为部分性损伤,则感觉、运动和括约肌功能可部分性恢复。在脊髓休克期内很难判定脊髓损伤是完全性或不完全性。脊髓休克早期也很难与脊髓震荡相鉴别,但脊髓震荡常为不全性功能障碍,常迅速恢复,并不遗留损伤平面以下的神经功能障碍。

（二）运动系统

存在运动功能损伤的，脊髓休克过后仍存在运动功能障碍，但肌张力升高、反射亢进；部分不完全损伤在休克期过后，其运动功能逐渐恢复。在脊髓损伤慢性期，由于失去神经的营养作用，加之运动减少，损伤神经支配区肌肉逐渐出现松弛、萎缩及腱反射消失。

（三）感觉系统

完全性损伤患者其损伤平面以下感觉功能完全丧失，而不完全损伤患者保留部分感觉功能。

（四）反射活动

休克期过后，损伤平面以下反射由消失逐渐转为亢进，肌张力由迟缓转为痉挛。脊髓休克期为无张力性神经源性膀胱，休克期过后逐渐转为反射性神经源性膀胱，晚期出现痉挛性神经源性膀胱。

（五）自主神经障碍

脊髓损伤可出现阴茎勃起障碍、Horner 综合征及损伤平面以下无汗等自主神经改变。

（六）脊髓损伤综合征

某些患者脊髓损伤后出现典型的综合征如脊髓中央损伤综合征、前脊髓损伤综合征、脊髓半切综合征、脊髓圆锥综合征、脊髓马尾综合征等相关改变。

【检查与诊断】

（一）详细询问受伤史是诊断的主要环节

脊柱骨折多因间接暴力引起，暴力作用于其他部位传至脊柱造成骨折，如高处坠落足或臀先着地，重物压于肩背部，外力作用于头部使颈部过伸或过屈等，脊椎及脊髓损伤部位与外力作用部位不一致，故应仔细了解受伤机制、暴力性质、大小、作用部位、患者当时的姿势及体位。还应注意脊髓受损伤的神经症状，感觉及运动障碍是受伤后立即出现，还是以后出现，与搬运方法及工具有无关系。开放性刃器伤多为直接刺伤脊髓，火器性伤应注意致伤物的种类、性质、射入部位、射入角度和伤道走行方向等。

（二）全身检查

应注意有无休克，严重脊柱脊髓伤，尤其损伤节段高、四肢截瘫的患者，火器性脊柱脊髓伤发生休克机会很多，应及时发现，予以抗休克处理。开放性损伤尤其火器伤易合并颈、胸、腹的大血管或内脏伤，应及时发现处理。

（三）局部检查

脊柱骨折移位可有肿胀、压痛、棘突变位及后突畸形。开放性损伤应注意伤口有无脑脊液或脊髓组织流出，刃器断入伤口时应注意其位置，不可轻易拔出。神经系统检查包括感觉、运动、反射及括约肌功能检查。

1. **运动检查** 对瘫痪患者首先应确定运动功能障碍是否确实由于神经系统疾患，或由于骨、关节、肌肉、肌腱疾患所引起。运动系统检查包括姿势和步态、随意运动、肌力和肌张力等。晚期患者尚需注意有无肌萎缩。

2. **感觉检查** 应分别检查患者的触觉、痛觉、温度觉及深部感觉（位置觉、运动觉和振动觉）。检查感觉系统时，应注意两侧对称部位的对比，排除患者的主观臆想，更要防止对患者有任何暗示。检查应从感觉缺失或减退区开始，逐渐移向过敏区及正常区。为避免错误，应反复检查核实，注意感觉障碍的程度、性质及其范围。

3. **反射** 包括生理浅反射、肌腱反射和病理反射。腰骶段损伤尤其应注意肛门括约肌张力及肛门反射。检查时应注意两侧对比，两侧反射的不对称较反射强弱变化更有诊断意义。

4. **排尿功能** 注意有无尿潴留、尿失禁，必要时膀胱测压。

（四）腰椎穿刺

腰椎穿刺的目的是测定椎管是否有梗阻，故应作压颈及压腹试验。患者全身情况严重，翻身侧卧有困难或危险者禁作。脑脊液检查可发现有无蛛网膜下腔出血，如无出血，但蛋白含量增高，细胞数正常,出现蛋白‐细胞分离现象,常提示椎管阻塞。

（五）影像学检查

1. **脊柱 X 线**　检查时在小心搬动患者情况下,拍脊柱正、侧位片,必要时加拍双侧斜位片,第 1~2 颈椎骨折时应加照张口位片。X 线片可显示脊柱骨折的部位、类型、有无脱位、移位情况,有无骨折片突入椎管,椎板、关节突、横突、椎弓根,棘突有无骨折、变位,椎间隙有无改变等。X 线检查是必需检查,不能被 CT 或 MRI 代替。

2. **CT**　损伤平面检查,可显示骨折情况,椎管及脊髓受压情况。MRI 对显示脊髓优于 X 线及 CT,但显示骨折情况不如 X 线检查。特别对附件损伤及椎管情况,能清楚地显示这些结构复杂的解剖关系。CT 能显示椎间盘破裂后突出物与硬膜囊的关系,对椎体、推弓根、椎板及椎间关节是否有骨折、脱位及移位情况都能很好显示,对了解外伤后椎管狭窄情况、损伤累及范围、脊髓或神经根是否遭受压迫均能提供更可靠的根据,对制订手术方案及选择手术入路有很大帮助。

3. **椎管造影**　椎管造影时椎管内注入碘造影剂,观察造影剂流动情况,对了解椎管阻塞的部位、程度、脊髓受压情况有帮助。多用于晚期检查。

4. **磁共振成像**　优点为:①可在任何方向直接获得脊柱影像。②能显示椎旁软组织,很好地对比、分辨水肿。③直接显示韧带损伤。④能获得与脊髓造影相当的影像。无需注射造影剂即可观察因椎间盘突出、硬脊膜外血肿、骨折断片、骨赘等病变对椎管或脊髓造成的影响。⑤能发现脊髓实质病变,如水肿、出血、撕裂或横断。⑥预测神经功能恢复情况。

（六）神经电生理检查

体感诱发电位检查对判定脊髓损伤程度有用。动态观察其变化趋势,对估计脊髓神经功能恢复有帮助。

【治疗与预后】

（一）急救

脊柱脊髓损伤的急救,除积极抗休克、止痛、吸氧、输血补液、注意保持呼吸道通畅、必要时尽早气管切开外,重要的是搬运患者时,防止加重脊髓损伤,应按脊柱骨折搬运。腰骶段骨折应 3~4 人站在同一侧协调一致,平起平卧,切忌使患者屈曲或扭曲,应用硬担架运送。颈段损伤,应 1 人在头顶中位略作牵引头部,防止扭曲过伸过屈搬动,运送中颈两侧应以软物夹持固定。

（二）治疗原则

1. **脊柱骨折的复位、固定**

（1）颈椎骨折:损伤轻,线形或轻度压缩无移位和小关节突脱位的,可予格氏带牵引 2~3 周,后行石膏固定。椎体骨折、小关节突脱位和移位明显者应行颅骨牵引 4~6 周,后行石膏固定。牵引治疗不能整复者,应行切开复位、内固定。

（2）胸腰段骨折:稳定的轻度压缩骨折,不需特殊复位固定,采用功能锻炼疗法,卧床 3~4 周后逐步下地活动,功能锻炼时间为 3~6 个月。重度压缩性骨折,应行手法复位或逐步垫高法复位,后行石膏固定 3~4 个月。

（3）骨折伴脱位的不稳定性骨折:目前主张早期手术复位及内固定,可用钢丝结扎、钢板螺丝钉固定、哈氏棒固定、卢氏钉固定及椎弓根螺钉固定等。

2. **药物治疗**　有明显脊髓损伤者应给予脱水治疗,应用甘露醇、呋塞米。应用激素以减轻水肿及保护神经组织。还有人主张给予内源性损伤因子拮抗剂,包括纳洛酮、左旋多巴、利血平等。

3. **高压氧治疗**　可以改善脊髓供氧,减轻脊髓缺血坏死。局部低温治疗,可降低代谢,减少氧耗量,降低内源性损伤因子的作用,减轻水肿反应,促进神经功能恢复。

4. **手术治疗**

（1）手术治疗的适应证:对脊髓损伤来讲,手术的目的是解除脊髓受压,促进脊髓功能恢复。手术指征有:①X 线检查显示骨折脱位,椎管内有骨块或骨片压迫。②脊髓损伤神经症状呈进行加重;脊髓功能部分恢复后又停止。③CT、MRI 检查或椎管造影显示椎管有梗阻或有充盈缺损,显示脊髓受压。④开放性脊髓损伤。

(2)手术方法:①椎板切除减压:常用于胸腰段脊柱脊髓损伤,特别是有后部结构骨折脱位者(椎板骨折、关节突骨折、黄韧带压迫等)。切除椎板和黄韧带,摘除椎管内压迫物、骨折片及血肿等,整复骨折脱位。如硬脊膜张力大,应切开硬脊膜探查,脊髓肿胀明显,有中心性出血坏死者,脊髓背侧切开,冰盐水冲洗,有助于减轻损伤,保留脊髓功能。实验证明,此种方法在伤后 6h 内施行才能行效。脊柱骨折不稳定者,尚需内固定稳定脊柱。②前路减压:椎体压缩性骨折、粉碎性骨折伴脱位,压迫主要是来自前方的椎体和椎间盘,单纯椎板减压作用有限,故近来多主张行前路或侧方入路行减压、复位及植骨内固定。③开放性损伤应行清创术。

(3)手术后处理:①术后一般处理同外科常规。②术后应继续应用脱水及激素等药物治疗。开放性损伤应加强抗生素治疗,防止感染。

(4)注意预防并发症:①预防压疮:对截瘫患者是主要问题。应加强翻身、按摩,保持局部清洁和干燥,可用红外线照射,促进循环。预防胜于治疗。对已发生压疮者,对Ⅰ度及Ⅱ度压疮,仍以局部红外照射、清除分泌物、保持清洁干燥及防止压迫为主。对Ⅲ度及Ⅳ度压疮,应加强换药,控制感染后,手术清除坏死组织,必要时植皮或皮瓣修复。②防治尿路感染:对有括约肌症状者,应早期留置导尿管,冲洗膀胱,导尿管每周更换 1 次。伤后 2~3 周后,可夹管,定时开放,锻炼膀胱。③防治肺部感染:对高位截瘫影响呼吸者,应鼓励患者深呼吸、咳痰,辅以雾化吸入,给予祛痰药物,便于排痰。呼吸困难者,应尽早气管切开,加强护理,防治感染。必要时人工辅助呼吸。④防治肢体挛缩畸形:经常按摩,被动运动肢体,必要时应用支架,保持关节处于适当位置。

5. **康复治疗**　包括体疗、理疗及功能锻炼等,应由专门机构进行。康复的总目标是尽可能使患者离床活动,提高患者生活质量,重返社会生活。大多数患者在损伤后第 1 年出现恢复,在损伤后第 2 年出现最大恢复。

第五节　脊髓及椎管内肿瘤

椎管内肿瘤包含发生于脊髓、脊膜、神经根、脂肪组织、血管及椎管壁组织等的原发及继发性肿瘤。每 10 万人口中每年有 1.2~2.8 个人发生原发性椎管内肿瘤。本病可发生于任何年龄,但以 20~40 岁多见,男性多于女性,约为 1.6:1。脊髓肿瘤可见于脊髓的任何节段和马尾神经,但以胸段最多见,其次为颈段,再次为腰骶段和马尾。病程一般为 6 个月至 2 年,起病缓慢,呈进行性加重,病程中可有暂时性缓解。

【病理】

1. **脊髓肿瘤的分类**　依肿瘤的生长部位及与脊髓和硬脊膜的关系,以及肿瘤的病理形态学特征,将椎管内肿瘤按病变部位和病理性质分类。

(1)病变部位:分为髓内、髓外硬脊膜下、硬脊膜外三类。

(2)病理性质:分为神经纤维瘤、脊膜瘤、胶质细胞瘤、肉瘤、血管瘤、转移瘤及先天性肿瘤(如皮样囊肿或上皮样囊肿、畸胎瘤、脊索瘤)等。

2. **脊髓肿瘤的病理特点及发展过程**　椎管内肿瘤的生长部位与病理性质具有某些特征。

(1)髓内肿瘤:主要为星形细胞瘤、室管膜瘤,其他为海绵状血管畸形、脂肪瘤、转移瘤及先天性肿瘤,约占 20%。

(2)髓外硬脊膜下肿瘤:绝大部分为良性肿瘤,最常见为神经纤维瘤和脊膜瘤,少数系先天性肿瘤、脂肪瘤或胶质瘤,约占55%。

(3)硬脊膜外肿瘤:多为恶性肿瘤,起源于椎体或硬脊膜外组织,包括肉瘤、转移癌等。其他还有骨瘤、软骨瘤、脊索瘤、脂肪瘤及脊膜瘤等,约占25%。

椎管腔较狭小,脊髓及神经根等结构位于其内,很小的病变便可产生较严重的功能障碍。肿瘤对脊髓和神经根的影响主要为压迫性及浸润破坏性两种类型。前者多系良性、硬度较大的肿瘤,常使脊髓和神经根受压、变形、牵拉和移位;严重者影响脊髓血液循环,发生局部缺血、水肿及变性坏死。后者多为恶性、质地较软的肿瘤,侵蚀脊髓组织,短期内造成脊髓横贯性损害。

肿瘤生长过程中,引起脊髓和神经根进行性受压,可将髓外肿瘤表现分为3个时期。

(1)根性刺激期:肿瘤的早期因发展缓慢,病变较小,压迫尚未及脊髓,此时脊髓损害的症状体征可不严重,仅造成脊神经根及硬脊膜的刺激现象,多表现为神经根性疼痛和感觉异常,如呈刺痛、钻痛或烧灼样痛,局限于受累神经根分布的皮节区域,可为单一或多根神经根。疼痛性质多系阵发性,突然发作,持续数秒至数分钟不等,并反复出现,随病变进展可由一侧、间歇性转变为双侧、持续性。在间歇期内可在疼痛部位出现感觉异常,如麻木、蚁走感或感觉过敏。随着神经根牵拉与受压加重,可出现节段性感觉减退或消失。

根性疼痛并非见于所有患者,以髓外肿瘤多见,髓内病变较少见。而病变位于脊髓腹侧部的肿瘤亦无根性疼痛,可产生运动神经根刺激症状,有受压节段以下的肌肉抽动、肌束震颤与肌无力。

(2)脊髓压迫期:肿瘤进一步发展使脊髓受压、移位加重,出现脊髓半切综合征(称之为 Brown-Sequard 综合征),表现为脊髓病变平面以下患侧肢体瘫痪和深感觉障碍,对侧痛温觉减退或消失,此表现多为髓外神经鞘瘤等良性肿瘤。运动和感觉障碍出现的顺序随病变位置而不同,髓外肿瘤时感觉、运动障碍多从肢体下部开始,向上发展,这是由于来自下肢痛温觉传导纤维在脊髓内位于外侧,先受到压迫所致,常有脊髓半切表现。髓内肿瘤则感觉、运动障碍常自病灶开始向下发展,可有分离性感觉障碍。

(3)脊髓全瘫期:肿瘤的继续发展使脊髓由半侧损害而致全横贯损害,即脊髓完全瘫痪或麻痹期。病变节段以下运动及感觉丧失、自主神经功能障碍及营养性障碍等,属本症的晚期。

【临床表现】

不同平面肿瘤的特点表现如下:

1. **高颈段**($C_1 \sim C_4$)(图 15-6)　常表现为枕颈区放射性痛,尤其颈部运动时疼痛加重。伴颈项强硬、强迫头位,后枕部感觉减退及枕颈区压痛、手指麻木与肢体肌束震颤。逐渐出现脊髓半切综合征,晚期发展为四肢痉挛性瘫痪、感觉障碍,并可有膈肌麻痹及呼吸困难。肿瘤向上发展压迫延髓和小脑时,可出现吞咽困难及小脑性共济失调等严重症状。

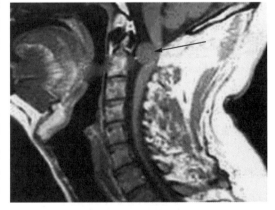

图 15-6　高颈段椎管内肿瘤

2. **颈膨大段**($C_5 \sim T_1$)(图 15-7)　表现为肩及上肢放射性痛,病变侧上肢下运动神经元性瘫痪,肌萎缩和腱反射减低。病变对侧或双侧下肢上运动神经元性瘫痪,C_8 及 T_1 节段侧角细胞受损时,可有 Horner 氏综合征,表现为瞳孔缩小、睑裂变小、眼球内陷及面部出汗减少,伴有病变平面以下的感觉障碍和括约肌功能障碍。

3. **胸段**($T_2 \sim T_{12}$)(图 15-8)　肋间神经痛和胸背部束带感较多见,伴有皮肤感觉消失、腹壁反射亦消失。肿瘤逐渐增大时可出现脊髓半切综合征,后期则病变平面以下完全麻痹,大小便失禁。感觉障碍的平面是确定肿瘤节段的重要依据。

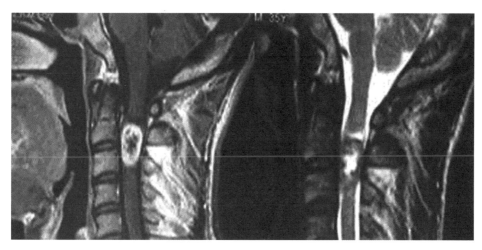

图 15-7 颈段椎管内肿瘤

4. **腰骶段**（L_1~S_1 **以下**）（**图 15-9**） 可有下肢放射痛。主要表现为圆锥综合征和马尾综合征。前者常见下运动神经元性瘫痪，以及肛门周围及会阴部皮肤呈对称鞍状分布的感觉缺失，伴有肛门反射消失及性功能障碍。后者多有神经根性疼痛，位于会阴部或小腿，并在病变早期出现，呈间歇性或持续性，鞍区有感觉减退或消失。下肢可有下运动神经元性瘫痪，跟腱反射及跖反射消失，晚期多有大小便功能障碍。

【辅助检查】

1. **MRI 扫描** MRI 可清晰的显示肿瘤的形态、大小及与邻近结构的关系，是诊断椎管内肿瘤的最佳检查手段，但对脊柱骨质显示不如 CT。可清楚地显示肿瘤、脑脊液和神经组织，其信号依肿瘤的性质不同而变化，如脊膜瘤呈长 T_1 长 T_2 信号，在 T_1 加权像上呈略低信号，在 T_2 加权像上呈高信号，并有强化反应。而胆脂瘤则呈短 T_1 与短 T_2 信号，在 T_1 加权像上呈短 T_1 等信号，在 T_2 加权像上衰减变灰，瘤体不强化。

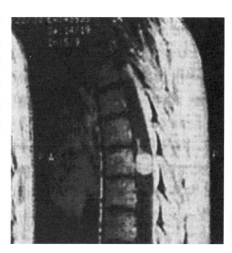

图 15-8 胸段椎管内肿瘤

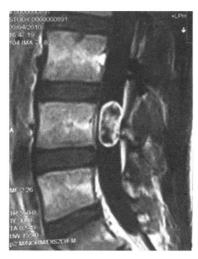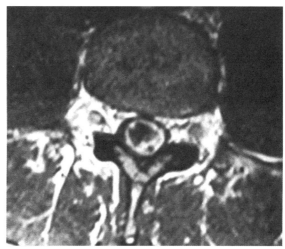

图 15-9 腰骶段椎管内肿瘤

2. **CT 扫描** 由于椎管内肿瘤的性质及位置不同，CT 检查亦各具特色。一般来说椎管内肿瘤共同的 CT 征象为：脊髓明显局限性增粗，对称性或非对称性；瘤组织多呈等密度，囊性变或脂肪瘤可呈低密度；室管膜瘤、胶质细胞瘤为略低密度；肿瘤一般不强化，但血供丰富者可有增强效应。

3. **X 线检查**　脊柱平片可见不同程度的椎管腔前后径增加、椎间孔扩大、椎弓根骨质吸收、变薄，椎体破坏，椎管内钙化、骨化影，或有椎旁肿瘤阴影等。

4. **脊髓血管造影**　将造影剂注入病变供应区的血管，可除外脊髓血管畸形等，根据血管的形态及病理循环确定诊断。此外可显示肿瘤病理性血管及其供血动脉和引流静脉情况，对手术有指导意义。

5. **腰椎穿刺脑脊液检查**　椎管内肿瘤引起蛛网膜下腔不全梗阻或完全梗阻时，脑脊液蛋白含量可有轻中度或显著增加，一般不出现细胞数增高，称为蛋白细胞分离现象。脑脊液蛋白质含量过高时呈黄色，蛋白质含量高度增高（>10g/L），脑脊液流出后自动凝结称 Froin 综合征。一般梗阻越完全，时间越长、梗阻平面越低，蛋白质含量越高。脑脊液动力学检查（Queckenstedt 试验）多显示部分或完全梗阻曲线。

【诊断与鉴别诊断】

1. **诊断要点**

（1）硬脊膜外肿瘤（图 15-10）：以 50 岁以上患者最多，起病较慢、病程较长。如系恶性肿瘤或转移性肿瘤，病程较短。早期主要表现为神经根痛，常伴有局部棘突的剧痛，继之发生运动障碍，较快出现截瘫，两侧瘫痪常同时发生。感觉障碍及括约肌功能障碍出现较晚。X 线片可见骨质破坏，尤其是椎体，蛛网膜下腔梗阻多不很严重，故脑脊液蛋白含量轻或中度增高。

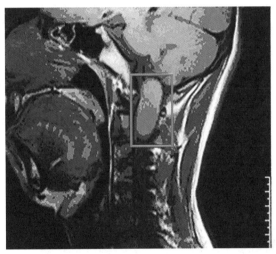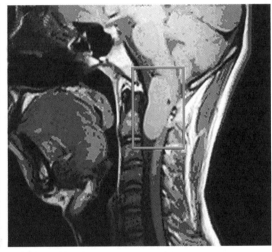

图 15-10　硬脊膜外肿瘤

（2）硬脊膜内髓外肿瘤（图 15-11）：好发于胸段，其次为颈段及腰段。因肿瘤刺激脊神经根后根，早期多为单侧根性放射性疼痛，逐渐可扩大到两侧或两侧交替出现，神经鞘瘤患者尤为显著。缓慢发展为一侧脊髓半切综合征，晚期则为脊髓完全横贯性损害，表现为病变以下的肢体痉挛性瘫痪、感觉障碍，自主神经功能紊乱及营养障碍、括约肌功能障碍等。因肿瘤在蛛网膜下腔内生长，梗阻较重，脑脊液蛋白含量明显增高。

（3）脊髓内肿瘤（图 15-12）：好发于中年人，以胸段及颈段多见。神经根痛较少见，多为烧灼样、定位不太明确的疼痛。感觉障碍较早出现，由于肿瘤侵犯脊髓白质前连合，可自上而下地出现感觉分离现象，感觉与运动障碍为双侧对称性发展。括约肌功能障碍较早出现。颈膨大病变常有 Horner 综合征。蛛网膜下腔梗阻出现较晚，脑脊液蛋白含量在早、中期轻度增高，晚期则增高较明显。

2. **鉴别诊断**

（1）椎间盘突出症：颈椎间盘突出需要与颈段脊髓肿瘤相鉴别，腰椎间盘突出需要与马尾肿瘤相鉴别。X 线平片可见椎间隙变窄,正常脊柱曲度消失;MRI 显示椎间盘向后突出或髓核脱入椎管内,压迫硬脊膜囊和脊髓。

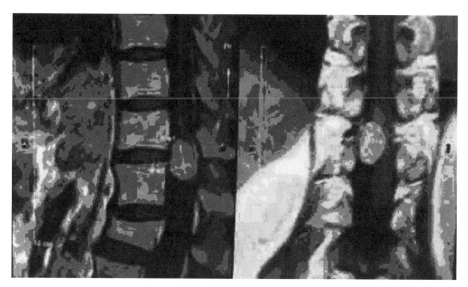

图 15-11　硬脊膜内髓外肿瘤

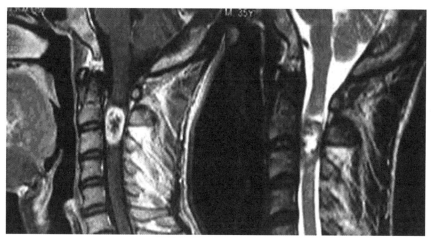

图 15-12　脊髓内肿瘤

(2)脊髓空洞症:病程缓慢,好发于上胸段和下颈段,病变可延续多个节段,病程长,有感觉分离现象,并有下运动神经元性瘫痪。腰椎穿刺时蛛网膜下腔大多通畅,脑脊液检查正常。MRI 可帮助确诊。

(3)脊髓蛛网膜炎:病程较长,范围广,感觉障碍不明显,且多变动,可有缓解期。脑脊液动力学检查可有部分或完全阻塞。脑脊液检查蛋白升高、白细胞增多。MRI 可见蛛网膜粘连、肥厚,T_1 加权像呈低信号,T_2 加权像呈高信号,略不均匀。

(4)脊柱结核:一般有结核病史和原发结核病灶,多见于胸椎,X 线平片可见椎体破坏、椎间隙变窄和椎旁梭形阴影,腰椎结核可见腰大肌影增大。MRI 可见椎体呈低信号,椎间盘和椎间隙受累或椎旁脓肿形成。

【治疗与预后】

1. **手术治疗**　诊断明确后,应予以早期手术治疗,手术效果与神经症状出现的时间、范围、程度及肿瘤性质部位有关。髓外硬脑膜下肿瘤多属良性,一般都能达到完全切除,疗效较佳。髓内星形细胞瘤及髓内脂肪瘤全切除率低,勉强切除会造成严重后果。髓内室管膜瘤及血管网状细胞瘤大多也可达到完全切除,术后远期疗效满意。

对椎管内恶性肿瘤,包括转移瘤,手术难以获得全切效果,预后较差,因此手术原则是做充分的椎板切除减压,尽可能切除肿瘤,以解除对脊髓的压迫。

2. 放疗与化疗 一些恶性肿瘤术后可辅以放疗及化疗,也可获得较好效果。如髓内胶质瘤、硬脊膜外转移性肉瘤及其他恶性肿瘤,均可采用放射治疗。通常用直线加速器照射,剂量为 45~50Gy,于 5~6 周内照射完毕。

化疗对椎管内恶性程度较高的肿瘤有较好作用,如转移性淋巴瘤及髓母细胞瘤或肉瘤等,均可于手术后行化学治疗。可用卡莫司汀(BCNU)、洛莫司汀(CCNU)等药物,疗效较好。

第六节　脊髓及椎管内动静脉畸形

脊髓血管畸形包括椎管内动静脉畸形(intraspinal arteriovenous malformation, intraspinal AVM)、椎管内海绵状血管瘤、椎管内动脉瘤及复合型动静脉畸形。其中,椎管内动静脉畸形是脊髓血管畸形最常见的类型。

一、髓内动静脉畸形

【病理生理】

髓内动静脉畸形(intramedullary AVM)系胚胎期动、静脉发育异常所致,引起脊髓血流动力学改变。特点是独立的畸形血管团埋于髓内或软膜下,有多个供血动脉及引流静脉,常见于颈、上胸或胸腰段。

【临床表现】

发病年龄多见于 40 岁以下,平均 20 岁,男女发病相等。主要临床表现有以下几个方面。

1. 脊髓蛛网膜下腔出血

(1)伴瘫痪或根性疼痛占 50%,颈段可出现头痛、呕吐、呼吸障碍。

(2)髓内 AVM 伴血管瘤占 44%,是导致出血的主要原因。

2. 进行性运动感觉障碍 主要原因为血流盗流。临床表现、脊髓 MR、血管造影可确诊。

【辅助检查】

1. 脊髓血管造影(图 15-13) 为怀疑 AVM 的必要检查,为确诊的主要手段。检查时应同时拍摄正位、侧位片,必要时行放大或断层检查。有助于了解 AVM 流速、形态、体积、供血动脉来源。

2. MRI 了解有无出血、病变定位、病变与周围组织关系。

【治疗】

1. 手术治疗 手术主要的目的是切除髓内的异常血管团,阻断其供血及引流血管。以术前检查来明确血管团位置及供血动脉。术后应行血管造影复查。手术适应证为:

(1)畸形血管团边界清,呈团块状。

(2)范围在 2 个椎体以内。

(3)病变位置靠后,与脊髓前动脉距离远。

(4)引流静脉不阻挡手术入路。

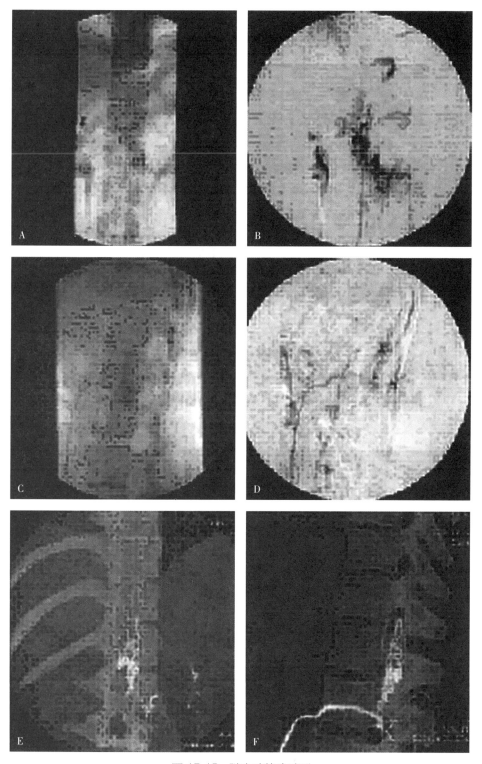

图 15-13 髓内动静脉畸形

（5）手术可接近扩张的瘤样血管，便于处理、解除压迫。

2. **栓塞治疗** 栓塞治疗的原则是通过较安全的途径，逐渐减少动静脉间的异常血流，改善脊髓血供，减少出血机会，逐渐形成血栓完全封闭 AVM。栓塞以固体栓子为宜，术后 3 个月、6 个月、1 年、2 年、5 年应随访复查，发现再通可及时再栓，为目前首选方案。栓塞的适应证为：

（1）AVM 由脊髓后动脉供血。

（2）脊髓前动脉的供应蒂扩张，较少迂曲。

（3）供血动脉直接进入畸形血管团。

（4）畸形血管的上下有正常脊髓前动脉的侧支循环。

二、硬脊膜下髓周动静脉瘘

【病理生理】

硬脊膜下髓周动静脉瘘（subdural perimedullary arteriovenous fistula, subdural perimedullary AVF）是脊髓前或脊髓后动脉与静脉之间的直接交通，以圆锥及马尾多见。患者的主要病理改变为血管短路造成盗血，使脊髓血供不足、髓内循环缓慢及静脉淤血。若引流静脉扩张可压迫脊髓。

【分型】

AVF 可按造影分三型：

Ⅰ型：纤细的供血动脉和引流静脉之间仅有一小瘘口，常见马尾，易漏诊。

Ⅱ型：多根供血动脉，瘘口处血流快，静脉端静脉扩张。

Ⅲ型：瘘口大，多支供血动脉，血流速度极快，引流静脉形成瘤样扩张。

【临床表现】

髓周 AVF 可表现为进行性加重的、不对称性的根 - 脊髓综合征。与髓内 AVM 不同，AVF 一般不存在蛛网膜下腔出血史。

【辅助检查】

1. X 线平片　可见椎管扩大。

2. **脊髓血管造影**　可显示异常血管影或在有血管瘤的水平出现梗阻或充盈缺损，显示 AVF 瘘部位、大小、供血动脉、引流静脉、循环速度。

3. MRI　磁共振本身不能显示瘘口，但可以显示扩张的引流静脉。血管在 T_1、T_2 相上呈流空信号，在增强时呈高信号，可见扩张的血管迁曲呈蚓蚓状。

【治疗】

治疗的目的在于闭塞瘘口，动静脉都应保留，否则会加重脊髓的循环障碍。

1. **手术治疗**　手术夹闭适合于可能辨认清楚而又能达到的Ⅰ型、Ⅱ型病变。位于脊髓腹侧的 AVF 则难以通过手术进行治疗。

2. **栓塞治疗**　部分Ⅱ型、Ⅲ型行球囊或微弹簧圈栓塞。

三、硬脊膜动静脉瘘

【病理生理】

硬脊膜动静脉瘘（dural AVF）系硬脊膜动静脉之间存在的微小瘘口，供血动脉为硬脊膜动脉，反向引流至脊髓，多见于腰骶段。由于静脉内淤血高压，髓内供血正常压力系统紊乱，脊髓缺血水肿，静脉扩张迁曲。

【临床表现】

1. 背痛，下肢麻木，四肢肌无力。

2. 进行性自上向下感觉障碍，初为单一感觉、运动障碍，2~4 年可能截瘫。

3. 括约肌功能障碍，大小便失禁。

【辅助检查】

1. **血管造影（图 15-14）可确诊**　确诊瘘口大小，以及引流静脉特征。

2. **MR（图 15-15）**　可见扩张脊髓静脉，脊髓水肿可见 T_2 相脊髓内高信号。

3. **CSF**　蛋白升高（600~1 500mg/L），细胞数正常。

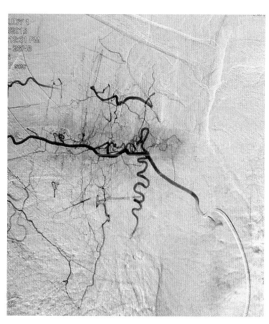

图 15-14　血管造影

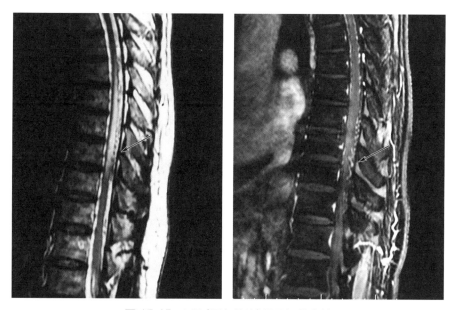

图 15-15　MR（黑色箭头）提示迂曲血管

【治疗】

1. **栓塞**　首选治疗方案，简单易行。

2. **手术夹闭**　适用于 ASA 及 ASF 供血动脉在同一水平或栓塞失败者。

四、椎旁动静脉畸形

【病理生理】

系椎旁动静脉之间的瘘口，常位于胸腰椎。

【临床表现】

1. 进行性脊髓功能障碍。

2. 心功能不全或椎旁皮下肿块。

3. 椎旁软性包块,听诊有持续杂音。

【辅助检查】

1. **X 线平片**　可见骨溶解或破坏。

2. **CT 扫描**　仅可显示 AVM 延伸范围。

3. **脊髓造影**　病变侵犯椎管可显示梗阻。

4. 影响心功能时,测定心功能及心输出量。

5. 选择性动脉造影。

【治疗】

1. 无神经及心功能障碍,可栓塞后手术。

2. 伴神经及心功能障碍,需栓塞治疗,常需多次栓塞,心输出量及病变局限时可手术切除。

第七节　脊髓空洞症

脊髓空洞症(syringomyelia)是一种慢性进行性脊髓变性疾病,由不同原因导致脊髓中央部空洞形成,主要表现为受损节段分离性感觉障碍、节段性肌萎缩和营养障碍。

【病因与发病机制】

病因尚不清楚,其学说有:①先天性发育异常学说:胚胎期神经管闭合不全或脊髓中央管形成障碍,在脊髓实质内残留的胚胎上皮细胞缺血、坏死而形成空洞。②脑脊液动力学异常学说:由于颈枕区先天发育异常影响 CSF 自第四脑室进入蛛网膜下腔,使正常脑脊液循环受阻,脑室内压力不断冲击脊髓中央管使之逐渐扩大形成空洞。③继发性损害学说:脊髓外伤或出血后、脊髓肿瘤囊性变、脊髓梗死软化,可引起脊髓空洞形成。

【病理】

脊髓空洞症(图 15-16)主要改变为空洞形成和胶质增生。脊髓内存在一个不规则的空洞,空洞大小不一,内含液体成分与 CSF 相似。空洞常位于颈、胸髓,通常与中央管相通,上下延伸多个节段,甚至波及脊髓全长,位于延髓则称为延髓空洞症。空洞可对称或不对称地侵袭前角、后角、灰质前连合及白质前连合,亦可伸向侧索或后索,破坏锥体束、薄束及楔束。空洞累及脊髓后角则引起节段性痛温觉减退或缺失,累及前角则引起节段性下运动神经元性瘫痪和肌萎缩。

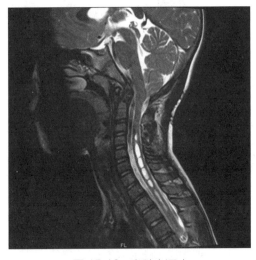

图 15-16　脊髓空洞症

【临床表现】

通常 20~40 岁隐袭起病,缓慢进展,男女比例 3:1。以始于上肢的痛触觉分离性感觉障碍和骨间肌、蚓状肌和前臂肌萎缩为特征。临床症状取决于空洞所在的部位和大小。

1. **感觉障碍**　早期症状多为节段性分离性感觉障碍(痛温觉消失而触觉和深感觉保留),患者常因烫伤后无痛觉而就诊。感觉异常逐渐扩大至双上肢和胸背部,呈短上衣样分布。当病变累及后角的胶状质时,出现相应支配区的自发性刀割样、烧灼样疼痛。晚期空洞扩展至后索或脊髓丘脑束,引起病变水平以下深感觉及触觉减退或缺失。

2. **运动障碍**　空洞侵及前角细胞引起相应节段肌束震颤、肌萎缩和无力,手部肌肉早期受累,因骨间肌、蚓状肌和鱼际肌萎缩而呈"鹰爪"手。若空洞累及锥体束则引起锥体束征,可出现相应肌群上运动神经元性瘫痪的症状和体征。

3. **营养障碍**　脊髓侧角细胞受累后,出现皮肤发绀、粗糙,角化过度以及指甲无光泽、易脆裂;初期多汗,后期少或无汗。空洞侵及 $C_8 \sim T_1$ 侧角或延髓网状结构则引起同侧 Horner 征。关节的痛觉缺失可引起神经源性关节磨损,逐渐出现关节肿大、畸形、活动度增大、运动时有摩擦音而无痛觉,称之为沙尔科关节(Charcot joint)。皮肤营养障碍包括皮肤青紫、过度角化、痛觉缺失区烫伤或其他损伤造成的无痛性溃疡,甚至指末端骨质吸收,指尖自动脱落,称为莫旺(Morvan)征。

延髓空洞症多为脊髓空洞的延伸,症状和体征常为单侧,常累及疑核出现吞咽困难、构音不良、腭垂偏歪;舌下神经核受累,表现为同侧舌肌萎缩和纤颤,伸舌偏向患侧;累及三叉神经脊髓核损害可出现同侧面部痛温觉减退;前庭小脑束受损则出现眩晕、眼震和步态不稳等。

【辅助检查】

1. **脑脊液检查**　脑脊液常规及动力学检测多正常。空洞较大可有椎管轻度梗阻和 CSF 蛋白轻度增高。

2. **X 线检查**　可显示是否存在椎管增宽、椎弓根变形、间距增宽、椎板变薄等征象,还可发现脊柱侧弯或后突畸形、隐性脊柱裂、扁平颅底、颈枕区畸形和 Charcot 关节。

3. **延迟脊髓 CT 扫描**　将水溶性造影剂注入蛛网膜下腔,然后在 6h、12h、18h 和 24h 进行脊髓 CT 扫描,可显示高密度空洞影像。

4. **MRI**　是诊断本病最准确的方法。矢状位可显示空洞的位置、大小和范围,以及是否合并小脑扁桃体下疝畸形(Arnold-Chiari malformation)。

【诊断与鉴别诊断】

1. **诊断**　根据以下表现,不难诊断:①青壮年隐袭起病,缓慢进展;②临床表现为节段性分离性感觉障碍、肌萎缩和肌无力、皮肤关节营养障碍;③MRI 或延迟脊髓 CT 扫描发现有空洞,也可合并有其他先天性缺陷存在。

2. **鉴别诊断**

(1)肌萎缩侧索硬化症:中年起病,上下运动神经元同时受累,病情进行发展,需与脊髓空洞症鉴别。但无分离性感觉障碍、MRI 检查无异常,可资鉴别。

(2)颈椎病:本病可引起上肢、颈、肩部感觉障碍,上肢疼痛、麻木,手肌萎缩无力,需与脊髓空洞症鉴别。但颈椎病是根性神经痛,感觉障碍呈根性分布,一般无营养障碍,无感觉分离现象,颈部 X 线平片、CT 和 MRI 可资鉴别。

(3)脊髓内肿瘤:隐袭起病,早期可有节段性感觉障碍需与脊髓空洞症鉴别。但髓内肿瘤进展快、较早出现括约肌功能障碍和锥体束征,可发展为横贯性损害,营养性障碍少见,椎管阻塞使脑脊液蛋白明显增高,脊髓 CT 或 MRI 可发现脊髓肿瘤。

【治疗与预后】

本病进展缓慢,常迁延数十年,可考虑以下疗法。

1. **手术治疗**　手术的目的在于:①消除对脑干和上颈髓的压迫;②消除或减轻积水空洞腔梗阻或充填;③减轻积水空洞腔内压力。对空洞较大伴椎管梗阻者可行上颈段椎板切除减压术,对张力性空洞可行空洞 - 蛛网膜下腔分流术。合并颈枕区畸形及小脑扁桃体下疝畸形可行枕骨下减压。对脊髓内肿瘤引起的脊髓空洞腔,必须作肿瘤切除,空洞腔不必另行处理会自行缩小乃至消失。囊性空洞行减压术后压力可暂时解除,但常复发。

2. **一般治疗**　可给予 B 族维生素、辅酶 A 等,对自发性疼痛患者可加用镇痛药。

3. 防止外伤　患者痛温觉缺失需防止烫伤、切割伤或冻伤,有无痛性溃疡者应作清创及抗感染治疗。

第八节　脊髓亚急性联合变性

脊髓亚急性联合变性(subacute combined degeneration of the spinal cord,SCD)是维生素 B_{12} 缺乏导致的神经系统变性疾病,临床上以双下肢深感觉缺失、感觉性共济失调、痉挛性截瘫和周围神经损害为特征。

【病因及发病机制】

病因是体内维生素 B_{12} 缺乏。因为维生素 B_{12} 是核蛋白合成和髓鞘形成必需的辅酶,它的缺乏可引起髓鞘合成障碍导致神经病损。维生素 B_{12} 还参与血红蛋白的合成,其缺乏可引起巨幼细胞贫血。

正常人每天对维生素 B_{12} 的需求量仅为 1~2μg,一般不会发生维生素 B_{12} 缺乏。摄入的维生素 B_{12} 必须与胃底腺壁细胞分泌的内因子结合成稳定的复合物,才能在回肠远端吸收。维生素 B_{12} 的摄取、结合、吸收、转运任何一个环节障碍均可引起它的缺乏,如摄入不足、内因子缺乏(萎缩性胃炎、胃癌、胃大部切除)、小肠病变(回肠炎、回肠切除)等。

【病理】

主要病变在脊髓后索、锥体束和周围神经。肉眼仅见脊髓外观轻度萎缩,切面可见白质脱髓鞘。镜下可见髓鞘肿胀、脱失,轴索变性,海绵状坏死和胶质细胞增生。周围神经为脱髓鞘和轴索变性。

【临床表现】

1. **贫血**　中年慢性或亚急性起病,逐渐进展。多数患者在出现神经系统症状前有轻度贫血的表现,如头晕、倦怠、乏力等。

2. **后索和周围神经症状**　早期表现为双下肢僵硬、不灵活、笨拙、行走欠稳;四肢远端麻木、刺痛、灼痛,无力、手套、袜套样感觉障碍。随着病情进展,患者出现步态蹒跚、踩棉花感、Romberg 征阳性,音叉振动觉、关节位置觉减退或消失。累及视神经则视力下降。

3. **不完全性痉挛性截瘫**　患者锥体束受损出现肌力下降、肌张力增高、腱反射亢进、病理征阳性。晚期可出现括约肌功能障碍。

4. **精神症状**　可出现易激惹、多疑、情绪不稳、嗜睡、幻觉、记忆力下降等。

【辅助检查】

1. **血液学检测**　血常规及骨髓涂片检查显示细胞低色素性贫血,血液网织红细胞减少。血清中维生素 B_{12} 含量降低(小于 148pmol/L);血清维生素 B_{12} 含量正常者可做 Schilling 试验(口服放射性核素钴 -57 标记的维生素 B_{12},测定尿粪便中的排泄量),可发现维生素 B_{12} 吸收障碍。

2. **脑脊液检测**　正常,少数可有蛋白轻度升高。

3. **胃液分析**　注射组织胺检测胃液可发现抗组织胺性胃酸缺乏。

4. **脊髓 MRI**　可有脊髓 T_1 低信号,T_2 高信号改变。

【诊断及鉴别诊断】

1. **诊断**　根据亚急性或慢性中年起病,脊髓后索、锥体束、周围神经损害的症状和体征,伴有大细胞性贫血,维生素 B_{12} 治疗后症状改善,诊断不难。

2. **鉴别诊断**　在疾病早期,或无大细胞性贫血、维生素 B_{12} 缺乏的证据不足时,需与脊髓压迫症、多发性硬化、周围神经病、神经梅毒等鉴别。

【治疗及预后】

1. **病因治疗**　对导致维生素 B_{12} 缺乏的病因进行治疗,如纠正营养不良、改善饮食结构、戒酒、适当给予富含维生素 B_{12} 的粗粮、蔬菜、水果等。治疗影响维生素 B_{12} 吸收的疾病如萎缩性胃炎、肠炎等。

2. **维生素 B_{12} 治疗**　一旦确诊或拟诊,应给予维生素 B_{12} 治疗,病情早期的治疗效果良好。肌内注射维生素 B_{12} 500~1 000μg/d,连续 2~4 周;然后用相同剂量肌内注射 3 次 / 周;3 个月后改为维生素 B_{12} 500μg 口服,3 次 /d,总疗程 1 年。维生素 B_{12} 吸收障碍者需终生用药。通常用药后 1~2 个月症状有好转,3~6 个月有显著改善。

3. **铁制剂治疗**　贫血者可用硫酸亚铁或 10% 枸橼酸铁铵溶液。

4. **康复治疗**　加强对瘫痪肢体的功能训练、针灸和理疗等。

5. **预后**　发病 3 个月内治疗效果好。若治疗 6~12 个月不见好转,则进一步改善可能较小。若不治疗症状会持续进展,3 年左右死亡。

(张　成　李永宁)

 思考题

1. 简述急性脊髓炎的临床特征、诊断和治疗原则。
2. 脊髓压迫症的病因和辅助检查有哪些?
3. 椎管内肿瘤应与哪些疾病鉴别?
4. 简述脊柱脊髓损伤的诊断和鉴别诊断。
5. 椎管内动静脉畸形的临床表现有哪些?
6. 简述脊髓空洞症的临床特征。
7. 简述脊髓亚急性联合变性的诊断和治疗。

第十六章
周围神经与肌肉疾病

掌握周围神经与肌肉疾病的诊治能力,首先需要熟悉周围神经、神经肌肉接头以及肌肉的解剖和组织学及基本病理改变;其次是熟悉导致这些组织损害的获得性和遗传性病因,熟悉各种电生理检查、神经肌肉影像学、遗传学、免疫学和组织活检的检查方法和使用范围。要掌握常见神经肌肉病的主要症状以及这些症状的定位和定性诊断价值,针对临床表现合理使用各种辅助检查,理解并应用特发性面神经麻痹、吉兰-巴雷综合征、面肌痉挛、重症肌无力、周期性瘫痪、进行性肌营养不良、炎性肌肉病以及线粒体脑肌病等疾病的诊疗指南。

第一节 概 述

中枢神经系统与感受器、效应器之间的联系是周围神经,包括与脑和脑干相连的脑神经以及与脊髓相连的脊神经。而神经末端和肌纤维之间的连接点即神经肌肉接头,为一种特殊的区域,能够使冲动快速地从神经传入肌肉,由深的突触后间隙和突触前 Schwann 细胞覆盖的神经无髓部分组成。骨骼肌的表面是肌筋膜,其内含有许多肌束,其表面包被肌束膜,每个肌束内还有大量平行排列的肌纤维,肌纤维的横断面在光镜下呈多角状。

周围神经病变表现主要为脱髓鞘损害、轴索损害、髓鞘和轴索同时受到损害或混合性损害以及间质血管和结缔组织病变。其中轴索性损害主要表现为各种形式的轴索变性改变和再生簇的形成。髓鞘病变主要表现为薄髓鞘有髓神经纤维形成和有髓神经纤维洋葱球改变。混合性损害则具有轴索和髓鞘同时受到损害的病理改变特点。间质病变表现为间质内血管改变和结缔组织的异常,导致神经纤维的继发性改变。神经肌肉接头病变可以看到神经肌肉接头出现突触后膜的皱褶消失,乙酰胆碱受体减少以及补体的沉积。骨骼肌病理改变基本分为:肌肉病样改变,肌纤维内出现特殊病理结构,直径变异改变不大,缺乏炎细胞浸润,间质结缔组织增生不明显;肌炎样改变,肌纤维坏死、再生,伴随炎细胞浸润;神经源性改变,肌纤维角状萎缩,萎缩肌纤维成组分布,累及两个肌纤维类型。

周围神经疾病感觉改变的主要临床表现为疼痛、感觉过敏、感觉异常、感觉过度、感觉减退或消失;运动改变则表现为肌肉震颤、束颤、反射性僵直及挛缩、肌萎缩、肌张力低下、肌肉或肌群的完全性或不完全性瘫痪;腱反射可表现为腱反射减退或亢进;自主神经功能改变主要表现为出汗、立毛、血管运动及营养障碍、自发性痛,侵及去向内脏的神经可有内脏危象和平滑肌功能障碍。神经肌肉接头疾病易出现活动后肌肉易疲劳现象,一般在清晨和休息后肌力好转;骨骼肌疾病以肌无力、肌肉容积改变、肌强直、肌肉挛缩、肌肉不自主运动和肌痛为主要表现。

周围神经与肌肉疾病的实验室检查主要包括甲状腺、肾脏功能检查、血清肌酶检查、血沉、免疫球蛋白和补体检查及相关抗体检查；神经传导和肌电图检查在周围神经与肌肉疾病中尤为重要；磁共振成像（MRI）和超声检查也具有一定的优越性；必要时需要恰当的选择组织活检和基因检查。

第二节　特发性面神经麻痹

特发性面神经麻痹（idiopathic facial palsy）又称贝尔麻痹（Bell palsy），是一种原因不明、急性起病、多累及单侧、病程呈自限性的周围性面瘫。年发病率为 30/10 万，约占全部面神经麻痹病例的 70%。

【病因及发病机制】

病因及发病机制至今尚无定论。多种理论认为，病毒感染（疱疹病毒）、神经滋养血管痉挛、自身免疫性炎症等可能引起面神经局部缺血、变性、水肿，使其位于狭窄骨性面神经管内的主干受压，从而导致面神经功能障碍。尚有家族型病例提示可能存在的遗传学因素。发病的危险因素包括肥胖、糖尿病、妊娠、先兆子痫及高血压等。

【病理】

早期病理改变为神经水肿和脱髓鞘，严重者可出现轴索变性。后期可见神经鞘膜纤维化、神经滋养血管内膜炎。

【临床表现】

本病可发生于任何年龄，以 15~45 岁年龄段高发。无明显性别差异。通常急性起病，72h 内进展达高峰。多仅累及单侧，左右发病率无明显差异。双侧贝尔麻痹少见。

患侧表情肌瘫痪为主要临床表现，各肌群均受累，但程度可不一。典型症状和体征可有：额肌和皱眉肌瘫痪致患侧额纹消失，不能皱眉；眼轮匝肌瘫痪致睑裂增大，下睑松弛而溢泪，闭眼时上睑无法闭合或闭眼不全，此时眼球会自发转向外上方而显露白色巩膜，称为"贝尔现象"，若缺乏该体征则提示角膜外露明显，易致角膜溃疡而失明；口轮匝肌瘫痪致使患侧鼻唇沟变浅、口角下垂，示齿时则偏向对侧，致鼓腮吹气时患侧漏气；颊肌瘫痪使得进食时食物容易留滞牙齿和颊之间。

因累及面神经管内其他分支的纤维，可伴有如下症状：累及鼓索神经可出现同侧舌前 2/3 味觉障碍；累及镫骨肌支可出现听觉过敏；累及岩浅大神经可出现眼干等；累及一般躯体感觉纤维可致耳后乳突部疼痛、耳郭和外耳道感觉减退。

未完全恢复的患者即留有面瘫后遗症，可表现为不完全性面瘫、面部肌肉挛缩及联带运动。联带运动常表现为自主眨眼时同侧口周肌肉的不自主运动；反之亦然。严重时若涉及多群肌肉即表现为面肌痉挛。可能为面神经再生时神经纤维的错向支配所致。

特殊体征包括：①贝尔征：闭眼时无法闭眼或闭眼不全，此时眼球会自发转向外上方而显露白色巩膜，称为贝尔现象或贝尔征。若缺乏该体征则提示角膜外露明显，易致角膜溃疡而失明。②鳄鱼泪征和耳颞综合征：前者表现为进食时反射性流泪，后者表现为进食时反射性颞部皮肤流汗及发红。发生机制可能与联带运动相似，即因神经错位再生所致。③面神经参与构成反射弧的反射减弱或消失：如角膜反射、鼻睑反射、吮吸反射。④下运动神经元性瘫痪的其他特点：如肌张力低下、肌纤维震颤、面肌萎缩等（表 16-1）。

表 16-1   根据 House-Brackmann(H-B)量表可对面神经功能进行临床分级

级别	功能	静息状态	运动状态	继发后遗症表现
1	正常	对称,正常肌张力	面神经功能各方面均正常	无
2	轻度功能障碍	基本对称,仔细检查才可见轻微无力	前额:中度至正常运动 眼:轻微用力即可完全闭合 嘴:轻微不对称	无
3	中度功能障碍	不对称,但不影响容貌	前额:轻至中度运动 眼:用全力可完全闭合 嘴:轻微不对称	可见联带运动等,但不严重
4	中至重度功能障碍	明显不对称和无力,影响容貌	前额:无运动 眼:用全力仍无法完全闭合 嘴:用全力仍不对称	可伴有严重的联带运动、面肌痉挛等
5	重度功能障碍	明显不对称,口角明显下垂,鼻唇沟消失	前额:无运动 眼:用全力仍无法完全闭合 嘴:用全力仅可轻微运动	常无联带运动等
6	完全瘫痪	完全不对称,肌肉失张力	无运动	无

【辅助检查】

1. 电生理检查   起病 3~5d 后可行神经电图(ENoG)记录患侧面神经诱发电位的波幅和潜伏期,其波幅与健侧相对比后以百分比描述,可判定预后,并作为急性期手术指征的重要依据。肌电图(EMG)记录针刺电极附件局部肌肉的自发动作电位,可用于损伤程度的判断及预后的评估。瞬目反射对于鉴别面神经损害及脑干损害有一定意义。

2. 影像学检查   典型的贝尔麻痹 MRI 表现为面神经一段或若干段规则、无结节的强化影像,但该影像学特征也可出现于感染、免疫等病因引起的面神经麻痹,不具有特异性。临床不典型或反复发作的面神经麻痹患者,若 MRI 出现面神经浓密、不规则的结节状增强信号,则高度提示肿瘤病变。MRI 对面神经管内段、脑池段、脑干及其上游中枢均有良好的显示,CT 薄层扫描则更有利于显示面神经管及周围骨性结构。因此结合 CT 与 MRI,对于临床诊断不明的病例意义重大。

3. 血清学检查   可检测单纯疱疹病毒(HSV)、带状疱疹病毒(HZV)等病毒抗体,对病原学及流行病学研究有一定意义。

【诊断及鉴别诊断】

根据其典型临床表现,无明确病因、急性起病的单侧周围性面瘫即可诊断此病。然而该诊断为排外性诊断,一般需进行下述鉴别过程:

1. 是否为面瘫?   一侧面肌的轻度无力需与下述情况鉴别:对侧的面肌挛缩、对侧上睑下垂导致的睑裂减小、发育导致的不对称、面部偏侧萎缩、习惯性经常用一侧咀嚼。

2. 周围性面瘫还是中枢性面瘫?   中枢性面瘫很少出现完全性瘫痪,一般仅表现为下面肌无力,可以闭目,无贝尔现象,角膜反射存在,其下面肌无力也没有周围性面瘫重。少数不完全贝尔麻痹的患者上面肌功能相对保留时,易与中枢性面瘫混淆。

3. 贝尔麻痹还是其他病因明确的面神经麻痹?

(1)膝状神经节综合征:由水痘 - 带状疱疹病毒感染膝状神经节所致。除周围性面瘫外,常同时伴有味觉障碍、听觉过敏、外耳道或鼓膜疱疹,并可累及面神经以外的其他神经,较贝尔麻痹更严重,且更难完全恢复。

(2)吉兰 - 巴雷综合征(Guillain-Barrésyndrome):可出现周围性面瘫,但多累及双侧,伴有特征性的对称性肢体瘫痪和脑脊液蛋白 - 细胞分离现象。

(3)脑桥小脑三角区肿瘤:常见听神经瘤、脑膜瘤、胆脂瘤等可侵犯面神经脑池段。病程缓慢,且多伴有其他脑神经症状及脑干受压症状,影像学检查可明确诊断。

(4)颞骨岩部骨折:轴性骨折相对多见,多由水肿导致,一般不即刻出现,可自行恢复。横断性骨折多由撕裂、切断所致,立即出现,且持久。薄层 CT 可明确诊断。

(5)中耳炎、迷路炎和乳突炎等可并发耳源性面神经麻痹;腮腺炎、腮腺肿瘤和化脓性下颌淋巴结炎可因仅累及部分神经干或神经丛分支而表现为部分性面瘫。均可有原发病的特殊表现。

(6)其他:糖尿病周围神经病变更易老年发病、易复发、双侧受累。在莱姆病高发区域,10%~25%的周围性面瘫由莱姆病所致,倾向双侧受累。

【治疗】

1. 面瘫急性期治疗

(1)糖皮质激素:糖皮质激素为面瘫急性期促进神经功能恢复首选药物,药物治疗效果与干预起始时间、面瘫严重程度密切相关。推荐用法:发病 3d 内开始服药,泼尼松 50mg/d,顿服或分 2 次口服,总量 450~500mg,持续 7~10d。完全性瘫痪者,即使发病已超过 1 周,仍需用药。发病已超过 2 周者,用药无明显效果。

(2)抗病毒药物:可考虑与糖皮质激素联合使用,但目前缺乏联合用药可获益的依据。可选择剂量:伐昔洛韦(3g/d×5d),或泛昔洛韦(1g/d×5d)。

(3)眼部护理:由于不能闭眼或闭眼不全,为防止角膜长期暴露而发生感染、溃疡,需用眼罩、眼药水和眼膏加以防护。

(4)经中颅底面神经管减压术:尚存争议。文献报道对于发病 2 周内、H-B 分级 6 级的完全性面瘫、ENoG 下降大于 90% 且 EMG(−)、无开颅手术禁忌证的严重面瘫患者,手术可带来一定受益。

(5)其他:血管扩张剂、维生素 B_1/维生素 B_{12}、茎乳孔附近局部理疗、电刺激、中医针灸等对于改善局部微循环、消除神经水肿、促进髓鞘修复均有一定帮助。

2. 面瘫后遗症期治疗　病后 2 年左右仍未完全恢复者,继续自行恢复可能性不大。可行面部矫形手术,如阔筋膜张肌悬吊术、眼睑部手术等。对于面神经功能严重丧失者,可行神经替代手术如舌下神经 - 面神经吻合术、跨面部面神经吻合术等。

【预后】

本病为自限性疾病,未经治疗,约 70% 患者可最终痊愈,其中不完全性面瘫痊愈率达 94%,完全性面瘫痊愈率可达 61%,约有 12% 的患者可出现复发。起病程度轻、年轻、不伴有乳突区疼痛、ENoG 下降始终小于 90%、EMG 始终阳性者预后良好。大部分患者于 1~3 周开始恢复,并于 2 个月内可望痊愈。4 个月后才出现恢复迹象,以及超过 6 个月仍未痊愈的患者,往往最终难以完全恢复,并逐渐出现面瘫后遗症表现。

第三节　吉兰 - 巴雷综合征

吉兰 - 巴雷综合征(Guillain-Barré syndrome)是一组急性发病的周围神经单相性自身免疫性疾病,年发病率为(1~2)/10 万。此病于 1859 年由 Landry 首次进行了描述,1916 年 Guillain、Barré 和 Strohl 报道了 2 例患者的临床表现,1919 年 Bradford 提出此病和感染有关,1955 年 Waksman 通过动物试验指出此病的特点是脱髓鞘,认为和免疫异常有关,1969 年 Asbury 提出急性炎性脱髓鞘性神经根神经病的概念,1984 年 Brown 提出此病存在轴索损害,此后陆续发现不同的亚型,这些亚型包括:①急性感染性脱鞘性多发性神经根神经病(AIDP);②急性运动感觉性轴索性周围神经病(AMSAN);

③急性运动性轴索性周围神经病(AMAN);④Fisher 综合征;⑤急性全自主神经病(APN);⑥急性感觉神经病。

【病因及发病机制】

约 2/3 患者的发病可出现在上呼吸道或消化道急性感染之后,如巨细胞病毒、流感病毒、E-B 病毒、寨卡病毒、肺炎支原体和空肠弯曲菌,还有部分病例发生于疫苗接种后。由于空肠弯曲菌或其他微生物的脂多糖和周围神经的神经节苷脂具有类似的分子结构,感染后通过分子模拟机制诱发人体产生抗神经节苷脂 GM1、GD1a 和 GQ1b 等抗体,抗体在对抗微生物的同时破坏轴索和髓鞘上的神经节苷脂。其中部分抗体结合到郎飞结部位的轴索膜上,激活补体,破坏钠离子通道以及轴索胶质连接,导致神经信号传导的衰竭。

【病理】

主要的病理改变是神经根、后根神经节及周围神经的炎性改变,神经根的施万细胞坏死后导致节段性脱髓鞘为经典型改变。这些改变一般在肢体远端的腓肠神经活检不能观察到。在 AMAN 和 AMSAN 变异型可以看到整个周围神经自神经根开始出现的轴索 Wallerian 变性,在腓肠神经活检可以看到。部分患者在神经束内可以看到灶性的巨噬细胞浸润,在个别患者的神经外膜内出现局灶性血管周围淋巴细胞浸润。

在严重患者中,炎症也可以累及中枢神经系统,出现轻微的脊膜血管充血和脊髓点状出血以及灶性脱髓鞘,周围神经的损害可以导致前角细胞及脑神经运动核的运动神经元出现继发性的尼氏体溶解和核偏位。骨骼肌因周围神经损害而出现继发性的萎缩,没有群组化现象。

【临床表现】

发病年龄以 20~50 岁为多,男性略多于女性,冬季或初春发病略多,多为散发,地区流行性不明显。部分患者在神经系统症状出现前(一般 1~2 周)存在非特异性感染症状,主要是上呼吸道症状及消化道症状。可伴有轻度或中度的发热。

1. **首发症状**　多表现为双下肢无力,常伴有下肢疼痛、四肢远端麻木,少数患者出现脊膜刺激征。

2. **主要症状**　急性期一般为 2~4 周,多数在 2 周时达高峰,表现为四肢肌力下降、感觉障碍、腱反射下降和自主神经损害等表现。

(1)肢体无力:多为对称性,四肢近端和远端均累及,下肢严重。个别患者可以非对称性肢体无力。25% 的患者出现呼吸功能障碍,表现为咳嗽无力、胸闷憋气及呼吸困难。50%~90% 患者出现运动性脑神经损害,最常见的是运动性的脑神经麻痹,出现双侧面神经麻痹,约占 85%;其次是眼球运动神经、三叉神经、舌咽神经和迷走神经麻痹,舌下神经损害约占 50%,出现眼球运动障碍、咀嚼肌无力和进食困难。出现眼球运动障碍需要考虑和 Miller Fisher 综合征重叠。

(2)肢体麻木疼痛:70%~90% 的患者出现轻微的肢体远端麻木,70% 的患者出现后背或下肢疼痛,查体可见部分患者存在四肢远端套状的感觉减退;多数患者存在肌肉压痛,以腓肠肌较为常见。

(3)腱反射改变:70% 的患者存在腱反射明显减低或消失,1 周内逐渐下降,其中跟腱反射丧失最常见,肱二头肌腱反射常常保留。轴索型患者腱反射可不减低,少部分甚至可表现为反射亢进。

(4)自主神经功能障碍:60% 患者出现自主神经损害表现,常见手足出汗、发红、肿胀,皮肤营养障碍,伴随心律失常、高血压或直立性低血压,也可出现排便、排尿障碍,较少见。

3. **主要的特殊类型 GBS**

(1)Miller Fisher 综合征:儿童和成年人均可以发病,春天多见,常存在上呼吸道感染史,经典表现为眼肌瘫痪、共济失调和腱反射消失三联征,多以复视起病,患者在发病数天内出现进行性加重的对称或不对称性眼外肌瘫痪,部分患者伴有上睑下垂以及瞳孔对光反射异常,患者存在四肢共济失调,出现手指辨距不准和步态不稳,1 周内腱反射消失,而肌力正常或轻度减退。部分患者伴其他脑神经麻痹或感觉异常,少数患者伴有膀胱功能障碍。单纯的急性眼外肌瘫痪、急性共济失调神经病以及 Bickerstaff 脑干脑炎属于 Miller Fisher 综合征的变异型。

（2）急性运动轴索性神经病：儿童常见，多有消化道和上呼吸道感染的前驱症状，常和空肠弯曲菌感染相关，无力症状较重，肌无力远端更明显，25% 的患者存在面神经损害，感觉神经正常。多数患者恢复较快。

（3）急性运动感觉性轴索性周围神经病：可能是急性运动轴索性神经病的严重型，也主要表现为远端的无力，伴随出现感觉神经损害表现。

（4）急性感觉神经病：是否归于 GBS 诊断谱尚有争议。急性发病，广泛对称性四肢近端和远端的麻木和感觉减退，查体发现四肢和躯干深浅感觉障碍，自主神经也轻度受累，肌力正常或有轻度无力。绝大多数患者腱反射减低或消失。

（5）急性全自主神经病：急性发病，出现视物模糊、畏光、瞳孔散大，对光反射减弱或消失、头晕、直立性低血压、恶心呕吐、腹泻、腹胀、便秘、尿潴留、阳痿、热不耐受、出汗少、眼干和口干。自主神经功能检查可发现多种功能异常。肌力正常，部分患者的腱反射消失，1/4 患者有远端感觉减退。

需要注意的是，真正"纯粹"的 GBS 变异型较罕见，临床患者常表现为经典型 GBS 与变异型 GBS 或变异型 GBS 间的重叠。

【辅助检查】

1. **常规实验室检查** 血白细胞轻度增加。血清肌酸激酶 CK 和肝脏转氨酶轻度异常，少数患者出现轻微蛋白尿。

2. **脑脊液检查** 早期可以出现脑脊液淋巴细胞数轻度增加。66% 的患者 1 周以后出现脑脊液的蛋白细胞分离现象，即脑脊液蛋白升高，一般在 60~80mg/dl，脑脊液中细胞计数正常或轻度增高，一般在 20×10^6/L 以下。部分患者脑脊液寡克隆带阳性或抗神经节苷脂抗体阳性。有 75% 的病例脑脊液的丙种球蛋白增高。脑脊液中糖与氯化物定量正常。

3. **血清学检查** 可检测到抗微管蛋白和抗神经节苷脂抗体。少数患者血清检测到抗空肠弯曲菌抗体，抗巨细胞病毒抗体等。轴索性患者存在抗 GM1 或 GalNAc-GD1a 的 IgG 抗体。

4. **神经电图检查** 在疾病早期可正常，发病后 7d 内出现 F 波的潜伏期延长或消失，一般在 7d 后在两条以上的周围神经出现感觉、运动神经远端潜伏期延长、传导速度减慢，可出现传导阻滞及波形离散现象，轴索型吉兰 - 巴雷综合征在早期出现 CMAP 波幅下降 20% 以上。

5. **影像学检查** 在神经根 MRI 和神经超声上可见神经根水肿增粗、强化及周围神经水肿增粗，不是诊断 GBS 的必要检查，但有一定的支持和提示意义，尤其对于儿童、早期轻症患者的诊断可能更有帮助。

【诊断及鉴别诊断】

（一）诊断

诊断主要依靠临床表现，不同亚型的诊断需要结合各自的临床表现、电生理或病理检查结果。经典 GBS 的诊断标准为：

（1）急性起病，病情进行性加重，在 2 周内达高峰，不超过 4 周。

（2）四肢下运动神经元性瘫痪，可以出现运动性脑神经麻痹。

（3）轻微的末梢性感觉障碍和自主神经功能障碍。

（4）腱反射减弱或消失。

（5）脑脊液的蛋白细胞分离现象。

（二）鉴别诊断

在疾病的鉴别诊断中出现下列情况均排除吉兰 - 巴雷综合征，这些临床状态包括：①显著、持久的不对称性肌无力；②脑脊液中单个核细胞数超过 50×10^6/L 或出现较多中性粒细胞；③明确的感觉平面。此外吉兰 - 巴雷综合征的不同亚型需要和其类似的疾病进行鉴别。

1. 经典型吉兰 - 巴雷综合征，需要排除其他导致急性四肢无力的疾病，其中周期性瘫痪临床表现也是四肢无力，一般早晨起床时出现症状，持续数小时到 3d，也可以伴随肌肉疼痛，但没有感觉障碍，有时血清钾检查和心电图检查可以协助诊断。急性发病的慢性炎性脱髓鞘神经病也和吉兰 - 巴雷综合征具有类似的表现,需要注意既往是否有周围神经病的病史以及注意及时进行肌电图和周围神经传导速度检查,发病后数天就存在严重的周围神经传导速度减慢或神经源性损害,不符合吉兰 - 巴雷综合征电生理变化规律,应当考虑到慢性炎性脱髓鞘神经病急性发病的可能性。

2. 急性轴索性运动神经病,主要和其他急性发病的运动神经病急性鉴别。有机磷中毒可以导致急性发病的运动性周围神经病,但有明确的中毒史,常常在急性中毒抢救苏醒后 2 周延迟发生,以轴索损害为主。脊髓灰质炎亦为伴随急性感染后出现的下运动神经元性瘫痪,此病的肢体瘫痪不对称性,无感觉障碍体征,脑脊液白细胞轻度增加,蛋白轻度增加。在败血症和多脏器衰竭的重症监护室患者中,重症疾病周围神经病(critical illness neuropathy)表现为急性全身弛缓性瘫痪和呼吸衰竭,电生理表现为轴突型损害为主,CSF 检查正常,可以与 GBS 相鉴别。

3. Miller Fisher 综合征,排除急性发病的眼肌型重症肌无力,后者主要表现为上睑下垂,眼球活动不严重,存在晨轻暮重的症状波动性,没有四肢的共济失调和腱反射的消失。此外在合并其他脑神经损害的情况下需要排除颅底的炎性疾病。

4. 急性感觉性神经病和自主神经病,中毒也可以导致急性发病的感觉神经病或自主神经病,需要询问患者的中毒史或进行毒素的检查。

【治疗】

1. 急性期治疗

(1)营养支持:对于增强患者抵抗力,防止病情恶化起一定作用。延髓麻痹者需给予鼻饲营养,以保证足够每日热量、维生素和防止电解质紊乱。合并胃肠道麻痹者,则给予静脉营养支持。给予 B 族维生素治疗。

(2)维持呼吸:30% 的患者有呼吸困难或延髓麻痹患者,需要插管以保持呼吸道通畅。肺活量<12~15ml/kg 或肺活量迅速降低、负性吸气压力(<25cmH_2O)、$PaO_2 \leqslant 80mmHg$ 或分泌物太多,尽早进行气管插管和 / 或气管切开。

(3)心电监测:有明显的自主神经功能障碍者,应给予心电监测;及时处理伴随出现的低血压、高血压、心律失常。

(4)抗炎止痛:出现神经性疼痛,应用止痛药物给予缓解。出现肺部感染、泌尿系感染、压疮,给予相应的抗炎药物。

(5)丙种球蛋白静脉注射(IVIg)为首选治疗,应当尽早应用,在 2 周内使用和血浆置换具有同样作用,治疗效果具有 A 级证据,血浆置换后用没有益处。适应证:①患者不能行走;②在发病 2 周内。患者出现抗 GM1、GM1b、或 GalNAc-GD1a 神经节苷脂的 IgG 时 IVIg 更有效。丙种球蛋白静脉注射 0.4g/(kg·d)连续应用 5d。轻微副作用包括头痛、肌痛、发热,偶尔出现血栓事件、肾功能异常、一过性肝损害。

(6)血浆置换:对经典型 GBS 有肯定疗效,可缩短病程、加快恢复时间和减少辅助呼吸使用时间。适应用于病情较重的或有呼吸肌麻痹的患者,每次血浆置换量为 40~50ml/kg 体重,在 1~2 周内进行 5 次。禁忌证是严重感染、心律失常、心功能不全和凝血疾病等。副作用包括血压低、心律失常、气胸、合并败血症。

(7)预防治疗合并症:注意肺炎、心肌炎、心力衰竭的发生,预防压疮及肢体畸形,给予合适的心理疏导和支持。

2. 恢复期治疗　病情稳定后,主要是加强肢体的功能锻炼,应尽早开始神经功能康复治疗,防止下肢静脉血栓或关节挛缩。

【预后】

无呼吸肌瘫痪者预后好,约有 25% 的患者在接受丙种球蛋白静脉注射或血浆置换后仍有病情加重,绝大多数患者持续数天到数周的平稳期后开始恢复,50% 的患者痊愈,10%~15% 的患者遗留后遗症,死亡率为 5%。死亡原因主要为呼吸功能衰竭伴随肺部感染、低血压、严重心律失常。恢复期 1~2 个月,个别恢复较慢的患者,慢性期可迁延 1~2 年。

第四节　面肌痉挛

偏侧面肌抽搐(hemifacial spasm)又称面肌痉挛,是一种偏侧面部肌肉无规律性自主抽动为特点的神经肌肉病。发病率为 0.8/10 万,40 岁以上女性更多见,发病率随年龄增加而增加,70 岁以上的人群发病率为 39.4/10 万。亚洲更常见。本病分为原发性和继发性两个类型,面神经在离开脑干部位受压为原发性偏侧面肌痉挛,占面肌痉挛的 77%,由肿瘤、外伤和脱髓鞘、感染导致的周围神经损害引起的为继发性偏侧面肌痉挛,占面肌痉挛的 23%,罕见家族性病例报道。

【病因及发病机制】

目前提出三种假说:①电信号通过错误的突触联系从一个脱髓鞘的神经纤维到另一个脱髓鞘的神经纤维;②面神经根的轴索因压迫损伤而出现异常电活动;③面神经核由于面神经损害的反馈而出现过度的兴奋。

一般而言,大脑后循环的血管对面神经的压迫,即扭曲、扩张的、延长的椎动脉和 / 或其分支对面神经的压迫是造成偏侧面肌痉挛的主要原因,以小脑前下动脉及小脑后下动脉最常见。只有 1% 的偏侧面肌痉挛和肿瘤有关。

【病理】

偏侧面肌痉挛的面神经超微病理改变和三叉神经痛的神经改变类似。

【临床表现】

发病年龄多在 50~60 岁,紧张和疲劳都可以加重病情,首发症状为眼睑和眼周围肌肉痉挛,每次持续 1min,可以非常严重,痉挛的眼睑导致强迫性闭眼,并扩展到下面部肌肉,最后该侧肌肉全部累及,引起一侧口角向痉挛侧歪斜,双侧受累罕见。

临床表现有典型和非典型偏侧面肌痉挛两种类型,典型偏侧面肌痉挛最常见,患者首先出现下睑抽搐,随时间的推移扩散到整个眼睑,而后整个眼轮匝肌以及面颊肌肉。非典型偏侧面肌痉挛相对罕见,只有 2%~3%,先出现在眼轮匝肌和颊肌,随病程延长出现眼睑肌的痉挛。

【辅助检查】

1. **磁共振检查**　多数患者可以发现椎动脉、小脑后下动脉、小脑前下动脉延长扩张并压迫面神经根部,部分患者可出现多支血管同时压迫的情况,磁共振灌注成像(MRTA)更有利于发现异常的神经血管接触部位,应当作为该病的常规筛查性检查。

2. **肌电图检查**　可见短暂暴发性电活动,表现为肌纤维震颤和肌束震颤波。

【诊断及鉴别诊断】

诊断偏侧面肌痉挛需要进行详细的检查,包括完整的神经系统查体、肌电图检查、磁共振检查以及脑血管的检查。根据本病的临床特点为阵发性、一侧性面肌抽搐而无其他神经系统阳性体征,肌电图上显示肌纤维震颤和肌束震颤波,诊断并不困难。

鉴别诊断需要排除导致单侧面肌痉挛的下列疾病:

1. **继发性面肌抽搐**　发生在面神经炎后或脑桥小脑三角部炎症或肿瘤、脑桥肿瘤、脑干炎等,常常伴有其他脑神经或长束受损的表现。

2. **眼睑痉挛**　为两侧性眼外肌的肌张力不全,睁眼时反而出现闭眼,紧张状态下更明显,放松后好转,有时伴随口和舌的不自主活动,为 Meige 综合征。

3. 简单部分性癫痫发作　可以出现一侧面肌局限性抽搐或肌阵挛发作,但抽搐幅度较大,并可伴随同侧颈部肌肉和上肢不自主的抽动。脑电图可见癫痫波发放。

4. 半侧咀嚼肌痉挛　表现为单侧不自主的腭闭合肌的发作性收缩,引起短暂的抽搐和痉挛,导致张口不能以及咬肌和颞肌的肥大。和小脑上动脉压迫三叉神经运动支有关。

【治疗及预后】

不经过治疗很难自发缓解。少数轻型患者可以给予氯硝西泮、卡马西平、加巴喷丁、左乙拉西坦以及巴氯芬等药物治疗,但缺乏高级别的循证证据。肉毒素注射和微血管减压手术是目前治疗偏侧面肌痉挛的主要方法。

1. 微血管减压　微血管减压是目前很普通的手术方法,可以解除对面神经的压迫,80% 的患者可以获得非常好的效果,10% 的患者出现复发,异常肌肉反应(abnormal muscle response,AMR)对手术效果有一定的提示作用。10% 的患者存在手术失败的风险,主要是由于神经根偏离移位咬肌出现颜色改变。严重的并发症包括小脑出血或水肿以及脑干梗死、小脑梗死和硬脑膜下出血以及大脑梗死,无论是否有经验的外科大夫,该手术都有 2% 的死亡率和持久性致残。

2. 肉毒素治疗　肉毒素对偏侧面肌痉挛有很高的疗效,和外科手术的有效率相同。多数患者,特别是老年人以及不宜手术者,肉毒素注射是首选治疗。每 4~6 个月需要重复注射一次,反复注射几年后依然有效,可以有非永久性副作用。

3. 预后　本病为缓慢进展的疾患,一般均不会自然好转。如不给予治疗,部分患者于病程晚期患侧面肌瘫痪,抽搐停止。

第五节　重症肌无力

重症肌无力(myasthenia gravis,MG)是一种神经肌肉接头传递障碍的获得性自身免疫性疾病。临床特征为活动后骨骼肌病态疲劳,休息后症状明显减轻。

【发病机制】

MG 是一种自身免疫性疾病。在一些特定的遗传素质个体中,由于病毒感染后,导致患者胸腺"肌样细胞"上和神经肌肉接头相关的蛋白构型发生变化成为新的抗原,刺激免疫系统产生相关抗体。该抗体结合神经肌肉接头部位的不同蛋白抗原,激活补体系统,导致突触后膜破坏,使神经冲动在神经肌肉接头的电信号转化为化学信号并再转化为电信号的过程中出现障碍,在肌纤维表面产生的终板电位迅速衰竭,导致肌肉收缩能力迅速衰减,从而出现肌肉活动中的病理性疲劳现象。

【病理】

1. 肌肉组织　肌纤维形态改变不明显,肌纤维的神经肌肉接头出现补体沉积,伴随神经肌肉接头体积变小为其病理改变特点,可以伴随灶性分布的肌纤维膜组织相容性抗原复合体 1 阳性。电镜检查可以发现突触间隙增宽,突触后膜破坏后次级间隙消失,突触后膜出现 IgG、补体沉积。

2. 胸腺　80% 的 MG 患者有胸腺增生,20% 患者有胸腺瘤。

【临床表现】

1. 发病年龄及起病方式　任何年龄均可发病,20~40 岁女性多见,40~60 岁男性多见,且易伴发胸腺瘤。大多数为隐袭起病,感染、精神创伤、过度疲劳可导致亚急性起病,病程为数年或数十年。

2. 肌无力分布　全身不同部位的骨骼肌均可受累,脑神经支配的眼外肌、面肌、咽喉肌最易受累,常常伴随脊神经支配的四肢肌受累。

3. 肌无力特点　①骨骼肌病理态疲劳现象,肌无力呈波动性,肌肉持续活动后很快出现肌无力,休息后症状很快减轻或缓解。晨起肌无力症状较轻,而在傍晚肌无力明显加重(晨轻暮重)。②首发症状常为一侧或双侧眼外肌瘫痪,常常表现为上睑下垂、斜视和复视。重者眼球运动明显受限,少有眼球固定,瞳孔光反射正常。③连续咀嚼后出现无力,说几句话后出现鼻音,在进食开始不久出现饮水呛咳、吞咽困难。④若胸锁乳突肌和斜方肌受累则颈软、抬头困难、转颈、耸肩无力。⑤四肢肌肉受累以近端为重,表现为抬臂、梳头、上楼梯困难,腱反射通常不受影响,感觉正常。⑥呼吸肌受累者出现呼吸浅快而费力,是重症肌无力危象的特点。

4. 合并其他疾病　70% 的 MG 患者存在胸腺的异常,其中胸腺肿瘤出现在 10%~40% 的 MG 成年患者。10%~15% 的 MG 患者合并甲状腺疾病。也可以合并自身免疫疾病等其他疾病。

5. 特殊类型

(1)一过性新生儿型 MG:大约 12% 患 MG 的母亲所生的新生儿出现一过性新生儿型 MG,症状在生后几小时到 3d 出现,在一周内有很高的死亡率,在生后 3~6 周自发消失。患病新生儿表现为面具样面容,吸奶和吞咽无力、出现全身性肌无力、呼吸功能不全、哭泣无力、肌病面容和上睑下垂。

(2)MG 危象:患者发生呼吸无力和 / 或吞咽困难,不能维持通气功能和保护气道时,称为危象。

6. Osserman 分型

Ⅰ型(眼肌型):病变仅限于眼外肌。

Ⅱa 型(轻度全身型):病情进展缓慢,四肢近端病态疲劳症状较轻,伴随眼外肌和延髓肌肉损害症状。

Ⅱb 型(中度全身型):严重四肢近端肌病态疲劳明显,伴眼外肌和延髓肌肉受累表现。

Ⅲ型(急性进展型):发病急,常在首次症状出现数周内发展至延髓肌、肢带肌、躯干肌和呼吸肌严重无力,常合并胸腺瘤,易出现肌无力危象。

Ⅳ型(晚发全身型):由上述Ⅰ、Ⅱa、Ⅱb 型发展而来,症状同Ⅲ型,常合并胸腺瘤。

Ⅴ型(肌萎缩型):较早伴有明显的肌萎缩。

【辅助检查】

1. 疲劳试验　要检查患者出现肌肉疲劳明显的部位,依据受累肌肉重复活动后症状明显加重的特点采用本试验。如嘱患者用力眨眼 30 次后,睑裂明显变小;两臂持续平举后出现上臂下垂;连续起蹲 10 次不能再进行,休息后恢复则为阳性。

2. 新斯的明(neostigmine)试验　最常用的抗胆碱酯酶药物治疗试验,肌内注射甲硫酸新斯的明 1.0mg(成人),20min 后症状明显减轻者为阳性,为防止新斯的明的副作用,可同时注射阿托品 0.5mg。

3. 甲状腺功能和抗体检查　确定是否存在甲状腺疾病。

4. 电生理检查

(1)重复神经电刺激:为常用的具有确诊价值的检查方法。典型改变为低频(2~5Hz)和高频(>10Hz)重复刺激尺神经、面神经和副神经等运动神经时,动作电位波幅出现递减,低频刺激递减程度在 10%~15% 以上,高频刺激递减程度在 30% 以上,则为阳性。在检查前,患者应停用抗胆碱酯酶药物 18h,否则可出现假阴性。

(2)常规肌电图和神经传导速度:正常,可除外其他神经肌肉病。

(3)单纤维肌电图:该检查并非是必需的,表现为颤抖(jitter)增宽和 / 或阻滞(block)。

5. 抗体滴度测定　对诊断具有重要参考价值。80% 以上 MG 病例的血清中 AChR 抗体浓度明显升高,15% 的患者可以出现骨骼肌特异性激酶抗体,还有个别患者存在 LRP4 抗体等。

6. 胸腺 CT 扫描检查　主要是了解有否胸腺增生、肥大或肿瘤。

【诊断】

根据病变所累及的骨骼肌的病态疲劳和晨轻暮重特点,肌疲劳试验阳性,再进行新斯的明试验阳性,就可以临床确诊;重复神经电刺激提示波幅递减现象,可以进一步确定诊断;如果实验室发现 MG 相关抗体滴度增高,为实验室确诊。最后确定是否伴随甲状腺疾病、胸腺疾病以及其他免疫疾病。

【鉴别诊断】

1. 先天性肌无力综合征   可以在生后到青少年发病,婴儿表现为呼吸和吸奶费力,青少年表现为活动后出现病理性疲劳现象,和 MG 具有相同的症状表现,但没有 MG 相关的抗体和胸腺的异常,根据基因检查结果可以区分多种类型,依据基因突变类型给予药物治疗可以获得良好效果。

2. Lambert-Eaton 综合征   又称肌无力综合征。出现四肢近端肌无力,以下肢近端肌无力为主,活动后即疲劳,但短暂用力收缩后肌力反而增强。部分患者伴随周围神经病或边缘系统脑炎的表现,重复神经电刺激表现为高频重复神经电刺激时波幅呈递增在 100% 以上。该病常伴恶性肿瘤,特别是肺癌。

3. 慢性进行性眼外肌瘫痪   这是一种线粒体病。本病特点为隐匿起病,出现双侧对称的眼外肌瘫痪,症状无波动,病情进展非常缓慢,抗胆碱酯酶药治疗无效。

4. 肉毒杆菌中毒   常常在进食有毒食物后突然出现四肢的持续性无力,伴随疲劳现象,重复神经电刺激有递减现象。询问了解有肉毒杆菌中毒的流行病学史,伴有相关中毒症状可以区别。

5. 慢性疲劳现象   这是一种以全身疲劳感为主要表现的心因性疾病,伴随焦虑抑郁,一般没有眼外肌麻痹,也没有病理性疲劳现象,重复神经电刺激没有递减现象,抗胆碱酯酶药物治疗无效等可资区别。

【治疗】

1. 药物治疗

(1)胆碱酯酶抑制剂:改善症状主要用溴吡斯的明(pyridostigmine bromide),成人口服 60~120mg/ 次、3~4 次 /d。可在进餐前 30min 服用。作用时间为 6~8h。

(2)肾上腺糖皮质激素:用于各种类型的 MG。

1)糖皮质激素冲击疗法:适用于住院患者,尤其是已经气管插管或用呼吸机者。甲泼尼龙 1 000mg,静脉滴注,1 次 /d(qd),连用 3d,随后 500mg 连用 2d,240mg 连用 2d,120mg 连用 2d,最后改口服泼尼松 80mg、qd,连用 2d,之后泼尼松 1mg/(kg·d)或 60mg/d,连续用 3~5 周,而后每个月减少总量的 5%~10%,逐渐减量。也可应用地塞米松 10~20mg/d,静脉滴注,1 次 /d,连用 7~10d,之后口服泼尼松并酌情逐渐减量。也可直接口服泼尼松 80~100mg/d,症状减轻后,酌情逐渐减量。上述激素应用后,症状明显减轻或消失,依个体差异酌情减量,维持量一般在 5~20mg/d;应用时间依患者病情不同而异,至少在 3 年以上,个别可长达十余年,减停时需要加其他免疫抑制剂,以防止复发。

2)小剂量递增法:从小剂量开始,从每日晨顿服泼尼松 30mg/d 开始,每周递增 10mg,直至每日顿服 1mg/(kg·d)或 60mg/d,明显疗效常在用药后 1 个月开始出现,维持 4~6 周后逐渐减量,每月减 5mg,至隔日 15~30mg/d 维持 3~4 年,而后减停。此法可避免用药初期病情加重。

特别提示:①许多患者在应用大剂量糖皮质激素后的短期内出现病情加重,甚至肌无力危象,凡用糖皮质激素冲击疗法者须住院,用药前先给予血浆置换或丙种球蛋白治疗;②口服泼尼松均应当在早晨顿服;③大量和长期应用糖皮质激素可诱发糖尿病、股骨头坏死、胃溃疡出血、严重的继发感染、库欣综合征等,应当及时减少用量。

(3)免疫抑制剂:适用于不能应用或不耐受糖皮质激素,或对糖皮质激素疗效不佳或减量过程中防止复发者。要逐渐加量,并及时检查药物的肝脏和骨髓抑制副作用。

1)硫唑嘌呤:口服 50~100mg,qd,一般 6~9 个月起效。

2)环磷酰胺:口服 50mg,2 次 /d(bid);或 200mg,每周 2~3 次静脉注射,总量 10g;或静脉滴注 800mg,每 5d1 次,连用 10~20 次。

3)环孢素 A:口服 3mg/(kg·d),12 个月为一疗程。

(4)禁用和慎用药物:禁用奎宁、吗啡、氨基糖苷类抗生素、新霉素、多黏菌素、巴龙霉素;慎用苯二氮䓬类药、苯巴比妥等镇静剂。

2. 胸腺治疗　用于伴有胸腺肿瘤、胸腺增生、药物治疗困难者。70% 的患者胸腺治疗后症状缓解或治愈,常用胸腺切除和胸腺放射治疗。

3. 血浆置换　适用于肌无力危象和难治性 MG。通过正常人血浆或血浆代用品置换患者血浆。起效快,疗效维持 1 周~2 个月,之后随抗体水平逐渐增高而症状复现。置换量平均 2L/次,隔日一次,连用 7~8 次。

4. 大剂量静脉注射免疫球蛋白(IVIg)　用于全身型患者或危象患者,0.4g/(kg·d)、qd,5d 为一疗程,可每个月重复 1 次。

5. 危象的处理　危象是 MG 最危急状态,可危及生命。不管何种危象,进行以下基本处理:①保持呼吸道通畅,加强排痰,防止窒息;②积极控制肺部感染;③血浆置换或 IVIg;④病情控制后开始糖皮质激素和其他免疫抑制剂治疗。

【预后】

一般预后良好,有的需长期口服药物治疗。

第六节　周期性瘫痪

周期性瘫痪(periodic paralysis)是以反复发作的骨骼肌弛缓性瘫痪为特征的一组骨骼肌的离子通道病。发作时肌无力可持续数小时或数周,发作间歇期肌力完全正常。根据发作时血清钾浓度,尽管临床分为低钾性、高钾性和正常血钾性三类,低钾性多见,但部分患者不能查到突变的基因,导致高钾性的 *SCN4A* 基因突变也可以导致正常血钾和低钾性。

一、低钾性周期性瘫痪

【病因及发病机制】

低钾性周期性瘫痪(hypokalemic periodic paralysis)是由于位于 1 号染色体长臂(1q31)编码骨骼肌细胞钙离子通道 α-1 亚单位(CACNA1S)基因的突变所致。由于患者的肌细胞内膜经常处于轻度去极化状态,而且很不稳定,电位稍有变化即产生钠离子在膜上的通路受阻,从而不能传播电活动。在疾病发作期间,肌纤维对一切电刺激均不起反应。部分患者继发于甲状腺功能亢进、肾小管酸中毒、肾衰竭等。

【病理】

大多数患者的肌肉组织正常,少数患者可出现散在的肌纤维内有管聚集现象及肌质网扩大。

【临床表现】

1. 任何年龄均可发病,以 20~40 岁男性多见,随年龄增长而发作次数减少。疲劳、饱餐、寒冷、酗酒和精神刺激是常见的诱发因素。

2. 常于夜间睡眠或清晨起床时发病,出现四肢肌肉对称性无力或完全瘫痪,下肢重于上肢、近端重于远端。可伴有轻微肢体酸胀、针刺感。

3. 发病期间神志清楚、吞咽、咀嚼、发声和眼球活动正常。四肢肌张力低、腱反射减弱或消失。膀胱直肠括约肌功能不受累。

4. 少数病例可发生呼吸肌麻痹、心动过速或过缓、室性心律失常,甚至因血钾过低而出现心室颤动致死。

5. 发作一般经数小时至数日逐渐恢复,最先受累的肌肉最先恢复。发作频率不等,一般数周或数月一次。伴发甲状腺功能亢进的患者发作频率较高。发作间期一切正常,少数患者出现持续性肌病。

【辅助检查】

1. 发作期血清钾常低于 3.5mmol/L 以下,间歇期正常。

2. 心电图呈典型的低钾性改变,出现 u 波、T 波低平或倒置、PR 间期和 QT 间期延长、ST 段下降、QRS 波增宽。

3. 肌电图可出现运动电位时限短、波幅低;如完全瘫痪时,则运动电位消失,电刺激无反应。膜静息电位低于正常。

【诊断】

根据周期发作性肢体近端弛缓性瘫痪,血钾低于 3.5mmol/L,心电图呈低钾性改变,补钾后瘫痪明显好转等不难诊断。确诊需要基因检查。

【鉴别诊断】

三种不同类型的周期性瘫痪的鉴别:除发作时血浆钾浓度变化之外,各型具有特殊的临床表现。如高钾性周期性瘫痪一般在 10 岁以前发病,尤以白天运动后发作频率较高。除出现发作性肌无力症状,可以伴随肌强直,补钙后肌力恢复;而正常血钾性周期性瘫痪常在夜间发病,肌无力持续的时间更长,补钾后症状加重,服钠后症状减轻。

其他疾病伴随周期性瘫痪:应该注意除外由甲状腺功能亢进、原发性醛固酮增多症、肾小管酸中毒、失钾性肾炎、腹泻、药源性(噻嗪类利尿剂、皮质类固醇等)引起的低钾瘫痪。还应与癔症性瘫痪进行鉴别。

【治疗】

1. 发作时口服 10% 氯化钾或 10% 枸橼酸钾 40~50ml,24h 内分次口服,总量为 10g/d。也可静脉滴注氯化钾溶液以纠正低血钾状态。

2. 对发作频繁者,可长期口服钾盐 1g/d。也可口服乙酰唑胺 250mg,4 次 /d。低钠高钾饮食也有助于减少发作。

3. 呼吸肌麻痹者应予辅助呼吸,严重心律失常者应积极救治。伴有甲状腺功能亢进或肾小管酸中毒者,应进行相应的治疗。

应避免各种诱因,平时少食多餐,忌高碳水化合物饮食,限制钠盐。避免受冻及精神刺激。

【预后】

良好,随年龄增长发作次数趋于减少。

二、高钾性周期性瘫痪

【发病机制】

高钾性周期性瘫痪(hyperkalemic periodic paralysis)是常染色体显性遗传性肌病。由肌纤维膜钠通道 SCN4A 亚单位基因的点突变,引起肌细胞内钾、钠转换能力异常,细胞外钾离子浓度升高,肌细胞膜兴奋性消失产生肌无力。

【病理】

肌肉病理检查与低钾性周期性瘫痪相同。

【临床表现】

1. 多在 10 岁前起病,男性居多,在饥饿、寒冷、剧烈运动和钾盐摄入可诱发肌无力发作。

2. 肌无力从下肢近端开始,然后影响到上肢、颈部肌和脑神经支配的肌肉,瘫痪程度一般较轻。每次发作持续时间不同,短的发作持续仅几分钟,长的发作可以出现数月到数年,或出现持续性无力。

发作频率为每天数次到每年数次。

3. 部分患者出现腹肌强直,在活动后出现手肌、舌肌的强直发作,寒冷易出现肌肉僵硬。可以伴随腓肠肌肥大。

4. 发作时血清钾和尿钾含量升高、血清钙降低、心电图 T 波高尖。

5. 多数病例在 30 岁左右趋于好转,逐渐停止发作。

【辅助检查】

发作间期血清肌酸激酶可升高。发作时血清钾水平高于正常。心电图呈高钾性改变,如 T 波高、尖,快速型心律失常。肌电图呈纤颤电位和强直放电,在肌无力发作高峰时,EMG 呈电静息,自发的或随意的运动、电刺激均无动作电位出现,神经传导速度正常。

【诊断】

根据发作性肌无力,如果查到血钾增高或心电图高钾改变可以诊断。确诊需要基因检查。

【鉴别诊断】

与低钾性周期性瘫痪、正常血钾性周期性瘫痪和先天性副肌强直症鉴别,另外尚需与肾功能不全、肾上腺皮质功能下降、醛固酮缺乏症和药物性高血钾瘫痪相鉴别。

【治疗】

发作时可用 10% 葡萄糖酸钙静注,或 10% 葡萄糖 500ml 加胰岛素 10~20U 静脉滴入以降低血钾。也可用呋塞米排钾。

预防发作可给予高碳水化合物饮食,勿过度劳累,避免寒冷刺激,或口服氢氯噻嗪等药帮助排钾。

【预后】

一般良好,但需积极处理高钾血症。

三、正常血钾性周期性瘫痪

正常血钾性周期性瘫痪(normokalemic periodic paralysis)又称钠反应性正常血钾性周期性瘫痪,为常染色体显性遗传,也和 SCN4A 基因突变有关。病理改变与低钾性周期性瘫痪相似,为肌质网纵管系统扩大。

多在 10 岁前发病,常于夜间或清晨醒来时发现四肢或部分肌肉瘫痪,甚至发声不清、呼吸困难等。发作持续时间常在 10d 以上。

限制钠盐摄入或补充钾盐均可诱发,补钠后好转。血清钾水平正常。治疗上可给予:①大量生理盐水静脉滴注;② 10% 葡萄糖酸钙 10ml,2 次 /d 静脉注射,或钙片 0.6~1.2g/d,分 1~2 次口服;③每天服食盐 10~15g,必要时用氯化钠静脉滴注;④乙酰唑胺 0.25g,2 次 /d 口服。间歇期可给予氟氢可的松和乙酰唑胺。预后良好。

第七节　进行性肌营养不良症

进行性肌营养不良症(progressive muscular dystrophy,PMD)是一组遗传性肌肉变性疾病,以缓慢进行性加重的对称性肌肉无力和萎缩为特征。

【发病机制】

进行性肌营养不良症的各种类型的基因位置、突变类型、遗传方式和发病机制均不相同,各种基因突变主要导致肌纤维的结构破坏,导致发病。

【病理】

肌营养不良的病理改变特点是肌纤维直径变异加大,伴随肌纤维坏死和再生改变以及间质结缔组织增生,一般没有炎细胞浸润。一些类型的肌营养不良还存在基因编码蛋白的丢失。

【临床表现】

1. 假肥大型肌营养不良　是最常见的肌营养不良,呈 X 连锁隐性遗传,包括 Duchenne 型肌营养不良症和 Becker 型肌营养不良症。Duchenne 型肌营养不良症通常在 5 岁前隐袭起病,出现四肢无力,小腿腓肠肌假性肥大,蹲起、跳跃和上楼费力,而后走路呈"鸭步"。平卧站立出现 Gowers 征。一般在 7 岁后出现心肌损害。8~12 岁丧失行走能力,晚期全身肌肉萎缩,关节挛缩,在 20~30 岁因呼吸道感染或心力衰竭死亡。Becker 型肌营养不良症多在 7 岁后起病,出现四肢无力,一般 16 岁后丧失行走能力。存活期超过 30 岁。

2. 面肩肱型肌营养不良症　第二常见的肌营养不良,常染色体显性遗传,青少年期缓慢起病,表现为眼睑闭合无力,鼓腮困难,上肢上举费力,出现翼状肩胛。部分患者伴随盆带和下肢肌肉萎缩和无力,生命年限接近正常。

3. 肢带型肌营养不良症　常染色体隐性或显性遗传,包括许多亚型,其中肢带型肌营养不良症的 2A 和 2B 最为常见。患者在 10~20 岁起病,四肢近端、肩带和盆带肌肉萎缩无力,伴随腰椎前凸、鸭步。逐渐发生肩胛带肌肉萎缩、抬臂和梳头困难、翼状肩胛。

4. 强直性肌营养不良症　常染色体显性遗传,各个年龄发病,成年居多,出现双上睑下垂、颞部肌肉萎缩,张口呼吸,面部为斧头样,伴随四肢远端的无力,双手出现用力握物不能立即松手的肌强直现象。患者多伴随睡眠增多、白内障、糖尿病和心脏病,因心肌病或心脏传导阻滞而猝死。

5. 远端型肌病　常染色体显性遗传或隐性遗传,10~50 岁起病,肌无力和萎缩始于四肢远端、腕踝关节周围以及手和足的小肌肉,如大、小鱼际肌萎缩。伸肌受累明显。

6. 先天型肌营养不良症　在出生时或婴儿期起病,全身严重肌无力、肌张力低和骨关节挛缩。哭声小、吸吮力弱,腱反射减弱或消失。可伴有中枢神经系统的畸形。

【辅助检查】

1. 血清酶学检测　主要为肌酸激酶、乳酸脱氢酶和肌酸激酶同工酶升高。

2. 肌电图　具有典型的肌源性受损的表现,可见纤颤波和正锐波;轻收缩时可见运动单位时限缩短、波幅减低、多相波增多。

3. 肌肉活组织检查　可见肌营养不良样的病理改变。免疫组织化学染色可见不同基因编码的蛋白丢失。

4. 基因检查　可以检测基因突变进行基因诊断。

5. 其他检查　心电图、超声心动图可以证实伴随的心脏受累。肌肉 MRI 可见不同肌营养不良改变。

【诊断】

根据临床表现、肌肉活检和基因检测可明确诊断。

【鉴别诊断】

其他慢性发病的肌肉病还有代谢性肌肉病、先天性肌病、慢性发病的免疫性坏死性肌肉病需要和肌营养不良进行鉴别,能够进行肌肉活检和基因检查,不难鉴别。

【治疗】

Duchenne 型肌营养不良症可以进行糖皮质激素治疗和小分子跳跃治疗,能够延长患者行走时间和减少心脏损害。其他类型的药物治疗尚没有定论。物理疗法和矫形治疗可预防及改善脊柱畸形和关节挛缩,对维持活动功能很重要。

【预后】

如果没有严重的呼吸功能障碍和心肌病,多数患者预后不差。

第八节　炎性肌肉病

炎性肌肉病(inflammatory myopathy)是一组免疫功能异常导致的骨骼肌疾病,包括免疫性坏死性肌肉病、皮肌炎、抗合成酶抗体综合征、包涵体肌炎。

【发病机制】

肌炎的诱发因素主要是病毒感染,其次是寄生虫感染或恶性肿瘤。他汀类药物也是诱发因素之一。发病机制与免疫失调有关,包括细胞免疫和体液免疫的异常。可能是病原体感染改变了患者内皮细胞或肌纤维表面的抗原性,从而引发针对内皮细胞或肌细胞的免疫反应而攻击自身的肌细胞。

【病理】

肌纤维出现坏死和再生,伴随肌纤维膜补体沉积,其中免疫性坏死性肌肉病缺乏炎细胞浸润,而皮肌炎的再生肌纤维出现束周区域,伴随肌束膜的炎细胞浸润,抗合成酶抗体综合征的特点和皮肌炎类似,但在束周区域出现坏死肌纤维,包涵体肌炎可见肌纤维内镶边空泡和类淀粉蛋白沉积。

【临床表现】

免疫性坏死性肌肉病、皮肌炎、抗合成酶抗体综合征一般各个年龄急性或亚急性起病,病前可有低热或感冒史。首发症状通常为四肢近端无力,下肢重于上肢,上楼、起蹲困难;梳头、抬头困难,少数患者出现构音困难、吞咽困难。晚期出现明显的肌肉萎缩。皮肌炎存在皮肤损害,少数患者合并其他自身免疫性疾病以及恶性肿瘤等。包涵体肌炎在40岁后缓慢发病,出现非对称性四肢无力,以手指屈曲无力和股四头肌无力为主。

【辅助检查】

血清CK明显增高,可达正常的10倍以上。包涵体肌炎一般不超过正常值的12倍。肌电图为肌源性损害,神经传导速度正常。免疫学检查在免疫性坏死性肌肉病和皮肌炎可以发现肌炎特异性抗体。肌活检可以发现不同类型炎性肌肉病的特征病理改变。肌肉磁共振可见肌肉水肿改变,在慢性期可见肌肉脂肪化改变。

【诊断】

根据典型的四肢近端肌无力伴压痛、血清酶活性增高、肌电图呈肌源性损害以及肌肉磁共振可以确定肌肉存在病变,而肌炎特异性抗体阳性和肌活检可以确诊不同类型的炎性肌肉病。

【鉴别诊断】

出现持续性四肢无力均需要和非炎性肌肉病进行鉴别诊断,特别是肌营养不良和代谢性肌肉病以及内分泌肌肉病,其中肌肉磁共振、肌肉活检和肌炎特异性抗体检查可以协助鉴别。

【治疗】

急性期患者应卧床休息,适当体疗以保持肌肉功能和避免挛缩,注意防止肺炎等并发症。慢性期需要适当活动,防止失用性肌萎缩。给予高蛋白和高维生素饮食,进行适当体育锻炼和理疗。重症者应预防关节挛缩及失用性肌萎缩。药物治疗要遵循及时、足量和足疗程治疗。

糖皮质激素为首选药物,且应该进行首次冲击治疗,随后进行维持治疗,可以参考MG的用药方案。当糖皮质激素治疗不满意时加用免疫抑制剂,甲氨蝶呤、硫唑嘌呤、他克莫司为最佳二线药物,用药期间注意白细胞减少和定期进行肝肾功能的检查。多数患者在激素冲击治疗后1周左右症状开始减轻,6周左右症状明显改善。伴发恶性肿瘤者,如果肿瘤治疗效果好,预后好;否则预后差。

泼尼松和免疫抑制剂治疗无效并伴有明显吞咽困难、构音障碍者可用血浆置换治疗,以去除血液中的淋巴因子和循环抗体,可改善肌无力的症状。IVIg 治疗用于糖皮质激素治疗无效或年龄大于 50 岁或病情严重的患者。剂量为 0.4g/(kg·d),静脉滴注,每月连续 5d,连续 3~5 个月。少数糖皮质激素耐药患者可以采取利妥昔单克隆抗体治疗,清除 B 淋巴细胞。

【预后】

少数患者难治,出现骨骼肌脂肪化而存在不同程度的残疾,个别患者因呼吸肌和心肌严重损害而死亡。

第九节　线粒体肌病及脑肌病

线粒体肌病(mitochondrial myopathy)和线粒体脑肌病(mitochondrial encephalomyopathy)是一组由线粒体 DNA(mitochondrial DNA,mtDNA)或核 DNA(nucleus DNA,nDNA)缺陷导致线粒体结构和功能障碍、ATP 合成不足所致的肌肉疾病,如病变同时累及中枢神经系统,则称为线粒体脑肌病。包括多种类型。

【发病机制】

线粒体肌病和线粒体脑肌病的病因主要是 mtDNA(少数是 nDNA)发生突变,如基因点突变、缺失、重复和丢失,使编码线粒体在氧化代谢过程中所必需的酶或载体发生障碍,糖原和脂肪酸等原料不能进入线粒体,或不能被充分利用,故不能产生足够的 ATP。终因能量不足,不能维持细胞的正常生理功能,产生氧化应激,诱导细胞凋亡而导致线粒体病。其遗传方式为母系遗传。

【病理】

脑的病变为灰质出现海绵样改变、神经元变性丢失、灶性或广泛坏死,伴星形细胞增生、脱髓鞘。MELAS 患者还可见颞 - 顶 - 枕叶皮质多灶性损害,脑皮质萎缩和基底节钙化。MERRF 患者可有齿状核、红核和苍白球等核团变性。肌肉可见破碎红纤维和破碎蓝染肌纤维以及细胞色素 C 氧化酶活性缺乏肌纤维,这是本病的病理特点。可伴有不同程度的肌纤维脂质沉积现象。电镜可观察到肌膜下或肌原纤维间有大量异常线粒体堆集。

【临床表现】

线粒体脑肌病分型多且复杂,症状重叠。但以下类型较为常见。①线粒体脑肌病伴高乳酸血症和卒中样发作综合征:为最常见类型。多在青少年突然发病,临床表现为突发的偏瘫、皮质盲、癫痫、智力低下、精神障碍、偏头痛和呕吐等;患者身体矮小、神经性耳聋,运动不耐受。可有家族史。头颅 MRI 显示以皮质为主的高信号,其病变与脑血管支配分布不一致,且数月后可完全消失,少部分留有局部脑萎缩。发病时血和脑脊液乳酸增高。乳酸及丙酮酸试验阳性。②慢性进行性眼外肌瘫痪:临床特征为青少年和成年起病,出现缓慢发展的双侧上睑下垂和眼球活动障碍,疾病后期出现四肢的无力,个别患者伴随视网膜色素变性以及心脏传导阻滞、小脑症状和脑脊液蛋白升高。③肌阵挛性癫痫伴肌肉破碎红纤维综合征:多为儿童发病,主要特征为肌阵挛,癫痫和共济失调,肌肉活检提示有破碎红纤维;部分患者身材矮小、智力低下、视神经萎缩、听力障碍、运动不耐受及周围神经病等。④线粒体耗竭 / 多重缺失综合征表现为进行性肌肉无力、吞咽困难和呼吸受累为主要特征的多种临床表现,也可以伴随慢性进行性眼外肌瘫痪。

【辅助检查】

1. **血生化检查**　血清 CK 和 LDH 水平轻度升高。乳酸、丙酮酸最小运动量试验约 80% 的患者为阳性,即运动后 10min 血乳酸和丙酮酸仍不能恢复正常。脑肌病者脑脊液的乳酸含量增高。线粒体呼吸链复合酶活性降低。

2. **肌肉活检** 冷冻切片进行酶组织化学染色 RRF 阳性；电镜发现肌膜下或肌原纤维间有大量异常线粒体堆积。

3. **影像学检查** 头颅 CT 或 MRI 显示灰质坏死样改变。

4. **核或线粒体 DNA 分析** 发现疾病相关的突变。

【诊断】

具有线粒体病的临床表现，肌肉活检或影像学检查发现线粒体病的特征病理改变或影像学改变，基因检查发现线粒体病相关的基因突变。

【鉴别诊断】

线粒体病具有不同的临床类型，需要依据患者的临床表现特点进行鉴别。基因和肌肉活检在鉴别诊断中发挥关键作用。

【治疗】

主要是对症治疗。其中 *TK2* 基因突变引起线粒体耗竭/多重缺失综合征可以采取胸苷治疗。高蛋白、高碳水化合物、低脂饮食能代偿受损的糖异生和减少脂肪的分解。可长期应用艾地苯醌、硫辛酸、一水肌酸、辅酶 Q10 和大量维生素 B_1 和维生素 B_2 治疗。伴随严重心脏传导阻滞者可用心脏起搏器。

【预后】

对于存在脑损害和线粒体脑肌病患者总体而言预后不良，多数患者在发病后随病情发展而逐渐残疾，生存期明显缩短。

（袁 云）

思考题

1. 简述 MG 的诊断与鉴别诊断。

2. 简述 MG 的药物治疗方法。

3. 简述周期性瘫痪的类型与特点。

4. 简述炎性肌肉病的治疗方法。

5. 简述肌营养不良的类型及特点。

6. 简述线粒体脑肌病的分型和病理特征。

第十七章
中枢神经系统感染

中枢神经系统(central nervous system,CNS)的感染属于神经科的急危重症,是指多种病原微生物侵犯 CNS 的实质、被膜及血管等引起的急性或慢性炎症性(或非炎症性)疾病。具有病因复杂、症状多变等特点,脑脊液的检查在诊断中具有重要地位。需要注意不同病因间的鉴别诊断并给予针对性的治疗。

第一节　概　　述

中枢神经系统(central nervous system,CNS)感染系各种生物性感染源,包括病毒、细菌、螺旋体、寄生虫、立克次体和朊病毒等,侵犯 CNS 实质、被膜及血管等引起的急性或慢性炎症性疾病。

病原体可通过多种感染途径感染中枢神经,常见的有:①血行感染:病原体可通过昆虫叮咬、动物咬伤、使用不洁注射器静脉或肌内注射、静脉输血等进入血流,面部感染时病原体也可经静脉逆行入颅,或孕妇感染的病原体经胎盘传给胎儿;②直接感染:穿透性颅外伤或邻近组织感染后病原体蔓延进入颅内;③神经干逆行感染:嗜神经病毒如单纯疱疹病毒、狂犬病毒等首先感染皮肤、呼吸道或胃肠道黏膜,然后经神经末梢进入神经干。

CNS 感染性疾病种类繁多。按病原体分为病毒性、细菌性、真菌性、寄生虫性等;根据感染的部位可分为:脑(脊)膜炎、脑(脊髓)炎、脑膜脑炎;根据发病情况及病程可分为急性、亚急性和慢性感染;按病理特点分为包涵体性、出血性、坏死性、脱髓鞘性等;按病变位置分为大脑炎、小脑炎、间脑炎、脑干炎等。

第二节　单纯疱疹病毒性脑炎

单纯疱疹病毒性脑炎(herpes simplex virus encephalitis,HSE)是一种由于单纯疱疹病毒感染脑实质引起的,以发热、口唇疱疹、头痛呕吐、意识障碍、偏瘫、抽搐、精神异常为主要表现的脑部感染性疾病。

【病因及发病机制】

单纯疱疹病毒(herpes simplex virus,HSV)是一种嗜神经 DNA 病毒,分为Ⅰ型和Ⅱ型,近 90% 的人类 HSE 是由 I 型引起,6%~15% 系由 II 型所致。病毒先引起口腔和呼吸道原发感染,然后沿三叉神经各分支经轴索逆行至三叉神经节,并在此潜伏。数年后或机体免疫力低下时,一些非特异性刺激可激活潜伏的病毒,此类起因内源性病毒活化导致的 HSE 约占 70%。剩余约 25% 的病例是由原发感染所致的,病毒经嗅球和嗅束直接侵入脑内,或口腔感染后病毒经三叉神经入脑而引起脑炎。

【病理】

病理改变为颞叶、额叶眶面等部位出血性坏死,亦可累及枕叶。脑实质的出血性坏死是其重要的病理特征。镜下血管周围有大量淋巴细胞浸润形成袖套状,小胶质细胞增生,神经细胞弥漫性变性坏死。神经细胞和胶质细胞核内可见嗜酸性包涵体,包涵体内含有疱疹病毒的颗粒和抗原,是其最有特征性的病理改变。

【临床表现】

1. **发病情况** 任何年龄均可患病,无明显季节性,原发感染的潜伏期 2~21d,平均潜伏期为 6d;前驱期可有发热、全身不适、头痛、肌痛、嗜睡、腹痛和腹泻等。多急性起病,约 1/4 患者可有口唇疱疹史;发病后患者体温可高达 38.4~40.0℃,病程为数日至 1~2 个月。

2. **临床症状** 常见症状包括有头痛、呕吐、轻微的意识和人格改变、高级智能减退,以及偏瘫、偏盲、失语、共济失调、多动(震颤、舞蹈样动作、肌阵挛等)、脑膜刺激征等弥散性及局灶性脑损害表现。部分患者以全身性或部分性的癫痫发作为首发症状,约 1/3 的患者在发病过程中会出现痫性发作。部分患者的精神症状表现突出,可能是其首发症状或唯一症状,如注意力涣散、反应迟钝、言语减少、情感淡漠和表情呆滞,患者呆坐或卧床,行动懒散,甚至不能自理生活,或表现木僵、缄默,或有动作增多、行为奇特及冲动行为,智能障碍也较明显。多数患者有意识障碍,表现意识模糊或谵妄,随病情加重可出现嗜睡、昏睡、昏迷或去皮质状态;部分患者在疾病早期迅速出现明显意识障碍。病情可在数日内快速进展,重症患者可因广泛脑实质坏死和脑水肿引起颅内压增高,甚至脑疝形成而死亡。

【辅助检查】

1. **血液检查** 周围血白细胞数增高,可达 10×10^9/L 以上,早期出现轻度中性粒细胞增多,血沉快。

2. **脑脊液检查** 腰椎穿刺 CSF 压力增高。脑脊液细胞数正常或轻、中度升高,一般在 $(10~100) \times 10^6$/L,也可多达 $1\,000 \times 10^6$/L,以淋巴细胞为主,早期也可以中性粒细胞增多为主;有较多的红细胞,$(50~500) \times 10^6$/L;蛋白质含量正常或轻度升高,一般低于 1.0g/L,糖和氯化物正常。

3. **病原学检查** 在脑脊液及外周血中检测:① HSV 抗原;② HSV 特异性 IgM、IgG 抗体;③ HSV-DNA。

4. **脑电图** 脑电图检查可见 α 波节律消失,弥漫性高幅慢波背景上的局灶性尖波,多见单侧或双侧颞、额叶异常,可出现以颞叶为中心的周期性同步放电(2~3Hz)。

5. **影像学检查** 头颅 CT 可正常,也可见一侧或双侧颞叶、海马及边缘系统局灶性低密度区,若其中出现点状高密度提示有出血性坏死,更支持诊断。严重者可有脑室受压、中线移位等占位效应。在早期 MRI T_2 加权像可见到颞叶中、下部,向上延伸岛叶及额叶底面有周边清晰的高密度区,在 FLAIR 相上更为明显。MRI 的诊断价值优于 CT,尤其可发现早期病灶。尽管 90% 的患者在 1 周内可以出现上述 MRI 表现,但 1 周内 MRI 正常不能排除诊断。

6. **脑组织活检** 发现神经细胞内有嗜酸性包涵体(Cowdry A 型)或电镜下发现 HSV 病毒颗粒可以确诊。也可进行 PCR、原位杂交等检查病毒核酸,或进行病毒分离与培养以明确诊断

【诊断及鉴别诊断】

1. **临床诊断** ①口唇或生殖道疱疹史,或本次发病有皮肤、黏膜疱疹;②发热、明显精神行为异常、抽搐、意识障碍及早期出现的局灶性神经系统损害体征;③脑脊液红、白细胞数增多(白细胞 ≥ 5×10^6/L),糖和氯化物正常;④脑电图以颞、额区损害为主的脑弥漫性异常;⑤头颅 CT 或 MRI 发现颞叶局灶性出血性脑软化灶;⑥特异性抗病毒药物治疗有效可间接支持诊断。

确诊尚需选择如下检查：①脑脊液中发现 HSV 抗原或抗体；②脑组织活检或病理发现组织细胞核内包涵体，或原位杂交发现 HSV 病毒核酸；③脑脊液 PCR 检测发现该病毒 DNA；④脑组织或脑脊液标本 HSV 分离、培养和鉴定。

2. 鉴别诊断

(1)带状疱疹病毒脑炎：带状疱疹病毒主要侵犯和潜伏在脊神经后根神经节的神经细胞或脑神经的感觉神经节的神经细胞内，偶尔导致脑膜血管炎。病变程度相对较轻，预后良好。由于患者多有胸腰部带状疱疹的病史，头颅 CT 无明显出血坏死的表现，血清及脑脊液检出该病毒抗原、抗体和核酸，可资鉴别。

(2)肠道病毒脑炎：该病毒除引起病毒性脑膜炎外，也是病毒性脑炎的常见原因之一。多见于夏秋季，可为流行或散发，临床表现发热、意识障碍、平衡失调、反复癫痫发作以及肢体瘫痪等。病程初期的胃肠道症状、脑脊液中的病毒分离或 PCR 检查阳性可帮助诊断。

(3)巨细胞病毒性脑炎：本病临床少见，常见于免疫缺陷如 AIDS 或长期使用免疫抑制剂的患者。临床呈亚急性或慢性病程，表现意识模糊、记忆力减退、情感障碍、头痛和局灶性脑损害的症状和体征。约 25% 的患者 MRI 可有弥漫性或局灶性的脑白质异常。因患者有 AIDS 或免疫抑制的病史，体液检查找到典型的巨细胞，PCR 检查脑脊液该病毒阳性而易于鉴别。

(4)急性播散性脑脊髓炎(ADEM)：多在感染或疫苗接种后急性发病，可表现为脑实质、脑膜、脑干、小脑和脊髓等部的症状和体征，故症状和体征表现多样，重症患者也可有意识障碍和精神症状，主要是皮质下脑白质病变，所以癫痫少见。

(5)化脓性脑膜炎：全身感染症状重，脑脊液中白细胞显著增高，甚至呈米汤样，脑脊液细菌培养或涂片检查可发现致病菌，有时可发现原发性化脓性病灶，抗生素治疗有效。

(6)脑肿瘤：HSE 有时以局灶症状为突出表现，伴颅内压力增高，类似于脑肿瘤。但是脑肿瘤无论原发性或转移性，其病程相对长，头颅 CT 增强扫描有强化效应，MRI 可明确肿瘤的部位与大小，甚至可明确病变性质。

(7)急性脱髓鞘性脑病：急性或亚急性起病，病前可有上呼吸道感染史，轻至中度发热，往往会有精神症状，意识障碍及局灶性神经功能缺失征易与 HSE 混淆。因病变主要在脑白质，癫痫发作甚少，影像学显示病灶在皮质下白质多发低密度灶，多在脑室周围，分布不均，大小不一，新旧并存，脱髓鞘斑块有强化效应。免疫抑制剂治疗有效，病毒学与相关检查阴性为其特征。

(8)抗 NMDA 受体脑炎：可有发热、头痛、恶心、呕吐、腹泻或上呼吸道症状等前驱症状。主要表现为精神症状如焦虑、失眠、恐惧、妄想、躁狂及偏执等，癫痫发作，意识水平下降，语言障碍以及自主神经功能障碍等。脑脊液常规检查和头部影像学检查无特异性，在血清或脑脊液中找到 NMDA 受体的抗体可明确诊断。

【治疗】

(1)抗病毒药：阿昔洛韦(Acyclovir)：常用剂量为 15~30mg/(kg·d)，分 3 次静脉滴注，或 250~500mg/ 次，1 次 /8h，静脉滴注，连用 14~21d。副作用有谵妄、震颤、皮疹、血尿、血清转氨酶暂时性升高等。对阿昔洛韦耐药的 HSV 株，这类患者可改用膦甲酸钠和西多福韦治疗；膦甲酸钠的用量是 0.16mg/(kg·d)，连用 14d；西多福韦(cidofovir)的用量为 5mg/kg，静脉注射，1 次 / 周，共 2 周。

(2)免疫治疗：主要包括：①干扰素及其诱生剂：干扰素治疗剂量为 60×10^6U/d，连续肌内注射 30d；②转移因子：治疗剂量为皮下注射 1 支 / 次，1~2 次 /d；③肾上腺皮质激素：对病情危重、头颅 CT 见出血性坏死灶以及脑脊液白细胞和红细胞明显增多者可酌情使用；地塞米松 10~15mg/d，10~14d；甲泼尼龙 800~1 000mg，1 次 /d，连用 3~5d；随后改用泼尼松口服，80mg/d 清晨顿服，以后逐渐减量。

(3)支持治疗：全身支持治疗对重症及昏迷的患者至关重要，注意维持营养及水、电解质的平衡，保持呼吸道通畅。必要时可小量输血，或给予静脉高营养或复方氨基酸，或给予大剂量免疫球蛋白静脉滴注；并需加强护理，预防压疮及呼吸道感染等并发症。

（4）对症治疗：包括对高热的患者进行物理降温，以及抗惊厥、镇静和脱水降颅压等，严重脑水肿的患者应早期大量及短程给予肾上腺皮质类固醇。恢复期可进行康复治疗。

【预后】

本病病程持续数周至数月，病死率 19%~70%，少数病例（5%~10%）经治疗后 1~3 个月又复发。存活者中约有 2/3 残留癫痫、精神异常或认知功能障碍等后遗症，极少数甚至成为植物状态。

第三节　结核性脑膜炎与颅内结核瘤

一、结核性脑膜炎

结核性脑膜炎（tuberculous meningitis，TBM）简称结脑，是由结核分枝杆菌（mycobacterium tuberculosis，MTB）引起的一种弥漫性非化脓性软脑膜和脑蛛网膜炎性疾病，也可侵及脑实质和脑血管。常继发于肺、泌尿系、消化道或其他脏器结核病，也可为患者的唯一表现。

【病因及发病机制】

结核分枝杆菌感染中枢神经系统通常分为两个阶段：①原发性肺结核或之后伴随的菌血症，引起结核分枝杆菌在脑膜、软脑膜或室管膜的定植，形成结核结节（tubercle）；②在适当条件下，结节破溃，大量结核分枝杆菌进入蛛网膜下腔，引起结核性脑膜炎发病。结核结节在成年期患者可以长期隐匿存在而不引起症状。

【病理】

中枢神经系统结核感染最易累及软脑膜，也可累及脑动脉、脑实质，甚至室管膜及脉络丛。

1. **脑膜病变**　表现为软脑膜弥漫性充血、水肿、混浊，并可见散在的粟粒样小结节或出现淡黄色胶状渗出物，以脑底、脑干周围及脑沟、脑裂处更为多见和明显。渗出物可挤压脑神经或形成粘连。显微镜下可见蛛网膜下腔大量单核细胞、淋巴细胞浸润，可见结核肉芽肿，表现为淋巴细胞、上皮样细胞聚集形成的结节样结构，伴随出现多核巨细胞以及干酪样坏死。抗酸染色可见阳性菌体。

2. **脑血管病变**　结核累及大脑的小动脉和中动脉，引起血管壁炎性损害，在血管壁出现大量的淋巴细胞浸润伴随管壁纤维素样坏死，有时炎细胞仅出现在内膜形成内膜炎或仅出现在外膜形成血管外膜炎。

3. **脑积水**　脑膜炎症粘连，使脑蛛网膜颗粒及其他表浅部的血管间隙神经根周围间隙脑脊液回吸收功能障碍，可致交通性脑积水。炎性渗出物积聚于小脑延髓池或堵塞大脑导水管第四脑室诸孔，可致阻塞性脑积水。

4. **脑实质病变**　被累及时可以表现为广泛粟粒样结节，也可表现为单发或多发的结核瘤。血管炎的管腔闭塞引起性脑梗死。

【临床表现】

1. **发病情况**　急性或亚急性起病，由于疾病的慢性过程使病程持续时间较长；发热、头痛、呕吐及脑膜刺激征是早期最常见的临床表现，通常持续 1~2 周；检查可有颈强直及 Kernig 征阳性。

2. **颅内压增高**　早期可因表现为急进性交通性脑积水，颅内压多为轻、中度增高；晚期蛛网膜、脉络丛粘连，呈完全或不完全性梗阻性脑积水，颅内压多明显增高，表现头痛、呕吐和视乳头水肿。严重时出现去大脑强直发作或去皮质状态。

3. **脑实质损害**　发病 4~8 周时常出现脑实质损害的症状：①萎靡、淡漠、谵妄或妄想等精神症状；②部分性、全身性痫性发作或癫痫持续状态；③嗜睡、昏迷等意识障碍；④肢体瘫痪。肢体瘫痪如因结核性动脉炎所致，则成卒中样改变，脑梗死的部位与动脉粥样硬化性脑梗死不完全相同，更多见于尾状核、胼胝体膝部以及丘脑前外侧部，称作结核区（TB zone），如因结核瘤或脊髓蛛网膜炎所致，则表现为类似肿瘤的慢性瘫痪。

4. 脑神经损害　较常见，以动眼神经、展神经、面神经和视神经最易受累，表现为视力减退、复视和面神经麻痹等。

5. 其他　儿童或老年人的临床表现不典型，头痛、呕吐较少，颅内压增高的发生率低，约半数患者脑脊液改变不典型，但老年人在动脉硬化基础上发生结核性动脉内膜炎而引起脑梗死的较多。

【辅助检查】

1. 病原学检查　结核性脑膜炎的确诊依赖于对 MTB 的病原学检查，根据检测 MTB 本身还是其组成成分可以分为直接病原学检查（抗酸染色和 MTB 培养）和间接病原学检测（MTB 抗原或其他组分）。根据 2009 年制定的国际统一临床诊断结核性脑膜炎标准，满足 A：脑脊液中镜检到抗酸杆菌；脑脊液中分离培养到 MTB；PCR 法检测到 MTB；或者 B：有疑似症状或体征及脑脊液改变同时在其与结核病组织学改变一致的脑或脊髓中镜检到抗酸杆菌，或肉眼可见的脑膜炎（尸检时）方可确诊为结核性脑膜炎。考虑到中枢神经系统组织活检和尸检对结核性脑膜炎诊断不具有临床意义，因此，通常将 A 条件作为临床确诊结核性脑膜炎的依据。

（1）抗酸染色：是诊断结核分枝杆菌的主要方法，可以分为齐 - 内染色法（Ziehl-Neelsen staining）和金胺 - 罗丹明（auramine O rhodamine B）荧光染色法。由于金胺 "O" 染色需要荧光显微镜观察结果，目前尚未在临床实验室普及，因此齐 - 内染色法应用最为普遍。但是传统齐 - 内染色法敏感率较低，通过使用去垢剂、氧化剂等改良抗酸染色方法可提高结核性脑膜炎的诊断。

（2）结核分枝杆菌培养：结核分枝杆菌培养不仅是结核病诊断的金标准，而且可以在鉴别结核和非结核分枝杆菌、结核分枝杆菌分型、药敏试验、药物研究等方面发挥作用，有着其独特的优点，但是培养周期长，阳性率低，也是其缺点。根据培养基的性质，结核培养主要分为固体培养基培养和液体培养基培养，其代表产物分别是罗氏培养法和 MGIT 960 培养法，也是目前临床常用的结核性脑膜炎脑脊液的培养方法。

（3）聚合酶链反应（polymerase chain reaction，PCR）：能检测到脑脊液中及微量的结核分枝杆菌的 DNA，但临床应用最大问题是假阳性和假阴性，该方法的关键是试剂的标准化、操作的规范化及建立质控管理体系，全自动的商业化的 PCR 检测试剂盒可作为 TBM 诊断的金标准。目前使用最为广泛的核酸检测方法是 GeneXpert，该方法采用全自动实时荧光定量 PCR 原理，将样品处理、核酸扩增、目标序列的实时检测整合于一体，通过诊断试剂盒 Xpert MTB/RIF，能同时完成 MTB 和利福平耐药性检测。

2. 免疫学检查

（1）结核菌素试验：是临床用于结核病初筛的主要方法之一，有较高的检出率，但假阳性率和假阴性率较高，临床诊断价值不大。目前有研究使用 MTB 的特异抗原 ESAT-6 作为皮肤试验试剂，可以显著提高结核菌素试验的特异度，但由于结核菌素试验和患者的免疫状态密切相关，其敏感度尚有待进一步观察。

（2）酶联免疫斑点技术：结核病免疫主要是 T 细胞介导的细胞免疫，特异性 T 细胞的检测对结核病和结核潜伏感染者的早期诊断具有重要价值。酶联免疫斑点技术（enzyme-linked immunosorbent spot ELISPOT）是新型的免疫酶技术，兼具细胞培养技术和酶联免疫吸附技术的优点，以 MTB 早期分泌抗原（ESAT-6）和滤液蛋白 -10（CFP-10）作为特异性抗原，通过 ELISPOT 技术探测结核病患者的特异性 T 细胞来诊断结核病。该法操作简便，耗时少，对肺结核诊断敏感度较高，现已在临床中广泛应用。但是由于血 - 脑屏障的存在、发展中国家结核潜伏感染的广泛存在等因素，该方法并不能作为诊断活动性结核病的金标准。必须结合患者的临床症状和其他的相关检查结果共同作出临床判断。

3. **脑脊液检查** 清亮透明，或微混浊，或呈毛玻璃样。压力增高，多为 200~400mmH$_2$O。白细胞计数中度增高，多为 (50~200)×10^6/L，一般不超过 500×10^6/L。TBM 早期脑脊液中白细胞以淋巴细胞为主，并伴有中性粒细胞和浆细胞；患者病情好转后，白细胞数及中性粒细胞比例均明显下降；持续存在的中性粒细胞增高往往是预后不良的象征。蛋白中度增高，多为 1~3g/L，糖、氯化物降低（和血糖，血氯比较）。脑脊液 IgG 明显增高，IgA 增高，色氨酸试验阳性，乳酸盐增高（>350mg/L 者有诊断意义）。

4. **影像学检查** 若影像学检查发现肺或脊椎等外周部位存在结核病灶则有助于结核性脑膜炎的诊断。颅脑 CT 和 MRI 检查可见脑裂、脑池增宽，应用对比剂后可见脑膜增强；脑实质内散在存在粟粒状的等密度或稍高密度小结节；脑内结核瘤对比剂增强后可见环形、靶形或不规则的团块影；早期可出现脑室缩小等脑水肿征象，晚期可见脑室普遍性扩大等脑积水征象；偶可出现伴发的脑梗死灶。

【诊断及鉴别诊断】

1. **临床诊断标准**

（1）必备条件

1）符合脑膜炎的临床症状，如发热、颅高压和脑膜刺激征。

2）脑脊液呈非化脓性细菌性炎症改变，如细胞数升高（<1 000×10^6/L），糖和氯化物降低，细胞学呈混合细胞反应。

3）脑脊液涂片或培养未发现隐球菌、细菌、寄生虫和其他病因。

（2）确诊标准：必备条件 + 以下任何一条。

1）脑脊液抗酸染色（含改良抗酸）。

2）脑脊液培养（传统培养或 MGIT 960 培养）。

3）脑脊液商业化核酸检测（GeneXper）。

（3）临床拟诊标准：必备条件 + 以下任何两条以上。

1）头颅 CT 或 MRI 符合（脑积水、弥漫性脑水肿、颅底脑膜强化）。

2）合并活动性肺结核或肺外结核或与开放性肺结核患者密切接触史。

3）患有免疫缺陷疾病或服用免疫抑制药物。

4）抗结核治疗有效。

2. **鉴别诊断**

（1）隐球菌性脑膜炎：其临床表现、脑脊液常规及生化检查均类似结核性脑膜炎，但在脑脊液中常可查到隐球菌可助鉴别。

（2）病毒性脑膜炎：病前多有呼吸道、胃肠道感染史；脑脊液糖、氯含量正常，蛋白正常或稍高，细胞学检查呈典型的淋巴样细胞反应以及相关的病毒免疫学检查可资鉴别。

（3）化脓性脑膜炎：起病急、高热、畏寒等感染中毒症状严重，在体内其他部位可查到感染灶。脑脊液呈乳白色、混浊甚至脓性，细胞数高度增高（以中性粒细胞为主），糖和氯含量降低，并常可查到致病菌可予鉴别。

（4）癌性脑膜病：以进行性颅内压力增高为主，一般不发热，多有视乳头水肿和视力障碍，可有原发瘤病灶或病史，脑脊液细胞学检查常可查到癌细胞可予确诊。

（5）脑囊虫性脑膜炎：有大便中出现绦虫病史，脑脊液蛋白、糖、氯均正常，多有明显的脑脊液嗜酸性粒细胞增多，血及脑脊液囊虫酶联试验阳性，肌肉及皮下可见囊虫结节，CT 或 MRI 可见脑内囊虫病灶等可助鉴别。

【治疗】

（1）抗结核治疗：目前结核性脑膜炎的常规抗结核治疗与肺结核类似，异烟肼、利福平、吡嗪酰胺、乙胺丁醇、链霉素、莫西沙星是目前治疗 TBM 最有效的药物；遵循早期给药、合理选药、联合用药及系统治疗的原则。都包括初期的四联"强化"治疗（2~3 个月）和随后的二联"维持"治疗（异烟肼和利福平再联合使用 7~9 个月)。连续 2 个月的异烟肼、利福平、吡嗪酰胺是强化治疗的基础。经典的四联用药还要加上链霉素或者乙胺丁醇,二者选一,构成四联抗结核治疗。对常规抗结核药物治疗效果不佳的结核性脑膜炎患者可以考虑增加异烟肼、利福平的用量或者联用喹诺酮类药物(尤其是莫西沙星)。对于严重耐药或不能耐受常规治疗的结核性脑膜炎患者,也可使用阿米卡星、卡那霉素、对氨基水杨酸和利奈唑胺等药物(表 17-1)。

表 17-1   主要的抗结核药物

药物	儿童日用量 / (mg·kg⁻¹)	成人日常用量	用药途径	疗程 / 个月
异烟肼	10~20	5mg/kg	静脉 / 口服	6~12
利福平	10~20	600mg,qd(≥ 50kg) 450mg,qd(<50kg)	口服	6~12
吡嗪酰胺	20~30	1 500mg,tid	口服	2~3
乙胺丁醇	15~20	750mg,qd	口服	2~3
链霉素	20~30	750mg,qd	肌内注射	3~6
莫西沙星	16 岁以下儿童慎用	400~800mg	静脉 / 口服	2~3

注:tid:3 次 /d;qd:1 次 /d。

(2)免疫治疗:对于重症结核性脑膜炎患者,在抗结核药物使用的同时,通常需要使用免疫调节药物减轻炎症反应。糖皮质激素是最常用到的辅助治疗用药,对出现意识障碍、颅内压增高或交通性脑积水、明显中毒症状、脑脊液蛋白明显增高(>1g/L)、椎管阻塞、抗结核治疗后病情加重及合并结核瘤等重症患者,均宜添加使用。通常对重症成人(大于 14 岁)患者使用地塞米松,初始剂量 0.4mg/(kg·d),1 周后逐渐减量(减少 5mg/d),疗程 1~2 个月;儿童(小于 14 岁)患者一般使用泼尼松 2~4mg/(kg·d)(通常小于 45mg),1 个月后逐渐减量,疗程 2~3 个月。若激素治疗后,上述症状改善不明显的患者,也可使用沙利度胺、抗 TNF-a 单抗 infliximab 等药物辅助治疗。

(3)鞘内注射:对于顽固颅高压、椎管阻塞、脑脊液蛋白显著增高(>3g/L)、严重中毒症状、复发复治或不能耐受全身给药的患者,可在全身药物治疗的同时辅以鞘内注射,提高疗效,用地塞米松 5~10mg、α- 糜蛋白酶 4 000U、透明质酸酶 1 500U;2~3d 鞘内注射 1 次,注药宜缓慢。但脑脊液压力较高的患者慎用此法。

(4)如有颅内压增高可选用渗透性利尿剂,如 20% 甘露醇、甘油果糖或甘油盐水等。

(5)并发症的治疗

1)脑积水:轻症病例可口服乙酰唑胺 0.5g/ 次 ,3 次 /d。重症患者可采用脑室引流或分流术,腰大池引流。

2)脑梗死:对于合并脑梗死的患者可使用阿司匹林(100mg/d)。

3)脑脊髓蛛网膜炎:宜早期足量联合应用抗结核药物及地塞米松,以防止严重脑蛛网膜炎的发生,因一旦形成严重的蛛网膜粘连治疗较困难。可试用地塞米松 5mg 鞘内注射,2 次 / 周,10 次为一疗程。

二、中枢神经系统结核瘤

中枢神经系统结核瘤(tuberculoma in the central nervous system)是位于脑或脊髓实质的占位病变,以脑结核瘤占绝大多数。脑结核瘤是由类上皮样细胞和含有结核分枝杆菌的巨噬细胞组成的干酪性肉芽肿病灶,可形成钙化,广泛的干酪性坏死也偶可形成冷脓肿。结核瘤既不是结核性脑膜炎的并发症,亦非其不能治愈的晚期病变。仅不足 10% 的结核瘤合并结核性脑膜炎。

在结核瘤的高发和流行区内少数患者并无症状,常常在脑扫描时被意外发现钙化性肉芽肿。成人大脑半球的结核瘤较儿童多见,本病大多呈脑瘤样表现,例如,连续数周或数月逐渐加重的头痛,伴有痫性发作及急性局部脑损伤,以后占位效应逐渐明显,大脑功能逐渐减退。神经系统检查可发现视乳头水肿、展神经麻痹(继发于高颅压)、偏瘫、视野缺损、多发性肌阵挛、偏身帕金森综合征等。部分患者仅反复出现部分性或全身性癫痫发作,个别出现癫痫持续状态,在痫性发作间期神经系统检查正常或偶有脑损伤的局灶体征。另一些患者仅出现假脑瘤样颅内高压症状,全身检查时患者可无神经系统以外的结核依据。

增强 CT 最具有诊断价值,CT 显示结核瘤大小不一,多少不等。绝大多数为单发病灶,可发生于脑内的任何部位,多数分布在大脑半球、基底节和脑干。儿童幕下发生的结核瘤较成人多见;瘤体有钙化边缘,增强扫描见病灶周边显像加强(靶征,Target sign)。CSF 检查通常多为正常。结核瘤诊断的金标准是活检,特征是有干酪样坏死的结核肉芽组织,可见多个结核灶互相融合。治疗上以抗结核药物治疗为主,对单个结核瘤可行手术切除。

第四节　中枢神经系统隐球菌病

中枢神经系统隐球菌病是指隐球菌侵入中枢神经系统引起的严重感染,通常表现为隐球菌性脑膜炎(cryptococcal meningitis),个别患者表现为隐球菌性肉芽肿。

【病因及发病机制】

新型隐球菌广泛分布于自然界,属于机会性致病菌,多经呼吸道进入体内;另有约 1/3 患者经皮肤黏膜、消化道感染。新型隐球菌感染可以单独发生,但更常见于全身免疫缺陷性疾病、慢性衰竭性疾病等,常累及肺部及 CNS。机体抵抗力或免疫力降低时,侵入的新型隐球菌随血行播散,使血 - 脑脊液屏障被破坏而引起脑膜炎症。新型隐球菌可沿血管鞘膜进入血管周围间隙增殖,在基底核和丘脑等部位形成多发性小囊肿或脓肿,新型隐球菌也可沿着血管周围鞘膜侵入脑实质内形成肉芽肿。

【病理】

隐球菌既可以侵犯脑及脑膜,也可以侵犯脑实质。大体可见软脑膜广泛弥漫性浑浊、增厚和血管充血,尤以脑底部为重。脑组织水肿,脑回变平,脑沟变浅脑室扩大。在脑沟或脑实质内可见小颗粒状结节或囊状物,内有胶样渗出物。镜下蛛网膜下腔可见大量隐球菌,部分隐球菌被巨细胞吞噬;伴随大量淋巴细胞、单核细胞浸润。墨汁染色可见隐球菌。

【临床表现】

1. 各年龄段均可发病,20~50 岁最常见,男性多于女性,呈散发性分布。起病隐匿,进展缓慢。早期可有不规则低热或间歇性头痛,后持续并进行性加重;免疫功能低下的患者可呈急性发病,常以发热、头痛、恶心、呕吐为首发症状。晚期头痛剧烈,甚至出现抽搐、去大脑性强直发作和脑疝等。

2. 多数患者有明显的颈强直和 Kernig 征。少数出现精神症状如烦躁不安、人格改变、记忆衰退。大脑、小脑或脑干的较大肉芽肿引起肢体瘫痪和共济失调等局灶性体征。大多数患者出现颅内压增高症状和体征,如视乳头水肿及后期视神经萎缩,不同程度的意识障碍,脑室系统梗阻出现脑积水。由于脑底部蛛网膜下腔渗出明显,常有蛛网膜粘连而引起多数脑神经受损的症状,常累及位听神经、面神经和动眼神经等。

【辅助检查】

1. 脑脊液检查

(1) 常规检查：压力增高，外观透明或微混浊。白细胞轻至中度增高(20~700)×10^6/L，偶可达 5 000×10^6/L，且以淋巴细胞为主。蛋白增高 0.4~1g/L。脑脊液中糖及氯化物正常或轻度降低，脑脊液葡萄糖小于血清葡萄糖的 1/2。

(2) 真菌直接镜检：墨汁染色是目前最常用的检测方法，该方法操作简便易行，显微镜下的隐球菌呈酵母样细胞，具有宽厚荚膜的圆形厚壁。但脑脊液直接进行墨汁染色灵敏度较低，脑脊液样本离心沉淀后沉渣涂片做墨汁染色可以增加灵敏度。将脑脊液进行细胞玻片离心沉淀后进行的吉姆萨、瑞氏复合染色(MGG 染色)多可查到深蓝色球形隐球菌，部分隐球菌可见芽孢生成。

(3) 真菌培养鉴定：目前常采用沙堡固体培养基进行隐球菌培养，通常 48~72h 即可得到阳性结果，是诊断中枢神经系统隐球菌感染的金标准。

(4) 乳酸凝集试验和酶联免疫吸附试验：血及脑脊液的乳酸凝集试验和酶联免疫吸附试验隐球菌抗原阳性率较高。

2. 影像学表现　CT 或 MRI 等影像学检查提示脑水肿、脑积水和脑局灶性改变。脑实质内肉芽肿在 MRI 检查中可表现为 T$_1$ 等或略低信号和 T$_2$ 明显高信号。

【诊断及鉴别诊断】

1. 诊断　诊断根据亚急性或慢性起病、有发热、颅内压增高和脑膜刺激征、脑脊液检查异常(包括压力增高、白细胞增多、蛋白增高、糖含量降低、墨汁染色、MGG 染色或阿利新蓝染色检出隐球菌，以及免疫学隐球菌抗原阳性率增高)，以及影像学异常，包括肺部检查发现结核性病灶等；同时病前有慢性消耗性疾病、器官移植、应用免疫抑制剂或全身性免疫缺陷性疾病的病史等，可以作出诊断。

2. 鉴别诊断

(1) 结核性脑膜炎：临床上容易与结核性脑膜炎混淆，通过症状、体征及脑脊液变化无法鉴别，需依赖实验室检查寻找病原学依据鉴别。

(2) 化脓性脑膜炎：部分治疗化脓性脑膜炎的脑脊液表现与新型隐球菌性脑膜炎非常相似，要注意区别。

(3) 与其他脑部真菌病包括曲菌病和毛真菌病也应注意鉴别，主要依赖实验室检查找到病菌，最有鉴别诊断意义。

【治疗】

1. 抗真菌治疗

(1) 两性霉素 B：是目前药效最强的抗真菌药物，但因其不良反应多且严重，主张与 5- 氟胞嘧啶联合治疗，以减少其用量。推荐方案：诱导治疗两性霉素 B 0.5~1mg/(kg·d) 联合氟胞嘧啶 100mg/(kg·d)，至少 8 周。巩固治疗氟康唑 200~400mg/d，至少 12 周或伊曲康唑 200~400mg/d，至少 12 周。两性霉素 B 副作用较大，可引起高热、寒战、血栓性静脉炎、头痛、恶心、呕吐、血压降低、低钾血症、氮质血症等，偶可出现心律失常、癫痫发作、白细胞或血小板减少等。

(2) 脂质体两性霉素 B：起始剂量：0.1mg/(kg·d)(用注射用水稀释溶解并振荡摇匀后加至 5% 葡萄糖 500ml 内静脉滴注，滴速不得超过 30 滴 /min；如无毒副作用，第 2 日开始剂量增加 0.25~0.50mg/(kg·d)，剂量逐日递增至 1~3mg/(kg·d)。输液浓度 ≤ 0.15mg/ml 为宜；总剂量为 1~5g。

(3) 氟康唑(fluconazole)：为广谱抗真菌药，耐受性好，口服吸收良好，血及脑脊液中药浓度高，对隐球菌脑膜炎有特效，副作用为恶心、腹痛、腹泻、胃肠胀气及皮疹等。

(4) 5- 氟胞嘧啶(flucytosine, 5-FC)：可干扰真菌细胞中嘧啶生物合成。单用疗效差，且易产生耐受性，与两性霉素 B 合用可增强疗效，副作用有恶心、厌食、白细胞及血小板减少、皮疹及肝肾功能损害。

2. 对症及全身支持治疗　颅内压增高者可用脱水剂，并注意防治脑疝；有脑积水者可行侧脑室分流减压术，并注意水电解质平衡。因本病病程较长，病情重，机体慢性消耗很大，应注意患者的全身营养、全面护理、防治肺感染及泌尿系统感染。

【预后】

本病常进行性加重,预后不良,死亡率较高。未经治疗者常在数月内死亡,平均病程为 6 个月。早期被误诊、用药剂量或疗程不足、合并多种基础疾病、脑脊液压力过高、应用激素或抗生素时间过长者预后差。治疗者也常见并发症和神经系统后遗症,可在数年内病情不断反复。

第五节 细菌性感染与脑脓肿

一、化脓性脑膜炎

化脓性脑膜炎(purulent meningitis)系由化脓性细菌所引起的一种急性软脑(脊)膜、蛛网膜、脑脊液及脑室的急性炎症反应,脑及脊髓表面可轻度受累。化脓性脑膜炎是一种严重的颅内感染,尽管抗生素的研制已经有了很大进步,但至今急性化脓性脑膜炎的病死率和病残率仍然较高。

【病因及发病机制】

化脓性脑膜炎最常见的致病菌是脑膜炎双球菌、肺炎球菌和 B 型流感嗜血杆菌,其次为金黄色葡萄球菌、链球菌、大肠埃希菌、变形杆菌、厌氧杆菌、沙门菌、铜绿假单胞菌等。细菌可通过多种途径抵达脑膜,如外伤或手术直接接种、淋巴或血流播散等。通常脑膜炎是由菌血症发展而来。细菌多由上呼吸道侵入,先在鼻咽部隐匿、繁殖,继而进入血流,直接抵达中枢神经系统的血管,或在该处形成局部血栓,并释放出细菌栓子到血液循环中。由于小儿防御、免疫功能均较成人弱,病原菌容易通过血 - 脑屏障到达脑膜引起化脓。婴幼儿的皮肤、黏膜、肠胃道以及新生儿的脐部也常是感染侵入门户。鼻窦炎、中耳炎、乳突炎既可作为病灶窝藏细菌,也可因病变扩展直接波及脑膜。

【病理】

病变主要在中枢神经系统。早期和轻型病例,炎性渗出物多在大脑顶部表面的蛛网膜下腔,以后逐渐蔓延,使全部大脑表面、基底部、脊髓被一层脓液覆盖,脑桥前面、第四脑室底及脑桥与小脑之间尤甚。脑膜表面的血管极度充血扩张,血管与血窦的血栓形成,部分血管壁坏死、破裂与出血。显微镜下可见蛛网膜下腔大量中性粒细胞浸润,伴随少量淋巴细胞浸润,可见革兰氏阳性或阴性细菌。

【临床表现】

具体表现有:

1. **发病情况** 多为急性或暴发性起病,感染、中毒症状,如高热、畏寒和全身不适,部分患者可有谵妄和精神错乱。

2. **颅内压增高** 常早期出现。临床表现为头痛、呕吐、视物模糊、脉缓、血压升高,严重者可有意识模糊、昏睡,甚至昏迷和痉挛发作,如病情进一步加重常可导致脑疝形成。

3. **脑膜刺激征** 可出现头后仰,颈强直和活动受限,枕、颈部疼痛,克氏征和布鲁津斯基征阳性等体征。

4. **多发性脑神经麻痹** 如动眼神经、滑车神经及展神经麻痹可引起复视和眼球运动受限,前庭蜗神经受损可引起耳鸣、耳聋、头晕及平衡障碍,也可出现面神经等其他脑神经瘫痪征象。

5. **脑底血管炎性血栓形成** 可导致脑梗死和引发偏瘫、偏身感觉障碍、偏盲和失语等症状。

6. **皮肤、黏膜症状** 脑膜炎双球菌、葡萄球菌及肺炎双球菌感染可出现皮疹、皮肤黏膜瘀点、瘀斑或紫癜。其紫癜多为化脓性,尤以脑膜炎双球菌感染更为常见。

7. 婴儿可出现反应低下、癫痫发作、角弓反张和前囟饱满等。

【辅助检查】

1. **血常规**　以中性粒细胞为主的白细胞升高。

2. **脑脊液**　压力明显增高,可达 400mmH$_2$O 以上;外观混浊,呈乳白色或呈脓性。白细胞计数 >500×10^6/L,以多核粒细胞为主,蛋白明显增高,糖及氯化物降低。涂片或培养可发现致病菌。乳酸脱氢酶(LDH)活性增高,同工酶 LDH$_4$、LDH$_5$ 升高,免疫球蛋白 IgM 明显增高,IgG 及 IgA 轻度增高。

3. **脑 CT 或 MRI**　早期显示脑室缩小等脑水肿表现,大量炎性渗出物沉积时可见脑蛛网膜下腔及脑沟脑裂增宽、模糊;后期显示脑室扩大等脑积水现象,偶可见多发性脑脓肿、硬脑膜下积液及脑梗死等并发症的影像学异常。

【诊断及鉴别诊断】

1. **诊断**

(1)有耳、鼻、喉及肺部感染史,流感接触史、脑外伤史、败血症或其他部位的化脓感染灶等。

(2)急性发病,出现发热、头痛、呕吐、颈强直及克氏征阳性等感染及脑膜刺激征等临床症状。

(3)脑脊液呈乳白色或脓性,白细胞计数明显增高(以中性粒细胞增高为主),蛋白增高,糖及氯化物降低等。

(4)涂片或培养查到致病菌,可协助病因学诊断。

2. **鉴别诊断**

(1)病毒性脑膜炎:其脑脊液清亮透明,糖和氯化物正常,白细胞计数增高但以淋巴细胞为主。

(2)结核性脑膜炎:呈亚急性或慢性病程,中度发热,可查到脑外结核病灶,结核菌素试验阳性。脑脊液细胞数中度增高,以淋巴细胞为主,细胞反应恢复较慢。结核 PCR 及其抗结核抗体检查阳性。

(3)新型隐球菌性脑膜炎:呈亚急性或慢性病程。脑脊液细胞数中度增高(以淋巴细胞增高为主),涂片或培养易查到隐球菌。

【治疗】

1. **控制感染**

(1)病原菌未明者于确诊后须尽早选用抗生素:①新型头孢菌素类:包括头孢他啶、头孢曲松钠、头孢哌酮钠、头孢噻肟和头孢唑肟等。成人 4~8g/d,静脉滴注;儿童 50mg/kg,1 次 /6~8h;②青霉素加氯霉素:青霉素静脉滴注剂量为 1 600 万 ~2 000 万 U/d(20 万 ~40 万 U/kg),氯霉素静脉滴注剂量为 50mg/(kg·d)。脑脊液检查接近正常时减量,疗程一般为 10~14d;③氨苄西林:剂量为 6~12g/d,分次静脉滴注。儿童剂量为 100~200mg/(kg·d)。疗程一般不少于 2 周。

(2)病原菌已明确者可参考药敏试验选用抗生素:①脑膜炎双球菌脑膜炎:磺胺嘧啶剂量为 80~160mg/(kg·d),分 4 次口服或静脉滴注,首次剂量加倍。此药在酸性尿液中易析出结晶,损伤肾小管可引起血尿、少尿,甚至尿毒症。服药期间需加服等量碳酸氢钠及大量水分,使成人尿量必须在 1 200ml/d 以上。肾功能不全者禁用。服药后 48h 体温不降和症状无好转者需及时更换抗生素。也可同时应用新型头孢菌素、青霉素或氯霉素;②肺炎双球菌性脑膜炎:首选青霉素,成人剂量为 2 000 万 U/d。也可选用新型头孢菌素或红霉素;③流感嗜血杆菌性脑膜炎:首选氨苄西林,可联合氯霉素静脉滴注,也可应用头孢菌素;④金黄色葡萄球菌性脑膜炎:选用苯唑西林钠、头孢噻肟、氯霉素或红霉素;⑤革兰氏阴性杆菌性脑膜炎:如大肠埃希菌、铜绿假单胞菌或肺炎杆菌等,首选氨苄西林、氯霉素和头孢菌素。

2. **肾上腺皮质激素**　具有抗炎、抗休克和抗脑水肿作用。急性期可减少炎性渗出物,恢复期可有抗蛛网膜粘连作用。急性期的剂量为地塞米松 20mg/d 或氢化可的松 300mg/d 静脉滴注,也可应用甲泼尼龙 500~1 000mg/d 进行冲击疗法。激素治疗必须在强力抗生素应用的基础上才能使用。

3. **对症治疗**　对明显颅内压增高者,可加用强力脱水剂,如 20% 甘露醇 250ml/6~8h,还可配合应用呋塞米 40~100mg/12h 以降低颅内压力。高热者可应用物理降温或解热剂治疗。反复惊厥者,可选用苯巴比妥钠(0.2g 肌内注射)、地西泮(10~20mg 静脉注射)或 10% 水合氯醛(20~30ml 灌肠)等镇痉药。出现败血症者应注意加强抗休克和纠正酸中毒等方面的治疗。出现 DIC 者须及时给予肝素等治疗。

4. 颅内并发症治疗 脑室炎病例除全身应用抗生素外,应行脑室引流、冲洗,并向脑室内注入抗生素。脑脓肿患者需加大抗生素用量,必要时可手术清除脓肿。硬脑膜下积液、积脓者可行硬脑膜下穿刺抽液。对严重梗阻性脑积水患者可行脑室引流或分流术。

5. 原发病治疗 如中耳炎、乳突炎、筛窦炎及脑脊液鼻漏等均须采取相应治疗。

6. 神经细胞代谢活化剂 可选用胞磷胆碱、ATP、辅酶 A、辅酶 Q10、阿米三嗪、脑蛋白水解液以及 B 族维生素等。

7. 康复治疗 对瘫痪、失语者尤须早期进行。

【预后】

与预后有关的因素是:患儿年龄、感染细菌种类、病情轻重,治疗早晚,有无并发症及细菌对抗生素的敏感性等。婴幼儿抵抗力差,早期诊断较困难故预后差。新生儿病死率可达 65%~75%,特别是宫内感染肠道细菌预后极差。金黄色葡萄球菌及肠道细菌引起者由于细菌耐药,治疗困难病死率亦高。肺炎链球菌所致化脑病死率可达 15%~25%,且易于复发、再发。

二、脑脓肿

脑脓肿(brain abscess)是指化脓性细菌感染引起的化脓性脑炎、慢性肉芽肿及脑脓肿包膜形成,少部分也可是真菌及原虫侵入脑组织而致脑脓肿。脑脓肿在任何年龄均可发病,以青壮年最常见。

【病因及发病机制】

病原随感染来源而异,常见的有:链球菌、葡萄球菌、肺炎球菌、大肠埃希菌、变形杆菌和铜绿假单胞菌等,也可为混合性感染。耳源性脓肿多属以链球菌或变形杆菌为主的混合感染;鼻源性脑脓肿以链球菌和肺炎球菌为多见;血源性脑脓肿取决于其原发病灶的致病菌,胸部感染多属混合性感染;创伤性脑脓肿多为金黄色葡萄球菌。

【病理】

脑脓肿的形成是一个连续过程,可分为三期。

1. 急性脑膜炎、脑炎期 化脓菌侵入脑实质后,出现急性局限性脑膜炎、脑炎的病理变化,脑局部组织出现水肿。显微镜下可见大量炎性细胞浸润伴随毛细血管扩张。可见革兰氏阳性或阴性细菌。

2. 化脓期 脑炎软化灶坏死后液化,形成脓液。如融合的小脓腔有间隔,则成为多房性脑脓肿,周围脑组织水肿。

3. 包膜形成期 一般经 1~2 周,脓肿外围出现肉芽组织,可见纤维组织、毛细血管及胶质细胞的增生,初步形成脓肿包膜,3~4 周或更久脓肿包膜完全形成。包膜形成的快慢与致病菌种类和毒性及机体抵抗力与对抗生素治疗的反应有关。

【临床表现】

1. 全身症状 多数患者有近期感染或慢性中耳炎急性发作史,伴发脑膜炎者可有畏寒、发热、头痛、呕吐、意识障碍、脑膜刺激征等。外周血血常规呈现白细胞增多,中性粒细胞比例增高,血沉加快等。此时神经系统并无定位体征。一般不超过 2~3 周,上述症状逐渐消退。

2. 颅内压增高 颅内压增高虽然在急性脑膜炎期可出现,但是大多数患者于脓肿形成后才逐渐显现。表现为头痛好转后又出现,且呈持续性,阵发性加重,剧烈时伴呕吐、脉缓、血压升高等。半数患者有视乳头水肿。严重患者可有意识障碍。上述诸症状可与脑膜脑炎期的表现相互交错,也可于后者症状缓解后再出现。

3. 脑部症状 颞叶脓肿可出现欣快、健忘等精神症状,对侧同向偏盲、轻偏瘫、感觉性失语或命名性失语(优势半球)等,也可无任何症状。小脑脓肿的头痛多在枕部并向颈部或前额放射,视盘水肿多见,向患侧注视时出现粗大的眼球震颤,还常有一侧肢体共济失调,肌张力降低、肌腱反射降低、强迫性头位和脑膜刺激征等,晚期可出现后组脑神经麻痹。额叶脓肿常有表情淡漠、记忆力减退、个性改变等精神症状,亦可伴有对侧肢体局灶性癫痫或全身大发作,偏瘫和运动性失语(优势半球)等。顶叶脓肿以感觉障碍为主,如浅感觉减退,皮质感觉丧失,空间定向障碍;优势半球受损可出现自体不认症、失读、失写、计算不能等。丘脑脓肿可表现偏瘫、偏身感觉障碍和偏盲,少数有命名性失语,也可无任何定位体征。

4. 不典型表现　有些患者全身感染症状不明显或没有明确感染史,仅表现脑局部定位征和/或颅内压增高症状,临床上常误诊为脑瘤等。有些患者合并脑膜炎,仅表现脑膜脑炎症状。

【辅助检查】

1. 头颅影像　CT 显示边界清楚或不清楚的低密度灶,静脉注射造影剂后,脓肿周边呈均匀环状高密度增强,脓肿附近脑组织可有低密度水肿带,脑室系统可受压、推移等。磁共振成像可显示早期脑坏死和水肿,区分脓液与水肿能力比 CT 强,但在确定包膜形成,区分炎症与水肿不及 CT 敏感。

2. 脑电图　在脓肿处可呈现局灶性慢波。

3. 脑脊液　在脑膜脑炎期颅内压多为正常或稍增高,脑脊液中白细胞可达数千以上,以中性粒细胞为主,蛋白量也相应增高,糖降低。脓肿形成后,颅内压即显著增高,脑脊液中的白细胞可正常或略增高(多在 100×10^6/L 左右),糖正常或略低。

4. 钻孔穿刺　具有诊断和治疗的双重意义,适用于采取上述各检查方法后还不能确诊的病例,而又怀疑脑脓肿者。

【诊断及鉴别诊断】

1. 诊断

(1)有化脓性感染源:如慢性中耳炎、乳突炎、鼻窦炎、肺部感染。有开放性颅脑损伤、先天性心脏病及身体其他部位感染源史。

(2)全身感染症状。

(3)多有脑膜炎病史,逐渐出现颅内压增高征象,出现脑脓肿相应部位的大脑或小脑损害征象。

(4)腰椎穿刺:脓肿的占位效应多导致脑脊液的压力增高,如有视乳头水肿者腰穿应列为禁忌。在急性脑炎阶段,脑脊液细胞数常增高,糖和氯化物降低。但脓肿形成后,细胞数多降为正常。脑脊液中蛋白定量可轻度增高。

(5)影像学检查:CT/MRI 检查符合脑脓肿的特征。

(6)探查性脑穿刺发现脓肿。

2. 鉴别诊断

(1)化脓性脑膜炎:有高热、脉快,脑膜刺激征明显,但无局限神经定位征,脑脊液白细胞和蛋白质增高,CT/MRI 无占位性病变。

(2)硬脑膜外或硬脑膜下积脓:常与脑脓肿合并存在,很少独立发生。脑血管造影脑表面为一无血管区,CT/MRI 发现脑表面有半月形病变。

(3)血栓性窦感染:细菌栓子脱落,沿静脉窦扩散所致,表现为周期性脓毒败血症,不规则寒战,弛张热、脉快,血常规中粒细胞增加,但脑脊液无改变,CT/MRI 扫描可鉴别。

(4)脑肿瘤:发病缓慢,无感染病史,仅颅内压增高,脑脊液细胞正常,CT/MRI 扫描不难鉴别。

【治疗】

治疗原则是在脓肿尚未完全局限以前,应进行积极的抗炎症和控制脑水肿治疗。脓肿形成后,手术是唯一有效的治疗方法。

1. 药物治疗

(1)抗生素:应根据致病菌的种类,对细菌的敏感性和该药对血-脑脊液屏障通透性来选择,原则上应选用对致病菌敏感的,容易通过血 - 脑脊液屏障的药物,在细菌尚未检出之前,可按病情选用易于通过血 - 脑脊液屏障的广谱抗生素,待细菌培养和药敏试验出来结果后,予以适当地调整。一般静脉给药,必要时根据病情亦可采用鞘内、脑室和脓腔内注射。

(2)脱水剂:主要用于降低颅内压,缓解颅内压增高,预防发生脑疝,常用脱水药物有高渗性脱水剂如甘露醇、甘油溶液,利尿药物如呋塞米、依他尼酸等,用药同时应注意补钾,注意肾功能、酸碱和水电解质平衡的检查。

(3)激素:在应用抗生素的同时,也可应用肾上腺皮质激素,以改善和调整血 - 脑脊液屏障的功能,降低毛细血管的通透性,减轻脑脓肿周围的脑水肿。常用激素首选地塞米松,静脉滴注或肌内注射。视病情可加大剂量,用药时注意检查血糖。

(4)支持疗法和对症处理:主要注意营养和维生素的补充,注意水、电解质与酸碱平衡的调整。检查肝、肾等功能状况。病程长、全身情况较差者需适当输全血、血浆和蛋白以改善全身状况,增加抵抗力,为手术创造条件。如有高热,可物理降温。对并发癫痫者,应予以抗癫痫药物治疗,并预防和治疗其他并发症。

2. 手术治疗

(1)穿刺抽脓术:此法简单易行,对脑组织损伤小。适用于脓肿较大,脓肿壁较薄,脓肿深在或位于脑重要功能区,婴儿、年老或体衰难以忍受手术者,以及病情危急,穿刺抽脓作为紧急救治措施者。

(2)导管持续引流术:为避免重复穿刺或炎症扩散,于首次穿刺脓肿时,脓腔内留置一内径为3~4mm软橡胶管,定时抽脓、冲洗、注入抗生素或造影剂,以了解脓腔缩小情况,一般留管 7~10d。目前 CT 立体定向下穿刺抽脓或置导管引流技术更有其优越性。

(3)切开引流术:外伤性脑脓肿,伤道感染,脓肿切除困难或颅内有异物存留,常于引流脓肿同时摘除异物。

(4)脓肿切除术:最有效的手术方法。对脓肿包膜形成完好,位于非重要功能区者;多房或多发性脑脓肿;外伤性脑脓肿含有异物或碎骨片者,均适于手术切除。脑脓肿切除术的操作方法与一般脑肿瘤切除术相似,术中要尽可能避免脓肿破溃,减少脓液污染。

【预后】

影响疗效和预后的因素有:①诊治是否及时,晚期患者常因脑干受压或脓肿破溃而导致死亡;②致病菌的毒力,特别是厌氧链球菌引起的脑脓肿发病率和死亡率均较高,可能与其破坏脑组织的毒力有关;③心源性、肺源性和多发性脑脓肿预后差;④婴幼儿患者预后较成人差。

第六节 脑寄生虫感染性疾病

生物病原体如蠕虫及原虫的成虫、幼虫或虫卵感染人的脑部,引起脑损害或炎症性反应,统称为脑寄生虫病。常见的有脑囊虫病、脑型血吸虫病、脑型肺吸虫病、脑棘球蚴病及脑型疟疾等。

一、脑囊虫病

脑囊虫病(cerebral cysticercosis)多由猪绦虫幼虫(猪囊虫)所引起的一种脑部寄生虫病,为国内脑部寄生虫病中最常见者。其发病率颇高,约占囊虫病患者的 80% 以上。

【病因及发病机制】

人作为猪带绦虫的终宿主,成虫寄生人体,使人患绦虫病;当其幼虫寄生人体时,人便成为猪带绦虫的中间宿主,使人患囊尾蚴病。囊尾蚴引起脑病变的发病机制主要有:①囊尾蚴对周围脑组织的压迫和破坏;②作为异种蛋白引起的脑组织变态反应与炎症;③囊尾蚴阻塞脑脊液循环通路引起颅内压增高。

【病理】

首先是可见猪囊尾蚴,其次是猪囊尾蚴在机体内引起的病理变化,包括 3 个阶段:①激惹组织产生细胞浸润,病灶附近有中性、嗜酸性粒细胞、淋巴细胞、浆细胞及巨噬细胞等浸润;②发生组织结缔样变化,胞膜坏死等;③出现钙化现象:整个过程约 3~5 年。囊尾蚴常被宿主组织所形成的包囊所包绕。囊壁的结构与周围组织的改变因囊尾蚴不同寄生部位、时间长短及囊尾蚴是否存活而不同。

【临床表现】

临床表现与囊尾蚴所处的位置、数目、生物学状态及其周围脑组织受损的性质和强度密切相关,分为脑实质型、脑室型、脑膜型和混合型症状,其中脑实质性最为常见。

1. **癫痫发作**　最为常见。几乎见于所有患者,如全身强直 - 阵挛性发作、失神发作、简单部分性发作和复杂部分性发作等。同一患者可在不同时期内出现不同类型的癫痫发作,但一般仍以全身强直 - 阵挛性发作占绝大多数。

2. **颅内压增高**　较常见,主要表现有头痛、呕吐、视力减退和视乳头水肿等症状。如囊尾蚴寄生于脑室系统内,头位改变时偶可突然出现剧烈眩晕、头痛、恶心、呕吐以及呼吸循环功能紊乱,甚至昏迷等临床症状(Brun 综合征)。

3. **精神异常**　较常见,以意识障碍和智能减退最多见。

4. **脑底脑膜炎**　少见,可表现为发热、头痛、呕吐、脑膜刺激征和多发性脑神经麻痹等症状。

5. **感觉、运动障碍**　如偏瘫、偏盲、失语以及小脑和锥体外系等症状。

【辅助检查】

1. **化验检查**　大便中可能发现猪绦虫成虫节片,脑脊液可有嗜酸性粒细胞计数、蛋白质含量和压力的升高。

2. **免疫学检查**　皮内试验、脑脊液和血清免疫抗体、抗原检查可呈阳性。

3. **影像学检查**　脑实质型 CT 表现为脑内散布多发性低密度小囊,多位于皮髓质交界区,囊腔内可见致密小点代表囊虫头节。MRI 较有特征,小囊主体呈均匀长 T_1 和长 T_2 信号,直径约 4~10mm,其内偏心结节里短 T_1 和长 T_2 信号。囊壁和头节有轻度强化。囊虫死亡后呈钙化小点。不典型者可表现为单个大囊、肉芽肿、脑炎或脑梗死。部分患者病灶周围可有明显水肿。

【诊断及鉴别诊断】

1. **诊断**　可能有大便排出绦虫病史,皮下囊虫结节,头颅及四肢放射线检查发现囊虫及其钙化阴影,脑脊液嗜酸性粒细胞计数升高,囊虫皮内试验和 / 或脑脊液免疫抗体、抗原检查阳性,以及相应的脑部症状和体征,均有助于本病诊断。如皮下结节活检或头颅 CT、磁共振检查证实为囊虫者,更具有确诊意义。

2. **鉴别诊断**　本病需要与以下疾病进行鉴别:①其他脑寄生虫病:如脑棘球蚴病、脑型血吸虫病、脑阿米巴病、脑弓形虫病等。主要依赖于流行病学特征,特异性免疫诊断及典型影像学检查加以区别;②脑部非寄生虫感染性疾病:如脑炎、脑脓肿、脑结核等;③脑部非感染性疾病:如脑梗死、脑血管畸形、结节性硬化及多发性硬化等;④脑瘤和脑转移瘤。

【治疗及预后】

1. **治疗**

(1)常用药物:有吡喹酮和阿苯达唑。①吡喹酮:是一种广谱的抗蠕虫药物,应从小剂量开始,剂量 200mg/d,分 2 次口服。根据用药反应可逐渐加量,剂量不超过 1g/d,成人总剂量为 300mg/kg。囊虫数量少、病情轻者,加量可较快;囊虫数量多,病情较重者,加量应缓慢。②阿苯达唑:即丙硫咪唑,也属于广谱抗蠕虫药物。从小量开始,逐渐加量,成人总剂量为300mg/kg。服药后死亡的囊尾蚴可引起严重的急性炎症和脑水肿,可导致颅内压急剧增高,可能引起脑疝,用药过程中应密切监测,给以类固醇皮质激素或脱水剂治疗。

(2)手术治疗:对于单个病灶或如囊虫位于脑室内者可手术摘除。如果有脑积水可行脑脊液减压分流术。

(3)对症处理:如抗癫痫、治疗脑底脑膜炎、抗精神症状和降颅内压等对症治疗。

2. **预后** 早发现、早治疗一般预后良好。

二、脑型血吸虫病

脑型血吸虫病(cerebral schistosomiasis)系由寄生于门静脉或肠系膜及其分支中的血吸虫虫卵沉积在脑组织内所引起的一种脑部寄生虫病,在我国常由日本血吸虫所致。

【病因及发病机制】

血吸虫卵经体循环(多经颈动脉)、脊椎静脉系统或颅内静脉窦进入颅内,引起脑部病变。血吸虫成虫及虫卵所分泌的毒素、代谢产物及虫体、虫卵等异种蛋白均可引起脑组织的中毒反应和变态反应。

【病理】

软脑膜、脑皮质、浅层脑白质的虫卵肉芽肿、瘢痕结节及假结核结节,病灶内有浆细胞浸润,病灶被毛细血管网包绕。邻近病灶处的胶质细胞增生、脑软化,脑水肿范围较广泛,还可见到血管炎性反应。

【临床表现】

本病多见于男性青壮年,中枢神经系统症状可在感染血吸虫数周至数年后发生。

1. **急性型** 在感染数周后发病。主要为中毒反应与变态反应引起的脑水肿、急性脑炎或脑脊髓炎,突发高热、头痛、精神异常、痉挛发作、瘫痪、大小便失禁及意识障碍等,还可伴有肝脾肿大、咳嗽、咯血、腹泻、荨麻疹,脑脊液的压力、蛋白含量、白细胞数均增高。

2. **慢性型** 多在感染后数年发病。主要由于血吸虫虫卵沉积于脑组织内引起的症状,临床常见的类型有以下三种。

(1)癫痫型:多数慢性型患者属此型。多为部分性运动性发作(局限性癫痫),可伴有颅内压增高症状。

(2)脑血管病型:急性起病,偏瘫、失语、意识障碍甚至昏迷,还可伴有部分性运动型癫痫发作。可能系血吸虫虫卵栓塞脑血管所致。需与其他原因引起的脑血管病鉴别。

(3)颅内占位病变型:系血吸虫虫卵肉芽肿及弥漫性脑水肿所致。缓慢起病,头痛、呕吐、视力模糊、视乳头水肿、偏瘫、失语、共济失调,常伴有部分性运动型癫痫发作。脑脊液压力及蛋白含量均增高,脑脊液白细胞数正常或轻度增加,嗜酸性粒细胞可占优势。

【辅助检查】

1. **血常规检查** 白细胞总数多在$(10\sim30)\times10^9/L$之间,可见类白血病反应。嗜酸性粒细胞明显增多,一般占20%~40%,嗜酸性粒细胞增多为本病的特点之一。

2. **脑脊液检查** 压力、细胞(以中性粒细胞和/或嗜酸性粒细胞为主)和蛋白可有增高,并偶可找到虫卵。

3. **免疫学检查** 皮内试验、环卵沉淀试验(COPT)、间接血凝试验(IHA)、酶联免疫吸附试验(ELISA)等检查都可以应用,其中COPT是国内最常用的方法,有较高的灵敏度和特异度。而脑脊液ELISA为免疫学中最灵敏和特异的方法,阳性率为95%。

4. 影像学检查　MRI 可见皮髓交界区长 T_1、长 T_2 类圆形或不规则肿块,境界不清,周边为大片状或"指套样"水肿区。增强扫描可见斑片状或结节状均一强化。

【诊断及鉴别诊断】

1. 诊断　已确诊为血吸虫病患者一旦出现脑部症状,应疑有此病的可能性;如从脑脊液或脑组织里找到血吸虫虫卵即可确诊。血清、脑脊液免疫抗体检查能够协助诊断。在鉴别诊断困难时,可试用吡喹酮(40mg/kg),2 周后复查头颅 CT。

2. 鉴别诊断

(1)其他脑寄生虫病:如脑棘球蚴病、脑囊虫病、脑阿米巴病、脑弓形虫病等。主要依赖于流行病学特征,特异性免疫诊断及典型影像学检查。

(2)脑部非寄生虫感染性疾病:如脑炎、脑脓肿、脑结核等。

(3)脑部非感染性疾病:如脑梗死、脑血管畸形、结节性硬化及多发性硬化等。

(4)脑瘤和脑转移瘤。

【治疗及预后】

药物治疗首选吡喹酮,它对人类的三种血吸虫(日本、埃及和曼氏血吸虫)感染都有效。常用二日疗法,剂量 10mg/(kg·次),3 次 /d 口服。急性病例需连服 4d。硝硫氰胺是近年来新合成的抗血吸虫药,可部分通过血 - 脑屏障进入脑组织,成人总剂量 20~26mg/kg,分 3 次口服,1 次 /d。癫痫可给予抗癫痫药物。巨大肉芽肿病灶可行外科手术切除。蛛网膜下腔梗阻时常用糖皮质激素和椎板切除减压术治疗。本病经治疗后预后良好。

三、脑型肺吸虫病

脑肺吸虫病(cerebral paragonimiasis)系由肺吸虫成虫所引起的一种脑部寄生虫病。多见于我国东北三省,以及台湾地区和浙江、四川、云南、贵州及湖北诸省,近来在陕西、山西、河南等地亦有少数病例发现。

【病因及发病机制】

感染并殖吸虫后虫体可循纵隔而上,由颈动脉上升,经破裂孔进入颅内,虫体多自颞叶或枕叶底部侵入大脑,以后也可侵犯白质,累及内囊、基底节、侧脑室,偶尔侵犯小脑。

【病理】

本病的病理过程分为三期。

1. 浸润期或组织破坏期　虫体脑内移行造成机械破坏及出血,形成"隧道征"或"出血征",毒素刺激可产生脑膜炎、脑炎,有时还可形成边界不清的肉芽肿。

2. 囊肿或脓肿期　被虫体破坏的脑组织逐渐产生反应,在肉芽肿周围形成包膜,其中心坏死液化形成青灰色或特殊棕灰色的黏稠液体,内可有虫体和虫卵。

3. 纤维瘢痕期　此期虫体已死亡或移行至他处,囊液被吸收,肉芽组织纤维化或钙化,受累的皮质或皮质下结构萎缩,脑沟和脑室扩大。

【临床表现】

患者可有全身、腹部、胸部及脑部症状。多数患者的肺部症状早于脑部症状,偶有胸、脑症状同时出现,或先有或仅有脑部症状者。

1. 全身症状　短期的低热、食欲减退、怠倦、盗汗、消瘦和皮疹等。

2. 腹部症状　腹痛、腹泻、恶心、呕吐和便血等。

3. 胸部症状　咳嗽、咯痰(呈铁锈色)、胸疼和呼吸困难等。

4. 皮肤症状　可在下腹部和大腿之间的皮下触及大小不等的皮下结节,系虫体异位寄生所致,可引起局部瘙痒或微痛。

5. **脑部症状** 症状多样,轻重不一,与病灶的部位及其病理过程有关。

(1)颅内压增高症状:头痛、恶心、呕吐、视力减退、视乳头水肿及反应迟钝等。

(2)脑组织被破坏的相应症状:瘫痪、感觉缺失、失语、偏盲、共济失调等。上述症状往往随着病灶扩大影响到脑功能区而逐步出现。

(3)大脑皮质刺激症状:如癫痫性痉挛发作、各类幻觉和肢体的异样感觉等。系因大脑皮质的感觉-运动区受损所致。

(4)炎性症状:如畏寒、发热、头痛及脑膜刺激征。

【辅助检查】

1. **痰** 呈铁锈色,约 90% 的病例可在痰内找到肺吸虫虫卵,伴有嗜酸性粒细胞增多。

2. **脑脊液** 急性期可有以嗜酸性粒细胞和中性粒细胞增多为主的类似脑膜炎的变化,病情稳定期可无异常。15% 的病例可有不同程度的颅内压增高。脑脊液中有时可查得虫卵。

3. **免疫学** 血清和脑脊液肺吸虫抗体检查阳性是诊断的主要依据之一。

4. **影像学** 胸片可见肺部浸润、囊肿结节的硬结阴影。头颅 CT 和 MRI 可显示大片水肿及多个聚集的环形病灶、梗死灶,病灶之间可出现“隧道征”。

【诊断及鉴别诊断】

对伴有脑部症状的肺吸虫病患者应疑有本病的可能。肺部放射线检查发现有肺吸虫病灶,在痰或脑脊液中找到肺吸虫虫卵,或在皮下找到肺吸虫虫体时即可确诊。脑脊液常规、细胞学和免疫学检查,以及颅脑 CT 及磁共振检查均有助于诊断。但必须注意与其他原因所致的脑炎、脑膜炎、癫痫和颅内占位病变等相鉴别。

【治疗】

1. **药物治疗** 急性和亚急性脑膜炎患者可以用吡喹酮或硫氯酚治疗。口服吡喹酮 10mg/(kg·次),总剂量为 120~150mg/kg;硫氯酚的成人剂量为 3g/d,儿童 50mg/(kg·d),分 3 次口服,10~15d 为一疗程,通常需要重复治疗 2~3 个疗程。疗程间隔为 1 个月。

2. **手术治疗** 彻底切除脑内虫体及病灶。其指征为:①病变属扩张型者;②病灶局限且可完全切除者;③根据分析病灶内仍存在有活成虫者(如脑脊液中找到虫卵,临床症状还在继续进展,和伴有急性脑炎样症状者)。

3. **预后** 早期进展过程中,病死率可达 5%~10%,晚期慢性肉芽肿形成则预后较好。

四、脑型疟疾

脑型疟疾(cerebral malaria)又称脑疟原虫病。系恶性疟原虫所引起的一种脑部寄生虫病。我国南方和北方均可见到,但以云南和海南等热带地区较为多见。

【病因及发病机制】

脑型疟疾是人类 CNS 中最严重的寄生虫感染性疾病之一。大部分通过蚊虫叮咬传播,偶见如输血、污染的针头或器官移植等其他传播方式。间日疟及卵形疟可出现复发,并可引起脑型疟疾恶性发作。

【病理】

病灶处微血管扩张,沿脑血管可以见到色素沉着,出血部位以皮质下白质的边缘为主,可见脑水肿和脑肿胀,有白细胞和星形胶质细胞的炎性反应,部分神经元变性。

【临床表现】

1. **一般症状** 患者常以高热、寒战起病,伴有剧烈头痛、恶心和呕吐,随后出现谵妄、嗜睡、全身抽搐,逐渐进入昏迷;少数患者可于高热、嗜睡或抽搐后迅速进入昏迷,有些患者可在开始昏迷或昏迷后的 1~2d 内出现脑水肿、呼吸或 / 和心力衰竭、休克、黑尿热、酸中毒或肝肾功能衰竭等并发症,常可导致病情的迅速恶化,危及患者生命。

2. **查体**　可有颈项强直,克氏、布氏及巴宾斯基征阳性。全身抽搐严重者,可有双侧瞳孔不等大或散大,视乳头水肿或/和眼底静脉出血,以及肢体瘫痪等脑部受损症状。绝大多数患者有脾大,少数患者有肝大,多数患者有不同程度的贫血。

【辅助检查】

脑脊液可表现为压力增高,中性粒细胞及嗜酸性粒细胞的计数增高。外周血血液检查常有贫血;血液中的疟原虫数量一般不多,常需厚血片反复检查才能观察到;必要时可行骨髓涂片检查,常可见大量疟原虫。头颅 CT 和 MRI 多数无异常改变,部分患者可显示不同程度的脑水肿、脑室变小或类似脑梗死的病灶。

【诊断及鉴别诊断】

对疟疾流行地区,夏秋季节,出现发作性发冷发热、嗜睡或抽搐、昏迷,伴有剧烈头痛、剧烈呕吐及贫血的患者,应怀疑本病。如厚血片中寻找到疟原虫即可确诊。但应注意与流行性乙型脑炎、细菌性化脓性脑膜脑炎、败血症、中毒性痢疾、中暑,以及由其他原因所致的急性感染中毒性脑病、昏迷和癫痫发作相鉴别。

【治疗及预后】

1. **治疗**

(1)抗疟治疗

1)青蒿素:总剂量为 0.8~2.0g,3d 内分次肌内注射。也可从直肠给药。

2)磷酸咯萘啶:0.4g 肌内注射或静脉注射,连用 3d。

3)磷酸氯喹:0.2~0.3g,加入生理盐水或 5% 葡萄糖水 250~500ml 内静脉缓慢滴注,首日 24h 内给药 3 次,第 2~3 日各给药一次。

4)奎宁:二盐酸奎宁 0.5g 加入生理盐水或 5% 葡萄糖水 250~500ml 内静脉缓慢滴注。首日 24h 内给药 3 次,第 2 日依据病情给药 1~2 次。复方奎宁 3~4ml 深部肌内注射,1 次 /6h。

(2)脱水剂:已进入昏迷或癫痫大发作较频繁的患者,一般会有不同程度的脑水肿,甚至有脑疝形成。可用 20% 甘露醇 250ml 静脉滴注 1 次 /4~6h,呋塞米 20~40mg/d,静脉注射 1~2 次 /d。

(3)防治并发症:及时处理高热、抽搐、贫血、肺水肿、心衰、肾衰和酸中毒等并发症,并随时注意循环、呼吸功能的维护,营养的保证,水和电解质方面的平衡。

(4)神经保护剂:在上述急症处理的同时,可同时给予大剂量的多种维生素,以及 ATP、辅酶 A、辅酶 Q10 等药物,以加强对脑细胞功能的保护和康复。

2. **预后**　成人和儿童中,脑型疟疾的总病死率为 20%~30%。在无获得性免疫的成人中,病死率的高低与并发症的多少密切相关。

第七节　朊病毒病

朊病毒病(prion disease)是一类由具传染性的朊病毒蛋白(prion protein,PrP)所致的散发性中枢神经系统变性疾病。已知的人类朊病毒病主要有克 - 雅病(Creutzfeldt-Jakob 病,CJD)、Kuru 病、Gerstmann-Straussler 综合征(GSS)、致死性家族性失眠症、缺乏特征性病理改变的朊病毒痴呆(prion dementia without characteristic pathology)和伴痉挛性截瘫的朊病毒痴呆(prion dementia with spastic paraparesis)等。以 CJD 最为多发,本病首先由 Creutzfeldt 在 1920 年报道,1923 年被 Spielmeyer 命名

为 Creutzfeldt-Jacob 病,1940 年起,又根据其病理特点命名为皮质 - 纹状体 - 脊髓变性,亦称为亚急性海绵状脑病(subacute spongiform encephalopathies)。

【病因及发病机制】

正常人的 PrPc 蛋白在发生突变后转变为 PrPsc 后,通过内源性神经毒的作用,引起脑内的神经元凋亡和缺失。CJD 的发病虽然没有明显的遗传性,但有明确的分子生物学基础。目前已将 CJD 按不同的分子类型,分为 MM1、MM2、MV1、MV2、VV1 和 VV2 六种类型,其中 MM1 和 MV1 最多,占70% 左右,其次为 VV2 型,约占 25%。不同分子类型的临床表现亦有所不同。

【病理】

可见不同程度的大脑半球弥漫性对称性萎缩,脑沟变宽,脑回变窄。镜检可见大脑灰质海绵状空泡变性,神经细胞脱失,胶质细胞增生。慢性而病程较长时往往能见到大脑白质、脑干、小脑和脊髓的白质髓鞘病变,病程长于 15 个月的散发性 CJD 及家族性 CJD 脑内可见到淀粉样斑块。淀粉样斑块由 7~10nm 大小的物质组成,混有 10~100nm 大小的、浓染的颗粒。偶可见到变性的神经细胞突起和星形胶质细胞突起散在此斑块内。

【临床表现】

CJD 分为散发型、医源型(获得型)、家族型和变异型等四种类型。引起 CJD 的朊病毒传染性较低,80%~90% 的 CJD 呈散发型,医源型占 5%,家族型 CJD(常染色体显性遗传)占 10%。

1. 发病年龄 25~78 岁,平均 58 岁,男女均可罹患,近年英国、法国报告的新变异型 CJD 发病年龄较轻,儿童亦可罹患,平均 26 岁。

2. 隐袭起病,缓慢进行性发展,临床可分三期:①初期:表现颇似神经症,易疲劳、注意力不集中、失眠、抑郁和记忆减退等,可有头痛、眩晕、共济失调等;②中期:进行性痴呆为主要表现,一旦出现记忆障碍,病情将迅速进展,患者外出迷路,人格改变,痴呆,可伴有失语、轻偏瘫、皮质盲、肌张力增高、腱反射亢进、Babinski 征阳性;脊髓前角细胞损害可引起肌萎缩,约 2/3 患者出现肌阵挛,最具特征性;③晚期:出现尿失禁、无动性缄默、昏迷或去皮质强直状态,多因压疮或肺感染而死亡。

3. 变异型 CJD 临床表现为共济失调和行为改变,未发现肌阵挛和特征性 EEG 改变,病程比其他类型 CJD 长,可持续 22 个月。

【辅助检查】

1. 免疫荧光检测 CSF 中 14-3-3 蛋白可呈阳性,是临床诊断可疑 CJD 患者的重要指标。

2. 疾病中晚期脑电图可出现间隔 0.5~2s 的周期性棘 - 慢复合波,有一定诊断价值。

3. CT 和 MRI 晚期可见脑萎缩,MRI 显示双侧尾状核、壳核 T_2 呈对称对 CJD 诊断很有意义。①枕征:双侧丘脑枕长 T_2 信号;②曲棍球棒征:双侧丘脑枕和背内侧长 T_2 信号;③其他:导水管周围灰质高信号,轻度脑萎缩。

【诊断及鉴别诊断】

1. **诊断采用以下三条标准**　①在 2 年内发生的进行性痴呆;②肌阵挛、视力障碍、小脑症状、无动性缄默等四项中具有其中两项;③脑电图周期性同步放电的特征性改变。具备以上三项可诊断为很可能(probable)CJD;仅具备①②两项,不具备第③项诊断为可能(possible)CJD;如患者脑活检发现海绵状态和 PrPsc 者,则为确诊的 CJD。可用脑蛋白检测代替脑电图特异性改变。

2. CJD 需与 Alzheimer 病、进行性核上性麻痹、橄榄脑桥小脑萎缩、脑囊虫病、肌阵挛性癫痫等鉴别。

【治疗及预后】

本病尚无有效治疗。90% 病例于病后 1 年内死亡,病程迁延数年者很罕见。人们已经发现缺乏PrPc 基因的鼠并不发生 CJD,因此,应用反义寡核苷酸或基因治疗可能达到预期目的。对症治疗可用巴氯芬(baclofen)治疗痉挛性张力增高,氯硝西泮治疗肌阵挛,痴呆可试用茴拉西坦、哌甲酯和尼麦角林等。

第八节　艾滋病所致神经系统障碍

艾滋病即获得性免疫缺陷综合征(acquired immunodeficiency syndrome,AIDS),由人类免疫缺陷病毒 -1(HIV-1)引起。HIV 属于嗜神经病毒,可以高度选择性地侵袭和损害神经系统,引起神经系统功能障碍。

【病因及发病机制】

HIV 属于逆转录病毒(retrovirus),即有包膜的 RNA 病毒,含有 RNA 依赖的 DNA 聚合酶(逆转录酶)。该病毒有两个亚型,HIV-1 能引起免疫缺陷和艾滋病,呈世界性分布;HIV-2 仅在非洲西部和欧洲的非洲移民及其性伴侣中发生,但很少引起免疫缺陷和艾滋病。本病的高危人群包括同性恋、性生活混乱、吸毒、血友病和 / 或多次输血者,以及母亲是 HIV 感染者的婴儿。病毒与 CD4$^+$ 淋巴细胞表面的 CD4 受体结合并破坏此类细胞,引起严重的细胞免疫缺陷,导致多种机会性感染,同时使某些肿瘤,如 Kaposi 肉瘤和淋巴瘤的发病率明显增加。同时 HIV 也是一种危险的嗜神经病毒,感染早期即可侵犯神经系统。艾滋病患者中 30%~40% 有神经系统受累,且 10%~27% 以神经系统症状为首发。

【病理】

HIV 脑炎病理特征是多核巨细胞形成的多个神经胶质小结,遍布 CNS。死亡病例多见半卵圆中心弥漫性髓磷脂苍白和神经胶质增生。成人艾滋病常见空泡性脊髓病,胸髓后索、侧索呈明显白质空泡形成。全身 HIV 感染引起免疫缺陷,导致单纯疱疹病毒性脑炎、进行性多灶性白质脑病、新型隐球菌脑膜脑炎、弓形虫病和中枢神经系统原发淋巴瘤等,并产生相应的病理改变。

【临床表现】

为 HIV 病毒导致的原发损害,以及免疫缺陷导致 CNS 多种并发症所产生的临床症状。

1. **艾滋病性脑病**　约占神经系统艾滋病的 34%~47%。以脑萎缩和进行性痴呆为其主要临床症状。患者多以乏力、遗忘和性欲减退等起病,以后发展为进行性痴呆、意识不清、大小便失禁,有的患者可出现偏瘫、截瘫或癫痫发作。这是由于脑灰质、白质中出现弥漫性小神经胶质结节和胶质增生,白质中血管周围脱髓鞘等病理性改变所导致的。

2. **艾滋病性脊髓病**　以持续数周或数月的进行性感觉性共济失调、截瘫和尿失禁为其主要临床表现。查体可见脊髓病灶水平以下肢体的肌力减弱或完全瘫痪、深感觉减退或消失、动作不协调和锥体束征阳性,系因脊髓后索、侧束受损所致;肌张力和腱反射的高低则依脊髓后索、侧束各自受损的程度不同而异,如前者受损相对较重则高,后者受损相对较重则低。本病以胸髓受损最为常见。

3. **艾滋病性周围神经病**　以痛性感觉障碍为其主要临床表现,如对称性的肢端套式痛觉减退或消失,伴有肌无力和肌萎缩以及腱反射和肌张力的降低;本病也可呈急性感染性多发性神经根神经炎表现。

【辅助检查】

诊断特异性神经综合征之前,应根据病情进行皮肤、淋巴结、骨髓及胸膜活检,病毒和真菌血培养等多项检查,以排除机会性感染和肿瘤。确诊需要进行系统的全面评价。CSF 检查对病毒、真菌或结核感染很有帮助。通常很难在 CSF 中培养出病毒,多发性神经根病可培养出相关的 CMV、CSF 病原核酸扩增有助于 CMV 感染、弓形体病或 PML 的诊断,但阴性结果也不能排除感染。在无症状 HIV 感染中常有 CSF 异常,须严格排除其他疾病方可作出诊断。头颅 CT 和 MRI 可帮助识别弥漫性脑损害中的病灶。MRS 和铊 -SPECT 可鉴别肿瘤和感染。影像学阴性时,EEG 可能提供局灶性脑损害的证据。

【诊断及鉴别诊断】

1. **诊断**　艾滋病神经综合征的诊断需根据流行病学资料、临床表现、免疫学和病毒学检查综合判定,CT 显示进行性脑萎缩有助于艾滋病合并痴呆的诊断;确诊主要靠脑活检、HIV 抗原及抗体测定。可立体定向进行脑活检,ELISA 法测定 p24 核心抗原(p24 core antigen)具有实用价值。脊髓病可做钆 - 增强脊髓 MRI 检查。CSF 病原学检查可帮助诊断周围神经病,尤其是 CMV 所致的多发性神经病。EMG 和神经传导速度检查有助于诊断脊髓病、周围神经病和肌病,必要时辅以肌肉和神经组织活检。

2. **鉴别诊断**　艾滋病患儿需与先天性免疫缺陷鉴别,前者常见腮腺炎及血清 IgA 增高,后者少见,病史和 HIV 抗体有助于鉴别。成人需与应用激素、血液或组织细胞恶性肿瘤等引起获得性免疫缺陷区别。患者病情一般呈逐步进展,或因伴发机会性感染而急剧恶化,半数艾滋病患者可在 1~3 年内死亡。

【治疗及预后】

1. **治疗**　针对 HIV 感染采用联合药物治疗,通过抑制 HIV 复制和增强免疫功能而延长患者的生命。目前临床常用药物包括:

(1)核苷逆转录酶抑制剂(NRTI):如阿巴卡韦、去羟肌苷、拉米夫定、司他夫定、扎西他宾和齐多夫定等。

(2)非核苷逆转录酶抑制剂(NNRTI):如甲磺酸地拉韦定、依非韦伦和奈韦拉平等。

(3)蛋白酶抑制剂(PI):如安泼那韦、印地那韦、奈非那韦、利托那韦和沙奎那韦等。

目前主张高效抗反转录病毒疗法治疗,患者外周血 CD4 细胞 ≤ 350×10^6/L 时开始治疗,采用"鸡尾酒疗法",各类药物通过合适的组合用以增强药效。例如,两种 NRTI 与一种 NNRTI 组合、两种 NRTI 与一种 PI 组合等。由于抗 HIV 药物抗病毒能力、依从性、耐药性和毒性,药物不能将病毒完全从体内清除,最近有学者主张采用间断疗法。

2. **预后**　一旦出现临床症状,半数艾滋病患者会在 1~3 年内死亡。

第九节　神经梅毒

梅毒(syphilis)是由梅毒螺旋体所引起的一种慢性性传播疾病,几乎可侵犯包括神经系统在内的全身各个器官,并可引发多种多样的临床症状和体征。梅毒螺旋体又称为苍白密螺旋体(treponema pallidum)。当神经系统遭受苍白密螺旋体入侵和损伤时,称之为神经系统(或神经)梅毒。因神经系统梅毒(neurosyphilis)多在梅毒感染后数年甚至十数年以上才发病,故属重症晚期梅毒。

【病因及发病机制】

梅毒是一种性传播疾病,传染源是患者,梅毒螺旋体可以直接通过破损的皮肤或黏膜感染人体。进入人体后可导致螺旋体血症,并可通过血液循环进入子宫,导致母婴感染,或因共用注射器而引起血源性传播。梅毒螺旋体侵入机体后,潜伏 3~18 个月,逐步侵入中枢神经系统。

【病理】

病变可累及脑膜动脉血管,主要是淋巴细胞和浆细胞浸润滋养血管和外膜,最终累及中 - 大动脉的血管中层,滋养血管闭塞影响血管平滑肌和中层弹力纤维,纤维组织增生,血管管腔逐渐狭窄,最终引起血栓形成,此类病理损害类型为间质型。随病程的延长,螺旋体逐步侵及脑实质,导致脑、脊髓的神经元变性、脱失和胶质增生,也可引起组织局限性肉芽肿样损害,无明显脑(脊)膜和小血管的炎症,此类为实质型损害。血管的改变可使管壁增厚、闭塞而产生脑梗死的症状,亦可因累及中、大动脉弹力层而形成梅毒性夹层动脉瘤。麻痹性痴呆患者的皮质中可找到螺旋体,脊髓痨患者则脊髓脊膜和血管的炎症继发脊神经后根和脊髓后素纤维变性。

【临床表现】

1. 无临床症状性神经梅毒　患者陈述无临床症状,神经系统检查也无异常体征所见;但其脑脊液检查可有白细胞计数增多及蛋白含量增加,梅毒性脑膜炎患者的血清反应素(VDRL)试验呈阳性。

2. 脑膜血管性梅毒　多发病于梅毒感染后的 5~12 年。以脑膜、脊膜和局灶性脑、脊髓和 / 或脑神经、脊神经根受损症状为其主要临床表现。

(1)脑膜梅毒:非常罕见。根据病情可见不同程度的脑膜和脑神经炎性症状和体征。

(2)脑血管梅毒:可见偏瘫及失语等局灶性脑受损症状和体征。

(3)脊膜血管梅毒:罕见。可见脊膜和局灶性脊髓和 / 或脊神经根受损症状和体征。

3. 麻痹性痴呆　多发病于梅毒感染后的 15~20 年内,为脑实质严重受损的一种神经性梅毒。可见性格变化,注意力不集中,智力及记忆力逐渐减退甚至发展成为痴呆,情绪变化无常,常有夸大妄想、虚构和抑郁,以及震颤、阿 - 罗氏瞳孔、口吃与发声不清、癫痫发作、肢体瘫痪及大小便失禁等症状。95%~100% 患者的梅毒血清试验呈阳性,大部分患者的脑脊液 VDRL 试验呈阳性。

4. 脊髓痨　多发病于梅毒感染后的 20~25 年内。系脊髓后索发生变性所致的一种神经性梅毒。在受损脊髓节段支配的体表和 / 或体内出现闪电样疼痛,病灶水平以下的躯干和肢体出现深感觉减退或消失、腱反射减弱及消失、感觉性共济失调和沙尔科关节,同时还可出现内脏危象(胃、肠及直肠痉挛)、阿 - 罗氏瞳孔、低张力性膀胱排尿障碍以及性欲减退等症状。约 70% 患者的梅毒血清试验呈阳性。脑脊液检查可见白细胞计数及蛋白含量均增高,VDRL 试验呈阳性。

5. 视神经萎缩　罕见。视力呈进行性下降甚至失明。常先从一侧开始,而后波及另一侧。眼底检查可见视神经盘色泽苍白、边界清晰。

【辅助检查】

梅毒性脑膜炎患者的血清反应素(VDRL)、快速血浆反应素(RPR)和螺旋体(FTA-ABS)试验通常阳性。脑脊液压力增高,外观混浊或呈毛玻璃样;细胞数 $0.1~0.5 \times 10^9/L$;45% 患者的糖含量降低(≤ 2.2mmol/L);氯化物正常;脑脊液康华反应 90% 阳性;胶金曲线有 50% 呈首带型(麻痹型),50% 为中带型或末带型。脑脊液梅毒反应素试验几乎都呈阳性。80% 患者的脑电图异常,常为弥漫性两侧高幅慢波。头颅 CT/MRI 显示脑白质密度广泛降低,在前额叶和顶叶更为明显;皮质沟及脑室扩大,提示脑萎缩。

【诊断及鉴别诊断】

1. 诊断

(1)病史:有婚外性交史或嫖娼史或配偶有感染史,以及早期梅毒病史。

(2)神经系统症状:典型的神经系统受损症状和体征,如阿 - 罗氏瞳孔和沙尔科关节等。

(3)辅助检查:梅毒螺旋体抗原试验和脑脊液 VDRL 试验阳性可助确诊。

2. 鉴别诊断　神经梅毒侵犯部位广泛,脑实质、脑脊髓膜、脊髓、周围神经以及脑血管均可受累,常需与脑膜炎、脑炎、脑血管病、各种类型的痴呆、脊髓或周围神经疾病等鉴别。

【治疗】

1. 驱梅治疗

(1)青霉素 G:200 万 ~400 万 U 每 4h 静脉滴注一次,连续 10d。继以苄星青霉素(长效青霉素)240 万 U/ 次肌内注射 1 次 / 周,共 3 次。

(2)普鲁卡因青霉素:240 万 U/ 次肌内注射 1 次 /d,同时给予丙磺舒 0.5g/ 次、4 次 /d,共 10~14d。必要时继以苄星青霉素 240 万 U/ 次肌内注射 1 次 / 周,共 3 次。

（3）对青霉素过敏者，可口服四环素 500mg/ 次、4 次 /d，连服 30d。

2. **对症处理**　如抗癫痫、抗内脏危象发作和抗精神异常药物，以及神经营养代谢药物等方面的治疗。如有排尿障碍者，应注意防治尿路梗阻和感染等并发症。

【预后】

梅毒性动脉炎可致梭状动脉瘤及脑血栓形成。脊髓痨潜伏期长，平均发生在初染梅毒后 8~12 年，病变选择性的侵犯脊髓后根及后索并引起变性；导致共济失调，营养障碍，大小便失禁及阳痿等。麻痹性痴呆结局为痴呆状态、痉挛性瘫痪或去皮质状态，晚期则表现为精神衰颓，全身无力，终致死亡。

第十节　颅内感染所致精神障碍

颅内感染所致精神障碍（mental disorders due to intracranial infection）是一组因各种病原体（包括病毒、细菌、真菌、螺旋体、寄生虫等）直接损害脑组织引起脑功能紊乱所致精神障碍的总称。颅内感染可分别位于蛛网膜下腔（脑膜炎）、脑实质（脑炎）或局限于脑或脑膜并形成包围区域（脑脓肿），但实际上损害很少呈局限性。临床表现以情感障碍、智能障碍、思维障碍、行为障碍等常见，精神障碍多与意识障碍并存。

【临床表现】

（一）急性期

颅内感染性疾病急性期可表现出急性脑病综合征。病毒性脑炎精神障碍出现率可达 81%，甚至构成本病的主要临床症状。以精神障碍为首发症状者，常被误诊为精神疾病，应仔细识别。

1. **意识障碍**　最多见，国内报道达 90%，有的为首发症状，也可出现在其他精神症状之后。意识障碍以精神萎靡、嗜睡、朦胧、混浊、谵妄状态较多，随着病情的加重，可有昏迷甚至呈去皮质状态，在早期多呈波动性，一天之中时轻时重；病情加重时，意识障碍加深并呈持续性。

2. **脑衰弱综合征**　发病初期 1 周内患者表现精神萎靡不振、脾气急躁、易怒，睡眠不安等。过去安静的儿童可变得烦躁好哭或无端喊叫，而以往活泼的孩子却表现为精神呆滞、不喜欢游戏。成年患者疾病初期以头痛多见，患者对外界声、光刺激感觉过敏，易激惹。这些精神症状在初期或病情较轻患者中很常见。

3. **精神分裂样症状**　可有言语增多、自言自语、思维联想障碍、躁动、欣快、情绪不稳、伤人毁物等精神运动性兴奋。有些患者精神活动减退、情感淡漠、反应迟钝、懒散、言语及活动减少甚至缄默、不语、拒食。还可有重复及刻板言语、违拗等，呈亚木僵或木僵状态。有的出现幻觉妄想，幻觉以幻听为主，个别患者内容固定持久，还可有不固定的关系妄想、被害妄想、疑病妄想等。

4. **智能障碍**　轻度记忆障碍、注意力涣散、错构虚构，甚至严重的智能损害。部分病例记忆障碍非常突出，近记忆和机械记忆受累尤重。

（二）慢性期

1. **人格改变**　患者变得幼稚、冲动、易激惹，缺乏克制能力；或者缺乏主动性及应有的情感反应，意志活动减退；有的患者变得自私、情绪不稳；也有的出现举止轻浮、偷窃、说谎等症状。

2. **智能障碍**　在儿童、病情严重者多见，智能损害明显，恢复也较差。

【诊断及鉴别诊断】

（一）诊断要点

1. 急性或亚急性起病，发病前 1~2 周有感染症状或明确的病前感染史，如有呼吸道或胃肠道感染史。

2. 在运动性兴奋或运动抑制的同时伴有不同程度的意识障碍,可随疾病的进展而逐渐加深。

3. 不同病期的精神症状及神经系统体征,特别是肌张力增高等锥体外系体征及多汗、小便失禁的出现。临床上显示感染所致脑实质受损征象。

4. 脑脊液压力及白细胞、蛋白质升高,糖和氯化物降低的证据。脑脊液查到病毒抗原或特异性抗体。

5. 脑电图有弥漫性异常(有些可局灶化)。

6. 血清抗体滴度明显增高(特别是恢复期比急性期高 4 倍以上)。

(二)鉴别诊断

以精神障碍为首发或主要症状的患者,需与精神分裂症、分离转换障碍鉴别。精神分裂症患者多缓慢隐袭起病,发病前无感染史;多无意识障碍;没有神经系统体征;脑脊液无异常,大部分患者脑电图正常。分离转换障碍患者可有心因性意识障碍,但精神症状多伴有情感色彩,也不会有神经系统体征、脑电图异常。另外,精神分裂症和分离转换障碍的病程和预后与颅内感染显然不同。

部分以精神障碍为首发或主要症状的病毒性脑炎,其神经系统体征,如锥体束征或腱反射的改变大多在精神症状之后出现,而且不一定恒定存在,体征的部位及性质亦可改变,因此必须反复仔细地检查才能确定。有些病例在整个病程中始终都以精神症状为主,没有意识障碍及神经系统体征,确诊主要在于对器质性精神症状的重视,情感淡漠、注意力涣散是本病与精神疾病的主要鉴别要点;要注意急性起病、主要症状呈现非连续及不符合精神疾病发展规律、不能完全回忆的症状表现,都提示可能是本病的可能。因此本病的诊断应全面考虑、综合分析。早期不能确诊者,应进行随诊观察以免延误治疗。

【治疗及预后】

本病主要以治疗原发病为主,辅以支持治疗和对症治疗,积极减轻组织损伤、促进恢复。对有精神症状者,使用抗精神病药应慎重,因脑器质性疾病患者对抗精神病药敏感,以小剂量缓慢加药为宜,一般口服不良反应小的非典型抗精神病药,如奥氮平、喹硫平、利培酮等。体质好或青壮年可肌内注射氟哌啶醇 2.5~5mg。症状较轻或恢复期者可酌情给予抗焦虑药。

(赵　钢　陈　炜)

思考题

1. 病原体感染中枢神经的常见感染途径有哪些?

2. 单纯疱疹病毒性脑炎在临床上如何诊断? 如何治疗?

3. 简述结核性脑膜炎如何诊断和治疗。

4. 隐球菌性脑膜炎和结核性脑膜炎如何鉴别诊断?

5. 简述化脓性脑膜炎与病毒性、结核性、隐球菌性脑膜炎的脑脊液检查的区别。

6. 简述各种脑寄生虫病的影像学特征及治疗。

7. 简述 CJD 的临床诊断标准。

8. 简述 HIV 的发病机制及 AIDS 的治疗。

9. 简述神经梅毒的临床表现。如何治疗?

10. 简述颅内感染所致精神障碍与精神疾病的鉴别要点。

第十八章
中枢神经脱髓鞘疾病

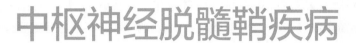

中枢神经系统脱髓鞘疾病是以脑和脊髓髓鞘破坏为主要特征的一类疾病,本章节讨论的脱髓鞘疾病主要指中枢神经系统炎性脱髓鞘疾病,以多发性硬化为代表,还包括视神经脊髓炎谱系疾病、急性播散性脑脊髓炎、急性或亚急性出血坏死性脑炎等,此类疾病多与自身免疫相关,同时伴突出的中枢神经系统炎症反应。广义的脱髓鞘疾病则还包括营养不良、中毒、代谢、缺血缺氧等导致的脱髓鞘疾病。

第一节 概 述

【解剖、生理和病理】

神经元是构成神经系统结构和功能的基本单位。神经元的轴突主要负责轴浆运输,传递化学物质。轴突与髓鞘共同构成有髓神经纤维,周围神经系统的髓鞘由 Schwann 细胞构成,中枢神经系统的髓鞘主要由少突胶质细胞的细胞膜沿轴索包绕构成。髓鞘的主要成分是脂质(70%)与蛋白质。髓鞘内的蛋白质主要包括髓鞘碱性蛋白(myelin basic protein,MBP)、蛋白脂蛋白(proteolipid protein,PLP)、髓鞘相关糖蛋白(myelin-associated glycoprotein,MAG)以及髓鞘少突胶质细胞糖蛋白(myelin oligodendrocyte glycoprotein,MOG)等。其中 MOG 为中枢神经系统髓鞘所特有,其他几种蛋白亦构成外周髓鞘的组成部分。髓鞘的形成是神经元与其支持细胞间相互作用的结果。髓鞘的主要生理功能是保护轴索,传递神经冲动,并起到绝缘作用,确保神经传导的准确性。

脱髓鞘疾病的一般性病理特点包括:①神经纤维以髓鞘破坏为主,而其他结构如轴索、神经元受累相对较轻;②血管周围尤其是静脉周围炎性细胞浸润明显;③损伤以白质为主,可表现为散在、多发的小的播散性病灶,或单个或多个较大的局灶性病灶。

【分类】

中枢神经系统脱髓鞘疾病的分类按病因学可分为以下几类:

1. 炎性免疫性疾病 多发性硬化、视神经脊髓炎谱系疾病、急性播散性脑脊髓炎等。

2. 感染性脱髓鞘疾病 如进行性多灶性白质脑病、HIV 感染、莱姆病、神经梅毒等。

3. 中毒性、营养不良性脱髓鞘疾病 如酒精中毒、脑桥中央髓鞘溶解综合征、CO 中毒性脑病、药物所致白质脑病、脊髓亚急性联合变性等。

4. 缺血缺氧性脱髓鞘疾病 缺氧性白质脑病、皮质下动脉硬化性脑病(Binswanger 病)等。

5. 代谢性或遗传性脱髓鞘病 包括易染性白质营养不良、肾上腺白质营养不良、Krabbe 球样细胞脑白质营养不良等。

从病理学角度来讲,没有一种疾病是单纯以髓鞘破坏为唯一病理改变。如在出血坏死性白质脑病甚至多发性硬化中,亦可合并严重轴突和血管结构的破坏。此外还有一系列以脱髓鞘为主要特点,但又不属于炎性脱髓鞘范畴的疾病,如缺氧性脑病、Binswanger 病等。进行性多灶性白质脑病（progressive multifocal leukoencephalopathy,PML）、脑桥中央髓鞘溶解症（central pontine myelinolysis,CPM）、Marchiafava-Bignami 病等不属于脱髓鞘疾病,因为其病理机制并非主要作用于髓鞘。慢性进行性脑白质营养不良,尽管以髓鞘改变为主,但因遗传及形态学特点较为明显,故属于髓鞘形成不良性疾病。对于结缔组织病引起的脱髓鞘目前分类不明,这类疾病的中枢神经系统病灶在影像学上与多发性硬化难以区分,病理机制尚不明确,可能与血管病变有关。

第二节　多发性硬化

多发性硬化（multiple sclerosis,MS）是一类病因未明的中枢神经系统自身免疫性疾病,以慢性炎症、脱髓鞘、胶质增生和神经元缺失为特征。临床症状变化多样,多呈复发—完全或不完全缓解的临床过程,以视神经、脊髓、大脑局灶性受累为主,常遗留不同程度的残疾。

【流行病学】

目前在全世界约超过 250 万多发性硬化患者,是青少年非外伤性致残的主要原因之一,在美国每年因该病造成的经济负担约为 100 亿美元。多发性硬化的发病呈纬度分布趋势,高纬度地区如北欧等地发病率普遍较高。我国尚无发病率的流行病学调查,既往认为我国属于低发地区,但由于诊断技术的提高及人口基数大,实际患病人数并不少。该病发病年龄多见于 20~40 岁,起病高峰年龄 30 岁左右,10 岁前或 60 岁后首次发病者极少见。女性较男性多发,男女发病比例约为 1:2。原发进展型多发性硬化患者发病无性别差异。

【病因学】

多发性硬化的病因目前尚未完全明确。一般认为是由环境因素与遗传易感性共同作用而导致的异常免疫反应,导致髓鞘、少突胶质细胞、轴突及神经元的破坏,但具体作用机制目前尚不明确。

1. **遗传因素**　目前发现与多发性硬化致病相关基因有 100 多个,这些基因的单个突变引起多发性硬化发病的危险性很小,但其共同作用下则易导致疾病发生,显示了多发性硬化遗传因素的复杂性。大部分致病基因参与免疫反应相关蛋白的编码,从另一方面有力支持了免疫因素在多发性硬化发病中的重要作用。

多发性硬化的遗传易感主要与多基因有关。6 号染色体上的主要组织相容性复合物基因是目前认为与多发性硬化发病易感性最相关的基因。人类白细胞抗原（human leukocyte antigen,HLA)-DRB1*1501 单体是目前已知最易导致 MS 易感性的单基因体。其他包括白细胞介素（interleukin,IL)-7 受体 α 基因（IL-7Rα）、IL-2 受体 α 基因（IL-2Rα）等均与多发性硬化的发病有关。少数患者有家族聚集的现象,一级亲属本病发病率是正常人群的 10~25 倍。

2. **环境因素**　多发性硬化的发病呈纬度分布趋势,高纬度地区高发。对 5 岁以前移民人群的研究发现,这些人群的多发性硬化发病率与移民区原住民相同,提示环境因素对多发性硬化的发病有重要影响。但同纬度的地区也有发病率大不相同的情况,如同纬度的英格兰的多发性硬化发病率远高于日本,可能与种族易感性有关。

吸烟、肥胖、维生素 D 缺乏与 MS 的发病率密切相关。维生素 D 缺乏导致疾病活动明显增加。日照时间长短、饮食摄入维生素 D 的水平与多发性硬化的发病呈负相关关系。吸烟、肥胖均可增加发病风险。

病毒感染可明显增加多发性硬化的发病风险,其中 Epstein-Barr 病毒(EBV)是最主要的危险因素。EB 病毒血清学阴性的人群患 MS 的比例明显较低,传染性单核细胞增多症的患者 MS 发病率也增高。

高钠摄入与多发性硬化的发病与严重程度亦有一定相关性,高钠状态能促进炎性病变过程,但控制钠摄入量能否减轻疾病残疾程度尚不清楚。

3. **诱发因素** 上呼吸道感染、发热是多发性硬化发病最常见的诱因。此外,外伤与应激、温度变化等均可导致 MS 的发病或病情加重。

【发病机制】

目前关于多发性硬化的病理学研究、血清及脑脊液中的免疫标志物及其实验性自身免疫性脑脊髓炎动物模型(experimental autoimmune encephalomyelitis,EAE)的研究均提示多发性硬化为免疫介导性疾病。

1. **T 细胞与细胞免疫** 对遗传易感的患者而言,病毒、细菌或其他环境因素均可能在一定条件下诱发免疫反应。抗原提呈细胞提呈抗原导致 CD4$^+$T 细胞激活,生成辅助性 T 细胞(helper T cell,Th)1、Th17 细胞,激活的 T 细胞与中枢神经系统内皮细胞表面黏附分子发生反应,在炎性因子的辅助下穿过损伤的血-脑屏障,进入中枢神经系统后攻击髓鞘上相关成分如髓鞘相关蛋白(myelin-associated glycoprotein,MAG)、髓鞘碱性蛋白(myelin basic protein,MBP)、蛋白脂蛋白(proteolipid protein,PLP)、磷酸二酯酶、S-100 蛋白等,免疫反应进一步增强。

免疫反应导致促炎性细胞因子如 IL-12、IL-23、干扰素 γ、肿瘤坏死因子 α(TNF-α)、自由基等生成,进一步攻击髓鞘及少突胶质细胞。同时 CD4$^+$ Th2 细胞增殖,抗炎性细胞因子 IL-4、IL-5、IL-13 等生成增加,抑制免疫反应也代偿性增加。脱髓鞘可能进一步修复或者导致神经损伤进一步加重。失去髓鞘的保护作用及营养支持后,将发生轴突变性,导致神经功能不可逆性缺失。

除 Th1 和 Th2 细胞亚群外,Th17 细胞在多发性硬化的发病过程中也起到重要的作用。Th17 细胞可分泌 IL-17 及 TNF-α 等对多发性硬化的发病有重要作用的细胞因子,参与多发性硬化的病理损伤过程。

2. **B 细胞与体液免疫** 在 T 细胞激活的同时伴随 B 细胞、巨噬细胞的激活和抗体的生成。在 MS 患者鞘内发现免疫球蛋白产物及与特异性髓鞘抗原相关的抗体,支持 B 细胞和体液免疫在多发性硬化的发病过程中具有重要作用。激活的 B 细胞还可通过旁路活化等激活 Th1 细胞,促进 IL-6、TNF-α 等多种促炎性介质的生成,参与多发性硬化的病理过程。针对耗竭 B 细胞的治疗方案如利妥昔单抗等能显著缓解多发性硬化的临床症状,提示 B 细胞免疫在本病中的重要作用。同时 B 细胞也能促进抗炎性细胞因子如 IL-10、IL-35、TGF-β 等细胞因子生成,具有抑制巨噬细胞激活等作用。

【病理】

病理以广泛的髓鞘脱失、胶质细胞增生、不同程度的轴突损伤、T 淋巴细胞和巨噬细胞浸润为主要特点,有时伴有免疫球蛋白及补体沉积。脱髓鞘斑块多呈透明状,边界清楚,常见于脑室周围白质、视神经、脑干、小脑及脊髓。脱髓鞘病灶处常继发反应性胶质细胞增生代替原髓鞘组织,是为硬化斑。

目前认为,灰质及轴突损伤在多发性硬化亦较为常见,甚至发生在疾病的早期。尤其是急性炎症与脱髓鞘区域,看似正常的脑白质(normal-appearing white matter,NAWM)也可伴有轴突损伤。主要表现为轴突密度降低、轴突肿胀、扭曲、中断,或离断后远端出现沃勒变性。

【临床表现】

神经系统症状表现多种多样,依赖于病变所累及的部位及组织损伤程度,各种神经系统症状在多发性硬化均可出现,从轻度发作性症状到重度持续性残疾,轻重不一。但其临床表现、体征及影像学表现仍具有其典型的特点。

典型的特点包括运动无力、肢体瘫痪、感觉异常、视力下降、复视、眼震、构音障碍、震颤、共济失调、深感觉障碍、膀胱功能障碍等。最常见的首发症状包括视力异常、肢体无力或感觉异常。约10%~15%的患者症状呈隐匿性、慢性进展。从第一次发病到复发间隔1~10年不等。

1. **视神经炎（optic neuritis，ON）** 主要表现之一。表现为视力下降、视物模糊、视野缺损或色觉感知下降，病情轻重不一，视力完全丧失者少见。以单侧多见，但也可见于双侧，眼球运动时加重，常伴眶周疼痛，眼底检查正常，或可见视乳头水肿或苍白。ON 预后良好，90% 患者视力显著恢复。

2. **感觉障碍** 表现为感觉异常，如刺痛、蚁行感等，或感觉减退、麻木。不愉快的感觉体验，如肢体肿胀、紧箍感亦较为常见。疼痛亦为较常见症状，可见于身体的任何部位。

3. **肢体无力** 表现为肌力下降、肢体灵活性降低或疲劳、步态异常，下肢受累最为常见，偏瘫少见。运动后无力是 MS 的特征性表现，属上运动神经元性瘫痪，常伴随其他锥体束征，如痉挛、反射亢进、Babinski 征阳性等。

4. **眼球运动异常** 较常见，复视可由展神经麻痹或核间性眼肌麻痹所导致，双侧核间性眼肌麻痹高度提示 MS，眼震亦较为常见。动眼神经、滑车神经受累、核上性眼肌麻痹相对少见。

5. **急性脊髓炎** 约 1/3 患者有前驱感染史，主要表现为数小时至数天内迅速进展的对称或非对称性下肢轻瘫或截瘫，上升性感觉异常、下肢深感觉障碍、括约肌功能障碍等，可伴病理征阳性。脊髓症状多为非对称、不完全性，病变范围较小，截瘫及完全性感觉障碍少见。可伴莱尔米特征（Lhermitte sign），表现为颈部过屈时诱发的刺痛或闪电样感觉异常，通常由颈部沿脊椎放射至下肢，少数情况下可放射至上肢，是颈段脊髓受累的征象之一，屈颈时因局部牵拉和压力改变导致病变颈髓后索受激惹所致，对诊断有提示作用，但并非本病所特有。

6. **震颤** 以上肢为主，表现为意向性震颤，可伴步态蹒跚、变换体位时身体剧烈摇晃等表现。Charcot 曾描述意向性震颤、眼震、吟诗样语言三联征为本病特点，但同时出现者少见，多见于疾病晚期。

7. **痉挛、强直性痉挛** 仅次于震颤的运动障碍，多具有刻板性特点，多发生于单侧肢体，下肢多见，面部很少受累。一日内可频繁发作，可能由皮质脊髓束受累所引起。常导致共济失调、无力或痉挛状态。

8. **疲劳** 最常见的症状之一，常表现为与体力活动不一致的病态疲劳，一般下午更为严重。相当一部分患者的疲劳症状可出现在首次临床脱髓鞘时间之前的数月至数年间，与病程进展、残疾程度、MRI 病灶表现等无直接关系。

9. **抑郁** 约半数患者有抑郁症状。国外报道本病的自杀率较同龄对照组明显升高。抑郁可由精神或生物学因素共同导致，或干扰素 β 治疗的副作用。抑郁能导致或加重疲劳症状。

10. **认知功能障碍** 近记忆减退、注意力不集中、视觉 - 空间技巧和信息处理障碍等表现。

11. **膀胱直肠功能障碍** 较常见，包括尿便潴留或尿便失禁。可伴有反射亢进。

12. **性功能障碍** 表现为勃起功能障碍、射精障碍及性欲减退等。疲劳、无力、抑郁及抗胆碱能药物、抗抑郁药物等均可加重症状。

13. **临床孤立综合征（clinically isolated syndrome，CIS）** 患者出现中枢神经系统局灶性或多灶性炎性脱髓鞘病灶相关的症状或客观体征且为单相临床病程，可急性或亚急性起病，至少持续 24h，伴或不伴病情缓解，无发热或感染，与典型 MS 的一次复发类似，但既往无 MS 病史。因此患者若今后被诊断为 MS，那么首次发作即为 CIS。可为单病灶或多病灶，依解剖部位表现为急性视神经炎、急性脊髓炎、脑干炎等。

14. **放射学孤立综合征（radiologically isolated syndrome，RIS）** MRI 高度提示 MS 但患者无任何神经系统症状且无其他可解释病因的情况。

【临床分型】

依据多发性硬化的临床过程分成以下 4 型：

1. **复发 - 缓解型（relapsing-remitting MS，RRMS）** 最为常见，约占初始发病的 85%，呈早期多次

复发 - 缓解的病程特点。可突然急性发病,发作期持续数天至数周。复发可表现为原来症状重新出现或出现新的神经系统症状体征。缓解期在数周至数月之间,缓解期神经系统症状相对稳定。

2. 继发进展型(secondary progressive MS,SPMS) 多由复发 - 缓解型进展而来,神经功能逐渐下降,无明显缓解期,其中可伴有复发,约半数复发 - 缓解型患者 10 年内将转化为此型。

3. 原发进展型(primary progressive MS,PPMS) 约占 15%,多于 40 岁以后发病,可无明显急性发作病史,自发病起始神经功能减退持续进展。目前认为 PPMS 只是进展型 MS 疾病谱之一,与继发进展型并无明显的病理生理学差异。

4. 其他类型 包括良性型 MS、恶性型 MS 等,少见。

大多数患者表现为复发 - 缓解型,40 岁后首次发病者,表现为原发进展型的可能性更大。或在复发一定次数后,症状发展为稳定进展,即为继发进展型。

多数学者认为单纯依靠临床过程演变的分类已不能准确地反映 MS 的病情特点。多发性硬化的分型需根据临床过程、MRI 及其他生物学标志物等进行细化。2013 年美国及欧洲 MS 委员会建议根据疾病的活动性及临床进展将 MS 分为复发型或进展型。复发型包括 CIS 与 RRMS,进展型包括 SPMS 与 PPMS。复发型须进一步明确疾病是否处于活动期,而进展型则须根据疾病活动或静止、疾病目前是否进展而进一步分类。对复发型 MS 患者建议每年复查一次 MRI,而对进展型 MS 患者 MRI 复查时间尚无统一意见。

【辅助检查】

1. 脑脊液检查 怀疑脱髓鞘疾病者,建议常规行脑脊液检查。脑脊液外观无明显变化,可见单核细胞正常或轻度增高,一般 <50×10^6/L。蛋白正常或轻度增高,多不超过 1.0g/L,鞘内 IgG 合成增多,可表现为 CSF-IgG 指数增高或脑脊液寡克隆带(oligoclonal bands,OB)阳性,后者高度提示多发性硬化,但诊断特异性不高,在莱姆病、神经梅毒等亦可见到 OB 阳性。

2. 诱发电位(evoked potential,EP) 主要包括视觉诱发电位(visual evoked potential,VEP)、脑干听觉诱发电位(brainstem auditory evoked potential,BAEP)和体感诱发电位(somatosensory evoked potential,SEP)等,其中以 VEP 的临床应用价值最大。VEP 有利于亚临床损害的检出、与脊髓疾病相鉴别、确定病变的部位及时间等,主要表现为 P100 潜伏期明显延长。在 MRI 技术广泛应用之前,EP 曾是确诊多发性硬化的主要手段之一,约 80%~90% 的多发性硬化患者可发现至少一项诱发电位异常。

3. MRI 头颅 CT 对本病诊断价值不大。常规 MRI 检查对诊断具有高度敏感性,约 95% 的患者可通过常规 MRI 确诊。此外,还可用于亚临床病损的检出,动态观察病灶的发展与转归,药物治疗的效果评价等。

病变常散在分布于脑室周围、胼胝体、脑干、小脑、视神经及脊髓等部位。MRI 上表现为 T_1WI 低信号、T_2WI 高信号,病灶多呈圆形、卵圆形。T_2WI 或 T_2 FLAIR 可见脑室旁白质非对称性多发高信号,病灶长轴与侧脑室方向垂直,为多发性硬化较典型表现。病变常累及胼胝体,矢状位 T_2WI 常见胼胝体边缘以带毛缘形式向外延伸,呈“虫蚀状”改变,称 Dawson 指征(Dawson's fingers),是本病相对特异的 MRI 表现。

由于血 - 脑屏障的破坏,新发病灶几乎都有钆增强表现,亦可作为炎症活动的一个标志。MRI 上钆增强病灶持续 1 个月左右,而后依然表现为 T_2WI 上的高信号病灶。T_2WI 异常信号总量与疾病残疾程度呈正相关。1/3 的 T_2WI 高信号病灶在 T_1WI 表现为低信号,称为“黑洞征”,是不可逆脱髓鞘和轴突损伤的标志。

脊髓 MRI 可见 T_2WI 一个或数个高信号病灶,急性期增强多呈斑片状强化。可累及脊髓任何部位,颈髓最常受累。常见于后索或侧索,累及中央灰质者少见,多呈偏心性,可见脊髓水肿增粗,坏死少见。病灶长度常 1 个或小于 1 个椎体节段,有时病变较大可类似髓内肿瘤的表现(图 18-1)。

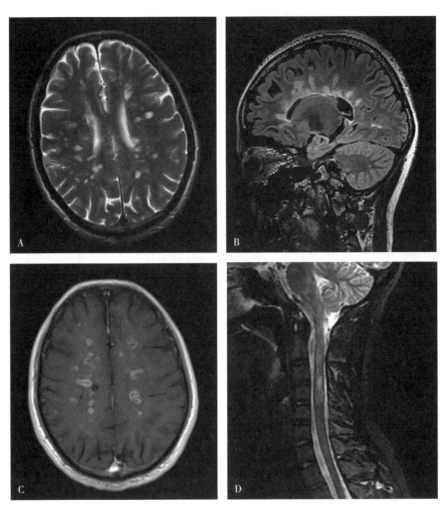

图 18-1　多发性硬化的 MRI 表现

注：A. T₂WI 见脑室旁白质多发圆形、类圆形高信号，病灶长轴与侧脑室方向垂直；B. 矢状位 T₂WI 见胼胝体边缘以带毛缘形式向外延伸，病灶垂直于胼胝体（Dawson's fingers）；C. 增强像见双侧半卵圆中心多发环状、结节样强化病灶；D. T₂WI 示脊髓 C₃~C₄ 椎体水平脊髓高信号病灶，病变累及 1 个椎体节段。

4. 其他 MR 技术　与常规 MRI 检查相比，虽不具有直接诊断作用，但对于发现白质外病变或判断疾病预后更有帮助。磁化传递成像（magnetization transfer imaging，MTI）利用不同组织间磁化传递率的不同而发现脱髓鞘等病灶。弥散张量成像（diffusion tensor imaging，DTI）能发现与功能损伤相关的白质纤维束的破坏。磁共振波谱分析（magnetic resonance spectroscopy，MRS）可评估 N- 乙酰天门冬氨酸（NAA）、肌酸 / 磷酸肌酸等轴突或炎症代谢指标变化，反映代谢异常区域。功能磁共振（fMRI）能发现皮质活性改变，评估脑突触可塑性改变。髓鞘成像技术能发现局灶或整体髓鞘缺失情况等。

【诊断】

MS 的诊断依赖于复发 - 缓解的临床特点、症状、影像学特征和实验室检查。对青少年突发以神经功能缺损为主要症状的发作性疾病均需考虑本病可能。

诊断必须满足"多发"这个必要条件，即病灶的时间多发（dissemination in time，DIT）和空间多发（dissemination in space，DIS）。时间多发指随着时间进展出现新的中枢神经系统病变。空间多发指中枢神经系统内不同解剖部位的病变，即表明多灶性损伤。在疾病的起始阶段，其症状与体征可能只提示一个部位损伤，此时诊断可能不易，随着疾病的复发与空间播散，诊断趋于明晰。

MRI 检查对 MS 的确诊有着十分重要的地位，MRI 能进一步发现临床上不易发现的病灶，为诊断提供亚临床证据。但对 MRI 上病灶的解读必须建立在对临床症状与体征的正确解释基础之上,同时还要排除其他诊断。

多发性硬化的诊断标准曾多次修订,但所有标准均需满足时间与空间多发的条件。目前较为通用的是 McDonald 2017 诊断标准(表 18-1)。

表 18-1　多发性硬化 McDonald 2017 诊断标准

临床表现	有客观临床证据的病变数目	诊断 MS 需要的进一步证据
≥2 次临床发作	≥2 个	无*
≥2 次临床发作	1 个(并且有明确的历史证据证明以往的发作涉及特定解剖部位的一个病灶†)	无*
≥2 次临床发作	1 个	通过不同 CNS 部位的临床发作或 MRI 检查证明空间多发性‡
1 次临床发作	≥2 个	通过额外的临床发作或 MRI 证明了空间多发性§或脑脊液特异性寡克隆带¶
1 次临床发作	1 个	通过不同 CNS 部位的临床发作或 MRI 证实空间多发性‡同时通过额外的临床发作或 MRI 证明了空间多发性§或脑脊液特异性寡克隆带阳性¶

注:临床表现符合上述诊断标准且无其他更合理的解释时,可明确诊断为 MS;若因临床孤立综合征怀疑 MS,但不完全满足上述诊断标准时,诊断为"可能的 MS";当用其他诊断更能合理地解释临床表现时,可排除 MS。

*不需要额外的检测来证明空间和时间上的多发性。除非 MRI 无法完成,否则所有考虑诊断 MS 的患者均需接受颅脑 MRI 检查。此外,临床提示 MS 但依据不足者,如非典型临床孤立综合征以外或具有非典型 MS 特征的患者,应考虑行脊髓 MRI 或 CSF 检查。如果影像学或其他检查(如 CSF)结果为阴性,则作出 MS 诊断之前需谨慎,且需考虑替代诊断可能。

†基于客观的 2 次发作的临床发现作出诊断是最保险的。在没有记录在案的客观神经学发现的情况下,既往 1 次发作的合理病史证据可以包括具有症状的病史事件,以及先前炎性脱髓鞘事件的演变特征;但至少有 1 次发作必须有客观证据支持。在没有其他客观证据支持情况下诊断需谨慎。

‡MRI 空间多发性诊断标准:在 4 个 CNS 区域内至少 2 个中有 1 个或多个 MS 典型的 T_2 高信号病灶:包括脑室周围、皮质或近皮质、幕下脑区和脊髓。

§时间多发性:在任何时候同时存在钆增强和非增强病变;或无论基线 MRI 的时间如何,与基线相比,随访 MRI 中出现新的 T_2 高信号或钆增强病变。

¶CSF 特异性寡克隆带阳性本身不代表时间多发性,但是可以作为这项表现的替代证据。

复发(relapse):出现 MS 典型的患者自诉症状及客观发现的单相临床病程,反应一次 CNS 局灶性或多灶性炎性脱髓鞘事件,可急性或亚急性进展,至少持续 24h,伴或不伴缓解,且不伴发热或感染。

【鉴别诊断】

多发性硬化目前仍需排除性诊断,有时需要与中枢神经系统许多疾病进行鉴别。主要需与多发性硬化鉴别的疾病见表 18-2。

表 18-2　临床表现与 MS 相似的疾病

视神经脊髓炎谱系疾病(NMOSD)	伴酸中毒及卒中的线粒体脑病(MELAS)
急性播散性脑脊髓炎(ADEM)	莱姆病
抗磷脂抗体综合征	肿瘤及肉瘤样变
Behcet 病	脑卒中
大脑常染色体显性动脉病合并皮质下梗死及脑白质病(CADASIL)	系统性红斑狼疮及相关胶原血管病变
	热带痉挛性下肢轻瘫
先天性脑白质营养不良	颅内血管畸形
HIV 感染	原发性中枢神经系统血管炎
缺血性视神经病变	维生素 B_{12} 缺乏

如出现站立不稳、头晕、眩晕等表现时要与前庭神经元炎、梅尼埃病等进行鉴别；复视亦可见于重症肌无力等疾病，间断性脊髓症状可见于脊髓硬脊膜动静脉瘘或多发性硬化等；当出现肢体麻木时还需与周围神经病、吉兰-巴雷综合征、维生素 B_{12} 缺乏等疾病进行鉴别。从症状学上，失语、舞蹈症、帕金森综合征、严重的肌萎缩、周围神经病、发作性意识障碍、发热、头痛、癫痫或昏迷等症状于多发性硬化很罕见，当患者出现这些症状时，诊断需谨慎。

1. **急性播散性脑脊髓炎**（acute disseminated encephalomyelitis，ADEM）　初次发病的多发性硬化与本病鉴别有时较难。但本病儿童多见，常继发于感染或疫苗接种后，常伴随脑病的症状，这些在 MS 少见，可通过 MRI 等手段进行鉴别，见第十八章第四节。

2. **视神经脊髓炎谱系疾病**（neuromyelitis optica spectrum disorders，NMOSDs）　在疾病的早期有时二者鉴别甚为困难，根据二者 MRI 上表现不同及 NMO-IgG 特异性抗体（AQP4 抗体）等检测有助于鉴别，具体见第十八章第三节。

3. **卒中/TIA**　颈动脉、椎-基底动脉夹层、栓子脱落、中枢神经系统血管炎是青少年最常见的卒中综合征，有时症状与 MS 相似。MRI 尤其在 DWI 可以将二者很好鉴别。

【治疗】

多发性硬化的治疗用药原则分为急性期与缓解期的治疗。急性发作时的治疗原则是减轻临床症状，尽快改善残疾程度；缓解期则采用疾病修正治疗（disease-modifying therapy，DMT）减少复发、减缓疾病进展，提高生存质量，同时辅以针对性的对症治疗。

治疗应越早开始越好，在疾病早期即使临床症状很轻，也可能已经发生了不可逆性的脑损伤，故治疗应始于确诊之时或者明确诊断之前，有可能延缓或者抑制残疾进展。

1. **急性期治疗**

（1）糖皮质激素（glucocorticoid）：首发及急性加重时的首选药物，能显著缓解发作，有效率 80%，通常 24h 内起效。其作用机制包括有效控制炎症和免疫反应，减轻血-脑屏障的破坏，抑制 T 细胞迁移和抗原应答等。一般采用甲泼尼龙（methylprednisolone）500~1 000mg/d 静脉滴注 3~5d，之后改为泼尼松口服或直接停药。急性期激素治疗方案一般主张大剂量、短疗程冲击，不主张长期应用。激素治疗主要副作用包括水肿、低钾、体重增加、胃部不适、痤疮、情绪不稳等。

（2）血浆置换（plasma exchange，PE）：血浆置换在 MS 的疗效尚不肯定，一般不作为急性期的首选治疗，可用于重型发作或对激素治疗不敏感的患者。作用机制包括清除淋巴细胞、免疫复合物以及自身抗体，主要调节体液免疫。一般 50ml/（kg·次），每周 1~2 次。

（3）静脉注射免疫球蛋白（intravenous immunoglobulins，IVIg）：可与糖皮质激素联合应用治疗某些重症发作的患者或激素反应不佳时的替代治疗。总体来讲，安全、耐受、副作用小是其特点，但总体疗效仍不明确。一般使用 0.4g/（kg·d）静脉滴注 3~5d，若无效则不建议再次使用。

2. **疾病修正治疗**（disease modifying therapy，DMT）　是通过免疫调节或抑制作用改变多发性硬化的自然病程，减少发作频率及疾病严重程度，限制 MRI 上局灶性白质病灶损伤的积累，进而改善疾病预后的缓解期治疗手段。目前美国 FDA 已批准十余种 DMT 药物，主要包括干扰素 β、醋酸格拉默、米托蒽醌、那他珠单抗等单克隆抗体、芬戈莫德、特立氟胺、富马酸二甲酯、克拉屈滨等，目前我国上市的有干扰素 β、特立氟胺及芬戈莫德。在确诊后越早应用 DMT 药物，对疾病的长期预后获益越大，但对于疾病已造成的神经系统损伤不能逆转。

（1）干扰素 β（interferon-β）：是历史最悠久的治疗多发性硬化的 DMT 类药物。干扰素 β 能有效减少多发性硬化的发作次数及 MRI 病灶，减轻神经功能损害程度，减缓疾病进展。干扰素 β 分为 IFNβ-1a 与 IFNβ-1b 两类，二者疗效无明显差异。其作用机制为下调抗原提呈细胞上的 MHC 类分子，减少抗原提呈反应；抑制促炎性细胞因子生成，诱导抗炎性细胞因子的表达水平，抑制 T 细胞增殖，减少 IFNγ 的生成；限制炎性细胞迁移等。

（2）醋酸格拉默（grammar acetate，GA）：是髓鞘碱性蛋白四种氨基酸成分的模拟物，主要作用机制是促进 Th1 型细胞向 Th2 型转化,促进抗炎性细胞因子生成等,其效果与干扰素 β 类似,也可用于干扰素 β 治疗失败的患者。

(3)特立氟胺(teriflunomide):口服 DMT 药物,兼具抗炎作用的选择性免疫抑制剂,通过抑制线粒体二氢乳清酸脱氢酶(dihydroorotate dehydrogenase,DHODH)与嘧啶的从头合成相关的一种关键酶的活性,对增殖的淋巴细胞发挥细胞毒性作用,国内一般使用 14mg/(次·d)。

(4)芬戈莫德(fingolimod)和西尼莫德(siponimod):芬戈莫德是第一种上市的口服 DMT 药物,通过下调淋巴细胞鞘氨醇 -1 磷酸受体(S1P),减少淋巴细胞浸润减轻炎症,减少病灶活动和复发,一般使用 0.5mg/(次·d)。西尼莫德亦为 S1P 受体选择性调节剂,适应证为临床孤立综合征、复发 - 缓解型及活动性继发进展型 MS。

(5)富马酸二甲酯(dimethylfumarate,BG$_{12}$):口服 DMT 药物,通过减少外周 CD4$^+$、CD8$^+$T 淋巴细胞,抑制 NF-κB 依赖的 TNF-α 诱导基因的转录等发挥作用。临床研究显示口服治疗 24 周显著减少 MRI 钆增强病灶,减少复发率,抗炎和神经保护效果明显。

(6)克拉屈滨(cladribine):口服抗代谢物质,通过抑制 DNA 合成以抑制激活的 T、B 淋巴细胞的增殖而抑制神经功能损伤程度,适应证为复发 - 缓解型及活动性继发进展型 MS。

(7)单克隆抗体(monoclonal antibodies,McAb):通过特异性作用于某一致病机制相关的靶细胞或分子而发挥作用。以那他珠单抗(natalizumab)为代表,其拮抗活性淋巴细胞表面的 a4β1 整合素(integrin),抑制淋巴细胞与血管黏附分子以及纤连蛋白的结合。此外阿仑珠单抗(alemtuzumab)通过抗 CD52 促进 T、B 淋巴细胞消耗;达珠单抗(daclizumab)主要针对 CD25,抑制与 IL-2 受体结合,增加 NK 细胞的活性;奥美珠单抗(ocrelizumab)主要针对 CD20,促进表达 CD20$^+$ 的 B 细胞消耗而达到免疫调节作用,适应证为原发进展型和复发 - 缓解型 MS 的治疗,是第一种被批准用于原发进展型的药物。

(8)米托蒽醌(mitoxantrone):是一种抗肿瘤药物,具有干扰 DNA 合成及免疫调节作用,能抑制体液免疫,减少 T 细胞,能延缓 MS 进展。适用于频繁复发伴不完全性缓解或继发进展病程较快的复发 - 缓解型 MS,目前已较少应用。

3. **其他**　B 细胞抑制治疗、自体干细胞移植、雌激素、他汀类药物、中成药等,目前均有治疗后改善多发性硬化神经功能的临床报道,有些尚在 Ⅱ~Ⅲ 期临床试验阶段,但绝大多数还缺乏循证医学相关证据。

4. **对症治疗**　对症治疗的目的在于提高患者的生活质量和机体功能,包括药物治疗、物理治疗、心理治疗等多个方面。

(1)痉挛:应避免引起痉挛的诱因,如感染或压疮,药物可用巴氯芬、地西泮等,同时辅以物理治疗,适度的功能训练,伸展运动等。

(2)疼痛:可给予卡马西平、苯妥英钠、加巴喷丁等抗癫痫药物,或抗抑郁药物阿米替林、文拉法辛、西酞普兰等。

(3)疲劳:痉挛、抑郁等症状均可加重疲劳,故其他症状的控制有助缓解疲劳症状。药物可选择金刚烷胺或莫达非尼。氨基吡啶(dalfampridine)可用于改善步行能力。

(4)膀胱功能障碍:对轻度患者可限制夜间饮水量,或频繁主动性排尿有利于逼尿肌反射亢进,无效时可选用溴丙胺太林或奥昔布宁等抗胆碱能药物。

(5)抑郁:与抑郁症的治疗相似。主要包括 5- 羟色胺再摄取抑制剂如氟西汀或舍曲林,三环类抗抑郁药如阿米替林或非三环类药物如文拉法辛等。

【预后】

疾病转归不一,可趋于好转或逐渐恶化。大多数患者发病 10 年内遗留轻到中度功能障碍,部分复发 - 缓解型患者随病程逐渐进展为继发进展型,神经功能逐渐恶化,导致致残或死亡。但总体寿命较一般人群仅轻度缩短。

第三节　视神经脊髓炎

视神经脊髓炎(neuromyelitis optica,NMO)是视神经与脊髓同时或相继受累的急性或亚急性原发性中枢神经系统(central nervous system,CNS)炎症性脱髓鞘疾病。Devic 在 1894 年对本病进行了系统总结并命名为急性视神经脊髓炎,故又称 Devic 病。少数情况下可累及脑组织,是与多发性硬化完全不同的一类中枢神经系统脱髓鞘疾病。

【流行病学】

视神经脊髓炎在中国、日本等亚洲人群的 CNS 炎性脱髓鞘病中较多见,而在欧美西方人群中较少见。女性多发,男女比例约为 1∶5~1∶10。平均发病年龄 39 岁,但在儿童及 70 岁以上老年人群中亦有初次发病者。

【发病机制】

视神经脊髓炎的确切发病机制目前尚未完全明确。近年研究发现 NMO-IgG 是 NMO 较为特异的一项免疫标志物,而 NMO-IgG 就是 CNS 水通道蛋白 4(aquaporin-4,AQP4)的抗体,AQP4 分布于星形胶质细胞足突,后者参与血 - 脑屏障的构成。与 MS 不同,NMO 是以体液免疫为主,细胞免疫为辅的 CNS 炎性脱髓鞘病。目前认为 NMO 的可能发病机制为,AQP4-Ab 与 AQP4 特异性结合,并在补体参与下激活了补体依赖和抗体依赖的细胞毒途径,继而造成星形胶质细胞坏死,炎症介质释放和炎性反应浸润,最终导致少突胶质细胞的损伤以及髓鞘脱失。由于 NMO 在免疫机制、病理改变、临床和影像改变、治疗和预后等方面均与 MS 有差异,故认为 NMO 是不同于 MS 的疾病实体。因此,应根据相应的临床症候、影像特点和血清 AQP4 抗体早期鉴别 NMO 和 MS,在治疗上也应有相应区别对待。

【病理】

NMO 的病灶主要位于视神经和脊髓,部分患者有脑部非特异性病灶。急性视神经损伤病理改变为广泛的白质脱髓鞘、轴突破坏,以及以巨噬细胞、B 淋巴细胞、中性粒细胞和嗜酸性粒细胞为主的炎性细胞浸润,T 淋巴细胞浸润相对少见。以血管为中心的补体及免疫复合物呈玫瑰花环样沉积、微血管玻璃样变性、广泛的 AQP4 蛋白缺失,以及血管周围巨噬细胞激活是其主要病理特征,与多发性硬化的病理表现明显不同。

急性脊髓损伤表现为数个节段内(长于 3 个椎体节段)的脊髓弥漫性肿胀与软化灶,灰质白质均可累及,髓鞘广泛巨噬细胞浸润,轴索缺失与坏死,常为坏死性病变,累及多个脊髓节段。慢性病变常见胶质细胞增生、空洞形成、神经萎缩等。

【临床表现】

NMO 主要为急性视力障碍和急性脊髓损伤的临床症候,其初期可为单纯的视神经炎或脊髓炎,亦可两者同时出现,但多数先后出现,间隔时间不定。起病一般较急,症状多在数日内达高峰,表现为迅速出现的截瘫或失明,80%~90%NMO 患者呈现反复发作病程,有报道 60% 患者在 1 年内复发,90% 患者在 3 年内复发。多数 NMO 早期的年复发率高于 MS。部分患者表现为不完全性视神经炎或脊髓炎,如复发的孤立的视神经炎或复发的横贯性脊髓炎,属不典型视神经脊髓炎。

1. **视神经受累**　急性或亚急性起病的单眼或双眼视力障碍,多表现为球后视神经炎或视神经盘炎。开始表现为视物模糊,伴眼球胀痛、头痛,眼球运动或按压时明显,数小时或数日即可失明,亚急性起病者多在 1~2 个月内症状达高峰。可见视乳头水肿、视野改变、偏盲或象限盲等。常在数日至数周明显恢复,多遗留原发性或继发性视神经萎缩。

2. 脊髓损害 急性或亚急性起病的横贯性脊髓炎或播散性脊髓炎,后者表现为非对称性不完全横贯性体征。数小时至数日内出现的双下肢瘫痪、双侧感觉障碍和括约肌功能障碍等,根性神经痛、痛性肌痉挛和 Lhermitte 征也较为常见。

3. 其他症状 10%~15% 的患者可有视神经及脊髓外表现。症状包括眩晕、眼震、复视、顽固性呃逆和呕吐、饮水呛咳和吞咽困难、面部感觉减退、构音障碍、三叉神经痛、部分性癫痫、震颤、共济失调、听力下降、脑病等。

4. 部分 NMO 患者可伴有其他自身免疫性疾病 如系统性红斑狼疮、干燥综合征、混合结缔组织病、重症肌无力、甲状腺功能亢进、桥本氏甲状腺炎、结节性多动脉炎等,血清亦可检出抗核抗体、抗 GSA/SSB 抗体、抗心磷脂抗体等。

5. 单相型与复发型视神经脊髓炎可为单相或复发病程 复发型较单相型更多见,典型表现为频繁发作,视神经炎及脊髓炎急性加重,其间伴有缓解病程。复发频率较多发性硬化显著增高,复发症状较多发性硬化复发重,生存率低。单相型者神经功能障碍重于复发型,症状迅速发生,在数小时至数天内相继发生视神经炎和脊髓炎,但长期预后如视力、肌力、感觉功能恢复均较复发型好。

6. 视神经脊髓炎谱系疾病(neuromyelitis optica spectrum disorders,NMOSDs) 是指视神经脊髓炎及其他伴 NMO-IgG 阳性的一类相关疾病的总称,因其具有相似的临床特点和发病机制,故将其总结为一类疾病。NMOSDS 有六组核心临床症状,除上述视神经炎、急性脊髓炎外,还可以有下列特征性表现的一项或多项:①最后区综合征:可为单一首发症状,表现为顽固性呃逆、恶心、呕吐,不能用其他原因解释;②急性脑干综合征:可发生在脑干及第四脑室周边,表现为头晕、复视、共济失调等;③急性间脑综合征:病变主要位于下丘脑,可有嗜睡、发作性睡病样表现、顽固性低钠血症、体温调节异常等症状;④大脑综合征:主要损害大脑半球白质或胼胝体,具体表现为意识水平下降、认知语言等高级皮质功能减退、头痛等。部分病变无明显临床表现。

【辅助检查】

1. 脑脊液 压力和外观一般正常,糖和氯化物正常。可见轻度细胞数及蛋白增高,但约 35% 的患者白细胞计数增高大于 $50 \times 10^6/L$,在 NMO 急性发作,尤其是严重脊髓炎时为明显,且以中性粒细胞为主。NMO 患者 CSF 寡克隆区带阳性率(<20%)显著低于 MS 患者(西方约 85%)。此外,MS 患者脑脊液 IgG 指数常增高,而 NMO 患者多正常。CSF 这些变化与鉴别 MS 有一定参考意义。

2. 血清 NMO-IgG(AQP4- 抗体) 诊断 NMO 的敏感性与特异性分别为 73% 和 91%,在与典型多发性硬化及其他炎性脱髓鞘疾病相鉴别时特异性可能更高,是目前诊断 NMO 最有效的生物学指标,但阴性者不能排除 NMO 的诊断。强阳性提示疾病复发可能性大。在 HTLV-1 相关性脑病及副球孢子菌脊髓炎等也曾检测出 NMO-IgG 的表达,说明其并非视神经脊髓炎所独有。

3. MRI 对有脊髓炎表现的患者,MRI 是最敏感的检测方法。急性期病灶呈 T_1WI 低信号,T_2WI 高信号,病变脊髓水肿明显,异常信号改变主要位于脊髓中央,累及灰质,范围长度常超过 3 个或以上椎体节段,最长可达 15 个椎体节段,以颈胸段最为常见(图 18-2)。钆增强 MRI 可见病变部位明显强化,晚期病灶可形成空洞或脊髓萎缩改变。受累视神经表现为肿胀增粗,视神经鞘膜呈长 T_1、长 T_2 信号。

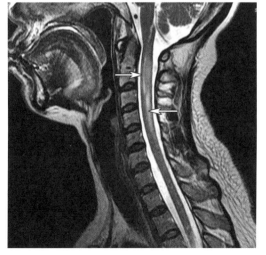

图 18-2 视神经脊髓炎的 MRI 表现
注:T_2 加权像显示颈椎长条状高信号影,伴脊髓增粗。

病理证明由于视神经炎症反应,引起局部脑脊液循环受阻,从而导致 T_2 加权像呈"轨道样"高信号。在部分无视力减退的患者中,依然存在着相似的表现。随着病程的延长,部分患者视神经可见到点状高信号改变。增强扫描可见受累视神经有小条状强化表现。

视神经脊髓炎亦可累及颅内,以皮质脊髓束及侧脑室周围白质最易受累,多为非特异性白质损伤,病灶数一般少于 3~4 个。约 60% 的患者在发病后的几年内出现颅内病变,有时颅内病变与多发性硬化鉴别不易。

4. 视觉诱发电位(VEP)　P100 潜伏期显著延长,有的波幅降低或引不出波形。少数视力正常者亦可发现 P100 潜伏期延长,但对诊断特异性不高。

5. 血清 GFAP 检查　对区别 NMO 和 MS 有一定意义,NMO 的急性期 GFAP 常常明显升高,而 MS 急性期大多正常。

6. 血清其他自身免疫抗体　NMO 患者可出现血清 ANAs 阳性,包括 ANA、抗 dDNA、抗着丝粒抗体(ACA)、抗 SSA 抗体、抗 SSB 抗体等。

【诊断及鉴别诊断】

(一)诊断

视神经脊髓炎的诊断主要依据临床特点、MRI 检查及特异性 NMO-IgG 的检测等。对伴有视神经炎、脊髓病变 ≥ 3 个椎体节段,同时颅内病变不典型者,诊断视神经脊髓炎相对较易。而对视神经炎伴不典型颅内病变或单纯表现为横贯性脊髓炎者,诊断视神经脊髓炎较为困难。后者尚需排除感染、肿瘤、肉瘤样病、脊髓血管疾病等累及脊髓的疾病。对首次同时出现的双侧视神经炎或贯续发生迅速进展的视神经炎,应考虑本病的可能。对不典型患者,应考虑视神经脊髓炎谱系疾病可能。

目前国内外普遍采用诊断标准为 Wingerchuck(2006)修订诊断标准(表 18-3),该标准纳入了生物学标记物 NMO-IgG 与 MRI 表现,提高了 NMO 诊断的特异性。

表 18-3　Wingerchuck(2006)NMO 诊断标准

必备条件	支持条件
1. 视神经炎	1. 脊髓 MRI 异常病灶超过 3 个脊髓节段
2. 急性脊髓炎	2. 头颅 MRI 不符合 MS 影像学诊断标准
	3. NMO-IgG 血清学阳性

注:诊断需要所有必备条件,加上至少两项支持条件。

(二)鉴别诊断

1. 多发性硬化　既往认为视神经脊髓炎是多发性硬化的变异型,目前研究证明两者在发病机制、临床特点、疾病转归及预后方面均明显不同。单就临床表现而言,有时两者甚难区分。多发性硬化主要为 T 细胞介导的免疫反应,复发 - 缓解的病史特点更为明显,发作后遗留神经症状轻,继发进展更常见,累及脊髓时病变很少超过 3 个节段,水肿相对较轻。而 NMO 的视神经炎与脊髓炎症状更为严重,神经功能一般不能完全恢复。两者可通过脑脊液、MRI 及 NMO-IgG、OB 的不同进行鉴别,其主要鉴别点见表 18-4。

表 18-4　视神经脊髓炎与多发性硬化的主要鉴别点

临床特点	视神经脊髓炎	多发性硬化
种族	亚洲人多发	西方人多发
前驱感染史	多无	可诱发
发病年龄	5~50 岁多见,中位数 39 岁	儿童和 50 岁以上少见,中位数 29 岁

续表

临床特点	视神经脊髓炎	多发性硬化
性别（女∶男）	5∶1~10∶1	2∶1
发病严重程度	中重度多见	轻、中度多见
发病遗留障碍	可致盲或严重视力障碍	致盲率较低
临床病程	>85% 为复发型，少数为单时相型，无继发进展过程	85% 为复发 - 缓解型，最后大多发展成继发进展型，10% 为原发进展型，5% 为进展复发型
血清 NMO-IgG	大多阳性	大多阴性
脑脊液细胞	多数患者白细胞 >5×10⁶/L，少数患者白细胞 >50×10⁶/L，中性粒细胞较常见，甚至可见嗜酸性粒细胞	多数正常，白细胞 <50×10⁶/L，以淋巴细胞为主
脑脊液寡克隆区带阳性	较少见（<20%）	常见（>70%~95%）
IgG 指数	多正常	多增高
脊髓 MRI	长脊髓病灶 >3 个椎体节段，轴位像多位于脊髓中央，可强化	脊髓病灶 <2 个椎体节段，多位于白质，可强化
脑 MRI	早期可无明显病灶，或皮质下、下丘脑、丘脑、延髓最后区、导水管周围斑片状、片状高信号病灶，无明显强化	近皮质下白质、小脑及脑干、侧脑室旁白质圆形、类圆形、条片状高信号病灶，可强化

2. 首次发病的视神经炎或急性脊髓炎应与临床孤立综合征（CIS）鉴别，根据发病年龄、男女比例、视神经病灶长度及是否增粗、脊髓病灶长度、严重程度及预后、脑脊液白细胞及多核细胞、寡克隆区带、IgG 指数、血清 NMO-IgG 阳性、复发率等不同予以鉴别。其中以脊髓长病灶和 NMO-IgG，严重程度有重要参考意义。

3. 还需与 Leber 视神经病、亚急性坏死性脊髓病、脊髓亚急性联合变性、硬脊膜动静脉瘘、梅毒性视神经脊髓病、脊髓小脑性共济失调、遗传性痉挛性截瘫、脊髓肿瘤、脊髓血管病、热带痉挛性瘫痪及某些结缔组织病，如系统性红斑狼疮、白塞综合征、干燥综合征、系统性血管炎等伴发的脊髓损伤，也应注意与 NMO 相鉴别。

【治疗】

视神经脊髓炎的治疗原则是控制急性进展病程，防止并发症，延长缓解期以减少复发次数。

1. **急性期治疗 / 复发期治疗**

（1）皮质类固醇：急性期治疗的一线药物，一般采用大剂量、短疗程原则。首选大剂量甲泼尼龙冲击疗法，能减轻炎性反应、促进 NMO 病情缓解。推荐从 1g/d 开始，静脉滴注 3~4h，共 3~5d，后改为泼尼松 60~80mg（通常根据体重按照 1mg/kg 计算），1 次 /d，酌情逐渐减量，激素减量过程要慢，每周减 5mg，小剂量激素 7.5~15mg/d 长时间维持。

（2）血浆置换：对大剂量激素冲击治疗无效的患者优先推荐血浆置换。适用于急性发作病情严重者，不适用于慢性进展型。血浆置换的治疗时间窗尚不明确，研究显示越早应用效果越好。通常置换 3~5 疗程，每疗程用血浆 2~3L。

（3）静脉注射免疫球蛋白（IVIg）：适用于无血浆置换条件或对激素冲击治疗反应差者，应用 IVIg 治疗视神经脊髓炎较多发性硬化效果为好。一般静脉给药，0.4g/（kg·d），连用 5d。

（4）激素联合其他免疫抑制剂：在激素冲击治疗收效不佳时，尤其合并其他自身免疫疾病的患者，可选择激素联合其他免疫抑制剂治疗方案。

2. **缓解期治疗**　主要目的为预防复发，减少神经功能残疾进展。治疗应越早越好，在明确视神经脊髓炎患者有一次复发后即应开始治疗。孤立性脊髓炎伴 NMO-IgG 阳性者高度提示复发可能,亦应预防治疗。

(1)免疫抑制剂:硫唑嘌呤单用或联合泼尼松口服,是预防复发的最常用方案,能有效减少疾病残疾程度和复发率。常用硫唑嘌呤 2~3mg/(kg·d),联合泼尼松 1mg/(kg·d),2 月后泼尼松逐渐减量,最终达到 10mg/d,隔日一次。总疗程不少于 18 个月。

其他免疫抑制剂如吗替麦考酚酯、米托蒽醌、甲氨蝶呤、环磷酰胺等亦有效。

(2)单克隆抗体:包括利妥昔单抗、那他珠单抗,为针对 B 细胞免疫的特异性抗体治疗手段,以及针对补体蛋白 C5 的依库珠单抗(eculizumab)、针对 IL-6 受体的单克隆抗体托珠单抗(tocilizumab)、萨特利珠单抗(satralizumab)等,临床研究显示单克隆抗体治疗能显著降低视神经脊髓炎的复发率,减轻神经功能损伤程度。

(3)免疫调节治疗:用于多发性硬化缓解期治疗的疾病修饰药物如干扰素 β、醋酸格拉默、那他珠单抗、芬戈莫德等药物对视神经脊髓炎的治疗一般无效,甚至有加重视神经脊髓炎症状的报道,故不主张用于视神经脊髓炎的治疗。

目前研究中的针对 AQP4 的单克隆抗体如 aquaporumab 等,为视神经脊髓炎的治疗带来希望,但临床疗效尚不清楚。

3. 对症治疗　主要针对急性横贯性脊髓炎的常见并发症包括呼吸衰竭、深静脉血栓、肺栓塞、自主神经功能紊乱、压疮和感染、肺炎等。

【预后】

本病预后较多发性硬化差,NMO-IgG 阳性者病程进展更为迅速,预后更差。脊髓横贯性长节段损伤伴 NMO-IgG 阳性者,1 年内出现视神经炎的概率 >50%。大多数患者发作后不能完全缓解,多遗留严重的视力障碍及肢体神经功能残疾。痉挛、感觉迟钝、强直痉挛及膀胱功能障碍等症状在病程后期均较为常见。自发病起 5 年生存率约 70%,多数死于延髓受累引起的呼吸衰竭。

第四节　急性播散性脑脊髓炎

急性播散性脑脊髓炎(acute disseminated encephalomyelitis,ADEM)是免疫介导的中枢神经系统急性或亚急性多灶性炎性脱髓鞘疾病。常发生于感染、皮疹或疫苗接种后,一般表现为单相病程,以急性脑病伴多灶性神经功能缺损为特点,其病理特征为多灶性、弥散性髓鞘脱失。

【流行病学】

本病发病率约为(0.4~0.8)/10 万,无明显性别差异,各年龄组均可发病,以儿童多见。冬春季节发病率相对较高,平均潜伏期 2~30d。常继发于感染、疫苗接种或免疫治疗之后,但约 1/3 患者发病前无明显前驱感染史或疫苗接种史。

【病因及发病机制】

1. 病因　病因主要见于感染和疫苗接种等。感染最常见于麻疹,其他感染包括:风疹、肠道病毒、EB 病毒、流行性腮腺炎病毒、腺病毒、流感病毒 A、流感病毒 B 及副流感病毒、非特异性上呼吸道感染、水痘、支原体等。疫苗接种常见于狂犬病、麻疹、白喉、百日咳、脊髓灰质炎、日本 B 型脑炎、乙肝病毒疫苗等。

2. 发病机制　ADEM 的发病机制目前尚未完全明确。可能的机制是机体在病毒感染、疫苗接种后机体免疫功能被过度激活导致自身免疫反应,或是由于某种因素引起了隐蔽抗原的释放,机体错误识别这些抗原,从而导致机体发生针对自身髓鞘的免疫攻击。ADEM 与经典的实验性自身免疫性脑脊髓炎(EAE)动物模型病理上的脱髓鞘及炎性改变十分相似,后者为 CD4⁺T 细胞介导的免疫反应,提示 ADEM 可能是 T 细胞介导的针对髓鞘与少突胶质细胞的免疫反应。炎性因子如 TNF-α、IL-2、IL-6、IL-10、MMP-9、MMP-1、VCAM-1 等在 ADEM 病灶及脑脊液中均显著升高,提示炎症反应亦是导致 ADEM 发病的重要因素。同时,在 ADEM 中也发现有抗体和补体的激活,嗜酸性粒细胞浸润,提示体液免疫在 ADEM 的发病过程中也有一定作用。

此外,遗传因素也与发病有一定关系,最近发现 ADEM 的发病与 HLA DQB1-0602-1501 和 DRDI-1503 等等位基因密切相关。

【病理】

急性播散性脑脊髓炎急性期病理改变主要表现为小静脉和中等静脉周围的炎症性脱髓鞘改变,轴突相对保留。以白质受累为主,病变广泛分布于大脑、脑干、小脑和脊髓,有时可累及皮质、基底节等处的灰质。病变可融合形成软化灶,血管周围炎性细胞浸润,典型者形成"血管袖套样"改变,主要为单核细胞、淋巴细胞、巨噬细胞及激活的小胶质细胞,粒细胞及浆细胞极少见。随着病程进展,炎症逐渐消失,进而以星形胶质细胞增生、瘢痕形成和髓鞘脱失为特点。脊髓受累时常表现为横贯性脊髓炎或脊髓中央区受累。

急性出血性或坏死性白质脑炎时可见严重的脑水肿及多发小出血灶,伴小血管坏死、局灶性脱髓鞘与多形核细胞浸润。脑水肿可发展为颞叶钩回疝或小脑扁桃体疝。

【临床表现】

该病好发于儿童和青壮年,多为散发,无季节性。常在感染后或疫苗接种后数日至数周内急性起病,出现多发性神经系统症状和体征。严重者数小时至数天内症状迅速进展。感染后的 ADEM,神经系统症状常出现在感染的晚期,如表现为皮疹正在消退之时再次出现发热、头痛、呕吐、脑膜刺激症状、昏睡、昏迷等。神经系统症状与皮疹同时出现或先于皮疹者罕见。多数患者大脑弥漫性损害症状较为典型,如意识障碍、精神行为异常等。而局灶性神经功能受损表现,如偏瘫、四肢轻瘫、病理征、腱反射亢进或消失、感觉缺失、共济失调等亦较为常见。锥体外系症状如震颤、肌强直、舞蹈样动作相对少见。脑神经受累者亦不常见。

癫痫较常见,约 25% 的患者有癫痫发作,以局灶性发作为主,约 75% 可出现癫痫持续状态。当以上症状合并双眼视神经炎或横贯性脊髓炎时,考虑急性播散性脑脊髓炎的可能性更大。

脊髓受累常表现为横贯性脊髓炎,出现受累平面以下的运动、感觉和自主神经功能障碍,膀胱功能受累最为常见,其次是感觉障碍或感觉异常。

急性出血性白质脑炎是 ADEM 的重型,常发生于非特异性感染或发疹后的 1~2 周,以青少年最为常见,表现为急性高热、头痛、脑膜刺激征、脑水肿、昏迷等,症状进展迅速,可在数小时至数天内死亡,死亡率约为 10%~15%。亦可以严重的肺水肿、短暂性心肌病为首发症状,症状缓解后逐渐出现神经系统症状与体征。

【临床分型】

1. **单相型**　最常见。指一次急性或亚急性脱髓鞘事件引起的中枢神经系统多灶性损害。临床表现包括脑病及多部位损害表现。单一的临床事件在 3 个月内可出现症状、体征或 MRI 病灶的波动。

2. **复发型**　在第一次临床事件后的至少 3 个月后出现原有症状和体征的再发,但无解剖学新发病灶证据,MRI 原有病灶可扩大,但无新发病灶。

3. **多相型**　在第一次临床事件后的至少 3 个月后出现新发的 ADEM 事件,新发事件包括脑病及多部位损害表现,查体或 MRI 证明有新发病灶产生,且原有病灶已完全或部分消失。多相型 ADEM 发病次数超过 2 次时,应高度怀疑多发性硬化可能。

【辅助检查】

1. **脑脊液**　正常或轻度异常。细胞数可正常或轻度升高,多不超过 10×10⁶/L。蛋白水平正常或轻度增高,一般不超过 1.0g/L,免疫球蛋白水平可升高,但寡克隆带阳性很少见。由于髓鞘广泛破坏,髓鞘碱性蛋白(MBP)水平可显著增高。脑脊液检查多为非特异性发现,难以与多发性硬化相鉴别。急性出血性白质脑炎(AHLE)细胞数可显著升高(>500×10^6/L),以多形核细胞和红细胞组成,蛋白亦可显著增高(0.5~2.0g/L)。

2. **电生理** 脑电图常见弥漫性慢波,癫痫波在 ADEM 很少见。诱发电位多无特异性发现。

3. **影像学** CT 表现为多发非对称性低密度区,增强扫描可见多灶性点状或环形强化。早期病变相对轻微,后期可见颅内巨大低密度灶。MRI 对 ADEM 诊断与鉴别诊断具有重要价值,尤其是在 T$_2$WI 和 T$_2$ FLAIR 像(图 18-3)。常见 T$_2$WI 及 T$_2$ FLAIR 多发高信号,强化后病灶更明显。病变部位不定,与病程进展有关,常位于皮质下白质、脑干和小脑,有时可累及基底节。ADEM 的病灶常在同一时间出现,在 T$_1$WI 的增强常表现为均匀强化,且缺乏中线垂直征,与多发性硬化 MRI 表现不同。MRI 上信号轻度改变与病变严重程度可不一致,少数情况下 MRI 上病变轻微者临床症状可十分严重,反之亦然。

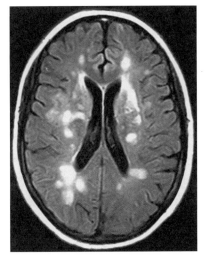

图 18-3 急性播散性脑脊髓炎的 MRI 表现
双侧脑白质散在多发高信号。

【诊断及鉴别诊断】

1. **诊断** 根据感染或疫苗接种后急性起病的脑实质弥漫性损害、脑膜受累和脊髓炎症状,CSF-MNC 增多、EEG 广泛中度异常、CT 或 MRI 显示脑和脊髓内多发散在病灶等可作出临床诊断。临床特征:①中枢神经系统炎性脱髓鞘疾病的首次临床发作;②急性或亚急性起病;③中枢神经系统的进行性多发脑白质病变;④中枢神经系统的进行性多发脑白质病变;⑤表现为多个神经系统受累症状;⑥出现脑病症状:精神行为异常、刺激症状和/或睡眠障碍及意识障碍;⑦临床和/或头颅 MRI 改变;⑧排除其他原因。

2. **鉴别诊断**

(1)多发性硬化:两者病变均可累及大脑半球、小脑、脑干、视神经和脊髓,首次发病的多发性硬化有时与本病鉴别十分困难。多发性硬化多呈复发-缓解病程,多无明显前驱感染史,多无脑病表现,发热、头痛、假性脑膜炎、嗜睡、昏迷、癫痫症状相对少见,累及视神经多为单侧,脊髓病变多为偏心性分布,脑脊液检查可见寡克隆带阳性。ADEM 大多呈单相病程,常见同时发生的脑病和多灶性神经功能损害。视神经受累时一般为双侧,脊髓炎表现多为完全横贯性,全脑症状较为突出。

此外两者在 MRI 上的不同为主要鉴别点之一。ADEM 在 MRI 表现为广泛的、相对对称的白质异常,几乎均呈强化效应。异常信号主要位于皮质与皮质下白质,病灶可融合形成巨大病灶;而多发性硬化病灶往往与侧脑室垂直,主要位于血管周围白质,呈非对称性,界限清楚,增强多为不均匀强化。但病灶总数不是区分 MS 与 ADEM 的主要标志。

(2)病毒性脑炎:两者均可出现发热、意识障碍、精神行为异常、脑膜刺激征等表现。当全脑症状较重时鉴别十分困难。病毒性脑炎发病是由于病毒的直接致病作用,可发生于任何年龄,视神经、脊髓受累及瘫痪症状十分少见,除神经系统外还可累及心脏、肌肉等其他组织或器官,脑脊液 PCR 可分离出病毒,以上可与 ADEM 相鉴别。

【治疗】

1. **早期足量应用糖皮质激素** 是治疗 ADEM 的主要方法。其作用机制是抑制炎性脱髓鞘的过程,减轻脑和脊髓的充血水肿,保护血-脑屏障。多采用静脉甲泼尼龙冲击治疗,500~1 000mg/d,连续至少 5d。对有病毒感染史者,可兼用更昔洛韦等抗病毒药物。但仍有部分患者对激素治疗不敏感,可选用血浆置换或大剂量免疫球蛋白。

2. **血浆置换** 适用于对激素治疗不敏感者,作用机制可能与清除致病抗体与清除炎性介质有关,但临床疗效尚有争议。

3. **大剂量免疫球蛋白** 常用剂量 0.4~0.5mg/(kg·d),连用 5d,同样适用于对激素治疗效果差者,临床疗效有待进一步明确。

【预后】

麻疹后 ADEM 预后差,致死致残率较高。其他病毒感染引起者预后较好,遗留轻度局灶性运动功能缺损或痊愈。ADEM 总死亡率约为 10%~25%,存活者神经功能大多恢复较好。

(王丽华 秦新月)

思考题

1. 简述多发性硬化的临床特点。
2. 简述多发性硬化的两个重要体征。
3. 简述多发性硬化的治疗原则。
4. 简述视神经脊髓炎与多发性硬化的主要鉴别要点。
5. 视神经脊髓炎如何治疗?
6. 简述急性播散性脑脊髓炎的临床表现。

第十九章
颅内压增高与脑疝

颅内压增高（raised intracranial pressure）是神经内、外科最常见的临床病理综合征，是颅脑损伤、脑肿瘤、脑出血、脑积水和颅内炎症等神经系统疾病所共有的征象，由于上述疾病使颅腔内容物体积增加，导致颅内压力持续维持在 200mmH_2O（2.0kPa）以上，从而引起相应的综合征表现，称为颅内压增高。颅内压增高是神经内、外科常见的一个重要临床问题，常见于颅脑损伤、颅内肿瘤、脑出血、脑积水和颅内炎症等神经系统占位性病变，严重者发生脑疝。如能及时诊断和治疗引起颅内压增高的病因，采取针对性措施，缓解颅脑高压，可挽救患者的生命。本章内容的学习目标是：掌握颅内压增高的病因、临床表现和治疗。掌握脑疝的分类、常见病因、临床表现、诊断与鉴别诊断、处理原则。掌握小脑幕切迹疝和枕骨大孔疝的解剖及临床表现。

第一节　概　　述

一、颅内压的形成及正常值

颅缝闭合后的颅腔是一个固定不变的骨性结构，颅腔与其内容物即脑组织、脑脊液和血液是形成颅内压的物质基础，颅腔及其内容物使颅内保持一定压力，称为颅内压（intracranial pressure，ICP）。成年人颅腔大小为 1 400~1 500ml，儿童在颅缝闭合之前及老年人出现脑萎缩之后使其代偿能力增强；其中脑组织占 300~400ml，细胞内液占 900~1 200ml，细胞外液占 100~150ml；脑脊液的产生和吸收平衡时的量 100~150ml；颅内正常血容量 100~150ml。

成人正常颅内压为 70~200mmH_2O（0.7~2.0kPa），儿童为 50~100mmH_2O（0.5~1.0kPa）。临床可以采用颅内压监护仪动态监测颅内压变化，指导临床医疗实践。

二、颅内压的调节与代偿机制

正常的颅内压可有小幅波动，它与血压和呼吸运动相关，血压收缩期时颅内压略有增高，血压舒张期时颅内压略有降低；呼气时颅内压略增高，吸气时颅内压略降低。

当正常颅腔内出现颅内压增高原因时，构成颅内压力的各个部分对颅内压的调节作用是不同的，会出现即刻调节机制和延迟调节机制。

1. 脑脊液因颅内压增高被挤入到腰池的蛛网膜下腔，使颅腔内的脑脊液容积减少而使颅内压降低是一种即刻调节机制。当颅内压低于 70mmH_2O 时，脑脊液的分泌增加，而吸收减少，使颅内脑脊液量增多，维持正常颅内压不变；相反则脑脊液分泌减少而吸收增多，使颅内脑脊液量保持在维持正常颅内压范围内,以代偿增加的颅内压。一般脑脊液总量可占颅腔总容积 10%,超过此限将产生颅内压增高。

2. 大脑血容量降低是一种即刻调节机制。颅内压增高时,机体还依靠颅内静脉血被排挤到颅外血液循环中,对增高的颅内压进行即刻有效调节,维持颅内压在正常范围内。血液则依据血流量的不同约占总容积的 2%~11%,一般颅内增加的临界容积量为 5%,超过此范围颅内压开始增高。

3. 通过减少细胞外液量作为一种延迟性代偿调节颅内压增高的机制。当颅腔内容物体积增大或颅腔容量缩减超过颅腔容积的 8%~10% 时,则会产生严重的颅内压增高。

三、脑脊液

脑脊液(cerebral spinal fluid,CSF)是充满于脑室系统、蛛网膜下腔(包括脑池)及中央管内进行不间断循环的液体,属于细胞外液,是一种无色透明的液体,内含水、电解质、葡萄糖和少许蛋白质。正常时脑脊液的化学成分和细胞组成是相对稳定的,当脑脊髓被膜或脑脊髓本身发生病变时,脑脊液的化学成分和压力均可能发生相对的变化,故临床上做腰椎穿刺抽取少量脑脊液进行检验,以协助疾病的诊断。

脑脊液每天以 500ml 的量由侧脑室的脉络丛产生,循经两个室间孔(Monro 孔)进入第三脑室,并与第三脑室内脉络丛产生的脑脊液汇合通过中脑导水管(Sylvius 导水管)进入第四脑室。进入第四脑室后脑脊液即通过第四脑室的 3 个出口而进入蛛网膜下腔,即通过两个侧孔(Luschka 孔)流入桥小脑池,通过正中孔(Magendie 孔)进入小脑延髓池,而部分脑脊液也进入脊髓中央管。

脑蛛网膜下腔的脑脊液经脑顶部及脑底部的蛛网膜绒毛及蛛网膜颗粒吸收到矢状窦、横窦、岩上窦等静脉窦内而回流入血液。各脑室内产生的脑脊液沿该途径不间断循环,不断地吸收入血液中,保持动态平衡,并使脑脊液产生一定压力,以维持脑和脊髓的正常生理功能。但脑脊液不是一般的水流,而是由许多因素所引起的持续而缓慢的混合和弥散过程。

如果脑脊液循环的主要通路上的任何点出问题(脑脊液分泌过多和 / 或脑脊液循环与吸收障碍时),脑积水(hydrocephalus)就会随之产生,并可能导致颅内压急性增高。

脑脊液在中枢神经系统中有多种作用,如支持、保护和营养脑组织功能,有部分淋巴样作用,并具有运送代谢产物和激素功能。

第二节　颅内压增高

【病因及发病机制】

1. 颅内压增高的原因

(1)颅腔内容物的体积增大:如脑水肿导致的脑组织体积增大、脑积水导致的脑脊液增多、颅内静脉回流受阻或过度灌注导致的脑血流量增加,而使颅腔内血容量增加。

(2)第四种内容物的出现:正常颅腔三种内容物以外的第四种内容物的出现使颅腔内空间相对变小;即颅内占位性病变如颅内血肿、脑肿瘤、脑脓肿、寄生虫等。

(3)颅腔容积因先天性畸形导致小于正常:如狭颅症、颅底凹陷症等。

2. 影响颅内压增高的因素

(1)年龄:婴幼儿及小儿的颅缝未闭合或尚未牢固融合,颅内压增高可使颅缝裂开而相应地增加颅腔容积,从而缓和或延长了病情的进展。老年人由于脑萎缩使颅内容物的容积变小,导致对颅内压增高的代偿能力增强,故老年人病程亦较长。

(2)病变扩张的速度:Langfitt 1965 年通过实验描绘出颅脑压力与体积关系曲线(图 19-1),这个颅内压快速变化的起点叫临界点。

如当颅内占位性病变时,随着病变的缓慢增长,可以长期不出现颅内压增高症状,即代偿期;一旦由于颅内压达到临界点,代偿功能失调,则病情将迅速发展,往往在短期内出现颅内压危象或脑疝。

(3)病变部位:颅脑中线或颅后窝的占位性病变,由于病变阻塞脑脊液循环通路而发生梗阻性脑积水,故颅内压增高症状可在早期出现并且严重。颅内大静脉窦附近的占位性病变,由于早期即可压迫静脉窦,导致颅内静脉血液回流或脑脊液吸收障碍,颅内压增高症状亦可早期出现。

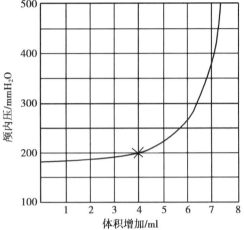

图 19-1　颅脑压力与体积关系曲线

(4)伴发脑水肿程度:脑转移性肿瘤、脑肿瘤放射治疗后、炎症性反应等均可伴有较明显的脑水肿,故早期即可出现颅内压增高症状。

脑水肿(brain water/edema)是由各种因素(物理性、化学性、生物性等)所致的脑组织内水分异常增多而造成的脑体积增大和重量增加的病理状态。水分既可以积聚在细胞内,也可聚集在细胞外间隙,二者可同时存在并以其中一种为主。前者也称为细胞性脑水肿(cytotoxic edema),后者也称为血管源性脑水肿(vasogenic cerebral edema)。

1)血管源性脑水肿:多见于脑损伤、脑肿瘤等病变初期,主要是毛细血管的通透性增加,蛋白质等物质漏出血管外,导致水分在神经细胞和胶质细胞间隙潴留,促使脑体积增加所致。①肉眼观察:脑肿胀,脑回变宽,脑沟变浅,脑表面湿润光滑,灰质与白质界限不清;局灶区脑皮质有血管充血、坏死、出血和灰质肿胀。②光镜观察:早期白质变得疏松,蛋白质染色显示在白质的背景上有蛋白质。以后则可见神经元缺失或退行性变性,星形胶质细胞浸润及星形胶质细胞肿胀;毛细血管内皮细胞肿胀,出现胞饮现象。血管周围间隙增大但细胞间隙仍保持正常大小。荧光显微镜可见标记的蛋白质外渗到细胞外间隙,并有星形胶质细胞对荧光物质的吞噬。晚期白质明显水肿,细胞外间隙明显扩大,星形胶质细胞有明显胞饮现象;髓鞘和其周围的毛细血管及静脉无改变。③电镜观察:在电镜下脑水肿的解剖异常才显得更清楚。围绕水肿区的灰质有明显的细胞肿胀,星形胶质细胞更突出,初期主要是毛细血管周围的区域,以后则普遍地胀大;少突胶质细胞无明显改变,细胞外间隙无增宽。早期星形胶质细胞的肿胀表现为苍白色,表明液体中有蛋白质,以后则星形胶质细胞的分枝中充满了蛋白质,这种现象提示星形胶质细胞对蛋白质的吞噬,以后则出现巨噬细胞及含有残渣的巨大外皮细胞。有髓鞘的轴突被分离但无破裂,髓鞘保持正常。

2)细胞性脑水肿:是由于某些毒素作用于脑细胞而产生代谢功能障碍,使钠泵功能障碍导致钠离子和水分子潴留在神经细胞和胶质细胞内所致,但没有血管通透性改变,常见于脑缺血、脑缺氧的初期。病理可见细胞形态变化为星形胶质细胞肿胀,常见髓鞘空泡内液体积聚。另外,临床上还根据脑水肿累及的范围将其分为局限性脑水肿和弥漫性脑水肿:前者常见于颅内肿瘤、局限性脑挫裂伤或炎症灶周围;后者常见于全身系统性疾病、中毒、缺氧等引起。

(5)全身系统性疾病:电解质及酸碱平衡失调、尿毒症、肝性脑病、毒血症、肺部感染等都可以引起继发性脑水肿而导致颅内压增高。高热往往会加重颅内压增高的程度。

3. 引起颅内压增高的常见疾病

(1)颅脑损伤:颅脑外伤导致颅内血管损伤而出现的颅内血肿、脑挫裂伤伴脑水肿是外伤性颅内压增高的常见原因。外伤性蛛网膜下腔出血,血块沉积在颅底脑池内而引起脑脊液循环障碍,以及红细胞阻塞蛛网膜颗粒导致脑脊液吸收障碍等,也是颅内压增高的常见原因。其他如外伤性蛛网膜炎、静脉窦血栓形成及脂肪栓塞亦可导致颅内压增高,但较少见。

(2)颅内肿瘤:颅内肿瘤出现颅内压增高者约占80%以上。一般肿瘤体积越大,颅内压增高程度越明显。但影响颅内压增高的因素并不是只有肿瘤体积大小,肿瘤所在的部位、肿瘤性质、生长速度等均有影响;如:生长在脑室或中线部位的肿瘤,即使肿瘤体积不大,但如堵塞了室间孔、中脑导水管或第四脑室等脑脊液循环的通路,产生梗阻性脑积水,所以颅内压增高的症状可发生在疾病早期,并且颅内压增高的程度明显。位于颅前窝和颅中窝或位于大脑凸面的肿瘤,有时肿瘤体积可以较大但颅内压增高的症状出现较晚,且程度较轻;而一些恶性胶质瘤或转移癌,因为肿瘤生长迅速,并且瘤周围水肿严重,故可以在疾病早期即出现颅内压增高症状,且程度较重。

(3)颅内感染性疾病:化脓性脑膜炎或脑脓肿可引起颅内压增高,随着炎症好转,颅内压水平逐渐恢复正常。结核性脑膜炎因晚期脑底部炎性物质沉积,使脑脊液循环通路阻塞,可出现严重的脑积水而引起颅内压增高。

(4)脑血管疾病:各种原因所引起的脑出血都可以引起颅内压增高。颅内动脉瘤和脑动静脉畸形引起蛛网膜下腔出血时,因脑脊液循环和吸收障碍导致脑积水,而引起颅内压增高。颈内动脉血栓形成和脑血栓、脑软化区周围脑水肿亦可以导致颅内压增高;软化灶内出血亦可引起急剧的颅内压增高,甚至危及患者生命。各种原因脑梗死也会引起颅内压增高。

(5)脑寄生虫病:脑囊虫病因在脑内产生多发性囊虫结节引起的弥散性脑水肿;单个或多个囊虫在脑室系统内阻塞中脑导水管或第四脑室,产生梗阻性脑积水;葡萄状囊虫体分布在颅底脑池时引起粘连性蛛网膜炎,使脑脊液循环受阻;脑棘球蚴病或脑血吸虫性肉芽肿,均在颅底占有一定体积,如达到一定体积后即可产生颅内压增高。

(6)颅脑先天性疾病:婴幼儿先天性脑积水多由于中脑导水管的发育畸形,形成梗阻性脑积水;颅底凹陷症和先天性小脑扁桃体下疝畸形,脑脊液循环通路可在第四脑室正中孔或枕骨大孔区受阻;狭颅症因颅缝过早闭合,导致颅腔较正常狭小,限制了脑的正常发育,从而引起颅内压增高。

(7)良性颅内压增高:又称为假脑瘤综合征,以蛛网膜炎较多见,其中以发生在颅后窝的蛛网膜炎颅内压增高最显著。颅内静脉窦血栓形成,由于静脉回流障碍导致颅内压增高。其他代谢性疾病、维生素A摄入过多、药物过敏和病毒感染所引起的中毒性脑病等均可以引起颅内压增高。但多数颅内压增高症状可以随着原发疾病好转而逐渐恢复正常。

(8)脑缺氧:心搏骤停或昏迷患者呼吸道梗阻,在麻醉过程中出现喉痉挛或呼吸停止等均可发生严重脑缺氧。癫痫持续状态和喘息状态(肺性脑病)亦可引起严重脑缺氧和继发性脑水肿,导致颅内压增高。

【病理】

1. 颅内压增高的病理生理 颅内压持续增高可引起一系列中枢神经系统功能紊乱和病理变化。

(1)颅内容积代偿:可以从颅内压监测所示的容积/压力曲线反映出临床特点(见图19-1);曲线中的水平部分代表颅内压增高时的代偿期,垂直部分代表失代偿期。容积与压力间关系表明了颅腔容积有顺应性(compliance)和抗塑性(elastance)两个特点。顺应性是指颅腔内空间容纳占位物体的潜在能力,即升高1单位压力时所需要压缩颅腔内容物容积的量的变化,也就是颅腔内可供调节颅内压升高的容积量;抗塑性则为顺应性的倒数,亦就是每增加1个容积单位,上升压力的变动数,它显示颅内容物在颅腔内的阻力。

容积/压力反应:顺应性和可塑性间的程度可用容积/压力反应来检测,即从脑室或腰椎穿刺放出1ml脑脊液,如压力下降甚少,说明仍在代偿期内;如压力下降超过40mmH$_2$O(0.4kPa),则显示颅内压容积/压力曲线已超过临界点;容积/压力反应越大表示颅内压增高越严重。

(2)脑血流量的调节:脑血流量的降低,造成脑缺血甚至脑死亡;正常成年人每分钟约有1 200ml

血液进入颅内,通过脑血管的自动调节功能进行调节。

脑血流量(cerebral blood flow,CBF)是指一定时间内一定重量的脑组织中所通过的血流量,通常以每100克脑组织每分钟通过的血液毫升数表示,正常为 50~55ml/(100g·min)。脑血流量主要取决于脑血管阻力(CVR)和脑灌注压(CPP)。

$$脑血流量(CBF)=[平均动脉压(MAP)-颅内压(ICP)]/脑血管阻力(CVR) \quad (19\text{-}1)$$

式(19-1)中的分子部分平均动脉压(MAP)-颅内压(ICP)又称为脑灌注压(CPP),故:

$$脑血流量(CBF)=脑灌注压(CPP)/脑血管阻力(CVR) \quad (19\text{-}2)$$

1)化学调节:①细胞外的 pH 变化或代谢副产物的聚集直接影响血管口径;②动脉血氧分压(PaO_2)下降低于 50mmHg 时,二氧化碳分压($PaCO_2$)的任何变化对大脑血管都可产生直接有意义的影响。

2)自动调节:大脑灌注压的变化导致血管口径的代偿性变化。在颅内压增高的情况下,脑灌注压下降,血流量减少,脑缺氧。为了改善脑缺氧状况,机体通过全身血管张力的调整,即血管自动调节和全身血管加压反射两种方式进行脑血流的调节(图 19-2)。

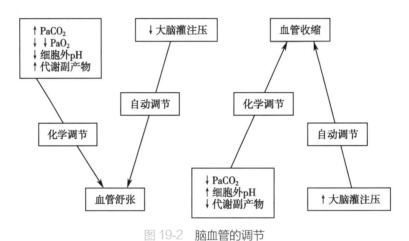

图 19-2　脑血管的调节

2. 颅内压增高的类型　根据病因不同、病变发展时间快慢不同,临床上有两种分类。

(1)依据病因分类

1)弥漫性颅内压增高:由于颅腔狭小或脑实质体积增大所导致的,其特点是颅腔内各部位和各分腔之间的压力均匀升高,不存在明显的压力梯度差,因此脑组织不产生明显位移。临床上所见的弥漫性脑膜脑炎、弥漫性脑水肿、交通性脑积水等所引起的颅内压增高均属于这个类型。

2)局灶性颅内压增高:因颅内有局限的扩张性病变,病变部位压力首先增高,使附近的脑组织受到挤压而发生位移,并把压力向远处传递,造成颅内各腔隙间形成压力梯度差,这种压力梯度差导致脑室、脑干及颅腔中线结构移位。移位的脑组织被挤进小脑幕裂孔、硬脑膜裂隙及枕骨大孔中,压迫脑干,产生一系列危急症状即脑疝(brain hernia)。

(2)依据病变发展的快慢分类

1)急性颅内压增高:见于急性颅脑损伤引起的颅内血肿、高血压性脑出血等。其病情进展快,所引起的症状和体征严重,生命体征(血压、呼吸、脉搏、体温)变化剧烈。

2)亚急性颅内压增高:病情进展较快,但没有急性颅内压增高那么紧急,反应较轻或不明显。多见于进展较快的颅内恶性肿瘤、转移瘤及各种颅内炎症等。

3)慢性颅内压增高:病情进展较慢,可长期无颅内压增高的症状和体征,病情发展时好时坏。多见于生长缓慢的颅内良性肿瘤、慢性硬脑膜下血肿等。

【临床表现】

1. 头痛　以早晨或晚间较重,部位多在额部及颞部,可从颈枕部向前方放射至眼眶,头痛程度因人、因病可有不同,头痛程度随着颅内压的增高而进行性加重;当用力、咳嗽、弯腰或低头活动时常使头痛加剧;头痛剧烈时可伴有恶心和呕吐;头痛性质以胀痛和撕裂痛多见,与颅内压力增高牵扯硬脑膜感觉神经有关。

2. **呕吐** 呕吐发生在急性颅内压增高时,呈喷射状,易发生在饭后;呕吐过于频繁时可导致水电解质紊乱和体重减轻。

3. **视神经盘水肿** 主要是因为颅内压增高影响静脉回流,表现为视神经盘(简称视盘)充血,边缘模糊不清,中央凹陷消失,视盘隆起,静脉怒张,这是颅内压增高的重要客观体征之一,若视神经盘水肿长期存在,则导致视盘颜色苍白,视力减退,视野向心性缩小,称为视神经继发性萎缩(图19-3)。到了此时即使颅内压增高现象得以解除,长期的颅内压增高所造成视力伤害的恢复也并不理想,甚至继续恶化或失明。

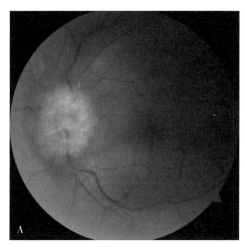 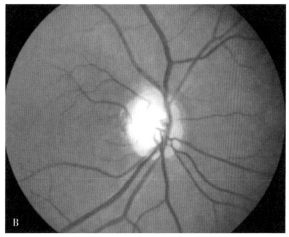

图 19-3 视盘水肿(A)和视盘萎缩(B)

上述三个症状是颅内压增高的典型表现,临床称之为颅内压增高"三主征"。三主征并不一定同时出现,可以其中一项为首发症状或一项为主。颅内压增高还可以引起一侧或双侧展神经麻痹和复视。

4. **意识障碍及生命体征变化** 因颅内压增高对神经细胞的影响导致疾病初期意识障碍可出现嗜睡、反应迟钝;严重时可出现昏睡、昏迷、伴有瞳孔散大、对光反应消失、脑疝、去大脑强直;生命体征表现为血压升高、脉搏徐缓、呼吸不规则、体温升高等病危状态甚至呼吸停止,最后因呼吸循环衰竭导致死亡。此即所谓的"库欣反应"(Cushing response):库欣于1900年曾用等渗盐水灌注狗的蛛网膜下腔以造成颅内压增高,当颅内压增高接近动脉舒张压时,血压升高、脉搏减慢、脉压增大,继之出现潮式呼吸,血压下降,脉搏细弱,最终呼吸停止,心脏停搏而导致死亡。

5. **胃肠功能紊乱及消化道出血** 部分颅内压增高的患者可首先出现胃肠道功能的紊乱,出现呕吐、胃及十二指肠出血及溃疡和穿孔等。这与颅内压增高引起下丘脑自主神经中枢缺血而致功能紊乱有关。也有人认为颅内压增高时,消化道黏膜血管收缩造成缺血而产生广泛的消化道溃疡所致。

6. **神经源性肺水肿** 由于下丘脑、延髓受压导致 α-肾上腺素能神经活性增强,血压反应性增高,左心室负荷过重,左心房及肺静脉压增高,液体外渗,引起肺水肿,患者表现为呼吸急促、痰鸣,并有大量泡沫状血性痰液。

7. **其他** 头晕、猝倒、头皮静脉怒张。小儿患者可以有头颅增大、颅缝增宽或分离、前囟饱满而隆起,头颅叩诊呈破罐音(Macewen 征)。额眶部浅静脉扩张。

【辅助检查】

1. **CT** 目前 CT 是诊断颅内占位性病变的首选辅助检查手段。它不仅能对绝大多数占位性病变作出定位诊断,还有助于定性诊断,尤其与 MRI 影像资料结合运用,CT 具有无创性、快速、精确等特点,易于被患者接受(图 19-4)。

2. **MRI** 在 CT 不能确诊的情况下,可进一步使用 MRI 检查。MRI 同样是无创性检查,对颅骨骨质显现较差。

3. **脑血管造影** 主要用于疑有脑血管畸形或动脉瘤及富于血运的颅脑肿瘤等疾病的检查,虽然 CTA 和 MRA 技术也可以供选择,但目前还是以数字减影血管造影(DSA)技术是国际、国内公认的标准,不仅使脑血管造影技术的安全性大大提高,而且图像清晰,使疾病的检出率提高,并且还可以在诊断技术的基础上同时进行介入治疗。

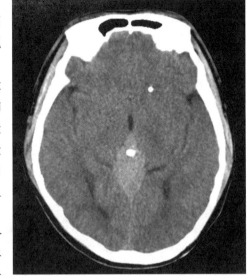

图 19-4 松果体钙化

4. **头颅 X 线平片** 颅内压增高时,可见颅骨骨缝分离,指状压迹增多,鞍背骨质稀疏及蝶鞍扩大等。X 线平片对于诊断颅骨骨折、颅内异物、垂体瘤所致的蝶鞍扩大以及听神经瘤所致的内听道扩大等有价值,但因 CT、MRI 等技术出现,单独作为诊断的手段已经很少使用。

5. **腰椎穿刺** 腰椎穿刺测颅内压数值,取脑脊液标本,甚至作为神经内外科治疗手段是有一定意义的,但是因为在颅内压增高时,此操作对于患者具有导致脑疝的危险性,故应该慎用,即使是必须采用,也应该在采取预防脑疝的措施后,在有经验的高年资医师监管下使用。

6. **颅内压监测** 颅内压监测可用于指导临床用药和手术时机的选择。当颅内压大于 20mmHg 时需处理。目前临床上现有的颅内压监测技术主要包括有创和无创两大类。无创颅内压监测方法包括:经颅超声多普勒、生物电阻抗、闪光视觉诱发电位、视神经鞘直径测量法和鼓膜移位法等。有创颅内压监测包括植入法和导管法两类。①植入法:经颅骨钻孔或开颅方法,将压力传感器直接植入颅内,连接颅内压检测仪进行持续监测。②导管法:将导管置入脑室、脑池或蛛网膜下腔,传感器在颅外,它与导管中充填的液体或脑脊液接触进行测压。临床上首选脑室置入颅内压探头。

【诊断及鉴别诊断】

详细地询问病史和认真地进行神经系统体检,可发现一些颅内疾病在引起颅内压增高之前的神经系统局灶性症状和体征,可以由此作出初步诊断。如小儿的反复呕吐及头围的迅速增大,成人的进行性剧烈头痛、癫痫发作、进行性瘫痪,以及各种年龄组患者的视力进行性减退等都应该考虑有颅内占位性病变的可能。当发现有视神经盘水肿、头痛及呕吐颅内压增高三主征时,则颅内压增高诊断可以确诊。

应注意神经功能性头痛、血管性头痛、鼻窦炎等头痛与颅内压增高所引起的头痛的鉴别,由于患者自觉头痛等症状常比视神经盘水肿症状出现得早,临床上不能等到三主征完全出现才诊断,而应尽早选择辅助检查确诊。

【治疗及预后】

1. **一般处理** ①凡有颅内压增高的患者,应密切观察神志、瞳孔、血压、呼吸、脉搏及体温的变化,以掌握病情发展动态。有条件时可做颅内压监测,根据监测信息来指导治疗;行 CT 或 MRI 扫描检查,有助于了解颅内压增高情况,以便确诊脑疝形成程度;②频繁呕吐者应禁食,防止误吸发生吸入性肺炎。不能进食的患者应该补液,补液量应以维持出入液量的平衡为准,补液量过多可使颅内压增高程度恶化;注意补充电解质并调节酸碱平衡;③用轻泻剂来疏通大便,避免患者大便干燥及用力排便,不可做高位灌肠,以避免颅内压骤然增高;④对意识不清的患者及咳痰困难的患者可以做气管切开术,保持呼吸道通畅,防止因呼吸不畅导致颅内压进一步增高;⑤给予氧气吸入有助于降低颅内压。

2. **病因治疗** 病情稳定者应尽早查明原因,明确诊断,尽早针对病因进行治疗。颅内占位性病变应考虑做病变切除术。大脑非功能区的良性病变应做根治性切除;大脑功能区的占位性病变可以在术中行大脑功能区电生理监测下的病变切除术以尽可能避免损伤大脑功能。不能根治的病变可做大部切除术、部分切除术或减压术;若有脑积水者,可行脑室腹腔分流术。颅内压增高已引起急性脑疝的,应争分夺秒进行紧急抢救或手术处理。

3. **降低颅内压治疗** 适用于颅内压增高但原因尚未查明或虽已查明原因但仍需非手术治疗的病例。常用的脱水药物:①20% 甘露醇 125~250ml,快速静脉滴注,2~4 次 /d;②呋塞米 20~40mg,肌内或静脉注射,1~2 次 /d;③3% 的高张盐水负荷量 250~300ml 或者 7.5% 的高张盐水 100~250ml 持续静脉滴注,并定期监测血钠。另外甘油果糖等新型制剂也有脱水作用,与甘露醇、呋塞米交替使用脱水效果较好。

4. **激素应用** 最常用的制剂为地塞米松,国内外对地塞米松治疗脑水肿剂量尚不一致。地塞米松 5~10mg 静脉或肌内注射,2~3 次 /d;氢化可的松 100mg 静脉注射,1~2 次 /d;泼尼松 5~10mg 口服,1~3 次 /d,可减轻脑水肿,有助于缓解颅内压增高;应用大剂量时,同时给予口服氢氧化铝或静脉用抗酸制剂,以减少消化道溃疡出血的发生。

5. **冬眠低温疗法或亚低温疗法** 低温是通过减低脑耗氧与脑血管收缩而达到降低颅内压的作用。体温 30℃时,脑耗氧量为正常的 50%~55%,颅内压较降温前降低约 50%。低温时由于脑组织的代谢率降低,急性组织受损害的发展将会延缓,脑水肿的发展也减慢,可能发展为坏死的脑组织在低温情况下可能被防止,这将有利于以后神经组织的恢复。总之低温对受伤脑组织的急性期有良好的保护作用,对脑外伤伴有躁动不安、体温升高、抽搐等则更实用,及时进行冬眠低温疗法将有利于降低病死率与残疾率(表 19-1)。

表 19-1　常用冬眠合剂及其作用特点

名称	药物组分 /mg					特点
	氯丙嗪	异丙嗪	哌替啶	二氢麦角碱	乙酰丙嗪	
冬眠 I 号	50	50	100	–	–	作用较强;易致心率加快、血压下降
冬眠 II 号	–	50	100	0.6	–	作用稍差;副作用小
冬眠 III 号	–	50	100	–	–	作用稍差;副作用小
冬眠 IV 号	–	50	100	–	20	作用强;副作用小

6. **脑脊液外引流** 对严重脑外伤脑水肿患者,通过颅内压监护进行控制性持续性脑室引流,将颅内压控制在正常或稍偏高的范围,引流脑脊液的速度为 2~3 滴 /min,持续 2~3d。这样不但可以清除脑室中原有的脑脊液,而且还可以促进脑组织中水肿液的消散。

7. **巴比妥治疗** 大剂量巴比妥类药物降低颅内压的作用机制是多方面的,如降低脑耗氧量,使脑血管收缩,抑制脑脊液的产生,消除自由基等使脑水肿减轻。若传统的降颅内压治疗措施不佳时,可考虑应用戊巴比妥钠等药物,作为第二线治疗措施。使用这类药物的同时,常需进行控制性人工呼吸,同时对血压与颅内压等进行监测,但必须在有经验的专家指导下应用,在给药期间,应做血药浓度监测。也有临床研究显示巴比妥疗法未能改善患者预后。

8. **过度换气** 在颅脑外伤的早期,特别是伤后 24h 内,脑血管扩张常是脑肿胀、颅内压增高的主要原因;故过度换气是首选措施。过度换气可改善严重颅脑外伤患者缺血缺氧区的代谢性酸中毒并降低 $PaCO_2$,使血管收缩而降低颅内压。过度换气的主要副作用是使脑血流量减少与血红蛋白对氧的亲和力降低,可能引起脑缺氧。如 $PaCO_2$ 不低于 3.5kPa(25mmHg),供氧充分,一般没有什么危险。

9. 抗生素治疗　根据致病菌药物敏感试验选用适当的抗生素。预防用药应该选用广谱抗生素，术中和术后应用。

10. 对症治疗　对患者的主要症状进行治疗，疼痛者给予镇痛剂，但应该忌用吗啡和哌替啶等类药物，以防止对呼吸中枢有抑制作用导致患者死亡。有抽搐发作的患者，应该给予抗癫痫药治疗，如地西泮肌内注射或静脉注射。烦躁患者可以给予镇静剂。

【预后】

急性或慢性颅内压增高均可导致脑疝发生，产生一系列危急症状；如果临床上观察患者情况细致，尤其在患侧瞳孔变小或散大初期能够发现小脑幕切迹疝的线索，及时正确地处理危急症状，多数预后较好；如果没能及时发现和处理在小脑膜切迹疝基础上再进一步恶化，发展到枕骨大孔疝时，加剧了脑脊液和血液循环障碍，最终导致患者死亡。

第三节　脑　疝

一、脑疝的解剖学基础

颅腔内部空间被硬脑膜形成的大脑镰及小脑幕分隔成幕上左右两个腔及幕下一个腔；幕上左右两个腔容纳左右大脑半球，幕下的腔容纳脑桥、延髓及小脑。大脑镰下的镰下孔容纳着联结左右大脑的胼胝体等结构，左右大脑半球活动度较大；中脑在小脑幕切迹裂孔中通过，外侧面有颞叶的钩回、海马回紧邻包绕环抱。发自大脑脚内侧的动眼神经环绕着大脑脚外侧向后沿着小脑幕切迹走行进入海绵窦的外侧壁经眶上裂出颅。颅腔与脊髓腔经颅后窝的枕骨大孔相通，延髓下端通过枕骨大孔与椎管中的脊髓相连。小脑蚓椎体下部两侧的小脑扁桃体位于延髓下端的背面，下缘与枕骨大孔后缘紧密相邻。

二、脑疝的定义及分类

颅内病变所致的颅内压增高达到一定程度时，可使一部分脑组织移位，通过颅内硬脑膜结构或颅腔骨性结构形成的结构间隙，如大脑镰下缘、小脑幕切迹边缘、枕骨大孔，移位的脑组织被挤压到压力较低的位置，即为脑疝（brain hernia）。脑疝是颅脑损伤、颅内占位性病变或脑积水等伤、病发展过程中的一种紧急而严重的情况，疝出的脑组织压迫脑干等重要结构或生命中枢，如发现不及时或救治不力，往往导致严重后果，临床必须给予足够重视。

根据脑疝发生的部位及所疝出的脑组织部位不同，脑疝可分为小脑幕切迹疝（又名颞叶钩回疝）、枕骨大孔疝（又名小脑扁桃体疝）、大脑镰（下）疝（又名扣带回疝）、小脑幕切迹上疝（小脑蚓疝）（图 19-5）。上述脑疝可以单独发生，也可以同时或相继发生。

三、小脑幕切迹疝

【病因及发病机制】

当幕上一侧占位性病变不断增长引起颅内压增高时，脑干和患侧大脑半球向对侧移位；半球上部由于有大脑镰限制导致其移位较轻，而半球底部近中线结构如颞叶的海马沟回等则移位较明显，可疝入脚间池,形成小脑幕切迹疝(transtentorial herniation),使患侧的动眼神经、脑干、后交通动脉及大脑后动脉受到挤压和牵拉。

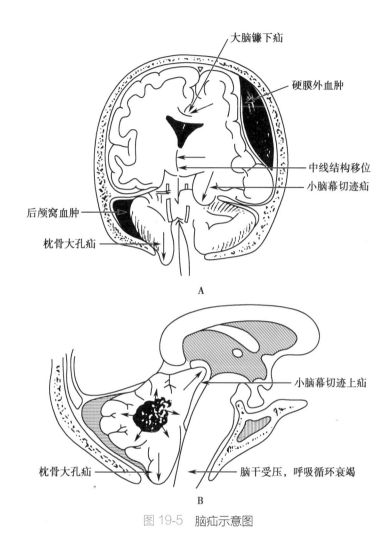

图 19-5　脑疝示意图

【病理】

1. **动眼神经损害**　受损的情形有四种:①颞叶钩回疝入脚间池内,直接压迫动眼神经及其营养血管;②颞叶钩回先压迫位于动眼神经上方的大脑后动脉,再使夹在大脑后动脉与小脑上动脉之间的动眼神经受压;③脑干受压下移时,动眼神经受牵拉;④脑干受压,动眼神经核和邻近部位发生缺血、水肿或出血。

2. **脑干变化**　小脑幕切迹疝使中脑直接受压,脑干下移引起供血障碍,向上累及下丘脑,向下影响脑桥乃至延髓。

(1)中脑受颞叶钩回疝挤压时,前后径变长,横径变短,疝出的脑组织首先挤压同侧大脑脚,导致临床症状和体征发生在同侧(患侧)。继续发展则可累及整个中脑。脑干下移时使脑干纵行变形,严重时发生扭曲。如果是脑内出血性疾患,因为出血的速度快、出血量大则可导致疝出的脑组织首先挤压对侧大脑脚,导致临床症状和体征发生在对侧(健侧)。

(2)小脑幕切迹疝引起脑干缺血或出血的原因可能有两种:①脑干受压,静脉回流不畅、瘀滞,以致破裂出血;②因基底动脉受大脑后动脉、后交通动脉和颈内动脉牵拉固定作用,导致脑干下移程度远较基底动脉下移为甚,造成中脑和脑桥上部旁中区的动脉受到牵拉,引起血管痉挛或脑干内的小动脉破裂出血,导致脑干出血,并继发水肿和软化。

3. 脑脊液循环障碍　中脑周围的脑池是脑脊液循环的必经之路，小脑幕切迹疝可以使该部位脑池阻塞，导致脑脊液向幕上回流障碍。脑干受压、变形、扭曲时，可引起中脑导水管梗阻，使被阻塞导水管以上的脑室系统扩大，形成脑积水，颅内压进一步增高。

4. 疝出脑组织的改变　疝出的脑组织如不能及时还纳，可因血液回流障碍而发生充血、水肿甚至嵌顿，严重者压迫脑干。

5. 枕叶梗死　后交通动脉或大脑后动脉直接受压、牵张，可引起枕叶脑梗死。

【临床表现】

1. 颅内压增高　表现为头痛剧烈并逐渐加重，与进食无关的频繁喷射性呕吐，随着头痛进行性加重伴有躁动不安，提示病情加重；急性脑疝患者视神经盘水肿可有可无。

2. 意识障碍　随着病情进展，患者逐渐出现意识障碍，由嗜睡、朦胧到浅昏迷、昏迷，对外界的刺激反应迟钝或消失，系脑干网状结构上行激活系统受累的结果。

3. 瞳孔变化　最初由于动眼神经受刺激可有时间短暂的患侧瞳孔变小，对光反应迟钝，但多不易被发现。以后随着动眼神经麻痹，该侧瞳孔逐渐散大，对光反射迟钝、消失，并有患侧上睑下垂、眼球斜视，说明动眼神经背侧部的副交感神经纤维已经受损。晚期如果脑疝进行性恶化，影响脑干血供时，由于脑干内动眼神经核功能丧失，则双侧瞳孔散大，直接和间接对光反应均消失，眼球固定不动，此时患者多处于濒死状态。

4. 锥体束征　由于患侧大脑脚受压，出现对侧肢体力弱或瘫痪，肌张力增高，腱反射亢进，病理反射阳性。有时患侧快速出血性疾病导致脑干被推向对侧，在患侧脑干尚未受压前导致健侧大脑脚与小脑幕切迹游离缘相挤压，造成脑疝同侧的锥体束征，需引起注意，避免导致病变定侧定位错误。脑疝进展时可致双侧肢体自主活动消失，严重时可出现去大脑强直发作，这是脑干严重受损的信号。

5. 生命体征改变　表现为血压升高，脉搏有力，呼吸深慢，体温上升。到晚期，由于脑干受压，生命中枢功能紊乱而逐渐衰竭，呼吸不规则，出现潮式或叹息样病理呼吸，脉弱，血压忽高忽低，大汗淋漓或汗闭，面色潮红或苍白；体温可高达41℃以上，体温不升或体温下降；最后呼吸循环衰竭致呼吸停止，血压下降，继而心跳也停止，患者临床死亡。

【辅助检查】

1. CT　头部 CT 扫描可观察中线移位程度及小脑幕切迹附近结构的改变有助于病情判断。

2. MRI　对神经组织结构显像优于 CT，有助于病情判断。

【诊断及鉴别诊断】

根据临床表现及 CT 或 MRI 影像资料进行定位及定性诊断和鉴别诊断。

【治疗及预后】

根据典型的临床表现，小脑幕切迹疝的诊断较容易，但临床上因发现不及时或处理不当而酿成严重后果甚至死亡的病例并不鲜见，尤其是瞳孔变化初期不易被发现，医护人员应该予以关注。

脑疝的紧急处理措施包括：①维持呼吸道通畅；②立即经静脉推注 20% 甘露醇 250~500ml；③病变性质和部位明确者，立即手术切除病变；尚不明确者，尽快检查头部 CT，确诊后手术或做姑息性减压术，如颞肌下减压术，单侧或双侧去大骨瓣减压术，部分脑叶切除内减压术等；④对有脑积水的患者，立即穿刺侧脑室做脑脊液外引流，待病情缓解后再开颅切除病变或做脑室 - 腹腔分流术。

经上述处理后，疝出的脑组织多可自行还纳，表现为散大的瞳孔逐渐回缩，患者意识好转。但也有少数患者症状不改善，估计疝出的脑组织已经嵌顿，术中可用脑压板将颞叶底面轻轻上抬或切开小脑幕，使嵌顿的脑组织得到解放，并解除其对脑干的压迫。

脑疝早期如经及时抢救大多数预后良好，晚期预后较差形成植物生存状态甚至死亡。

四、枕骨大孔疝

【病因及发病机制】

颅内压增高时,因颅后窝出现压力梯度,颅内脑脊液经枕骨大孔向椎管内移动,颅内蛛网膜下腔和脑池体积逐渐缩小,导致两侧小脑扁桃体及邻近小脑组织也逐步下移,随脑脊液的移动经枕骨大孔疝入到颈椎椎管内,称为枕骨大孔疝(cerebellar tonsillar herniation)或小脑扁桃体疝。多发生于颅后窝占位性病变,也见于小脑幕切迹疝晚期。

枕骨大孔疝又可分为慢性和急性疝出两种:前者见于长期颅内压增高或颅后窝占位病变的患者,症状较轻;后者多突然发生,或在慢性疝出的基础上因某些诱因,如腰椎穿刺、排便用力使疝出程度加重,延髓生命中枢遭受急性压迫而功能衰竭,患者常迅速死亡。

【病理】

枕骨大孔疝的病理改变有:①慢性延髓受压,患者可无明显症状或症状轻微;急性延髓受压常很快引起生命中枢衰竭,危及生命;②脑脊液循环障碍,由于第四脑室正中孔梗阻引起脑积水和小脑延髓池阻塞所致的脑脊液循环障碍,均可使颅内压进一步升高,脑疝程度加重;③疝出的脑组织,即小脑扁桃体发生充血、水肿或出血,使延髓和颈髓上端受压加重;④慢性疝出的扁桃体可与周围结构粘连。

【临床表现】

1. **枕下疼痛、项强或强迫头位**　疝出的脑组织压迫牵拉颈上部神经根,或因枕骨大孔区脑膜或血管壁的敏感神经末梢受牵拉,可引起枕下部疼痛,颈硬及局部压痛。为避免延髓受压加重,机体发生保护性或反射性颈肌痉挛,患者保持头部固定维持在适当位置而呈强迫头位。

2. **颅内压增高**　表现为剧烈头痛、频繁呕吐、慢性脑疝患者多有视神经盘水肿。

3. **后组脑神经受累**　由于脑干下移,后组脑神经受牵拉,或因脑干受压,出现眩晕、听力减退、轻度吞咽困难、饮食呛咳等症状。

4. 部分病例可出现眼震及小脑体征;锥体束征多数阳性;意识保持不变,很少有瞳孔变化。

5. **生命体征改变**　慢性脑疝者生命体征变化不明显;急性脑疝者生命体征改变显著,迅速出现呼吸和循环功能障碍,先呼吸减慢、脉搏细速、血压下降,很快出现潮式呼吸和呼吸停止,如不采取措施,不久心跳也停止。与小脑幕切迹疝相比,枕骨大孔疝的特点是:生命体征变化出现较早,瞳孔改变和意识障碍出现较晚,患者常可突然呼吸停止,昏迷而死亡。

【辅助检查】

同小脑幕切迹疝。

【诊断及鉴别诊断】

同小脑幕切迹疝。

【治疗及预后】

枕骨大孔疝治疗原则与小脑幕切迹疝基本相同。一旦发生枕骨大孔疝,呼吸骤停,预后极差。凡有枕骨大孔疝症状而诊断已经明确者,应尽早手术切除责任病变;症状明显且有脑积水的应及时做脑室穿刺引流并给予脱水剂,然后手术切除病变及早解除发生枕骨大孔疝的原因;对呼吸骤停的患者,立即做气管插管呼吸机辅助呼吸,同时行脑室穿刺外引流脑脊液,静脉推注脱水剂,并紧急开颅清除原发病灶;术中将枕骨大孔后缘和寰椎后弓切除,硬脑膜敞开或扩大修补,以解除小脑扁桃体疝的压迫。若扁桃体与周围结构粘连,可试行粘连松解;必要时可在软膜下切除水肿、出血的小脑扁桃体,亦可电凝烧灼小脑扁桃体软膜下极使之向上段收缩,以减轻对延髓和颈髓上段的压迫及疏通脑脊液循环通路。

(冯　华)

思考题

1. 试述颅内压增高的病因、临床表现及治疗。
2. 试述脑疝的分类、常见病因、临床表现、诊断和鉴别诊断、处理原则。
3. 试述小脑幕切迹疝与枕骨大孔疝的解剖和临床表现的区别。

第二十章

颅 脑 损 伤

颅脑损伤(traumatic brain injury,TBI)在平时和战时均常见,其死亡率和致残率高居身体各部位损伤之首。原发性颅脑损伤的伤情多样,继发性颅脑损伤机制复杂,病情进展快,后遗症可能严重影响生活质量,准确诊断与评估对有效治疗至关重要。本章的学习重点在于理解颅脑损伤的发生与发展机制。学会通过受伤史、症状体征、影像学检查、颅内压监测等综合分析,对颅脑损伤进行精准分类与伤情评估。掌握颅脑损伤的外科手术指征与非手术治疗原则。

第一节 概 述

颅脑损伤在平时和战时均常见,发生率仅次于四肢伤,占全身部位损伤的 20% 左右。平时主要因交通事故、坠落、跌倒等所致,战时则多因火器伤造成。2000 年的统计资料显示,我国颅脑创伤发病率每年(100~200)人 /10 万,其中交通事故伤害是首位原因。多年来,尽管在颅脑损伤的临床诊治及相关基础研究方面取得了许多进展,但其死亡率和致残率依然高居身体各部位损伤之首。

因救治理念和治疗手段的革新,近 150 年来颅脑损伤死亡率下降了 50 个百分点。有意思的是,在这期间颅脑损伤死亡率呈阶梯式下降。1885—1930 年,颅脑损伤死亡率以每 10 年 3 个百分点的速度下降,形成了第一个下降阶梯。在此期间,颅脑损伤的尸检揭示了颅内血肿、脑水肿形成的病理现象,因而形成了颅骨钻孔术、颞下减压术、腰椎穿刺释放脑脊液、脱水等治疗手段。1930—1970 年颅脑损伤的死亡率无明显改变,进入相持阶段。汽车等高速交通工具逐渐得到广泛的使用,导致颅脑损伤的伤情更加复杂难于治疗。但不可否认诊疗手段的进步为颅脑损伤患者带来的获益。如,神经影像技术如脑血管造影和颅脑超声检查可以用来推测是否存在颅内血肿及其可能位置;大骨瓣减压等用来控制颅内压;如气管插管、正压通气等为代表的生命支持手段等为患者的后续治疗提供了较好的支撑条件。1970—1990 年颅脑损伤死亡率再次进入下降阶梯,平均每 10 年下降 9.2 个百分点,可能与 CT 检查及颅内压监测的逐步推广应用密切相关。但颅脑外伤的死亡率仍维持在 30% 左右,需要进一步深入研究颅脑损伤的致死、致残机制,更新治疗理念,形成新的治疗策略。

一、颅脑损伤的致伤机制

(一)受伤机制

绝大多数颅脑损伤不是单一的损伤机制造成的,而常常是几种机制和许多因素共同作用的结果。脑损伤的机制比较复杂,其主要致伤因素有:颅骨变形、骨折造成脑损伤和脑组织在颅腔内呈直线或旋转运动造成的脑损伤。

1. **颅骨变形、骨折**　在外力直接作用于头部的瞬间,外力可导致颅骨变形即颅骨局部急速内凹和立即弹回,使颅内压相应地急骤升高和降低。颅骨内凹时,外力冲击和颅内压增高的共同作用下造成脑损伤;当内凹的颅骨弹回时,由于颅内压突然下降而产生负压吸引力,使脑再次受到损伤。

2. **脑组织在颅腔内运动**　常见有直线和旋转运动两种。①直线运动:在加速和减速运动时,脑的运动常落后于颅骨的运动,产生了局限性颅内压骤升和骤降,使脑被高压冲击到受力点对侧的颅壁,接着又被负压吸引到受力点的同侧并与颅壁相撞,于是在两侧都发生脑损伤。发生在受力侧者称为冲击伤,对侧者称为对冲伤。额极、额底、颞极和颞叶底面凹凸不平,脑组织移位时与之相撞击和摩擦易致脑损伤。一般而言,加速性损伤多发生在外力直接作用的部分,极少对冲性损伤;减速性损伤既可发生冲击伤,又可发生对冲伤,且较加速性损伤更为广泛和严重。②旋转运动:当外力作用的方向不通过头的轴心时,头部则沿某一轴线做旋转运动,高低不平的颅底、具有锐利游离缘的大脑镰和小脑幕,阻碍脑在颅腔内做旋转运动而产生应切力,使脑的有关部分受摩擦、牵扯、扭曲、碰撞、切割等而损伤。

3. **冲击伤与对冲伤**　暴力使着力点处的头皮、颅骨和脑组织产生损伤,这种损伤称为冲击点损伤(coup injury),而暴力作用的对侧所产生的脑损伤称为对冲性损伤(contrecoup injury)。①冲击点损伤:产生原因主要是颅骨着力后,瞬时发生的内弯变形或骨折,冲击其下方脑组织所造成的损伤。物体与头部接触面积小时易产生冲击点的脑挫裂伤,加速性损伤较减速性损伤的脑损伤严重。②对冲性损伤:以枕部着力的减速伤时,产生对冲性脑损伤最为多见,这是由于此损伤方式缺乏伤员自身的保护,当枕部接触物体时,冲击点处作用力量大,对冲部位脑向冲击点方向移动范围也大,脑在颅前窝底和颅中窝底凹凸不平的骨面上滑动,脑底面常产生严重的挫裂伤,额叶底面常见到失活的脑组织;其次为头侧方着力的减速伤,对冲侧的额叶在颅前窝底,颞叶在颅中窝底和蝶骨嵴处滑动和冲撞而致伤;而前额部着力的减速伤,对冲伤则很少见,因枕叶下面在光滑的小脑幕上滑动,故不易产生损伤。

(二)暴力作用

造成颅脑损伤的暴力可分为作用于头部的直接暴力和作用于身体其他部位再传达到头部的间接暴力两种。

1. **直接暴力性损伤**　外力直接作用于头部产生的损伤,可判断损伤部位和性质,常见的有:加速性损伤、减速性损伤和挤压性损伤。①加速性损伤(injury of acceleration)指头部静止时,突然受到外力的打击,头部由静止状态转变为向作用力方向加速运动所造成的脑损伤。②减速性损伤(injury of deceleration)指运动中的头部,突然撞到静止的物体,头部由动态转为静态时造成的损伤。③挤压性损伤(crush injury)指两个或两个以上方向不同的外力同时作用于头部,使头部在相对固定的情况下受挤压而变形引起的损伤。④旋转性损伤(injury of rotation)指暴力作用的方向不通过头部的中心,常使头部产生前屈、后伸、向左或向右倾斜的旋转运动,脑损伤情况,除包括脑表面与颅骨内面因运动启动的先后的不同产生摩擦致外伤,脑组织深层与浅层之间运动速度快慢不同,大脑半球的上部与下部,前部与后部,左侧与右侧的运动方向不同,致使脑内部结构产生扭曲(distorsion)和剪切(shear strain)性损伤。

2. **间接暴力性损伤**　暴力作用于头部以外的身体其他部位,再传递到颅底及其相邻近神经结构而造成的损伤为间接暴力损伤。常见的有三种情况:①传递性损伤:如高处坠落时患者的两足或臀部着地,暴力通过脊柱传递到颅底部,造成枕骨大孔和邻近颅底部骨折,导致延髓、小脑和颈髓上段的损伤。②挥鞭样损伤:外力作用于躯体,使躯体突然产生加速或减速运动,由于惯性的作用,头部的运动往往落后于身体,引起颅颈交界处发生强烈的过伸或过屈动作,如甩鞭样动作造成脑干和颈髓交界处的损伤。③胸部挤压伤时并发的脑损伤:指因胸部受到猛烈的挤压时,骤然升高的胸腔内压沿颈静脉传递到脑部致伤。

二、颅脑损伤的分类

根据解剖生理、损伤病理改变、受伤机制、伤情特点等(表20-1)对颅脑损伤进行准确的分类有助于判断伤情和指导治疗。开放性颅脑损伤(open craniocerebral injuries)是指致伤物所造成的头皮、颅骨、硬脑膜和脑组织均向外界开放的损伤。而颅底骨折硬脑膜撕裂时,可发生脑脊液漏,颅腔实际已和外界沟通,亦属开放性颅脑伤。如果硬脑膜未破裂、颅腔与外界不相通,则脑损伤仍为闭合性。闭合性颅脑损伤(closed craniocerebral injuries)是指头部致伤时,头皮、颅骨和脑膜中有一层保持完整,颅腔与外界互不相通。致伤原因主要是头部受到冲撞或受钝性物体打击所致。外力作用于头部时立即发生的脑损伤即原发性脑损伤(primary brain injury),主要有脑震荡、弥漫性轴索损伤、脑挫裂伤、原发性脑干损伤及下丘脑损伤等。

表 20-1 颅脑损伤的分类与伤情判断

分类依据	类别
根据硬脑膜是否完整	(1)开放性颅脑损伤:硬脑膜损伤,脑组织与外界相通。 (2)闭合性颅脑损伤:硬脑膜完整,脑组织与外界不相通
根据脑损伤病理	(1)原发性颅脑损伤:外力作用于头部后立即产生的损害,包括脑震荡、脑挫裂伤、弥漫性轴索损伤、原发性脑干伤、下丘脑损伤等。 (2)继发性颅脑损伤:在原发损伤基础上经过一定时间形成的病损,包括脑水肿、颅内出血、颅内血肿等
根据致伤机制	(1)直接损伤:外力直接作用于头部产生的损伤,包括: ①加速性损伤(injury of acceleration):指头部静止时,突然受到外力的打击,头部由静止状态转变为沿作用力方向加速运动所造成的脑损伤。损伤主要发生在着力部位。 ②减速性损伤(injury of deceleration):指运动中的头部,突然撞到静止的物体,头部由动态转为静态时造成的损伤。损伤不仅发生于着力部位,对冲伤更严重。 ③挤压性损伤(crush injury):指两个或两个以上方向不同的外力同时作用于头部,使头部在相对固定的情况下受挤压变形引起的损伤。 (2)间接损伤:暴力作用于头部以外的身体其他部位,再传递到颅底及相邻神经结构造成的损伤。 ①传递性损伤:如高处坠落时患者的两足或臀部着地,暴力通过脊柱传递到颅底部,造成枕骨大孔和邻近颅底部骨折,导致延髓、小脑和颈髓上段的损伤。 ②挥鞭样损伤:外力作用于躯体,使躯体突然产生加速或减速运动,由于惯性的作用,头部的运动往往落后于身体,引起颅颈交界处发生强烈的过伸或过屈动作,如甩鞭样动作造成脑干和颈髓交界处的损伤。 ③胸部挤压伤:指因胸部受到猛烈的挤压时,胸腔内压骤然升高,沿颈静脉传递到脑部致伤
根据伤情轻重	(1)轻型:指单纯脑震荡伴有或无颅骨骨折。 ①昏迷在 0~30min 内。 ②仅有头痛、头晕等自觉症状。 ③神经系统和脑脊液检查无明显改变。 (2)中型:指轻度脑挫裂伤伴有或无颅骨骨折及蛛网膜下腔出血,无脑受压表现。 ①昏迷在 12h 以内。 ②有轻度神经系统阳性体征。 ③体温、呼吸、脉搏、血压有轻度改变。 (3)重型:指广泛颅骨骨折、脑挫裂伤、脑干损伤或颅内血肿。 ①深昏迷 12h 以上。 ②意识障碍逐渐加重或清醒后再次昏迷。 ③有明显的神经系统阳性体征,生命体征明显改变。 (4)特重型:指重型颅脑损伤中更急、更重者 ①原发脑伤重,伤后深昏迷,去大脑强直或伴有其他部位脏器伤、休克等。 ②已有晚期脑疝,包括双瞳散大、生命体征严重紊乱或呼吸已近停止

续表

分类依据	类别
根据 Glasgow 昏迷指数	(1)轻型:GCS 13~15 分,伤后昏迷在 30min 以内。 (2)中型:GCS 9~12 分,伤后昏迷时间为 30min~12h。 (3)重型:GCS 3~8 分,伤后昏迷在 12h 以上,或在伤后 24h 内意识变化,再次昏迷 6h以上

第二节　开放性颅脑损伤

开放性颅脑损伤(open craniocerebral injuries)是指致伤物所造成头皮、颅骨、硬脑膜和脑组织均向外界开放的损伤。如硬脑膜未破裂、颅腔与外界不相通,则脑损伤仍为闭合性。开放性颅脑损伤一般分为锐器或钝器所造成的非火器性颅脑开放伤和枪弹或弹片造成的火器性颅脑损伤两大类。

一、非火器性颅脑开放性颅脑损伤

非火器性开放性颅脑损伤(nonmissile craniocerebral injury)致伤因素很多,包括锐器伤、钝器伤和撞击伤三类。

【病因及致伤机制】

1. **锐器伤**　刀、斧、匕首、剪、钉、钢筋、钢钎等造成的砍伤、刺伤、切割伤等均属锐器伤。刀斧等锐器创口为长条状,头皮创缘整齐,颅骨裂开,硬脑膜和脑组织裂开及出血;匕首、钉、长矛等尖端锐器所致头皮伤口小而整齐,暴力强可刺入颅内引起脑组织裂伤和脑内血肿,因颞骨较薄,脑内血肿以颞叶多见。砍伤因暴力较大,尤其致伤物刃钝而宽厚时,切割夹杂有钝性打击,创口虽也呈条形,但欠整齐,软组织挫伤较重,颅骨也常呈条形碎裂,脑组织呈条带形损伤。穿入颅内的致伤物,可将颅外组织碎片或异物带入伤道深部,伤及颅内血管,静脉窦可并发出血,伤道内或硬脑膜下形成血肿。有时致伤物可经眼眶、鼻腔等处戳入颅内,易致颅内污染,引起颅内感染。

2. **钝器伤**　棍棒、砖、石及钉锤、斧背等铁器打击形成。长形的钝器多造成条状的头皮挫裂伤,创缘不整齐,颅骨呈粉碎性骨折伴条形凹陷,硬脑膜常被骨折片刺破,脑组织挫裂伤面积大,偶有一定程度的脑对冲伤。块状钝物常引起凹陷骨折或洞形骨折伴不同程度的放射状线形骨折,裂伤往往呈三角形或星芒状,创缘不整、挫伤严重、硬脑膜可有撕裂,颅骨碎片刺入脑内者较多。这类钝器损伤污染较重,创口内异物、毛发、泥沙常见,易致感染,颅内并发血肿的机会较多。有些细长的钝器,如竹筷、铅笔等也可经眼眶、鼻腔、额窦或上颌窦等骨质薄弱处,戳入颅内,造成脑组织损伤及出血,污染较重者也可导致颅内感染。

3. **撞击伤**　快速运动的头颅撞击在有棱角或突起的固定物上,或自高处坠落头部撞击不平整地面或器物上时,均可造成冲击部位的开放性颅脑损伤。其创伤特点同钝器打击伤,头部着力点颅骨呈凹陷性或洞形骨折,局部脑组织挫裂伤。但因其为减速伤,除冲击部位外,易合并有对冲性脑损伤或旋转性致伤的弥漫性轴索损伤。

【临床表现】

1. **局部体征**　开放性颅脑损伤多有颅面部致伤史并可见明显创口和异物存留(图 20-1)。伤口的形状、大小、深浅、是否有异物残留及污染程度与致伤物的形状及致伤方式密切相关。刺伤伤口呈洞状；砍伤伤口为边缘整齐、条索状；钝器伤伤口不规则，污染严重，颅骨凹陷破碎亦较严重。发际内小刺伤伤口如不仔细检查常被遗漏。创口多位于前额、额眶部，亦可发生于其他部位，可为单发或多发，伤口整齐或参差不齐，有时沾有头发、泥沙及其他污物，有时骨折片外露，有时致伤物如刀、铁棒等嵌顿于骨折处或颅内。只要创口内有脑组织碎屑或脑脊液流出，即可确定为开放性脑损伤。头部软组织血供丰富，头部创口往往出血较多，如致伤物留置在创口内，检查时切勿撼动、拔除，以免引起出血；致伤物如已拔除，应注意因创口小而遗漏颅内损伤的可能。创口深部有大量出血者，应考虑颅内有较大血管或静脉窦损伤。经眶穿透伤者，往往出现眼眶和眼结膜充血出血，眼球外突，并可伴有眼球运动障碍和视力减退或丧失。根据受伤部位、有无大量脑脊液流出，可以判断有无脑室穿通伤。门急诊检查伤口，严禁向深处探查，不可随意取出伤口内的碎骨片或异物，以防止引起大出血。

2. **意识与生命体征**　开放性颅脑损伤患者意识和生命体征变化差异较大，取决于脑损伤的情况。开放性颅脑损伤颅腔与外界相通，破碎脑组织、血块及脑脊液溢出破裂口，缓冲颅内压增高，创口小的锐器刺伤脑组织损伤轻，可不伴意识障碍或仅有轻度意识障碍。局限性穿透伤、切割伤如未伤及脑重要的功能部位，未并发颅内血肿或大血管时多无意识障碍，或仅有短暂的一过性意识障碍。钝器伤如棍棒、坠落及交通伤所致开放性颅脑损伤，因脑损伤严重，昏迷程度常常较深，伤及脑干及下丘脑者，可持续昏迷。如各种损伤继发颅内出血、脑水肿、静脉窦压迫或破裂，则患者可在短暂清醒后出现逐渐加重的意识障碍。如损伤范围较大，损伤严重，出血多，可出现休克，表现为脉搏细弱、增快，血压偏低，患者面色苍白、出汗、烦躁不安等。头皮供血丰富，血管缺乏收缩性，裂伤时出血多，难以自行停止；颅内静脉窦附近颅骨骨折，尤其凹陷性骨折常伤及颅内静脉窦，上矢状窦损伤多见，横窦次之，颅内静脉窦损伤出血凶猛，现场及转运过程处理不当易出现失血性休克。

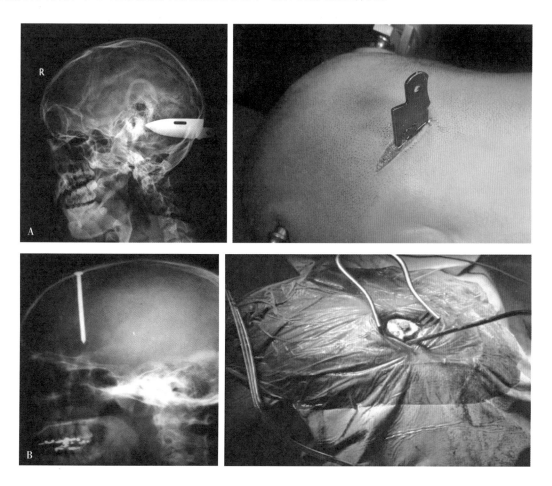

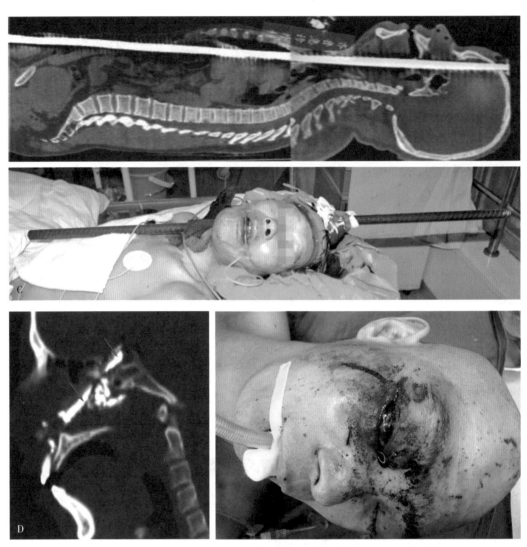

图 20-1　多种异物存留的开放性颅脑损伤

注:A. 尖刀;B. 铁钉;C. 钢钎;D. 砂轮。

3. 合并症　非火器伤出现休克时,应高度注意身体其他部位的合并伤,特别应重视胸、腹内的内脏、脊柱、骨盆及大的骨折等合并伤存在。脑损伤严重者,常伴有颅内出血、急性脑水肿或肿胀,急性颅内压增高。除非有严重休克,一般不表现出低血压、脉速等症状,而常表现为血压升高、缓脉和呼吸频率改变。当头部出血不能解释休克时,应注意有无腹腔脏器破裂出血。呼吸困难既可由颅脑损伤引起,亦可因合并胸部外伤所致,应注意鉴别。

4. 脑局部损伤症状　根据损伤部位和范围不同,可表现出不同的脑功能损伤症状。致伤物直接损伤脑功能区,伤后立即出现相应的神经功能缺失,如偏瘫、失语、偏盲等。而伤后迟发的神经功能障碍则应考虑继发性脑损伤,如颅内血肿、严重脑水肿等。外伤性癫痫发生率显著高于闭合性伤。如伤及脑神经,则可表现相应的脑神经损伤症状。伤及脑干或下丘脑时,患者常有去大脑强直及高热等表现。

5. 颅内压增高表现　开放性颅脑损伤后颅内压增高症状通常不明显,但当损伤范围较大引起较重脑挫伤,或继发颅内血肿时常可表现出颅内压增高症状(头痛、呕吐、视物模糊等)。当有颅骨骨折缺损,硬脑膜裂口较大时,血液、脑脊液及破碎、液化坏死脑组织可经伤口流出,或有脑膨出,颅内压在一定程度可获得缓解;而创口较小的开放性颅脑损伤,与闭合性颅脑损伤一样,可出现高颅压征象,甚至脑疝发生。

6. **经眶穿透伤综合征**　致伤物经眼眶穿入颅内,临床表现为眼睑和结合膜淤血、肿胀,眶内出血可致眼球突出;视力是否保留取决于致伤物是否伤及视神经及眼球;如第Ⅲ~Ⅵ脑神经受损,可出现眼球运动障碍、复视及面部感觉障碍;致伤物深及颅内,可引起颈内动脉颅内段和海绵窦损伤,引起外伤性颈内动脉瘤或颈内动脉-海绵窦瘘。后者表现为波动性眼球突出,伤眼结合膜水肿,眼球眶部听诊可听到持续性血管杂音。

【辅助检查】

1. **X线检查**　对于了解颅骨骨折的部位、类型、骨折线走向、破坏程度、颅内异物数量及存留部位以及气颅等情况有较高应用价值,虽然目前X线检查不常用,但是为了了解颅内异物的数量与分布,X线检查比CT扫描更全面,更不易遗漏(图20-2A)。

2. **CT扫描**　作为快速、无损伤性检查,不仅能帮助了解脑伤情况、损伤的性质、位置和范围,颅内出血和血肿情况,特别是当颅内继发血肿、积液或后期的脑积水、脑肿胀、脑穿通畸形及癫痫病灶均有重要诊断价值(图20-2B,图20-2D)。近年来随着计算机技术的发展,三维重建技术可以直观地将脑内的情况显示出来(图20-2C),结合术中神经导航技术,可指导取出细小异物存留,最大限度地减少副损伤。

3. **脑血管造影**　包括CTA、MRA和DSA可用于诊断开放性颅脑损伤后期的并发症和后遗症,如外伤性动脉瘤或动静脉瘘。如果怀疑有静脉窦损伤或压迫,需要在术前进行MRV、DSA等检查以全面评估(图20-2E)。如果颅内异物伤及或接近主要动脉血管时,CTA(图20-2F)、MRA和DSA有助于判断颅内异物与血管的关系,条件允许时可在DSA杂交手术室开展手术。

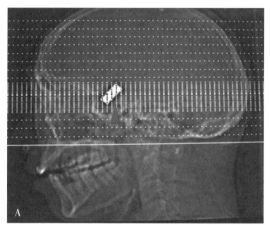

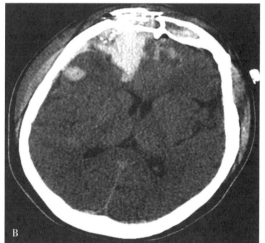

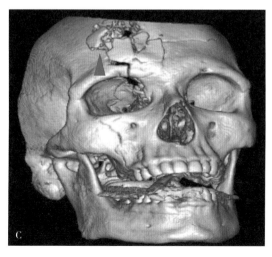

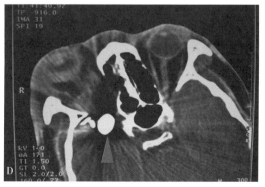

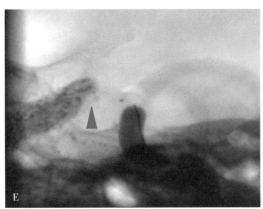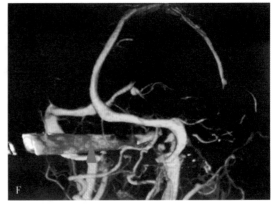

图 20-2　开放性颅脑损伤的影像学评估

注：A. X 片对于显示异物的数量和位置有优势；B. CT 扫描可显示颅骨骨折、颅内血肿、脑挫裂伤；C. CT 三维重建可显示颅内骨折的范围和骨折线的走行；D. CT 可显示高密度异物的位置；E. DSA 检查显示颅内异物与动脉血管之间的关系；F. CTA 检查显示颅内异物与静脉窦之间的关系。

4. 磁共振成像（MRI）　对后期判断脑损伤程度、脑水肿、慢性血肿等有一定意义。功能磁共振检查可用于评估伤后患者的功能状态。由于检查本身具有高磁场，不适于金属异物存留患者的检查。一般不用于急性期检查。

5. 腰椎穿刺　应用的目的是测定颅内压，发现和治疗蛛网膜下腔出血和颅内感染。对开放的创口在彻底清创前一般不进行。

6. 神经电生理检查　脑电图有助于诊断外伤性癫痫或判定长期昏迷患者的预后。诱发电位检查对于判断脑干损伤程度、昏迷患者的苏醒、脑神经损伤性质有意义。大多用于急性期后。

【诊断及鉴别诊断】

开放性颅脑损伤患者的伤口处可见脑脊液和 / 或脑组织外溢，诊断不难；但要了解颅内情况，是否有继发性颅内血肿、异物存留等需依靠辅助检查。

1. 创伤检查　为了解颅脑开放伤的深度，应仔细轻柔地检查头部伤口，头皮和颅骨的创伤均较浅，颅骨多见凹陷性骨折；如果致伤物深入颅腔内，或伤口处看到脑组织碎屑或脑脊液流出，即可确诊为脑的开放伤。伤口的活动性出血应进行止血，嵌顿在颅腔内的致伤物，应保留在原位，等待专科医生处理。

2. 利用辅助检查作诊断及鉴别诊断。

【治疗及预后】

开放性颅脑损伤的治疗，与闭合性颅脑损伤和颅内压增高治疗有许多相似之处，如严密观察病情，保持呼吸道通畅，防止脑水肿和脑肿胀等，但仍有其特殊性。

1. 休克防治　院前医生因为条件或时间所限，未能及时处理头皮伤口，仅用敷料压迫包扎，导致各处伤口同时出血，失血量多，很多伤员来院时处于严重休克状态，急救时应在缝合头皮控制出血的同时进行输血补液，纠正休克。

2. 插入颅腔的致伤物处理　对于插入颅腔的致伤物，不可贸然撼动或拔除，以免造成突然的颅内大出血，导致患者死亡。应用 CT 或 MRI 进行检查，了解致伤物所在位置，预测可能受到伤害的、颅内的重要结构，尤其是血管及静脉窦，在做好充分的术前准备的情况下，手术取出致伤物。

3. 经眶穿透伤致伤物处理　术前应分析哪些眶内和颅内重要结构可能受到损伤，尽可能抢救视力；如考虑到拔出致伤物时可能发生颅内出血时，应在完成患侧前额部骨瓣开颅，并打开通往致伤物可能损伤的血管手术通道后，再行拔出致伤物，一旦拔出过程中出现出血，可迅速进行颅内止血。对于有外伤性颈内动脉瘤或颈内动脉 - 海绵窦瘘，可行 DSA 介入治疗或开颅手术治疗。

4. 突出脑组织的保护措施 由于创伤和骨折范围较大,破碎脑组织外溢或脑组织经伤口突出较多见,这对缓解急性颅内压增高有利,但同时增加感染机会;急救时应注意保护突出的脑组织,如用消毒的搪瓷、不锈钢材质的饭碗或小盆覆盖突出的脑组织起到保护作用。

5. 清创手术 应尽可能争取在伤后 6~8h 内进行,在无明显污染并应用抗生素的前提下,早期清创的时限可以延长到 72h 左右。手术入路应该适合摘除脑内致伤物和骨碎片,清创术顺序应由浅到深,逐层进行,彻底清除头发、碎骨片等异物,吸出血肿和破碎的脑组织,彻底止血。硬脑膜应严密缝合,如缝合硬脑膜有困难,可用生物人工硬脑膜修补破碎的硬脑膜,硬脑膜的修补是否完善,是开放性颅脑损伤变成闭合性颅脑损伤手术的关键。术后加强抗感染治疗。如开放伤累及侧脑室,术中应尽可能清除脑室中的血块、脑碎屑和异物等,必要时可留脑室外引流。

6. 药物治疗 在合理使用止血剂、脱水剂、激素及抗生素药物的基础上,特别加强抗感染治疗,选用广谱抗生素;加强抗癫痫治疗,预防外伤性癫痫发生;术后 2~3d 应行腰椎穿刺,了解颅内压力高低及是否有感染和出血等情况,必要时可反复进行。

二、火器性颅脑损伤

火器性颅脑损伤(missile craniocerebral injury)又称颅脑火器伤,由火药、炸药等发射或爆炸产生的高速飞行投射物,如枪弹弹丸、各种碎片等所致的开放性颅脑损伤。战时常集中发生,平时在我国因枪支管理严格,较为少见,但在一些西方国家平时枪伤相当多见。火器性颅脑损伤是战伤中最为严重的一种损伤,其发生率仅次于四肢而居第二位,但其死亡率及残疾率却是各部位伤中最高的。而且随着高新技术武器的广泛应用,现代武器更多地注入了高科技成分,具有小质量、高速度、高能量及多种机制致伤的特点,从而使颅脑损伤救治难度呈现逐步上升的趋势。近年来,我国创伤弹道学研究发展很快,对各种投射物的致伤效应、致伤机制、损伤特点、颅脑火器伤的直接损伤、邻近损伤、远隔部位(远达效应)及其对全身影响的认识逐渐深入。采用创伤弹道学的理论用来指导火器伤的治疗,也取得了良好效果。

【分类】

1. 贯通伤(perforating injury) 高速投射物贯穿颅腔,出口大于入口,入口附近有异物存留,出口脑挫伤严重,常伴颅内血肿(图 20-3A)。

2. 非贯通伤(non-perforating injury) 又称为盲管伤,投射物穿入颅内,停留在非贯通伤道远端,仅有入口无出口,伤道入口处可有毛发、骨折碎片及其他异物存留(图 20-3B)。有时投射物发生反弹,形成反跳伤(ricocheting injury)(图 20-3C)。

3. 切线伤(tangential injury) 投射物呈切线性擦过伤员的头部后离开,造成头皮软组织、颅骨、硬脑膜和脑组织的沟槽状损伤,脑的沟状伤道内分散有较多的颅骨碎片,由于伤道距脑干较远,压力波对脑干的作用已减弱,故生命体征的变化多不严重。但脑皮质损伤的范围较广,运动和语言区常被累及,癫痫的发生率较高(图 20-3D)。

【病因及发病机制】

火器性投射物致伤机制主要包括三个方面:投射物的直接损伤作用、瞬间空腔效应、压力波作用。

1. 直接损伤作用 投射物穿过组织时,依靠其动能,直接撕裂或破坏组织,造成组织的直接损伤,所形成的伤道称原发伤道或永久性伤道。其损伤范围及程度与投射物的质量和速度相关,速度越大,总动能越大。

2. 瞬间空腔效应 高速投射物进入颅内,还可在伤道内产生强大的侧向气压,作用于周围组织,造成此瞬间颅内压骤然升高,可高达 400kPa,随后的数毫秒空腔内气压消失,又弹性回缩,空腔经过几次脉动,最后消失。瞬间空腔的持续时间仅数毫秒至数十毫秒,但空腔急剧膨胀与收缩,使伤道周围组织受到压缩、牵拉、撕扯与震荡,所造成的组织损伤远较原伤道广泛且极不均匀。

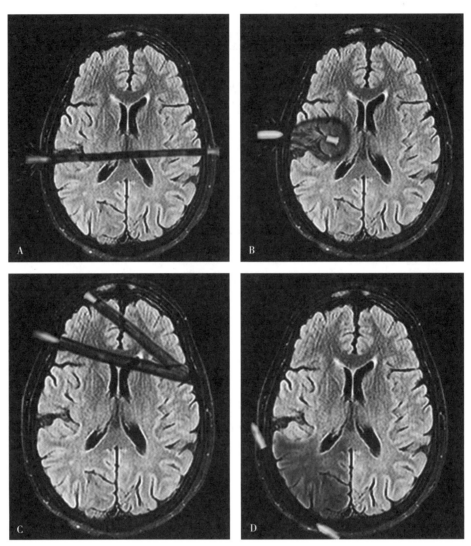

图 20-3　颅脑火器性穿透伤类型

注:A. 贯通伤;B. 穿通伤;C. 反跳伤;D. 切线伤。

　　3. **压力波作用**　投射物致伤时投射物碰击组织表面时,以一个压力峰值达 10.1MPa 左右的速度向组织内传递;投射物在组织传递能量,形成瞬间空腔,由此形成的压力波;投射物在组织内将动能传递给组织液体微粒,使组织粒子加速运动,一旦其运动速度达到或超过该组织内音速时,即形成所谓"跨音速流",从而产生冲击波。

【病理】

火器性颅脑损伤的病理分为急性期、早期和晚期三个阶段的病理变化过程。

　　1. **急性期**　枪弹及弹片依其速度及功能大小,穿过颅板后以压力波(pressure wave)形式作用于邻近脑组织,压力波作用范围可以是 3~10 倍于枪弹的直径。此外,飞射物造成脑损伤和脑血管调节功能障碍,常迅速发生脑肿胀和继发性脑水肿;由于脑和脑膜血管损伤,可造成硬脑膜外、硬脑膜下和脑内血肿,以及脑室内出血。

　　2. **早期并发症期**　早期系指伤后 3d~3 个月,其间颅内感染性并发症比较常见,如专科治疗中清创彻底,颅内感染性并发症发生率下降。

　　3. **晚期并发症和后遗症期**　晚期系指伤后 3 个月到数年,脑伤道为神经胶质细胞和纤维细胞增生、修复;外伤性癫痫的发生率较高,致癫痫区多位于脑伤道或脑膜瘢痕附近。亦可见晚期脑脓肿或偶见感染性肉芽肿。

【临床表现】

火器性开放性颅脑损伤的临床表现,取决于飞射物的性质、创伤类型、脑损伤部位,以及是否发生感染等因素。

(1)意识障碍:火器性颅脑损伤表现与一般颅脑开放伤近似,意识障碍取决于投射物大小、速度及损伤部位,高速飞弹贯通脑后,由于瞬间空腔作用可使伤者立即昏迷,程度及持续时间与脑坏死、水肿及出血有关;贯通伤如伤及脑干以下,呼吸及心搏停止可立即死亡。低速小投射物可导致头皮裂伤、颅骨骨折或非贯通伤(又称盲管伤),通常无意识障碍。昏迷程度是伤情变化的信号,昏迷加重是颅内压增高的表现,提示脑受压,持续昏迷意味着广泛性脑损伤;反之,昏迷变浅预示病情好转。

(2)轻伤者生命体征无改变或轻微,重者变化显著。①高速飞射物的强大冲击波及压力波在脑内形成瞬时空腔效应,对呼吸循环中枢产生强烈影响,伤者可立即出现呼吸暂停及休克而迅速死亡;②颅脑火器穿透伤导致脑功能区损伤远高过闭合性颅脑损伤,导致严重残疾如瘫痪、失语、感觉障碍、视力及视野改变;③颅脑火器穿透伤,尤其枪弹伤并发颅内压增高十分常见,主要由于急性颅内血肿形成,包括硬脑膜外血肿、硬脑膜下血肿、弹道内及脑内血肿等,以脑内血肿最常见;脑水肿、颅内感染和脑积水也是颅内压增高的重要原因;④颅脑火器穿透伤易导致癫痫发作,早期多为脑内出血及脑挫伤引起,晚期与脑膜 - 脑粘连、脑胶质瘢痕或脑穿通畸形相关,可表现为局限性及全面性发作;脑膜刺激征早期由蛛网膜下腔出血引起,晚期多因颅内感染所致。

【辅助检查】

1. **头颅 X 线摄片**　应常规做头颅正侧位 X 线平片,以了解颅骨骨折情况、射入口及射出口位置,颅内碎骨片及异物的数目、大小、形态和部位,对于判断伤情、指导清创都有重要意义。必要时,可加拍切线位、汤氏位、颌面或颅颈交区 X 线片,以检查颌面或颈颅伤。

2. **CT 检查**　平时或有条件的后方医院应常规行 CT 扫描检查,以了解判定伤道的位置、方向、异物数量和性质、颅内出血和脑水肿、脑肿胀等(图 20-4),对指导颅内清创和判断清创是否彻底有重要价值。后期 CT 的追踪检查对了解颅内伤情变化,发现继发感染、出血、脑积水等有重要价值。计算机三维重建技术可以定位颅内异物存留情况,结合术中神经导航技术可引导手术取出细小异物存留。

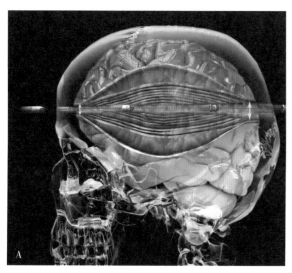
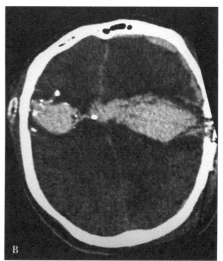

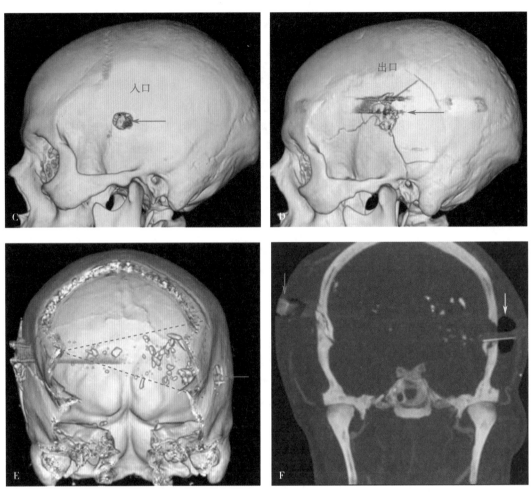

图 20-4 颅脑火器贯通伤的特点

注:A. 高速投射物贯穿颅腔时产生直接损伤作用、瞬间空腔效应和压力波作用;B. CT 示入口附近有异物存留,出口脑挫伤严重,伴颅内血肿;C、D、E. CT 三维重建示出口大于入口;F. CT 重建示颅内散在异物存留。

3. **脑血管造影** 对诊断火器伤后血管性并发症,如脑血管栓塞、外伤性动脉瘤、动静脉瘘有决定性意义。

4. **磁共振成像(MRI)** 有金属异物时不宜采用,主要对了解晚期脑损伤情况、并发症的诊断有其特殊意义,如颅内感染、脑脓肿、外伤性癫痫等。一般不用于急性期检查。

5. **腰椎穿刺** 对后期判断脑损伤程度、脑水肿、慢性血肿等有一定意义。对开放的创口在彻底清创前一般不进行。

6. **神经电生理检查** 脑电图有助于诊断外伤性癫痫和判定长期昏迷患者的预后。诱发电位检查对于判断脑干损伤程度、昏迷患者的苏醒、脑神经损伤性质有意义,大多用于急性期后。

【诊断及鉴别诊断】

火器性颅脑外伤的诊断特别强调头面部伤口和合并伤的检查。射入口虽小,患者负伤后甚至仍可行走,但仍有可能是颅脑穿透伤;伤口有脑脊液或脑组织碎屑外溢者,即可诊断为穿透伤;既有入口,又有出口,即为贯通伤;弹片、弹珠或散弹伤等除伤及颅脑外,还可以伤及其他部位,需做仔细的周身检查。颅脑火器伤患者应该常规摄头部 X 线正侧位片。如为枕部或颅后窝穿透伤,摄额枕部 30°(汤氏位)片;凹陷性骨折者摄切线位片;眼眶穿入伤者摄顶框位(柯氏位)片。CT 对火器伤诊断十分有帮助。

【治疗及预后】

1. 现场急救　自阵地或战场上尽快将伤员就近转移到相对安全地带；用急救包或大块敷料遮盖伤部，严密包扎以达到加压止血的目的。如有脑膨出，用敷料绕其周围，保护脑组织以免污染和增加损伤；有意识障碍者，取侧卧位，解开衣领和腰带，及时排出口腔和呼吸道的分泌物，以保持呼吸道通畅；舌后坠时可放入咽通气管；对休克、颅内血肿伤员施行急救，检查创口包扎情况，对呼吸道不通畅者行气管插管、紧急气管切开；抗休克、复苏处理，包括补充血容量，纠正缺氧、酸中毒及其他电解质紊乱；尽早应用大剂量抗生素和破伤风抗毒素（TAT）；剃发，清洁创口外围，初步预防感染。已出现休克或已有中枢衰竭者，就地急救，不宜转送。

2. 手术治疗　颅脑火器性损伤治疗原则是，应及时彻底地进行创伤外科处理，早期一次彻底清创是颅脑火器性损伤处理的关键，力争伤后6~8h内进行，在野战环境下应用抗生素最迟不超过72h；彻底清创是彻底清除失活脑组织，清除颅内、脑内及伤道内血肿，彻底止血，清除碎骨片、毛发、弹片及异物等，是否取出伤道深部或脑部弹片可酌情而定，直至看到脑组织搏动恢复，伤道不再塌陷，颅内压增高缓解。主要是预防颅内感染，通过清创把开放性颅脑内损伤变成闭合性颅脑损伤，清除脑内占位病变，解除颅内压增高，防止脑疝形成。处理的正确、及时与否直接影响伤员的预后。依据伤员来院治疗时间早晚可分为：①早期创伤外科处理：伤后6~8h、不超过72h的伤员均应按及时、彻底的原则进行创伤外科处理；②近期创伤外科处理：伤后4~7d的伤员，因创面已有感染或脑脊液漏，应清洁创面，改善引流，局部细菌培养连续三次阴性后，简单清除创面浅层血肿、碎骨片、毛发、异物等，可缝合头皮，留置引流；③晚期创伤外科处理：伤后超过7d、已发生创面感染的伤员不宜进行清创术，应充分引流至伤口，及时更换敷料，改善营养状况，加强抗感染、抗癫痫治疗，待感染控制后再行处理。

（1）盲管伤的清创：对于颅脑伤道较短，异物位置不深者，可从入射口同时清创和摘取异物；对于颅脑伤道较长，异物已经接近对侧颅骨内板者，则应从入射口行颅脑清创，在对侧接近异物处避开重要功能区另作切口，开颅摘取或用磁性导针吸出异物；对于内反跳伤者，应视反跳所形成的继发伤道有无脑受压及异物摘除的可能性和必要性而定；对某些位于重要功能区而又必须摘除的异物，也可采用分次手术的方法，即第一次经入口行伤道清创，然后采取体位疗法，待异物靠自身的重力运动到脑皮质浅面后，再行手术摘取。对盲管伤和非穿透伤共存者，应先重点进行盲管伤的处理，将开放性脑损伤彻底清创并变为闭合后，再进行头皮、颅骨的清创和摘取异物。对于入口太小，又位于颞、枕等肌肉深部的1cm以下的异物，勿需勉强摘取，一般不会导致感染或其他合并症。

（2）贯通伤的清创：贯通伤有入口及出口，颅脑损伤常较严重而广泛，手术处理重点是对包括入、出口在内的全部伤道的彻底颅脑清创。对出口和入口相距较远，或各在一侧，不能在同一术野清创者，可以采取出入口伤道分别清创或分组同时清创；但合并有颅内血肿或脑受压表现的一侧应首先手术减压及清创。对出入口相距较近，可以连接成一个切口的贯通伤，可采用出入口连通成形开瓣，同一术野一次彻底清创的方法。

（3）特殊部位损伤的清创：这类损伤多有病情危重、出血凶猛、重要结构受累、污染严重等特点，残疾率及死亡率较高。应在常规清创的基础上，注意控制出血，补充血容量，修补缺损，引流污染脑脊液，预防感染等，尽可能提高治疗效果。

（4）摘除颅内金属异物：直径大于1cm的金属异物因易诱发颅内感染需手术；位于非功能区，易于取出且手术创伤及危险性小；出现颅内感染征象或顽固性癫痫及其他较严重的临床症状者；合并有外伤性动脉瘤者；脑室穿透伤，异物进入脑室时，由于极易引起脑室内出血及感染，且异物在脑室内移动可以损伤脑室壁，常需手术清除异物。

第三节　闭合性颅脑损伤

在头部受到钝性物体击中致伤时,头皮、颅骨、脑膜各层组织都可发生轻重不同的损伤,如果头皮、颅骨和脑膜虽发生损伤,但其中一层尤其是硬脑膜保持完整,从颅内到颅外的损伤互不连通,颅内脑脊液不能循伤道流出颅外,颅外的细菌和污染的液体也不能进入颅内,这样的损伤称之为闭合性颅脑损伤。

【病因及发病机制】

致伤原因主要为头部冲撞或受钝性物体打击,不像火器伤的枪弹或弹片,也不像白刃或锐器一下子就将头部各层组织穿透;多见于撞伤、击伤、坠伤等。重伤者颅骨粉碎凹陷,大块脑组织碎裂;如果脑脊液从骨折的气窦流出,形成脑脊液耳漏和鼻漏,则称为内开放性颅脑损伤;如不能自愈或手术修补好,易导致颅内感染。严重车祸,可使头颅即时破裂,脑组织大块脱出,即刻死亡。脑挫伤和脑裂伤可发生在大脑皮质局部,亦可伤及两侧大脑半球、小脑及脑干,且可并发颅内血管损伤,继发各类颅内血肿以及外伤性颅内动脉瘤和颅内动脉海绵窦瘘。意识障碍轻者可迅速恢复。昏迷时间长者可达数日、数月、数年不醒,成植物生存状态。

闭合性颅脑损伤除直接死于严重脑损伤、颅内血肿和脑水肿外,死于伤后合并症者也不少见。闭合性颅脑损伤常有并发伤,为了避免全身多处伤的漏诊,应对颅脑损伤患者的胸、腹、盆腔、躯体、脊柱、四肢等进行全面检查。神经外科医生不应该只注意头部外伤而忽视身体其他部位。如坠落伤者应该注意其他部位是否着地,着地时以双手支地,就可以发生前臂骨折;如腹部着地,则可能发生脾脏、肝脏、肾脏等脏器破裂;如臀部着地,则可发生颈椎插入颅内或骶尾骨骨折。头、面部伤情可稍后再查。这样可避免神经外科医生只重视专科检查而遗漏胸、腹、盆腔脏器及其他重要部位损伤。闭合性颅脑损伤中的头皮损伤、颅骨骨折、脑损伤、颅内血肿等分述如下。

一、头皮损伤

头皮损伤常由于斗殴、撞击、坠落、机器将头发卷入、烫伤或电伤等引起;单纯头皮损伤是头部最轻的损伤;必要时可行颅骨 X 线平片、头部 CT 平扫等辅助检查,了解有无颅骨骨折、颅脑伤及迟发的颅内损伤灶。头皮损伤有挫伤、裂伤、撕脱伤者必须及时清洁和消毒伤部;必要时戴无菌手套探查伤口;浅表的出血可在检查伤口时及时止血,以免因头皮血供丰富导致失血性休克。头皮损伤应进行破伤风血清的预防注射。

1. **头皮裂伤**(scalp laceration)　头皮裂伤可由锐器或钝器致伤物所造成,头皮组织断裂,损伤深浅不一;刃具伤伤口边缘整齐,钝器伤伤口边缘不整齐而呈直线形或不规则裂伤。

除少数锐器伤(如斧、凿等)可进入颅内造成开放性颅脑损伤外,大多数裂伤仅限于头皮,虽可深达骨膜,但颅骨常完整;因钝器或头部碰撞造成的头皮裂伤多不规则,创缘多有挫伤痕迹,常伴有颅骨骨折或脑损伤。

头皮裂伤的清创处理:经清洁消毒后,头皮创缘不可切除过多,只切除 1~2mm 窄条即可,分层缝合;如果不能分层缝合时,可用垂直褥式缝合;如缺损过多,可用 S 形切口、减张切口或转移皮瓣等方法缝合伤口;但应注意缝合后的头皮张力,避免出现头皮坏死。如遇头皮复杂撕裂伤,清理裂口内异物后,恢复损伤组织的正常位置再缝合固定修整。头皮血供丰富,一期缝合时限允许放宽至 24h,但前提是没有感染征象,术后使用抗生素。

2. **头皮撕脱伤**(scalp avulsion) 多因长发被机器卷入而发生头皮撕脱伤。患者因大量失血,常伴有休克;由于皮肤、皮下组织和帽状腱膜三层紧密连接,头皮撕脱常处于帽状腱膜与颅骨骨膜之间,有时部分骨膜也可被撕脱。撕脱的范围与受牵扯的头发面积有关,严重者整个头皮甚至连前部的额肌一起撕脱;具体情况和处理方法如下:①头皮撕脱未完全脱离,且有血供时,细致剪除失活的碎裂组织,将撕脱头皮放回原处,分层缝合;②头皮完全撕脱并完整,但挫伤不严重,无明显污染,小血管断端整齐,且伤后未超过6h,可对整齐的断端小血管(颞浅动、静脉,枕动、静脉)进行吻合,然后分层缝合撕脱的头皮;③如头皮撕脱伤头皮碎裂严重,已不能依上法进行,可将头皮切成中厚皮片,植于骨膜上,缝合后加压包扎;④如撕脱的头皮挫伤和污染严重,骨膜未撕脱,转移皮瓣又不可能,可从患者腹部或大腿处取中厚皮片做游离移植;⑤撕脱头皮处骨膜已破坏,颅骨外露,撕脱的头皮未污染失活可以回植者,可以在颅骨外板密集钻孔达板障,再在撕脱头皮骨膜上切刮新鲜创面,然后回植撕脱的头皮并加压包扎;⑥撕脱头皮处骨膜已破坏,颅骨外露,撕脱的头皮已污染失活不能再用,可先做帽状腱膜转移,覆盖颅骨外露部分,然后再行植皮;⑦当头皮撕脱伤创面已明显感染或颅骨裸露时,应待肉芽生长后,或于裸露颅骨外板上钻孔,间距1cm待肉芽长出后再植皮覆盖创面。

3. **头皮血肿**(scalp hematoma) 头皮富含血管,层次分明,遭受钝性打击或撞击后,可使不同层次血管破裂,而头皮保持完整,形成血肿。①皮下血肿(subcutaneous hematoma):此层血管破裂时,出血常限于一定范围内,其周围可发生水肿显得坚硬,而皮下血肿中心部发软而有波动,常误诊为凹陷性骨折,必要时可拍X线颅骨平片确认有无骨折。②帽状腱膜下血肿(subgaleal hematoma):容易向周围扩散,不受颅缝限制,甚至蔓延全头,触之较软,有明显波动。此层如发生化脓性感染,脓液也会充满整个帽状腱膜下层。婴幼儿巨大帽状腱膜下血肿可引起贫血或休克。③骨膜下血肿(subperiosteal hematoma):颅骨外骨膜附着于颅骨缝,血肿会被限制在某一骨的范围内,不超过颅缝,张力较高,可有波动,且提示该颅骨存在骨折。

关于头皮血肿的治疗,如果头皮血肿较小者,可给予抗生素药物预防化脓,血液可在1~2周左右自行吸收消散,不必做特殊处理。如果血肿较大可能需要4~6周吸收,如果血肿巨大或逐渐扩张,不见消散吸收时,为了防止头皮坏死、血肿感染和血肿不能吸收,应用粗针头在剃除头发和消毒范围内抽出积血,然后绷带加压包扎。如反复穿刺抽吸仍不见血肿缩小,应排除凝血障碍、颅骨和颅内损伤诊断,行CT或MRI检查,骨膜下血肿应注意伴有颅骨骨折,不宜强力加压包扎,以防血肿沿骨折缝进入颅内形成硬脑膜外血肿;必要时考虑切开探查,清除血肿,在切开引流后,血肿常可很快痊愈。对已有感染血肿,需切开引流。

二、颅骨骨折

脑颅是类似球形的骨性腔状结构,颅腔除了由大小不同的骨孔通过延髓与脊髓相续部分和神经、血管外,它的作用就是容纳和保护颅腔的内容物。所以颅骨骨折的重要性不在于颅骨骨折本身,而在于颅腔内容物的并发损伤。

【病因及发病机制】

颅骨骨折(skull fracture)是指颅骨受到暴力作用所致的颅骨结构改变,外力作用于颅骨的一瞬间,颅骨产生弯曲变形,外力作用消失后,颅骨又立即弹回;如果外力较大,使颅骨的变形超过其弹性限度,即发生骨折。这一作用的机制主要取决于外力大小、作用方向和致伤物与颅骨接触的面积以及颅骨本身的解剖结构特点。颅骨骨折的性质和范围主要取决于致伤物的大小和速度:致伤物体积大,速度慢,多引起线形骨折;体积大,速度快,易造成凹陷性骨折;体积小,速度快,则可导致圆锥样凹陷性骨折或穿入性骨折。外力作用于头部的方向与骨折的性质和部位也有很大关系:垂直打击颅盖骨的外力常引起着力点处的凹陷性骨折或粉碎性骨折;斜向外力打击颅盖部,常引起线形骨折;此外,伤者的年龄、着力点的部位、着力时头部是否固定不动等实时状态与骨折的关系也很密切。

颅骨骨折的伤员,并不一定都合并严重的脑损伤;但没有颅骨骨折的伤员,也可能存在严重的脑损伤。

【病理】

骨折可发生于颅骨的任何部位,一般骨折线不跨过颅缝;如暴力过大,也可波及邻骨;颅骨骨折超过两块颅骨以上者,伤情多较重;颅盖骨折可延伸到颅底,以颞骨合并颅中窝骨折多见;额骨常合并颅前窝骨折;枕骨则常合并颅后窝骨折。也可发生在间接外力作用下,如坠落伤时臀部着地,脊柱撞击在枕骨髁而发生枕骨大孔部骨折;在下颌部受到打击时,颅中窝就可由髁状突受撞击而直接使颅底骨折。

【分类】

按照骨折部位可分为颅盖骨折(fracture of skull vault)与颅底骨折(fracture of skull base);按照骨折形态分为线形骨折(linear fracture)与凹陷性骨折(depressed fracture)、粉碎性骨折、洞形(穿入性)骨折;按照骨折处是否与外界相通,分为开放性骨折(open fracture)与闭合性骨折(closed fracture)。开放性骨折及累及鼻旁窦的颅底骨折因与外界相通有可能引起颅内感染或骨髓炎。

(一)颅盖骨折

颅盖骨折按照形态可分为线形骨折和凹陷性骨折。

【临床表现】

1. 线形骨折　一般几乎均为颅骨全层骨折,个别仅为内板断裂;骨折线多是单一的,也可多发,呈线条样或放射状,宽度一般为数毫米,偶尔达到1cm以上。线形骨折除可能伴有头皮损伤(挫裂伤、头皮血肿)外,骨折本身仅靠触诊很难发现,如不合并颅内损伤,常无显著症状;常需依赖X线平片或CT骨窗片或三维重建片诊断,但仍有纤细的骨折线可能被遗漏。如果骨折线较宽,且有血液或血块不断自骨折处渗出,为防止硬脑膜外血肿被遗留,可用CT扫描确认或在骨折线旁钻孔咬除骨折缘少许,证明无出血集聚。线形骨折亦可导致板障静脉出血流入硬脑膜外形成血肿,必须早期诊断;骨折线跨过上矢状窦、横窦、脑膜中动脉沟,皆需细致检查,严格观察;如发现颅内血肿症状与体征,或出现一侧瞳孔稍大,恢复正常后又显示稍大,说话不清楚;或突然出现阳性病理反射;或意识状态变差,应立即行CT或MRI扫描确诊后再行处理;如果条件不具备,必要时可直接开颅探查。

2. 凹陷性骨折(图20-5C)　见于颅盖骨折,好发于额骨及顶骨,多呈全层凹陷,少数仅内板凹陷;成人凹陷性骨折多为粉碎性骨折(comminuted fracture);婴幼儿可呈"乒乓球"凹陷性骨折(depressed "ping-pong" fracture),可无骨折线如乒乓球样凹陷,并不过广过深,且无脑症状和体征。

范围较大的和明显的凹陷性骨折,触诊多可确定;但小的凹陷性骨折易与边缘较硬的头皮下血肿混淆。

凹陷性骨折因颅骨凹陷部断裂,骨片陷落颅内,内外板可同时陷入,使局部脑组织受压或产生挫裂伤,可引发异常脑电波,可于伤后早期或晚期出现继发性癫痫或受伤区域局灶性症状。如并发颅内血肿则可导致颅内压增高症状。

凹陷性骨折跨过上矢状窦、横窦、脑膜中动脉沟,刺破相应结构可引起致命性大出血,需细致检查,严格观察,如发现颅内血肿症状与体征,及时手术挽救生命。

3. 闭合性颅骨粉碎性骨折　以额骨为多,顶骨次之,X线平片见骨折呈星芒状,骨片陷入脑内,骨折错位,个别患者可有骨折片突入脑室内。

【辅助检查】

1. X线平片　颅骨骨折除微小者外,皆可由X线平片得出结论。投照位置有常规X线正、侧位,以及必要时加照额枕30°(汤氏位)位、枕骨位、颅底位、斯氏位、切线位、视神经孔位等,可显示骨折陷入颅内的深度、骨碎片重叠、骨片移位等(图20-5A)。

2. CT　CT扫描不仅可以了解骨折情况,还可以了解骨折陷入颅内的深度、有无骨碎片重叠、骨片移位及脑内出血或挫裂伤等密度增高的颅内损伤,CT三维重建颅骨则骨折情况显示更为清晰(图20-5B、图20-5D)。

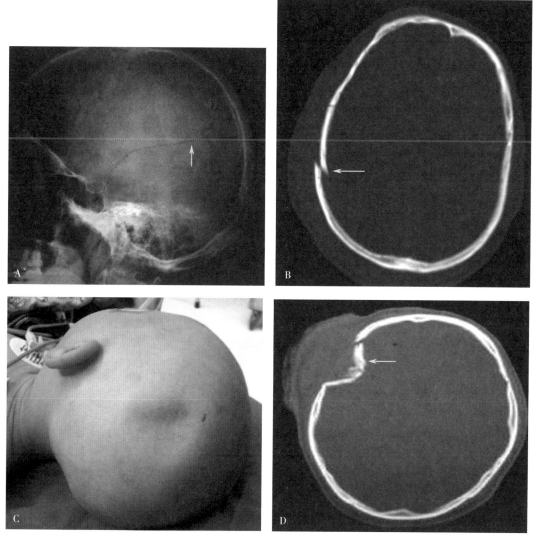

图 20-5　颅骨骨折

注:A.线形骨折 X 线表现;B.线形骨折 CT 表现;C.凹陷性骨折外观;D.凹陷性骨折 CT 表现。

【诊断及鉴别诊断】

1. **外伤史**　患者多因头部受伤而立即就诊,或因其他部位受伤影响颅脑而有颅脑症状,通过摄头颅 X 线平片而确诊。轻度颅骨骨折未产生脑损伤的患者,常因未在意,以后经过较久时间,发现有脑部症状,就医时拍摄 X 线片才发现颅骨骨折;颅骨骨折常与脑损伤同时发生,但也有脑损伤而不伴有颅骨骨折者,或有颅骨骨折而无脑损伤者。

2. **闭合性颅脑损伤的临床表现**　闭合性颅脑损伤除可见或触摸到的凹陷性骨折及粉碎性骨折已经有骨折片移位者外,很难确诊;常需要借助于辅助检查完成诊断及鉴别诊断。

【治疗及预后】

1. **线形骨折**　轻度线形骨折无头皮损伤的患者,如无颅内压增高征象及脑症状,可不手术,但应缜密观察;但骨折线经过脑膜中动脉沟、上矢状窦、横窦等血管性结构邻近部位时,应警惕骨折线是否损伤血管性结构导致颅内血肿;如疑有颅内出血,应行 CT 扫描,颅后窝可行 MRI 扫描,不具备上述条件的,在必要时可行钻孔探查术,以免因漏诊对患者造成进一步损害。线形骨折线过宽且有血液不断渗出或有组织夹在骨折处,应首先考虑有硬脑膜外出血的可能。

2. **凹陷性骨折**　①轻度凹陷性骨折,骨折片下陷在 0.5cm 以内者,且无颅内压增高及脑症状,可不必手术,但应缜密观察;②凹陷性骨折部位如出现异常脑电波,为了预防癫痫的发生和脑瘢痕的形成以及明确局部损伤情况,以进行手术探查和凹陷的骨碎片整复为宜,如有硬脑膜撕裂,应予以修补缝合;③如凹陷性骨折严重,凹陷深度 >1cm,骨片深入脑内、脑室内或有脑脊液漏,或疑有颅内血肿,皆应及时明确诊断、及时手术治疗;④在静脉窦处的凹陷性骨折需要手术者,要做好充分的术前准备,备好足量血液和相应耗材后再以跨窦的游离骨瓣开颅,清除血肿,修复损坏的相应结构,以免引起大出血危及生命;⑤乒乓球型凹陷性骨折如凹陷超过 1cm 深度且有脑症状或经过数周无自行恢复的迹象,可于凹陷处做一弧形头皮切口,钻孔撬起骨折凹陷处。

凹陷性骨折的手术术式选择:①在凹陷性骨折线旁钻一骨孔将陷入骨片撬起;或在凹陷性骨折片断裂重叠处用咬骨钳咬除少许骨质而后渐次扩大骨孔,掀起凹陷的骨片;②游离骨瓣修复凹陷性骨折:骨折呈星形且凹陷未陷入颅内过深的,抑或是跨静脉窦的,甚至是凹陷性并粉碎性骨折的各种情况,均可以在凹陷性骨折范围外周 2~3cm 处钻 4~6 个骨孔,围绕凹陷性骨折形成游离骨瓣,整体取出凹陷性骨折碎片及周围骨瓣,整复碎骨片并用生物胶黏合,如果情况许可可立即还纳骨瓣,如不能立即还纳骨瓣,可将骨瓣用聚维酮碘冷冻保存,3~6 个月后再次手术修补颅骨缺损。

3. 粉碎性骨折　多发线形骨折密集时则成为粉碎性骨折;单纯的粉碎性骨折较少见,多因头颅受钝器打击,头皮有明显的挫伤和血肿;多发的骨折线将颅骨骨折区分割为游离的、不规则的碎片,如碎骨片不凹陷,且不刺破硬脑膜,则对脑组织并不造成压迫和损伤;患者无颅内压增高及脑症状,可暂时观察不行手术治疗;如果有脑症状及颅内压增高,X 线颅骨平片显示碎骨片移位,且陷入颅内较深,则提示硬脑膜及脑组织皆有损伤,甚至已发生脑挫伤或颅内血肿,则应立即行头部 CT 平扫后急诊手术治疗。

(二)颅底骨折

颅底骨折(skull base fracture)多为颅盖线形骨折延伸到颅底,也可由间接暴力所致,少数可因头部挤压伤或着力部位在颅底水平的外伤造成。颅底骨折绝大多数为线形骨折;由于颅底的结构特点,横行的骨折线在颅前窝可由眶顶经筛板抵达甚至延伸到对侧;在颅中窝常沿岩骨前缘走行甚至通过蝶鞍将蝶鞍横断;纵行的骨折线邻近中线者,常经过筛板、视神经孔、破裂孔、岩骨内侧和岩枕裂直达枕骨大孔。靠外侧者常在眶顶、圆孔和卵圆孔的线上,甚至将岩骨横断。

【临床表现】

1. 颅前窝骨折(fracture of anterior fossa)　若筛板或视神经管骨折,可合并嗅神经或视神经损伤,导致嗅觉丧失和视力下降或丧失;如出现视力障碍,应做眼底、视野检查,拍摄 X 线视神经孔片,观察有无视神经管骨折和变形,以便及时处理视神经受压;用 CT 或 MRI 扫描效果更佳。累及眶顶和筛骨,可有鼻出血、眶周广泛淤血斑 "熊猫眼" 征,以及广泛的球结膜下淤血斑等表现,睑结膜也有肿胀,出血处呈青紫色。球后出血也可导致眼球运动受限,甚至呈眼球突出。硬脑膜有撕裂时,则合并脑脊液鼻漏(CSF rhinorrhea),脑脊液经额窦或筛窦由鼻孔流出;也可出现脑脊液眼漏,但脑脊液眼漏经常会被误为流泪。气体经额窦、蝶窦或筛窦骨折及硬脑膜破裂通道进入可导致颅内积气,发生头痛、头晕、复视、谵妄,甚至昏迷。

2. 颅中窝骨折(fracture of middle fossa)　如发生咽后壁出血,意味着骨折可能累及蝶骨;蝶鞍骨折可导致颈内动脉海绵窦瘘,出现眼球突出、眼睑肿胀、结膜水肿似水泡、眼球运动受限、眼球有搏动感、用听诊器可在眼睑表面听到连续性吹风样血管杂音,并可伴发第 Ⅱ、Ⅲ、Ⅳ、Ⅴ、Ⅵ脑神经受损症状;血液和脑脊液经蝶窦流入上鼻道再经鼻孔流出形成鼻漏。若骨折线累及颞骨岩部和乳突,血液和脑脊液可经中耳和破裂的鼓膜由外耳道流出,形成耳漏及外耳道流血;如鼓膜未破,仅见鼓膜呈紫色,脑脊液则可沿耳咽管流入鼻腔形成鼻漏。颞骨岩部骨折累及内耳道和迷路常发生面神经(Ⅶ)和位听神经(Ⅷ)损伤,听觉和前庭功能也可能同时发生障碍,表现为失听和眩晕;如骨折线靠内侧,可累及视神经(Ⅱ)、动眼神经(Ⅲ)、滑车神经(Ⅳ)、三叉神经(Ⅴ)和展神经(Ⅵ);如骨折线靠颅中窝外侧可引起颞部肿胀。蝶骨嵴、小脑幕边缘、大脑镰等锐利结构可在脑移位过程中撕破和牵拉脑血管造成损伤,形成动脉瘤,较常见于大脑中动脉及大脑前动脉周围分支上;也可以发生于海绵窦内的颈内动脉,动脉瘤可扩大破裂引起大量鼻出血致死。一侧视力丧失、延迟性鼻出血和颅底骨折称为外伤性海绵窦段颈内动脉三联征;可以经脑血管造影确诊;如不治疗,死亡率达 50%。破裂孔周围的骨棘刺破颈内动脉时,大量血液从鼻部喷出,患者可立刻死亡。

3. 颅后窝骨折(fracture of posterior fossa)　骨折线常累及岩骨和枕骨基底部;在乳突和枕下部可见皮下淤血斑(Battle 征),或在咽后壁发现黏膜下淤血。枕后部接近颈椎,如颅后窝骨折伴有颈椎骨折时,可发生四肢瘫、呼吸困难、颈部强直不能前屈,重者可致死亡;一般严重损伤患者避免屈颈和反复反转,应暂缓拍摄颅底位片,待伤情好转后再做;但 CT 扫描是必要的。骨折线居于颅后窝内侧可累及舌咽神经(Ⅸ)、迷走神经(Ⅹ)、副神经(Ⅺ)和舌下神经(Ⅻ)和延髓,出现损伤症状。颅后窝骨折常合并颅后窝血肿,应特别观察伤情变化如意识情况、血压、呼吸、体温、瞳孔等情况变化;必要时应进行 CT 或 MRI 扫描,以指导后续治疗。

【辅助检查】

头部 X 线平片、CT、MRI 均有帮助。

【诊断及鉴别诊断】

与颅盖骨折不同,颅底骨折的诊断主要依据临床表现(表 20-2)。头部 X 线平片价值有限,颏顶位 X 线平片确诊率仅 50%,对枕部着力伤的患者,必须摄额枕 30° 的汤氏位片,外伤性气颅 X 线平片可以确诊;但 CT 扫描对颅底骨折有诊断意义,通过对窗宽和窗距的调节(骨窗相)常能显示骨折部位,还能发现颅内血肿和气颅(图 20-6);MRI 扫描亦有更大帮助。疑有颈内动脉海绵窦瘘时,可行脑血管造影、球囊导管造影、CTA 或 MRA 确诊。有脑脊液漏时,应该辨别脑脊液来自何处,是来自筛窦、额窦、蝶窦或颞骨岩部及乳突骨折? 颅前窝骨折以拍摄 X 线瓦特位(Water)片较清晰;用 CT 或 MRI 扫描效果更佳,神经内镜结合示踪剂也有助于脑脊液漏定位。

表 20-2　颅底骨折的临床表现

骨折部位	迟发黏膜瘀斑	脑神经损伤	脑脊液漏	合并脑损伤
颅前窝骨折	眼睑、球结膜下	Ⅰ、Ⅱ	鼻漏、眼漏	额极、额底
颅中窝骨折	颞肌下	Ⅱ、Ⅲ、Ⅳ、Ⅴ、Ⅵ、Ⅶ、Ⅷ	鼻漏、耳漏	颞极、颞底、垂体、下丘脑
颅后窝骨折	耳后、乳突、枕下、咽后壁	Ⅸ、Ⅹ、Ⅺ、Ⅻ	乳突、胸锁乳突肌皮下	小脑、脑干、延髓

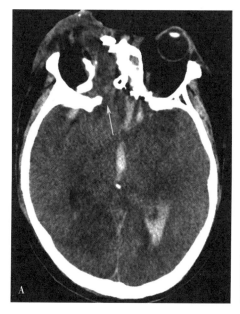
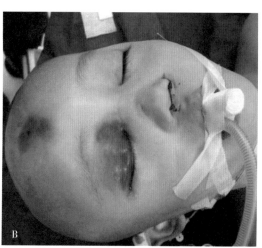

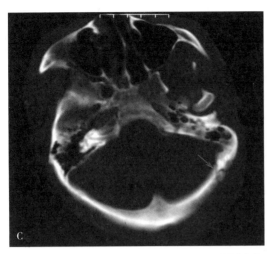
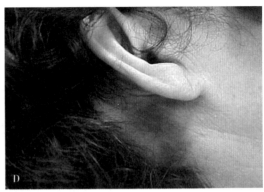

图 20-6　颅底骨折

注：A.颅前窝骨折 CT 表现；B.颅底骨折"熊猫眼"征；C.颅后窝骨折 CT 表现；D.颅后窝骨折外观。

【治疗及预后】

颅底骨折应着重治疗合并发生的颅内损伤。

1. **颅前窝骨折**　如有脑脊液鼻漏或眼漏,治疗不可以冲洗鼻腔或紧塞鼻孔;应将头部体位摆放在不流脑脊液的体位,使用抗生素预防感染;如果鼻漏持续 1 个月以上不能自行闭合,可以考虑手术修补漏口。如果有视神经管骨折,视力已有失明的可能,应立即行视神经管开窗减压术以抢救视力。如果颅内发现积气,应关注颅内积气是否进行性增加引起颅内压快速增高;有眼球结合膜淤血斑,出现熊猫征的颅前窝骨折患者,如出现颅内血肿迹象,应即行头部 CT 扫描,有颅内血肿出现并符合手术指征的应及时手术清除血肿;额窦骨折易导致颅内感染,应手术去除窦内黏膜,放置抗生素并用骨蜡填塞额窦及其开口。

2. **颅中窝骨折**　发生颈内动脉海绵窦瘘时,手术治疗目前多采用 DSA 血管造影术同时使用球囊导管闭塞法。颞骨岩部和乳突骨折发生脑脊液耳漏或鼻漏时,处理方法同前述。

3. **颅后窝骨折**　因横窦损伤发生的颅后窝血肿,横窦上下皆可发生;如拍照 X 线额枕 30° 位(汤氏位)显示有颅后窝骨折,且有颅内血肿征象时,宜做头部 CT 或 MRI 扫描确诊,必要时行手术血肿清除术。如术前疑有横窦破裂时,宜充分备血及器械和耗材后再行手术。

三、脑损伤

颅脑损伤中脑损伤最为重要;脑损伤分为原发性损伤和继发性损伤;还分为闭合性脑损伤和开放性脑损伤两大类。

原发性脑损伤是指外力作用于头部立即发生的损伤,包括：脑震荡(cerebral concussion)和脑挫裂伤(cerebral contusion)。继发性脑损伤是指受伤一定时间后出现的脑损害,包括：脑水肿、脑肿胀和颅内血肿等。凡是硬脑膜完整的脑损伤均属于闭合性脑损伤;硬脑膜破裂,脑与外界相通者均为开放性脑损伤。

（一）脑震荡

脑震荡(cerebral concussion)是脑损伤中最轻的一种,其特点是头部损伤后即刻发生短暂的脑功能障碍,特别是意识障碍和近事遗忘。

【病因及发病机制】

发病机制至今仍未统一,多种学说共存。但各个学说都只是从某个方面论述了脑震荡的发病机制,不能全面解释所有与脑震荡的有关问题。一般对脑震荡认识的通识是脑震荡引起的意识障碍主要是脑干网状结构受损导致的结果；这种震荡的损害与外伤时脑脊液对脑室壁和中脑导水管周围结构的冲击、外力打击瞬间产生的颅内压力改变、脑血管功能紊乱、脑干的组织受机械性牵拉或扭曲等因素有关。

【病理】

传统观点认为，脑震荡仅是中枢神经系统暂时的功能障碍，并无可见的器质性损害。因为脑震荡患者临床上不会出现死亡和尸体解剖情况；常以动物实验推测人类脑震荡时的病理情况。①光学显微镜：额叶白质、延髓、上颈段脊髓有轻度水肿，枕叶皮质及颈段脊髓有少数神经细胞轻度肿胀；②电子显微镜：皮质神经细胞中许多线粒体肿胀，线粒体嵴被挤向周围而移位，线粒体的改变直接影响神经细胞的代谢过程。因此脑震荡时，脑细胞的能量代谢、细胞的动作电位和兴奋性以及神经化学等各方面都会发生相应的变化。

临床上脑震荡患者脑电图检查，发现波幅很快降低；脑干听觉诱发电位发现轻型脑震荡患者有一半病例伴有器质性损害。在脑震荡诊断时 MRI 较 CT 敏感程度更高，能够较早发现轻型颅脑损伤的影像学改变；有学者指出，脑震荡可能是一种最轻的弥漫性轴索损伤。

脑震荡患者的脑脊液中，可检查出乙酰胆碱（ACh）的含量大增，胆碱酯酶的活性降低；乙酰胆碱含量愈高，临床上患者昏迷程度也愈深；钾离子伴随乙酰胆碱含量增加而上升；乙酰胆碱浓度增加就可使神经元突触发生传导阻滞，便会导致意识障碍。

【临床表现】

1. **意识障碍**　脑外伤患者来诊，应询问其本人或陪同者患者伤后是否有意识改变；如患者自述神志一直清醒，在诊断上不列为脑震荡；脑震荡的意识障碍的深浅和时间持续久暂与作用于头部的外力大小有关，有的仅表现瞬间意识混乱或恍惚，并无昏迷；轻型脑震荡患者伤后立即昏迷的时间在 30min 以内。

2. **全身症状**　头痛、头晕及疲劳等症状与脑震荡的严重程度有关，头痛可由于脑在颅腔内剧烈摇动，脑膜和血管受牵拉和伸张所致；头晕多由于前庭神经障碍；还有以头痛或头晕形式出现的癫痫，脑电图检查可出现棘慢波。

脑震荡患者清醒后，多半有恶心、厌食、呕吐、发热感、失眠、注意力不集中、迟钝、思维力差等症状。且常持续 1~3d；这可能是由于患者脑皮质功能减弱，皮质下中枢失常有关。

3. **遗忘症**　患者从昏迷中清醒后，对受伤的时间、地点和伤前不久的情况都不能记忆，但对伤前越久的事越记得清楚，在受伤一刹那的情况总是想不起来；这种情况叫近事遗忘症或逆行性遗忘症。

4. **情感变化**　伤后数天，患者情绪常不稳定，易激动、发怒，常大声呼叫，但也有人表现得抑郁淡漠。

5. **血管神经中枢紊乱和自主神经失调**　伤后立即出现皮肤苍白、血压下降、脉搏慢而弱、呼吸浅慢。

【辅助检查】

1. **CT、MRI**　影像学检查一般无异常征象。
2. **脑电图**　可显示轻度异常，可见有棘慢波，波幅很快降低等改变；也可正常。
3. **脑干诱发电位**　轻型脑震荡患者可见有器质性损害；约有一半患者不表现器质性损害。

【诊断及鉴别诊断】

依据患者头部外伤史及以上所述临床表现，特别是伤后短暂昏迷、无显著的生命体征和神经系统阳性体征、患者的症状很快消失，即可诊断本病。

脑震荡较严重的病例与脑挫伤较轻者常难以即时正确判断。

（1）脑震荡与脑挫伤或超过脑震荡的脑损伤的鉴别：有很多脑震荡患者在初期似乎是脑震荡，头部 CT 或 MRI 检查未见异常；但随着病程进展，患者颅内出现了不同程度的脑挫伤甚或颅内血肿，这必须经过头部 CT 扫描才能鉴别出来,MRI 扫描对脑震荡的敏感度比 CT 扫描更好。

(2)脑震荡后综合征与脑外伤后精神障碍及心理因素症状的鉴别:有些学者认为脑震荡后综合征是由心理因素所致;有一部分精神障碍也是由于心理因素或由于颅脑外伤诱发原有的精神障碍所造成的,并不与外伤情况成正比例;很小的外伤也可能引起严重的精神障碍。

【治疗及预后】

既往认为脑震荡无需特殊治疗,一般休息 5~7d,酌情使用镇静、镇痛药物,做好解释工作,消除患者的畏惧心理,多数患者在 2 周内恢复正常,预后良好。

现在很多学者推荐脑震荡患者应该给予治疗:①最好在伤后留院观察和治疗,以便出现病情进展时,尤其是发生颅内血肿时能够及时发现、及时处理;必要时复查头部 CT 或 MRI;②卧床休息、静养 7~14d,减少对患者不良刺激,少活动以免颅内压波动过大;③患者有恶心、呕吐不能进食者可以静脉输液,每天输液量 1 500~2 000ml,25~35 滴 /min,不可过快,避免导致脑水肿;④对兴奋患者可酌情给予镇静剂或冬眠合剂;⑤对血管性头痛患者可给予调节血管运动的药物;⑥给予神经营养药物,对少数症状较重者可给予与脑挫裂伤一样的治疗;⑦病情久治不愈者给予中药补气会对病情有所助益。

(二)脑挫裂伤

脑挫裂伤(cerebral contusion and laceration)是外力造成的原发性脑器质性损伤,既可发生在着力部位,也可发生在对冲部位。

【病因及发病机制】

脑挫裂伤的发生机制比较复杂:①外力作用于头部,由于颅骨内陷和迅速回弹或骨折引起的脑损伤,这种损伤常发生在着力部位,即原发伤;②头部遭受外力后的瞬间,脑与颅骨之间的相对运动造成的损伤,既可发生在着力部位,也可以发生在着力部位的对侧,即对冲伤;这两种因素在加速性损伤和减速性损伤中所起的作用不尽相同。在加速性损伤中,主要是发生原发伤;在减速性损伤中,原发伤和对冲伤均有重要意义;因脑与颅骨之间的相对运动所造成的脑损伤可能更多见、更严重。由于枕骨内面和小脑幕表面比较平滑,而颅前窝和颅中窝底凹凸不平,因此在减速性损伤中,无论着力部位在枕部还是在额部,脑损伤均多见于额叶、颞叶前部和底面。

【病理】

钝性脑挫裂伤只是脑局部楔形的损伤灶,虽可深及白质以内,但未失去与脑部整体的连续。轻者仅见局部软膜下皮质散在的点片状出血,归为脑挫伤;较重者损伤范围较广泛,常有软膜撕裂,深部白质也受累及。脑组织分离裂开,失去整体连续,甚至大块分离,归为钝性脑裂伤。脑裂伤多发生在硬脑膜撕裂处,严重的脑皮质及其深部白质广泛挫碎、破裂、坏死,局部出血、水肿,甚至形成血肿;显微镜下可见脑组织出血,皮质分层不清或消失;神经元胞质空泡形成,尼氏体消失,核固缩、碎裂、溶解、轴突肿胀、断裂,髓鞘崩解;胶质细胞变性、肿胀;毛细血管充血,细胞外间隙水肿。

对冲伤可见于头部着力点对侧,脑皮质撞击在对侧的颅骨表面而致伤;脑挫伤最多见于额极、眶回和脑外侧裂的上下皮质。

【临床表现】

1. **一般症状**   ①意识障碍:脑挫裂伤和脑震荡的意识障碍在时间上很难区分,因为脑挫裂伤意识障碍情况是在伤后 12h 以内清醒;轻度脑挫伤患者也可在数分钟内清醒。脑挫裂伤的意识障碍在临床上常可长达数月数年,甚至由于合并症死亡;也可由于弥漫性脑皮质损伤、脑组织缺氧缺血、急性脑水肿、脑干损伤、乙酰胆碱增加,特别是此时再并发颅内血肿而使昏迷加深和延长。②头痛:由于脑水肿及脑膜脑实质损伤,头痛程度远较脑震荡强烈。如伤灶脑膜脑粘连,脑血管运动功能紊乱,常可导致癫痫发作;头痛亦可代替癫痫发作,表现为发作性头痛而不出现抽搐,脑电图可出现棘慢波。③恶心、呕吐:受伤时外力冲击第四脑室底前庭区,导致前庭神经受刺激;蛛网膜下腔出血,使延髓受刺激;或颞叶前庭区有挫伤灶,皆可发生剧烈恶心与呕吐。④生命体征:较重的脑挫裂伤患者的血压偏低、脉搏快弱、呼吸变慢、面色苍白,这些都是迷走神经兴奋症状;以后血压稍微上升,脉搏稍慢而强,体温波动在 37.5~38.0℃ 等交感神经兴奋状况;如血压呈阶梯形逐渐上升;脉搏逐渐减慢,则应怀疑患者合并有颅内血肿,立即头部 CT 扫描加以明确,并加强对瞳孔、锥体束征等检查与对比。⑤瞳孔变化:如瞳孔对称性缩小,颈强直并有脑膜刺激征,且有发热、头剧痛,常为伤后出现的蛛网膜下腔出血,可做腰椎穿刺用细针缓慢放出 1~2ml 脑脊液证实;但应在确定不会出现脑疝的或颅内压增高状况许可的情况下做腰椎穿刺。如瞳孔缩小如针尖,则可能有脑干损伤;如一侧瞳孔扩大,对光反应逐渐消失,则瞳孔扩大侧可能发生颅内血肿,应立即行头部 CT 扫描或其他辅助检查以确诊。

2. 脑挫裂伤定位症状　伤后立即出现额叶、颞叶、顶叶、枕叶、基底神经节、小脑及脑神经等损伤的定位症状,如运动区损伤出现对侧瘫痪、语言中枢损伤出现失语和蛛网膜下腔出血;但额叶、颞叶前端等"哑区"损伤可无明显局灶性症状和体征。

【辅助检查】

1. CT　CT 能够清楚地显示脑挫裂伤的部位、范围和程度,还可以了解颅内脑室受压、中线结构移位等情况。特别是对需要手术治疗的急性或超急性脑内、脑外病灶的显示效果更佳。脑挫裂伤的典型 CT 表现为局部脑组织内有高低密度混杂影,即不规则的片状低密度水肿区内有斑点状高密度出血灶。多因局部脑组织肿胀而密度减低,该区一般界限模糊,呈片状,可有多发小片或点状致密区;出血量多或互相融合可形成脑内血肿出现占位征象。脑挫伤常可伴有蛛网膜下腔出血;表现为脑基底池或纵裂池内为高密度影充填(图 20-7)。病变广泛时则有明显的占位表现;几天后出血灶开始吸收;高密度逐渐为低密度影代替;也可仅表现为局部或大面积的脑肿胀水肿低密度区,在脑挫裂伤及脑组织坏死区最为严重,虽可发生于局灶部位,但以广泛发生更多见;深部胼胝体丘脑损伤出血很少发生,一旦发生多为重症;脑挫裂伤后期可遗留有瘢痕、软化灶、脑萎缩等改变。

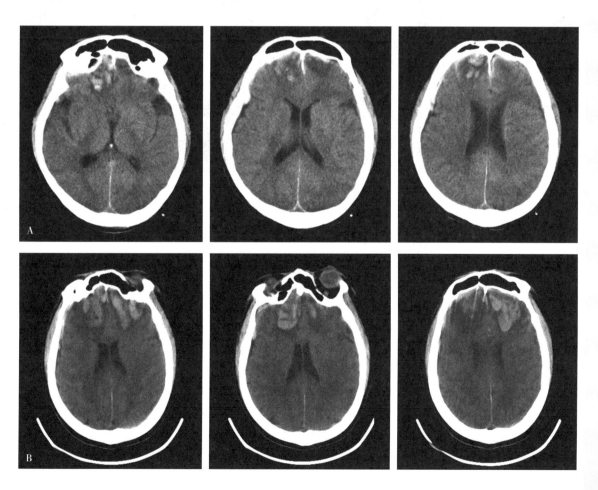

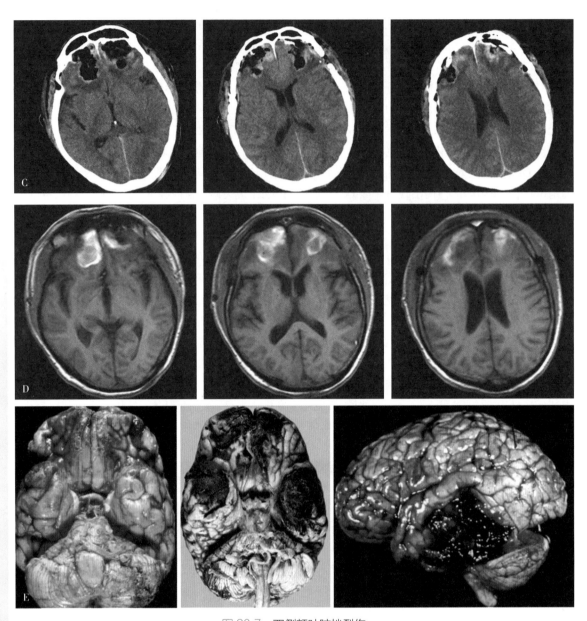

图 20-7　双侧额叶脑挫裂伤

注:A. 伤后 10h CT;B. 伤后 24h CT;C. 术后 6h CT;D. 术后 20d MRI;E. 脑挫裂伤大体标本。

2. **MRI**　对于急性颅脑损伤患者来说,MRI 也能显示 CT 所显示的病变,但是 MRI 本身的检查和成像需要时间较长,一般很少用于急性颅脑损伤的诊断;但 MRI 影像与 CT 相比有优势。

3. **脑电图**　可出现棘慢波,提示有表现为发作性头痛的继发性癫痫存在。

4. **腰椎穿刺**　观察脑脊液是否含有血液,可以与脑震荡相互鉴别;同时可测定颅内压或引流血性脑脊液减轻血液的刺激症状,但对于有明显颅内压增高征象的患者应谨慎或禁忌,必须进行者应该做好应对脑疝出现的准备,并与家属做好知情同意书的签署。

【诊断及鉴别诊断】

暴力使头部受伤,患者当即出现昏迷,且持续时间较长,伤后即可出现神经系统症状和体征;血压、脉搏、呼吸和体温有显著变化,常合并颅骨骨折;有较明显的头痛、恶心、呕吐等。有上述症状脑挫裂伤的诊断多可成立。重症患者昏迷可将许多症状掩盖、难于发现,在伤灶定位上也不准确;加之脑挫裂伤最容易发生在额极、颞极及其底面等"哑区",患者可无局灶性症状和体征的表现,故确诊常需依靠必要的辅助检查。

【治疗及预后】

1. 脑挫裂伤治疗

(1)严密观察病情：脑挫裂伤患者早期病情变化较大，应由专人护理，有条件者应送入重症监护病房(intensive care unit,ICU)，必须密切观察意识、瞳孔、肢体活动、血压、脉搏、呼吸、体温等每30min观察一次，前后对比，必要时应做颅内压监测；如有怀疑，及时进行辅助检查如CT、MRI，不能疏忽延迟以免耽误对颅内血肿的处理。

(2)一般处理：①体位：如患者意识清楚，可抬高床头15°~30°，以利于颅内静脉血回流；但对昏迷患者，宜取侧卧位或侧俯卧位，以免涎液或呕吐物误吸。②保持呼吸道通畅：是脑挫裂伤处理中的一项重要措施。呼吸道梗阻可加重脑水肿，使颅内压进一步升高，导致病情进入恶性循环；对于昏迷患者必须及时清除呼吸道分泌物及呕吐物；短时间内不能清醒者，应尽早做气管切开术，以利于气道管理；呼吸减弱、潮气量不足的患者宜用呼吸机辅助呼吸。定期做呼吸道分泌物细菌培养和药敏试验，选择有效抗生素，防治呼吸道感染。③营养支持：营养障碍将降低患者机体免疫力和修复功能，容易出现并发症。早期可采用肠道外营养，经静脉输入5%或10%葡萄糖液、10%或20%脂肪乳剂、复方氨基酸液、维生素等；一般经3~4d，肠蠕动恢复后，即可由鼻饲管经消化道补充营养；少数患者由于呕吐、腹泻或消化道出血，长时间处于营养不良状态，可经大静脉输入高浓度、高营养液体；个别长期昏迷患者可考虑行胃造瘘术。④躁动和癫痫处理：对于躁动不安的患者应查明原因，如疼痛、尿潴留、颅内压增高、体位不适、缺氧、休克等，并作相应处理；应特别警惕躁动可能是脑疝发生前的表现。脑挫裂伤后癫痫发作可进一步加重脑缺氧，癫痫呈持续状态者如控制不力可危及生命，应视为紧急情况，联合应用多种抗癫痫药物控制。⑤高热处理：高热可使代谢率增高，加重脑缺血缺氧和脑水肿，必须及时处理。中枢性高热可采取冬眠低温治疗，目前大家更倾向于使用半剂量的冬眠亚低温治疗。其他原因(如感染)所致的高热，应按原因不同分别处理。

(3)脑挫裂伤伴发早期休克的治疗：可用输血或血液代用品治疗；但最重要的是要确定有无胸、腹部脏器损伤和脊柱四肢骨折以及血管损伤而引起的创伤性休克，应及时进行这类损伤的紧急处理。

(4)防止脑水肿或脑肿胀：除原发性脑损伤特别严重者伤后立即或迅速死亡者外，继发性脑水肿或脑肿胀和颅内血肿是导致脑挫裂伤患者在早期死亡的主要原因，因此控制脑水肿或脑肿胀是治疗脑挫裂伤最为重要的环节之一。

(5)激素的使用：目前对脑外伤使用激素一直存有争议；支持使用者认为地塞米松可减少脑组织含水量；在一定程度上恢复血-脑屏障的结构和功能，保护脑细胞结构，帮助恢复脑中枢功能。也有人认为大、小剂量无明显副作用差别。

(6)注意酸碱平衡、水电解质平衡。

(7)手术治疗：一般脑挫裂伤皆采用非手术治疗，但如保守治疗无效；脑挫裂伤较局限而脑组织碎裂严重，局部脑水肿、脑坏死、脑液化，或血肿清除术后再次有脑疝征象等，均可考虑开颅手术清除糜烂脑组织、内减压；或去骨瓣减压术，一般可结合颅内探查手术进行。术中可依据颅内压监测数据以及脑搏动、脑膨出等情况，综合评估是否还纳骨瓣。术后的颅内压监测可为脑水肿加重、继发血肿、继发性脑梗死等情况提供早期预警，指导治疗。

2. 预后　Glasgow昏迷评分在7分以上者，90%预后良好；评分在5分以下者，90%预后不良；在颅内压监测下，颅内压>40mmHg，经治疗不能降到或短期内降到20mmHg以下者预后都差。脑挫裂伤患者预后与下列因素有关：①脑损伤的部位、程度和范围；②有无脑干或下丘脑损伤；③是否合并其他脏器损伤；④年龄；⑤诊治是否及时恰当。

(三)弥漫性轴索损伤

【病因及发病机制】

弥漫性轴索损伤是头部遭受加速性旋转外力作用时，因剪应力作用而造成的以脑内神经轴索肿胀断裂为主要特征的损伤，在重型颅脑损伤中占28%~50%，诊断治疗困难。

【病理】

脑弥漫性轴索损伤好发于神经轴索聚集区,如胼胝体、脑干、灰白质交界处、小脑、内囊和基底核;肉眼可见损伤区组织间裂隙和血管撕裂性出血灶,一般不伴明显脑挫裂伤和颅内血肿。显微镜下发现轴缩球(axonal retraction ball)是确认弥漫性轴索损伤的主要依据(图 20-8)。轴缩球是轴索断裂后,近端轴浆溢出膨大的结果,为圆形或卵圆形小体,直径 5~20μm,一般在伤后 12h 出现,2 周内逐渐增多,持续约 2 个月。

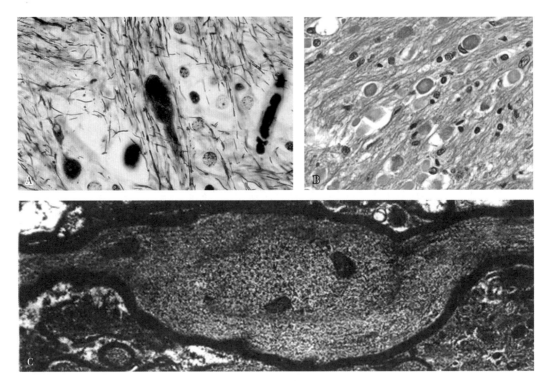

图 20-8　轴索损伤

注:A. 光镜下见轴缩球;B. 轴缩球组织切片;C. 电镜下见轴索肿胀。

根据病理所见,弥漫性轴索损伤可分为三级:Ⅰ级:显微镜下发现轴缩球,分布于轴索聚集区,以胼胝体和矢状窦旁白质区为主;Ⅱ级:除具有Ⅰ级特点外,肉眼可见胼胝体有撕裂出血灶;Ⅲ级:除具有Ⅱ级特点外,尚可见脑干上端背外侧组织撕裂出血灶。

关于弥漫性轴索损伤与原发性脑干损伤和脑震荡的关系,近年认为原发性脑干损伤实际上就是最重的(Ⅲ级)弥漫性轴索损伤,而脑震荡则是最轻的一类。

【临床表现】

1. **意识障碍**　伤后即刻发生的、长时间的严重意识障碍是弥漫性轴索损伤的典型临床表现。损伤级别越高,意识障碍越重,特别严重者数小时内即死亡,即使幸存下来,也多呈严重失能或植物状态。一般认为,弥漫性轴索损伤患者无伤后清醒期;但近年来的研究发现,轻型损伤者伤后可有清醒期,甚至能言语。

2. **瞳孔和眼球运动改变**　部分患者可有单侧或双侧瞳孔散大,广泛损伤者可有双眼向损伤对侧和向下凝视;但此种改变缺乏特异性。

【辅助检查】

伤后早期 CT 和 MRI 检查可以在大脑皮质和髓质交界处见到小的点片状出血,出血多在胼胝体、脑干、基底节及脑室周围,为毛细血管和小动脉破裂出血,周围水肿较轻,没有明显的占位效应。另外,可以见到急性弥漫性脑肿胀和蛛网膜下腔出血。但是常规 CT 和 MRI 仅依据出血性病变的大小、形态、部位以及脑肿胀对弥漫性轴索损伤作出辅助诊断,它并不能直接显示轴索损害,检出率不高。对于初次检查影像学正常的,可在伤后早期再次复查,以提高诊断率。近年来一些新的影像技术应用于临床(图 20-9),提高了诊断率。

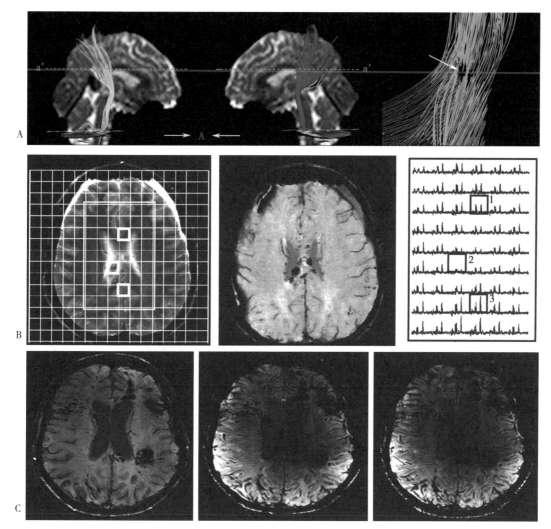

图 20-9 弥漫性轴索损伤的 MRI 检查

注:A. DTI;B. MRS;C. DWI。

1. **快速自旋回波成像(FSE)和液体衰减反转恢复成像(FLAIR)** FSE 可以进行连续薄层扫描,具有较高信噪比和对比噪音比。FLAIR 可以抑制脑脊液信号,提高了脑组织和脑脊液之间界面上病变的显著性。

2. **磁化传递成像(MTI)** 其主要原理是利用化学交换传递法直接计算人体组织内自由水氢离子和大分子质子的磁化交换,产生新的成像。弥漫性轴索损伤病变的 MTR 明显低于正常脑组织,可显示急性期没有出血性变化的弥漫性轴索损伤。

3. **磁共振波谱技术(MRS)** MRS 是无创性研究活体器官的组织代谢、生化改变及化学物质定量分析的方法,从机体的代谢及能量的病理生理改变中发现疾病的早期信息。弥漫性轴索损伤后 MRS 分析 N- 乙酰天冬氨酸与肌酸比值(NAA/Cr)明显降低,而胆碱与肌酸比值(Cho/Cr)则明显升高。

4. **弥漫加权成像(DWI)** DWI 是一种基于细胞分子水平运动状态的技术,根据水分子弥漫系数值分布成三维图像,能揭示白质纤维之间的联系和连续性,更清晰敏感地显示弥漫性轴索损伤的损伤区域的大小和方向。

5. **灌注成像（PWI）**　利用血管内对比剂所引起的组织强化,表示位于体内血管结构的信号变化。它可直接反映轴索损伤区域脑组织中血流灌注的相对多少,显示损伤的范围和严重程度。

6. **弥散张量成像（DTI）**　DTI 可利用水分子弥散的各向异性进行成像,可显示脑白质纤维,可观察弥漫性轴索损伤后白质纤维完整性。

【诊断及鉴别诊断】

1. **病史**　头部有加速性损伤病史。

2. **意识障碍**　伤后大多即刻昏迷,昏迷程度深,持续时间长,极少出现中间清醒期,这是弥漫性轴索损伤的典型临床特点。

3. **体征**　无明确的神经系统定位体征,部分患者出现瞳孔变化,可表现为双侧瞳孔不等大,单侧或双侧散大,对光反射消失,以及同向斜视、眼球分离或强迫下视。

4. **CT 和 MRI 扫描**　可见大脑皮质的髓质交界处、神经核团和白质交界处、胼胝体、脑干有单发或多发无占位效应出血灶及脑弥漫性肿胀、蛛网膜下腔出血,中线结构无明显移位(图 20-10)。

5. **脑干诱发电位**　严重弥漫性轴索损伤患者脑干诱发电位潜伏期有明显延长。

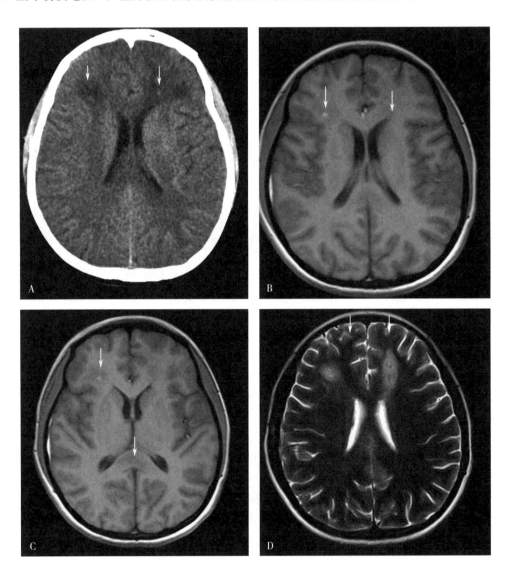

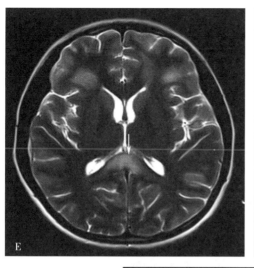
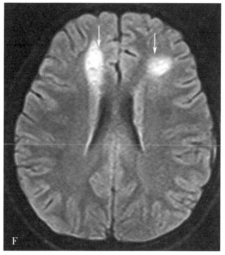
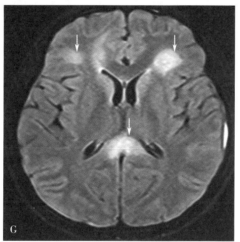

图 20-10 弥漫性轴索损伤

注:A. CT;B、C. MRI T_1 加权像;D、E. T_2 加权像;
F、G. T_2-Flair 像示白质交界处、胼胝体处小片状出血伴水肿。

【治疗及预后】

尽管弥漫性轴索损伤的基础研究取得了不少进展,但在治疗方面仍未见突破,还是采用传统的方法,包括呼吸道管理、过度换气和吸氧、低温、钙拮抗剂、激素、脱水、巴比妥药物等。治疗中若病情恶化,应及时复查 CT,如发现颅内血肿或严重脑水肿,需立即开颅手术,清除血肿或行减压术。

弥漫性轴索损伤因其多数发生在重型颅脑损伤导致该类患者预后差,究其原因,除因脑干损伤引起中枢性功能衰竭外,还与严重持久的意识障碍所致的多系统并发症相关。

四、颅内血肿

颅内血肿在闭合性颅脑损伤中占 10% 左右,在重型颅脑损伤中占 40%~50%。一般幕上血肿超过20~30ml,幕下血肿超过 10ml,即可引起脑受压和颅内压增高症状,甚至发生脑疝。颅内血肿是颅脑外伤的并发症,头伤后颅内出血积聚于颅内达到一定体积,引起颅内结构、组织受压和颅内压增高即称为颅内血肿。

【分类】

根据血肿发生的解剖部位,颅内血肿分为硬脑膜外血肿(extradural hematoma,EDH)、硬脑膜下血肿(subdural hematoma,SDH)和脑内血肿(intracerebral hematomas,ICH);根据血肿发生的时间,又分为急性血肿(头伤后 3d 内出现)、亚急性血肿(头伤后 3d 至 3w 内出现)和慢性血肿(头伤 3w 后出现)。颅内血肿按不同的方法进行分类(表 20-3),有利于对伤情的判断,并指导治疗。

表 20-3　颅内血肿的分类

分类方法	类别
按照血肿形成的时间	(1)特急性颅内血肿:伤后 3h 内发生 (2)急性颅内血肿:伤后 3h 至 3d (3)亚急性颅内血肿:伤后 3d 至 3w (4)慢性硬脑膜下血肿:伤后 3w 以上
按照血肿的部位	(1)硬脑膜外血肿:血肿位于颅骨和硬脑膜之间 (2)硬脑膜下血肿:血肿位于硬脑膜和蛛网膜之间 (3)脑内血肿:血肿位于脑实质内
按照血肿数目	(1)单发性血肿 (2)多发性血肿
按照是否有脑挫裂伤	(1)单纯性血肿:无脑挫裂伤 (2)复合性血肿:伴有脑挫裂伤
根据 CT 扫描特点	(1)迟发性颅内血肿:首次检查未见血肿,复查发现血肿 (2)隐匿性颅内血肿:患者无症状,CT 检查发现血肿

(一)硬脑膜外血肿

硬脑膜外血肿约占外伤性颅内血肿的 30%,大多数属于急性型(约占 86.2%),可发生于任何年龄,但小儿少见;亚急性约占 10.3%;慢性约占 3.5%。

【病因及发病机制】

①硬脑膜外血肿血液来源主要是脑膜中动脉;该动脉经颅中窝底的棘孔入颅,沿着脑膜中动脉沟或管走行,在翼点处分为前后两支,主干及分支均可因颅骨骨折而撕破,在硬脑膜外形成血肿;②颅内静脉窦(上矢状窦、横窦)、脑膜中静脉、板障静脉或导血管损伤也可引起硬脑膜外血肿;③少数患者并无骨折,其血肿可能与外力造成硬脑膜与颅骨分离,硬脑膜表面小血管被撕破有关,尤其在小儿颅骨弹性好,外力作用后先出现颅骨短暂变形,然后再在弹性作用下恢复原形和位置,但这个过程已经将硬脑膜表面小血管撕裂形成了硬脑膜外血肿。

血肿一般会在血肿增大到一定程度引起颅内压增高与脑膜中动脉血压形成平衡才会停止,患者硬脑膜与颅骨间的粘连程度及凝血机制也在其中起作用。

【病理】

硬脑膜外血肿多发生于头颅直接损伤部位,最多见于颞部、额顶部和颞顶部;因颅骨骨折(占90%)或颅骨局部暂时变形使硬脑膜血管破裂,血液流入并积聚于颅骨内板与硬脑膜之间而形成;70%~80% 患者是因颞骨骨折引起脑膜中动脉主干撕裂所致的血肿,多在颞部,可向额部和顶部扩展;前支出血,血肿多在额顶部;后支出血,血肿多在颞顶部,也见于顶枕区;因硬脑膜与颅骨粘连紧密,故血肿范围局限,且形成双凸透镜形。少数患者是因骨折损伤板障静脉、静脉窦和蛛网膜粒;由上矢状窦破裂形成的血肿多在上矢状窦的一侧或双侧,有时是呈骑跨型;横窦出血形成的血肿多在颅后窝或骑跨于颅后窝和枕部之间。硬脑膜外血肿多不伴有脑实质损伤。

【临床表现】

1. **意识改变**　根据有无原发性脑损伤及脑损伤的严重程度和血肿形成的速度,硬脑膜外血肿可能有下面三种意识状态改变:①伤后无原发昏迷:原发伤很轻微甚或无损伤,或脑挫裂伤甚为局限,早期无意识障碍,只有在血肿引起脑疝后患者逐渐出现进行性意识障碍,这类患者误诊的机会较多;②伤后短期内原发昏迷:原发性脑损伤较轻,多为脑震荡或轻度脑挫裂伤,以后逐渐意识好转或清醒,而血肿的形成又不是太迅速时,则在最初的昏迷与脑疝的昏迷之间有一段意识清楚时间,多为数小时或稍长,继而再次出现昏迷,这段清醒时间临床称为"中间清醒期"(lucid interval),这类患者较典型;③伤后持续昏迷:原发性脑损伤较重或血肿形成较迅速,见不到典型的中间清醒期,但可有"意识好转期",即未及清醒又加重,也可以表现为持续进行性加重的意识障碍;在原发脑损伤较重的基础上继发颅内血肿,这种病例易误诊为脑挫裂伤而采用非手术治疗,当出现脑疝时才想到颅内血肿的存在。上述第①、②种意识改变的特点在硬脑膜外血肿比较多见,而第③种多为硬脑膜下和脑内血肿为多。

2. **颅内压增高**　患者在进入脑疝昏迷之前或处于中间清醒(好转)期时,常有头痛、恶心、呕吐等颅内压增高表现。

3. **生命体征改变**　由于颅内压增高,早期即可出现库欣反应,表现为血压进行性升高,尤以收缩压升高明显,脉压差增大,脉搏缓慢,体温升高;严重时呼吸不规则。

4. **瞳孔改变**　颅内血肿所致的颅内压增高达到一定程度,便可形成脑疝;幕上血肿大多先形成小脑幕切迹疝,除出现意识障碍外,最早出现瞳孔变化:早期因动眼神经受到刺激,患侧瞳孔缩小,对光反应迟钝,但时间短暂,往往不易被觉察;随即由于动眼神经受压,患侧瞳孔散大,对光反应消失;若脑疝未得到有效控制继续发展,脑干受压,中脑动眼神经核受损,则双侧瞳孔散大。

5. **神经系统体征**　单纯硬脑膜外血肿早期很少出现神经系统体征,在伴有脑挫裂伤或因血肿压迫功能区时才出现局灶性症状和体征;血肿压迫运动区可发生杰克逊型癫痫,甚至大发作;也可以因为血肿逐渐增大,颞叶钩回压向中脑大脑脚,多数可发生对侧肢体偏瘫;少数患者亦可由于中脑被压向对侧,对侧大脑脚受到小脑幕切迹缘的压迫,因而出现血肿同侧的锥体束征。脑疝发展到脑干严重受压时出现去大脑强直。

【辅助检查】

1. **X线平片**　阅读平片时,不要忽视头皮软组织的肿胀,特别要观察骨折线是否通过了血管压迹、管、沟、横窦或上矢状窦。

2. **CT**　硬脑膜外血肿为颅骨内板下与硬脑膜之间的双凸透镜或弓形高密度影,边界锐利,有时也可呈新月形(图 20-11);骨窗位可显示骨折,还可以了解脑室受压、变形、移位和中线结构移位的程度;多数硬脑膜外血肿不伴有脑实质损伤,当血肿压迫邻近血管时,可发现脑水肿或脑梗死,表现为血肿邻近脑实质局限性低密度区,还可了解并存的脑挫裂伤情况。在血肿内还可见圆形或卷曲状的低密度区,有人认为是距外伤时间太短,仍有新鲜出血(较凝血块的密度低),并与血块退缩时溢出的血清混合所致。不过病情是不断变化的,特别是在伤后 6h 之内进行 CT 检查的患者,随着病情发展,尚需反复检查,以防遗漏迟发性血肿。增强 CT 扫描可显示血肿内缘的包膜增强,则有助于等密度硬脑膜外血肿的诊断。

3. **MRI**　定位准确,特别对血肿类型、部位、大小和多发性血肿也能一目了然,是理想的检查手段;血肿的信号强度变化与血肿的形成时间和所用 MRI 机的磁场强度有关。急性期在 T_1 加权像信号强度与脑实质相仿,血肿内缘可见低信号强度的硬脑膜;在 T_2 加权像上血肿则呈现为低信号强度;亚急性期和慢性期,在 T_1 和 T_2 加权像上均呈高信号强度(图 20-11)。

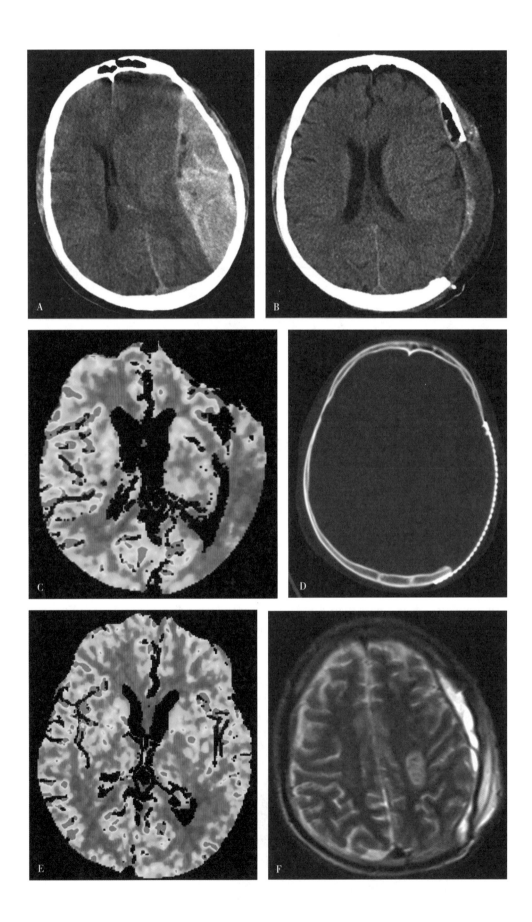

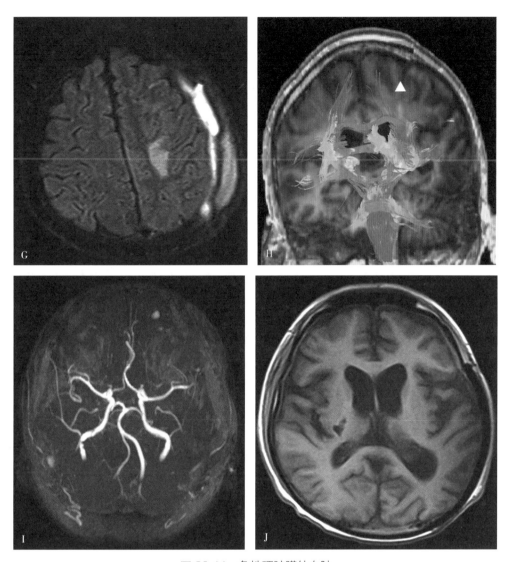

图 20-11　急性硬脑膜外血肿

注：A. 颅脑 CT 示左侧颞顶部急性硬脑膜外血肿；B. 血肿术后，去骨瓣；C. CT 灌注成像示左侧颞叶灌注下降；D. 颅骨修补术后；E. 颅骨修补后灌注改善；F. T$_2$ 加权像示额顶部缺血灶；G. Flair 成像示左侧额顶部缺血灶；H. DTI 示左侧白质纤维受损；I. MRA 检查颅内血管；J. 恢复期 MRI 检查。

【诊断及鉴别诊断】

1. 硬脑膜外血肿早期诊断的标准　①头部外伤史；②伤后清醒患者出现淡漠、嗜睡或躁动；处于意识好转或伤后意识障碍不深者；或有中间清醒（好转）期的意识障碍过程；③可出现某些局灶性症状及体征，并非脑疝引起；生命体征无改变或有轻度改变，血压升高，脉压差大于 35mmHg（4.67kPa）；④出现新的神经损伤症状和体征，并进行性加重。

2. X 线平片　显示骨折线经过脑膜中动脉压迹、沟、管或静脉窦沟。

3. CT　表现为颅骨内板下梭形高密度区，伴肿块占位效应，诊断一般不难；有时急性硬脑膜下血肿亦可呈梭形高密度区，两者较难鉴别，通常硬脑膜外血肿范围较局限，多伴有颅骨骨折，有助于鉴别。

4. MRI　亦有助于诊断和鉴别诊断。

5. 临床上常需要与之鉴别的有急性硬脑膜下血肿、脑内血肿和脑水肿。

【治疗及预后】

硬脑膜外血肿一旦出现脑受压，颅内压增高，都要尽早手术治疗，对于已发生脑疝的病例要争分夺秒紧急开颅,快速清除血肿;否则可人为地增加死亡率和病残率。

1. **非手术治疗**　凡伤后无明显意识障碍,病情稳定,CT 扫描所示幕上血肿量 <40ml,幕下血肿量 <10ml,中线结构移位 <1.0cm 者,可在密切观察病情的前提下,采用非手术治疗;若疗效不佳时,仍需手术治疗。

2. **手术治疗**

(1)手术适应证:①有明显的颅内压增高症状和体征;② CT 扫描提示明显脑受压的颅内血肿,中线结构移位 >1.0cm;③幕上血肿量 >40ml,颞区血肿量 >20ml,幕下血肿量 >10ml。

(2)手术方法的选择:①钻孔探查及开骨窗血肿清除术:适用于病情危急,已有脑疝症状,来不及做 CT 扫描确定血肿定位者。钻孔的顺序先在瞳孔散大侧翼点附近钻孔,约有 70% 的硬脑膜外血肿可被发现;其次在骨折线附近或着力部位;然后在额极、顶结节或枕部钻孔;可由单个骨孔扩大形成骨窗或各个部位钻孔后铣刀或线锯切开形成游离骨瓣,如发现硬脑膜发蓝时,应打开硬脑膜探查并排除硬脑膜下血肿;②骨瓣开颅血肿清除术:适用于血肿定位准确的病例;③小脑幕游离缘切开基底池外引流术:适用于硬脑膜外血肿已发生脑疝的严重病例;④内外减压术:术前患者已经深昏迷,双瞳散大固定,光反射消失,去大脑强直,情况危笃,于血肿清除后脑组织仍明显膨出,在排除多发性血肿的前提下,应果断地采取去大骨瓣减压,硬脑膜减张扩充硬膜囊后逐层缝合头皮关颅;如果仍不能关颅,应果断采取内减压措施,切除部分非功能区脑组织,并切开天幕缘,以期患者获得救治希望;⑤位于窦区的硬脑膜外血肿的手术:手术中可能出现大出血,术前必须做好充分的思想和物质准备,对于处理在窦部有粉碎性凹陷性骨折伴有硬脑膜外血肿的病例,可做成一个跨窦的游离骨瓣开颅,方法同前述。

(3)术后处理:同脑外伤。

3. **预后**　硬脑膜外血肿在颅内血肿中疗效最好,目前死亡率已降至 10% 左右,导致死亡的原因主要有①诊治延误,脑疝已久,脑干发生不可逆损害;②血肿清除不彻底或止血不善,术后再度形成血肿;③遗漏其他部位血肿;④并发严重脑损伤或其他合并伤。

(二)硬脑膜下血肿

硬脑膜下血肿(subdural hematoma)约占外伤性颅内血肿的 40%,发生于硬脑膜和蛛网膜之间,是常见的颅内血肿之一,多属于急性或亚急性型;慢性硬脑膜下血肿有其特殊性。

【病因及发病机制】

急性和亚急性硬脑膜下血肿的出血来源主要是脑皮质血管,大多由对冲性脑挫裂伤所致,好发于额极、颞极及其底面,可视为脑挫裂伤的一种并发症,称为复合型硬脑膜下血肿。另一种较少见的血肿是由于大脑表面回流到静脉窦的桥静脉或静脉窦本身撕裂所致,范围较广,可不伴有脑挫裂伤,称为单纯性硬脑膜下血肿。

慢性硬脑膜下血肿的发生原因,绝大多数都有轻微头部外伤史,尤以老年人额前或枕后着力时,脑组织在颅腔内的移动度较大,最易撕破自大脑表面汇入上矢状窦的桥静脉,其次是静脉窦、蛛网膜粒或硬脑膜下水瘤受损出血。也有相当数量患者无确切的外伤史。慢性硬脑膜下血肿扩大的原因有多种假说。目前多数认为血肿不断扩大,与患者脑萎缩、颅内压降低、静脉张力增高及凝血机制障碍等因素有关。开始时为硬脑膜与蛛网膜界面的分离,硬脑膜边缘细胞增生,产生了新的膜。然后,新生的细小血管长入膜内。新生血管可能出血,成为该腔隙出血的来源。电镜发现血肿内膜为胶原纤维,未见血管;外膜含有大量毛细血管网,其内皮细胞间的裂隙较大,基膜结构不清,有很高的通透性,在内皮细胞间隙处,尚可见到红细胞碎片、血浆蛋白和血小板,说明有漏血现象。

慢性硬脑膜下血肿是一种炎症血管生成性疾病,这种观点已越来越被大家接受。血肿液中炎性细胞因子白介素 IL-6、IL-8、IL-10 较外周血显著升高,且复发患者血肿液中 IL-6、血管内皮生长因子(VEGF)较非复发者显著升高。血肿腔外膜 VEGF 表达也显著升高,这些细胞因子水平与血肿复发关系密切。同时研究人员发现血肿液中血管生成相关因子胎盘生长因子(PIGF)、VEGF、成纤维细胞生长因子(FGF1)、基质金属蛋白酶 MMP-9 显著升高,且血肿外膜促血管生成的血管生成素 Ang-1、Ang-2 mRNA 升高。Ang-1/Ang-2 比例反而下降,提示新血管生成增多。血肿液中调节炎症反应及血管生成的趋化因子 CCL2、CXCL8、CXCL9 以及 CXCL10 也升高。总之,炎性因子、趋化因子以及血管生成因子的共同作用可能是慢性硬脑膜下血肿形成的关键因素。

血肿液凝血功能障碍,如血肿液及外膜中组织型纤溶酶原激活物、纤维蛋白降解产物及血栓调节蛋白显著升高,而凝血因子 Ⅱ、Ⅴ、Ⅷ下降。另外,血肿液蛋白组学分析提示血肿液与血液具有相似的蛋白组学,提示血肿液形成还受到持续渗血的影响。因此调控血肿腔过度炎症反应、血管生成异常以及凝血功能异常是药物治疗慢性硬脑膜下血肿的新策略。

【病理】

急性硬脑膜下血肿指伤后 3d 内发生的硬脑膜下血肿,出血常来自皮质撕裂或挫伤引起皮质动脉或静脉破裂,血肿好发于额、额颞部,血肿多位于脑凸面,血液在硬脑膜与蛛网膜之间,由于蛛网膜无张力,血肿范围较广,多呈新月形;无脑挫裂伤者,出血多系矢状窦旁桥静脉或静脉窦破裂。

亚急性硬脑膜下血肿形成于伤后 3d~3 周,原发性损伤较轻,出血来源与急性硬脑膜下血肿相同,但出血较缓慢,可呈新月形或半月形,临床症状出现较晚。

慢性硬脑膜下血肿形成于伤后 3 周以上,只有轻微脑外伤史,不伴有脑挫裂伤,目前认为慢性硬脑膜下血肿并非是由于急性硬脑膜下血肿演变过来,其出血多系桥静脉撕裂,血液缓慢溢入硬脑膜下腔,血肿常较大,可掩盖整个大脑半球,在纤维包膜形成前达到相当大体积,血肿呈半月形;伤后 2 周左右,血肿周边形成一纤维膜,血肿液化形成囊肿,由于囊肿中分子浓度高,吸收水分,血肿体积增大,可呈双凸透镜状,血肿包膜与硬脑膜粘连部分为外膜,与脑表面或蛛网膜粘连部分为内膜。

【临床表现】

1. 急性和亚急性硬脑膜下血肿　其主要临床表现:①意识障碍:临床上病情多较重,且发展迅速,伴有脑挫裂伤的急性复合型血肿患者多表现为持续昏迷或昏迷进行性加重,出现中间清醒期或意识好转期者较少见。亚急性或单纯型血肿则多有中间清醒期。②颅内压增高:血肿及脑挫裂伤继发的脑水肿均可造成颅内压增高;急性硬脑膜下血肿出现的较早;亚急性出现的较晚。③瞳孔改变:复合型血肿病情进展迅速,容易引起脑疝而出现瞳孔改变,单纯型或亚急性硬脑膜下血肿瞳孔改变出现较晚。④神经系统体征:伤后立即出现的偏瘫等征象乃脑挫裂伤所致,见于急性损伤;逐渐出现的体征则是血肿压迫功能区或脑疝的表现。

2. 慢性硬脑膜下血肿　临床进程缓慢,病程较长,可为数月甚至数年;多为高龄老人,有轻微的外伤史甚或不记得有外伤史,临床表现差异较大,大致可分为三种类型:①以颅内压增高症状为主:缺乏定位症状;②以病灶症状为主:如健侧肢体力弱,甚至偏瘫、失语、局限性癫痫、视乳头水肿、行走不稳等;③以智力和精神症状为主:常常出现人格方面的改变:轻者表现为头昏、耳鸣、记忆力减退、注意力不集中、烦躁易怒,重者则痴呆寡欲、精神迟钝或失常甚至木僵。第①②种类型易与颅内肿瘤混淆,第③种类型易误诊为神经症或精神疾病。

慢性硬脑膜下血肿亦常见于 6 个月以下婴儿,这种患儿常常表现为不明原因的哭闹、拒乳、呕吐、营养不良、体重减轻、惊厥、癫痫发作,特别是原因不明的低热,当排除了其他致病可能性之后,尤应考虑到颅内出血的可能;查体时可见头围扩大、骨缝分离、前囟饱满、头皮静脉扩张;有的可有上睑下垂,即动眼神经受压表现。视乳头水肿则罕见,但半数患者可见视网膜出血;除此之外,贫血往往是一个重要特征。

【辅助检查】

1. CT　①急性硬脑膜下血肿表现为颅骨内板下方新月形高密度区,少数病例呈等密度或低密度影像;血肿亦可呈半月形,范围常较广,可超越颅缝线,甚至覆盖整个大脑半球。急性硬脑膜下血肿常伴有脑挫裂伤,占位效应明显(图 20-12);②亚急性硬脑膜下血肿在 CT 上可呈现为新月形或过渡形(血肿内缘部分缺陷,部分平直或凸出);血肿密度呈高密度或等密度。血肿密度随时间逐渐减低,伤后 1~2 周变为等密度,伤后 1 个月变为低密度。等密度的血肿在 CT 上仅见占位效应,如果血肿发生在双侧则最容易误诊,应引起足够重视。增强扫描脑表面的小血管增强而使等密度血肿衬托得更为清楚;③慢性硬脑膜下血肿的形态和密度随期龄而异(图 20-13):一般在早期(小于 1 个月),血肿呈过渡形的高、低混合密度,高密度部分系新鲜出血,呈点状或片状,部分病例高密度部分在下方,低密度部分在上方,其间可见液面。中期(1~2 个月)血肿呈双凸形的低密度。病变发展至后期(2 个月以上),血肿呈过渡形的低密度或新月形的低密度,直至吸收、消失。等密度慢性硬脑膜下血肿并不少见,且诊断困难。需特别注意一侧侧脑室变形和中线结构移位提示有慢性硬脑膜下血肿的可能性,但在双侧等密度的硬脑膜下血肿可能见不到侧脑室变形,增强扫描可见脑灰白质界面内移,尤其大剂量增强造影(80g 碘)显示更为清晰。

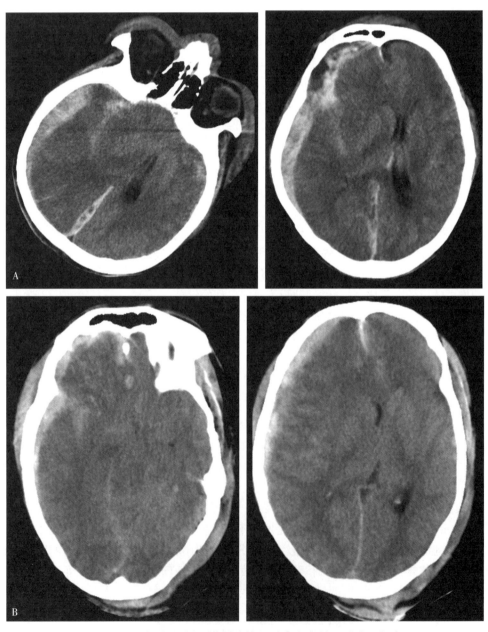

图 20-12　颅脑 CT 示两例右侧额、颞、顶部急性硬脑膜下血肿

　　2. MRI　硬脑膜下血肿的MRI信号改变,随期龄而异,与硬脑膜外血肿相仿;①急性期硬脑膜下血肿:T_2加权图像上呈现为低信号强度区,而在T_1加权图像上血肿的信号与脑实质的信号强度相仿;②亚急性硬脑膜下血肿:T_1缩短和T_2延长,均为高信号强度,而在CT上常为等密度;③慢性硬脑膜下血肿:早期的信号强度与亚急性相仿;随着时间推移,其信号强度在T_1加权像上低于亚急性者,但仍高于脑脊液的信号强度,在T_2加权像上,血肿为高信号区(图20-13)。

【诊断及鉴别诊断】

1. **诊断**

(1)根据有较重的头部外伤史、症状、体征和暴力对头的冲击点,首先判断有无颅内血肿;伤后即有意识障碍并逐渐加重,或出现中间清醒期或好转期,伴有颅内压增高症状,多表明有急性或亚急性硬脑膜下血肿;根据头部着力点的不同,血肿分别出现在着力点或对冲部位,伤情恶化快,CT扫描可以确诊。

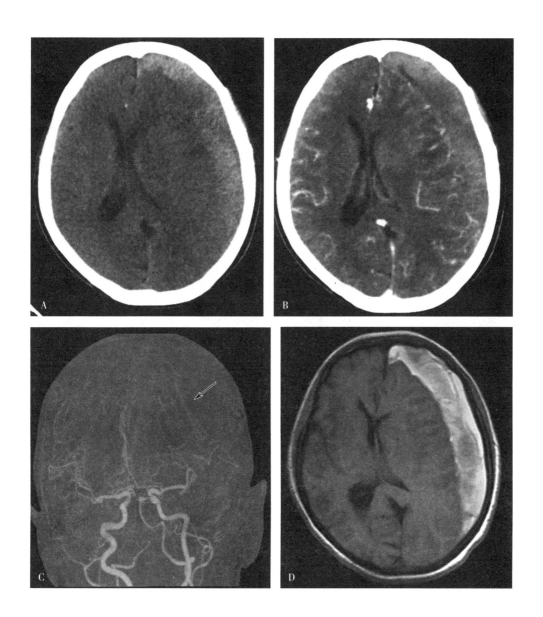

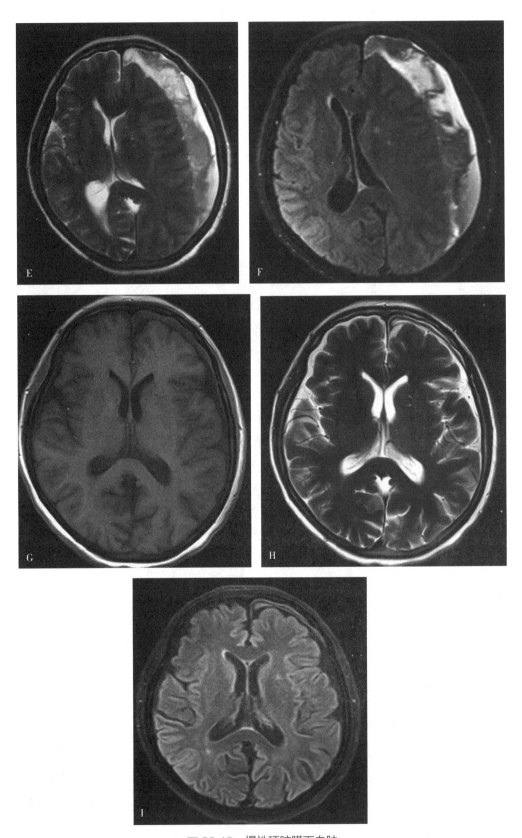

图 20-13　慢性硬脑膜下血肿

注:A. 颅脑 CT 示左侧额、颞、顶部慢性硬脑膜下血肿;B. CT 增强;C. CTA 示脑血管受压移位;D. T$_1$ 加权像;
E. T$_2$ 加权像;F. Flair 像;G~I. 服药治疗 2 个月后 MRI 复查。

（2）慢性硬脑膜下血肿容易误诊漏诊，应引起注意；凡老年人出现慢性颅内压增高症状、智力和精神异常，或局灶性症状，特别是曾经有过轻度头部外伤史者，以至于患者本人或家属不复记忆；应想到慢性硬脑膜下血肿的可能，及时施行 CT 或 MRI 检查可以确诊。

2. 鉴别诊断

（1）有时两侧较小的低密度的慢性硬脑膜下血肿需与蛛网膜下腔扩大相鉴别，后者无占位效应，脑回无受压。

（2）低密度的慢性硬脑膜下血肿也可与硬脑膜下水瘤相混淆，后者 CT 图像上表现为颅骨内板下新月形低密度区，近于脑脊液密度，无或只有轻微的占位性表现，MRI 图像上其信号与脑脊液相近。

（3）慢性硬脑膜下血肿与婴幼儿的先天性脑积水、Dandy-Walker 畸形、Arnold-Chiari 畸形、先天性蛛网膜囊肿相鉴别。

（4）与颅内占位性病变相鉴别，主要是指位于大脑半球的发展缓慢的病变。

（5）与脑血管出血性疾病、缺血性疾病等鉴别。

（6）与良性颅内压增高症相鉴别，后者常伴有脑室系统的轻度扩大。

（7）病毒性脑炎有感染、发热病史，脑脊液中淋巴细胞计数常有升高。

（8）脑萎缩、正常颅压脑积水严重时均可表现为记忆力减退、注意力不集中、头昏、共济失调、步态不稳，甚至小便失禁，往往不易鉴别。

【治疗及预后】

1. 急性和亚急性硬脑膜下血肿的治疗

（1）非手术治疗指征：①临床症状轻，无明显颅内压增高者；②脑挫裂伤合并脑内多发性小血肿，或脑内单个或多个深部小血肿而不适合手术者；③伤后经过一段时间才作出颅内血肿诊断，且伤后病情都在稳定状态者；④颅内压 <20mmHg 者。在非手术治疗中，应做颅内压监测或 CT 扫描监测，一旦病情恶化或颅内压 >30mmHg，或 CT 扫描发现血肿增大，应及时手术；非手术治疗主要是使用脱水剂和皮质激素。

（2）手术治疗：此类血肿较硬脑膜外血肿复杂，且可发生在两侧或多发，对开颅方法和步骤应做好计划。在 CT 明确血肿范围后，常采用骨瓣开颅，血肿清除后，颅内压仍然高时，可做一侧或双侧去骨瓣减压术。术前因病情危急或条件所限未能做 CT 扫描确定血肿部位而只能施行探查时，需考虑硬脑膜外血肿多见于着力部位，而硬脑膜下血肿既可见于着力部位，也可见于对冲部位，故在着力点和对冲部位均应钻孔，尤其是额极、颞极及其底部，是硬脑膜下血肿最常见部位。如术前患者已有脑疝表现，钻孔后可立即将硬脑膜切一小口，放出积血，争取尽快减压，然后再进行其他开颅步骤；如在硬脑膜上切出一小口放出积血后，颅内压仍高，切勿急于扩大硬脑膜切口，宜迅速静脉滴注 20% 甘露醇脱水，以免脑突出不好收场；还应考虑是否伴发脑内血肿和多发血肿，并根据情况在适当部位钻孔探查。此类血肿患者大多伴有脑挫裂伤，术后应加强相应处理。

2. 慢性硬脑膜下血肿的治疗

（1）保守治疗：慢性硬脑膜下血肿的保守治疗旨在减轻局部炎症、促进血管再生、减轻血管通透性或抑制纤溶酶原活性，进而促进血肿吸收。皮质类固醇、血管紧张素转换酶抑制剂、氨甲环酸等药物既往经验性用于治疗慢性硬脑膜下血肿。最近的双盲、随机、对照临床研究显示，阿托伐他汀可减少血肿体积，是一种安全、有效的慢性硬脑膜下血肿的保守治疗药物。

（2）手术治疗：液化的慢性硬脑膜下血肿通常经 1~2 孔引流。闭合引流系统放置 24~72h。非液性的慢性硬脑膜下血肿仅通过钻孔不能充分减压，必须开颅清除。双侧慢性硬脑膜下血肿必须双侧引流，通常一次手术，两侧钻孔。有研究显示，围术期使用阿托伐他汀可减少硬脑膜下血肿的复发率。

（三）脑内血肿

脑内血肿（intracerebral hematoma）系指脑实质内出血形成血肿；血肿多由对冲性脑挫裂伤出血所致，少数位于着力部位，在闭合性颅脑损伤中，发生率为 0.5%~1.0%。

【病因及发病机制】

脑内血肿有两种类型:①浅部血肿的出血均来自脑挫裂伤灶的脑皮质血管破裂所致,血肿位于伤灶附近或伤灶裂口中,部位多数与脑挫裂伤的好发部位一致,常与硬脑膜下血肿同时存在,多位于额极、颞极及其底面;②深部血肿多位于白质深部,系因脑深部血管破裂所致,脑表面无明显挫裂伤,很少见。

【病理】

脑内血肿常见于额叶、颞叶;顶叶和枕叶少见,偶尔可见于小脑。多发生在受力点或对冲部位,常伴发脑挫裂伤,血肿常较表浅,但深部血管撕裂可致深部脑内血肿;有时脑室邻近的脑内血肿可破入脑室,出血量少者,因脑脊液的稀释作用,血液常不凝固,出血量大者可形成血肿。

【临床表现】

脑内血肿与伴有脑挫裂伤的复合性硬脑膜下血肿的症状很相似,而且事实上两者常同时存在,此类血肿常由部位决定其症状。一般患者脑损伤较重,由于脑挫裂伤出血逐渐扩大以致形成血肿。迟发性血肿形成,应警惕外伤性动脉瘤。

脑室内出血和血肿病情常较复杂严重,除了有原发性脑损伤、脑水肿及颅内其他血肿的临床表现外,因脑室内血肿可以堵塞脑脊液循环通路发生脑积水,引起急性颅内压增高,使意识障碍更加严重;脑室受血液刺激可以起高热等反应,一般缺乏局灶性症状和体征。

【辅助检查】

1. CT 脑内血肿呈现为圆形或不规则形均一高密度肿块,周围可有低密度的水肿区,并伴有占位效应(图20-14)。伤后2~4周血肿变为等密度,超过4周则变为低密度。血肿进入慢性期后,可有包膜形成,增强扫描则可见血肿中心为高密度,周围为低密度,再向外则可见一环状增强带。血肿进一步吸收,则整个血肿呈现为低密度,周围出现环状增强;当血红蛋白完全吸收,形成囊肿后,包膜内血管减少,则可以不再出现环状强化。

外伤性脑内血肿位于深部或靠近脑室附近时,可破入脑室形成脑室内积血,此时脑室呈现高密度影或血液与脑脊液混合的中等密度影,有助于确诊。如出血占满脑室可见脑室铸型。

2. MRI 外伤性脑内血肿的信号强度改变规律与高血压脑出血基本一致;急性早期血肿只能显示占位效应所致的邻近和中线结构的受压和移位,以及水肿所致的信号强度变化,在T_1加权像上血肿呈等信号强度,周围有低信号强度的水肿带;在T_2加权像上血肿仍为等信号,周围水肿带为高信号。急性期血肿所见与急性早期相仿,唯在T_2加权像上血肿信号强度有所降低,与周围水肿带形成明显的对比,后者信号强度甚高。亚急性期和慢性期在T_1加权像上可见血肿信号强度增高,但在亚急性期血肿的中心仍为等信号强度。

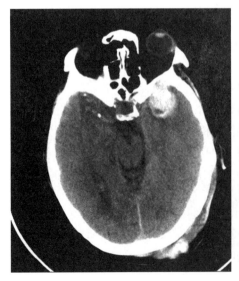
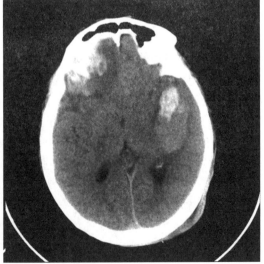

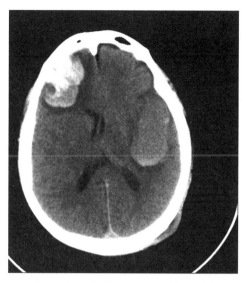

图 20-14 CT 示双侧额部脑内血肿

【诊断及鉴别诊断】

有头部外伤史和伤后脑损伤的临床表现和颅内压增高症状;怀疑颅内血肿时,经辅助检查如 CT、MRI 扫描或脑血管造影均可确诊;如未经 CT、MRI 检查或血管造影检查,因伤情紧急直接手术探查时,术中未发现局部有硬脑膜外血肿或硬脑膜下血肿,但见局部脑表面挫伤且膨起,或有波动感,可于局部用脑穿针穿刺而抽出积血。

【治疗及预后】

脑内血肿的治疗与硬脑膜下血肿相同,多采用骨瓣或骨窗开颅,在清除硬脑膜下血肿和明显的挫碎糜烂的脑组织后,大多数脑内血肿即已显露,将其一并清除;对脑深部血肿,如颅内压增高显著,病情进行性加重,也应考虑手术治疗,根据具体情况选用骨瓣开颅血肿清除术、钻孔引流术或微创锥颅引流术;脑室内血肿或脑室铸型可考虑行单侧或双侧脑室钻孔引流术,可采用脑室内颅内压监测探头与引流同时进行,效果很好。

脑内血肿患者预后较差,病情发展较急者死亡率高达 50% 左右。脑室内血肿或脑室铸型患者行钻孔外引流术效果较好。

(冯 华)

 思考题

1. 开放性颅脑损伤和闭合性颅脑损伤处理原则上有何异同?
2. 弥漫性轴索损伤与原发性脑干损伤和脑震荡的关系如何?

第二十一章
颅 内 肿 瘤

颅脑肿瘤在神经系统疾病死因构成中占第二位,仅次于脑血管病。颅内肿瘤按其来源分为原发和继发两大类,原发性肿瘤近半数为恶性肿瘤,以胶质瘤最为常见,其次是脑膜瘤、垂体腺瘤。2016 年WHO 中枢神经系统肿瘤的诊断原则发生了重大变革,提出"整合诊断"的概念,革新性地将肿瘤分子遗传学特征纳入病理学分类,对颅脑肿瘤的诊疗模式产生了重大影响。本章内容的学习目标是:掌握颅内肿瘤的临床表现、诊断与治疗;熟悉中枢神经系统肿瘤的病理学诊断原则,弥漫性胶质瘤的常见临床表现和治疗原则,脑膜瘤的诊断和治疗原则,以及垂体腺瘤的分类和治疗方式;了解其他颅内肿瘤的诊断与治疗。

第一节 概 述

在现代人类疾病谱中,颅脑肿瘤虽然不是多发病、常见病,但也并非罕见,在神经系统疾病死因构成中占第二位,仅次于脑血管病。15 岁以下儿童原发性脑肿瘤占儿童癌症死因的第二位,仅次于白血病。颅内肿瘤按其来源分为原发和继发两大类,原发性肿瘤是指发生于脑部各种结构和组织的肿瘤,继发性肿瘤是指由身体其他部位的恶性肿瘤转移或侵入脑部的转移瘤。原发中枢神经系统肿瘤的年发病率为 16.5/10 万,其中近半数为恶性肿瘤,约占全身恶性肿瘤的 1.5%,以胶质瘤最为常见,约占中枢神经系统肿瘤的约 40%。

【病因】

已知病因包括某些遗传综合病症临床表现的一部分和继发于放射治疗。潜在危险因素括电磁辐射、神经系统致癌物、过敏性疾病和病毒感染等。胚胎发育中一些残留细胞或组织也可分化生长成肿瘤,如颅咽管瘤、脊索瘤和畸胎瘤等。

【病理学分类】

2016 年 WHO 中枢神经系统肿瘤分类打破了完全基于组织形态学分类的百年诊断原则,参照血液 / 淋巴系统诊断体系,革新性地将肿瘤分子遗传学特征纳入病理学分类,建立了"组织学病理 + 基因特征"的整合诊断(integrated diagnosis)新模式,标准化的诊断术语如:"弥漫星形细胞瘤 -IDH 突变型","髓母细胞瘤 -WNT 激活型"等。

【临床表现】

因肿瘤的组织生物学特性、原发部位不同而异,临床表现包括颅内压增高、神经功能障碍和癫痫发作三大类。

1. 颅内压增高 原因包括肿瘤占位效应、瘤周脑水肿和脑脊液循环受阻所致脑积水。①头痛:肿瘤压迫、牵拉颅内疼痛敏感结构如硬脑膜、血管和脑神经引起头痛。多表现为晨醒、咳嗽和大便时加重,呕吐后可暂时缓解。②呕吐:多见于颅后窝肿瘤,尤其在儿童更常见,多清晨呈喷射状发作,系颅压增高或因肿瘤直接压迫呕吐中枢或前庭神经核引起。③视乳头水肿:可导致视力减退,最终可失明。瘤内出血可表现为急性颅内压增高,甚至发生脑疝。

2. **神经功能障碍** 神经功能缺损是肿瘤直接刺激、压迫和破坏脑神经的结果。①破坏性症状:因肿瘤侵及脑组织所致。中央前后回肿瘤可发生一侧肢体运动和感觉障碍;额叶肿瘤常有精神障碍;枕叶肿瘤可引起视野障碍;顶叶下部角回和缘上回可导致失算、失读、失用及命名性失语;语言运动中枢受损可出现运动性失语。肿瘤侵及下丘脑时表现为内分泌障碍;四叠体肿瘤出现眼球上视障碍。小脑蚓部受累时肌张力减退及躯干和下肢共济运动失调,小脑半球肿瘤出现同侧肢体共济失调。脑干肿瘤表现为交叉性麻痹。②压迫症状:鞍区肿瘤可引起视力、视野障碍。海绵窦区肿瘤压迫第Ⅲ、Ⅳ、Ⅵ和Ⅴ对脑神经,患者出现上睑下垂、眼球运动障碍、面部感觉减退和海绵窦综合征。患者早期出现脑神经症状有定位价值。

3. **癫痫** 脑肿瘤患者的癫痫(瘤性癫痫)发病率高达30%~50%,缓慢生长的脑肿瘤(如低级别胶质瘤、脑膜瘤、胚胎发育不良性神经上皮肿瘤等)其癫痫发生率明显高于迅速生长的恶性脑肿瘤(如胶质母细胞瘤、转移瘤等)。瘤性癫痫的发生及发作类型与肿瘤部位有关,例如运动功能区胶质瘤癫痫发生率高达90%,多为局灶性发作。长程视频脑电图监测到癫痫发作期的棘波、棘尖波具有诊断价值。

4. **老年和儿童颅内肿瘤特点** 老年人脑萎缩,颅内空间相对增大,发生颅脑肿瘤时颅内压增高不明显易误诊。老年以幕上脑膜瘤和转移瘤多见。儿童以发生于中线区肿瘤多见,幕下以髓母细胞瘤和室管膜瘤常见,幕上以颅咽管瘤为多;常出现脑积水症状而掩盖肿瘤定位体征,易误诊为胃肠道疾病。

【诊断】

包括:①定位诊断:肿瘤部位和周围结构关系;②定性诊断:肿瘤性质及其生物学特性。需要与脑部炎症、变性或脑血管病等鉴别。

1. **头部 CT 和 MRI 扫描** 颅骨X线平片检查已基本被CT和MRI扫描替代。根据颅脑肿瘤在CT异常密度和MRI信号变化、脑室受压和脑组织移位、瘤周脑水肿范围,瘤组织及其继发改变,如坏死、出血、囊变和钙化等,可以确定肿瘤部位、大小、数目、血供及肿瘤与周围结构的解剖关系,对绝大部分肿瘤可作出定性诊断。功能MRI技术临床应用已日渐成熟,可揭示肿瘤与大脑皮质功能区以及皮质下传导纤维束的关系,但需注意,当肿瘤侵袭至邻近运动区(<4mm)时,基于功能MRI的定位结果可能不可靠。

2. **正电子发射体层摄影术(PET)** 利用能发射正电子的核素,测量组织代谢活性蛋白质的合成率、受体的密度和分布等,反映人体代谢和功能,可早期发现肿瘤,判断脑肿瘤恶性程度,尤其可诊断脑转移瘤并提示原发灶,鉴别原发中枢神经系统淋巴瘤与体部淋巴瘤脑转移。

3. **活检** 立体定向或神经导航技术获取标本,行组织学检查,确定肿瘤性质,选择治疗方法。

【治疗】

1. **内科治疗** ①降低颅内压;②术前有癫痫病史者术后一般常规应用抗癫痫药物3个月,若无癫痫发作,且复查脑电图结果阴性可逐渐减量停药。对于术前无癫痫发作病史的幕上肿瘤患者无需预防性使用抗癫痫药物,术后一般应用抗癫痫药物2周,若无癫痫发作即可逐渐减量停药。

2. **外科治疗** 切除肿瘤,降低颅内压和解除对脑神经的压迫。微骨窗入路(key-hole approach)、神经导航(neuronavigation)、术中磁共振、唤醒手术、术中电生理监测等微创神经外科(minimally invasive neurosurgery)技术,可实现在患者脑功能损伤最小的前提下切除肿瘤。

3. **放射治疗** ①放射治疗是多数恶性肿瘤切除术后的辅助治疗或少数特殊肿瘤的主要治疗手段。生殖细胞瘤和淋巴瘤对放射线高度敏感,垂体腺瘤、颅咽管瘤、脊索瘤、星形细胞瘤对放射线低度敏感。对容易种植的髓母细胞瘤、生殖细胞肿瘤、胚胎性肿瘤,多数应行全脑、全脊髓照射。②瘤内放射治疗是将放射范围小的放射性核素液体(^{32}P、^{198}Au等)注入瘤腔,或将颗粒状放射性核素植入瘤体内,依靠 γ 或 β 射线电离辐射作用杀伤肿瘤细胞,适用于部分囊性颅咽管瘤。③立体定向放射治疗(如 γ 刀、X 刀)。

4. 化学药物治疗　替莫唑胺(temozolomide)是目前治疗胶质母细胞瘤和间变性星形细胞瘤的一线化疗药物,替莫唑胺同步放射治疗联合 6 周期辅助化疗是胶质母细胞瘤术后的标准化治疗方案。卡莫司汀(BCNU)或洛莫司汀(CCNU)、依托泊苷(VP16)、替尼泊苷(VM26)及铂类药物等常作为恶性胶质瘤的二线化疗药物。

第二节　常见颅内肿瘤

一、脑胶质瘤

脑胶质瘤是一类常见的颅内肿瘤,起源于神经上皮组织,发生于神经外胚层。胶质瘤的概念涵盖星形细胞、少突胶质细胞肿瘤和室管膜瘤,可出现在中枢神经系统的任何位置,一般多原发于大脑。肿瘤多向周围组织呈浸润性生长,侵袭性强,与正常组织边界不清。

(一)弥漫性胶质瘤

2016 WHO 中枢神经系统肿瘤分类将星形细胞瘤和少突胶质细胞瘤统称为弥漫性胶质瘤(diffuse gliomas)。在所有脑肿瘤中,发病率最高、治疗最为复杂和难以治愈的是胶质瘤,年发病率为(5~8)/10 万,包括星形细胞瘤(WHO Ⅱ/Ⅲ级)、少突胶质细胞肿瘤(WHO Ⅱ/Ⅲ级)、胶质母细胞瘤(WHO Ⅳ级)和儿童相关弥漫性胶质瘤。临床上习惯将 WHO Ⅱ级胶质瘤称为低级别胶质瘤,将 WHO Ⅲ/Ⅳ级称为高级别胶质瘤。目前依据肿瘤特定遗传学特点对肿瘤进行分类,将异柠檬酸脱氢酶(isocitrate dehydrogenase,IDH)突变和染色体 1p/19q 缺失状态作为胶质瘤临床病理分型的重要构成部分。

肿瘤分子遗传学标志物与患者的生存预后和治疗反应关系密切。*IDH* 突变的胶质瘤生长相对缓慢,有更长的生存期;*IDH* 野生型的较低级别星形细胞瘤更容易进展为继发性 GBM,预后差。脑胶质瘤复发过程中 *PTPRZ1-MET* 融合基因发挥着重要作用,是继发性 GBM 的一类特殊基因亚型,提示预后不良。O^6- 甲基鸟嘌呤 -DNA 甲基转移酶(MGMT)启动子甲基化预示烷化剂(替莫唑胺等)化疗敏感。

弥漫性胶质瘤都会复发,肿瘤复发后的治疗仍是医学难题。再手术仍然是最主要的治疗手段。

【诊断与鉴别诊断】

脑胶质瘤的诊断主要依据患者的临床特征及影像学检查,无论脑胶质瘤级别高低,需要与脑软化灶、局灶性脑炎、脑血管病、转移瘤、脑寄生虫和恶性淋巴瘤相鉴别。

1. 低级别星形细胞瘤(WHO Ⅱ级)　主要发生于中青年,发病高峰是 25~45 岁。多位于大脑半球,以额叶、颞叶多见,顶叶次之,枕叶少见。星形细胞瘤生长缓慢,平均病史 2~3 年,病情呈缓慢进行性发展。癫痫常为首发症状,超过 50% 以癫痫起病,75% 患者有头痛。在 CT 上常表现为低密度脑内病灶,较均匀一致,占位效应不明显,瘤周无明显水肿;在 MRI 上,多呈长 T_1、长 T_2 信号,增强扫描后肿瘤一般不强化,与脑实质分界不清,少数可表现为囊性。

2. 高级别星形细胞瘤(WHO Ⅲ/Ⅳ级)　好发于中老年,前者中位发病年龄为 46 岁,后者为 56 岁。高级别胶质瘤肿瘤生长迅速,病程短,间变肿瘤平均病程 15.7 个月,GBM 为 5.4 个月。患者主要表现为颅内高压症状与局灶性神经症状,常见头痛、精神改变、肢体无力、呕吐等,癫痫发作相对少见。

在 CT 上呈低密度或不均一密度的混杂病灶,占位效应明显,伴有瘤周水肿;在 MRI 上 90%~95% 呈明显不均匀强化,可伴囊变、出血,肿瘤形态不规则(图 21-1)。

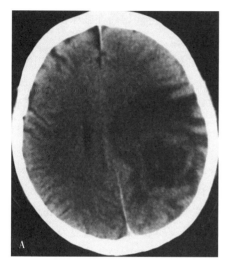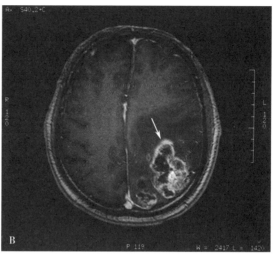

图 21-1
左侧顶枕胶质母细胞瘤
注:A. CT;B. MRI。

3. 少突胶质细胞肿瘤(WHO Ⅱ/Ⅲ级)　发病高峰 30~40 岁,男性多于女性,男女比例为 3∶2。肿瘤生长较缓慢,平均病程 4 年,常以癫痫为首发症状,病程中 85% 的患者有癫痫发作。少突胶质细胞瘤最显著的影像学特征是钙化,见于约 90% 的病例。

【治疗】

脑胶质瘤是需要多学科综合治疗的疾病,包括神经影像、手术、病理、放射治疗、化疗和支持治疗等,多学科诊疗模式(MDT)应贯穿脑胶质瘤规范化诊疗的全过程。高级别星形细胞瘤的治疗模式是手术联合术后辅助放疗、化疗的综合治疗。手术是低级别星形细胞瘤的主要治疗措施,目前主张早期手术治疗。

1. 手术治疗　手术治疗是脑胶质瘤最主要的治疗方式,手术治疗的原则是最大范围安全切除(maximal safe resection),其基本目的包括:解除占位征象和缓解颅内高压症状;解除或缓解因脑胶质瘤引发的相关症状,如继发性癫痫等;获得病理组织和分子病理,明确诊断;降低肿瘤负荷,为后续综合治疗提供条件。脑胶质瘤手术治疗方式主要可分为肿瘤切除术和病理活检术。累及运动区的胶质瘤手术后可能引起运动功能障碍,其风险与肿瘤累及部位相关。

新型手术辅助技术的应用有助于手术切除程度和肿瘤边界的判定及术中功能保护,主要包括常规神经影像导航、功能神经影像导航、术中神经电生理监测技术、术中 MRI 实时影像神经导航、荧光引导的显微手术、术中 B 超影像实时定位,等等。多模态神经导航联合术中皮质及皮质下定位,可进一步提高手术安全性,保护神经功能,有利于最大范围安全切除。(可参见数字融合内容:脑功能区唤醒手术)

2. 放射治疗　放射治疗是脑胶质瘤最主要的辅助治疗方式,高级别胶质瘤术后放疗可以取得显著的生存获益。放射治疗通常是在明确肿瘤病理后,采用 6~10MV 直线加速器,常规分次,择机进行。立体定向放疗(SRT)不适用于脑胶质瘤的初治。高级别胶质瘤生存时间与放疗开始时间密切相关,术后早期放疗能有效延长高级别胶质瘤患者的生存期,强烈推荐术后尽早开始放疗。目前推荐采用三维适形(3D-CRT)或适形调强技术(IMRT),常规分次,推荐放射治疗照射总剂量为 54~60Gy,1.8~2.0Gy/次。低级别胶质瘤术后放疗适应证、最佳时机、放疗剂量等一直存在争议,目前通常根据患者预后风险高低来制订治疗策略。低级别胶质瘤的推荐放疗剂量为 45~54Gy。

3. 药物治疗　化疗可以提高脑胶质瘤患者的生存期。对于高级别脑胶质瘤,由于其生长及复发迅速,进行积极有效的个体化化疗会更有价值。高级别星形细胞瘤的治疗模式是手术联合术后辅助放疗、化疗的综合治疗。少突胶质细胞肿瘤对化疗敏感,因此推荐的治疗方案是手术切除加化疗的联合治疗。其他药物治疗手段还包括分子靶向治疗、生物免疫治疗等,目前均尚在临床试验阶段。应当鼓励有条件及符合条件的患者,在不同疾病阶段参加药物临床试验。

4. 电场治疗　肿瘤治疗电场(TTF)是一种通过抑制肿瘤细胞有丝分裂发挥抗肿瘤作用的治疗方法,用于脑胶质瘤的电场治疗系统是一种便携式设备,通过贴敷于头皮的转换片产生中频低场强肿瘤治疗磁场。目前研究显示电场治疗安全且有效,推荐用于新发胶质母细胞瘤和复发高级别脑胶质瘤的治疗。

【预后】

肿瘤恶性度分级是影响脑胶质瘤患者预后的主要因素。WHO Ⅰ级脑胶质瘤一般认为偏向于良性肿瘤,肿瘤完全切除后即使术后不加行放化疗,复发的概率也很小。Ⅱ~Ⅳ级脑胶质瘤的生物学行为为恶性肿瘤。其中,除Ⅱ级少突胶质细胞瘤(发现早,手术切除彻底,结合放化疗)可能达到根治效果外,多数Ⅱ级及以上的胶质瘤,尤其是来源于星形胶质细胞的胶质瘤,几乎都会复发且具有向高级别胶质瘤转化的潜能。在接受标准治疗前提下,目前Ⅱ级胶质瘤患者的中位生存期约6.5年,5年生存率达到67%;Ⅲ级胶质瘤患者中位生存期约3年,5年生存率36%;而Ⅳ级胶质瘤患者中位生存期低于15个月,五年生存率不足10%。

影响脑胶质瘤患者预后的因素还有很多,主要包括:年龄、肿瘤生长部位、肿瘤体积、肿瘤切除程度、术前神经功能状态(KPS评分)、病理类型、分子病理特征等。

(二)室管膜细胞肿瘤

室管膜细胞肿瘤是来源于脑室与脊髓中央管的室管膜细胞或脑内白质室管膜细胞巢的中枢神经系统肿瘤。

室管膜瘤(ependymoma)占颅内肿瘤的1.2%~7.8%,近70%发生于儿童。60%~70%位于幕下,肿瘤常起源于第四脑室侵犯闩部,灰色似有边界,恶性程度较髓母细胞瘤低,但可通过脑脊液"种植"散播,预后差。患者多伴有颅内压增高、眩晕和共济失调。幕上肿瘤可能发生癫痫。如肿瘤起源于第四脑室底,常伴脑积水。MRI T$_1$加权像为混杂信号,T$_2$加权像为显著高信号,有时CT可见钙化(图21-2)。室管膜瘤呈 *RELA* 融合基因阳性是一类特殊基因型肿瘤,见于70%的儿童幕上室管膜瘤,提示预后不良。

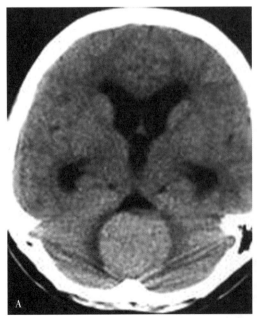
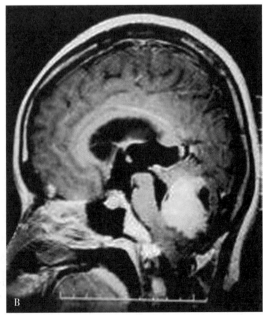

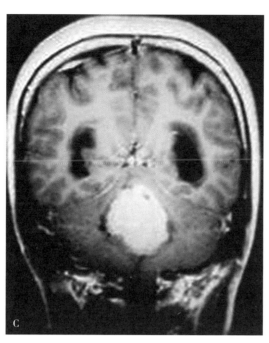

图 21-2 第四脑室室管膜瘤
注：A. CT；B、C. MRI。

室管膜下瘤（subependymoma）常发生脑室室管膜下胶质细胞，分化好，生长缓慢，预后较好。手术切除肿瘤，术后放射治疗。如脊髓转移应行全脊髓小剂量照射，5 年生存率 41%，儿童预后差仅为 30%。

二、脑膜瘤

脑膜瘤（meningioma）是成人颅内第二常见的肿瘤，约占颅内肿瘤的 20%。肿瘤起源于脑膜及脑膜间隙的衍生物，它们大多来自蛛网膜帽状细胞，也可能来自硬脑膜成纤维细胞和软脑膜细胞，可发生于任何含有蛛网膜成分的地方，好发于矢状窦旁、大脑凸面、蝶骨和鞍结节。大部分为良性，生长缓慢，高发年龄 45 岁左右，女性患者多见，男女比例约为 1∶2，但高级别脑膜瘤在男性中更常见。

【病理】

脑膜瘤的形状与生长部位有关系，多呈球形或结节形，宽基底与硬脑膜紧密粘连，少数为扁平型。球形脑膜瘤多有包膜，与周围脑组织边界清晰。依据肿瘤供血与病理亚型不同，肿瘤质地也常不一致；砂粒体和纤维型脑膜瘤质地很硬，而内皮型质地脆软，肿瘤基底一般与硬脑膜粘连，少数孤立与硬脑膜无关联，肿瘤大部或少部分嵌入或压迫邻近脑组织，少有脑组织浸润，但常见侵犯硬脑膜和静脉窦。瘤内坏死可见于恶性脑膜瘤。脑膜瘤有时可使其邻近的颅骨受侵犯而增厚或变薄。

【临床表现】

脑膜瘤按其起源部位命名，如大脑凸面、矢状窦旁、大脑镰旁、蝶骨嵴、嗅沟、鞍结节、鞍旁、小脑幕、脑桥小脑角脑膜瘤等。肿瘤属生长缓慢的占位病变，因肿瘤压迫邻近脑组织和相应的神经而产生相应的症状与体征，这与肿瘤生长部位、生长速度有直接关系。脑膜瘤最常见的症状和体征是头痛和癫痫发作，且往往是首发症状。依据肿瘤发生部位不同，还可出现视力、视野、嗅觉或听觉障碍及肢体运动障碍等。颅内压增高症状多不明显，许多患者仅有轻微头痛，尤其老年人。老年人多以癫痫发作为首发症状。因肿瘤生长缓慢，往往肿瘤体积大而无明显临床症状；但需警惕哑区的肿瘤长得巨大，而脑组织失代偿时,患者可以在短期内出现颅内高压表现,甚至突发脑疝危及生命。邻近颅骨的脑膜瘤往往会侵犯颅骨造成骨质的变化。

【诊断及鉴别诊断】

脑膜瘤的诊断主要诊断依据:①肿瘤形态学:即肿瘤的外形、部位以及占位效应;②典型的影像学表现:肿瘤在 CT 的密度及 MRI 的信号强度、"脑膜尾征"及其增强后的表现;③其他:如颅骨受累、钙化,血管扩张受压,确认供血动脉和引流静脉(图 21-3)。

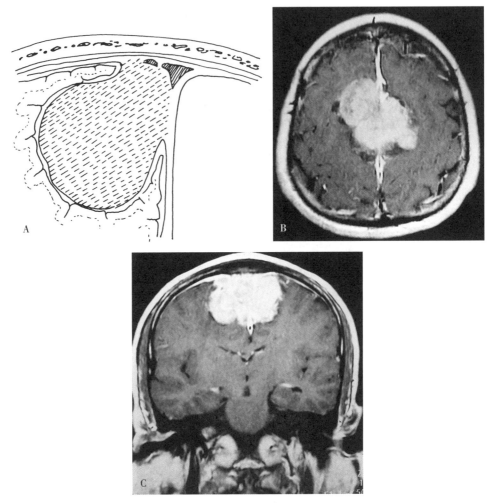

图 21-3　矢状窦旁脑膜瘤

注:A. 结构示意图:肿瘤充满矢状窦角,在肿瘤与上矢状窦之间没有脑组织;B、C. 磁共振强
化扫描轴位和冠状位,肿瘤侵入窦内造成上矢状窦血流闭塞。

不同部位脑膜瘤需与相应部位其他肿瘤相鉴别,如:①幕上脑膜瘤需与脑胶质瘤、转移瘤等鉴别;②鞍结节区脑膜瘤应与垂体瘤等相鉴别;③位于 CPA 区的脑膜瘤应与听神经瘤、三叉神经鞘瘤、胆脂瘤等相鉴别。

【治疗及预后】

有症状脑膜瘤者应手术切除,完全切除肿瘤后大多数肿瘤可治愈,但有时难以全切。偶然发现无症状小脑膜瘤,尤其是高龄患者可定期 MRI 随访,不急于手术,某些肿瘤可能会逐渐停止生长。对于恶性脑膜瘤(WHO Ⅲ级)和复发的不典型脑膜瘤(WHO Ⅱ级)建议行放疗。

1. **手术治疗**　手术治疗脑膜瘤仍是最直接、最有效的选择,治疗的关键是控制肿瘤出血及尽可能保护周围重要结构,分离被肿瘤包绕的动脉和与肿瘤粘连的脑神经。Simpson 提出脑膜瘤切除 I ~ V 级分级标准被临床广泛应用至今。 I 级：肿瘤完全切除，包括受累硬脑膜与颅骨； II 级：肿瘤完全切除，电凝灼烧附着的硬脑膜； III 级：肿瘤肉眼完全切除，但未切除或电凝灼烧硬脑膜（比如一些主要的静脉窦）； IV 级：肿瘤次全切除； V 级：单纯减压术或活检。有学者提出在 I 级基础上行 Simpson 0 级切除，即在 Simpson I 级以外进一步切除 MRI 上表现出"脑膜尾征"的硬脑膜及肿瘤边缘 2cm 正常的硬脑膜。肿瘤切除前要制订完善的手术方案，注重个体化原则，综合考虑肿瘤部位、大小、与周围结构关系及手术风险和术后并发症，以最小创伤获得最佳治疗效果。目前，保留静脉及神经功能的完整性而行肿瘤次全切除术作为一种策略已被更多的神经外科医师所接受。选择经脑沟或自然裂隙入路及在术中利用超声辅助手术切除肿瘤，能获得更高的肿瘤全切除率和更低的并发症发生率。

2. **放射治疗**　高级别脑膜瘤的治疗可采用手术切除后选择性放疗，或肿瘤不完全切除后辅以放射外科治疗。放射治疗作为降低脑膜瘤术后复发明确有效的辅助治疗手段已得到国内外众多学者认可，适应证为：①肿瘤未全切；②肿瘤术后复发；③相邻重要脑组织不能手术或有其他手术禁忌证；④术后病理证实 WHO II、III 级。随着立体定向技术的发展，对于深部、多发或颅底、最大直径 ≤ 3cm 的脑膜瘤，尤其在海绵窦、脑干腹侧、岩斜区等部位或有其他手术禁忌证者，伽玛刀治疗可作为首选。脑膜瘤多属生长缓慢的不活跃性肿瘤，对放射线敏感性低，但采用放射治疗的目的不是快速消灭瘤体，而是使瘤细胞接受一定的放射剂量，使其增殖能力下降，从而控制或阻止其进展，最终使肿瘤缩小甚至消失。

三、蝶鞍区肿瘤

（一）垂体腺瘤

垂体腺瘤（pituitary adenoma）是来源于腺垂体的良性肿瘤，约占颅内肿瘤 10%~15%，尸检发现率高达 10%。起病年龄多为 30~50 岁，女性多于男性。垂体腺瘤绝大多数为良性，垂体腺癌罕见（约占 0.1%~0.2%）。按照肿瘤体积可将垂体腺瘤分为垂体微腺瘤（直径 <1cm）、大腺瘤（直径 ≥ 1cm）和巨大腺瘤（直径 >4cm）。根据肿瘤是否侵犯海绵窦、神经、脑组织和鞍区骨质，可分为侵袭性垂体腺瘤和非侵袭性垂体腺瘤。

【临床分类】

根据临床症状通常将垂体腺瘤分为两类：功能性（或分泌性，65%~85%）和无功能性（20%~35%）。根据分泌激素的不同，功能性腺瘤可分为：①催乳素细胞瘤（PRL 细胞腺瘤）：为最常见类型，常出现女性闭经溢乳综合征（Forbers-Albright syndrome），男性性功能障碍；②生长激素细胞瘤（GH 细胞腺瘤）：成人肢端肥大症，儿童或青春期巨人症（图 21-4）；③促肾上腺皮质激素细胞瘤（ACTH 细胞腺瘤）：可导致库欣病；④促甲状腺激素细胞瘤（TSH 细胞腺瘤）：可导致甲亢，较为罕见。无功能性垂体腺瘤常无内分泌功能亢进的症状，包括促性腺激素细胞腺瘤和裸细胞细胞瘤等。

【临床表现】

垂体腺瘤常因垂体或靶腺功能亢进或减退导致相应的内分泌症状。垂体腺瘤体积较大时可产生占位症状，包括压迫视神经，可引起视力下降、视野缺损，膨胀性生长推挤硬脑膜引起头痛等。肿瘤内出血、坏死导致垂体卒中，患者出现突然头痛，视力急剧下降。

【影像学检查】

MRI 是诊断垂体腺瘤的首要方式，鞍区动态增强扫描有助于发现垂体微腺瘤。CT 扫描可见蝶鞍扩大。

【垂体腺及靶腺功能检查】

垂体功能检查包括 PRL、GH、胰岛素样生长因子 -I（IGF1）、TSH、促卵泡激素（FSH）/ 黄体生成素（LH）和 ACTH 等；靶腺功能检查包括甲状腺功能、肾上腺皮质功能和性腺功能等。结合影像学检查可临床诊断垂体腺瘤。

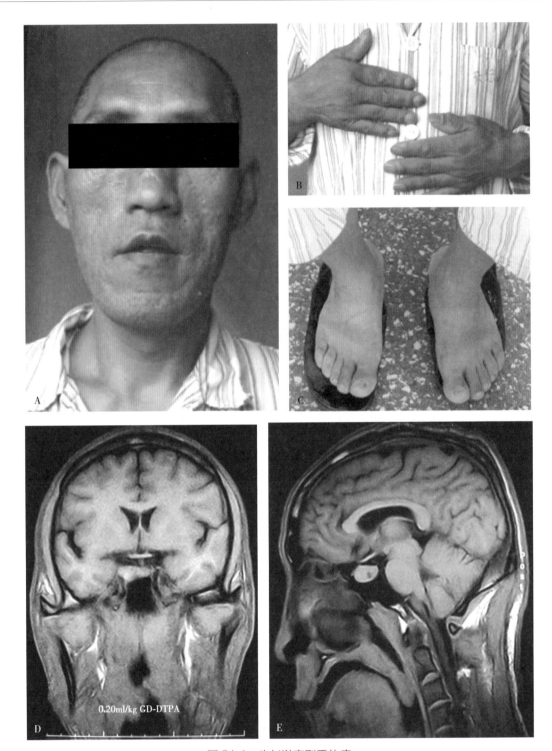

图 21-4　生长激素型垂体瘤

注:病人男性,40 岁。口唇肥厚,颧骨突出,双手、双足增大(A~C)。MRI 平扫可见鞍内肿瘤(D、E)。

【治疗】

1. 手术治疗　多数垂体腺瘤首选手术治疗,绝大部分垂体腺瘤可采用经鼻腔 - 蝶窦入路手术切除,随着神经内镜技术的发展与成熟,内镜经鼻蝶入路是目前的主流术式。手术指征包括:①非分泌性肿瘤体积较大引起占位症状;②垂体卒中;③溴隐亭治疗无效或药物副作用不能耐受的 PRL 细胞腺瘤;④ GH 细胞腺瘤;⑤ ACTH 细胞腺瘤;⑥伴脑脊液漏的垂体腺瘤。

2. 药物治疗　PRL 细胞腺瘤首选药物治疗。溴隐亭(bromocriptine)治疗可使 90% 的肿瘤体积缩小和 PRL 水平下降。垂体靶腺功能低下治疗原则是缺什么补什么,常用泼尼松、甲状腺素、睾酮类和女性激素等。

3. 放射治疗 因有引起垂体功能低下的风险,放射治疗常用于不能手术切除的肿瘤,包括伽玛刀、普通放疗和质子刀等。

（二）颅咽管瘤

颅咽管瘤(craniopharyngioma)占颅脑肿瘤的 2.5%~4%,一半发生在儿童,发病高峰 5~10 岁。颅咽管瘤发自颅咽管残余,在垂体结节部即垂体茎鳞状上皮细胞,为良性肿瘤,多位于蝶鞍隔上。

肿瘤阻塞脑脊液通路常导致脑积水、颅内压增高;肿瘤影响腺垂体及下丘脑功能,表现为性发育迟缓、性功能减退;鞍上肿瘤多引起双颞偏盲,可有视神经盘萎缩或水肿。CT 扫描可发现肿瘤钙化和囊性变,钙化可见于几乎所有儿童病例和半数成人病例。MRI 扫描显示肿瘤与下丘脑、终板、垂体和颈内动脉关系。实验室检查见腺垂体、肾上腺皮质和甲状腺功能减退。

【治疗和预后】

手术治疗的目的是通过切除肿瘤解除肿瘤对视交叉及其他神经组织的压迫,解除颅内高压,但对下丘脑-垂体功能障碍则难以恢复。颅咽管瘤目前仍是手术并发症发生率较高的肿瘤,多因下丘脑损伤所致,目前微侵袭技术内镜经鼻腔-蝶窦术式已可取代大多数颅咽管瘤开颅手术,手术入路及内镜微创技术的优势明显降低了术后并发症的发生率,提高了手术全切率。颅咽管瘤术后多需激素补充与替代治疗。放射治疗目前仍存在争议。虽然颅咽管瘤为良性肿瘤,不会发生恶变,但治愈困难的特点使得其表现出恶性肿瘤的生物学行为。

四、前庭神经鞘瘤

前庭神经鞘瘤(vestibule schwannoma)源于前庭神经的 Schwann 细胞,发生在内听道段,临床习惯称为听神经瘤(acoustic neuroma),为良性,占颅内肿瘤 8%~10%,年发病率约 1.5/10 万。40 岁以下听神经瘤患者应注意排除神经纤维瘤病。

多以单侧高频耳鸣隐匿性起病,逐渐丧失听力。大多数肿瘤早期表现为同侧神经性听力下降、耳鸣和平衡障碍三联征。大型听神经瘤压迫脑干和小脑,堵塞脑脊液循环出现颅内压增高。薄层轴位MRI 扫描显示内听道圆形或卵圆形强化肿瘤(图 21-5),大型肿瘤可囊变。CT 扫描呈现内听道扩大呈喇叭口状,伴骨质破坏。

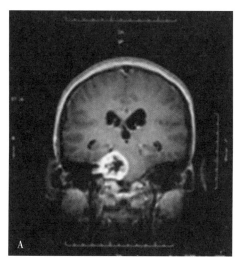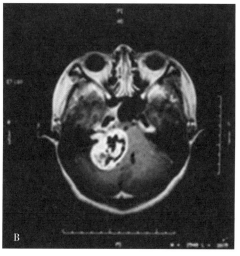

图 21-5 前庭神经鞘瘤 MRI 增强扫描
注:A. 冠状位;B. 轴位,显示右侧脑桥-小脑角区肿瘤。

根据患者年龄、肿瘤大小、术前听力和脑神经受损情况制订治疗方案。患者高龄、肿瘤<1.5cm,可密切观察听力变化,定期行影像学检查及听力检查,如肿瘤生长较快应手术。肿瘤>2.5cm应力争全切。术中电生理监测有助于面神经的功能保护。高龄、全身状况差、肿瘤<3.0cm 或瘤内部分切除后,可考虑行立体放射治疗。

五、髓母细胞瘤

髓母细胞瘤(medulloblastoma)属胚胎性肿瘤,是儿童常见恶性肿瘤,占儿童颅内肿瘤的15%~20%,多在10岁前发病,男:女为2:1。肿瘤多起自小脑蚓部,位于第四脑室顶,易引起梗阻性脑积水。5% 的患者发生颅外、骨、淋巴结和肺转移。临床表现为颅内压增高和共济失调。CT 和 MRI扫描可见颅后窝中线实性肿瘤,MRI T_2 像为轻度高信号,肿瘤增强明显。手术尽量切除肿瘤,术后辅以放疗和化疗。根据肿瘤分子遗传学特征分为 4 型:WNT 激活型、SHH 激活型和数字命名的 3 型、4型,不同亚型预后不同。WNT 激活型预后最好,3 型预后最差。

六、原发中枢神经系统淋巴瘤

原发中枢神经系统淋巴瘤(primary CNS lymphoma,PCNSL)占原发颅内肿瘤的 0.85%~2%,男性多于女性,好发于 50~60 岁左右的老年人。主要病理类型为弥漫大 B 细胞淋巴瘤(DLBCL),约占90%。由于部分颅内淋巴瘤的发生与免疫缺陷有关,随着近年来进行器官移植后使用抗免疫治疗的增加和艾滋病患者的增多,原发颅内淋巴瘤的患者逐年增加,平均年龄也有降低的趋势。肿瘤主要位于深部脑白质、胼胝体、基底节及丘脑,可多发,易出现脑内播散。症状上以颅内压增高引起的头痛、呕吐和神经功能缺失较为常见,另外还可出现精神症状或者癫痫等。典型的 CT/MRI 表现常为均匀一致的增强病灶伴瘤周严重水肿。若考虑该诊断应采用活检明确肿瘤性质,首选甲氨蝶呤(MTX)为基础的联合化疗,不能耐受化疗或化疗后进展者需要及时采用放疗控制肿瘤的进展。

七、生殖细胞肿瘤

生殖细胞肿瘤(germ cell tumors,GCT)包括生殖细胞瘤(germinoma)和非生殖细胞瘤的生殖细胞肿瘤(NGGCT)两类,后者包括胚胎癌、绒毛膜癌、内胚窦瘤和成熟 / 未成熟畸胎瘤,除成熟畸胎瘤外均为恶性。该类肿瘤主要见于儿童,占儿童颅内肿瘤的 0.3%~15%,男性明显多于女性,为 3:1。多发生在间脑中线部位,松果体区和鞍上区分别占 51% 和 30%,8.5% 患者为多发,男性以松果体区多见,女性以鞍上多见。

肿瘤压迫中脑顶盖可引起眼球上视不能,肿瘤位于鞍上出现视力视野障碍、尿崩和腺垂体功能减退,导水管受压或阻塞侧脑室 Monro 孔可引起梗阻性脑积水、颅内压增高和共济失调。若肿瘤位于基底节区,患者可出现偏瘫、偏身感觉障碍等症状。与生殖细胞肿瘤相关的分子标记物主要有人绒毛膜促性腺激素(β-HCG)、甲胎蛋白(AFP)和胎盘碱性磷酸酶(PLAP)。

生殖细胞瘤的治疗模式为静脉化疗与中等剂量放疗的联合,而 NGGCT 类恶性肿瘤需手术、放疗与化疗的综合治疗,成熟畸胎瘤手术完整切除后无需放化疗。单纯生殖细胞瘤的 10 年生存率在 90%以上,胚胎癌、内胚窦瘤、绒毛膜癌的预后极差。

八、表皮样囊肿和皮样囊肿

表皮样囊肿(epidermoid cyst)和皮样囊肿(dermoid cyst)是先天性良性肿瘤,起源于椎管内外胚层的异位组织。表皮样囊肿占颅脑肿瘤的 0.5%~1.5%,好发于脑桥小脑角、鞍上,由鳞状上皮层状排列,内含角蛋白、细胞碎片和胆固醇,囊肿破裂会出现无菌性脑膜炎。皮样囊肿占颅内肿瘤的 0.3%,内含皮肤附属器官如毛发和皮脂腺,有些可见成熟骨,多发生在儿童,肿瘤多位于中线如囟门、第四脑室、鞍上和椎管,出现相应的临床症状。CT 表现肿瘤低密度,略高于脑脊液,不被强化,无脑水肿。MRI 扫描 T_1 加权像为不均匀低信号,T_2 加权像为与脑脊液相似的高信号。肿瘤全切可治愈,少数复发。表皮样囊肿刺激性强,会导致化学性脑膜炎,应尽量全切,但不勉强切除囊壁以防损伤脑神经。

九、脊索瘤

脊索瘤(chordoma)占颅内肿瘤的 0.1%~0.5%,来源胚胎残留结构脊索组织,浸润性缓慢生长,好发于中枢神经中线骨性结构,50% 位于骶尾部,35% 在颅底如斜坡、蝶鞍和岩骨尖,15% 在椎体。以 20~40 岁多见,男性为女性的 2~3 倍。肿瘤有或无包膜,切面呈半透明、灰白色胶冻状,浸润破坏颅底骨及其附近的脑神经和脑实质。

大多数患者仅有头痛而无定位体征。肿瘤位于斜坡有后组脑神经功能障碍和脑干受压症状。CT 呈等密度或略高密度影,伴骨质破坏,瘤内可有残留骨片。MRI 可见骨组织为软组织所取代,呈不均匀信号可增强。斜坡脊索瘤全切除困难,对放射治疗不敏感。手术加放射治疗可抑制肿瘤生长,大多数患者可生存 4~8 年。

十、脑转移瘤

脑转移瘤(metastasis tumor of brain)入颅途径为血液,可单发或多发,80% 位于大脑中动脉分布区。肺癌、乳腺癌和黑色素瘤是脑转移瘤最常见的原发肿瘤类型,肉瘤脑转移少见。黑色素瘤、绒毛膜癌和支气管肺癌所致脑转移瘤常伴瘤内出血。15% 脑转移瘤患者既往无肿瘤病史,以脑转移灶为首发症状。75% 脑转移瘤因肿瘤压迫出现肢体运动障碍或癌性脑膜炎。一半患者颅内压增高,表现为嗜睡、淡漠。15% 患者发生癫痫。确定为脑转移瘤后要寻找原发病灶。伴颅内压增高的单发病灶可手术切除。多发转移灶可采用全脑放射治疗或立体定向放射治疗。激素可减轻脑水肿。

十一、血管网织细胞瘤

血管网织细胞瘤(angioreticuloma)多见于颅后窝,占颅内肿瘤的 1.0%~2.5%。肿瘤为良性,边界清楚。70% 小脑病变为囊性合并瘤结节,结节中血管丰富呈红色,囊壁为小脑而非肿瘤组织。本病有家族聚集倾向,合并视网膜血管瘤,为 von Hippel-Lindau 病一部分,可伴红细胞增多症。临床表现为颅内压增高和小脑体征。CT 扫描为低密度囊性或实性占位病变,增强扫描后肿瘤实质部分显著强化。MRI 可见瘤内实质部分流空,周围脑组织因含铁血黄素沉积而形成低信号区。脑血管造影可显示密集的血管团。实性肿瘤手术切除困难。术前栓塞肿瘤血管有助于手术切除。放射治疗可延缓肿瘤生长。

(江涛 黄玮)

思考题

1. 常见的原发性颅内肿瘤有哪些?

2. 颅内肿瘤的临床表现主要包括哪些方面?

3. 试述脑胶质瘤的治疗目的和治疗原则。

4. 垂体腺瘤有哪些病理学类型? 治疗方式有哪些?

第二十二章
神经系统先天性疾病

神经系统先天性疾病是一类由各种先天性原因引起,发生于中枢神经系统、周围神经系统、自主神经系统的,以感觉、运动、意识、自主神经功能障碍为主要表现的疾病。其发病机制涵盖了整个胚胎发育到出生的过程,包括遗传因素和外界致畸因素。主要包括:颅骨和脊柱发育异常,脑脊液系统发育障碍,神经组织发育缺陷,不伴明显神经结构异常的智力发育不全,精神发育迟滞、孤独症谱系障碍和注意缺陷与多动障碍等疾病类型。治疗以早诊断、早干预为原则,争取在脑和脊髓受到相应疾病严重的继发性破坏之前给予治疗,避免造成永久性神经功能障碍。

第一节　概　　述

神经系统先天性疾病是一类由各种先天性原因引起的神经系统、颅骨或脊柱的发育异常,以感觉、运动、意识和智力障碍为主要表现的疾病。

【基本发病机制】

从胚胎发育到出生的过程中,众多遗传因素和外界致畸因素均可能导致神经系统的生长发育发生异常。

(1)胚胎发育时期脑和神经系统发育障碍,胎儿出生后,表现为脑、脊髓、颅骨和脊柱的结构异常,如脑皮质发育不全,脑积水、颅裂、脊柱裂等。

(2)胎儿分娩时产伤或长时间缺氧,导致脑组织损伤,对患儿后续的运动能力、语言和智力发育产生持久影响,如脑性瘫痪等。

【主要疾病】

神经系统先天性疾病主要包括以下几个方面。

1. **颅骨和脊柱发育异常**　枕骨大孔区畸形、颅裂、脊柱裂、狭颅症。

2. **脑脊液系统发育障碍**　由于中脑导水管闭锁、第四脑室正中孔外侧孔闭锁等造成脑脊液循环障碍,导致先天性脑积水。

3. **神经组织发育缺陷**　如脑皮质发育不全,先天性脑穿通畸形,胼胝体发育不全等。

4. 不伴明显神经结构异常的智力发育不全。

5. **其他**　蛛网膜囊肿、脑性瘫痪、Sturge-Weber 综合征等。

以上不同的神经系统先天性疾病的临床表现不一,发病年龄各异。

【治疗原则】

对于神经系统先天性疾病,往往缺乏有效的治疗手段。对于出生后仍在进展的病变,宜进行早期诊断和干预,争取在脑和脊髓受到相应疾病严重的继发性破坏之前,给予治疗,避免造成永久性神经功能障碍。

第二节　枕骨大孔区畸形

枕骨大孔区畸形,顾名思义,是颅底枕大孔区及上颈椎相关区域的各种先天发育原因导致局部空间变小、变窄,可能导致延髓、脊髓、小脑、后组脑神经及颈神经受压,产生相应的神经系统损害症状。

临床症状与受压迫的神经结构相关。

1. 延髓和脊髓受压可引起锥体束征。

2. 小脑受压可引起共济失调。

3. 后组脑神经受累可发生吞咽困难、饮水呛咳、声音嘶哑。

4. 颈神经受累可引起颈项部疼痛。

5. 颅后窝狭小或合并脑积水则可引起颅内高压的临床表现。

一、小脑扁桃体下疝畸形

由于先天性发育异常导致小脑扁桃体,甚至延髓下段、小脑蚓部下段通过枕骨大孔向下方突入到椎管内,即为"小脑扁桃体下疝畸形"(Arnold-Chiari malformation)。

小脑扁桃体下疝畸形发病机制不明,可能与延髓和小脑扁桃体结构在发育过程中受到脊髓牵引有关。在生长发育过程中,脊髓和脊柱的发育速度不同,脊髓发育未能按正常情况上移时,可能造成脊髓牵拉小脑组织、延髓下段向下迁移,而产生小脑扁桃体下疝畸形。

【病理】

小脑扁桃体下疝畸形病理变化包括:小脑扁桃体向下通过枕骨大孔疝入椎管,压迫延髓,在脊髓中央管上口形成活瓣,脑脊液在压力作用下进入脊髓中央管,造成脊髓空洞症。后组脑神经和上颈段脊神经受到牵拉,产生神经损害症状;第四脑室正中孔粘连闭塞,形成梗阻性脑积水,产生脑积水症状。

【临床表现】

1. 延髓受压,引起肢体麻木、乏力,甚至瘫痪,肌张力高。大小便可出现障碍。

2. 后组脑神经受到牵拉,引起吞咽困难、饮水呛咳、声音嘶哑。

3. 上颈段脊神经受到牵拉,引起颈项疼痛、麻木、姿势异常、活动受限。

4. 若出现脑积水,患者可表现为头痛、呕吐、视乳头水肿。

【辅助检查】

MRI 扫描是小脑扁桃体下疝畸形的主要影像学检查方法。矢状位扫描可清楚地显示小脑扁桃体下疝畸形的程度、分类,以及是否合并脑积水和脊髓空洞症(图 22-1)。

【诊断及鉴别诊断】

具有延髓和后组脑神经症状的患者,行 MRI 扫描可确定诊断。

【治疗】

1. 症状轻者,可行保守治疗。应减少颈部活动,防止外伤,局部用颈托固定以维持寰枢椎稳定性,减缓其发展。

2. 有明显症状者,应给予手术治疗。

手术目的主要是解除延髓、脊髓以及由它们发出的神经所受的压迫和牵拉。

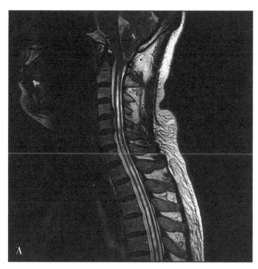
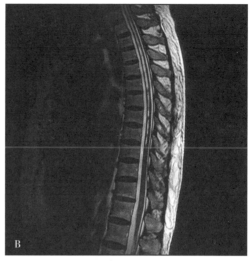
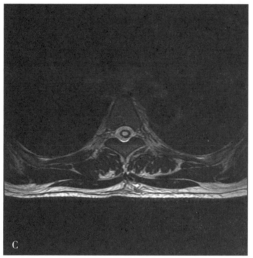

图 22-1 小脑扁桃体下疝畸形合并脊髓空洞

二、颅底陷入症

颅底陷入症是以枕骨大孔为中心的颅底骨组织、寰椎及枢椎骨质发育畸形,寰椎向颅腔内陷入,使枕骨大孔狭窄,颅后窝变小,从而压迫延髓、小脑及牵拉神经根产生一系列症状,同时可有椎动脉受压出现供血不足表现。

【病因及发病机制】

由于在胚胎发育过程中,神经管在寰枕部闭合最晚,所以先天性畸形容易发生在此区。

【病理】

枕骨大孔及颅后窝空间变小从而导致小脑、延髓受压变形及脑神经和颈神经受牵拉。

【临床表现】

神经系统症状主要表现为枕骨大孔区综合征,其主要临床表现为以下几个方面。

1. **后组脑神经症状** 包括吞咽障碍、饮水呛咳、声音嘶哑、面部感觉减退、听力下降、角膜反射减弱等。

2. **颈神经症状** 包括枕颈部疼痛不适、头颈姿势异常。

3. **延髓症状** 可表现为四肢无力、感觉障碍、锥体束征阳性、呼吸困难,有时出现分离性感觉障碍。

4. **小脑症状** 以眼球水平震颤为常见,晚期可出现共济失调。

5. **椎动脉供血障碍** 表现为发作性眩晕、视力障碍、共济失调、面部感觉障碍、四肢瘫痪等。

6. **颅内压增高症状**　头痛、恶心呕吐、视神经盘水肿等。

7. **颅底畸形特征性外观**　常见颈项粗短,发际较低,颈部活动受限且固定于特殊的角度位置。

【辅助检查】

1. **头颅 X 线片**　可直接观察寰枢椎和枕骨大孔的位置关系。

2. **头部 CT 及 MRI**　主要用于观察第四脑室的大小结构,以及与脑干、小脑扁桃体的位置。有助于评估延髓、小脑受压程度,有助于病情评估及制订个性化治疗方案。

【诊断及鉴别诊断】

具有后组脑神经和颈神经症状,并伴有颈项粗短的特征性体征,提示本病。头颅 X 线可协助诊断。头部 CT 及 MRI 可用于病情评估。

【治疗及预后】

颅底陷入症的治疗应结合患者的病情严重程度制订个体化治疗方案。

1. 对于临床症状较轻的患者,可予保守治疗。治疗方法包括使用颈托改善颅颈交界区受力状况,理疗和休息可以改善症状。

但保守治疗过程中,尤其应避免头颈部外伤。因外伤可致原本不稳定的寰枕关节移位,继发延髓损伤,可危及生命。

2. 手术方法包括枕下减压术和上颈椎椎管后路减压术。通过广泛切除枕骨鳞部、枕骨大孔后缘、寰椎后弓及颈 2、颈 3 椎板,以及局部增厚的硬脑膜、筋膜和瘢痕组织,解除小脑、延髓所受压力,减轻后组脑神经及颈神经所受牵拉程度,从而使症状得以改善。

三、寰枕融合

寰枕融合即寰椎枕骨化,指寰椎和枕骨在胚胎发育过程中未能如期分离形成的解剖形态,包括寰椎部分或全部与枕骨形成骨性或纤维性融合,导致神经结构受压迫的症状和体征,为临床上常见的颅颈交界区畸形之一。

【病因及发病机制】

正常情况下,两侧枕髁与寰椎侧块的上关节凹构成寰枕关节,借助于该关节,头部可以进行前屈和后仰的运动。

在胚胎发育过程中,枕骨基底部和寰椎的发育过程发生障碍,从而使寰椎的部分或全部与枕骨大孔边缘相连成一个整体,形成寰枕融合畸形,继而导致枕大孔区神经结构受压迫,产生症状和体征。

【病理】

寰枕融合主要的病理改变包括:

1. **枕骨大孔狭窄**　寰枕融合的畸形结构占据枕骨大孔空间,造成枕骨大孔狭窄,对延髓和脊髓造成压迫。

2. **寰枕关节运动功能丧失,增大寰枢关节负荷**　由于寰枢关节长期劳损,使寰枢关节韧带和关节囊松弛,造成寰枢关节失稳和骨关节炎,局部疼痛症状明显。

3. **寰枢关节脱位**　由于寰枢关节失稳,在外力下易于发生寰枢关节脱位,并呈进行性加重,最终对脊髓造成压迫。

【临床表现】

寰枕融合多表现为由枕大孔处狭窄、寰枢椎不稳定引起的一系列脊髓、脊神经、后组脑神经和小脑受压迫的症状和体征。病程长短不一,其临床表现也不一样。

1. **脊髓受压**　患者可出现四肢躯体感觉障碍、四肢肌力差、肌张力高、深反射亢进,病理征阳性。

2. **后组脑神经受牵拉**　可出现吞咽障碍、饮水呛咳、发声嘶哑。

3. **小脑受压**　可出现共济失调。

4. **脊神经根受压**　可出现颈项疼痛、麻木、僵硬感和头颈姿势异常。

5. 体检可见患者颈椎前屈、后伸活动受限。

【辅助检查】

1. **X线平片**　常规颈椎X线侧位片和动力侧位片可观察到完全性或后弓及侧块的部分寰枕骨性融合，具有初步诊断价值。

2. **CT**　CT薄层扫描及二维、三维重建是诊断寰枕融合较为理想的手段，能够清晰显示骨性畸形的情况。

3. **MRI**　能直观显示神经组织受压、损伤变性程度及合并的神经组织畸形。

【诊断】

诊断主要依据临床表现和影像学检查。临床具有特征性的神经受压表现，CT/MRI显示寰枕融合的畸形结构，即可确定诊断。

【治疗及预后】

1. 对于症状较轻的患者，可给予保守治疗，包括神经营养药物和物理治疗。应避免外伤。若存在寰枢椎可复性脱位，可予以局部制动。

2. 对于症状明显，已经出现脊髓损伤临床表现的患者，可考虑手术治疗。手术目的主要是解除神经压迫、恢复上颈椎骨关节稳定性。

对于已经出现脊髓损害者，尽早手术治疗，应能取得确切的治疗效果。

第三节　颅裂和脊柱裂

妊娠早期胎儿发育障碍导致出生后头颅、脊柱中线处的骨质结构闭锁不全，甚至可出现部分组织器官的膨出。即为颅裂和脊柱裂。

一、颅裂

颅裂（cranium bifidum）是指先天颅骨发育异常，表现为颅缝闭合不全而遗有缺损，形成一个缺口。多发生于头颅中线区，以枕部多见。

【病因及发病机制】

目前尚不明确，普遍认为胚胎发育神经管闭合过程中如出现发育不良或闭合不全，则该处由中胚叶形成的颅骨、脑膜及蛛网膜下腔等发育即发生障碍，形成该畸形。

【病理】

根据临床病理改变，分为三型。

1. **显性颅裂**　较多见。颅骨局部缺失，神经组织及硬脑膜经裂孔膨出，形成局部包块。膨出物仅为脑脊液者称为脑膜膨出；膨出物含有脑组织者称为脑膜脑膨出；膨出的脑组织中含有部分脑室者称为脑膜脑室膨出。

2. **隐性颅裂**　较少见。只有简单的颅骨缺失，无局部和神经症状，多因其他原因作头颅X线照片时才发现颅骨缺损。

3. **露脑畸形**　罕见。颅骨大片缺损及发育不全的脑组织外露，没有头皮等软组织，仅有不完整的包膜。

【临床表现】

隐性颅裂多无明显症状体征。囊性颅裂根据膨出物的不同,有以下表现:

1. **局部症状**　大多患儿出生后,便可在头颅的中线部见到囊性膨出。压之可有波动感及颅内压增高。患儿哭泣时,因颅压变化,包块可增大。

2. **神经系统症状**　根据部位不同,由于膨出内容物累及的结构不同,产生相应的症状。如可有第Ⅰ、Ⅱ、Ⅲ、Ⅳ、Ⅵ对脑神经及第Ⅴ对脑神经的第一支受累,还可出现视觉障碍及小脑受损表现。

3. **邻近器官症状**　根据发生部位不同,产生邻近症状。发生在鼻根部形成肿块,使两眼距离增宽。颅底部发生颅裂,如偏向一侧则可向眼窝脱出,形成一侧眼球突出并向外转;如发生在中央,则可见于鼻腔内,出现鼻闭塞等症状。

【辅助检查】

只有通过 X 线头颅摄影或 CT、MRI 脑扫描检查,方可明确颅裂的存在及其部位、性质,以及推断出其膨出的内容。

1. **头颅 X 线平片**　可发现颅骨中线上有圆形或椭圆形颅骨缺损。提示裂孔大小和范围。

2. **CT**　可见颅骨缺损,并提示向外膨出物的性质。

3. **MRI**　可清晰显示膨出物的性质,如脑脊液、脑组织、脑血管及硬脑膜组织信号的肿物,并可发现颅内其他改变或畸形。

【诊断】

根据病史及临床表现,肿物的部位、性质、外观,以及体格检查和影像学检查即可诊断。鼻根部或枕部的膨出物有搏动性,哭闹时张力增大。头颅 X 线平片示颅骨中线上有圆形或椭圆形颅骨缺损。CT 或 MRI 可见颅骨中线上局限性颅骨缺损。膨出物内可见与颅内相通的脑脊液或脑组织。

【治疗】

隐性颅裂无需手术治疗。

显性颅裂主要靠手术修补治疗。手术目的是切除膨出囊,还纳膨出的脑组织等内容物,修补不同层次的裂孔。

二、脊柱裂

由于先天脊柱发育异常,表现为椎管骨质结构闭合不全而遗留缺损,可出现部分组织膨出,称为脊柱裂(spina bifida)。发生于腰骶部中线区的脊柱裂最多见,颈部其次。

【病因及发病机制】

病因尚不明了。普遍认为是胎儿在正常发育情况下,妊娠 4 周末神经管完全闭合,脊髓将受到严密的脊椎管保护。当妊娠早期出现胎儿发育障碍时,神经管未完全闭合,导致出生后脊椎管背侧中线部位发生椎板闭锁不全或缺如。

【病理】

根据病理与形态总体可分为两大类。

1. **隐性脊柱裂(spina bifida occulta)**　先天性棘突和椎板缺如,无脊膜或神经组织外露。椎管内容不向外膨出,常无症状。

2. **囊性脊柱裂(spina bifida cystica)**　又称开放性脊柱裂(spina bifida aperta),与显性颅裂的机制相同,经椎管的发育缺损部位,有椎管内容物膨出。

根据膨出内容物不同,分为脊膜膨出、脊髓脊膜膨出、脊髓膨出三类。

(1)脊膜膨出:先天性椎弓缺如伴脊膜囊状膨出,囊内为脑脊液,无神经组织。

(2)脊髓脊膜膨出:先天性椎弓缺如伴有脊膜囊状膨出,囊内容物有脊髓、神经根和脑脊液成分,脊髓或马尾的结构或功能异常。

（3）脊髓膨出：先天性椎板缺如，椎管与硬脊膜广泛敞开，脊髓与神经组织直接显露于外，一般不形成囊性包块。

【临床表现】

1. 隐性脊柱裂　病变局部常有局部毛发增多、血管痣、脐状内陷或脂肪蓄积而略有隆起。因无神经系统症状，多不被注意。

2. 囊性脊柱裂　根据脊柱裂发生的部位和程度的不同，其神经功能障碍的症状各不一致，很少有无症状者。

（1）局部包块：婴儿出生后背部中线的颈、胸或腰骶部可见一囊性肿物，哭闹时包块膨大，并随着年龄增大而扩大。

（2）神经损害症状：与脊髓损伤密切相关。脊髓损伤越严重其神经功能障碍症状越明显。单纯的脊膜膨出可无神经系统功能症状。脊髓脊膜膨出并伴有脊髓末端发育异常者症状多较严重，常有程度不等的下肢无力，感觉迟钝，肛门括约肌松弛，甚者可有直肠脱出，有尿失禁等症状。

【辅助检查】

1. 脊椎 X 线平片　正后位和侧位像可显示骨性结构改变。

2. CT、MRI 检查　可发现脊柱裂、脊髓和神经畸形、脊髓末端位置下移、局部粘连，部分可合并囊肿或脂肪瘤等（图 22-2）。

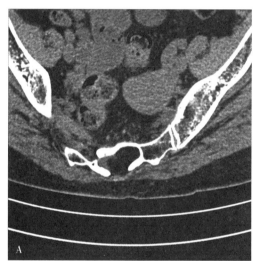
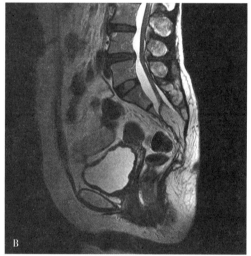
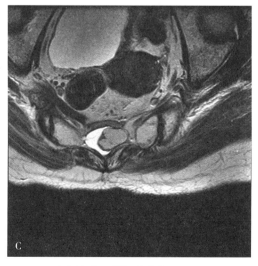

图 22-2　脊柱裂 CT 及 MRI
注：A. CT；B. MRI；C. MRI。

【诊断】

根据典型的临床症状、体征及辅助检查可以作出诊断。

【治疗及预后】

对于无症状的隐性脊柱裂不需要治疗。

引起脊髓栓系的隐性脊柱裂及囊性脊柱裂一旦确诊,通常均适合手术,且手术时期越早,效果越好。手术目的是修补膨出部位缺损、解除脊髓栓系、还纳膨出的神经组织、恢复神经组织结构和功能完整。

第四节　狭　颅　症

狭颅症(craniostenosis)又称颅骨早闭(craniosynostosis),是指颅骨缝过早闭合,因其颅骨不能随生长发育而长大,导致颅骨变形、颅腔变小,继而引起脑功能障碍,是一种较常见的先天性颅面畸形。

狭颅症头颅外形异常、形成特殊的容貌,并伴发或继发慢性颅内压增高、眼眶或颞部发育异常,严重者可有视乳头水肿、眼球突出等征象。

【临床表现】

1. **头颅畸形**　按头颅外形多作如下分类:

(1)舟状头(scaphocephaly):矢状缝的早期闭合。头向前后方向发展,形成狭窄的船形。

(2)短头(brachycephaly):冠状缝、人字缝的早期闭合。头向两颞侧及顶部发展,形成前额部平坦、上宽下窄的外观。

(3)尖头(oxycephaly):颅骨各缝均呈早期闭合改变,脑只有向抵抗最薄弱的前囟方向发展,故形成尖头。

(4)斜头(plagiocephaly):也称偏头。为一颅骨缝的早期闭合,使脑向颅缝尚未闭合的对侧发展,便形成斜头。

2. **脑功能障碍**　患儿智力障碍、癫痫、四肢运动障碍等。

3. **颅内压增高**　头痛、呕吐、眼球突出、视力障碍及视野缺损、视乳头水肿或萎缩。

4. **合并其他先天发育畸形**　如并指(趾)、腭裂、唇裂、脊柱裂等。

【辅助检查】

颅缝早闭症的影像学检查主要有 X 线、CT、MRI 和超声检查,其中 X 光平片具有重要诊断价值。

【诊断】

婴幼儿头颅变形并非罕见,头颅有异常外形,体格检查可发现颅缝早闭处可有骨性隆起;拇指轻压骨缝不能使两侧颅骨活动。

X 线头颅平片为本症诊断的重要依据。正常颅骨骨缝在生后 6 个月到 1 年之内闭合,其骨缘呈明显的锯齿状。而狭颅症由于颅骨骨缝较正常过早地闭合,骨缘的锯齿状模糊不清,甚至消失、完全骨化。头颅外形异常往往随着时间推移表现越来越明显,因此,临床观察非常重要。

【治疗及预后】

狭颅症主要靠外科手术治疗,手术目的是使颅腔能有所扩大,以保证脑组织的正常发育并缓解颅内压的增高。本病一旦诊断确定,手术越早效果越好。

一般认为,只要婴儿能够耐受手术,就可以进行治疗。国外报道 3~6 个月龄的患儿即可进行手术。

第五节 先天性脑积水

先天性脑积水(congenital hydrocephalus)是临床较为常见的一类婴儿神经系统疾病,由于脑脊液产生过多、循环受阻或吸收障碍,造成脑脊液在脑室内和/或蛛网膜下腔蓄积,引起颅内高压、头围增大、神经系统和智力发育低下。

【病因及发病机制】

脑脊液产生于脑室内的脉络丛,自第四脑室正中孔和外侧孔流出到幕下的蛛网膜下腔,通过小脑幕裂孔到达幕上的蛛网膜下腔,最后由上矢状窦的蛛网膜颗粒吸收进入血液循环。在这一过程中,任何环节发生异常,均可导致脑积水。

1. **产生过多** 可见于脉络丛乳头状瘤。由于肿瘤细胞产生过量脑脊液,超过了吸收能力,导致脑脊液蓄积。

2. **循环受阻** 可见于先天性发育异常,如Dandy-Walker畸形(第四脑室正中孔和外侧孔先天性闭塞);中脑导水管先天性狭窄;产伤引起蛛网膜下腔出血,出血吸收过程中发生蛛网膜下腔粘连;此外,脑膜炎也可造成蛛网膜下腔粘连、闭塞。

3. **吸收障碍** 可见于产伤引起蛛网膜下腔出血,蛛网膜颗粒发生堵塞,脑脊液吸收障碍。

根据脑室系统是否与蛛网膜下腔相通,脑积水可分为阻塞性脑积水和交通性脑积水。前者脑室系统内发生阻塞,脑脊液不能流入蛛网膜下腔,脑室系统在梗阻部位以上明显扩大。后者脑室系统与蛛网膜下腔相通,多由于脑脊液吸收障碍所致,全脑室系统均明显扩大。

【病理生理】

1. **脑室扩大** 脑脊液循环通路上任何部位受阻,都会在梗阻近端发生明显的脑室扩大,除梗阻导致脑室本身扩大外,脑脊液还可通过室管膜进入脑室周围白质细胞外间隙,引起室周水肿。

2. **脑实质萎缩** 脑积水导致脑脊液的压力增加,脑实质发育受到影响,萎缩变薄。脑回平坦,脑沟变浅。

3. **颅骨变薄** 由于长期颅内压增高,影响颅骨发育。患儿颅骨变薄,同时可有前囟增大、饱满。

【临床表现】

1. 特征性的容貌,包括头围增大,头形变圆,头皮静脉曲张,前囟扩大并隆起,颅缝增宽,双眼呈"落日征"。

2. 颅内高压临床表现。

3. 神经系统和智力发育迟滞。

【辅助检查】

头部CT和MRI是诊断脑积水的主要辅助检查措施,能观察脑室形态和大小,明确病因,帮助选择治疗方法,并可用于治疗效果的随访(图22-3)。

【诊断】

具有"落日征"的特征性容貌,伴神经系统发育迟滞的婴儿,结合CT和MRI检查,即可明确诊断。

【治疗】

治疗方法以手术为主,无其他明确有效治疗手段。

首先治疗原发病,如因肿瘤(脉络丛乳头状瘤)的原因引起梗阻性脑积水,需行肿瘤切除术。

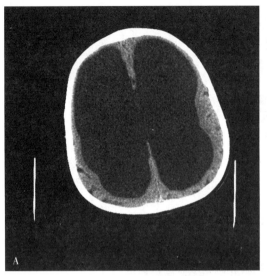
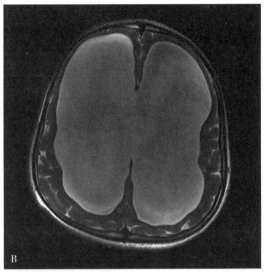
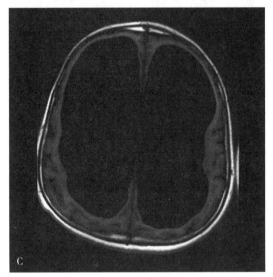

图 22-3　脑积水头部 CT 及 MRI

注：A. CT；B. MRI；C. MRI。

其他原因引起的脑积水,首选脑室腹腔分流术。对于罹患腹部疾患,不适合腹腔分流者,可考虑采用脑室 - 心房分流术。

第六节　脑 性 瘫 痪

脑性瘫痪(cerebral palsy)简称脑瘫,是导致儿童残疾的最常见病因,在全球范围内患病率为1.5‰~4‰,我国约为 2‰。主要表现为运动障碍及姿势异常,导致肢体活动受限。临床症状包括痉挛性瘫痪、不随意运动、肌强直、共济失调等症状,可伴有先天性畸形、智力障碍、癫痫等其他异常。

【病因及发病机制】

导致脑性瘫痪的病因繁多,孕期特别是围生期前后多因素均可造成的脑损伤,导致脑瘫。早产和出生体重过轻为最主要致病因素,有家族史者患病风险更高。

1. 孕期病因 妊娠早期病毒感染、妊娠高血压综合征、射线照射等。

2. 围生期病因 早产;分娩时间过长、脐带绕颈、前置胎盘、胎盘早剥、胎粪吸入等导致脑缺氧;难产、急产、产伤等导致颅内出血;新生儿核黄疸。

3. 出生后病因 重度窒息、持续惊厥、各种感染、头部外伤、中毒及其他原因不明的急性脑病等。

【临床表现】

1. 基本表现 脑性瘫痪的基本临床特征是患儿的运动发育进程落后于同龄正常小儿,表现为不同程度的瘫痪、肌张力异常、姿势异常。常伴有癫痫发作、视听言语障碍、智力障碍、行为异常等其他症状,这些症状随着年龄增长可能会有所改善。

2. 临床分型

(1)痉挛型:是最典型、最常见的脑瘫类型,约占脑瘫患儿的60%~70%。以锥体系受损为主。患儿表现为肢体异常性痉挛,行走时双下肢交叉呈剪刀步态,足尖着地,伴内收痉挛;可见膝关节屈曲、髋关节屈曲、内收、内旋等异常体位;上肢可表现为拇指内收、指关节屈曲呈握拳状、前臂旋前、肘和腕关节屈曲等;严重者可发生关节挛缩畸形。

(2)不随意运动型:以锥体外系受损为主。患儿不随意运动增多,表现为手足徐动、舞蹈样动作、肌张力障碍、震颤等,可累及面部肌肉、发声和构音器官,导致语言障碍。

(3)强直型:以锥体外系受损为主。患儿四肢僵硬,被动屈伸时均有抵抗,呈齿轮、铅管样持续性肌张力增高,腱反射正常或减弱。

(4)共济失调型:以小脑受损为主。患儿肌张力低下,坐姿不稳,步态笨拙、易跌倒,不能正确完成指令性动作;常有眼球震颤和语调改变。

(5)肌张力低下型:可能为锥体系和锥体外系同时受累,导致患儿随意运动和不随意运动均缺乏,肢体松软,肌张力低下,但可引出腱反射。

(6)混合型:同一患儿表现有两种或两种以上类型的症状。

【辅助检查】

80%以上脑瘫患儿存在头颅影像学异常,其中最多见于痉挛型,而共济失调型的影像学阴性率最高。头颅MRI较CT能更清晰地显示脑实质病变。最常见为脑白质损伤,包括脑室周围白质软化和深部脑白质病灶;其次为灰质损伤,如皮质、基底节区病灶;还可见局灶性血管性病变(出血、梗死等)和畸形等。脑电图检查有助于明确是否合并癫痫和评估发生癫痫的风险。神经诱发电位可用于评估患儿是否存在感觉异常。

【诊断】

诊断以临床表现为主要依据,要点包括:①引起脑性瘫痪的损伤为非进行性;②引起运动障碍的病变在脑部;③症状在婴儿期出现;④可合并智力障碍、癫痫、感知觉障碍、交流障碍、行为异常及其他异常;⑤除外进行性疾病所致的中枢性运动障碍及正常小儿暂时性运动发育迟缓。

【治疗及预后】

尚无有效病因治疗,主要采用康复训练、物理疗法与药物、手术相结合的综合治疗手段,以促进患儿的正常运动发育,抑制异常运动,纠正异常姿势,控制其他伴随症状。应强调在运动系统发育早期就及时干预,以取得最佳疗效。

手术治疗主要针对痉挛型脑瘫类型。选择性脊神经后根切断术(selective posterior rhizotomy, SPR)通过选择性切断与肌牵张反射有关的Ⅰa类肌梭传入纤维、阻断脊髓反射环路而解除肢体痉挛。

脑瘫患儿的预后主要取决于智力水平,智力正常的患儿预后较好。

第七节　蛛网膜囊肿

蛛网膜囊肿(arachnoid cyst)是一种良性囊肿,多发生在颅内,少数可位于椎管内。颅内蛛网膜囊肿约占颅内占位性病变的 1%,可分为原发性和继发性两种。原发性蛛网膜囊肿又称为先天性蛛网膜囊肿,是一种先天性畸形,与蛛网膜下腔、脑池关系密切,形成于胚胎发育期。

【病理】

1. **囊壁**　细胞学成分同正常蛛网膜,可伴有神经胶质、室管膜,为相邻组织成分。

2. **囊内容物**　与脑脊液相同,囊液清亮,不含炎性细胞、蛋白质样或其他物质。

3. **相邻组织**　可见相邻硬脑膜及颅骨受压变薄。相邻脑皮质大多正常,少有胶质增生。脑实质发育不全极少见。

【临床表现】

蛛网膜囊肿在颅内各区域均可发生,但颅中窝外侧裂区、颞极是蛛网膜囊肿最好发的部位。大部分患者终生无症状,通常为偶然发现。

有症状者多于儿童期即出现症状,典型的临床症状主要有颅内压增高表现(慢性头痛、呕吐、嗜睡等)、癫痫、颅骨局部膨凸或巨头畸形、发育迟缓等。

【辅助检查】

头颅 CT、MRI 均表现为与脑脊液密度或信号相同的、边界清楚光滑的病灶。囊壁无强化。MRI三维空间结构显示、分辨率均优于 CT,为首选诊断方法。

【诊断】

成年无症状患者常于行头颅 CT 及 MRI 检查时偶然发现并诊断。头颅形态异常并具有上述典型症状的患儿,结合 CT 和 MRI,一般可明确诊断(图 22-4)。

【治疗及预后】

治疗方案仍存在争议。

1. **随访**　对于无症状患者,多采取定期影像学随访的保守方案。

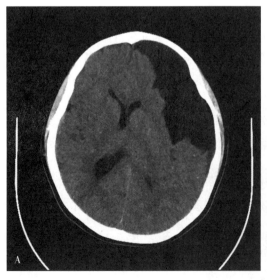
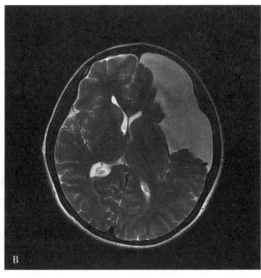

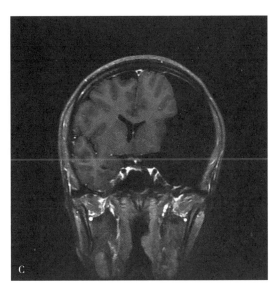

图 22-4 蛛网膜囊肿 CT 及 MRI
注：A. CT；B. MRI；C. MRI。

2. 手术

（1）手术适应证：①囊肿进行性增大，或伴有脑积水而引起颅内压增高症状；②出现囊肿相关的局灶性症状或癫痫；③出血或囊肿破裂引起的病情突然恶化。

（2）手术方法：分为直接手术和间接手术。直接手术包括开颅或内镜辅助将囊壁切除，将囊肿与蛛网膜下腔、脑池、脑室相沟通；间接手术为使用分流装置将囊液引流至腹腔。可联合运用两种手术方案。有时尚需对脑积水另行分流术。

蛛网膜囊肿为良性病变，大部分无症状患者可保持囊肿无增长，甚至有自发消失的报道。经手术治疗后，临床症状及脑积水多可缓解。影像学复查，小囊肿可完全消失，巨大囊肿由于颅骨变形和脑组织的慢性移位，多仅表现为囊肿减小。

第八节 神经发育障碍

一、精神发育迟滞

精神发育迟滞（mental retardation，MR）是指个体在 18 岁前由于各种原因造成精神发育受阻，导致智力低下和社会适应不良的精神障碍。2011 年的荟萃分析显示全球范围内本病在儿童青少年中的患病率为 1.83%；国内数据随调查区域不同而各异，1987 年全国 29 个省市调查显示患病率为 1.268%。

【病因及发病机制】

各种影响中枢神经系统发育的因素均可能导致精神发育迟滞，包括遗传、宫内感染、中毒、妊娠期疾病、分娩期并发症、出生后脑损伤或感染、代谢性疾病、重度营养不良等多种生物学因素，以及贫穷、隔离等社会文化因素。半数患者能发现明确的生物学病因，如 21- 三体综合征、脆性 X 综合征、苯丙酮尿症、先天性甲状腺功能减退等,此类患者多呈中度以上智能损害;轻度智能损害者大多无法通过现有医学检查方法明确病因。

【临床表现】

主要表现为不同程度的智能低下和社会适应不良,部分可伴有精神症状。根据智商(intelligence quotient,IQ)可将精神发育迟滞分为四个等级。

1. **轻度精神发育迟滞**　智商在 50~69 之间,成年后心理年龄 9~12 岁,占全部精神发育迟滞患者的 80% 左右。患者在幼儿期就可表现出智力发育较同龄儿童迟缓,如语言发育延迟,但无明显言语障碍,日常生活可自理,症状尚不引人注意。多在学龄期,因学习成绩显著落后而被发现。患者的理解、分析、判断、推理能力差,写作困难,计算能力差,经常考试不及格甚至留级。经过特殊教育和训练,患者能从事简单非技术性工作,掌握一定的谋生技能。此类患者一般无躯体异常。

2. **中度精神发育迟滞**　智商在 35~49 之间,成年后心理年龄 6~9 岁,约占全部患者的 12%。患者从幼年起就在各方面的发育上都明显比同龄儿童迟缓,不能适应普通学校学习。语言发育差,发声含糊不清,词汇贫乏,仅能掌握简单生活用语;计算能力仅限于个位数加减法;能从事简单劳动,但质量差,效率低。成年后可在监护下从事简单刻板的体力劳动。此类患者常可发现器质性病因。

3. **重度精神发育迟滞**　智商在 20~34 之间,成年后心理年龄 3~6 岁,约占全部患者的 8%。患者在出生后就存在显著的发育延迟,除智力受损外,常合并运动障碍、癫痫等神经症状,不能学习和劳动。言语功能严重受损,不能进行有效的言语交流,经过特殊训练也只能学会简单语句;不能计算,对数字概念模糊。日常生活需人照料,无社会行为能力。多合并躯体或中枢神经系统的器质性病变。

4. **极重度精神发育迟滞**　智商在 20 以下,成年后心理年龄低于 3 岁,约占全部患者的 1%~2%。患者无言语功能,仅能以哭闹、喊叫等原始情绪表达需求;不认识亲人及周围环境,不会逃避危险,生活完全不能自理,大小便失禁,社会功能完全丧失。常合并严重的中枢神经系统病变和躯体畸形,多数因病或生存能力差而早年夭折。

【诊断及鉴别诊断】

诊断本病需进行详细的生长发育史采集、精神检查和躯体检查,以作出全面的临床评估。应采用标准化量表对患者的智力水平和社会适应能力进行评估,国内常用韦氏智力量表和儿童社会适应行为评定量表。疑有躯体疾病者应进行相应检查,如基因检测、甲状腺功能检验、头颅 CT 和 MRI 检查等。

本病的确诊必须包括以下三个要点:①智商低于 70;②社会适应能力较相同文化背景下的同龄人低下;③发病年龄小于 18 周岁。任何原因导致的 18 周岁以后出现的智力减退均只能诊断为痴呆。

本病应与各种原因导致的暂时性发育迟缓、特定性发育障碍、儿童精神分裂症等疾病相鉴别。

【预防及治疗】

1. **预防**　杜绝近亲结婚,避免高龄妊娠,做好围生期保健,避免病理性分娩,以及做好新生儿常见遗传代谢性疾病筛查等措施,均可有效降低精神发育迟滞的患病率。

2. **治疗**　以教育和训练为主,病因明确者应予病因治疗,少数合并躯体或精神症状者需要药物对症治疗。

(1)教育和训练:应及早开始、长期维持。在教师、家长和心理治疗师的相互协作下,使患者掌握与其智力水平相当的文化知识、生活技能和社会适应能力。对于轻度精神发育迟滞患者,应帮助其完成小学学业,尽可能在普通学校就读,不能适应者可到特殊教育学校就读;在少年期开始对他们进行职业训练,使之具备独立谋生的能力。中度精神发育迟滞患者应加强语言训练,并重点训练生活自理能力和社会适应能力。重度精神发育迟滞患者应主要训练进餐、如厕等基本生活技能,以及与照料者的配合。极重度精神发育迟滞者则几乎无法实施任何教育和训练。

(2)病因治疗:对于病因明确的患者,如苯丙酮尿症、半乳糖血症、先天性甲状腺功能减退等,应予以相应的饮食疗法或激素替代治疗;颅脑畸形者可考虑外科手术。

（3）药物对症治疗：伴有精神运动性兴奋、攻击或自伤行为等精神症状者可酌情选用抗精神病药物或情感稳定剂；合并癫痫者应予抗癫痫治疗。吡拉西坦等益智药物的临床疗效不确切。

二、孤独症谱系障碍

孤独症谱系障碍（autism spectrum disorder，ASD）是一组以幼年早期发生的社交障碍、语言交流障碍、兴趣范围狭窄、行为重复刻板为特征的神经发育障碍。2013 年修订的第五版《美国精神障碍诊断与统计手册》（DSM-5）中首次提出"孤独症谱系障碍"的概念，其中涵盖了以往分类中的典型儿童孤独症、Asperger 综合征、Rett 综合征和儿童瓦解性精神障碍。本病的全球患病率为 0.6%，国内数据显示患病率为 0.1%~0.3%。男性多发，男女患者比例约为 4.6∶1。

【病因及发病机制】

病因尚不明确，可能为遗传与环境因素的相互作用。ASD 的发病存在家族聚集现象，提示遗传的重要作用。现已发现 ASD 易感基因 100 余个，其中脆性 X 染色体综合征、结节性硬化等遗传病与 ASD 相关。围生期并发症、中毒、病毒感染及免疫系统异常等也可能增加发病风险。研究发现 ASD 患者存在神经解剖学异常，如额叶、颞叶和小脑的细胞数量、形态和连接异常，以及 5-HT、内源性阿片肽等多种神经递质分泌异常。

【临床表现】

一般在 3 岁前缓慢起病。病前多发育正常，起病后发育停滞甚至倒退，失去病前已掌握的部分语言和非语言技能。主要表现为社会交往障碍、语言交流障碍、兴趣范围狭窄与行为重复刻板。

1. **社会交往障碍** 患者无法和别人进行正常的人际交往。不能分辨亲疏关系，对待亲人和其他人态度无差别；对父母少有依恋，不期待甚至拒绝父母的拥抱和爱抚，受挫时不会主动寻求父母的安慰。在幼儿园多独处，不参与集体活动，不愿交友，或者虽然有交友意愿，但表达不恰当。

2. **语言交流障碍** 语言发育明显落后于同龄儿童，直到四五岁才开始能说有意义的单词和简单的句子。代词使用错误非常常见，尤其是人称代词错用，比如用"你"来指代自己。很少主动找人交谈，说话时不在意对方是否在听，也鲜有目光接触。常模仿别人说过的话，或重复询问同一个问题。

3. **兴趣范围狭窄、行为重复刻板** 很少参与象征性游戏，也很少用手指示意对某物的兴趣。对于玩具，不关注其整体特征和功能，只反复摆弄某个局部细节而不知疲倦，比如反复转动玩具车的车轮，但不把车放在地上移动。喜欢玩耍一些非玩具性的物品，如一段绳子。有的患者会反复排列物品或反复将物品从特定高度抛下，有的会持续观察交通灯、转动的风扇、流水等长达数小时。常遵循一系列固定的日常活动程序，如每天穿同样的衣服、吃同样的饭菜、在同一个时间入睡等，一旦改变则会出现焦虑、哭闹甚至反抗行为。

4. **其他症状** 多存在不同程度的智能异常，主要为言语能力损害，而在机械记忆、空间视觉能力方面代偿性地增强。智能正常或超常者称为高功能 ASD 患者，而智能低下者称为低功能 ASD 患者。患者可能对某些声音、图像有特别的恐惧或喜好，痛觉迟钝十分常见；多数合并注意缺陷和多动障碍，部分可出现强迫、易激惹、攻击、自伤等精神症状，也有患者出现癫痫发作。

【诊断及鉴别诊断】

主要根据典型临床症状作出 ASD 的诊断，量表评估有助于了解病情严重程度和评价治疗效果。常用量表有婴幼儿孤独症筛查量表（checklist for autism in toddlers，CHAT）、孤独症行为评定量表（autism behavior checklist，ABC）、儿童期孤独症评定量表（childhood autism rating scale，CARS）等。

DSM-5 中提出 ASD 的诊断应符合 A、B、C、D 四个诊断标准：

A. 在各种情景下持续存在社会交流和社会交往缺陷，须符合以下三项：①社会 - 情感互动缺陷；②用于社会交往的非言语交流行为缺陷；③建立或维持与其发育水平相符合的人际关系缺陷。

B. 行为方式、兴趣或活动内容狭窄、重复，至少符合以下两项：①语言、运动或物品使用刻板、重复;②过分坚持某些常规以及言语或非言语行为仪式;③高度狭窄、固定的兴趣,其在强度和关注度上是异常的;④对感觉刺激反应过度或反应低下,对环境中的感觉刺激表现出异常的兴趣。

C. 症状须在儿童早期出现。

D. 所有症状共同限制和损害了日常功能。

合并智力障碍的 ASD 患者须与精神发育迟滞相鉴别,伴有精神病性症状者须与精神分裂症相鉴别。

【治疗及预后】

1. 教育和训练　是治疗 ASD 的主要方法,应尽早开始,制订个性化方案,目标是提高患者的社会交往能力,促进语言发育,发现、培养和转化患者的特殊能力。训练应以家庭为中心,充分利用社会资源,家长、教师、职业治疗师相互协作。

2. 心理治疗　以行为治疗为主,强化已形成的良好行为,矫正异常行为。常见的 ASD 行为治疗的方法有应用行为分析疗法、结构化教育疗法、统合训练、关系发展疗法和地板时光等。年长且智力受损较轻者可采用认知疗法,使之认识到自己存在的问题,激发自身潜能。

3. 药物治疗　仅作为辅助治疗方法,改善 ASD 患者合并存在的精神症状。利培酮可改善患者易激惹、自伤和攻击行为,哌甲酯等中枢兴奋剂可用于合并注意缺陷和多动症状者,抗癫痫药物用于合并癫痫发作者。

ASD 的预后取决于患者的智能水平。低功能 ASD 患者可能始终无法独立生活,社会适应不良,终生需要他人照料;而高功能 ASD 患者可能独立生活并成家立业。良好的教育和训练有助于改善预后。

三、注意缺陷与多动障碍

注意缺陷与多动障碍(attention deficit and hyperactive disorder,ADHD)是一组起病于儿童期的以注意力不集中、注意持续时间短暂、活动过多和冲动为主要临床表现的精神障碍,症状常导致患者的学业和社交障碍。国外报道本病在学龄儿童中的患病率为 8%~12%,国内数据显示患病率为1.5%~10%。男性多于女性,性别比例可达 4:1~9:1。

【病因及发病机制】

ADHD 的病因尚不明确,目前认为是多种因素相互作用所致。遗传、围生期并发症、家庭和社会环境因素如父母关系不和、教养不当等均可能为 ADHD 的危险因素。研究发现患者的额叶和前额叶皮质发育不良,额叶-纹状体环路功能缺陷,中枢神经系统多种神经递质异常,如多巴胺、去甲肾上腺素功能低下,5- 羟色胺功能亢进。

【临床表现】

1. 注意缺陷　注意力难以持久,容易受外界影响而转移注意,常不断从一种活动转向另一种活动。有意回避或不愿完成需要长时间集中注意力的任务,如写作业等,与人交谈时心不在焉;粗心大意,因为不注意细节而经常犯错,常遗失物品或忘记日常活动安排。

2. 活动过多和冲动　难以从事安静的活动,小动作多,在课堂或其他需要安静的场合常擅自离座,喜欢四处奔跑、攀爬、喧闹,显得精力旺盛。行为冲动,行动前缺乏思考,不计后果,常因此与伙伴发生纠纷。在任何场合说话过多,随意插嘴或打断别人讲话。情绪波动大,容易过度兴奋或消沉,甚至出现反抗、攻击行为。

3. 其他　由于注意缺陷和多动的症状影响学习效率,致使学业成绩差,不能达到其智力应有的水平。部分患者的精细动作、协调运动和空间认知能力发育较差,少数存在语言发育障碍。ADHD 常与品行障碍、心境障碍、抽动障碍等疾病共病。

【诊断及鉴别诊断】

主要根据临床症状作出诊断,量表评定有助于评价病情严重程度和治疗效果。常用量表有

Conners 儿童行为量表。ADHD 的诊断要点包括：① 12 岁以前发病,症状持续 6 个月以上；②在至少两个场合中出现注意缺陷和 / 或活动过多的症状,且达到和发育水平不相称的程度；③症状造成学业、社交或职业功能受损；④症状不能用精神分裂症、神经症或其他精神疾病来解释。

根据主要症状的不同,可将 ADHD 分为注意缺陷型、多动 - 冲动型和混合型。

本病需与精神发育迟滞、品行障碍、情绪障碍、精神分裂症、孤独症等其他可能出现注意缺陷或多动、冲动症状的疾病相鉴别。

【治疗及预后】

采用药物治疗和心理干预相结合的方法,根据患者及其家庭的特点制订综合治疗方案。

1. 药物治疗 中枢兴奋剂为 ADHD 的一线药物,用于改善注意缺陷、活动过多、冲动和任务依从性差等症状。最新证据显示精细设计的中枢兴奋剂治疗方案比心理干预更有效。代表药物有哌甲酯(methylphenidate)、右苯丙胺(dextroamphetamine)等。限于 6 岁以上患者使用,应从最小剂量开始,直至有效剂量；短效剂应每 4~6h 给药,长效控释剂可每日给药一次。避免睡前给药,以防失眠。其他副作用包括食欲减退、体重减轻、头痛、情绪变化等；对生长发育的影响尚不明确。采用药物假期的方法可能减少副作用。中枢兴奋剂可能诱发或加重抽动症状,故伴有抽动障碍者应视症状轻重酌情给药。目前证据显示,中枢兴奋剂使用未增加患者成年后发生物质滥用的风险。

托莫西汀(atomoxetine)为选择性去甲肾上腺素再摄取抑制剂,是 ADHD 的二线药物,有些情况下也可作为一线用药,总体疗效不如中枢兴奋剂。三环类抗抑郁药也对 ADHD 有一定疗效,但因副作用大而不作为首选。

2. 心理干预 包括行为治疗、认知行为治疗和心理社会干预等。行为治疗利用操作性条件反射的原理,对患者的良好行为予以正性强化,对不良行为予以负性强化,从而逐渐建立恰当的行为模式。认知行为疗法通过调整患者对自身冲动行为的认知、预估行为的后果,从而有意识地控制冲动行为,选择恰当的行为方式。心理社会干预可通过小组治疗的形式,帮助患者学会适当的社交技能。

约 30% 的 ADHD 患者在青春期后症状逐渐消失,40%~50% 的患者在成人期仍存在部分症状。低智商、缺乏良好的家庭与社会支持、共病其他精神障碍者预后较差。

（尹 剑 陈 策）

思考题

1. 小脑扁桃体下疝畸形常合并脊髓空洞,其病理特点是什么？

2. 寰枕区域病变常见的临床表现包括哪些？

3. 隐性脊柱裂和囊性脊柱裂在病理和临床表现上的区别有哪些？

4. 阻塞性脑积水和交通性脑积水的分类依据是什么？

5. 如何判断精神发育迟滞的严重程度？

6. 注意缺陷与多动障碍(ADHD)的主要临床表现是什么？

第二十三章
躯体疾病所致精神障碍

　　躯体疾病所致精神障碍是指中枢神经系统以外的各种躯体疾病,如中毒感染、内脏器官疾病、内分泌疾病、营养和代谢疾病、结缔组织疾病,造成中枢神经系统功能紊乱而导致的精神障碍。不同躯体疾病所致精神障碍的病因各不相同,但表现出的精神症状常有一些共同的特点。对躯体疾病所致精神障碍的诊断,首先明确躯体疾病的诊断,然后根据精神症状和躯体疾病的关系判断精神症状是否为躯体疾病的必然结果。治疗主要包括对躯体疾病的治疗、对精神症状的治疗、支持性治疗以及对躯体症状和精神症状的护理。本章将重点介绍躯体疾病所致精神障碍可能的基本概念、临床表现、治疗原则,以及一些常见的躯体疾病所致精神障碍。

第一节　概　　述

　　躯体疾病所致精神障碍(mental disorders due to physical diseases)是一类由中枢神经系统以外的各种躯体疾病造成大脑功能紊乱所致的精神障碍。包括躯体感染所致的精神障碍、内脏器官疾病所致精神障碍、代谢和内分泌疾病所致精神障碍、结缔组织疾病所致精神障碍等。此外,染色体异常、物理因素、疲劳、手术等所致精神障碍也属于此类精神障碍。临床上,精神障碍主要表现为神经认知损害、人格改变、精神病性症状、情感障碍、焦虑综合征和行为障碍等。

　　在《国际疾病分类》(ICD-10)中,与“躯体疾病所致的精神障碍”相关的诊断被列在“器质性,包括症状性精神障碍”的大类下,称之为“脑损害和功能紊乱以及躯体疾病所致的其他精神障碍”(F06),并被冠以“器质性”。在《美国精神疾病诊断和统计手册》第四版(DSM-Ⅳ)中,也有类似的诊断分类,即“由躯体情况引起,未在他处提及的精神障碍”。DSM-5 中(2013 年),不再单独列出分类,而是将躯体疾病所致精神障碍分别列于各类精神障碍之下,例如在“精神分裂症谱系和其他精神病性障碍”大类下列出了“躯体疾病所致的精神病性障碍”(psychotic disorder due to another medical condition)。DSM-5 的这一改变只是分类位置的调整,并未改变诊断标准中“精神障碍是躯体疾病直接的病理生理结果”这一本质。在最近出版的 ICD-11 中(2019 年),其相关诊断被列在“与妊娠、分娩和产褥期有关的精神或行为障碍”(L1-6E2)以及“与分类于他处的障碍或疾病相关的继发性精神或者行为综合征”(L1-6E6)之下,后者包括“继发性精神病性综合征”(6E61)、“继发性心境障碍”(6E62)、“继发性焦虑综合征”(6E63)、“继发性神经认知综合征”(6E67)等。

　　【病因及发病机制】

　　躯体疾病所致的精神障碍主要由躯体疾病引起的中枢神经系统紊乱所致。然而,并非所有的躯体疾病患者都发生精神障碍;相反,仅少数患者出现精神异常。因此,躯体疾病并不是此类精神障碍的唯一原因。一般认为,患者的性别、年龄、遗传因素、人格特征、神经系统功能状态以及社会环境因素等均不同程度地影响精神障碍的发生。总之,各种躯体疾病是此类精神障碍的基本病因,而其他生物性因素、心理和社会因素是精神障碍的诱发或影响因素。

躯体疾病导致精神症状的发病机制大致有以下几个方面:

1. **脑缺氧** 心血管系统疾病引起包括脑部在内的全身循环障碍,贫血时携氧能力不足,呼吸系统疾病引起的血氧浓度下降或机体因各种原因出现微循环障碍等,均可导致脑缺血、缺氧,发生脑功能障碍。

2. **能量供应不足** 一方面躯体疾病可引起机体代谢障碍,影响能量供应;另一方面当机体患病时,大脑对能量的需求增加。由于大脑对能量供应非常敏感,这种能量供应的绝对和相对短缺,就势必导致大脑的生理功能紊乱,从而发生精神障碍。

3. **毒素作用** 细菌、病毒、寄生虫及螺旋体等微生物,化学物质或有害气体等侵入,其毒素或毒性物质直接损害脑细胞而发生脑功能障碍。尤其是某些细菌和病毒可产生对中枢神经系统有特殊亲和力的毒素,更易导致精神障碍。

4. **其他** 中枢神经递质的改变、水和电解质紊乱、酸碱平衡失调、内分泌激素紊乱、维生素缺乏、高热以及应激反应等均可能影响大脑的生理功能,从而导致精神障碍。

【临床表现】

虽然不同的躯体疾病均可引起精神障碍,但是表现出的精神症状常有一些共同的特点。为了临床方便起见,常根据躯体疾病的轻重缓急,将精神症状归纳为脑衰弱综合征、急性脑病综合征和慢性脑病综合征三大类。

1. **脑衰弱综合征(asthenic syndrome,AS)** 是脑功能轻度受损的一种表现。多见于躯体疾病的初期、恢复期或慢性疾病的过程中,可表现为头昏、头痛、睡眠障碍、疲倦、乏力、心悸、出汗、感觉过敏、情绪不稳、情感脆弱、注意力下降、记忆力减退、思维迟钝和理解困难等。

2. **急性脑病综合征(acute brain syndrome,ABS)** 又称急性器质性综合征,多发生于急性躯体疾病或急性应激状态时。精神障碍通常起病急骤,病程较短,主要表现为不同程度的意识障碍。轻者意识模糊,重者可至昏迷程度,但以谵妄为最常见。谵妄时主要表现为各种定向障碍;错觉,幻觉;言语不连贯;恐惧、焦虑;精神运动性兴奋或迟钝;睡眠 - 觉醒节律紊乱,症状常有昼轻夜重的特点;回忆困难,可部分或全部遗忘。

3. **慢性脑病综合征(chronic brain syndrome,CBS)** 常发生于严重躯体疾病之后或慢性躯体疾病过程中,或由急性脑病综合征迁延而来。精神障碍多起病缓慢,病程迁延,不伴意识障碍。主要表现为涉及记忆、思维、定向、理解、计算、学习能力、语言和判断的认知功能障碍,以及性格行为改变,包括行为模式和人际关系出现显著而持久的改变,如易怒、淡漠、多疑或攻击行为等。

一些患者可出现精神病性综合征、躁狂综合征、抑郁综合征、焦虑综合征、强迫障碍及分离障碍等。此外,根据精神障碍的症状特点,临床实践中可以将之简单地归纳为几种主要症状群:①谵妄综合征;②精神病性综合征;③情感综合征;④认知综合征(表 23-1)。

表 23-1 躯体疾病所致精神障碍的临床综合征

名称	临床特点	常见躯体疾病
谵妄综合征	意识障碍、定向障碍、错觉、幻觉、言语不连贯、精神运动性兴奋或迟钝、睡眠 - 觉醒节律障碍、昼轻夜重、回忆困难	严重躯体感染、起病急骤的疾病、严重的内脏器官疾病、中毒性疾病
精神病性综合征	幻觉、妄想	内分泌疾病、慢性内脏器官疾病
情感综合征	躁狂、抑郁、焦虑、易激惹、情绪不稳	心血管疾病、内分泌疾病、结缔组织病
认知综合征	记忆减退、智能减退、行为改变	严重的慢性疾病,营养代谢疾病

疾病所致的精神障碍虽然表现多样、复杂,但是仍有一定规律可循,其临床特点是:①精神症状一

般多发生在躯体疾病的高峰期,也偶有以精神症状为首发者;②精神症状多与躯体疾病的严重程度平行;病程和预后主要取决于躯体疾病的性质和严重程度,以及处理是否得当;精神症状多呈昼轻夜重的波动性;各类精神症状可能反复交叉出现,或出现从一种状态向另一种状态的转化;③多伴有躯体和/或神经系统的病理体征,可有相应的实验室阳性结果。

【诊断】

根据病史、体格检查和实验室及其他辅助检查能找到躯体疾病的证据(无证据提示精神症状有其他病因),并能确定精神障碍的发生是由躯体疾病引起的,并与其病程相一致,可作出诊断。

【治疗原则】

1. **病因治疗**　积极治疗原发的躯体疾病,如控制感染、纠正缺氧和治疗系统或器官疾病,并停用可能引起精神障碍的药物。

2. **支持治疗**　包括补充营养、水分和维生素,纠正酸碱平衡失调和水电解质紊乱,改善脑细胞功能等。

3. **控制精神症状**　根据精神症状的特点和躯体情况选择副作用较小的精神药物,剂量宜小。兴奋躁动时可选用氟哌啶醇或苯二氮䓬类注射,或口服奥氮平、喹硫平等抗精神病药物,有幻觉妄想等可服用奥氮平、喹硫平、利培酮、齐拉西酮和阿立哌唑等抗精神病药物,有抑郁障碍时可选用氟西汀、米氮平、度洛西汀或文拉法辛等抗抑郁药物,需考虑和关注与其他药物的相互作用。心脏病患者在服用齐拉西酮前,应测查 QT_C 间期,在服用药物期间应定期监测。肾功能损害的患者,应慎用舒必利、氨磺必利、锂盐等经肾脏广泛清除的药物,避免使用长效注射液,及抗胆碱能作用强的药物(如氯丙嗪等传统药物)。肝功能损害时应慎用广泛经肝代谢的药物(大部分精神类药物),舒必利、氨磺必利、锂盐除外,避免使用肝毒性药物(如氯丙嗪),抗抑郁剂避免使用单胺氧化酶抑制剂(MAOI)。类固醇、左旋多巴等治疗躯体疾病的药物本身可导致精神障碍,应加以鉴别。

4. **护理**　护理至关重要。应保持良好的环境和心理护理,消除恐惧和焦虑等情绪;同时需要做好安全保护,防止自伤、自杀、摔倒或冲动攻击行为的发生。

第二节　躯体感染所致精神障碍

躯体感染所致精神障碍(mental disorder due to physical infection)是指由病毒、细菌、螺旋体、真菌、原虫或其他微生物、寄生虫等病原体造成中枢神经系统以外的全身性感染,如败血症、钩端螺旋体病、恶性疟疾、血吸虫病等所致的精神障碍。

【临床表现】

急性期感染常见的精神症状主要包括意识障碍、精神病性症状以及行为紊乱、欣快、情绪高涨或低落等。感染后期或恢复期的精神症状主要表现为:焦虑综合征、疑病综合征、脑衰弱综合征及人格改变等。

1. **意识障碍**　肺炎、伤寒、疟疾、急性细菌性痢疾、流行性出血热、流行性斑疹伤寒、败血症等在急性期的严重期可出现各种程度的意识障碍,包括谵妄状态。意识障碍的程度随体温的变化而变化,有昼轻夜重的特点。

2. **精神病性症状**　部分患者在没有意识障碍的情况下可出现幻觉、妄想、思维联想障碍等精神病性症状,幻觉以视幻觉及听幻觉常见,内容较固定,常随躯体疾病的好转而逐渐恢复。

3. **智力减退**　较少见,常发生于严重感染如流行性斑疹伤寒后,大多为可逆性的。

4. 人格改变 儿童严重感染后偶可发生,主要表现为行为模式的改变,如出现冲动、攻击行为、多动、任性、说谎等,不易治疗。

【常见感染引起的精神障碍】

（一）流行性感冒所致精神障碍

流行性感冒（influenza）早期可出现脑衰弱综合征,如嗜睡或失眠,伴有头痛、疲乏等。高热期时可出现意识水平变化或谵妄状态,在意识障碍的基础上,部分患者可出现特有的"潮湿性幻觉",仿佛感到有水或其他液体灌入身体以致感到身体肿胀,或看到泛滥的湖水。在恢复期可出现抑郁症状、焦虑症状,部分患者可出现片段的幻觉、妄想。

（二）肺炎所致精神障碍

肺炎（pneumonia）高热期可出现意识障碍,以意识模糊多见,严重时可出现谵妄。意识障碍通常持续时间不长,随肺炎的控制而好转。病毒性支气管炎患者少见谵妄,可出现焦虑、烦躁、嗜睡、短暂的定向障碍。

（三）感染性心内膜炎所致精神障碍

感染性心内膜炎（infective endocarditis）是由细菌、真菌和其他微生物直接感染而产生心瓣膜或心室壁内膜的炎症,伴赘生物形成。在发热期可有轻微的精神症状,少数出现谵妄。心内膜伴发脑炎时,常会出现激越、意识障碍等,可伴有局部神经系统体征。

（四）病毒性肝炎所致精神障碍

病毒性肝炎（viral hepatitis）可出现:①脑衰弱综合征;②意识障碍:多数患者表现为嗜睡,病情严重时可出现谵妄甚至昏迷;③情感障碍:有些患者出现焦虑,可伴有抑郁,还有的患者可出现易激惹。

【诊断】

诊断要点是要确定躯体感染的证据,且精神症状的发生和发展与躯体感染的严重程度相关。鉴别诊断着重于非感染性因素所致的器质性精神病。

【治疗原则】

1. 病因治疗 抗感染治疗是基础。

2. 控制精神症状 主要是针对精神症状的对症治疗。

3. 处理躯体症状 要积极处理躯体症状,如降温、补充能量、纠正酸碱失衡及水电解质紊乱。

4. 加强护理。

第三节 内脏器官疾病伴发的精神障碍

内脏器官疾病所致的精神障碍是指由重要脏器如心、肺、肝、肾等严重疾病导致的精神障碍。发病机制为内脏器官疾病所致的脑供血、供氧不足,代谢产物积蓄,或水、电解质平衡失调等造成脑功能紊乱,继而导致精神障碍。

【常见内脏器官疾病所致的精神障碍】

（一）肺性脑病

又称肺脑综合征,是一种严重肺功能不全所致的神经精神障碍。主要由慢性肺气肿、慢性支气管炎、肺纤维化、肺结核以及神经肌肉疾病等造成的呼吸困难或呼吸肌麻痹引起。感染是重要的促发因素。主要发病机制是肺功能不全导致的 CO_2 潴留和脑缺氧。早期可表现为脑衰弱综合征,如头昏、烦躁不安或淡漠、易疲劳、记忆力下降、注意力不集中等。少数患者出现幻觉、妄想等精神病性症状。病情加重可出现间歇性意识障碍,可表现为嗜睡、昏睡、谵妄,甚至昏迷状态,同时可伴有明显的神经系统症状。意识障碍是最主要的临床表现。实验室检查可发现动脉血 CO_2 分压增高、O_2 分压降低,pH下降。EEG 显示弥漫性 θ 及 δ 波。治疗应以治疗原发躯体疾病为主,如控制肺部感染、保持呼吸道通畅、改善缺氧状态、纠正酸中毒、消除脑水肿。控制精神症状时慎用或禁用可能抑制呼吸中枢的药物,如吩噻嗪类药物、麻醉剂和巴比妥类安眠药。兴奋躁动患者必要时可给适量的苯二氮䓬类药物或奥氮平等第二代抗精神病药物。

(二) 心源性脑病

又称心脑综合征。主要原因是冠状动脉粥样硬化性心脏病、风湿性心脏病及先天性心脏病等严重心脏疾患导致的心功能不全。其发病机制与各种心脏病引起的心排血量减少、血压下降致使脑供血不足有关。常见的精神症状是脑衰弱综合征。当心力衰竭、心绞痛发作、心肌梗死以及发作性心动过速时,可出现焦虑、抑郁、恐惧或易激惹等精神症状。严重心功能不全时可出现意识障碍,甚至昏迷。临床上心源性脑病往往较为复杂,一方面,心脏病可产生精神症状,而且治疗心脏病的药物可能导致精神病性或神经精神病性并发症,如洋地黄可导致失眠、谵妄、抑郁、疲乏;另一方面,在处理精神障碍时,又要考虑到精神药物的心血管不良反应,如三环类抗抑郁药及单胺氧化酶抑制剂引起的直立性低血压,抗精神病药物所致的 QT 间期延长。此外两类药物同时使用还可产生药物相互作用,如SSRI 与 β 受体阻滞剂所致的心动过缓。精神障碍处理以对症治疗为主,如有兴奋躁动或幻觉妄想,可用小剂量的抗精神病药物治疗;并且需要知道如何处理特殊的情况,比如精神病性综合征的胸痛、精神药物导致心电图异常、介入技术和脑低灌注所致的谵妄。

(三) 肝性脑病

又称肝脑综合征。主要原因是肝硬化、重症肝炎、暴发性肝衰竭、肝癌及严重胆道感染等严重肝病引起的肝功能不全或衰竭。肝功能严重受损以后,氨基酸代谢紊乱引起氨中毒,导致对脑细胞的损害。此外,氨基酸的其他中间代谢产物的积聚,中枢神经系统单胺类神经递质代谢紊乱、锰离子排出障碍等都会影响大脑功能而发生精神障碍。临床过程通常分为 5 期:潜伏期、前驱期、昏迷前期、昏睡期与昏迷期。急性肝性脑病以意识障碍为主要表现,迅速进展到昏迷期。慢性肝炎和肝硬化的病程一般缓慢,所致肝性脑病的进展多数也缓慢,因此多出现人格障碍和智能障碍,较少有意识障碍。血氨增高、脑电图的 θ 波基本节律等实验室检查有助于诊断。治疗上积极治疗原发病、去除引发肝性脑病的诱因、维护肝功能、促进氨代谢清除及调节神经递质是主要措施。原则上不使用抗精神病药物,需要使用时也应当慎重。

(四) 肾性脑病

又称尿毒症性脑病。是由于各种原因引起的急性或慢性肾衰竭导致的神经和精神障碍。其发病机制可能与体内毒素如尿素氮蓄积、电解质紊乱、酸中毒等导致脑内能量代谢障碍、神经递质代谢障碍及脑水肿有关。早期可表现为脑衰弱综合征。在慢性进行性肾衰竭时可出现人格改变、记忆减退及智能障碍。严重时可出现进行性意识障碍,直至昏迷。部分患者可出现睡眠障碍,如入睡困难、早醒、夜间觉醒次数增多,部分患者可出现不安腿综合征。有的患者可能出现抑郁症状及幻觉、妄想等精神病性症状。神经症状以癫痫样痉挛发作为主。治疗应积极预防和治疗原发病,避免精神障碍的诱发因素,如炎症、发热、手术和心理因素等,对兴奋、躁动或谵妄患者必要时可用地西泮,慎用抗精神病药物、镇静安眠药等。

透析疗法是治疗急、慢性肾功能不全的有效方法。然而在透析治疗过程中可出现透析性脑病,发病机制为:①血 / 脑脊液尿素氮比例下降,脑脊液的渗透压高于血液,导致颅内高压与脑水肿;②铝蓄积。临床上主要表现为脑衰弱综合征,情绪波动,意识障碍,人格改变和轻度智力减退,行为紊乱。神经症状与头痛、恶心、呕吐多见,其他有扑翼样震颤、肌阵挛及癫痫样痉挛发作。在透析前要做好心理和躯体准备;积极纠正水、电解质失衡和代谢性酸中毒;可采用小剂量精神药物和抗痉挛药物对症治疗。

常见内脏器官疾病所致的精神障碍临床特点及实验室检查见表23-2。

表 23-2　常见内脏器官疾病所致的精神障碍

综合征	精神症状	神经症状	实验室检查
肺性脑病	早期可表现为脑衰弱综合征；部分患者可有精神病性症状；病情加重可出现间歇性意识障碍	扑翼样震颤	血气分析 $PCO_2 \uparrow$ pH $\downarrow$ K^+ $\downarrow$ $PO_2 \downarrow$ EEG 显示弥漫性 θ 及 δ 波
心源性脑病	常见的精神症状是脑衰弱综合征；心肌梗死、心力衰竭等可出现焦虑、抑郁、恐惧或易激惹等精神症状；严重心功能不全时可出现意识障碍，甚至昏迷	少数可出现短暂性缺血或脑梗死表现，如眩晕、偏瘫等	ECG、超声心动图异常；EEG 有意识障碍者可出现弥漫性慢波
肝性脑病	潜伏期心理或智力有轻微异常；前驱期以情绪和行为障碍为主；昏迷前期表现为明显嗜睡；昏睡期表现为意识清晰度下降；昏迷期以昏迷为主；部分慢性患者有智能障碍、人格改变及幻觉、妄想	昏迷期出现前可有扑翼样震颤；不自主运动；腱反射亢进；锥体束征阳性	血氨、肝功能异常 EEG：特征性三项 高幅慢波
肾性脑病	早期可表现为脑衰弱综合征；慢性者可有智能减退、人格改变；严重时可出现进行性的意识障碍	癫痫样痉挛发作	尿蛋白阳性 肾功能异常 EEG 基本节律减慢，额部阵发性慢波或癫痫发作波

第四节　内分泌疾病和代谢疾病伴发的精神障碍

内分泌疾病引起内分泌紊乱如果影响中枢神经系统的功能而发生大脑的代谢障碍和脑损害，可出现精神障碍。

一、脑垂体功能异常所致精神障碍

（一）脑腺垂体功能亢进所致的精神障碍

脑腺垂体的生长激素分泌过多在青春期可致巨人症，成年期可致肢端肥大症。精神障碍主要表现为个性改变、情绪不稳、易怒或迟钝、少语等。严重时可见妄想状态、躁狂或抑郁状态，以及以领悟困难、反应迟钝和思维贫乏为特点的所谓假性痴呆状态。精神症状治疗以对症处理为主。

（二）脑腺垂体功能减退所致的精神障碍

脑腺垂体的炎症、肿瘤、坏死或手术导致垂体功能减退、激素分泌不足，从而导致性腺、甲状腺及肾上腺皮质等继发性功能减退，进而出现躯体和神经精神症状。精神障碍主要表现为早期的脑衰弱综合征，继之可出现幻觉妄想状态和抑郁状态。急性起病者出现意识障碍，部分慢性进展的患者可出现人格改变。激素替代疗法治疗基础疾病的同时也能改善精神症状，慎用吩噻嗪类抗精神病药物和苯二氮䓬类药物，以防止发生休克或昏迷。同时应重视支持治疗及加强护理。

二、甲状腺功能异常所致精神障碍

(一) 甲状腺功能亢进

甲状腺功能亢进简称甲亢。主要原因是各种疾病所致的甲状腺激素水平增高。临床上描述的甲亢所致精神障碍主要是指 Graves 病所致精神障碍。精神症状早期多表现为情绪不稳、易激惹、急躁、紧张、失眠。随着病情的进展常出现躁狂综合征,也可出现幻觉妄想状态。老年患者多表现为焦虑抑郁状态。甲状腺危象时则表现为各种程度的意识障碍,如谵妄和昏迷等。心理因素可促发或加重精神状态。诊断往往不难。治疗首先是针对甲亢的病因治疗,其次是精神症状的对症治疗和支持治疗。

(二) 甲状腺功能减退

甲状腺功能减退简称甲减。是甲状腺分泌不足或缺乏,可引起发育障碍、躯体疾病和精神障碍。发生于胎儿期或婴儿期的甲减造成智力发育低下和身体矮小,称呆小病。发生于儿童和成年期的甲减称为黏液水肿,可表现为抑郁、认知功能障碍、淡漠、幻觉妄想状态。黏液性水肿昏迷多见于老年人。基本治疗应采用甲状腺素。抑郁综合征可采用抗抑郁剂,由于抗精神病药物、麻醉药和催眠药易诱发昏迷,故应慎用,尤其在老年患者中。

三、肾上腺皮质功能异常所致精神障碍

(一) 肾上腺皮质功能亢进(Cushing 综合征)

各种原因引起的肾上腺皮质分泌过多糖皮质激素所致病症的总称。其导致精神障碍的原因尚未阐明。精神症状主要表现为抑郁综合征、思维障碍、人格改变以及认知损害。精神症状明显时可对症处理。

(二) 肾上腺皮质功能减退

肾上腺皮质功能减退(如艾迪生氏病)时所致的皮质激素分泌不足常导致精神障碍。除了常有性欲和食欲减退,以及睡眠障碍以外,精神障碍还突出地表现在如下几个方面:①情感障碍:情绪不稳、易激惹、欣快或抑郁等;②幻觉妄想状态,可呈周期性发作;③痴呆状态;④意志减退。此外,在肾上腺危象时可出现意识障碍。治疗以肾上腺皮质激素替代疗法为主,慎用吩噻嗪类抗精神病药物,以免诱发低血压。

四、性腺功能异常所致精神障碍

性腺功能异常以及性激素的平衡失调常引起精神障碍,月经和妊娠是临床上常见的生理性原因。其主要临床表现有:

(一) 经前期综合征

精神障碍出现在月经周期排卵后,经前约 5d 最为明显,至月经期结束消失。主要表现为情绪障碍,如情绪不稳、易激惹、焦虑、抑郁等,可有性欲增强。精神症状治疗多采用心理治疗为主、药物为辅的综合治疗。

(二) 妊娠期及产后精神障碍

在妊娠和分娩时期,女性的神经内分泌系统及心理发生显著的变化,因而易发生精神障碍,尤其在妊娠早期、晚期和产后。在妊娠期,患者可表现为焦虑、情绪低落、情感不稳、敏感多疑和脑衰弱综合征。并发妊娠高血压综合征时可出现意识障碍。产后 3 个月内易发生各种情绪障碍,如产褥期抑郁症。也可见精神分裂症样或躁狂样发作。为了避免药物对胎儿和新生儿的影响,应慎用精神药物。

如病情严重确需用药,应选用对胎儿影响小的药物。如治疗抑郁症时,可选用新型的选择性 5- 羟色胺再摄取抑制剂(SSRI)。

五、营养、代谢疾病所致的精神障碍

是一组由于营养性疾病和代谢性疾病引起的精神障碍。由于原发病的不同,其临床表现也有所不同,下面选择主要的几种分别介绍。

1. **糖尿病所致精神障碍**　糖尿病是一组多病因引起的以慢性高血糖为特征的代谢性疾病。精神障碍的发生与高胰岛素血症、酮中毒,以及合并微血管病变而致脑供血不足有关。临床表现为疲乏、失眠等脑衰弱综合征,或抑郁、焦虑和幻觉状态。当糖尿病的病情恶化或血糖水平明显升高时可出现意识障碍,如谵妄和昏迷。常见多种神经系统症状。治疗原则应以控制血糖和改善脑循环为主,慎用吩噻嗪类具有升血糖作用的药物。

2. **低血糖所致的精神障碍**　低血糖症是一组多种病因引起的血糖浓度过低,临床上以交感神经兴奋与脑细胞缺糖为特征的综合征。精神症状的发生与血糖下降的程度、速度、持续时间以及患者的反应性有关。早期多表现烦躁不安、易激惹、焦虑、恐惧。当大脑皮质受抑制时,可出现各种意识障碍。当大脑皮质下受抑制时,多表现为兴奋躁动和神经系统症状。如长期反复发作,可出现情感淡漠、人格改变以及智能障碍。治疗原则是要找出引起低血糖的原因并予以积极的治疗。低血糖发作时应立即静脉注射高渗葡萄糖。避免使用精神药物,以防止诱发昏迷。

第五节　结缔组织疾病伴发精神障碍

结缔组织疾病中以系统性红斑狼疮所致的精神障碍最为常见,多发性肌炎和皮肌炎也较常见。

(一)系统性红斑狼疮

系统性红斑狼疮(SLE)是一种累及多系统、多器官的自身免疫性疾病,是结缔组织疾病中最常见的一种。精神障碍的发生可能是多脏器损害,尤其是中枢神经系统损害所致。早期和恢复期常表现为脑衰弱综合征。严重病例或急性恶化的患者可出现急性脑病综合征。慢性迁延者可见各种表现,如分裂样精神障碍、抑郁综合征或躁狂综合征,少数可见慢性脑病综合征。临床诊断一般不难,但也有个别患者是因精神症状而首先就诊于精神科的。神经系统症状和脑电图异常可作为功能性精神病鉴别的依据。如表现为躁狂状态时,要与皮质激素治疗中的中毒反应相鉴别。治疗包括对原发疾病、精神症状、神经系统症状的治疗,支持治疗,加强护理。应尽量避免使用精神药物,如确实需要可用小剂量的新型抗精神病药物。

(二)多发性肌炎和皮肌炎

多发性肌炎是一种原因不明的结缔组织病,如果同时伴有皮炎,则称为皮肌炎。其炎症性改变涉及各器官和神经系统,可导致神经精神症状。精神障碍较 SLE 少见,但有报道可出现抑郁状态、幻觉和妄想状态、意识障碍,常为朦胧状态,有时为谵妄状态。治疗应以激素为主,或用免疫抑制剂,精神障碍可用抗焦虑、抗抑郁剂,兴奋状态时慎用抗精神病药。

(刘忠纯)

思考题

1. 简述躯体疾病所致精神障碍的基本概念。
2. 简述躯体疾病所致精神障碍的常见临床表现。
3. 简述躯体疾病所致精神障碍的临床特点。
4. 简述躯体疾病所致精神障碍的治疗原则。

第二十四章
精神活性物质所致精神障碍

精神活性物质（psychoactive substances）又称物质（substance）、成瘾物质或药物（drug），是指来自体外，能够影响人类情绪、行为，改变意识状态，并导致依赖的一类化学物质。人们使用这些物质的目的是为了取得或保持某种特殊的心理、生理状态。精神活性物质可由医生处方不当或个人擅自反复使用而导致依赖等精神障碍。毒品是社会学概念，指具有很强的成瘾性并被社会禁止使用的物质，主要指阿片类、可卡因、大麻及苯丙胺类等成瘾物质。

第一节 概 述

据联合国统计，全球大约有 2.5 亿人吸食非法药物，其中 2 950 万人存在吸毒成瘾等问题。过去 10 年中，吸毒导致一些疾病的发病率、死亡率整体呈现增长趋势。20 世纪 70 年代末期以来，国际毒潮不断侵袭中国，过境贩毒引发的毒品违法犯罪活动死灰复燃，吸毒人数持续上升，毒品案件不断增多。目前，中国各省、自治区、直辖市都不同程度存在与毒品有关的违法犯罪活动，非法制造的冰毒晶体、氯胺酮以及新精神活性物质问题日趋严重，既流入国内消费市场，也输出境外，我国已由单纯毒品过境转变为毒品生产、过境与消费并存的受害国。从目前毒品滥用形式看，虽然传统毒品如海洛因依然是我国主要毒品之一，但合成毒品如冰毒、摇头丸、氯胺酮之类已成为消费新宠，特别是青少年已成为合成毒品消费的主要群体。但需要强调的是，从公共卫生角度看，由于吸烟、饮酒人群基数大，烟酒所造成的健康影响更不容忽视。

药物依赖（drug dependence）也称药物成瘾（drug addiction），是指对药物有一种强烈的渴求，并反复地应用，以取得快感或避免断药后产生痛苦为特点的一种精神和躯体性病理状态。药物依赖分精神依赖（psychological dependence）和躯体依赖（physical dependence）。精神依赖也称心理依赖，是指患者对药物的渴求，以期获得服药后的特殊快感，所有依赖药物都有精神依赖的特点。精神依赖的产生与药物种类及个体特点有关，其中以药物种类最重要，容易产生精神依赖的药物有：吗啡、海洛因、可待因、哌替啶、巴比妥类、苯丙胺、大麻及乙醇等；属于机体方面的条件是：遗传素质、过去的教育环境及现在的处境，人格或某种特定的精神状态对药物的感受性有显著影响。躯体依赖是指反复服用药物使中枢神经系统发生了某些生理、生化变化，以致需要药物持续地存在于体内，避免戒断现象的发生。容易引起躯体依赖的药物包括吗啡、巴比妥类以及酒类。有些药物只引起精神依赖，而不引起躯体依赖，如尼古丁、四氢大麻酚、麦角酸二乙酰胺等致幻剂类等。

耐药性（tolerance）指重复使用某种药物后，其效应逐渐减低，如欲得到与用药初期相同的效应，必须加大剂量。交叉耐药性是指对某种药物产生了耐药性，往往对同类药理作用的药物也产生耐药性，出现敏感性降低的改变。

滥用(abuse)指由于反复使用药物导致明显的不良后果,如损害躯体心理健康,无法完成重要的工作、学业,甚至导致法律问题等。滥用强调的是不良后果,而没有产生明显的耐药性或戒断症状。

成瘾(addiction)被广泛使用在日常生活中,与依赖基本同义。从行为角度看,主要表现为失控,具有以下特征:①成瘾者有做某种行为的强烈欲望,但其结果有害;②如果控制不做,则紧张、焦虑逐渐增加;③一旦完成此行为,则紧张、焦虑迅速、暂时得以解脱;④过一段时间后,如几小时、几天或几周又重新出现实施此行为的欲望;⑤外部、内部环境刺激可条件反射性引起此欲望;⑥成瘾者希望能控制此行为,但屡屡失败。

戒断(withdrawal)指停止使用药物,或减少使用剂量,或使用拮抗剂占据受体后所出现的特殊心理生理症状和体征。其发生机制是由于长期用药后,突然停药引起的适应性反跳,不同药物导致的戒断症状因药物的药理作用不同而不同,通常表现为与所使用药物的药理作用相反的症状。

根据精神活性物质的药理特性,可将之分为以下种类。

1. **中枢神经系统抑制剂(depressants)**　能抑制中枢神经系统,有镇静、催眠抗惊厥的作用,如巴比妥类、苯二氮䓬类、乙醇等。

2. **中枢神经系统兴奋剂(stimulants)**　能兴奋中枢神经系统,可促使个体高度警觉、情绪振奋、活动增加、呼吸兴奋、血管收缩、升高体温、睡眠减少和抑制食欲等,如苯丙胺类、可卡因、咖啡因等。

3. **阿片类(opiates)**　具有镇静、镇痛、止咳、安眠、呼吸抑制、降温等中枢抑制作用,包括天然、人工合成或半合成的阿片类物质,如阿片、海洛因、吗啡、二氢埃托啡、哌替啶、美沙酮等。

4. **致幻剂(hallucinogen)**　在不影响意识状态和记忆的情况下,能改变人的感知觉、思维和情绪的一类精神活性物质,也称迷幻药物、拟精神病药物等。如氯胺酮、麦角酰二乙胺、仙人掌毒素及苯环己哌啶等。

5. **大麻类(cannabis,marijuana)**　大麻是一年生草本植物,是世界上最古老的致幻剂,其成分多且复杂,主要有效成分为 Δ^9-四氢大麻酚。适量吸入或食用可使人欣快,增加剂量可使人进入梦幻。

6. **挥发性有机溶剂(solvents)**　中枢作用与乙醇和巴比妥类的中枢抑制剂类似。常见有醇类如乙醇、甲醇和异丙醇,脂肪族碳氢化合物如汽油、樟脑油,芳香烃类如苯、甲苯等,还有丙酮、四氯化碳、氟利昂等其他类化合物。

7. **烟草(tobacco)**　烟碱(尼古丁)是烟草中的主要生物碱成分,烟碱的作用复杂,同时具有兴奋和抑制作用。

第二节　酒精所致精神障碍

含酒精饮品是目前世界上应用最广泛的物质,饮酒不当会引发许多医学问题和社会问题。在美国酒精依赖的终生患病率高达 18%,是位列心血管疾病和肿瘤之后占第 3 位的公共卫生问题。在我国,1982 年全国 12 个地区精神疾患流行病学调查结果显示,在被调查的 15 岁及以上人口中,酒精依赖患病率为 0.184‰。1993 年,在原来的 7 个抽样地区再进行流行病学调查,酒精依赖时点患病率为 0.68‰。1998 年,全国 6 个地区对 23 513 名受试者进行的饮酒相关问题的调查显示,酒精依赖时点患病率为 3.43%,而急性酒精中毒的半年患病率亦为 2.64%。2001 年,对国内五所城市饮酒的流行病学调查结果显示,男性、女性和总的酒精依赖时点患病率分别为 6.6%、0.2% 和 3.8%。

【病因及发病机制】

(一)乙醇代谢

乙醇又称酒精,主要在肝脏中由乙醇脱氢酶和乙醛脱氢酶两种活性酶顺序代谢。如乙醛脱氢酶失活变异或乙醇脱氢酶活性增高,会使血液和组织中乙醛蓄积,则饮酒后会出现脸红、头痛、心悸、眩晕和恶心等不适症状,有学者认为这些不适反应可保护其避免发生过量饮酒和酒相关性问题。

（二）遗传因素

酒精依赖的发生受到遗传因素的影响。家系研究发现,酒精依赖患者一级亲属患酒精依赖的危险性较普通人群高4~7倍。双生子研究发现,酒精依赖的同病率,单卵双生明显高于二卵双生。寄养子研究发现,后代嗜酒与血缘父母嗜酒关系密切,而与寄养父母嗜酒关系不密切。

（三）神经生化

酒精依赖与多巴胺(dopamine,DA)、5-羟色胺(5-hydroxytryptamine,5-HT)、谷氨酸以及阿片肽系统等中枢神经递质改变关系比较密切。乙醇具有刺激伏隔核、兴奋多巴胺系统的作用,多巴胺系统兴奋能引起奖赏效应,使饮酒者产生陶醉感和欣快感,使机体产生对饮酒的欲望。单光子发射计算机断层扫描(single-photon emission computed tomography,SPECT)发现,酒精依赖者脑内5-HT转运体数量要比正常对照组减少30%。当高饮酒量的动物被给予5-HT消耗抑制剂,延长5-HT在大脑中的活性后,它们的饮酒量也随之下降。乙醇可引起兴奋性氨基酸谷氨酸及其受体N-甲基-D-天冬氨酸(NMDA)功能变化,而该系统功能异常又可促使饮酒者对酒的渴望,导致戒断后复发。

（四）神经病理与神经影像改变

头部CT研究表明,慢性酒精中毒患者均具有大脑皮质萎缩,脑室(包括第三、四脑室和侧脑室)扩大,两侧大脑半球间距、大脑外侧裂和脑沟增宽,而且还有皮质下白质萎缩。SPECT研究表明,慢性酒精中毒患者的大脑皮质和深部灰质脑结构均有明显的局部脑血流(regional cerebral blood flow,rCBF)减少,包括额叶、颞叶、右枕叶中部、左侧顶叶小区、下丘脑、丘脑和基底神经核,其中最显著的区域是额叶。而正电子发射计算机断层扫描(positron emission computed tomography,PET)研究证明,慢性酒精中毒患者的全脑葡萄糖利用率降低,一般以额叶降低最明显。

在神经病理研究方面,尸检研究发现慢性酒精中毒患者均有大脑皮质萎缩、大脑重量减轻、大脑周围空间扩大、脑室扩大和脑内白质容量减少。

（五）神经电生理

据国内研究资料,酒精依赖者脑电图异常的比率为35.0%~85.1%,主要表现为弥漫性δ、θ波,散在或阵发性尖波、棘波,波幅降低,调节、调幅差,诱发试验欠敏感;饮酒史越长、饮酒量越大则异常率越高,但经过治疗和减少酒量,脑波异常可有所改善。酒精依赖者中检查脑干听觉诱发电位(brainstem auditory evoked potential,BAEP),发现有异常,表现为Ⅲ、Ⅳ、Ⅴ波潜伏期延长,Ⅲ~Ⅴ峰间期延长。酒精依赖者中检查视觉诱发电位,发现视觉诱发电位潜伏期延长,波幅降低,主波群异常,晚成分出现率低,周期性不明显及侧性优势消失。通过对事件相关电位P3成分的研究,多数研究结果支持P3波幅降低是酒精依赖易感性的生物学标志。

（六）心理社会因素

1. **心理因素** 嗜酒者病前人格特征常为被动、依赖、自我中心、缺乏自尊心等。依据行为学理论,饮酒可以使焦虑、忧伤等负性情绪明显缓解;另外饮酒可以使饮酒者获得主观上的力量感、生理上的温暖感、心理上的强健与满足感,因此饮酒行为很容易被固定下来,久之就会成瘾。

2. **社会因素** 人们对饮酒的态度受社会文化背景影响,在我国一些少数民族,如云南佤族、海南黎族崇尚豪饮,敬老待客皆贡之以酒,故而酒精伴发的各种损害更易出现;而伊斯兰教义认为饮酒是一种罪恶,故此在伊斯兰社会中,酒精依赖者甚少。

【分类及临床表现】

酒精是亲神经物质,一次大量饮酒,也可出现急性神经精神症状。长期饮用可产生酒精依赖,慢性酒精中毒性精神障碍,甚至出现不可逆的神经系统损害。

（一）急性酒中毒

1. **普通性醉酒（common drunkenness）** 又称单纯性醉酒,是一次过量饮酒引起的急性中毒状态,系酒精直接作用于中枢神经系统所致。临床上通常分为兴奋期和麻痹期。兴奋期由于抑制控制能力削弱,表现为欣快话多、无忧无虑、自制能力差、言行轻佻等,同时伴有心率加快,面潮红,呼吸急促及各种反射亢进,也有少数者是激情和抑郁混合在一起,即在愤怒的同时伴悲哀、伤感等;随着血液中酒精浓度的逐渐升高,精神兴奋症状则随之消失,出现明显的麻痹症状,如运动失调、构音不清、眼颤等,意识逐渐进入混浊状态、困倦嗜睡,但记忆力和定向力多保持完整,多数经数小时或睡眠后恢复正常,也有极少数由于意识混浊加之处于兴奋状态可出现明显记忆缺损或完全遗忘。醉酒症状的严重程度与血中酒精浓度有关,血中酒精浓度上升越快、浓度越高,症状就越严重,但存在一定的个体差异。

2. 病理性醉酒(pathological drunkenness)　是酒精引起的个体特异质反应,发生于对酒精耐受性很低的极少数人。往往在一次少量饮酒后突然发生,出现严重的意识障碍(如朦胧和谵妄),同时有紧张恐惧,或惊恐、极度兴奋;并可有错觉、片段幻觉与妄想(被害妄想多见)。由于患者不能对现实环境中的事物正确判断,常发生暴力行为。无口齿不清、共济失调等麻痹症状,一般发作持续数十分钟至数小时,常以深睡结束发作,醒后患者对发作过程不能回忆,或只能忆及片段情节。发生病理性醉酒常有脑炎,脑外伤等病理基础和精神创伤等诱因。

3. 复杂性醉酒(complex drunkenness)　是介于普通性醉酒和病理性醉酒之间的一种中间状态。通常是在脑器质性损害或严重脑功能障碍(如颅脑损伤、脑炎、脑血管病、癫痫等),或有影响酒精代谢的躯体疾病(如肝病)的基础上,对酒精耐受力下降,当饮酒量超过以往的醉酒量时,便发生急性中毒反应、出现明显的意识障碍。常伴有错觉、幻觉、被害妄想,可出现攻击和破坏行为。发作常持续数小时,醒后对事件经过可存在部分回忆,而不是完全遗忘。

(二) 酒精依赖(alcohol dependence)

酒精依赖又称为酒精成瘾,是指由于反复饮酒引起的对酒渴求的一种特殊心理和生理状态,可连续或周期性出现。其特征有:①对酒精强烈的渴求和经常需要饮酒的强迫性体验;②固定的饮酒模式,正常饮酒者的饮酒可因时因地而异,而酒精依赖者必须定时饮酒;③饮酒成为一切活动的中心,如饮酒已影响事业、家庭和社交活动等;④对酒精耐受性逐渐增加,耐受性增高是依赖性加重的重要标志,在依赖性形成后期,耐受性会下降,只要少量饮酒也会导致精神和身体损害;⑤反复出现戒断症状,当患者减少饮酒量或延长饮酒间隔,血液酒精浓度下降明显时,戒断症状即出现;⑥戒断后重饮,如戒酒后重新饮酒,就会在较短的时间内再现原来的依赖状态。

1. 酒精戒断综合征(alcoholic withdrawal syndrome)　即当患者停止饮酒时出现的一系列情绪和躯体症状,如焦虑、不愉快、抑郁情绪,同时伴有恶心、呕吐、食欲减退、恶寒、出汗、心悸、脉频和高血压等自主神经症状,还可有睡眠障碍,如噩梦、睡眠浅、入睡困难等。停饮7~8h后出现四肢躯干的急性震颤,静坐不能,易激动和惊跳,常有恶心、呕吐和出汗,可持续数天之久,若饮酒则迅速消失。停饮24h后可出现短暂的错觉、幻觉、视物变形,甚至癫痫发作。震颤是酒精依赖者戒断的典型症状之一,慢性酒精中毒患者常晨起时手指及眼睑震颤,严重者可出现不能咀嚼和站立不稳。这种震颤可由于活动或情绪被激惹而出现或加重,又可由于饮用一定量的酒在数分钟内减轻或消失。这也是与其他震颤鉴别之点。

2. 震颤谵妄(delirium tremble)　一种短暂的中毒性意识障碍状态。常发生于长期饮酒突然停酒,在饮酒量显著减少后72~96h内出现。表现为短时的错觉、幻觉、片段的被害妄想或惊恐,有冲动行为,伴有明显的肢体震颤或抽搐,亦可有发热、心率增快等自主神经功能亢进症状。发作一般持续3~4d,以熟睡告终,对发病过程不能回忆。

(三) 慢性酒精中毒性精神障碍

1. 酒精中毒性幻觉症(alcoholic hallucinosis)　是长期饮酒引起的幻觉状态,多发生于突然停饮或显著减少饮酒量后24~48h内,是在意识清醒状态下出现的。幻觉以幻听为主,也可有幻视。幻听内容大多对患者不利,常表现为原始性幻听或内容充满不愉快和敌意的幻听。幻视常为原始性或各种小动物幻视。幻觉多在晚上加重,一般持续数天、数周或数月,一般不超过 6 个月。

2. 酒精中毒性妄想(alcoholic delusion of jealousy) 由长期饮酒引起的妄想状态,发生于意识清醒状态下,以嫉妒妄想为主,出现的坚信配偶对己不贞的妄想,可能与长期饮酒引起的性功能低下、性生活不满意有关,是酒精中毒性精神障碍常见的临床类型之一。也可见被害妄想,常伴有相应的情感反应和行为。起病较慢,病程迁延。

3. 酒精中毒性脑病

(1)科尔萨科夫精神病(Korsakoff psychosis):也称科尔萨科夫综合征,又称遗忘综合征,多在酒精依赖伴有营养缺乏的基础上缓慢起病,也可在震颤谵妄后发生。临床以严重近记忆力障碍、遗忘、错构及虚构,定向力障碍为基本症状,往往经久不愈,仅有少数患者可恢复正常。本症严重者智能减退,多伴有周围神经炎等症状和体征。

(2)韦尼克脑病(Wernicke's encephalopathy,WE):是慢性酒精中毒常见的一种代谢性脑病,本症可以在酒精性 Korsakov 综合征的基础上产生,也可由其他的非酒精性因素引起。如能及时诊断和治疗,有些患者可以完全恢复,有的则转为科尔萨科夫综合征或痴呆。临床上以突然发作的神经系统功能障碍为主要表现,典型的急性 WE 患者可出现三联症:眼肌麻痹、精神异常和共济失调。眼肌麻痹最常见的是双侧展神经麻痹和复视。精神异常多伴有意识障碍,常表现为意识模糊、嗜睡或昏迷。共济失调以躯干和下肢为主,上肢较少受累,患者站立、行走困难。

(3)酒精中毒性痴呆(alcoholic dementia):痴呆的发生,除了酒精直接作用脑组织外,还有酒精中毒导致的痉挛、低血糖以及维生素 B 族缺少等对大脑综合性损害的结果。初期可有倦怠感、对事物不关心、情感平淡,继续发展可出现衣着污垢、不讲卫生、失去礼仪的严重状态,这种状态持续 1 年以后多出现定向力及识记明显障碍,生活需他人帮助,晚期仅有片段言语,卧床不起,尿失禁等。病程可持续数年,预后不良。

【治疗】

(一)营养支持治疗

酒精依赖患者由于生活不规则、大量饮酒,进食较差,加上患者的胃肠、肝脏功能损害,吸收障碍,所以严重酒精依赖患者通常存在明显的营养不良,应加强营养支持治疗,维持水电解质平衡,以提高机体的抵抗力。

(二)药物治疗

1. 急性酒精中毒的治疗 急性酒精中毒的救治原则包括催吐、洗胃,生命体征的维持,以及加强代谢等措施。近年来阿片受体拮抗剂纳洛酮(naloxone)也被用于急性酒精中毒的救治,用法为 0.4~0.8mg/ 次,肌内注射或溶解于 5% 的葡萄糖溶液中静脉滴注,可重复使用,直至患者清醒为止。

2. 戒断症状的处理

(1)单纯戒断症状:临床上常用苯二氮䓬类药物来解除酒精的戒断症状,常用地西泮,剂量一般为 10mg/ 次,3~4 次 /d,首次剂量可更大些,口服即可。由于酒精依赖者的成瘾素质,所以应特别注意,用药时间不宜超过 5~7d,以免发生对苯二氮䓬类的依赖。如果在戒断后期有焦虑、睡眠障碍,可试用抗焦虑药如坦度螺酮,或小剂量抗抑郁药物如米氮平、文拉法辛等。对于住院患者,可以给予地西泮 10mg、1 次 /h,直到症状被控制为止。如果患者有呕吐,可给予甲氧氯普胺 10mg 口服或肌内注射。

(2)震颤谵妄:谵妄在断酒后 1~4d 出现,多在 72~96h 达到极期。处理原则:①一般注意事项:发生谵妄者,多有不安、兴奋,需要有安静的环境,光线不宜太强。如有明显的意识障碍、行为紊乱、恐怖性幻觉、错觉,需要有人看护,以免发生意外。由于大汗淋漓、震颤,可能有体温调节问题,应注意保温。同时,由于机体处于应激状态,免疫功能问题易致感染,应注意预防各种感染,特别是肺部感染。②镇静:苯二氮䓬类应为首选,地西泮 10mg/ 次、2~3 次 /d,肌内注射,根据患者的兴奋、自主神经症状调整剂量,必要时可静脉滴注,一般持续一周,直到谵妄消失为止。或者使用劳拉西泮。③控制精神症状：可选用氟哌啶醇(5mg/次)，肌内注射，随症状的强弱增减剂量；④其他：包括补液、纠正水电酸碱平衡紊乱、大剂量维生素等。

（3）酒精性幻觉症、妄想症：大部分戒断所致的幻觉、妄想症状持续时间不长，用抗精神病性药物治疗有效，可选用第二代抗精神病药物，如喹硫平、奥氮平、利培酮等口服，剂量不宜太大，在幻觉、妄想被控制后可考虑逐渐减药，不需长期维持用药。

（4）酒精性癫痫：可选用苯巴比妥类药物，注射使用。在原有癫痫史的患者，在戒断初期就应使用大剂量的苯二氮䓬类，或者戒酒前4d给予抗癫痫药物，如丙戊酸钠(600mg/d)，预防癫痫发生。

3. **酒增敏药**　是指能够影响乙醇代谢，增高体内乙醇或其代谢物浓度的药物。此类药物以戒酒硫(tetraethylthiuram disulfide，TETD)为代表。预先3~4d服用足够剂量的TETD，可使人在饮酒后15~20min出现显著的体征或症状，如面部发热，不久出现潮红，血管扩张，头、颈部感到强烈的搏动，出现搏动性头痛；呼吸困难、恶心、呕吐、出汗、口渴、低血压、直立性晕厥、极度的不适、软弱无力，严重者可出现精神错乱和休克。这种不愉快感觉和身体反应使得嗜酒者见到酒后"望而却步"，以达到戒酒的目的。

4. **降低饮酒渴求药物**

（1）纳曲酮：研究发现阿片受体阻断剂纳曲酮能减少酒精依赖患者饮酒量和复发率，特别是当与心理治疗联合使用时效果更明显。纳曲酮剂量为25~50mg/d。

（2）阿坎酸钙(acamprosate)：又名乙酰高牛磺酸钙(calcium bis-acetylhomoturinate)，是 γ-氨基丁酸(γ-aminobutyric acid，GABA)受体激动剂，同时对NMDA受体具有抑制作用。口服推荐剂量是2片/次(666mg)，2~3次/d。患者戒酒后即可开始使用阿坎酸钙治疗，当完成戒酒后或患者重新饮酒也应维持用药。该药副作用很少，大约不到10%患者在服药后主诉腹泻和腹部不适，但多轻微、短暂。对于中度肾功能损伤患者(肌酐清除率30~50ml/min)，推荐剂量为1片/次(333mg)，3次/d；重度肾功损伤患者(肌酐清除率<30ml/min)不能服用阿坎酸钙。

（三）康复治疗

康复治疗的主要目标是预防复发。康复治疗包括以下三个主要部分：①淡化作为酒精依赖复发的主要原因，即患者对酒的渴求。②努力提高患者戒酒的动机，并使之保持在较高水平。③帮助患者重新适应不能饮酒的生活模式。

第三节　阿片类物质所致精神障碍

阿片的使用至少有3 500年的历史，原产地在欧洲和西亚，阿片依赖或戒断反应在1700年首次被认识。阿片类物质是对机体产生类似吗啡效应的一类物质。有天然的或人工合成的两种，可分为三类：①天然的阿片生物碱，如吗啡、可待因；②吗啡衍生物，如海洛因(二醋吗啡)；③合成的具有吗啡样作用的化合物，如哌替啶、美沙酮等。

近数十年来，欧美、亚洲许多国家吗啡、海洛因等阿片类物质依赖者急剧增加。在美国，海洛因依赖者达到8.5‰。由于海洛因毒性大、并发症严重，引起急性中毒和自杀者大量增加，以致此种患者死亡率甚高。英国资料表明每1 000例患者中死于此症者约27人，死亡率高出同龄一般人口20倍以上。在我国，2003年吸毒者人数超过104万，吸毒者中的男女比例大约为4：1，局部高发地区当地居民吸毒的终身患病率达1.08%，有的地区阿片类吸毒者可达当地总人口的1.16%~3.41%。截至2016年底，全国累计登记吸毒人员250.5万名，滥用海洛因人员95.5万名，占登记总人数的38.1%。

【发病机制】

1. **阿片类物质药理作用**　许多生物学方面的研究表明,在阿片类使用到成瘾的各个阶段,μ受体、κ受体、δ受体、大脑内的多巴胺能系统、cAMP、5-羟色胺能系统、去甲肾上腺素能系统、胆碱能系统都不同程度地发生了改变。阿片类物质的主要药理作用包括:①镇痛镇静作用;②欣快作用;③抑制呼吸中枢;④抑制胃肠蠕动;⑤兴奋呕吐中枢;⑥抑制咳嗽中枢;⑦缩瞳作用。

2. **阿片类物质成瘾机制**　阿片类物质依赖是生物、心理、社会、文化等多种因素交互作用的结果。这些因素在阿片类物质使用的初始阶段、持续使用阶段和戒毒后的复吸阶段都起着非常重要的作用。

(1)阿片受体障碍:通过吸食毒品,使大量的外源性阿片类物质进入体内作用于阿片受体,引起受体产生一系列的后效应,导致受正常受体功能调节影响的许多机体内部的组织系统,如多巴胺系统、去甲肾上腺素系统、乙酰胆碱系统、5-羟色胺系统、钙离子通道系统,以及细胞内传递系统的功能失衡。如一旦停止外源性阿片物质的供应,上述各功能体系无法迅速地自身动员出体内内源性阿片系统来进行调整达到稳态平衡,从而产生以中枢与外周的胆碱能和去甲肾上腺素系统功能紊乱为主的戒断综合征。

有研究认为,阿片类物质主要是通过脑内的阿片受体起作用。通过药物或毒品长期作用后,阿片受体系统和阿片受体介导的神经细胞内的信号转导及其反馈调控、阿片受体与其他受体及离子通道间的相互作用等都会发生明显的变化,构成了阿片类物质依赖的分子和细胞学基础。

(2)行为医学理论:阿片类物质成瘾是一种习得的依赖行为。连续吸毒时的欣快体验作为一种强烈的正性强化因素,而戒毒时痛苦的戒断症状从另一侧面作为另一种强烈的负性强化因素,经过上述反复的强化,使个体形成固定的、难以矫正的行为模式,即出现反复复发的药物依赖行为。

【临床表现】

1. **阿片类物质依赖**　初次使用阿片类物质,绝大多数出现不愉快的体验,如恶心呕吐、头昏、注意力不集中、昏昏欲睡、全身无力、视物模糊、焦虑等。随着重复用药,不适感逐渐减轻或消失,快感逐渐显露,表现为强烈的电击般快感,继之0.5~2h的松弛状态,其间似睡非睡,自感所有忧愁烦恼全消、宁静、温暖、快慰、幻想驰骋,使吸毒者进入飘飘欲仙的销魂状态,旁观者并不能观察到吸毒者的愉快表现。接下来出现短暂精神振奋期,自我感觉好,办事效率亦可,持续2~4h,直至下次用药。随着用药次数的增加,快感逐渐减弱或消失。

平均使用阿片类物质1个月后即可形成依赖。阿片类物质依赖分为心理依赖和躯体依赖。心理依赖表现为对阿片类物质强烈的心理渴求,初期是为了追求用药后的快感,后期是为了避免戒断反应,复吸可能是为消除戒断后的残留症状(如顽固性失眠、全身疼痛不适、乏力、焦虑、抑郁等)和追求刺激、快感。躯体依赖是指机体内必须存在足够高的阿片类物质血药浓度,否则出现戒断反应。耐受性是指反复使用阿片类物质,使机体敏感性下降,要达到原有的药效,必须增加药量,阿片类物质极易形成耐受。

阿片类物质依赖的常见临床表现:①精神症状:情绪低落,易激惹。性格变化,自私、说谎。记忆力下降,注意力不集中,睡眠障碍。②躯体症状:营养状况差,体重下降,食欲丧失。性欲减退,男性患者出现阳痿,女性月经紊乱、闭经。头晕、冷汗、心悸,体温升高或降低,血糖降低,白细胞升高。③神经系统体征:震颤、步态不稳、言语困难、Romberg征阳性、缩瞳、腱反射亢进,也可有掌颏反射、吸吮反射、霍夫曼征阳性等症状。

2. **戒断综合征**　由于使用阿片类物质的剂量、对中枢神经系统作用的程度、使用时间、使用途径、停药的速度不同,戒断症状的强烈程度也不一致。短效药物,如海洛因、吗啡通常在停药后8~12h出现,极期在48~72h,症状持续7~10d。长效药物,如美沙酮的戒断症状出现在停药后1~3d,性质与短效药物相似,极期在3~8d,症状持续数周。

戒断后最初表现为哈欠、流涕、流泪、寒战、出汗等轻微症状。随后各种戒断症状陆续出现,典型的戒断症状可分为两大类：①客观体征：如血压升高、脉搏增快、体温升高、瞳孔扩大、流涕、震颤、呕吐、腹泻、失眠等；②主观症状：如恶心、食欲减退、疲乏、无力、腹痛、肌肉疼痛、骨头疼痛、不安、发冷、发热、打喷嚏，同时伴有强烈渴求药物与觅药行为等。在戒断反应的任何时期，若恢复使用阿片类物质，能迅速消除上述症状。

3. 过量中毒 急性中毒是指近期使用阿片类物质后引起意识障碍或认知、情感、行为障碍，与剂量密切相关。临床表现为明显不适当行为或心理改变，如初期欣快，接下来淡漠、恶心呕吐、言语困难、精神运动性激越或阻滞、判断障碍、损害社会或职业功能。严重者出现瞳孔缩小伴嗜睡或昏迷、言语不清、注意和记忆损害。极严重的病例会出现昏迷、呼吸抑制、针尖样瞳孔。长期吸食阿片的患者可出现肺水肿、呼吸衰竭，伴有皮肤发绀、发冷，体温和血压下降，严重者最终死亡。

【病程及预后】

典型的病程为：尝试使用—形成依赖—短暂戒毒（自愿或强制）—复吸—重新形成依赖。当依赖形成后，病程和预后取决于环境因素、患者性格特征、使用方式、阿片类物质的种类。在美国，阿片类物质依赖者经系统戒毒治疗后，2/3 以上的患者在随后的 6 个月内复吸，前 3 个月是复吸的高峰。抑郁和生活危机是导致复吸的主要因素。美国和英国的研究显示，阿片类物质依赖最终导致许多依赖者丧生。

【治疗及预防】

（一）脱毒治疗

脱毒（detoxification）是指通过躯体治疗来减轻戒断症状，预防因突然停药可能导致的躯体健康问题的过程。阿片类的脱毒治疗一般在封闭的环境中进行。

1. 制订治疗方案 根据患者的具体情况来确定治疗方案，主要包括：①确定治疗目标——不再吸毒，治疗与吸毒相关的内科问题；②治疗与吸毒相关的精神问题；③帮助解决家庭问题；④治疗时间、治疗后康复和随访。治疗计划要详尽，应和患者共同制订，鼓励患者主动参与，治疗双方都要尽最大努力，最重要的是要按治疗计划执行。

2. 替代疗法 替代治疗的理论基础是利用与阿片类物质有相似作用的药物来替代毒品，以减轻戒断症状的严重程度，使患者能够较好地耐受戒断反应。之后在一定的时间（14~21d）内逐渐减少替代药物的剂量，直至停用。

目前常用的替代药物有美沙酮（methadone）和丁丙诺啡（buprenorphine）。美沙酮是合成的阿片类镇痛药，典型的 μ 受体激动剂，可产生吗啡样效应，使用适量时可控制阿片类戒断症状。特点是可口服，服用方便；半衰期长，每日只需服用 1 次；大剂量使用时，可阻滞海洛因的欣快作用；吸收和生物利用度稳定。按药理学剂量换算，1mg 美沙酮可替代 2mg 海洛因、4mg 吗啡或 20mg 哌替啶。但由于毒品的含量不一，这种换算没有实际的价值。一般美沙酮起始剂量为 10~20mg 口服，如果戒断反应的症状和体征持续存在，2h 后可重复给药。第一个 24h 的总剂量一般不超过 40mg，一旦戒断反应控制相对稳定，之后以每天 10%~20% 速度递减，先快后慢。当减至 10mg/d 时，应放慢减药速度，每 1~3d 减少 1mg，直至完全停用，一般在 2~3 周内完成整个治疗。

丁丙诺啡是 μ 受体半激动剂，镇痛作用是吗啡的 25~50 倍，特点是从阿片受体分离较慢，作用时间较长，每日使用 1 次即可，能阻滞海洛因产生的欣快作用，戒断症状较轻，具有顶限作用，即达到一定效应时，即使增加剂量也不会使效应加强。丁丙诺啡的初始剂量一般为 0.9~1.5mg，根据患者的躯体反应逐渐减量。原则是先快后慢，只减不加，限时（2~3 周）减完。

3. 非替代疗法 可乐定（clonidine）是 α_2 肾上腺素能受体激动剂，能抑制蓝斑和交感神经系统活性，可以抑制阿片类物质戒断所引起的自主神经症状和情绪改变。可乐定对于渴求、肌肉疼痛等效果较差，也无证据表明它能抑制复发，目前主要用于脱毒治疗的辅助治疗，如停止使用美沙酮后使用。可乐定开始剂量 0.1~0.3mg，4 次 /d 口服，第 2 日加至 1~1.5mg/d，严重者可达 2.5mg/d，门诊患者建议不超过 1mg/d。持续 3~4d，以后逐渐以 20% 的速度递减，10~12d 结束治疗。可乐定主要不良反应是低血压(少数非常严重)、口干和镇静。还可以应用中药治疗,以及镇静催眠药、莨菪碱类药物等进行对症治疗。

(二) 防止复发

盐酸纳曲酮(naltrexone hydrochloride)是阿片受体拮抗剂,其作用机制是通过阿片类物质成瘾后的受体阻断作用来抵消阿片类物质的药效,如长期与阿片联合使用,可阻止阿片类物质产生躯体依赖性,无耐受性或依赖性;脱毒后的吸毒者使用纳曲酮后,即使滥用阿片类物质也不产生欣快作用,减轻对依赖物质的心理渴求,减少或消除正性强化作用;使用纳曲酮还可以促发已成瘾的阿片类滥用者戒断综合征的出现。必须在脱毒治疗结束 7~10d 后方可开始接受纳曲酮治疗,只有这样,方能避免它的促瘾作用。纳曲酮治疗的禁忌证是使用阿片类物质的现症患者、产生急性阿片类物质戒断综合征者、阿片类物质依赖者、纳曲酮敏感试验呈阳性反应者、任何尿检有阳性结果者。

(三) 过量中毒的处理

对于阿片类物质急性过量中毒,首先保证足够的肺通气,必要时气管插管、气管切开或使用呼吸机;其次给予阿片受体拮抗剂纳洛酮,按 0.5μg/kg 体重缓慢静脉注射,疗效迅速出现,表现呼吸增快、瞳孔扩大。若对初始剂量无反应,可数分钟后重复给药。如果给予纳洛酮 4~5g 后,中枢抑制仍未解除,要考虑多种药物过量中毒所致的可能性。对于阿片类物质依赖者,给予过多的纳洛酮会导致戒断反应的出现,反而恶化中毒症状。

(四) 社会心理康复治疗

从社会和心理两方面,对脱毒者进行综合康复治疗,如改变环境、断绝与吸毒者的来往、认知行为治疗、家庭治疗、个体或集体心理治疗等,对戒毒的成功、避免复吸、促进康复有重要意义。

(五) 预防

吸毒问题不仅是一个医学问题,而且是一个社会问题,需要全社会乃至全球的共同努力。首先消除毒品供应,禁止非法种植罂粟及阿片类物质的加工、生产、运输和出售,加强医用麻醉品控制,以杜绝毒源;其次减少需求,加强毒品危害的宣传,使人们自觉远离毒品。对依赖者进行治疗,使其彻底戒除。

第四节 镇定催眠和抗焦虑药所致精神障碍

镇静催眠药和抗焦虑药种类繁多,临床广泛使用。能引起依赖的主要有两大类:巴比妥类(barbiturates)和苯二氮䓬类(benzodiazepines)。此类药物滥用或依赖的形成与多种因素有关,药物的药理作用是主要因素,其次是医源性因素。

一、巴比妥类药物

【药理作用】

巴比妥类是较早的镇静催眠药。按照半衰期的长短可分为超短效、短效、中效和长效药物。短效和中效巴比妥类药物更易产生依赖,并具有快速耐受性,主要包括司可巴比妥(secobarbital)和戊巴比妥(pentobarbital)。临床上主要用于失眠的治疗,药物的滥用现象很常见。巴比妥类药物主要作用于中枢 γ- 氨基丁酸 A 受体超分子复合体,包括 GABA 结合位点、氯通道、苯二氮䓬结合位点。当巴比妥类与 γ- 氨基丁酸 A 受体超分子复合体结合后,增加受体对内源性神经递质、GABA 的亲和力,促进氯离子流入神经元内,引起超极化,降低神经元兴奋性而发挥抑制效应。巴比妥类药物在大剂量时,可直接作用于氯通道。

中枢神经系统对巴比妥类药物具有极高的敏感性,它主要作用于与觉醒有关的脑干网状结构,选择性地抑制上行激活系统的活动。小剂量可抑制大脑皮质,产生镇静催眠作用;较大剂量时引起感觉迟钝、注意涣散、活动减少,产生困倦和睡眠;中毒剂量可导致昏迷,甚至死亡。人体对巴比妥类药物的耐受性发生较快,目前认为是因为巴比妥类可增加微粒体酶的活性,使其对巴比妥类的代谢增加。此外,中枢神经系统对此类药物的适应性增加,也是耐受性发生的机制之一。巴比妥类药物与酒精、麻醉剂均有交叉耐受性。

【临床表现】

1. **急性中毒**　典型的急性精神症状是意识障碍和轻躁狂状态。表现为烦躁不安、无目的乱走、言语兴奋、欣快但易疲劳,病程持续数天至数周。另外还可有反应迟钝、共济失调、注意或记忆受损。

2. **慢性中毒**　长期大量服用巴比妥类药物者可出现人格改变和明显的智能障碍。人格改变主要表现为丧失进取心及对家庭和社会失去责任感,觅药已成为生活的全部重心。患者一般极力隐瞒自己的服药史,直至戒断症状出现,无法忍受时才向家人或医生苦苦求药。此外,可伴有躯体和神经系统表现,如消瘦、无力、胃肠功能不良、食欲减退、多汗、皮肤灰暗,性功能明显低下,皮肤划痕反应阳性。常伴有药源性肝损害。

3. **戒断综合征**　长期大剂量使用镇静剂者突然停药数小时至数天后,出现戒断反应,其严重程度取决于滥用或依赖的时间和剂量。表现为全身不适、心动过速、出汗、流泪、眩晕,甚至出现大小便失禁等自主神经症状,双手粗大震颤、失眠、恶心呕吐、短暂视、触或听幻觉或错觉,精神活动激越、焦虑、癫痫大发作等。

4. **过量中毒**　过量中毒可发生一次服药之后或服药期间,临床表现为心理和生理两方面症状。心理方面,出现明显的不适当行为或心理改变,如不恰当的攻击行为、情绪不稳、损害判断、影响社会或职业功能;生理方面,出现口齿不清、共济失调、步态不稳、眼球震颤、注意或记忆损害、木僵或昏迷等。严重者甚至死亡。

【治疗】

对于巴比妥类药物的戒断症状应给予充分注意,脱瘾时减量要缓慢。以戊巴比妥为例,每天减量不能超过 0.1g,减药时间一般需 2~4 周,或更长时间。如果需要可使用一些辅助药,如卡马西平、丙戊酸钠、β 受体阻滞剂、可乐定、具有镇静作用的抗抑郁剂等。国外常用替代疗法,即以长效的巴比妥类药物替代短效药物,如用苯巴比妥替代戊巴比妥,之后每天逐渐减少苯巴比妥剂量。

二、苯二氮䓬类药物

苯二氮䓬类药物的主要药理作用是抗焦虑、松弛肌肉、催眠、抗癫痫等。由于此类药物安全性好,过量时也不致有生命危险,目前在使用范围上有取代巴比妥类药物的趋向。过去的报道认为苯二氮䓬类药物依赖的剂量至少应是治疗量的 5 倍,但最近国内外有报道认为常用剂量也可形成依赖。

【临床表现】

长期服用苯二氮䓬类药物可出现慢性中毒症状,表现为躯体消瘦、倦怠无力、面色苍白、皮肤无光泽、性功能下降、焦虑不安、失眠、反应减慢、注意力不集中、易激惹、情绪低落等症状。智能障碍不明显,但可有一定程度的人格改变。

对苯二氮䓬类药物依赖的患者停药 1~3d 后可出现戒断症状,表现为焦虑、失眠、易激惹、欣快、兴奋、震颤、肌肉抽搐、头痛、厌食、胃肠功能失调与人格解体、感知过敏、幻觉妄想、癫痫,也有呈现谵妄状态。一般经过 2~4 周消失。不同的苯二氮䓬类产生依赖的时间及其严重程度与药物自体内排出的快慢有关,如易于自体内排出的劳拉西泮和阿普唑仑等产生依赖所需时间短,而排出较慢的氟西泮等产生依赖所需时间较长。

【治疗】

苯二氮䓬类的脱瘾治疗和巴比妥类相似,可采取逐渐减少剂量;或用长效制剂如地西泮替代短效、中效制剂,之后再逐渐减少长效制剂的剂量。

第五节　中枢神经系统兴奋剂(苯丙胺与可卡因)所致精神障碍

一、苯丙胺类物质

苯丙胺类药物具有典型的精神兴奋作用。苯丙胺类兴奋剂(amphetamine-type stimulants,ATS)主要包括苯丙胺(安非他明,amphetamine)、甲基苯丙胺(冰毒,methamphetamine)、麻黄碱(ephedrine)、3,4-亚甲二氧基甲基安非他明(MDMA,ecstasy,摇头丸)等。苯丙胺类药物在医疗上主要用于治疗儿童多动症(如哌甲酯、匹莫林、右苯丙胺等)、减肥(如芬氟拉明、曲布西明)、发作性睡病(如苯丙胺)。近年来,此类药物在我国的滥用有明显增加的趋势。

【药理作用】

苯丙胺可引起中枢神经兴奋,减少嗜睡和疲劳感,并有机警、欣快作用。研究认为它有中枢和周围拟交感神经作用,可抑制突触部位对多巴胺的回收,导致突触部位游离的多巴胺含量增高。

【临床表现】

非依赖者单次用药可发生苯丙胺类药物急性中毒。表现为明显心理和生理改变,心理方面如欣快或情感迟钝、精力旺盛、紧张、焦虑、愤怒、刻板行为、幻觉等;生理方面出现心动过速或心动过缓、瞳孔扩大、血压升高或降低、出汗、寒战、恶心呕吐、精神激越或阻滞、肌肉无力、呼吸抑制、胸痛、错乱、抽搐、谵妄、昏迷。苯丙胺中毒症状经24~48h的机体排泄,通常能缓解。苯丙胺的有效剂量与致死量相差很大,直接中毒导致死亡的不多见。

使用苯丙胺类药物后,使用者可很快出现头脑活跃、精力充沛、能力感增强,可体验到腾云驾雾感或全身电流传导般的快感。但使用后数小时可出现全身乏力、疲倦、精神压抑而进入"苯丙胺沮丧期"。这种正性和负性体验让使用者陷入反复使用的恶性循环,是形成精神依赖的重要原因。部分患者使用苯丙胺类药物数月时可出现精神症状,主要表现为意识清晰状态下的幻觉(以幻视多见)、感觉过敏、牵连观念及妄想等。妄想内容虽零乱但与现实有联系。依赖者在停药后数小时至数天内可出现戒断症状,戒断反应的严重程度取决于以前用药的剂量大小和时间长短,表现为疲乏、噩梦、失眠或睡眠过多、精神激越或阻滞,患者有强烈的痛苦体验,焦虑、抑郁,甚至导致自杀;严重者还可出现定向或意识障碍、头痛、出汗、肌肉挛缩感、胃肠痉挛等。测定尿中苯丙胺有助于诊断,一般在用药2d以内尿中可以测出。

【治疗】

对苯丙胺类药物依赖目前无特殊治疗,多数不需要医疗帮助。苯丙胺类药物戒断反应相对较轻,只需对症处理。当滥用者出现幻觉、妄想等较严重的精神症状时,可选用氟哌啶醇进行治疗,根据病情轻重调整剂量。

二、可卡因

【药理作用】

可卡因(cocaine)是一种中枢兴奋剂和欣快剂,使用方法主要为皮下注射和鼻吸两种,口服后在消化道被分解,效果明显减弱,也有静脉注射方式的滥用者。可卡因的主要作用机制是抑制儿茶酚胺、去甲肾上腺素和多巴胺的回收,干扰儿茶酚胺被单胺氧化酶分解,产生强烈中枢兴奋作用,出现欣快感。

【临床表现】

小剂量的可卡因可以协调运动性活动,随着剂量增加则出现震颤,甚至强直性抽搐。它还可以引起心率加快、血压增高、呕吐等现象。可卡因的一次适量用药可引起欣快、兴奋、脸红,但欣快感消失后即出现情绪低落、疲乏无力,患者为了避免这种不愉快的感觉并追求快感,反复渴求用药,形成精神依赖。一次大量用药或反复小剂量用药均可产生精神症状,可表现为片段的幻听、幻视,欣快、情绪不稳,被害妄想等。严重者可出现谵妄状态和大量丰富的幻觉,常见的有幻听、幻触等,患者听到有人骂他,看见大量小动物、野兽等;幻触是可卡因依赖的特征性症状,患者感到皮肤痒,针刺感,有小动物在身上爬(又称 Magnan 征)。受到幻觉的影响,患者可能出现冲动、伤人和自杀行为。患者可有瞳孔扩大、耳鸣、口干等躯体症状。精神症状可于停药数日后消失,妄想则持续数周后消失。可卡因的戒断症状主要表现为心境恶劣,如抑郁、易激惹、焦虑,疲劳,失眠或多睡,可伴有牵连观念、被害妄想、自杀企图。上述症状在停止使用可卡因后 2~4d 达到高峰,抑郁和易激惹可持续数月。

【治疗】

对可卡因滥用者的治疗主要包括药物治疗和非药物治疗。药物治疗主要指脱毒治疗和预防复吸的辅助治疗。包括抗抑郁药(如氟西汀)、多巴胺受体激动剂(如溴隐亭、金刚烷胺)、抗癫痫药(卡马西平)、阿片受体拮抗剂(纳曲酮)等。对于出现类精神分裂症样症状的患者可以适当选用抗精神病药物对症治疗。对于防止复发方面,则更强调行为治疗、心理治疗、家庭治疗等综合性非药物治疗措施的作用。

第六节　致幻剂(氯胺酮)所致精神障碍

氯胺酮(ketamine)化学名称为 2- 邻氯苯基 -2- 甲胺环己酮,医学上用于手术麻醉剂或麻醉诱导剂,具有安眠、镇痛作用。20 世纪 90 年代以来,固体氯胺酮(俗称的"K 粉")作为一种主要合成毒品在世界范围内流行。氯胺酮滥用者一般是鼻吸氯胺酮粉剂或溶于饮料后饮用,毒瘾深的吸食者将液态氯胺酮直接进行肌内或静脉注射。

【药理作用】

氯胺酮可抑制丘脑 - 新皮质系统,选择性地阻断痛觉,故具有镇痛的药理学作用;氯胺酮对边缘系统有兴奋作用,可造成痛觉消失,意识模糊但不是完全丧失,浅睡眠状态,对周围环境的刺激反应迟钝,呈现一种意识和感觉分离状态(分离性麻醉)。氯胺酮可口服、肌内注射和静脉注射。静脉给药后30~60s 起效,作用持续 10~15min;肌内给药后 3~8min 起效,作用持续 1~4h。氯胺酮 70%~90% 在肝内代谢,5% 随粪便排出,5% 以原形或去甲氯胺酮形式随尿液排出。

【临床表现】

（一）急性中毒

1. **行为症状**　表现为兴奋、话多、自我评价过高等，患者出现理解、判断力障碍，可导致冲动、自伤与伤害他人等行为。

2. **精神症状**　表现为焦虑、紧张、惊恐、烦躁不安、濒死感等。

3. **躯体症状**　表现为心悸、气短、大汗淋漓、血压升高等心血管系统症状；眼球震颤、肌肉僵硬强直、构音困难、共济运动失调、对疼痛刺激反应降低等中枢神经系统症状。严重者可出现高热、抽搐发作、颅内出血、呼吸循环抑制，甚至死亡。

4. **意识障碍**　表现为意识清晰度降低、定向障碍、行为紊乱、错觉、幻觉、妄想等以谵妄为主的症状；严重者可出现昏迷。

（二）依赖综合征

1. **耐受性增加**　在长期使用后，滥用者常需要增加使用剂量和频度才能取得所追求的效果。

2. **戒断症状**　通常在停药 12~48h 后可出现烦躁不安、焦虑、抑郁、精神差、疲乏无力、皮肤蚁走感、失眠、心悸、手震颤等戒断症状。戒断症状的高峰期和持续时间视氯胺酮滥用情况而不同。

3. **强迫性觅药行为**　滥用者有不同程度的心理渴求，控制不了氯胺酮使用频度、剂量，明知有害而仍然滥用。

（三）精神病性症状

氯胺酮滥用者常出现精神病性症状，临床上与精神分裂症非常相似。主要表现为幻觉、妄想、易激惹、行为紊乱等症状。幻觉以生动、鲜明的视幻觉、听幻觉为主；妄想多为关系妄想、被害妄想，也可有夸大妄想等；行为紊乱主要表现为冲动、攻击和自伤行为等。少数患者可出现淡漠、退缩和意志减退等症状。患者亦可有感知综合障碍，如感到自己的躯体四肢变形，感到别人巨大而自己变得非常矮小等。氯胺酮所致精神病性症状一般在末次使用 1~2 周后消失，也可能持续长达 4 周以上。药物反复使用可导致精神病性症状复发与迁延。

（四）认知功能损害

滥用者表现为学习能力下降，执行任务困难，注意力不集中，记忆力下降等。由于氯胺酮的神经毒性作用，慢性使用者的认知功能损害持续时间可长达数周、数月，甚至更长，损害较难逆转。

（五）躯体并发症

较常见的躯体并发症是泌尿系统损害和鼻部并发症等。氯胺酮相关性泌尿系统损害是一种以下尿路症状为主要临床表现的全尿路炎性损害，机制不明。临床主要症状为排尿困难、尿频、尿急、尿痛、血尿、夜尿增多以及急迫性尿失禁等，可伴有憋尿时耻骨上膀胱区疼痛感。尿常规可发现白细胞和红细胞，尿液细菌和抗酸杆菌培养阴性。同时伴有不同程度的肾功能损害。尿动力学检测提示膀胱顺应性差，不稳定膀胱，功能性膀胱容量减少或膀胱挛缩。

鼻部并发症主要因鼻吸氯胺酮粉末所致，还可能由于鼻吸管导致的机械性损伤或氯胺酮粉末中含有的其他物质粉末引起损伤，或挖鼻行为等引起。可并发慢性鼻炎、鼻中隔穿孔和鼻出血等鼻部疾病。

【治疗】

（一）急性中毒的治疗

对氯胺酮中毒无特异性的解毒剂，处理原则与措施同其他药物中毒相同。如出现呼吸心搏骤停，应给予必要的呼吸、循环支持，并及时转送到有条件的医院进行抢救。如患者出现急性谵妄状态，必要时予以保护性约束，保护患者的安全。兴奋躁动者可给予氟哌啶醇 2.5~10mg/ 次的肌内注射，必要时可以重复，2~3 次 /d，总剂量不宜超过 20mg。

（二）依赖综合征的治疗

目前尚无减轻针对氯胺酮心理渴求和抗复吸治疗的药物。治疗上以心理社会干预措施为主。而对氯胺酮戒断症状治疗主要是对症治疗,如使用镇静催眠类药物、抗焦虑药和抗抑郁药等,同时辅以支持疗法,补充水或电解质,加强营养。

（三）精神症状的治疗

出现幻觉、妄想等精神病性症状时,推荐使用非典型抗精神病药物,如利培酮、奥氮平、喹硫平、阿立哌唑、齐拉西酮等口服,经典抗精神病药中推荐使用氟哌啶醇治疗,应缓慢增加剂量。精神病性症状消失后可逐渐减少药物剂量,视情况给予维持治疗。抑郁症状可使用新型抗抑郁药物治疗。急性焦虑症状可使用苯二氮䓬类药物,但应注意防止此类药物滥用,如焦虑症状持续存在也可选用丁螺环酮、坦度螺酮等非苯二氮䓬类的抗焦虑药物治疗。

（四）心理治疗

心理治疗是氯胺酮滥用及相关障碍治疗的重要内容。心理治疗的主要目标是强化患者治疗动机,改变药物滥用相关错误认知,帮助其识别及应对复吸高危因素,提高生活技能,提高对毒品的抵抗能力,预防复吸,建立健康生活方式,保持长期操守,适应社会生活等。心理治疗可包括动机强化治疗、认知治疗、行为治疗、集体心理治疗、家庭治疗等多种方式和措施。

第七节　大麻所致精神障碍

大麻（cannabis）又称印度大麻,属一年生草本植物,是仅次于阿片的古老致依赖的药物。大麻含400种以上的化合物,其中精神活性物质统称为大麻类物质（cannabinoids）,最主要成分为 Δ^9- 四氢大麻酚（Δ^9-tetrahydrocannabinol,Δ^9-THC）,由于在世界上广泛滥用,大麻对人体健康和工作能力的危害已成为世界许多国家关心的社会问题。大麻用药方法包括口服、吸取和咀嚼,吸入比口服的作用高3倍,吸入7mg即可使之欣快,14~20mg可出现明显的精神症状。

【临床表现】

吸食大麻的急性精神症状分为4期:①陶醉兴奋期:自身感觉心情特别愉快,精力充沛,充满自信心,出现情感高涨状态,即欣快感,并可产生不同程度的梦样状态、松弛感和滑稽感。②发展期:对周围的感知特别鲜明,视、听、嗅等感官敏感,可出现错觉及时间、空间障碍和感知综合障碍,如事物的线条、形状和色彩发生变化,声音感知为音乐。时间空间感觉异常,如空间变得宽广,时间过得极慢,手足变得非常轻,身体漂浮感等。并可出现色情兴奋,伴有性欲亢进,欢乐的兴奋可转变为恐惧,还有人格解体及非真实感。③深度幻觉期:通过想象,虽然保持一定的自知力,但深深地进入了虚无缥缈的境界,有思维联想障碍。④沉睡期:进入沉睡状态,醒后有疲劳感。此外,大麻急性中毒时可出现特征性的生理征兆,如结膜变红和脉搏加快。

人对大麻能产生耐药性,给药的量及次数的多少对耐药性的发展是重要因素。长时间大量服用大麻者,可有"闪回现象",即不用大麻时也可出现吸食大麻时的心理体验。可能与对药物作用体验的想象有关。

大麻慢性中毒进展较慢,长期持续大量使用亦可引起躯体和精神变化,有些使用者在终止使用后仍长期残余躯体和精神变化,如易激惹、好冲动、工作能力下降,精神活动迟钝,意志活动减退等;且耐受量降低。少数人可发生大麻性精神病,并可在严重的被害妄想支配下,发生攻击、破坏、自伤和伤人行为。严重时可出现谵妄状态、瞳孔缩小、对光反射迟钝、口齿不清和痴呆状态等症状。

【治疗】

大麻滥用的治疗原则主要是进行脱毒和防复吸治疗,通过短期的住院或严格监督下的门诊治疗使患者摆脱毒品。还应通过个体、家庭、集体心理治疗方式来给予支持,以巩固疗效。对于出现焦虑、抑郁等精神症状的患者,可短期使用抗焦虑药或抗抑郁药。

第八节 烟草依赖

烟草(tobacco)的使用可追溯到 2 000 多年前,最早用于宗教仪式或作为药物使用。16 世纪末烟草传入我国,近 20 年我国已成为世界香烟产量第二的烟草大国,据《2016 年中国控烟报告》统计,每天有 3.16 亿中国人吸烟,7.4 亿人生活在二手烟的环境中。1993 年中南大学精神卫生研究所联合国内三家单位的调查表明,15 岁以上人群吸烟率为 40.70%,其中男性为 69.70%,女性为 11.20%。

【药理作用】

烟草烟雾中的成分多种多样,其中具有成瘾性的物质是尼古丁(nicotine),又称为烟碱。尼古丁是一种具有难闻苦味、无色易挥发的脂溶性液体,易在空气中氧化变为棕色,有剧毒。研究证明,尼古丁具有正性强化作用,能增加正性情绪,减少负性情绪,可增加吸烟者的注意力和操作能力。如成瘾后突然戒断,可出现唾液增加、头痛、易激惹、失眠、血压下降等戒断症状,令吸烟者难以摆脱尼古丁的控制。尼古丁通过作用于脑内的尼古丁乙酰胆碱受体(nicotinic acetylcholine receptors,nAChRs)发挥其生理和行为作用。而且它也能作用于中脑边缘系统,产生强化作用。尼古丁的代谢较复杂,可替宁为尼古丁的主要代谢产物,不具生物活性。尼古丁的半衰期大约是 2h,而可替宁的半衰期几乎为 20h。所以,可替宁可作为是否暴露于烟草的稳定的指标。尼古丁对全部自主神经节具有特殊作用,小剂量能兴奋肾上腺髓质,使之释放肾上腺素,并通过兴奋颈动脉体及主动脉化学感受器,反射性引起呼吸兴奋、血压升高。大剂量表现为节细胞先兴奋而后迅速转为抑制。尼古丁对中枢神经系统也同样是先兴奋后抑制。

【吸烟的危害】

吸烟是一种危害健康的行为。据世界卫生组织统计,烟草每年使世界上 400 万人丧生。而在 21 世纪的前 25 年中,该数字可上升至 1 000 万,吸烟造成的危害将成为全球最大的健康负担之一。香烟的燃烟中含有的化学物质高达 4 000 种,其中在气相中含有近 20 种有害物质,有致癌作用的如二甲基亚硝胺、二乙基亚硝胺、乙烯氯化物、肼,还有一氧化碳、氮氧化物、吡啶等有害物质。粒相的有害物质可达 30 多种,如 1-甲基吲哚类、儿茶酚、镍、镉、砷等。一氧化碳对血红蛋白的亲和性很强,因吸烟出现大量的碳氧血红蛋白而使心血管系统受累,特别是心肌运送氧的能力减弱,易导致缺血性心脏病、心绞痛等。此外,吸烟还可使呼吸系统、消化系统受损,并可导致各种癌症的发生。

【治疗及预防】

应提高公众对吸烟危害的意识,并制定相关法律来限制烟草产品。对于有烟瘾的患者,采用心理治疗和药物治疗相结合,常用的心理治疗有厌恶疗法、松弛训练及刺激控制等行为疗法以及认知疗法。药物治疗主要有尼古丁替代药物、安非他酮和伐尼克兰。

1. 尼古丁替代(NRT) NRT 药物主要通过代替或部分代替从烟草中获得的尼古丁,以减轻尼古丁戒断症状,如焦虑、易怒、情绪低落及注意力不集中等。NRT 较为安全。疗程应持续 8~12 周。我国目前市场上主要是尼古丁咀嚼胶。心肌梗死急性期、严重心律失常、不稳定心绞痛患者慎用。

2. 安非他酮(缓释剂) 安非他酮是一种抗抑郁剂,作用机制可能包括抑制多巴胺和去甲肾上腺素的重摄取以及阻断尼古丁乙酰胆碱受体。安非他酮是口服药,一般是在戒烟前 1 周开始服用,疗程是 7~12 周。对于尼古丁依赖严重的吸烟者,联合应用尼古丁替代药物可增加戒烟效果。

　　3. 伐尼克兰　是尼古丁-乙酰胆碱受体的部分激动剂,同时具有激动及拮抗的双重调节作用,其激动作用,可刺激受体释放多巴胺,有助于缓解尼古丁戒断症状对烟草的渴求;其受体拮抗作用可以减少吸烟的快感,降低对吸烟的期待,从而减少复吸的可能性。伐尼克兰应在戒烟之前1~2周开始使用,通常疗程12周。伐尼克兰常见的不良反应有恶心、头痛、失眠及梦境异常。伐尼克兰几乎以原形从尿液排出,因此严重肾功能不全的患者应慎用。伐尼克兰为处方药,由于它有部分的尼古丁拮抗作用,因此不推荐与 NRT 药物联合使用。

（胡　建）

思考题

　　1. 简述常见精神活性物质的种类。

　　2. 试述酒精所致精神障碍的临床表现。

　　3. 试述阿片类物质戒断反应的表现。

　　4. 试述苯丙胺急性中毒的临床表现。

第二十五章
精神分裂症及其他原发性精神病性障碍

精神分裂症（schizophrenia）及其他原发性精神病性障碍（primary psychotic disorders）是指以明显的阳性症状、阴性症状、精神运动性障碍及现实检验能力严重受损为特征的一组精神障碍。症状出现的频度和强度明显有别于文化和亚文化规范。症状表现是该类疾病的原发性特征，而不是其他精神和行为障碍（如心境障碍、谵妄、物质使用及躯体疾病）的表现形式。

第一节　精神分裂症

【概述】

对于目前精神分裂症的症状描述可以追溯到古代埃及、印度、中国及希腊（至少在公元1世纪）。然而，将其作为一个医学疾病来研究与治疗则始于19世纪中叶。当时，欧洲精神病学家将本病不同症状分别看成独立的疾病，如法国的Morel（1857）首先报道了一组起病于青少年，表现为智能严重衰退的患者，并首次应用早发性痴呆（démence précoce）这一诊断术语；Hecker（1870）将发病于青春期且很快导致愚蠢衰退的患者命名为青春型痴呆（hebephrenia）；Kahlbaum（1874）将一种具有特殊的精神症状并伴有全身肌肉紧张，但无神经系统器质性改变的疾病命名为紧张症（catatonia）。1896年，Kraepelin在对上述观点进行仔细地分析并结合他本人所观察到的妄想痴呆（dementia paranoids）后认为这些都是同一疾病的不同亚型，有共同的临床特征，多起病于青年且以衰退为结局，并将其命名为"早发性痴呆"（dementia praecox），首次作为一个疾病单元来描述。Kraepelin认为，此病的早发和衰退的特征明显有别于躁狂抑郁性精神病及偏执狂。20世纪初，瑞士学者Bleuler（1911）对本病进行了细致的临床学研究后指出，情感、联想和意志障碍是本病的原发症状，而核心问题是人格的分裂，故提出了"精神分裂"（splitting of the mind）的概念，加之本病并非都以衰退为结局，因此，建议命名为"精神分裂症"。Bleuler认为，"4A"症状，即联想障碍（association disturbances）、情感淡漠（apathy）、矛盾意向（ambivalence）及内向型思维（autism）是本病的基本症状，而幻觉、妄想等是附加症状。他还认为，尽管不同患者症状表现各异，但均具有相似的病因学和病理生理学基础，是一个单一的疾病实体。

时至今日，大量研究提示，精神分裂症是一组病因、临床表现、治疗反应及病程不同的疾病。临床表现涉及感知、思维、情感、认知和行为方面的异常，这些表现在不同的患者及同一患者的不同时期会有不同。多起病于青壮年，疾病对患者的影响通常严重而持续。精神分裂症是最常见的重性精神疾病之一，但其本质特征尚未明了，诊断主要依据全面的病史材料和精神状况检查，缺乏特异的实验室指标和病理生理体征。

【流行病学】

精神分裂症可见于各种文化和地理区域中，其发病率与患病率在世界各国大致相等，终生患病率约为 1%。对 46 个国家发表于 1965—2002 年的 188 项研究的系统分析发现,该病的时点患病率和终生患病率的中位值分别为 4.6‰ 和 7.2‰。另外,对 33 个国家发表于 1965—2001 年的 160 项研究结果的系统回顾分析发现,该病的年发病率中位值为 0.15‰。总体上,男女患病率大致相等,性别差异主要体现在首发年龄和病程特点上。约 90% 的精神分裂症起病于 15~55 岁,发病的高峰年龄段男性为 10~25 岁,女性为 25~35 岁。与男性不同,中年是女性的第二个发病高峰年龄段,约 3%~10% 的女性患者起病于 40 岁以后。多数随访研究支持女性患者总体预后好于男性,原因可能与男性患者罹患更多的脑损伤以及女性患者雌激素的保护作用等有关。精神分裂症患者发展成物质依赖,尤其是尼古丁依赖的危险性明显增加,国外资料显示,约 90% 的患者共患尼古丁依赖。此外,患者遭受躯体疾病(尤其是糖尿病、高血压及心脏疾病)和意外伤害的概率也高于常人,平均寿命缩短约 8~16 年。

我国 1993 年的全国流行病学调查资料显示精神分裂症的终生患病率为 6.55‰。浙江省(2001)的流行病学调查资料显示 15 岁及以上人群精神分裂症的时点患病率为 3.01‰。河北省(2004)的流行病学调查资料显示 18 岁及以上人群精神分裂症的时点患病率为 5.46‰,终生患病率为 6.62‰。2012 年启动的中国精神卫生调查结果显示,18 岁及以上城乡社区常住 6 个月以上的居民中,精神分裂症 12 个月的患病率为 5.59‰。同时发现,无论城乡,精神分裂症的患病率均与家庭经济水平呈负相关。

由于该病常起病于成年早期,其明显的功能损害和慢性化的病程对医疗资源的消耗、劳动生产力损失非常巨大。世界卫生组织(WHO)联合世界银行和哈佛大学公共卫生学院采用残疾调整生命年(DALYs)来估算,2000 年间,在 15~44 岁年龄组人群常见的 135 种疾病中,精神分裂症位列疾病总负担的第八位,占疾病总负担的 2.6%。在发达国家,因精神分裂症导致的直接花费占全部卫生资源花费的 1.4%~2.8%,约占所有精神疾病花费的 1/5。

【病因与发病机制】

(一) 遗传

家系调查、双生子及寄养子研究均发现遗传因素在本病的发生中起重要作用,本病的变异很大程度上也与遗传因素的叠加效应相关。与患者血缘关系越近、亲属中患病的人数越多,则遗传风险度越大。精神分裂症先证者的一级亲属的平均患病率为:父母 5.6%、同胞 10.1%、子女 12.8%,均较普通人群(0.9%)高。单卵双生子的同病率(约 50%)为双卵双生子的 4~5 倍。寄养子(将单卵双生子分开抚养,将精神分裂症患者的子女由正常家庭抚养,或将正常人的子女由患有精神分裂症的父或母亲的家庭抚养)研究亦提示遗传因素在本病的发生中起主导作用。还有研究提示,父亲年龄超过 60 岁后所生子女患此病的风险增加,认为与较大年龄的男性其精子易于发生表观遗传性损害有关。

精神分裂症确切的遗传模式不清。连锁与关联分析的大量分子遗传学研究提示,有 9 个染色体连锁位点与此病的易感性有关,即 1q、5q、6p、6q、8p、10p、13q、15q 及 22q。对这些染色体连锁位点的进一步分析提示,目前最可能成为精神分裂症致病候选基因的是:α-7 烟碱受体、精神分裂症 1 断裂基因(DISC1)、代谢型谷氨酸受体 3 基因(GRM3)、儿茶酚氧位甲基转移酶基因(COMT),G 蛋白信号调节基因(RGS4)及 D- 氨基酸氧化酶激动子基因 DAOA(G72/G30)。近来发现,dystrobrevin 基因(DTNBP1)和神经调节蛋白基因(neuregulin-1,NRG1)的突变与阴性症状有关。有关精神分裂症全基因组关联研究(genomewide association studies,GWAS)的最新综述提示,有用的证据非常有限,并认为需要进一步改进研究方法,从基因 - 环境相互作用的层面来进一步探讨。上述资料提示,基因对精神分裂症的发生只起了部分作用,因为,即使是遗传基础相同的单卵双生子,其同病率也只有约 50%,这提示其他生物和社会心理因素也参与了疾病的发生和发展。

(二) 神经发育

精神分裂症的神经发育假说认为:由于遗传因素(易患性)和某些神经发育危险因素 [围生期并发症、孕期病毒感染、母爱剥夺、Rhesus(Rh)因子不相容、冬季出生等] 的相互作用,在胚胎期大脑发育过程就出现了某种神经病理改变,主要是新皮质形成期神经细胞从大脑深部向皮质迁移过程中出现了紊乱,导致心理整合功能异常。其即刻效应并不显著,但随着进入青春期或成年早期,在外界环境因素的不良刺激下,导致了精神分裂症症状的出现。精神分裂症神经发育异常的证据可概括如下:

1. 脑解剖和神经病理学研究发现　精神分裂症患者有边缘系统和颞叶结构的缩小,半球不对称;精神分裂症患者的海马、额叶皮质、扣带回和内嗅脑皮质有细胞结构的紊乱,推测是在脑发育阶段神经元移行异位或分化障碍造成,破坏了皮质联络的正常模式,这些脑结构改变的同时不伴有神经系统退行性改变的特征,故其组织学改变更倾向于神经发育源性。

2. 脑影像学研究发现　部分患者有脑室(尤其是侧脑室和第三脑室)扩大和脑皮质萎缩,脑结构的变化在病前就明显存在,与神经发育损害一致;部分患者有额叶功能低下,与正常人群比,表现为在认知刺激作用下,额叶代谢低下、血流不足、激活较差,且与病前的神经心理(执行功能)缺陷有关;不少研究者发现,脑部的上述影像学改变也见于患者的一级亲属,与病程及药物治疗无关;单卵双生子中发病的个体较未发病者脑室扩大明显。这些发现也提示遗传因素可能是构成精神分裂症脑结构发育异常的基础。

3. 临床研究发现　神经发育异常的外部表现体现在以下几方面:①病前轻度躯体异常:常见的有腭部升高,上眶凹陷或突出,内眦赘皮,睑裂下斜,鼻翼不对称,唇耳距离增加,嘴的宽度减小,耳郭突出,耳叶小,手掌长,小指内屈,通贯掌等。②社会适应与个性特征异常:童年期表现为发育延缓并有认知障碍,语言和操作智商成绩较差,尤其是有语言发育迟缓和面部异常运动者,预示有可能发生精神分裂症;部分患者儿童期表现为体育、品行成绩较差,常缺课,朋友少,孤独倾向,社交自信感较低及社交焦虑感增强等。③神经功能异常:神经系统软体征主要表现在运动协调、感觉统合和神经反射的形成等方面。如大量研究发现精神分裂症患者的眨眼频率增快;平稳眼跟踪(smooth pursuit tracking)异常;视觉或听觉诱发电位测验提示患者一般有脑的警觉水平下降,但有妄想的患者则处于过度警觉状态,如P300波幅减低和两侧不对称以及对视觉和听觉刺激的反应延迟。④神经心理异常:大量研究显示,精神分裂症患者的神经心理测验结果类似于脑器质性精神障碍患者的结果,只是程度较轻。患者在注意、记忆、智能、概念的形成与抽象等方面均有或轻或重的损害。其中以语义记忆(semantic memory)、执行功能和注意受损更为明显。

(三) 神经生化

1. 多巴胺假说　该假说在20世纪60年代提出,认为精神分裂症是中枢多巴胺(dopamine,DA)功能活动亢进所致。理由是:使用促进DA释放剂如苯丙胺和可卡因可以使正常人产生幻觉和妄想;抗精神病药物通过拮抗多巴胺D_2受体对幻觉、妄想等精神症状有效;DA释放增加与阳性精神病性症状的严重程度呈正相关;PET研究提示首发未服药患者尾状核D_2受体数量增加等。然而,DA功能亢进不能解释此病的阴性症状和认知缺陷等症状。新近的研究提示,前额叶DA功能低下可能与患者的阴性症状和认知缺陷有关。

2. 5-羟色胺假说　该假说认为5-羟色胺(5-HT)功能过度是精神分裂症阳性和阴性症状产生的原因之一。5-HT激动剂麦角胺二乙酰胺(LSD)能导致幻觉;第二代抗精神病药(如利培酮、奥氮平、氯氮平等)对5-HT$_{2A}$受体有很强的拮抗作用;尸体检查和脑功能影像学研究发现,精神分裂症患者额叶皮质5-HT$_2$受体表达下降。

3. 谷氨酸假说　涉及该假说的理论有三方面:①认为中枢谷氨酸功能不足是精神分裂症的可能病因之一。因为谷氨酸受体拮抗剂如苯环己哌啶(phencyclidine,PCP)可在正常受试者身上引起幻觉、妄想、情感淡漠、退缩等症状。谷氨酸是皮质神经元重要的兴奋性递质,脑发育早期突触的形成与维持以及突触的可塑性均受到谷氨酸系统的影响。有研究提示,精神分裂症患者大脑某些区域(如中颞叶)谷氨酸受体亚型较正常对照组减少,抗精神病药物的作用机制之一就是增加中枢谷氨酸功能。②不少研究认为精神分裂症的DA功能异常是继发于谷氨酸神经元调节功能紊乱这一基础之上。③目前已经发现的精神分裂症易感基因部分与谷氨酸传递有关。

4. γ-氨基丁酸(GABA)假说　认为抑制性氨基酸神经递质 GABA 与精神分裂症有关。研究发现,部分精神分裂症患者大脑皮质 GABA 合成酶(谷氨酸脱羧酶)水平下降,海马区 GABA 能神经元减少。GABA 可调节 DA 活性,而抑制性 GABA 能神经元的减少将导致 DA 能神经元功能亢进。

此外,精神分裂症可能还与其他系统如神经肽、去甲肾上腺素、乙酰胆碱、氧化应激、第二信使等的改变和/或这些系统间的相互作用有关。不过,上述的神经生化改变是疾病的原因还是结果,是相关因素还是伴随状态,他们之间是单独致病还是相互作用致病,至今尚无定论。

(四) 心理社会因素

尽管不少研究表明精神分裂症的发生与心理社会因素有关,但至今为止,尚未发现任何能决定是否发生精神分裂症的心理社会因素。某些应激事件确实使健康人导致了精神异常,但这种异常更多的是与应激有关的精神障碍。目前认为,心理、社会因素可以促发精神分裂症的发生,但常难以左右其最终的病程和结局。常见的社会心理因素包括文化、职业、社会阶层、移民、孕期饥饿、社会隔离与心理社会应激事件等。

【临床表现】

讨论精神分裂症的临床表现需要注意以下问题:①此类患者症状与体征复杂多样,却没有哪一个症状和体征具有诊断的绝对特异性,所出现的各种症状与体征同样可见于其他精神、神经疾病中。②症状和体征会随着病程的演变而变化,不同的患者及处于疾病的不同阶段其临床表现可有很大差异。因此,仅仅依据横断面的精神状况检查难以确立诊断。③患者的教育、智力及文化背景会影响患者对医师问话的理解及医师对患者疾病的判断。

(一) 前驱期症状

此病患者病前人格特征类似于分裂样或分裂型者不少见,表现为安静、被动、内向、朋友少(尤其异性朋友)、不喜欢集体活动,更乐意独自看电视、听音乐和玩游戏等特点。但这些不应该视为前驱期症状,因为,前驱期症状应该是疾病过程的一部分。前驱期症状是指在明显的精神症状出现前,患者所表现的一些非特异性症状。这些症状在青少年中并不少见,但更多见于发病前。多数患者的前驱期症状持续数月甚至数年,且常在诊断确定后才会去回顾性的认定。

常见的前驱期症状可以概括为以下几方面:①情绪改变:抑郁,焦虑,情绪波动,易激惹等。②认知改变:出现一些古怪或异常的观念和想法等。③对自身和外界的感知改变。④行为改变:如社交退缩或丧失兴趣,多疑敏感,职业功能水平下降。部分患者可能会出现一些新的"爱好",如痴迷某些抽象的概念、哲学和宗教迷信问题等。⑤躯体改变:睡眠和食欲改变、虚弱感、头痛、背痛、消化道症状等。⑥部分青少年患者以突然出现的强迫症状为首发症状。由于处于前驱期的患者在其他方面基本保持正常,且常常对这些症状有较为合理化的解释,故常不为家人重视。

(二) 显症期症状

自 20 世纪 80 年代中期以来,因子分析技术广泛用于评估精神分裂症的症状表现。大量研究提示,精神分裂症存在以下五个症状维度(亚症状群):幻觉、妄想症状群、阴性症状群、瓦解症状群(disorganization symptoms)、焦虑抑郁症状群及激越症状群。其中,前三类症状对诊断精神分裂症特异性较高。

1. 阳性症状　阳性症状是指异常心理过程的出现,普遍公认的阳性症状包括幻觉、妄想及言语和行为的紊乱(瓦解症状)。

(1)幻觉:幻听、幻视、幻嗅、幻味、幻触均可出现,但以幻听最常见。幻听可以是非言语性的,如虫鸣鸟叫、机器的隆隆声或音乐声等;也可以是言语性的,如听到有人喊自己的名字,或听到某人或某些人的交谈秽语或议论,或听到来自神灵或外星人的讲话。一般来说,在意识清晰状态下出现持续的评论性、争论性或命令性幻听常指向精神分裂症。幻听还可以以思维鸣响的方式表现出来,即患者所进行的思考,被自己的声音读出来。

幻视亦较常见,而幻嗅、幻味和幻触则不常见。这类幻觉一旦出现,则要判定是否由于躯体疾病、中毒、物质滥用或脑器质性疾病所致。有的患者可能出现内脏幻觉如大脑烧灼感、血管的冲动感或骨髓切割感等。

精神分裂症的幻觉体验不管是清晰具体还是朦胧模糊,多会给患者的思维、情绪和行为带来不同程度的影响。在幻觉的支配下,患者可能作出违背本意、不合常理的举动。

(2)妄想:属于思维内容障碍。绝大多数时候,妄想的荒谬性显而易见,但患者却坚信不疑。在疾病的初期,部分患者对自己的某些明显不合常理的想法也许还会持将信将疑的态度,但随着疾病的进展,患者逐渐与病态的信念融为一体,并受妄想的影响而作出某些反常的言行。另外,妄想的内容可与患者的生活经历、教育程度与文化背景有一定联系。如一位化工工程师认为自己喝水的杯子被人做了手脚,每天会释放出定量的毒素而造成自己慢性中毒;一位老护士认为自己在上次住院时被人注射了人类免疫缺陷病毒等。一位生活在交通和信息闭塞的山区患者坚信自己被人"神打"(传说中的一种巫术,不需接触对方身体就可以伤人于无形)而导致长期躯体不适。

妄想是该病出现频率最高的症状之一,表现形式多样。不同妄想在本病出现的频率以及对疾病的诊断价值有不同,临床上以被害、关系、嫉妒、钟情、非血统、宗教和躯体妄想多见。同一患者可出现一种或几种妄想。

自我界限丧失(loss of ego boundaries)的患者无法准确地区分自我躯体、自我意识、自我影响与外界事物间的关系。比如,一些患者认为旁人说的、电视里播的、报纸报道的事情与自己有关;有的患者感到自身与外部物体(如树或人)融合甚至和整个宇宙相融合。因此,会怀疑自己的性别或性取向。

一般来讲,在意识清晰的基础上持续出现某些离奇古怪或令人难以置信的妄想(如坚信有人在脑内植入了芯片来监视其思想,坚信能控制太阳的升起和降落、能阻止地震发生等),常提示精神分裂症的可能。

(3)瓦解症状群:瓦解症状群包括思维形式障碍(formal thought disorders)和思维过程障碍(thought process disorder)、怪异行为(bizarre behaviors)和紧张症行为(catatonic behaviors)以及不适当的情感。

思维形式障碍定义为言语表达中明显的思维形式或思维活动量的紊乱,可以通过患者的言语和书写内容客观地观察到。思维形式障碍按严重程度由轻到重可表现为病理性赘述、思维散漫离题、思维破裂及词的杂拌。其他常见的思维形式障碍有语词新作、模仿语言、重复语言、刻板言语、内向型思维(autism)、缄默症、思维中断(插入)、思维云集、思维被夺走、持续语言、逻辑倒错性思维、病理性象征性思维等。思维过程障碍包括思维奔逸(flight of thought)、思维阻滞、思维贫乏、抽象概括能力受损、持续言语、音联意联、过度包含(overinclusion)及病理性赘述等。思维被外界力量控制常表现为思维被广播和读心症。有的精神分裂症患者沉迷于思考宗教、哲学、心理学、辐射、巫术及异能等,自娱自乐,对外界事物漠不关心(内向性思维)。这些症状的具体描述见第七章。

行为症状可以表现为单调重复、杂乱无章或缺乏目的性的行为,可以是单个肢体的细微运动或涉及躯体和四肢的粗大动作,也可以表现为仪式化的行为(作态),但旁人无法理喻。有的表现为扮鬼脸,幼稚愚蠢的傻笑或声调或尖叫,脱衣、脱裤、当众手淫等;有的表现为意向倒错,吃一些不能吃的东西或伤害自己的身体;有的表现为紧张性木僵和紧张性兴奋交替出现或单独发生。紧张性木僵表现为运动抑制,轻者动作缓慢、少语少动(亚木僵);重者终日卧床,不语不动,肌张力高,有时出现蜡样屈曲。可出现被动服从、主动性违拗、模仿动作和模仿言语。患者意识清,能感知周围事物,病后能回忆。紧张性兴奋者表现为突然发生不可理解的冲动行为,言语内容单调刻板,行为无目的性。发病年龄早且以行为紊乱症状为主要表现者常与明显的思维障碍有关,也常预示较大的社会功能损害和恶化性的病程。

不适当的情感是指患者的情感表达与外界环境和内心体验不协调。精神分裂症最常见的情感障碍是情感的反应性降低(淡漠迟钝,甚至快感缺乏),反应过度或不适当者表现为对一点小事极端暴怒、高兴或焦虑,或表现为情感倒错(高兴的事情出现悲伤体验,悲伤的事情出现愉快体验),或表现为持续的独自发笑,或表现为幻想性质的狂喜狂悲、宗教性的极乐状态、对灵魂出窍和宇宙毁灭的恐惧等。其他异常的情绪状况包括困惑感、孤立感、强烈的矛盾感(overwhelming ambivalence)和抑郁焦虑等情绪。

2. 阴性症状　阴性症状是指正常心理功能的缺失,涉及情感、社交及认知方面的缺陷。美国国立精神卫生研究所组织的专家共识会建议以下五条为精神分裂症的阴性症状条目,其中意志减退和快感缺乏是最常见的阴性症状。

(1)意志减退(hypobulia)患者从事有目的性的活动的意愿和动机减退或丧失。轻者表现为安于现状,无所事事,对前途无打算、无追求、不关心,个人卫生懒于料理。重者多卧床少动,孤僻离群,行为被动,个人生活不能自理,甚至本能欲望也缺乏。

(2)快感缺乏(anhedonia):表现为持续存在的、不能从日常活动中发现和获得愉快感,尤其是对即将参与的活动缺乏期待快感(anticipatory pleasure)。期待快感的缺乏会降低患者参与活动的动机。约半数精神分裂症患者有此症状。

(3)情感迟钝(affective blunting):表现为不能理解和识别他人的情感表露和/或不能正确的表达自己的情感。患者在情感的反应性、面部表情、眼神接触、体态语言、语音语调、亲情交流等方面均存在缺陷。此症状是社会功能不良、治疗效果差的重要预测因子。男性、起病年龄早、病前功能不良者多见。

(4)社交退缩(social withdrawal):包括对社会关系的冷淡和对社交兴趣的减退或缺乏。表现为少与家人和亲友交往,性兴趣下降,难以体会到亲情与友爱,不主动参与社交活动。

(5)言语贫乏(alogia):属于阴性的思维障碍,即言语的产生减少或缺乏。表现为言语交流减少,回答问题时内容空洞、简单,严重者几乎没有自发言语。如果患者的语量不少但内容空洞、单调,缺乏意义则属于瓦解症状。

3. 焦虑、抑郁症状　约80%的精神分裂症患者在其疾病过程中会体验到明显的抑郁和焦虑情绪,尤以疾病的早期和缓解后期多见。不过,临床医生和家属常常被患者外显的精神症状所吸引而对此类症状重视不够。精神分裂患者的抑郁、焦虑症状可能属于疾病的一部分,也可能是继发于疾病的影响、药物不良反应和患者对精神病态的认识和担心。抑郁情绪明显的患者常具有阴性症状较少、情感体验能力保持较好、思维概括能力较好及预后较好的特点。但发生自杀和物质滥用的风险也更高。

4. 激越症状　主要表现为以下两类情况。

(1)攻击暴力(violence):部分患者可表现为激越,冲动控制能力减退及社交敏感性降低。轻者可能表现为随意抢夺别人手上的香烟、随意变换电视频道或将食物丢到地上;重者可出现冲动攻击与暴力行为。一般认为,精神分裂症患者发生攻击暴力行为(不包括杀人)的可能性比常人大4倍,但患者成为攻击暴力受害者的可能性远比常人更大。研究还发现,此类患者发生严重凶杀行为的可能性并不比常人高。暴力攻击行为的高危因素包括:男性,病前存在品行障碍、反社会型人格特征、共病物质使用障碍及受幻觉妄想的支配等。而攻击暴力行为的最佳预测指标是既往有攻击、暴力行为史。

(2)自杀:约20%~50%的精神分裂症患者在其疾病过程中会出现自杀企图。新近的荟萃分析认为,最终死于自杀者约为5%。自杀行为多在疾病早期,或在入院或出院不久时发生。引起自杀最可能的原因是抑郁症状(尤其是期望值高、病后失落感严重、意识到理想难于实现、对治疗失去信心的年轻男性患者),而虚无妄想、命令性幻听、逃避精神痛苦及物质滥用等则是常见的促发因素。氯氮平对降低精神分裂症患者的自杀意念更为有效。

5. 定向、记忆和智能　精神分裂症患者对时间、空间和人物一般能进行正确的定向,意识通常清晰,一般的记忆和智能没有明显障碍。慢性衰退患者,由于缺乏社会交流和接受新知识,可有智能减退。但是,作为一个群体,精神分裂症患者表现出一系列较高级的认知功能缺陷,包括注意、执行功能、工作记忆、情景记忆(episodic memory)、抽象概括和创造力等方面。不少研究认为,认知缺陷是一种素质特征,是疾病的核心症状或内表型。认知功能虽不能作为一个诊断指标,但常常是判断预后以及制订治疗计划的一个重要参考指标。

6. **自知力** 精神分裂症患者在疾病发作期常缺乏自知力。由于自知力是影响治疗依从性的重要因素,因此,临床医生应仔细评估患者自知力的各个方面(见第七章)。自知力评估有利于治疗策略的制订。

【诊断与鉴别诊断】

精神分裂症的诊断应结合病史、临床症状、病程特征及体格检查和实验室检查的结果来作出,典型病例诊断一般不难。

(一)诊断要点

1. **症状特点** 尽管精神分裂症的诊断没有绝对特异性的症状,但出于临床和研究的目的,诊断标准对某些症状或症状群界定为对作出诊断有相对的特异性。一般来说,在意识清晰的基础上(少数急性起病者可有意识障碍)持续较长时间出现下述症状就要想到此病的可能,出现的症状条目越多,诊断的信度和效度就越高。

(1)思维鸣响,思维插入或思维被撤走以及思维被广播。

(2)明确涉及躯体或四肢运动,或特殊思维、行动或感觉的被影响、被控制或被动妄想;妄想性知觉。

(3)对患者的行为进行跟踪性评论,或彼此对患者加以讨论的幻听,或来源于身体一部分的其他类型的听幻觉。

(4)与文化不相称且根本不可能的其他类型的持续性妄想,如具有某种宗教或政治身份,或超人的力量和能力(例如能控制天气,或与另一世界的外来者进行交流)。

(5)伴有转瞬即逝的或未充分形成的无明显情感内容的妄想,或伴有持久的超价观念,或连续数周或数月每日均出现的任何感官的幻觉。

(6)联想断裂或无关的插入语,导致言语不连贯,或不中肯或词语新作。

(7)紧张性行为,如兴奋、摆姿势,或蜡样屈曲、违拗、缄默及木僵。

(8)阴性症状,如明显的情感淡漠、言语贫乏、情感反应迟钝或不协调,常导致社会退缩及社会功能的下降,但必须澄清这些症状并非由抑郁或抗精神病药物治疗所致。

(9)个人行为的某些方面发生显著而持久的总体性质的改变,表现为丧失兴趣、缺乏目的、懒散、自我专注及社会退缩。

2. **病程特点** 精神分裂症大多为持续性病程,仅少部分患者在发作间歇期精神状态可基本恢复到病前水平。既往有类似发作者有助于诊断。按照国际精神疾病分类与诊断标准第十版(ICD-10)的诊断标准,首次发作者通常要求在1个月及以上时期的大部分时间内确实存在上述症状条目(1)~(4)中至少一个(如不甚明确则需两个或多个症状),或(5)~(8)条中来自至少两组症状群中的十分明确的症状。第(9)条仅用于诊断单纯型精神分裂症,且要求病期在1年以上。由于国际精神疾病分类与诊断标准第十一版(ICD-11)草案中已取消精神分裂症的分型,详细的诊断要求需要参见即将出版的ICD-11。

3. **其他特点** 家族中特别是一级亲属有较高的同类疾病史,躯体和神经系统检查以及辅助检查无明显相关的阳性发现。如患者存在符合抑郁或躁狂发作标准的情感症状则不应诊断为精神分裂症,除非在明确的心境障碍症状出现之前已符合精神分裂症的诊断。如精神分裂症症状与情感症状同时或基本同时出现,且均达到了各自的诊断标准,则应诊断为分裂情感性障碍。如精神症状能用脑器质性疾病、躯体疾病或物质使用来更好的解释,也不应诊断为精神分裂症。

(二)鉴别诊断

临床实践中,在作出精神分裂症的诊断前常需排除以下疾病。

1. **继发性精神病性障碍** 理论上讲,凡能引起大脑功能异常的疾病均可能出现精神病性症状,尤其当颞叶和中脑受到损伤时。当患者表现出任何不典型或少见的症状,或有意识水平变化时更应小心。即使是对以往诊断为精神分裂症的患者仍需排除躯体疾病所致,比如既往的精神症状也许是一个未被诊断出来的脑肿瘤引起的。躯体疾病所致精神障碍常有以下共同特点可与精神分裂症相鉴别:①躯体疾病与精神症状的出现在时间上密切相关,病情的消长常与原发疾病相平行。②精神症状多在意识障碍的背景上出现,幻觉常以幻视为主,症状可有昼轻夜重,较少有精神分裂症的"特征性"症状。某些患者由于病变的部位不同,还会有相应的症状表现。③体格检查和实验室检查常可找到相关的证据。

某些精神活性物质及治疗药物(如激素类、抗帕金森病药等)的使用可导致精神症状的出现。鉴别时要考虑:有确定的用药史;精神症状的出现与药物使用在时间上密切相关;用药前患者精神状况正常;症状表现符合不同种类药物所致(如有意识障碍、幻视等)精神障碍的特点。

2. **其他精神病性障碍**   分裂样精神障碍、急性短暂性精神病性障碍、分裂情感性障碍及妄想性障碍可以表现出与精神分裂症类似的症状,应予以鉴别。分裂样精神障碍主要特点是病程不足1个月。急性短暂性精神障碍的特点是在没有前驱期症状的情况下突然起病,精神病性症状在2周内达到疾病的顶峰状态,症状的性质与强度通常每天之间甚至1d之内都有变化,通常在数天内完全缓解,且能恢复到病前功能水平,部分患者病前有明显的应激因素。如患者在3个月内症状不缓解或社会功能水平恢复不好,则要考虑精神分裂症或其他精神病性障碍的可能。分裂情感性障碍的特点是在一次疾病发作过程中精神病性症状和情感障碍(躁狂或抑郁)均很明显,且差不多同时出现或消退。妄想性障碍的特点是妄想结构严密系统,妄想内容有一定的事实基础,不荒谬离奇;思维有条理和逻辑;行为和情感反应与妄想内容一致;无智能和人格衰退;一般没有幻觉或不为主要表现。而精神分裂症的妄想内容常离奇、荒谬、泛化、结构松散而不系统,以及有常人不能理解的特点;且常伴有幻觉以及精神或人格衰退。

3. **心境障碍**   严重的抑郁或躁狂发作患者也会表现出与心境协调的妄想或幻觉,但这些精神病性症状在情绪症状有所改善时就会较快消失,不是疾病的主要临床表现。严重抑郁患者思维迟缓、行为动作减少,有时可达亚木僵或木僵的程度,此时需与紧张性木僵鉴别。然而,两者本质不同。抑郁患者的情感不是淡漠,耐心地询问可得到某些简短、切题的回答,动作虽缓慢,但眼神常流露出忧心忡忡和欲语却难以表达的表情,表明患者与周围仍有情感上的交流,肌张力不高。而紧张性木僵的患者不管你作多大的努力,均不能引起患者有相应的应答和情绪反应,患者表情淡漠,不语不动,或伴有违拗、紧张性兴奋及肌张力增高等。

部分起病较急的精神分裂症患者可表现兴奋躁动,行为动作增多需与躁狂发作相鉴别。躁狂患者情感活跃、生动,外部表现反映其思维活动,与外部环境亦协调,保持着与周围人情感上的交流;躁狂患者常主动接触别人,情绪变化与外部刺激反应一致。而精神分裂症患者为不协调的精神运动性兴奋,虽然行为动作多,但情绪并不高涨,表情常呆板淡漠,动作单调,有时怪异,与环境刺激不协调,且还有精神分裂症的其他症状如思维破裂,幻觉妄想等。少数伴意识障碍的急性躁狂(谵妄性躁狂)患者,可以思维不连贯,行为紊乱,鉴别时有一定困难,需结合病史、病程特征、症状持续时间、治疗反应及家族史等因素作出判断。

4. **焦虑与强迫障碍**   部分精神分裂症患者,尤其是疾病早期,常出现焦虑、抑郁和强迫等症状。鉴别要点:①焦虑与强迫障碍患者多数有较好的自知力,了解自己的病情变化和处境,求治心切,情感反应强烈。而精神分裂症患者早期虽可有自知力,但却不迫切求治,情感反应亦不强烈。精神分裂症患者的强迫症状内容常有离奇、荒谬、多变和不可理解的特点,摆脱的愿望不强烈,痛苦体验不深刻。②精神分裂症患者常会有如情感淡漠、行为孤僻退缩等其他症状。③一时难以诊断者,尤其是儿童青少年患者,则需要适当的随访观察,切忌轻易作出精神分裂症的诊断。

5. **人格障碍**   分裂型、分裂样、边缘型及强迫型等人格障碍可以表现出某些精神分裂症的特点。而精神分裂症,尤其是青少年起病,病情进展缓慢者会表现出性格特征的改变。鉴别要点是:详细了解患者的生活和学习经历,要追溯到童年时期。人格障碍是一个固定的情绪、行为模式,一般无明显、持续的精神病性症状,症状表现是一个量的变化,无确切的发病节点。而精神分裂症的病前病后有明显的转折,情感和行为有质的异常,且具有某些重性精神病性症状。

【治疗】

抗精神病药物应作为精神分裂症首选的治疗措施。而健康教育、工娱治疗、心理社会干预等应该贯穿治疗的全过程。对药物治疗效果不佳和/或有木僵违拗、频繁自杀、攻击冲动的患者,急性治疗期可以单用或合用电休克治疗。对诊断明确、治疗合作且无潜在风险者,可选择门诊治疗。对有潜在危险(自杀、攻击、共患严重躯体疾病、生活自理困难等)、治疗不合作、诊断不明确、需要调整药物治疗方案者,应选择住院治疗。

治疗前应注意:①与患者及其照料者经营好治疗联盟,从而提高治疗依从性,改善长期预后。②分析与患者预后有关的优势与劣势,改善不利于预后的因素。③评估患者躯体健康状况,同时治疗共患的躯体疾病,注意药物之间的相互作用。④评估可能受到抗精神病药物影响的某些指标。

(一) 药物治疗

1. 抗精神病药物 抗精神病药物(antipsychotic drugs)是指主要用于治疗精神分裂症、双相障碍和其他有精神病性症状的精神障碍的一类药物。

(1)分类:①第一代抗精神病药:又称神经阻滞剂(neuroleptics)、传统或典型抗精神病药。其主要药理作用为阻断中枢多巴胺 D_2 受体。代表药物有氯丙嗪、氟哌啶醇等。此类药物可进一步分为低、中、高效价三类。低效价类以氯丙嗪为代表,镇静作用强,抗胆碱能作用明显,对心血管和肝脏毒性较大,锥体外系副作用较小,治疗剂量较大;中、高效价类分别以奋乃静和氟哌啶醇为代表,抗幻觉妄想作用突出,镇静作用较弱,对心血管和肝脏毒性小,锥体外系副作用较大,治疗剂量较小。②第二代抗精神病药:又称非典型或新型抗精神病药物等。按药理作用分为四类:5-HT 和 DA 受体拮抗剂(serotonin-dopamine antagonists,SDAs),如利培酮、奥氮平、喹硫平、齐拉西酮等;多受体作用药(multi-acting receptor targeted agents,MARTAs),如氯氮平;选择性多巴胺 D_2/D_3 受体拮抗剂,如氨磺必利;多巴胺受体部分激动剂,如阿立哌唑。第二代药物较少产生锥体外系症状,但有些药物催乳素水平升高和体重增加明显。

(2)作用机制:目前抗精神病药物对阳性精神病性症状(如幻觉、妄想等)的作用几乎都是阻断脑内 DA 受体(尤其是 D_2 受体)所致。大体上,第一代抗精神病药(尤其是吩噻嗪类)主要有四种受体阻断作用,包括 DAD_2、肾上腺素能 α_1、胆碱能 M_1 和组胺能 H_1 受体。第二代抗精神病药在阻断 DAD_2 受体基础上,还通过阻断脑内 5-HT 受体(主要是 5-HT_{2A} 受体),增强抗精神病作用,减少多巴胺受体阻断的副作用。

抗精神病药物对几个主要受体的阻断作用的效应分述如下:① DA 受体阻断:主要阻断 D_2 受体。脑内 DA 能系统有四条投射通路,其中阻断中脑边缘通路与抗幻觉妄想等有关;阻断中脑皮质通路与药源性阴性症状和抑郁有关;阻断黑质纹状体通路与锥体外系症状(extrapyramidal syndrom,EPS)有关;阻断下丘脑至垂体的结节漏斗通路与催乳素水平升高有关。② 5-HT 受体阻断:主要是阻断 5-HT_{2A} 受体。5-HT 阻断剂具有潜在的抗精神病作用,$5\text{-HT}_2/D_2$ 受体阻断比值高者,EPS 发生率低并能部分改善阴性症状。③肾上腺素受体阻断:主要是阻断 α_1 受体。可产生镇静、直立性低血压、心动过速、性功能减退、射精延迟等不良反应。④胆碱受体阻断:主要阻断 M_1 受体。可产生多种抗胆碱能副作用,如口干、便秘、排尿困难、视物模糊、记忆障碍等。⑤组胺受体阻断:主要阻断 H_1 受体。可产生过度镇静和体重增加等副作用。此外,多巴胺受体部分激动剂如阿立哌唑,对于多巴胺功能亢进的脑区发挥拮抗作用,而对于多巴胺功能低下的脑区则起到一定的激动作用。除上述与受体阻断有关的作用外,抗精神病药物还具有加强其他中枢抑制剂的效应、镇吐、降低体温、诱发癫痫,以及对心脏和血液系统的影响等作用。

(3)临床应用:主要包括三个方面:①抗精神病作用,即抗幻觉、妄想等阳性症状和激活作用(治疗阴性症状和认知缺陷);②非特异性镇静作用;③预防精神疾病复发作用。

1)适应证与禁忌证:治疗精神分裂症和预防其复发,控制躁狂发作,治疗其他具有精神病性症状的各种精神障碍。严重的心血管、肝、肾疾病,严重的全身感染,甲状腺、肾上腺皮质功能减退,重症肌无力,闭角型青光眼及药物过敏者禁用;白细胞过低、老人、儿童、孕妇和哺乳期妇女等应慎用。具体使用时应参照药品说明书。

2)用法和剂量:合作患者以口服给药为主。多数情况下,尤其对症状较轻者,应采用逐渐加量法。一般 1 周内逐步加至有效治疗剂量。急性症状在有效剂量治疗 2~4 周后常有较好的改善,一般治疗 4~8 周后症状可得到充分缓解。如剂量足够,治疗 4~6 周无效或疗效不明显者,可考虑换药。在症状获得较为彻底缓解的基础上,仍要维持急性期有效剂量巩固治疗至少 6 个月,然后可缓慢减量进入维持治疗。以利培酮为例,多从 1mg/ 次、1 次 /d 开始,逐渐增加剂量,如无严重不良反应,1 周内加至治疗剂量 2~6mg/d(复发患者常需较大剂量),观察至少 4~6 周。获得较好疗效后,如耐受良好则继续原有效剂量巩固治疗。待病情充分缓解至少 6 个月后,再以每 6 个月减少 1/5 的速率缓慢减至维持剂量,利培酮最终维持剂量不应低于 2mg/d(应个体化)。门诊患者加量宜更缓慢、总日量可相对小。老年、儿童和体弱患者的用量参照药物剂量范围酌情减少。

对于兴奋躁动较严重、不合作或不肯服药者,常先采用短期注射给药。注射时应固定好患者体位,避免折针等意外,并采用深部肌内注射。通常使用氟哌啶醇或氯丙嗪。一般选用氟哌啶醇 5~10mg/ 次或氯丙嗪 50~100mg/ 次肌内注射,必要时 24h 内每 6~8h 可重复一次。对服药依从性不佳或不愿意接受口服给药的患者,可选用长效制剂。常用抗精神病药物的剂量范围见表 25-1。

表 25-1 常用抗精神病药物的分类和剂量范围

分类及药名	剂量范围*	氯丙嗪等效剂量 /mg**	半衰期 /h
第一代抗精神病药物			
吩噻嗪类(phenothiazines)			
氯丙嗪(chlorpromazine)	300~600mg/d	100	24
硫利达嗪(thioridazine)	300~600mg/d	100	24
奋乃静(perphenazine)	16~64mg/d	10	10
三氟拉嗪(trifluoperazine)	15~50mg/d	5	24
氟奋乃静(fluphenazine)	5~20mg/d	2	33
癸氟奋乃静(fluphenazine decanoate)	12.5~50mg/2w	(5)	
硫杂蒽类(thioxanthenes)			
氯普噻吨(chlorprothixene)	300~600mg/d	100	30
丁酰苯类(butyrophenones)			
氟哌啶醇(haloperidol)	5~20mg/d	2	21
癸氟哌啶醇(haloperidol decanoate)	50~200mg/4w	(20)	
五氟利多(penfluridol)	20~120mg/w	(10)	
苯甲酰胺类(benzamides)			
舒必利(sulpiride)	600~1 200mg/d	200	8
二苯氧氮平类(dibenzoxazepine)			
洛沙平(loxapine)	30~100mg/d	10	4

续表

分类及药名	剂量范围*	氯丙嗪等效剂量/mg**	半衰期/h
第二代抗精神病药物			
苯异噁唑类(benzisoxazole)			
利培酮(risperidone)	2~8mg/d	(1)	24
利培酮微球(risperidone for depot suspension)	25~50mg/2w		
帕利哌酮(paliperidone)	3~12mg/d	(1.5)	(缓释片)
棕榈酸帕利哌酮(paliperidone palmitate)	39~234mg/4w		
苯异硫唑类(benzisothiazole)			
齐拉西酮(ziprasidone)	80~160mg/d	(40)	7
二苯二氮䓬类(dibenzodiazepines)			
氯氮平(clozapine)	150~600mg/d	(50)	12
奥氮平(olanzapine)	10~20mg/d	(5)	33
二苯硫氮䓬类(dibenzothiazepine)			
喹硫平(quetiapine)	300~750mg/d	(100)	6
苯甲酰胺类(benzamides)			
氨磺必利(amisulpride)	400~1 200mg/d	(200)	12
喹喏酮类(quinolone)			
阿立哌唑(aripiprazole)	10~30mg/d	(5)	75

注:* 剂量范围主要参考美国精神病学会 *Practice Guidelines for the Treatment of Patients With Schizophrenia*,*Second Edition* (2010)。

** 相对于氯丙嗪 100mg 的等效剂量,即效价的通俗表述,括号内为估计值供参考。

(4)常见不良反应及处理:鉴于抗精神病药物具有多种药理作用,所以各种不良反应、特异质反应也就常见。在治疗中,处理和预防药物的不良反应与治疗原发病同等重要。

1)锥体外系反应(EPS):为最常见的神经系统副作用,尤以第一代药物多见,包括四种表现:①急性肌张力障碍(acute dystonia):出现最早,年轻男性和儿童比女性更常见。呈现不自主的、奇特的表现,包括眼上翻、肩颈倾斜、面部怪相和扭曲、吐舌、张口困难、角弓反张和脊柱侧弯等。常去急诊部门就诊,易被误诊为破伤风、癫痫、分离性障碍等。告知抗精神病药物服用史则有助于诊断。处理:肌注东莨菪碱 0.3mg 可即时缓解,同时加服抗胆碱能药如盐酸苯海索。必要时可适当减量或换药。②静坐不能(akathisia):在治疗 1~2 周后最为常见,发生率约 20%。表现为无法自控的激越不安、不能静坐、反复走动或原地踏步。易误诊为精神病性激越或病情加剧,故而错误地增加抗精神病药剂量,而使症状进一步恶化。处理:苯二氮䓬类药和 β-受体阻滞剂如普萘洛尔等有效,而抗胆碱能药通常无效。必要时可减量或换物。③类帕金森症(parkinsonism):最为常见。治疗的最初 1~2 个月发生,发生率可高达 56%。女性比男性更常见,老年患者常见并可因淡漠、抑郁或痴呆而误诊。表现可归纳为:运动不能、肌张力高、震颤和自主神经功能紊乱。最初始的形式是运动过缓,体征上主要为手足震颤和肌张力增高,严重者有协调运动的丧失、僵硬、面具脸、慌张步态、佝偻姿势、粗大震颤、流涎和皮脂溢出。处理:抗精神病药物应缓慢加药或使用最低合适剂量;口服抗胆碱能药物,盐酸苯海索常用,剂量范围 2~8mg/d。④迟发性运动障碍(tardive dyskinesia,TD):多见于持续用药几年后,少数可在服药几个月后发生,用药时间越长发生率越高。女性稍高于男性,老年和脑器质性患者中多见。TD 是以不自主的、有节律的刻板式运动为特征。其严重程度波动不定,睡眠时消失、情绪激动时加重。TD

最早体征常是舌或口唇周围的轻微震颤或蠕动。处理：关键在于预防，使用最低合适药物剂量，必要时缓慢减停原有药物、换用 EPS 低的药物。异丙嗪、银杏叶提取物及氯硝西泮可能具有一定效果。抗胆碱能药物会促进和加重 TD。早期发现与处理有可能逆转 TD。

2）其他中枢神经系统不良反应：①恶性综合征（malignant syndrome）：是一种少见但严重的不良反应。临床特征是意识波动、肌肉强直、高热和自主神经功能紊乱。最常见于氟哌啶醇、氯丙嗪和氟奋乃静等药物治疗或几种药物联合使用时。药物加量过快、用量过大、脱水、营养不足、合并躯体疾病以及气候炎热等因素，可能与恶性综合征的发生、发展有关。肌酸磷酸激酶（CPK）升高常见，但并非是确诊指标。处理包括停用抗精神病药物，给予对症支持性治疗；必要时，可使用肌肉松弛剂丹曲林（dantrolene）和促进中枢多巴胺功能的溴隐亭治疗。②癫痫发作：抗精神病药物能降低抽搐阈值而诱发癫痫，以氯氮平、氯丙嗪和硫利达嗪治疗时多见，一旦出现，需要减量药物或换药。

3）自主神经的不良反应：①抗胆碱能副作用：包括口干、视力模糊、排尿困难和便秘等。硫利达嗪、氯丙嗪和氯氮平等多见。严重反应包括尿潴留、麻痹性肠梗阻和口腔感染，尤其是抗精神病药物合并抗胆碱能药物或三环类抗抑郁药物治疗时更易发生。② α 肾上腺素能阻滞作用：表现为直立性低血压、反射性心动过速以及射精延迟或抑制。直立性低血压在治疗之初最常见，氯丙嗪肌内注射时最容易出现。处理：让患者头低脚高位卧床，严重病例应输液并给予去甲肾上腺素、间羟胺等升压，禁用肾上腺素，同时要嘱咐患者起床或起立时动作要缓慢。有心血管疾病的患者，剂量增加应缓慢。

4）代谢内分泌的不良反应：①体重增加：多见，与食欲增加和活动减少有关。发生机制复杂，包括组胺受体阻断以及通过下丘脑机制中介的糖耐量和胰岛素释放的改变。氯氮平、奥氮平等体重增加最为常见，并能影响体内的糖脂代谢。氟哌啶醇、奋乃静、阿立哌唑、齐拉西酮等的体重增加作用较小。处理包括节制饮食、多运动，也可以试用二甲双胍或托吡酯。②激素水平异常：以催乳素分泌增加多见，女性常见泌乳、闭经和性快感受损；男性较常见性欲丧失、勃起困难和射精抑制。此外，雌激素、睾酮、生长激素和抗利尿激素分泌异常也有报道。

5）精神方面的不良反应：许多抗精神病药有镇静作用，但多数患者会较快耐受。头晕和迟钝常是直立性低血压引起。舒必利、奋乃静、三氟拉嗪、氟奋乃静、利培酮和阿立哌唑有轻度激活或振奋作用，可产生焦虑、激越和难以表达的不适感，尤其在治疗初期。抗胆碱能作用强的药物如氯氮平、氯丙嗪等较易出现撤药反应，如失眠、焦虑和不安，应予注意。药物会影响患者的认知功能。镇静作用较强的吩噻嗪类倾向于抑制精神运动和注意，但一般不影响高级认知功能。如果与抗胆碱能药合用，记忆功能可能暂时受影响。抗精神病药物引起的抑郁主要表现为快感缺失。EPS 的运动不能可能被误认为抑郁。

6）QT 间期延长与心源性猝死：某些抗精神病药尤其是硫利达嗪可导致心电图的 QT 间期延长（奎尼丁样作用）等，罕见的严重者可出现尖端扭转型心律失常，极少数可能发展为心室颤动或猝死，机制可能是改变心肌层中钾通道的结果。在老年人中，药物引起的心律失常更易危及生命。密切关注心电图 QT 间期的变化以及及时发现和纠正低血钾，有可能降低抗精神病药物所致的猝死风险。近年报道显示，服用抗精神病药人群的心源性猝死风险是未用药人群的 2 倍，精神分裂症患者中，肥胖、代谢综合征、糖尿病和心血管病的患病率是普通人群的 2~3 倍。不良的生活方式以及遗传素质引发的糖脂代谢紊乱是心血管疾病的危险因素，而药物引起的体重增加、糖脂代谢异常和 QT 间期延长加重了以上风险。

7）其他不良反应：抗精神病药对肝脏的影响常见表现为转氨酶升高，多为一过性、可自行恢复，一般无自觉症状，轻者不必停药，可合并护肝治疗；重者或出现黄疸者应立即停药，加强护肝治疗。胆汁阻塞性黄疸罕见，有时可以同时发生胆汁性肝硬化。其他罕见的变态反应包括药疹、伴发热的哮喘、水肿、关节炎和淋巴结病。严重的药疹可发生剥脱性皮炎，应立即停药并积极对症处理。氯丙嗪等吩噻嗪类药可以在角膜、晶状体和皮肤上形成紫灰色素沉着，女性多见。粒细胞缺乏罕见，使用氯氮平者发生率较高（尤其在治疗的前半年），一旦出现，应停药，给予升白细胞药物及对症处理。如果患者基础白细胞计数低,应避免使用氯氮平、氯丙嗪、硫利达嗪等,如应用这些药物时更应常规定期监测血常规。

8)过量中毒:不同的药物,其过量中毒的表现会有所不同,但最早征象通常是激越或意识混浊,随着病情的进展,可出现昏迷甚至死亡。中毒期间可见肌张力障碍、抽搐和癫痫发作、严重低血压、心律失常、低体温等表现。抗胆碱能作用强的药物(尤其是硫利达嗪)可使预后恶化,毒扁豆碱可用作解毒药。过量中毒的治疗以对症、支持治疗为主,包括输液,维持正常体温和电解质平衡,应用抗癫痫药物控制癫痫等。由于多数抗精神病药物蛋白结合率较高,血液透析作用有限。抗胆碱能作用使胃排空延迟,所以过量服药数小时后都应洗胃。由于低血压是 α 和 β 肾上腺素能受体的同时阻断,故只能使用作用于 α 受体的升压药如间羟胺和去甲肾上腺素等升压,禁用肾上腺素。

9)药物间的相互作用:抗精神病药物可增加三环类抗抑郁药的血药浓度、诱发癫痫、加剧抗胆碱副作用;可以加重抗胆碱药的抗胆碱副作用;可以逆转肾上腺素的升压作用;可以减弱抗高血压药胍乙啶的降压作用,增加 β 受体阻断剂及钙离子通道阻断剂的血药浓度而导致低血压;可以加强其他中枢抑制剂如乙醇以及利尿剂的作用。

抗酸药影响抗精神病药物吸收。吸烟可以降低氯氮平的血药浓度。卡马西平通过诱导肝脏药物代谢酶,明显降低氟哌啶醇、氯氮平血浆浓度而使精神症状恶化,或增加氯氮平发生粒细胞缺乏的风险。某些选择性 5-HT 再摄取抑制剂,如氟西汀、帕罗西汀和氟伏沙明抑制肝脏药物代谢酶,增加抗精神病药物的血药浓度,导致不良反应发生或加剧。常用抗精神病药物的主要不良反应见表 25-2。

表 25-2　常用抗精神病药物的主要不良反应

药名	锥体外系反应	催乳素升高	体重增加	血糖异常	血脂异常	QT$_c$延长	镇静作用	低血压	抗胆碱作用
第一代抗精神病药物									
氯丙嗪(低效价)	+	++	++	+	+	++	++	+++	+++
奋乃静(中效价)	++	++	+	+	+	0	+	++	++
氟哌啶醇(高效价)	+++	+++	0	0	0	0	0	+	0
第二代抗精神病药物									
利培酮	++	+++	++	++	++	+	+	+	0
帕利哌酮	+	+++	+	+	+	0	0	0	0
齐拉西酮	+	+	0	0	0	++	0	0	0
氯氮平	0	0	+++	+++	+++	0	+++	+++	+++
奥氮平	+	0	+++	+++	+++	0	+	0	++
喹硫平	0	0	++	++	++	0	++	++	0
氨磺必利	+	+++	+	0	+	0	0	0	0
阿立哌唑	+	0	0	0	0	0	0	0	0

注:主要参考美国精神病学会 *Practice Guidelines for the Treatment of Patients with Schizophrenia*,*Second Edition*(2010)和 Garder D M 等 *Modern antipsychotic drugs:a critical overview*(*CMAJ*,2005)。

0:没有或罕见;+:轻度或偶见;++:中度或有时可见;+++:严重或多见。

(5)常用抗精神病药物的特点

1)氯丙嗪(chlorpromazine):多为口服给药,注射制剂常用于快速控制兴奋躁动和急性精神病性症状。较易产生直立性低血压、EPS、抗胆碱能反应、催乳素水平升高以及皮疹等。

2)奋乃静(perphenazine):自主神经不良反应较少。适用于阳性精神病性症状为主的患者以及老年或伴有躯体疾病的患者。主要副作用为 EPS。

3）氟哌啶醇（haloperidol）：注射剂常用于处理精神科的急诊问题。也适用于老年或伴有躯体疾患的兴奋躁动患者。小剂量可治疗抽动症。主要副作用为 EPS。长效制剂的 EPS 较口服药轻。

4）五氟利多（penfluridol）：为口服长效制剂，每周给药一次。该药碾碎后易溶于水，无色无味，可用于不合作患者。主要副作用为 EPS，少数患者可发生 TD。

5）舒必利（sulpiride）：治疗精神分裂症需要较高剂量。静脉滴注可用于缓解紧张症性精神运动迟滞，小剂量有提高情绪的作用。主要副作用为高催乳素血症如体重增加、泌乳、闭经、性功能减退。EPS 较少见。

6）氯氮平（clozapine）：推荐用于难治性、伴攻击自杀或无法耐受 EPS 的精神分裂症患者。易出现直立性低血压、过度镇静、流涎、体重增加、心动过速、便秘等。粒细胞缺乏症的发生率大约为 0.7%。此外还可见体温升高、癫痫发作、心肌炎和恶性综合征等。该药几乎不引起 EPS 和 TD。使用中应定期复查血常规、体重、血糖和血脂。

7）利培酮（risperidone）和帕利哌酮（paliperidone）：利培酮是氟哌啶醇与 5-HT$_{2A}$ 阻滞剂利坦色林化合而成的新型药物，有口服片剂、液剂以及长效注射剂。其活性代谢物 9-羟利培酮（即帕利哌酮）已应用于临床并有长效注射剂。对精神分裂症疗效较好。主要不良反应为激越、失眠以及高催乳素血症等，较大剂量可出现 EPS，极少数患者可出现 TD。

8）奥氮平（olanzapine）：化学结构和药理作用与氯氮平类似，但对血常规无明显影响。对精神分裂症疗效较好。主要副作用为体重增加、思睡、便秘等，EPS 少见。临床使用中应进行体重、血糖和血脂监测。

9）喹硫平（quetiapine）：与奥氮平类似，也是由氯氮平化学结构改造而来。对阳性精神病性症状的治疗作用相对较弱，对情感症状有效。EPS 及 TD 少见。主要副作用是嗜睡、体重增加和直立性低血压等。

10）齐拉西酮（ziprasidone）：对精神分裂症疗效肯定，可能对精神分裂症阴性症状和情感症状有效。几乎不引起体重增加，EPS 少见。临床应用中应注意监测心电图 QT 间期。需与食物同服以提高生物利用度。

11）阿立哌唑（aripiprazole）：目前唯一用于临床的多巴胺 D$_2$ 受体的部分激动剂。治疗精神分裂症的疗效与氟哌啶醇相当，其激活作用有利于改善阴性症状和精神运动性迟滞，但用药初期易出现激越、焦虑。几乎不影响体重，极少发生 EPS。

12）氨磺必利（amisulpride）：舒必利的衍生物，副作用与其类似。对精神分裂症的疗效较好，低剂量改善阴性症状，高剂量对幻觉妄想等效果明显。不良反应主要为高催乳素血症。

2. 与药物治疗有关的基本原则

（1）药物选择原则：应根据患者对药物的依从性、疗效、耐受性、长期治疗计划、既往治疗的体验、年龄、性别及经济状况等综合考虑后选择药物。不同种类的抗精神病药物的不良反应差异较大，个体是否愿意忍受的不良反应也不同，因此，应让患者参与药物的选择。现有证据提示：在阳性症状的总体控制方面，奥氮平、氨磺必利以及利培酮可能优于其他第一、第二代抗精神病药物；对两种不同作用机制的抗精神病药物经适当治疗反应不佳者，建议选用氯氮平治疗；对口服药物治疗依从性不佳者，可选择长效注射针剂。但由于不同个体对相同的抗精神病药物的治疗反应（疗效和不良反应）会存在差异，因此，很难推荐适合于全部患者的一线抗精神病药物。临床实践中，针对每一个具体患者来说，药物治疗都是一个个体化的临床试验。

（2）药物使用原则：建议遵循早期、适量（一般指药品说明书推荐的治疗剂量）、足疗程、单一用药、个体化用药的原则。一旦确定患者有药物治疗指征，即应启动抗精神病药物治疗。大多数情况下推荐口服治疗，对某些兴奋、激越患者可选择短期内非口服给药的方式治疗。一般应选择单一用药，应从小剂量开始逐渐加至有效推荐剂量，剂量增加的速度视药物特性及患者特质而定。当药物加至已知的最低有效治疗剂量时,至少要经过 1~2 周后的评估才能决定是否还需要增加剂量。目前尚无大剂量抗精神病药物疗效优于标准剂量的确切证据,只有当标准剂量经足疗程治疗后,患者症状部分改善,但耐受性良好和血药浓度未达标时,在获得知情同意的前提下可考虑适当的超剂量用药。巩固治疗期间原则上不应减量,除非患者难以耐受。维持治疗剂量可酌情减少,但需要个体化把握。抗精神病药物治疗一般不要突然停药,除非某些紧急情况的出现。

(3)药物治疗程序:包括:①急性治疗期:一般 4~6 周。主要目的是尽快控制症状,防止疾病所致的继发性伤害。②巩固治疗期:至少 6 个月。主要目的是防止疾病复发,协助患者恢复病前社会功能。③维持治疗期:时间不定。目的是防止疾病复发,进一步改善社会功能的整合和提高生活质量。维持期治疗时间至今没有统一规定,多数建议:对于首发、缓慢起病的患者或多次复发的患者,维持治疗时间至少 5 年或更长,部分患者可能需终生服药;对急性发作、缓解迅速彻底的患者,维持治疗时间可相应较短,但应告知患者及监护人停药可能的后果、复发的早期症状及应对措施。总体上,不足 1/5 的患者有可能停药。

(4)合并用药原则:如患者持续出现焦虑、抑郁和敌意等症状,可合用相应的药物对症处理。如患者经合适的抗精神病药物,甚至包括了氯氮平治疗,但仍表现持续的阳性精神病性症状,可合用辅助药物(增效药物),或电抽搐治疗(ECT),或经颅磁刺激治疗,或联合使用不同种类的抗精神病药物,亦可单独应用 ECT 治疗。辅助药物包括苯二氮䓬类、情绪稳定剂、抗抑郁药等。抗精神病药物的合用只有在单一用药(包括氯氮平)疗效不佳后才考虑,联合使用时,要仔细评估记录联合治疗对靶症状的效果和不良反应,如联合治疗 8~12 周后未能获得预期效益,建议逐渐换为单一用药或更换联合药物的种类。联合用药以化学结构不同、药理作用不尽相同的药物联用比较合适。

(5)安全原则:尽管抗精神病药物总体上相对安全,但不同的药物均对少数患者会有各种影响。因此,在治疗之前应评估某些可能受到抗精神病药物影响的指标,包括生命体征、体重、体重指数(BMI)、腰围,锥体外系症状,躯体不自主运动,认知状况,糖尿病危险因素,血催乳素水平,血脂,心电图,血清钾、镁浓度,视觉,怀孕和性传播疾病等,并在服药期间要定期复查对比,发现问题及时分析处理。

(二)物理治疗

物理治疗(physical therapy)包括电抽搐治疗(electroconvulsive therapy,ECT)、经颅磁刺激(transcranial magnetic stimulation,TMS)、迷走神经刺激(vagus nerve stimulation,VNS)和深部脑刺激(deep brain stimulation,DBS)等。电抽搐治疗(目前常用改良电抽搐治疗)主要用于治疗严重的、难治性的精神疾病。TMS 是无创且不会引起抽搐的治疗措施,美国等西方国家已批准用于治疗抑郁障碍。VNS 和 DBS 都具有微创、可逆、可调试的优点,而且关机即可终止治疗,也均被美国批准用于难治性抑郁障碍。

1. **电抽搐治疗** ECT 又称电休克治疗,是以一定量的电流通过大脑,引起意识丧失和痉挛发作,从而达到治疗目的的一种方法。改良电抽搐治疗(modified electroconvulsive therapy,MECT)是通电前给予麻醉剂和肌肉松弛剂,使患者通电后不发生抽搐,避免骨折、关节脱位等并发症的一种更安全、更易于被患者和家属接受的方法。

(1)适应证和禁忌证:适应证:①严重抑郁,有强烈自伤、自杀企图及行为者;②极度兴奋躁动、冲动伤人者;③拒食、违拗和紧张性木僵者;④药物治疗无效、不适合或不能耐受者。禁忌证:①脑器质性疾病:颅内占位性病变、脑血管疾病、中枢神经系统炎症和外伤。其中脑肿瘤或脑动脉瘤尤应注意,因为当抽搐发作时,颅内压会突然增加,易引起脑出血、脑组织损伤或脑疝。②心血管疾病:冠心病、心肌梗死、严重高血压、心律失常、主动脉瘤及心功能不全者。③骨关节疾病,尤其新近发生者。④出血或不稳定的动脉瘤畸形。⑤有视网膜脱落潜在危险的疾病,如青光眼。⑥急性的全身感染和发热。⑦严重的呼吸系统疾病,严重的肝、肾疾病。⑧利血平治疗者。⑨老年人、儿童及孕妇。MECT 治疗的禁忌证较传统 ECT 少,如老年或孕妇患者可以应用。

（2）治疗方法

1）治疗前准备：①详细的躯体和神经系统检查，必要的实验室检查和辅助检查。②获取知情同意。③治疗前 8h 减量或停服抗癫痫药和抗焦虑药或治疗期间避免应用这些药物，禁食、禁水 4h 以上。治疗期间应用的抗精神病药或抗抑郁药或锂盐，可适当减量。④准备好各种急救药品和器械。⑤治疗前测体温、脉搏、血压。如体温在 37.5℃以上，脉搏 120 次/min 以上或低于 50 次/min，血压超过 150/100mmHg 或低于 90/50mmHg，应禁用；⑥通常于治疗前 15~30min 皮下注射阿托品 0.5~1.0mg，防止迷走神经过度兴奋，减少分泌物。如第一次治疗呼吸恢复不好，可在以后每次治疗前 15~30min 皮下注射洛贝林 3.0~6.0mg。⑦排空大小便，取出活动假牙，解开衣带、领扣，取下发卡等。

2）操作方法

A. 传统 ECT：患者仰卧治疗台上，四肢保持自然伸直姿势，在两肩胛间相当于胸椎中段处垫一沙枕，使脊柱前突。为防咬伤，应用缠有纱布的压舌板放置在患者一侧上下臼齿间或用专用牙垫放置两侧上下臼齿间。用手紧托下颌，防止下颌脱位。另由助手保护患者的肩肘、髋膝关节及四肢。

B. 电极的安置和电量的调节：将涂有导电冻胶或生理盐水的电极紧密置于患者头的顶部和非优势侧颞部或双侧颞部。非优势侧者副作用较小，双侧者抽搐效果较好。电量原则上以引起痉挛发作的最小量为准。根据不同电抽搐机类型选择电量，一般用 80~120mA，通电时间 2~3s。如未出现抽搐发作或发作不完全，多为电极接触不好或通电时间不够，应尽快在正确操作下重复治疗一次，否则，应在增加电量 10mA 或酌情增加通电时间情况下进行治疗。

C. 抽搐发作及抽搐后处理：抽搐发作与否和患者的年龄、性别、是否服药以及既往是否接受过 ECT 有关。一般年轻男性、未服镇静催眠和抗癫痫药者较易发作。抽搐发作类似癫痫大发作，可分为潜伏期、强直期、痉挛期和恢复期。抽搐停止、呼吸恢复后，应将患者安置在安静的室内，患者侧卧更好。如呼吸恢复不好，应及时行人工呼吸。至少休息 30min，要有专人护理，观察生命体征和意识恢复情况，躁动者则要防止跌伤。待患者意识清醒后，酌情起床活动进食。

D. MECT：在麻醉师参与下施行，治疗前肌内注射阿托品 0.5mg。按患者年龄、体重给予 1% 硫喷妥钠 1.0~2.5mg/kg 诱导患者入睡，待患者出现哈欠、角膜反射迟钝时，给予 0.2% 氯化琥珀胆碱 0.5~1.5mg/kg 静脉注射，观察肌肉松弛程度。当腱反射消失或减弱，面部、全身出现肌纤维震颤，呼吸变浅，全身肌肉放松（一般约为给药后 2min）时，即可通电 2~3s。观察口角、眼周、手指、足趾的轻微抽动，持续 30~40s，为一次有效的治疗。

3）治疗次数：一般隔日 1 次，一个疗程 6~12 次。通常躁狂状态 6 次左右即可；幻觉妄想状态多需要 8~12 次；抑郁状态介于两者之间。

（3）并发症及其处理：传统 ECT 治疗常见的并发症有头痛、恶心、呕吐、焦虑、可逆性的记忆减退、全身肌肉酸痛等，一般无需处理。由于肌肉的突然剧烈收缩，关节脱位和骨折也是较常见的并发症。脱位以下颌关节为多，发生后应立即复位。骨折以 4~8 胸椎压缩性骨折多见，应立即处理。年龄大、治疗期间应用具有抗胆碱能作用药物的患者较易出现意识障碍（程度较轻，昼轻夜重，持续的定向障碍，可有视幻觉）和认知功能受损（思维及反应迟钝、记忆和理解力下降）。此时，应停用 ECT。死亡极为罕见，多与潜在躯体疾病有关。

MECT 治疗并发症的发生率较传统 ECT 低且程度较轻。但可出现麻醉意外、延迟性窒息、严重心律不齐，应立即给予心肺复苏。

2. 经颅磁刺激治疗　经颅磁刺激（TMS）是一种非侵入性的脑刺激，由磁场产生诱发电流，引起脑皮质靶点神经元去极化。重复经颅磁刺激（rTMS）的频率从 1~20Hz 不等，低频刺激（≤1Hz）降低神经元的兴奋性，高频刺激（10~20Hz）提高神经元的兴奋性。与 ECT 不同，rTMS 不需麻醉，不诱发癫痫，不引起定向和认知损害。rTMS 治疗时患者保持清醒，除头痛和头皮痛外，没其他不良反应。过高的刺激强度会带来痉挛发作的风险。刺激强度用占运动阈值的百分比来衡量，即在 10 次磁刺激中至少能够引起 5 次手部肌肉抽搐的最小的刺激强度即为运动阈值,通常采用 80%~120% 的运动阈值作为磁刺激的治疗参数。合理选择参数及加强临床观察对确保安全非常重要。一般每次治疗 30min,每周治疗 5 次,每个疗程 2~4 周。某些国家已批准 TMS 用于治疗抑郁障碍。

（三）心理与社会干预

理想的治疗是精神症状消失及社会功能全面恢复。心理社会干预有助于这一理想目标的获得。常用于精神分裂症患者的心理社会干预措施包括:

1. 行为治疗（社会技能训练）　基于学习理论,运用各种方式(看录像、示范或角色扮演等)训练和提升患者的各种实用技能,如如何作决策、解决问题、处理人际关系、应对应激和不良情绪以及一些生活基本技能等。本法对减少精神病理症状和再住院疗效一般,但能使患者获得某些有目的的技能,能改进个体的社会适应能力。

2. 家庭干预　家庭干预的要素是心理教育、问题行为的解决、家庭支持及危机处理措施等的有机结合。研究表明,家庭治疗对降低复发率有效。

（1）健康教育:目的在于提高患者和监护人对疾病的理解,对高情感表达的家庭成员进行指导。具体内容包括向家庭成员讲解:①疾病的性质特征;②精神疾病和药物治疗的基本知识;③对待患者的正确态度;④如何为患者提供某些支持(如督促服药、学习、锻炼等);⑤如何分析与解决家庭矛盾与冲突等。

（2）家庭危机干预:目的是指导患者及其家庭成员应付应激的方法,减轻患者的压力。要求家庭做到:①能接受患者精神症状的存在;②能确认可能诱发精神病的应激源;③能预防可能导致急性发作的应激源;④能提供避免或降低疾病发作的对策,包括复发的先兆症状、常见药物不良反应的识别与处理等。

（3）家庭为基础的行为治疗:指导家庭成员如何同患者相处,如何解决日常生活中所遇到的问题,如何强化与保持患者所取得的进步等。

3. 社区服务　患者最终都需要生活在社区,因此如何在社区中管理患者,为他们提供方便、合理和高效的服务一直为世界各国所重视。20 世纪 70 年代西方国家所倡导的非住院化运动,经过几十年的运作而发展出了针对慢性精神病患者的一种有效的社区服务模式——个案管理(case management)。在该模式中,治疗者首先将各种不同的服务措施进行调整后综合成一个最适合于某一患者需要的个体化治疗方案,然后由个案管理者负责督促与协调多功能治疗小组对个体化治疗方案的执行,整个治疗过程均在社区中完成。其最终目的是提高患者在社区中的适应和生存能力,促进心身的全面康复。以个案管理为基础的社区服务模式有多种形式,其中以主动性社区治疗(assertive community treatment,ACT)为多数国家所推崇。ACT 模式将每一个患者交给一个多功能团队负责,团队成员包括个案管理者、精神科医师和护士、心理治疗师、内科医师、康复治疗师等,整个团队为一定数量的患者提供每天 24h、一周 7d 的全方位的服务。实践表明,ACT 模式对降低住院率很有效,不过成本较高。

4. 其他　其他可以选用的方法包括个体治疗、小组治疗、认知行为治疗、辩证行为治疗、认知训练、职业治疗、艺术治疗等。可以针对患者的特点,选择有循证医学证据的方法来应用。

【病程与预后】

精神分裂症典型的病程特征是多在青少年期起病,绝大多数患者在明显精神症状出现前会有数天至数年不等的前驱期。一旦发病,大多数会呈现恶化和缓解交替的病程。首次发作后,经适当治疗,多数患者会逐渐缓解并在较长时间内表现相对正常的社会功能,但多数患者会复发。前 5 年的疾病特征对后期病程的走势有预测作用。患者每复发一次,更可能导致进一步的功能恶化。每次发作后不能回到病前功能水平是此病不同于分裂情感性障碍及心境障碍的大体特征之一。在精神病性症状发作后,部分患者会出现抑郁发作。总体上讲,随着病程的进展,阳性精神症状会变得缓和,而阴性或缺陷症状会愈发严重。

有人对 1925 年首次住院但从未使用抗精神病药物的 70 例瑞典精神分裂症患者的终生记录（lifetime records）并使用 DSM-Ⅲ 诊断，结果发现其最终结局状况为良好、中等与明显恶化者分别占 33%、24% 和 43%。通过对从 1895—1992 年的 320 个有关精神分裂症结局的前瞻性研究的荟萃分析（涉及 51 800 例患者，平均随访期 5.6 年）显示：40% 的患者有明显改善，其中从 1956—1985 年期间患者的改善率明显高于 1895—1955 年期间的患者，此结果提示抗精神病药物的出现，患者的预后有明显改善。对发表于 1966—2003 年的前瞻性随访研究的系统回顾后发现，预后良好者占 42%，一般者占 35%，不良者占 27%。

由于不同研究所选用的诊断与预后评估标准不同，故研究之间的可比性较差。已有资料提示：①精神分裂症的病程特征异质性很大；②近半数患者在平均 6 年的随访期间有明显改善；③病程变化在疾病的前 5 年最大，然后进入一个相对的平台期；④精神分裂症的总体预后比分裂情感性障碍和心境障碍差；⑤病程和结局的差异与所选用的诊断标准有关；⑥精神分裂症的长期结局难以预测。

关于影响预后的因素，多数研究认为：女性，已婚，初发年龄较大，急性或亚急性起病，病前性格开朗、人际关系好、职业功能好，以阳性症状为主，症状表现中情感症状较多，家庭社会支持多，家庭情感表达适度，治疗及时、系统，服药依从性好等指标常是提示结局良好的因素。反之，是为结局不良的指征。

第二节　分裂情感性障碍

根据 ICD-11 的定义，分裂情感性障碍（schizoaffective disorder，SAP）是一种在同一次疾病发作期内同时满足精神分裂症和心境障碍诊断要求的发作性疾病，精神分裂症症状和心境障碍症状可以同时出现或相隔几天出现。典型的精神分裂症症状（如妄想、幻觉、思维形式障碍及被动体验等）与典型的抑郁发作（如情绪低落、兴趣丧失、精力减退）或躁狂发作（如情绪高涨、躯体和精神活动的增加）或混合发作相伴出现。精神运动性障碍，包括紧张症症状群也可出现。症状必须持续至少 1 个月以上。

SAP 的终身患病率估计为 0.5%~0.8%。SAP 躁狂型男女患病率类似，抑郁型女性患病率是男性的 2 倍。SAP 抑郁型在年长者中较年轻者常见，而躁狂型则相反。与精神分裂症类似，女性发病年龄晚于男性。男性 SAP 患者更常出现反社会行为、情感平淡或不适当的情感反应。

病因不明。近期研究提示，SAP 的躁狂型和抑郁型之间、SAP 与精神分裂症之间在病因学上既有重叠也有差异。现有资料提示 SAP 可能是一组异质性疾病：有些是具有明显情感症状的精神分裂症，有些是具有明显精神分裂症症状的心境障碍，还有一部分可能属于有独特特征的临床综合征。

【临床表现与分型】

DSM-5 将 SAP 分为两型：有躁狂发作者为双相型，只有抑郁发作者为抑郁型。而 ICD-11 将 SAP 分为三型：① SAP（躁狂型）：在疾病的同一次发作中分裂性症状和躁狂症状均突出。心境异常的形式通常为情绪高涨，伴自我评价增高和夸大；有时以兴奋或易激惹更明显，且伴攻击性行为和被害观念。上述两种情况均存在精力旺盛、活动过多、注意集中受损以及正常的社会约束力丧失。可存在关系、夸大或被害妄想，但需要其他更典型的精神分裂症症状方能确立诊断，例如，患者坚持认为他们的思维正被广播或正被干扰、异己的力量正试图控制自己，或诉说听到各种不同的说话声，或表露出不仅仅为夸大或被害内容的古怪的妄想性观念。此型患者通常起病急,症状鲜明,虽常有广泛的行为紊乱,但一般在数周内可完全缓解。②SAP(抑郁型):在疾病的同一次发作中分裂性症状和抑郁性症状均突出。表现为某些特征性抑郁症状或行为异常,如迟滞、失眠、无精力、食欲或体重下降、兴趣减少、注意集中受损、内疚、无望感及自杀观念或行为。典型的精神分裂症症状包括如奇怪的妄想、第三人称幻听及各种被动体验等。此型患者的临床表现不如躁狂型鲜明和生动,但一般持续时间较长,且预后较差。③SAP(混合型):指同一次发作中精神分裂症症状与混合型双相障碍同时存在。

【诊断与鉴别诊断】

诊断要求在疾病的同一次发作中,明显而确实的分裂性症状和情感性症状同时出现或只差几天,且同时符合精神分裂症或心境障碍的诊断标准,症状持续至少 1 个月以上时才可作出 SAP 的诊断。鉴别诊断要考虑所有可能引起心境障碍和精神分裂症症状的情况。

【治疗与预后】

SAP 的治疗与精神分裂症和心境障碍的治疗原则大体一致,应针对主要症状使用抗精神病药物、心境稳定剂和抗抑郁药。作为双相障碍治疗基石的情绪稳定剂(锂盐、丙戊酸盐等)在此病的治疗中起重要作用。临床实践中,情绪稳定剂常单独使用、或联合抗精神病药物和 / 或抗抑郁药物使用,难治性患者可能需要情绪稳定剂、抗精神病药物及抗抑郁药物的联合治疗。在 SAP 的躁狂发作期,常需中、高剂量的药物来控制症状;进入维持期,可以使用低、中剂量以避免或减少药物不良反应。SAP 抑郁发作期的治疗可以参考双相障碍抑郁发作的抗抑郁药选药方案,同时需合用抗精神病药物。应注意抗抑郁药可能诱发快速循环发作和转相。抗抑郁药的选择要参考以往治疗的效果。对难治患者,可以参考难治性精神分裂症和难治性心境障碍的治疗程序。治疗期间应定期评估症状、监测血药浓度及甲状腺功能、肾功能及血常规等指标,适时调整治疗方案。

家庭治疗、社会技能训练及认知康复治疗有益。由于患者症状范围的巨大变化常使得家庭成员难以适应疾病的变化及患者的需求。因此,应向患者及家属解释疾病的性质、诊断和预后的不确定性,提高治疗依从性。

由于诊断概念的不稳定性,此病的长期病程和预后难以确定。可以表现为心境障碍类似的发作性病程、慢性精神分裂症样病程或介于两者之间的中间状态。在疾病发展过程中,如精神分裂症症状出现增加则提示较差的预后。结局好坏与患者占优势的症状有关,情感症状占优势者预后好于分裂症状占优势者。总体上,SAP 的预后好于精神分裂症而差于心境障碍。

第三节　妄想性障碍

妄想性障碍(delusional disorder)又称偏执性障碍(paranoid disorder),是指一组病因未明,以发展成一种或一整套相互关联的系统妄想(妄想症状持续 3 个月及以上)为主要表现的精神疾病。妄想发作时没有抑郁、躁狂及混合发作的心境障碍,也没有其他精神分裂症的特征性症状(如持续性的听幻觉、思维障碍及阴性症状)。患者可以出现与妄想内容相一致的各种形式的感知觉障碍(如幻觉、错觉和身份认同障碍)以及情绪、态度和行为反应,但在不涉及妄想内容的情况下,其他方面的精神功能基本正常。

国内无确切的发病率和患病率资料。美国普通人群中患病率估计为 0.2%~0.3%,年新发患者数为(1~3)/10 万。由于诊断概念的变化以及此类患者不会主动就医,故确切的发病率与患病率资料难以获得。此病大多中年起病,平均发病年龄约 40 岁,但发病年龄可以是 18 岁到 90 多岁。女性略多。男性以被害型多见,女性则以情爱型(erotomanic)多见。已婚和有职业者多见。

确切病因不明。可能是生物学因素、不良的性格特征及精神应激因素相互作用促发此病。较大的年龄、妄想性障碍家族史、社会隔离、特殊的人格特征、新近移民、感觉器官功能异常是罹患此类疾病的高危因素。家系调查发现此病具有家族聚集性或患者的某些性格特点具有家族聚集性。系统妄想的形成更可能与边缘系统及基底节的损害而大脑皮质功能相对完好有关。

【临床表现】

此病表现形式多样。以被害妄想为表现者坚信被人用一种或一些恶意的方式陷害,包括躯体、名誉和权力方面的受害。患者搜集证据、罗列事实或反复诉讼(诉讼狂),不屈不挠。以夸大妄想为表现者夸大自身价值、权力、知识、身份和地位,或坚信与神仙或名人有某些特殊关系等。以嫉妒妄想为表现者又称 Othello 综合征,主要怀疑配偶不贞,故常对配偶采取跟踪、检查、限制外出等方式而防止配偶出现"外遇"。以钟情妄想为表现者又称 de Clérambault 综合征,女性多见,表现为坚信某异性对自己钟情。此外,有的患者坚信自己存在某种躯体缺陷或疾病状态,因而反复求医、检查,客观事实无法纠正其错误信念。

【诊断与鉴别诊断】

诊断时首先要通过与知情人的沟通来澄清妄想是否存在。诊断要点包括:①患者存在一个或多个妄想,妄想是最突出或唯一的临床特征,妄想持续存在至少 3 个月(DSM-5 要求至少 1 个月);②除了受妄想本身或其结果的影响,患者的其他功能没有明显损害,无明显的离奇或古怪行为;③不符合精神分裂症、心境障碍的诊断标准;妄想不是躯体疾病或物质使用的生理效应所致;也不能用另一种精神障碍来更好的解释。

【治疗与预后】

此病治疗比较棘手,因绝大多数患者缺乏自知力而不愿求医,即使住院也难于建立良好的医患关系,治疗依从性差。一般来讲,对有敌意、攻击、自杀隐患的患者有必要进行适当的监管和强制性住院治疗。抗精神病药物可改善妄想性障碍的症状并防止恶化或复发,尤其对妄想伴发的激越症状有效。伴有焦虑和抑郁的患者可予抗焦虑和抗抑郁药物。对于躯体障碍妄想者,也可试用抗抑郁药。对服药依从性差的患者,可选择长效抗精神病药物制剂。抗精神病药物的剂量和疗程可参照精神分裂症的治疗常规。

心理干预有助于良好医患关系的建立,提高治疗的依从性,使患者对疾病性质和治疗方法有所了解。由于这类患者大多敏感多疑,故推荐个别心理治疗。心理干预常配合药物治疗进行。在治疗过程中,治疗者要以通情的态度来对待患者,治疗方式应围绕患者对于妄想信念产生的主观痛苦来进行,这样才有可能取得患者的配合。治疗者不要支持、反对或质疑患者的妄想信念,也不要试图让患者马上改变他的想法。常用的有支持性心理治疗、认知治疗和社交技能训练。

此病病程多呈持续性,有的可终生不愈。部分患者经治疗后可有较好的缓解。由于病因不明,尚无有效的预防方法。培养开朗、乐观、豁达的个性可能对预防本组疾病有好处。

第四节　急性短暂性精神病性障碍

急性短暂性精神病性障碍(acute and transient psychotic disorder)是一类急性发作、病程短暂的精神病性综合征。其特点是:既往精神状况正常的个体在没有任何前驱期症状的情况下急性起病,在 2

周内达到疾病的顶峰状态,并通常伴有社会和职业功能的急剧恶化。症状包括妄想、幻觉、思维形式和结构障碍、困惑或意识模糊及情感与心境障碍。也可出现紧张症性精神运动性障碍。症状的性质与强度通常在每天之间甚至在一天之内都有快速、明显的变化。病程不超过3个月,大多持续数天到1个月(DSM-5对病程的要求是1d~1个月)。缓解完全,个体能恢复到病前功能水平。

由于对此类疾病的定义、亚型类别及诊断标准尚未达成共识,因此,确切的流行病学资料难以获得。此类疾病多发生于20岁到30多岁的年轻人,女性多见,这一特点明显不同于精神分裂症。部分患者在疾病发作前有应激源,最明确的应激源是指对相同文化背景中的大多数人会构成应激反应的事件,如亲人亡故,非预期性地失去工作或婚姻,或战争、恐怖主义和酷刑所致的心理创伤等。

病因不明。应激因素和躯体素质因素在病因学中可能起重要的作用。不良的人格特征、精神疾病家族史、不恰当的心理应对机制也可能与疾病发生有关。

【临床表现】

患者通常在2周或更短的时间内出现急性的精神病状态,症状多变,每天之间甚至一天之内都有明显变化。表现为片段的妄想或幻觉,妄想和幻觉形式多种多样。亦可表现为言语和行为紊乱。情绪可表现为淡漠、迷惑恍惚、焦虑激越等。观察发现,此类患者在发病早期较最终变成慢性精神疾病患者的疾病早期会更常出现心境不稳定、意识模糊和注意障碍。特征性的症状包括情绪的反复无常、行为紊乱或怪异行为、缄默不语或尖叫以及近事记忆受损。有些症状提示有谵妄的可能,需进行仔细的躯体检查,尤其要排除是否由于药物使用所致。病程一般为几天到1个月,少数患者可达3个月。

【诊断与鉴别诊断】

当急性起病的精神病性症状持续时间不超过3个月(通常为数天到1个月,DSM-5要求不超过1个月),缓解彻底,功能恢复到病前水平,且精神症状不能用其他精神障碍来更好的解释时,强烈提示该病的诊断。DSM-5将此类障碍分为三种亚型:①有应激源;②没有应激源;③产后发作。

临床医师不能单凭患者提供的病史材料来判断,要从其他知情人获得有关前驱期症状、既往精神疾病史、最近有无精神活性物质或药物使用以及病前有无促发因素等信息来综合判断。如果精神病性症状持续超过3个月,则要考虑是否是精神分裂症、SAP、伴有精神病性症状的心境障碍及妄想性障碍等。其他鉴别诊断包括做作性障碍、诈病、躯体疾病和物质使用所致的精神障碍。做作性障碍的症状是故意产生的;诈病是为了某种特殊目的而装精神病;躯体疾病及物质使用有关的精神障碍可通过躯体和药物检查来明确病因。此外,还需与分离性身份障碍以及与边缘型和分裂型人格障碍有关的精神病性发作相鉴别。

【治疗】

短期住院有利于评估和保护患者。评估包括监测患者症状的变化以及有无潜在危险。安静和结构化的病房环境有利于患者重新获得真实感。在住院前或等待药物起效的过程中,有时需对患者进行必要的隔离、保护及看护。

药物对症治疗常选用抗精神病药和苯二氮䓬类药物(benzodiazepines,BZDs)。兴奋激越者可选用奥氮平、喹硫平等镇静作用较强的药物口服,必要时可选择劳拉西泮、氟哌啶醇或齐拉西酮肌内注射。尽管BZDs对精神病性症状的长期效果有限或无益,但短期使用有效且不良反应较抗精神病药物少而轻。有些患者在精神病性症状缓解后的前2~3周使用抗焦虑药有用。总体上,此类患者常不需长期药物维持治疗,如果停药后症状复发,则要考虑诊断的正确性。

心理治疗有利于消除疾病导致的创伤。治疗要素包括:解释应激源与精神疾病之间的关系,探索和发展新的应对策略,帮助患者处理丧失的自尊以及重新获得自信,在强化患者自我结构的同时使用能促进问题解决的技能等。家庭成员如能参与则效果会更好。

(刘铁桥)

思考题

1. 哪些精神病性症状对诊断精神分裂症较有特异性?
2. 精神分裂症病因学涉及哪些方面?
3. 在诊断精神分裂症时,还应注意与哪些精神障碍相鉴别?
4. 试述精神分裂症的药物治疗原则和治疗程序。
5. 妄想性障碍与急性短暂性精神病的临床特点有哪些?

第二十六章

心 境 障 碍

　　心境障碍（mood disorders）是指由各种原因引起的以显著而持久的情感或心境改变为主要特征的一组疾病，目前病因未明，发病机制可能涉及遗传、神经生化、神经内分泌、神经电生理、脑影像及社会心理因素等各个方面。临床上主要表现为情感高涨或低落以及与此相关的其他精神症状的反复发作、交替发作或混合发作。患者每次发作可缓解，也有部分患者有残留症状或转为慢性。目前有效的药物治疗手段主要是针对心境障碍的神经生化异常，包括了 5- 羟色胺、去甲肾上腺素、多巴胺等神经递质。本章将从抑郁障碍、双相及相关障碍两部分展开描述心境障碍。

第一节　抑　郁　障　碍

【概述】

　　抑郁障碍（depression）是一类以显著而持久的心境低落为主要临床特征的疾病，主要包括重性抑郁障碍（major depressive disorder，MDD）、恶劣心境（dysthymia）等。抑郁障碍发作时表现为抑郁综合征（depressive syndrome），即情感低落、思维迟缓、运动性抑制，其中情感低落、兴趣下降、乐趣丧失为其核心症状。恶劣心境以持久心境低落的慢性抑郁为主要特点。

　　《国际疾病分类第十一次修订本（ICD-11）中文版》中抑郁障碍主要包括单次发作抑郁障碍、复发性抑郁障碍、恶劣心境、混合性焦虑和抑郁障碍、其他特定的抑郁障碍，未特定等。

　　DSM-5 中抑郁障碍主要包括破坏性心境失调障碍、重性抑郁障碍，持续性抑郁障碍（恶劣心境）、经前期烦躁障碍、物质（药物）所致抑郁障碍，由于其他躯体疾病所致抑郁障碍等。

【流行病学】

　　据世界卫生组织统计，全球抑郁障碍发病率约为 11%，终生患病率可能在 10%~20% 之间，全球约有 3.4 亿抑郁障碍患者。最近 Alonso 等使用 DSM-Ⅳ 中重型抑郁的诊断标准进行调查，结果显示重型抑郁障碍的年发病率在 2%~5% 之间，女性发病率约为男性的两倍。平均起病年龄约为 27 岁，18~44 岁年龄组患者最为多见。失业和离异人群的患病率较高，与其他障碍共病率很高，尤其是焦虑障碍和物质滥用。50%~60% 的患者有自杀言行，而有 15%~20% 最终自杀身亡。

　　2003 年马辛等以复合性国际诊断交谈检查核心本 1.0 版为主要调查工具，按多阶段分层系统随机抽样原则，对北京市 18 个区县大于等于 15 岁人口 5 926 人进行抑郁障碍的现况调查。结果显示时点患病率为 3.31%，终生患病率为 6.87%。2010 年对以上相同地区大于等于 18 岁人口进行流行病学调查，总调查人数为 19 874 人，完成 16 032 人，结果显示时点患病率为 1.85%，终生患病率为 4.95%。

【病因与发病机制】

　　1. **遗传因素**　抑郁障碍的发生与个体遗传素质密切有关的倾向性结论，来源于多方面的遗传学研究。心境障碍具有明显的家族聚集性,家系研究发现亲属同病率高出一般人群 30 倍。血缘越近发病一致率越高,父母兄弟子女发病一致率为 12%~24%,堂兄弟姐妹为 2.5%;双生子研究发现,双卵双生的发病一致率为 12%~38%,单卵双生为 69%~95%;寄生子研究发现亲生父母患病率为 31%,养父母仅为 12%,提示遗传因素起着重要作用。在重型抑郁障碍患者的调查中发现大约有 40%~70% 的患者有遗传倾向,即将近或超过一半的患者可有抑郁障碍的家族史,因此抑郁障碍患者的亲属,特别是一级亲属发生抑郁障碍的危险性明显高于一般人群。女性发生抑郁障碍的遗传倾向高于男性。研究显示,双亲之一患有双相障碍,其子代的患病风险是 25%,如双亲均患有双相障碍,则子代的患病风险高达 50%~75%。抑郁障碍先证者一级亲属中抑郁障碍发病率较正常人高 2~3 倍,二级亲属低于一级亲属发病率;双亲之一患有抑郁障碍,其子代的患病风险是 10%~13%。

2. 病理生理机制

(1)去甲肾上腺素(norepinephrine,NE)假说:认为抑郁障碍是因为大脑去甲肾上腺素过少所致。近来的研究发现抑郁障碍患者的儿茶酚胺系统中 NE 分泌不成比例地增加(Potter et al.1992)。在自然死亡和 / 或自杀死亡的抑郁障碍患者中并未发现有持续的 NE 或相应酶系统的紊乱。使用长效抗抑郁药治疗的患者有 NE 受体及环腺苷酸(第二信使)的敏感性减退,对抗抑郁治疗(包括 TCAs,非典型抗抑郁药和 ECT)产生不同的效应导致大脑 β 受体密度的减少。目前较新的选择性 5- 羟色胺再摄取抑制剂(selective serotonin reuptake inhibitors,SSRIs)中某些种类可产生这种效应。有证据显示某些抗抑郁药能够下调中枢 α 受体,通过减弱 α_2 受体介导的自主抑制控制作用而增加 NE 的释放。某些选择性作用于 α_2 自主受体的药物可作为抗抑郁药,如米安舍林(idazoxan)。

(2)5- 羟色胺(serotonin,5-HT)假说:认为抑郁障碍患者可能是由于大脑 5-HT 缺乏所致。抑郁障碍患者的血浆色氨酸水平较低,且代谢为中性氨基酸和注射左旋氨基酸后转化为 5- 羟基吲哚乙酸(5-HIAA,5-HT 的主要代谢产物)的速率均较低。当从康复期的抑郁障碍患者饮食中清除色氨酸后,患者的抑郁障碍加重。许多抑郁障碍患者中均可发现血小板 5-HT 机制的异常,如 5-HT 摄取位点减少(有报告称抑郁障碍患者大脑中也有此种现象)、$5-HT_2$ 受体增加和 5-HT 摄取减少,其中大部分异常现象可在疾病恢复过程中恢复正常。

一些研究表明抑郁障碍的发生可能与突触前膜 $5-HT_{1A}$ 受体超敏上调和突触后膜 $5-HT_{1A}$ 受体低敏下调有关。电生理实验表明,抗抑郁药长期应用是通过改变突触前、后膜 $5-HT_{1A}$ 受体的敏感性而实现抗抑郁作用的,这些受体敏感性的改变与抗抑郁药治疗起效时间明显相关。抗抑郁药作用于受体所产生的变化为,引起 5-HT 神经递质的增多,尤其是在海马区。

(3)多巴胺(dopamine,DA)假说:DA 系统的活动抑制假说在抑郁障碍的病因学中有重要的地位。某些证据表明增加 DA 功能的药物可影响情绪,如中枢兴奋剂苯丙胺(安非他明)和盐酸哌甲酯(利他灵)具有短暂的提高情绪的作用,直接阻断 DA 的药物(如溴隐亭)尽管在临床长期应用中效果不佳,但确有抗抑郁作用。单氨氧化酶抑制剂(MAOIs)的临床疗效可能是因为它能增加每次神经冲动所引起的 DA 释放量。在相当一部分抑郁障碍患者(特别是有迟缓症状的患者)脑脊液中高香草酸(HVA)的浓度较低(HVA 为衡量 DA 转化率的指标)。抑郁障碍动物模型和抗抑郁药作用显示 DA 具有重要作用。

(4)其他的神经递质:乙酰胆碱(ACh)、γ- 氨基丁酸(GABA)、第二信使系统等均被认为与抑郁障碍有关。抑郁障碍的胆碱能假说认为抑郁障碍患者有过度的胆碱能活动。越来越多的证据显示抗抑郁药能够影响 GABA 受体,且 $GABA_A$ 拮抗剂可增加单胺类神经递质。这些发现提示 $GABA_A$ 拮抗剂单独使用或与抗抑郁药合用可能会对抑郁障碍的治疗有效。选择性磷酸二酯酶抑制剂咯利普兰在临床试验中显示有抗抑郁作用。据此认为抑郁障碍患者存在 cAMP 功能的低下,当磷酸二酯酶被抑制后,cAMP 灭活过程受阻,使其功能增强,进而起到抗抑郁作用。

3. 神经内分泌异常
垂体激素的调节作用及神经递质对垂体的调控非常复杂,抑郁障碍患者所出现的神经内分泌功能异常可能主要反映了单胺类神经递质系统的异常。

（1）甲状腺素：大约有 1/3 的抑郁障碍患者对于下丘脑促甲状腺素释放激素（TRH）所引起的 TSH 释放反应迟钝，而小部分患者表现为反应过度。有研究发现，在对治疗无反应的抑郁障碍患者中甲状腺异常的发生率大大增加，这也印证了某些研究——T₃ 联合抗抑郁药治疗难治性抑郁疗效好。

（2）皮质类固醇：大约 60% 的重性抑郁障碍患者表现为糖皮质激素分泌增加，正常的昼夜节律被破坏，对人为的糖皮质激素地塞米松不产生抑制反应（DST 脱抑制）。抑郁障碍患者可出现垂体和肾上腺增大。这些病理生理学变化可能与下丘脑促肾上腺皮质激素释放激素（CRH）的分泌增加有关。抑郁障碍患者皮质类固醇分泌增加及 DST 脱抑制，与抑郁障碍患者的认知功能障碍和预后较差有关，且药物治疗困难。

（3）催乳素（PRL）：大多数研究认为抑郁障碍患者 PRL 水平及分泌节律正常。抑郁障碍患者 PRL 对色胺酸和 5-HT 拮抗剂的反应性降低（经 TCAs 或锂盐治疗后上升），这也间接说明了抑郁障碍患者 5-HT 受体功能改变。

（4）生长激素（GH）：生长激素分泌存在昼夜节律，生长激素分泌的变化或节律异常均可导致抑郁障碍患者的睡眠觉醒周期紊乱。抑郁障碍患者 GH 对 α₂ 去甲肾上腺素能受体阻滞剂的反应性降低，部分抑郁障碍患者 GH 对胰岛素的反应降低。

（5）其他激素：Lewy 等认为褪黑素（melatonin，MEL）在季节性情感障碍（seasonal affective disorder，SAD）的发生发展中起到重要作用。MEL 的分泌受光照的影响，在高纬度地区及秋冬季节日照时间明显减少，MEL 分泌相对增多。而 SAD 的发病恰好好发于上述地区和季节，因此推测 MEL 分泌增多与 SAD 的发病有关。此外，抑郁障碍还可能有其他激素分泌或节律的改变。如给予色氨酸不能促进催乳素的分泌；女性促卵泡激素和促黄体生成素分泌下降；男性睾丸素水平下降。所以性功能减退常常出现在抑郁障碍患者中。

4. 脑影像学改变　研究发现晚发性抑郁障碍患者头部 CT 扫描有脑室扩大的趋势，而对于脑室显著扩大的抑郁障碍患者随访发现其死亡率较高。对年轻患者的研究结果相反，许多研究发现少数患者有皮质萎缩和脑室扩大，这种改变在有认知损害的患者中更明显。通常发现有中枢器质性改变的患者对抗抑郁药的治疗反应欠佳。

磁共振成像（MRI）研究发现在抑郁障碍患者额叶和颞叶亚皮质区散在分布的白色高密度影像出现率高，特别是在老年患者、发病较晚的患者中。而且重性抑郁障碍患者与正常对照比较有较小的尾状核和额叶。功能性磁共振成像（fMRI）研究发现，抑郁障碍患者存在海马、杏仁核、前额叶皮质的萎缩以及这些区域的糖、氨基酸、乙酰胆碱的代谢异常。这些结构区域和个体的认知功能显著相关，因此这些结构区域的损害导致患者认知功能的明显损害，从而显著影响治疗效果。

单光子发射断层成像（SPET）显示部分抑郁障碍患者大脑皮质血流量减少及活动减弱，特别是在颞叶和前额叶区。采用正电子发射成像（PET）和 ¹⁵O 标记，发现在左扣带回前部和额叶背外侧有区域性中枢血流量减少，有认知功能障碍的抑郁障碍患者左侧中央前回的这种变化更明显，而在中央蚓部却有血流量增加。这些发现提示重性抑郁障碍患者前额叶和边缘系统可能存在功能异常。

5. 睡眠和脑电生理异常　绝大多数抑郁障碍症患者都有入睡困难、夜间易醒和早醒等睡眠障碍。多导睡眠图显示：①快速眼动（rapid eye movement，REM）睡眠潜伏期缩短，在老年抑郁障碍患者与单相抑郁障碍中变化更为显著；②慢波睡眠消失（即 NREM 睡眠 S3 和 S4 消失）；③REM 睡眠密度增高（表现为 REM 睡眠出现次数更多）。有证据显示，抑郁障碍患者在抑郁障碍急性发作后 6 个月多导睡眠图指标大多恢复正常。

关于抑郁障碍大脑半球功能侧化的问题，较多的报告为脑电图异常主要出现在右侧大脑半球，表现为右半球 α 波相对降低，α 波的右/左比率降低及右半球快波波幅的相对增加，显示右半球的激活性增加，这种激活性增加主要表现在额叶，尤其以右额为主，并认为与抑郁情绪有关。但也有相反的报道。

许多研究发现抑郁障碍患者的皮层诱发电位有异常改变，其中视觉诱发电位（VEP）、听觉诱发电位(AEP)和感觉诱发电位(SEP)的研究发现晚成分波幅(>100ms)与正常人相比有显著差异。抑郁状态下增大的 AEP 晚成分波幅经阿米替林治疗后显著下降。此外,抑郁障碍患者存在平滑追随眼动(smooth pursuit eye movements,SPEMs)的异常及事件相关电位(event-related potential,ERP)P300 和 N400 潜伏期超长。

6. 心理、社会因素

(1)人际关系与环境因素:包括亲子分离和幼年丧亲、父母的养育风格、儿童期性虐待、亲友关系与社会支持系统、情感表达、婚姻、生活事件以及就业状况等因素。

(2)病理心理学机制

1)抑郁的心理动力学模式:强调童年经历对成年期障碍的影响。Freud 认为忧郁可继发于"丧失客体"(包括实际的客体或某种"抽象"客体的丧失)。

2)行为学模式:抑郁障碍患者同样具有类似"习得性无助"(learned helplessness)体验。这一假说的中心观点认为奖励(或惩罚)不会产生相应行为反应。

3)认知模式:Beck 关于抑郁障碍的发展和持续存在包含三种心理学机制——抑郁源性结构(潜在的信念)、负性自主思维和推理过程系统性逻辑错误。

【临床表现】

1. 抑郁发作临床表现　抑郁发作(depressive episode)的典型表现为抑郁综合征。主要表现为情绪低落、思维迟缓、意志活动减退"三低"症状,但这些重度抑郁发作时典型症状不一定出现在所有的抑郁障碍患者中。目前认为,抑郁发作的表现可分为核心症状、心理症状群和躯体症状群。发作应至少持续 2 周,并且不同程度地损害社会功能,或给本人造成痛苦或不良后果。主要表现如下。

(1)情绪低落:患者自觉情绪低沉、苦恼忧伤,情绪的基调是低沉、灰暗的。自觉兴趣索然、痛苦难熬,忧心忡忡、郁郁寡欢,有度日如年、生不如死之感,自称"高兴不起来""活着没意思"等,愁眉苦脸、唉声叹气。典型病例常有晨重夜轻节律改变,即情绪低落在早晨较为严重,而傍晚时可有所减轻。

(2)抑郁性认知:常有"三无"症状,是指患者感到无望(hopeless)、无助(helpless)和无价值(worthless)的情况。无望是指患者感到自己无论是对于现在还是对未来都感到没有希望,甚至是绝望;无助是指患者感到自己总是处于孤立无援的境地,尽管周围的人都在积极关心和帮助他,而患者自己仍然感到这些帮助都无济于事;无价值是指患者感到自己所做的任何事情,甚至自己的存在无论对于自己,还是对于他人或社会都毫无价值。

在"三无症状"的基础上,患者可以出现以自责、自罪和自杀为主要表现的"三自症状"。自责(self-blame)主要表现为患者过分地责备自己或夸大自己的过失与错误。自罪表现为患者在毫无根据的情况下,认为自己有严重的过失或错误,甚至坚信自己犯了某种罪恶,对不起家人、单位、同事或社会,应该受到惩罚。在此认识偏差的基础上患者可以用委屈自己,甚至伤害自己的办法来"赎罪"。自杀观念和行为表现为患者感到生活中的一切,甚至生活本身都没意义,以为死是最好的归宿,但同时又想到自己的家庭离不开自己,或自己的离开会使亲人感到伤心、难受或觉得世上还有值得留恋的东西,下不了死的决心,这种症状称为自杀观念(idea of suicide)。部分严重的抑郁障碍患者会认为"结束自己的生命是一种解脱"或"活在世上是多余的人",可有自杀计划和行动,反复寻求自杀(suicide)。自杀行为是严重抑郁的一个标志。有的患者会出现"扩大性自杀",患者会认为活着的亲人也非常痛苦,可在杀死亲人后再自杀,导致极其严重的后果。自杀的风险存在于整个重性抑郁发作的过程中,应注意防范。

(3)兴趣下降及快感缺失:表现为患者做事的兴趣下降,患者对以前喜爱的各种活动兴趣显著减退甚至丧失。患者不能从平日从事的活动中获得乐趣。部分患者也能参与一些看书、看电视等活动,但其目的主要是为了消磨时间,或希望能从悲观失望中摆脱来,但进一步询问可发现,患者无法在这些活动中获得乐趣,毫无快乐而言。以上症状可以在一个患者身上同时出现,但也有不少患者只以其中一种或两种为突出表现。

(4)思维迟缓：患者思维联想速度缓慢，反应迟钝，思路闭塞，自觉愚笨，思考问题困难。表现为主动言语减少，语速慢，语音低，严重者应答及交流困难。自觉"脑子好像是生了锈的机器"。

(5)意志活动减退：患者意志活动呈显著而持久的抑制。表现为行动缓慢，生活被动、懒散，不想做事，不愿与周围人交往，常独坐一旁或卧床，少出门或不出门，回避社交。严重时不修边幅，甚至发展为木僵状态，即"抑郁性木僵"，表现为患者不语、不动、不食，对周围环境缺乏反应，肌张力增高。这种情况目前已经少见，而较常见的是亚木僵状态，即患者不思饮食，目光凝滞，但能简单对话。症状缓解后，患者常常能回忆当时的感受，感到非常痛苦。

(6)其他心理症状

1)焦虑：焦虑与抑郁常常伴发，表现为莫名其妙地紧张、担心、坐立不安，甚至恐惧。可伴发一些躯体症状，如：心跳加快、尿频、出汗等。

2)强迫症状：20%~35%的抑郁发作患者可伴强迫症状。抑郁障碍患者的强迫思维常带有攻击性倾向。如患者因反复产生毫无意义的想要杀死某人或某人的亲属的想法，害怕弄伤自己或他人而不敢接触刀具或想要伤害的对象。这种强迫思维通常是为了避免有害行为的发生，但当自杀或伤害他人的强迫思维转变为妄想则非常危险。

3)精神病性症状：患者可以在一段时期出现幻觉和妄想。内容可与抑郁心境相协调，如罪恶妄想，伴嘲弄性或谴责性的幻听；也可与抑郁心境不协调，如关系、贫穷、被害妄想，没有情感色彩的幻听等。这些妄想一般不具有精神分裂症妄想的原发性、荒谬性的特征。

(7)躯体症状：在情绪低落的情况下，患者可以表现出各种躯体症状。主要表现有入睡困难、早醒、睡眠过多等睡眠障碍；此外，还可以有食欲下降、性欲减退、精力缺乏的表现；非特异性疼痛，头痛或全身疼痛，这些疼痛可以是固定的，也可以是游走性的。有的疼痛较轻，有的则难以忍受，相当一部分患者因疼痛而就诊于综合医院。躯体不适的主诉可涉及各个系统，表现为恶心、呕吐、心慌、胸闷、出汗、尿频、尿急、便秘、性欲减退、阳痿、闭经等。这些非特异性症状常在综合医院被诊为自主神经功能紊乱。

2. 恶劣心境临床表现　恶劣心境(dysthymia)是一种以持久的心境低落状态为主的轻度抑郁，从不出现躁狂，躯体不适症状较常见，睡眠障碍以入睡困难、噩梦、睡眠较浅为特点。可有慢性疼痛症状，如头痛、背痛、四肢痛等，有自主神经功能失调症状，如胃部不适、便秘或腹泻等。但无明显早醒、昼夜节律改变及体重减轻等生物学方面的改变，且无明显的精神运动性抑制或精神病性症状。抑郁常持续2年以上，其间无长时间的完全缓解，如有缓解，一般不超过2个月。患者有求治诉求，生活不受严重影响。它通常始于成年早期，持续数年，有时终生。恶劣心境与生活事件和性格都有较大关系。

【临床分型】

1. ICD-11系统抑郁障碍常见分型

(1)单次发作抑郁障碍(7A70)：根据症状的数量、类型以及严重度分类。轻度(7A70.1)；中度，不伴精神病性症状(7A70.2)；中度，伴有精神病性症状(7A70.3)；重度，不伴精神病性症状(7A70.4)和重度，伴有精神病性症状(7A70.5)；目前为部分缓解状态(7A70.6)；目前为完全缓解状态(7A70.7)；其他特定的单次发作抑郁障碍(7A70.Y)；单次发作抑郁障碍，未特定(7A70.Z)等。不同程度之间的区分有赖于复杂的临床判断，包括日常工作和社交活动的表现。轻度抑郁通常不会出现幻觉和妄想等精神病性症状。中重度抑郁常伴有精神病性症状，精神病性症状多与抑郁心境相协调，但也可不协调，此时工作、社交或家务活动受较大影响。

(2)复发性抑郁障碍(7A71)：主要特点是反复出现。分为：目前为轻度发作(7A71.1)；目前为不伴有精神病性的中度发作(7A71.2)；目前为伴有精神病性的中度发作(7A71.3)；目前为不伴有精神病性的重度发作(7A71.4)；目前为伴有精神病性的重度发作(7A71.5)；目前为部分缓解状态(7A71.6)；目前为完全缓解状态(7A71.7)；其他特定的复发抑郁性障碍(7A71.Y)；复发性抑郁障碍，未特定(7A71.Z)。

复发性抑郁障碍的患者,一旦出现了躁狂发作,诊断应改为双相及相关障碍。

(3)恶劣心境(dysthymia)(7A72);混合性焦虑和抑郁障碍(7A73);其他特定的抑郁障碍(7A7Y);抑郁障碍,未特定(7A7Z)。

2. DSM-5 抑郁障碍常见分型 破坏性心境失调障碍(F34.8);重性抑郁障碍(单次发作、反复发作);持续性心境障碍(心境恶劣 F34.1);经前期烦躁障碍(N94.3);物质/药物所致的抑郁障碍;由于其他躯体疾病所致的抑郁障碍;其他特定的抑郁障碍;未特定的抑郁障碍。

【辅助检查】

1. 诊断量表 定式临床诊断检查提纲(SCID)、复合性国际诊断检查问卷(CIDI)、简明国际神经精神访谈(MINI)等均可用于抑郁障碍的诊断。

2. 严重程度评估量表 经典的他评量表包括汉密尔顿抑郁量表(HAMD)、汉密尔顿焦虑量表(HAMA);常用的自评量表包括抑郁障碍症状快速自评量表(QIDS-SR)、9条目患者健康问卷(PHQ-9)。

3. 与双相障碍鉴别诊断的量表 包括心境障碍问卷(MDQ)、轻躁狂自评量表(HCL-32)等。

【诊断与鉴别诊断】

1. 诊断 抑郁障碍的诊断应结合病史、临床症状、病程、体格检查及实验室检查,排除器质性精神障碍,精神活性物质和非成瘾物质所致抑郁。典型病例诊断一般不困难。密切的临床观察,把握疾病横断面的主要症状及纵向病程的特点,进行科学的分析是临床诊断的基础。为了提高诊断的一致性,国内外都制定了诊断标准以供参照。临床工作中,常根据 ICD-11 分类系统的标准进行诊断。在临床试验中,常根据 DSM-5 分类系统的标准进行诊断。

2. 鉴别诊断

(1)精神分裂症:精神分裂症患者出现抑郁症状有以下三种情况。

1)伴发抑郁症状:抑郁症状作为精神分裂症症状一部分,一般认为精神分裂症起病前 3 个月,有抑郁障碍症状。由于精神分裂症的特征性症状明显,较易与重性抑郁障碍相鉴别。

2)继发抑郁障碍症状:随着自知力的恢复、病耻感的存在,加上亲友躲避、工作调整及婚姻变故等原因,患者出现抑郁的比例可高达80%,有些甚至出现自杀行为,需要予以重视,及早干预。可采取患者教育的方法,鼓励其面对现实、坚持服药,以争取更好的预后。

3)药源性抑郁:一些抗精神病药物如丁酰苯类药物氟哌啶醇,吩噻嗪类氯丙嗪均可引起抑郁,部分苯二氮䓬类药物长期服用也可引起抑郁。

应该注意,精神分裂症患者的情感不是抑郁,而是平淡或淡漠,妄想内容也比较荒谬。精神分裂症紧张型应与抑郁木僵状态相鉴别,前者精神活动与环境不协调,常伴有违拗,紧张性兴奋的表现。

(2)躯体疾病:许多伴有躯体症状的抑郁障碍或躯体疾病伴抑郁障碍患者往往首诊于综合医院,医生通常应首先考虑除外躯体疾病,通过系统的询问病史,全面的体格检查和神经系统检查以及实验室检查可以排除或确定诊断。如果抑郁症状是躯体疾病的一部分,是由躯体疾病引起的,则可诊断为躯体疾病所致的精神障碍。另外,躯体疾病是抑郁障碍发生的诱因,躯体疾病作为抑郁障碍的心理学因素存在。有躯体症状的抑郁障碍常无器质性基础。

(3)神经系统疾病:帕金森病患者的抑郁症状出现率高达 50%~75%;颞叶癫痫所表现的病理性心境恶劣也常常类似抑郁发作;阿尔茨海默病患者中约 20%~50% 有抑郁症状。但随着时间的推移,慢性脑综合征的表现越来越明显,有痴呆的人格改变,影像学检查可见脑皮质萎缩等,易于与抑郁障碍鉴别。

【治疗】

1. 治疗原则 抑郁障碍的治疗以药物治疗为主,结合心理治疗、物理治疗和其他治疗的综合治疗。需要综合考虑患者的症状特点、年龄、躯体状况、对药物的耐受性、治疗成本等,个体化合理用药。有 2 次以上的复发,特别是近 5 年有 2 次发作者应维持治疗。如果患者出现 3 次或 3 次以上的发作,其维持治疗时间应该至少两年或两年以上,多次复发者主张长期维持治疗。

抑郁障碍的治疗达到的三个目标：①提高临床治愈率，最大限度减少病残率和自杀率，关键在于尽早消除临床症状；②提高生存质量，恢复社会功能；③预防复发。抑郁为高复发性疾病（>50%）。

2. 治疗策略　抑郁障碍为高复发性疾病，目前倡导全病程治疗策略。抑郁障碍的全病程治疗分为急性期治疗、巩固期治疗和维持期治疗。首次发作的抑郁障碍，50%~85% 会有第 2 次发作，因此常需维持治疗以防止复发。

（1）急性期治疗：控制症状，尽量达到临床痊愈（通常以 HAMD-17 总分 ≤ 7，或 MADRS 总分 ≤ 12 作为评判标准）。治疗严重抑郁障碍时，一般药物治疗 2~4 周开始起效。如果患者用药治疗 6~8 周无效，改换一种作用机制不同的药物，或者增加一种作用机制不同的抗抑郁药物可能有效，但要注意不良反应。

（2）巩固期治疗：目的是防止症状复燃。巩固治疗至少 4~6 个月，如在此期间患者病情不稳，则复燃风险较大。

（3）维持期治疗：目的是防止症状复发。维持治疗结束后，病情稳定，可缓慢减药直至终止治疗，但应密切监测，一旦有复发的早期征象，迅速恢复原有治疗。有关维持治疗的时间意见不一。

3. 药物治疗　各种抗抑郁药物的疗效大体相当，又各有特点，药物选择主要考虑以下因素。①抑郁障碍症状特点：如伴有明显激越的抑郁发作可优先选用有镇静作用的抗抑郁药；伴有精神病性症状的抑郁发作不宜选用安非他酮；②药理学特征：如镇静作用较强的药物对明显焦虑激越的患者可能较好；③既往用药史：如既往治疗药物有效则继续使用，除非有禁忌证；④药物间相互作用：有无药效学或药动学配伍禁忌；⑤患者躯体状况和耐受性；⑥治疗获益及药物价格。目前一般推荐 SSRIs、SNRIs、NaSSAs 作为一线药物选用。常用的抗抑郁药物介绍如下。

（1）选择性 5- 羟色胺再摄取抑制剂（selective serotonin reuptake inhibitors, SSRIs）：具有安全、容易耐受且用药方便等特点。常用的药物有：氟西汀（fluoxetine）、帕罗西汀（paroxetine）、舍曲林（sertraline）、氟伏沙明（fluvoxamine）、西酞普兰（citalopram）、艾司西酞普兰（escitalopram）。少部分患者可出现口干、恶心、消化不良、腹泻、失眠、多汗等药物副作用。SSRIs 的常用剂量、用法和特点见表 26-1。

表 26-1　SSRIs 的常用剂量、用法和特点

药名	日剂量 /mg	药物相互作用风险 *	撤药综合征	其他
氟西汀	20~60	高	罕见	增加激越风险，起效慢
帕罗西汀	20~60	高	常见	治疗早期出现急性肌张力障碍
舍曲林	50~200	中等	常见	可能有多巴胺能效应
氟伏沙明	100~300	高	常见	不易耐受
西酞普兰	20~60	低	少见	过量时可能不太安全
艾司西酞普兰	10~20	低	少见	比西酞普兰起效更快

* 基于对细胞色素 P450 酶的抑制。

（2）5- 羟色胺和去甲肾上腺素再摄取抑制剂（serotonin norepinephrine reuptake inhibitors, SNRIs）：SNRIs 类药物针对 5-HT 和 NE 两类与抑郁相关的单胺系统，可能比单一选择增强 5-HT 或 NE 更有效，对抑郁的靶症状改善更广。有三种 SNRIs：文拉法辛、度洛西汀和米那普仑。目前国内常用的是前两种。

文拉法辛（venlafaxine）普通制剂半衰期短，为 4~5h，应分次服药，缓释剂可以每天服药一次起效时间多在 2~4 周，对难治性抑郁也有较好治疗作用。常用日剂量为 75~225mg。常见不良反应有恶心、口干、出汗、乏力、焦虑、震颤、阳痿和射精障碍，不良反应发生与剂量有关。需要动态监测血压变化，特别是当服用日剂量大于 225mg 时更应如此。

度洛西汀（duloxetine）起始日剂量为 40mg（20mg 一日 2 次）至 60mg（60mg 顿服或 30mg 一日 2

次）。最大日剂量通常为 120mg。常见的不良反应包括恶心、口干、便秘、食欲下降、疲乏、嗜睡以及出汗增多。治疗前及治疗期间需要动态监测血压变化。

米那普仑（milnacipran）常用日剂量范围 30~200mg，必须分 2 次服用。药物过量时常见呕吐、高血压、镇静和心动过速。高剂量的米那普仑由于具有催吐效果，能够降低严重不良反应的风险。

（3）去甲肾上腺素和特异性 5- 羟色胺能抗抑郁药（noradrenergic and specific serotonergic antidepressant，NaSSAs）：米氮平（mirtazapine）。米安舍林类似物，通过抑制位于突触前 NE 神经元 α_2 自受体和 5-HT 转运体神经元突触前 α_2 异受体这两种神经细胞，最终升高突触 NE 和 5-HT 水平。治疗日剂量通常在 30~45mg，因具有较强的抗组胺作用，有镇静作用，可晚间一次服用。常见不良反应包括倦睡、口干、食欲增加和体重增加。严重不良反应白细胞减少的情况虽然较少发生，但应引起医生足够的警惕。

（4）5-HT$_{2A}$ 拮抗剂及 5-HT 再摄取抑制剂（serotonin antagonist and reuptake inhibitors，SARIs）：曲唑酮（trazodone）是四环结构的三唑吡啶衍生物，对 H$_1$、α_2 受体拮抗作用相对强，镇静作用较强。可用于各种轻、中度，尤其是伴有焦虑、失眠症状的抑郁障碍患者的治疗。禁用于低血压、室性心律失常，不宜与降压药联用。曲唑酮起始剂量为 50~100mg/d，每隔 3~4d 增加 50mg，常用剂量 150~300mg/d，因清除半衰期短，宜分次服用。常见不良反应为头疼、镇静、口干、恶心、呕吐、无力、体位性低血压，少数可能引起阴茎异常勃起。

（5）其他新型抗抑郁药物：瑞波西汀（reboxetine）。选择性 NE 再摄取抑制剂（noradrenaline reuptake inhibitors，NRIs），对其他神经递质受体没有明显作用，它是一种吗啉，结构上与氟西汀相关。通常日剂量 8~12mg，分两次给药。建议瑞波西汀不与其他可能增强 NE 功能的药物或能升高血压的药物合用。最常见不良反应为口干、便秘、出汗、失眠。

（6）传统的抗抑郁药物：三环类抗抑郁药（tricyclic antidepressants，TCAs）。各种 TCAs 总的疗效可能不相上下，临床可根据它们的振奋、镇静等作用和副作用以及患者的耐受性进行选择。常用药物有：阿米替林、多塞平、丙米嗪、氯米帕明，日剂量范围均是 50~250mg。最常见的副作用为口干、便秘、视物模糊、手颤、心动过速，严重者可出现尿潴留、肠麻痹。TCAs 常见不良反应的药理学机制和临床表现见表 26-2。

表 26-2　TCAs 常见副反应的药理学机制和临床表现

药理学机制	副反应
阻断毒蕈碱受体（抗胆碱能）	口干、心动过速、视物模糊、青光眼、便秘、尿潴留、性功能障碍、认知损害
阻断 α_1 肾上腺素受体	嗜睡、体位性低血压、性功能障碍、认知损害
阻滞组胺 H$_1$ 受体	嗜睡、体重增加
膜稳定特性	心脏传导受损、心律失常、癫痫发作
其他	皮疹、水肿、白细胞减少、肝酶升高

四环类抗抑郁药：临床上对多种抑郁障碍有效。抗胆碱能作用较三环类抗抑郁药弱，对心血管系统的不良反应少，显效比较快。其代表药物为麦普替林（maprotiline），日剂量 100~200mg。用药时宜逐渐增加剂量（每日增加 25mg），加药过快可能诱发癫痫发作。少数患者可出现过敏性皮疹。

（7）药物联合治疗：在临床上，有些特殊类型的抑郁障碍患者往往需要一些特殊的联合治疗方案。抗抑郁药可与情感稳定剂、抗精神病药、抗焦虑药联合使用，提高治疗效果。

4. **心理治疗**　抑郁障碍心理治疗的目的：①减轻和缓解症状；②恢复正常的心理及社会功能；③预防复发；④改善服药依从性；⑤矫正因抑郁症状发作而产生的继发后果（如婚姻不睦、自卑等）。心理治疗包括支持性心理治疗、认知治疗、行为治疗、人际心理治疗、婚姻及家庭治疗等一系列的治疗技术。

(1)认知行为治疗(cognitive behavioral therapy,CBT):CBT 在抑郁障碍急性期治疗中可有效减轻抑郁症状,在巩固期和维持期治疗中可有效预防或减少复燃与复发。急性期治疗的疗程一般为期12~16 周。

(2)人际心理治疗(interpersonal psychotherapy,IPT):IPT 主要通过帮助患者识别出诱发或促发其抑郁发作的人际因素,鼓励其释放哀伤、帮助其解决角色困扰与转换问题,学习必要的社交技能以建立新的人际关系和获得必要的社会支持,从而改善抑郁。通常包括 3 个阶段共 16 次治疗。

5. 物理治疗

(1)重复经颅磁刺激治疗:重复经颅磁刺激(repetitive transcranial magnetic stimulation,rTMS)治疗是 20 世纪 90 年代初应用于精神科临床研究的物理治疗方法,rTMS 于 2008 年被 FDA 批准用于抑郁障碍的临床治疗。其基本原理是磁场穿过皮肤、软组织和颅骨,在大脑神经中产生电流和引起神经元的去极化,从而产生生理效应。机制尚不完全明确,可能与脑内单胺类递质等水平改变有密切相关。一些临床研究证实 rTMS 对抑郁障碍(包括难治性抑郁障碍)有明确疗效。多项荟萃分析发现 rTMS治疗有小到中度的治疗效果,同时证实左侧背外侧前额叶皮质是高频 rTMS 治疗抑郁障碍的有效及最常用靶位。

(2)电抽搐治疗(electroconvulsive therapy,ECT):又称电休克治疗,主要适用于伴有严重自杀观念和行为的抑郁障碍、抑郁性木僵、伴有精神病性症状的抑郁障碍、难以耐受药物治疗或对药物治疗无效的重性抑郁障碍患者。一般而言,电休克治疗每周 2~3 次,急性期治疗从每日 1 次过渡到隔日 1次,或起始就隔日 1 次,一般是 6~12 次,通常不超过 20 次。电休克治疗后仍需药物维持治疗。

(3)光照治疗:是季节性情感障碍的有效治疗方法,有效率可达到 50% 以上。一般照度在5 000lx,治疗时间多在清晨,每日 1~2h。光照治疗的机制尚不清楚,有研究显示其作用与修正被扰乱的生物节律以及调整血清素和儿茶酚胺系统有关。

【预后与康复】

抑郁发作的平均病程约为 6 个月,但大约 25% 的患者有超过 1 年的发作,10%~20% 出现慢性迁延病程。

首次抑郁发作后约半数以上会在未来 5 年内复发。首次发作仅获得部分缓解者复发的可能性增加 4 倍。3 次发作、未接受维持治疗的患者,今后复发的风险几乎是 100%,其发作间期也会越来越短。约 43% 的 3 次以上抑郁发作患者在病情缓解后 12 周会复发。

如果患者无精神病性症状,住院时间短或抑郁时间短,家庭功能良好,其预后可能良好;与此相反,合并精神病性障碍,物质滥用,发病年龄小,患病到首次确诊持续时间长以及需住院治疗,则患者的预后可能较差。抑郁患者发生自杀企图或自杀的风险显著高于普通人群,抑郁障碍的终生自杀风险为 6%,而那些病情严重、曾住院治疗的患者,自杀风险可高达 15%。

单相抑郁的患者中包含了部分还未表现出来的双相障碍患者,据估计约 10% 的抑郁障碍患者最终出现躁狂症状,更改诊断为"双相及相关障碍",预后较抑郁障碍更差。

第二节 双相及相关障碍

【概述】

双相及相关障碍是指既有抑郁又有轻躁狂或躁狂发作的一种精神疾病,以情绪的不稳定性为特征。临床表现复杂,情绪低落或者高涨反复、交替、不规则呈现,病程多行演变,间歇期或长或短,也可以有社会功能的损害。躁狂发作时表现为躁狂综合征(manic syndrome),以情感高涨或易激惹为其特征性表现,伴随思维奔逸、意志行为增强。

ICD-11 系统双相及相关障碍主要包括双相障碍Ⅰ型,双相障碍Ⅱ型以及环性心境障碍。

DSM-5 系统双相及相关障碍主要包括双相Ⅰ型障碍、双相Ⅱ型发作、环性情绪障碍、物质(药物)所致双相及相关障碍、由于其他躯体疾病所致双相及相关障碍等。

【流行病学】

双相障碍终生患病率在 0.3%~1.5%,具有慢性化的特点。平均起病年龄为 17 岁,男性和女性的患病率接近。同样,双相障碍与其他障碍有着很高的共病率,特别是焦虑障碍和物质滥用。大约有10%~15% 的青年期反复发作的重型抑郁障碍患者最终会发展成双相Ⅰ型障碍。

西方国家成人双相障碍的终生患病率 1%~4%,其中双相Ⅰ型的终身患病率 0.3%~1.6%,占全部心境障碍患者的 10%~40%。Merikangas KR 等(2011)发表了对五大洲 11 个国家 61 392 名成年人进行结构性诊断访谈,结果发现双相障碍总体终生患病率为 0.6%,一年患病率双相Ⅰ型障碍为 0.4%,双相Ⅱ型障碍为 0.4% 和 0.3%,阈下双相障碍为 1.4% 和 0.8%。在 76% 的患双相谱系障碍被访者中,44% 有三种以上共病,最常见的是焦虑障碍(特别是惊恐发作)。36% 的阈下双相障碍患者中,15% 有自杀计划,10% 有自杀企图。

2008 年台湾省双相障碍的终生患病率 0.3%;2010 年北京市 18 个区县时点患病率为 1.7‰,终生患病率为 2.7‰。

【病因与发病机制】

目前发病机制尚未阐明,且双相及相关障碍的相关资料远远少于抑郁障碍。

1. **遗传因素**　双生子与家族研究发现,单卵双生子同患双相障碍的概率(80%)远高于单相障碍(54%);异卵双生子同患双相情感障碍的概率为 24%,同患单相障碍的概率为 19%。寄养子研究发现患病父母的子女,发生心境障碍的风险增加,当他们被健康人收养仍不能降低其患病的风险。双相Ⅰ型障碍患者的一级亲属,出现双相Ⅰ型障碍(4%~20%)、双相Ⅱ型障碍(1%~5%)和重性抑郁障碍(4%~24%)的概率升高。这些均是双相障碍具有遗传倾向的强有力证据,但是目前确切的遗传机制尚不明确。近年来使用限制性片段长度多态性(RFLP)技术等研究发现,双相障碍可能与第 5 号(多巴胺 D_1 受体基因所在位置)、第 11 号染色体(儿茶酚胺类神经递质合成的限速酶——酪氨酸羟化酶基因所在位置)上的基因异常有关,但结果的可重复性欠佳。

2. **病理生理机制**

(1)去甲肾上腺素(norepinephrine,NE)假说:认为躁狂症是因为大脑去甲肾上腺素过多所致。

(2)5-羟色胺(serotonin,5-HT)假说:5-HT 与双相障碍的研究多集中于基因的多态性研究。在一项大型欧洲多中心研究中,纳入了 1 804 例双相障碍患者和 2 407 例正常对照,Meta 分析表明 5-HT$_3$ 受体多态性(*rs1062613,rs1176744* 和 *rs3831455*)与双相障碍有关,*OR* 值为 0.881(*P*=0.009)。

(3)多巴胺(dopamine,DA)假说:有人提出躁狂状态是由于多巴胺活动过度所致。对多巴胺代谢和功能的研究很少提供支持该观点的直接证据。但是 DA 能激动剂如溴隐亭可引发躁狂,以及精神兴奋剂如苯丙胺和可卡因具有的致欣快和兴奋效应是众所周知的。此外 DA 受体拮抗剂如氟哌啶醇能有效地治疗躁狂。

(4)其他的神经递质:乙酰胆碱(ACh)、γ-氨基丁酸(GABA)、第二信使系统等均被认为与双相障碍有关。躁狂与抑郁的转化与脑内 NE-ACh 的平衡假说有关,躁狂相 ACh 减少且 NE 增加,而抑郁相 ACh 增加且 NE 减少。有学者推测,第二信使物质 cAMP 与磷酸肌醇(IP)不平衡是导致躁狂或抑郁的基础。如 cAMP 系统功能亢进而 IP 系统功能相对减退则导致躁狂,反之则导致抑郁。

3. **神经内分泌异常**　垂体激素的调节及神经递质对垂体的控制非常复杂,双相障碍患者所出现的神经内分泌功能异常可能主要反映了单胺类神经递质系统的异常。另外,任何生长素分泌节律的异常均可继发产生患者的睡眠觉醒周期紊乱。抑郁障碍患者生长素对 α_2 去甲肾上腺素能受体阻滞剂的反应性降低,部分抑郁障碍患者 GH 对胰岛素的反应降低,在双相抑郁及精神病性抑郁患者中就更为明显。

4. 神经免疫　双相障碍共病率高,是一个不争的事实,尤其是共病代谢和自身免疫性疾病。近 50% 的双相障碍患者,至少共病一种疾病,而这些疾病多为糖尿病、胰岛素抵抗、血脂异常及肥胖等与代谢及免疫功能紊乱有关的疾病。

5. 脑影像学改变　主要涉及额叶、基底节、扣带回、海马、杏仁核等区域,包括与认知和情感调节关系密切的神经环路。对年轻患者,许多研究发现少数患者有皮质萎缩和脑室扩大,这种改变在有双相障碍的患者中更明显。磁共振成像(MRI)发现在抑郁障碍患者额叶和颞叶亚皮质区散在分布的白色高密度影像出现率高,特别是双相情感障碍的患者。磁共振光谱(MRS)技术发现,双相 I 型患者存在细胞膜磷脂代谢的异常,这与双相障碍发病的第二信使学说以及锂盐的作用位点相吻合。

6. 心理、社会因素

(1)人际关系与环境因素:包括亲子分离和幼年丧亲、父母的养育风格、儿童期性虐待、亲友关系、社会支持系统、情感表达、婚姻、生活事件以及就业状况等因素。

(2)病理心理学机制:人格和人格障碍。Kraepelin 提出环性人格者(具有反复持久心境波动者)更易于患躁狂抑郁障碍。

【临床表现与分型】

1. 躁狂发作　躁狂发作(manic episode)的典型临床表现是情感高涨、思维奔逸、活动增多“三高”症状,可伴有夸大观念或妄想、冲动行为等。发作应至少持续 1 周,并有不同程度的社会功能损害,可给他人或自己造成危险或不良后果。躁狂可一生仅发作一次,也可反复发作。

(1)典型症状

1)情感高涨:是躁狂发作的主要原发症状。表现为患者自我感觉良好,主观体验特别愉快,生活快乐、幸福。整日兴高采烈,得意扬扬,笑逐颜开。其高涨的情感具有一定的感染力,言语诙谐风趣,常博得周围人的共鸣。症状轻时可能不被视为异常,但了解他(她)的人可以看出这种表现的异常性。有的患者尽管心境高涨,但情绪不稳,时而欢乐愉悦,时而激动易怒。部分患者可表现为易激惹、愤怒、敌意为特征,甚至可出现破坏及攻击行为,但持续时间较短,易转怒为喜或赔礼道歉。

2)思维奔逸:患者联想速度明显加快,思维内容丰富多变,自觉脑子聪明,反应敏捷。语量大、语速快,口若悬河,有些自感语言表达跟不上思维速度。联想丰富,概念一个接一个地产生,常高谈阔论,信口开河,由于患者注意力随境转移,常因周围环境变化而使话题突然改变,讲话的内容常从一个主题很快转到另一个主题,即意念飘忽(flight of ideas),严重时可出现“音联”和“意联”。患者讲话时眉飞色舞或手舞足蹈,常因说话过多而口干舌燥,甚至声音嘶哑。

3)活动增多、意志行为增强:多为协调性精神运动性兴奋,即内心体验、行为方式与外界环境相协调。患者自觉精力旺盛,能力强,兴趣范围广,想多做事,做大事,想有所作为,因而活动明显增多,整日忙碌不停,但多有始无终。有的表现为喜交往,爱管闲事,爱打抱不平,爱接近异性;注重打扮装饰,但并不得体,行为轻率或鲁莽,自控能力差。患者无疲倦感,声称“全身有使不完的劲”。病情严重时,自我控制能力下降,举止粗鲁,可出现攻击和破坏行为。

4)夸大观念及夸大妄想:患者在心境高涨的背景上,常出现夸大观念(常涉及健康、容貌、能力、地位和财富等),自我评价过高,言语内容夸大,说话漫无边际,认为自己才华出众、出身名门、腰缠万贯等,自命不凡,盛气凌人。严重时可达到妄想的程度。有时也可出现关系妄想、被害妄想等,但内容多与现实接近,持续时间也较短。

5)躯体症状:睡眠需求减少,患者常诉“我的睡眠质量非常高,不愿把有限的时间浪费在睡眠上”。终日奔波但无困倦感,是躁狂发作特征之一。另外,患者常有食欲增加、性欲亢进,有时甚至在不适当的场合出现与人过分亲热而不顾别人感受的情况。体格检查可发现瞳孔轻度扩大,心率加快,且有交感神经兴奋的症状等。多数患者在疾病的早期即丧失自知力。

(2)轻躁狂(hypomania):程度较轻,起病不太急,有时达不到影响社会功能的程度,所以一般人常不以为病,有时也达不到住院的程度。患者情绪高涨、兴奋、话多,但与环境协调,常说话诙谐,带有戏谑色彩。由于情绪高昂,常自负,自我评价过高,对人指手画脚,武断专横。遇到批评,则反唇相讥,决不让人,但常能与人较好接触。

(3)谵妄性躁狂(delirious mania):谵妄性躁狂是躁狂中最严重的表现,可由急性躁狂发展而来,患者此前常常出现精力体力消耗过多、缺乏休息、进食进水不足的情况,除精神运动性兴奋外,可有谵妄的表现,如意识不清,定向障碍,幻觉妄想,情绪紧张害怕,大汗淋漓,脉快,瞳孔散大,体温升高,若不能及时治疗甚至可因衰竭致命。此时,典型的躁狂表现可被掩盖,易被误诊为精神分裂症或器质性疾病。

2. 双相障碍 以躁狂(或轻躁狂)发作与抑郁发作反复循环或交替发作或以混合方式存在为主要特征的双相情感障碍。躁狂发作时,表现为情感高涨、言语增多、活动增多;而抑郁发作时则出现情绪低落、思维迟缓、活动减少等症状。病情严重者在发作高峰期还可出现幻觉、妄想或紧张性症状等精神病性症状。与抑郁障碍相比,双相情感障碍的自杀风险更大。

3. 混合发作 躁狂症状和抑郁症状可在一次发作中同时出现,如抑郁心境伴以连续数日至数周的活动过度和言语增多,躁狂心境伴有激越、精力和本能活动降低等。抑郁症状和躁狂症状也可快速转换,因日而异,甚至因时而异。如果在目前的疾病发作中,两类症状在大部分时间里都很突出,则应归为混合性发作。

4. 环性心境障碍 环性心境障碍(cyclothymia):主要特征是持续性心境不稳定。心境高涨与低落反复交替出现,但程度都较轻,心境波动通常与生活事件无明显关系,与患者的人格特征有密切关系。波动幅度相对较小,每次波动均不符合躁狂或抑郁发作的诊断标准。这种心境不稳定一般开始于成年早期,呈慢性病程,可一次持续数年,有时甚至占据个体一生中的大部分时间,不过有时也可有正常心境,且一次稳定数月。如果没有相当长时间的观察或是对个体既往行为较充分的了解,很难作出诊断。

【辅助检查】

诊断量表:定式临床诊断检查提纲(structured clinical interview for DSM disorders,SCID)、复合性国际诊断检查问卷(composite international diagnostic interview,CIDI)、简明国际神经精神访谈(the MINI-international neuropsy-chiatric interview,MINI)等均可用于双相障碍的诊断;严重程度评估量表:抑郁发作严重程度评定量表(详见抑郁障碍章节);经典的躁狂严重程度他评量表如杨氏躁狂评定量表(young mania rating scale,YMRS);常用的躁狂、轻躁狂筛查量表包括心境障碍问卷(mood disorder scale,MDQ)、轻躁狂自评量表(hypomania check list,HCL-32)等。

【诊断与鉴别诊断】

(一)诊断

双相及相关障碍的诊断主要依据病史,结合精神检查以及必要的辅助检查。诊断需符合两条标准:①本次发作符合下述某种发作的标准;②既往至少有过一次其他情感障碍发作。它的特点是反复(至少两次)出现心境和活动水平明显紊乱的发作,紊乱有时表现为心境高涨、精力和活动增加(躁狂或轻躁狂),有时表现为心境低落、精力下降和活动减少(抑郁)。发作间期通常以完全缓解为特征。在双相及相关障碍患者中,有10%~15%的患者每年有4次及以上的情感障碍发作,即符合快速循环发作的诊断标准。

躁狂发作的诊断主要依据病史,结合精神检查以及必要的辅助检查。在是否伴有精神病性症状的基础上又有详细划分。

(1)双相Ⅰ型障碍,目前为不伴精神病性症状的躁狂发作(ICD-11诊断标准)

一般标准:①情感变化必须突出且至少持续1周(若严重到需要住院则不受此限)。②无幻觉或妄想,但可能发生知觉障碍,如主观的过分敏锐,听觉过敏(hyperacusis),感到色彩格外鲜艳。③发作不是由于酒或药物滥用、内分泌障碍、药物治疗或任何器质性精神障碍所致。

症状标准:A.情感明显高涨,兴高采烈,易激惹,对个体来讲已达到肯定异常的程度。B.①活动增多或坐立不安;②言语增多("言语急促、杂乱");③观念飘忽或思维奔逸的主观体验;④正常的社会约束力丧失,以致行为与环境不协调和行为出格;⑤睡眠需要减少;⑥自我评价过高或夸大;⑦随情境转移或活动和计划不断变化;⑧愚蠢鲁莽的行为,如挥霍、愚蠢的打算、鲁莽的开车,患者不认识这些行为的危险性;⑨明显的性功能亢进或性行为失检点。

诊断标准:具备 A 和至少 B 中的三项(如果情感仅表现为易激惹,则需要四项),且对日常的个人功能有严重影响。

(2)双相 I 型障碍,目前为伴有精神病性症状的躁狂发作

诊断标准:①发作符合不伴精神病性症状躁狂除一般标准②之外的标准。②发作不同时符合精神分裂症或分裂情感障碍躁狂型的标准。③存在幻觉或妄想,但不应有典型精神分裂症的幻觉和妄想(即:完全不可能或与文化不相应的妄想,对患者进行跟踪性评论的幻听或第三人称幻听),常见的情况为带有夸大、自我援引、色情及被害内容的妄想。④发作不是由于精神活性物质使用或任何器质性情感障碍所致。

根据幻觉或妄想与心境是否协调,又分为躁狂,伴有与心境相协调的精神病性症状;躁狂,伴有与心境不协调的精神病性症状。"不协调"应包含不带情感色彩的妄想或幻觉。例如,没有自罪或被指控内容的关系妄想;向患者讲述没有特殊情感意义事件的声音。

(3)轻躁狂发作:持续发作需持续至少 4d。不符合躁狂发作和双相情感障碍、抑郁发作、环性心境或神经性畏食的标准。

(4)双相 I 型障碍,目前为混合发作

1)本次发作以轻躁狂、躁狂和抑郁症状混合或迅速交替(即在数小时内)为特点。

2)至少在 2 周期间的大部分时间内躁狂和抑郁症状必须同时突出。

3)既往至少有过一次确定无疑的轻躁狂或躁狂发作、抑郁发作混合性情感发作。

(5)目前为缓解状态

1)目前状态不符合任何严重度的抑郁或躁狂发作的标准,也不符合任何一种其他的情感障碍标准。

2)既往至少有过一次确定无疑的轻躁狂或躁狂发作,同时外加至少一种其他的情感发作。

(二)鉴别诊断

双相障碍抑郁发作与单相抑郁障碍的鉴别详见前述抑郁障碍的鉴别诊断部分。这里主要叙述躁狂(轻躁狂)发作的鉴别诊断。

1. **精神分裂症**　精神分裂症青春型表现出的精神运动性兴奋常与环境格格不入,与患者自身的情感和思维不协调,无法让他人产生共鸣,是"不协调"的。而躁狂发作常有情感障碍家族史,急性起病,情感高涨而有感染力,表现为协调性精神运动性兴奋。

2. **躯体疾病**　许多躯体疾病,尤其是脑部疾病会引起类似躁狂发作的临床表现。如既往无情感障碍病史的中老年患者出现了夸大性行为、过分的社会脱抑制行为(如当众小便),往往提示额叶病变。这种情况进行系统的神经系统检查是很重要的。年轻患者在感染 HIV 或头部损伤的情况下,可能出现躁狂的表现。甲状腺功能亢进的患者也可有躁狂表现。出现这些情况,应尽量先治疗患者的原发躯体疾病。

3. **可能导致躁狂的药物**　单项抑郁发作时,在应用抗抑郁药物及电休克治疗过程中出现躁狂发作或者轻躁狂发作,应诊断为双相情感障碍。

某些药物可导致类似躁狂的表现,依靠病史和尿液药物筛查可以进行鉴别。可能导致躁狂的药物:各种抗抑郁药、苯丙胺、巴氯芬、溴剂、溴隐亭、卡托普利、西咪替丁、可卡因、皮质醇、环孢素、双硫

仑、致幻剂、肼屈嗪、异烟肼、左旋多巴、哌甲酯、甲泛葡胺、阿片类药物、苯环己哌啶、甲基苄肼、丙环定、育亨宾等。

【治疗】

（一）治疗原则

双相及相关障碍应该早期识别，及时治疗，倡导全病程治疗，不仅能改善患者急性期的痛苦，还能改善患者的远期预后。治疗的重点在于稳定情绪，应特别注意，不要加速由抑郁向躁狂状态抑或是反向的转化。双相及相关障碍应遵循以下治疗原则。

1. 综合治疗原则　应采取药物治疗、物理治疗、心理治疗和危机干预等综合治疗的方式，以达到提高疗效及依从性、预防复发并降低自杀风险，改善社会功能及提高生活质量的目的。

2. 全病程治疗原则　双相障碍的治疗除缓解急性期症状外，还应坚持长期治疗以达到阻断循环反复发作的目的。全病程治疗可分为 3 期：急性治疗期、巩固治疗期、维持治疗期。

3. 个体化治疗原则　个体对精神药物治疗的反应存在很大差异，制定治疗方案时需要考虑患者年龄、性别、主要症状、躯体情况、是否合并使用药物、首发或复发、既往治疗史等多方面因素，选择合适的药物。

4. 以心境稳定剂为基础的治疗原则　不论双相障碍为何种临床类型，都必须以心境稳定剂为主要治疗药物。双相障碍抑郁发作时，在使用心境稳定剂的基础上可谨慎地使用抗抑郁药物，特别是同时作用于 5-HT 和 NE 的药物。

5. 联合用药治疗原则　根据病情需要可联合用药，但需注意药物之间的相互作用。可采用心境稳定剂与抗精神病药或苯二氮䓬类药物并用；心境稳定剂与抗抑郁药物并用。

6. 定期监测血药浓度原则　定期监测疗效及毒副作用并及时调整剂量。锂盐的治疗剂量和中毒剂量接近，应定期对血锂浓度进行动态监测。卡马西平或丙戊酸盐治疗躁狂的剂量也应达到抗癫痫治疗剂量的相同血药浓度水平。

7. 换药原则　一种药物疗效不好，可改用或加用另一种药物。要判定一种心境稳定剂无效，需排除依从性差、血药浓度过低等因素，且用药时间应大于 3 周。

另外，对于难治性双相障碍患者，候选的心境稳定剂、钙通道拮抗剂、甲状腺素、5-HT$_{1A}$ 受体拮抗剂等，可考虑作为增效剂与心境稳定剂联合应用，联合用药要注意药物相互作用对疗效和安全性的影响。

（二）全病程治疗

双相及相关障碍病因不明，目前只能早期发现、早期诊断、早期治疗，以期取得良好的疗效。双相障碍治疗除缓解急性期症状外，还应坚持长期治疗原则以达到阻断循环反复发作的目的。医生应在治疗开始前即向患者和家属明确告知全病程治疗的重要性，以争取其配合。全病程治疗可分为 3 期。

1. 急性治疗期　此期治疗目的是控制症状、缩短病程。注意治疗应充分，力争达到完全缓解，避免症状复燃或恶化，一般情况下 6~8 周可达到此目的。

2. 巩固治疗期　急性症状完全缓解后即进入巩固治疗期，应防止症状复燃并促进社会功能恢复。一般巩固治疗时间：抑郁发作为 4~6 个月，躁狂或混合性发作为 2~3 个月。在此期间，主要治疗药物剂量应维持在急性期水平。为提高患者服药依从性，并促进其社会功能的恢复，配合以心理治疗十分必要。

3. 维持治疗期　目的是防止复发，维持良好的社会功能并提高患者的生活质量，维持治疗应持续多久尚无定论，如既往为多次发作者，可维持治疗 2~3 年或更长。在此期间应去除可能存在的社会心理不良因素并施以心理治疗，从而更有效地降低复发风险。

（三）药物治疗

1. 双相躁狂发作的治疗

（1）心境稳定剂：比较公认的心境稳定剂包括锂盐、丙戊酸盐、卡马西平。这几种药物对于情感障碍有一定的治疗和预防作用。锂盐有抗抑郁作用,但卡马西平、丙戊酸钠的抗抑郁效果却不肯定。另外,拉莫三嗪、托吡酯、加巴喷丁及某些抗精神病药(如奥氮平、喹硫平、利培酮等)可能也具有一定的心境稳定作用。

1)碳酸锂(lithium carbonate):锂盐为治疗躁狂发作的首选药,总有效率为80%以上。对躁狂和抑郁的复发有预防作用。锂盐起效较慢,需要2~3周的时间才能显效,3~4周达到最大效果。锂盐抗躁狂的疗效,轻症躁狂比重症躁狂效果要好,典型躁狂症比混合型或分裂情感性障碍要好。锂盐对混合性发作及快速循环发作的疗效不佳。锂盐在双相情感障碍维持治疗中能够减少自杀行为。维持治疗时,尤其对有自杀观念者及双相Ⅱ型患者,应使用锂盐。

抗躁狂治疗剂量门诊为750~1 500mg/d,住院患者为1 250~2 000mg/d,分2~3次服用,饭后服用可减少胃肠刺激,剂量应逐渐增加,最终达到有效血锂浓度,维持剂量1 000~1 500mg/d。锂盐的治疗剂量和中毒剂量接近,治疗期间应监测血锂浓度,从而及时发现中毒并处理。血药浓度测定一般是在末次服药后12h左右,通常是早上服药前,必要时可延后1~2h测定(服药时间顺延)。

急性治疗期的理想血锂浓度为0.8~1.2mmol/L,1.4mmol/L为有效血锂浓度的上限,超过此值容易中毒。老年患者的治疗浓度不宜超过1.0mmol/L。维持期的血药浓度范围是0.4~0.8mmol/L。急性躁狂发作得到控制后,仍应继续使用锂盐至少6~12个月,因为在这段时间里复发风险最高。

药物过量中毒时可出现脑病综合征,如意识模糊、震颤、反射亢进、癫痫发作乃至昏迷、休克、肾功能损害。锂中毒关键在于预防。一旦中毒,无特殊解毒剂,应立即停药和清除过多的锂(洗胃、输液、纠正脱水、维持体液和电解质平衡、血液透析等)。锂盐和其他药物合用时,其血药浓度可能发生变化,应予以注意。锂盐血药浓度与中毒反应之间的关系见表26-3。

表26-3 锂盐血药浓度与中毒反应之间的关系

锂浓度/(mmoL·L^{-1})	中毒水平	副反应
1.0~1.5		细震颤、恶心
1.5~2.0	轻度	齿轮样震颤、恶心和呕吐、嗜睡
2.0~2.5	中度	共济失调、意识混浊
2.5~3.0	重度	构音障碍、粗大震颤
>3.0	危及生命	谵妄、抽搐、昏迷、死亡

2)丙戊酸盐(valproates):包括丙戊酸钠(sodium valproate)与丙戊酸镁(magnesium valproate)。

抗躁狂应从小剂量开始,200~400mg/d,逐渐增加至800~1 500mg/d,分次饭后服用。最高不超过1 800mg/d。可参考血药浓度调整剂量,治疗血药浓度为50~120μg/ml。用于双相及相关障碍躁狂发作的治疗,特别对快速循环及混合性发作效果好。

一般耐受性好,不良反应发生率低。常见与剂量相关的不良反应多为良性,有胃肠激惹症状(厌食恶心、胃痉挛、呕吐、腹泻)、良性转氨酶升高、脱发、镇静和震颤。大多出现在治疗早期,减量或继续治疗可减轻或消失。与剂量无关的有体重增加,肝衰竭(主要为儿科患者)、胰腺炎、粒细胞缺乏、凝血障碍是罕见的与剂量无关的特发性不良反应。共济失调、构音障碍、转氨酶持续升高为不常见的不良反应。丙戊酸盐有致畸作用,主要是神经管缺陷和先天性心脏病,妊娠期女性应避免使用。

药物过量的早期表现为恶心、呕吐、腹泻、厌食等消化道症状,继而出现肌无力、四肢震颤、共济失调、嗜睡、意识模糊或昏迷。一旦发现中毒征象,应立即停药,可用血液透析或血液灌注以降低血药浓度,用纳洛酮逆转昏迷。

丙戊酸盐能抑制苯妥英钠、苯巴比妥、扑米酮、乙琥胺、地西泮的代谢,使之相应的血药浓度升高。与锂合用,加剧震颤;与抗精神病药物合用,加重镇静、谵妄和木僵,引起锥体外系症候群(EPS);与苯二氮䓬类合用,可能降低丙戊酸盐浓度,引起共济失调、恶心、嗜睡;与其中的氯硝西泮合用可引起失神性癫痫状态；阿米替林、氟西汀可能导致丙戊酸盐的血药浓度升高。阿司匹林能增加本品的药效和毒性作用。与抗凝药如华法林或肝素等抗血栓药物合用，出血的危险性增加。

3）拉莫三嗪（lamotrigine）：其抗抑郁作用大于抗躁狂作用，适用于双相抑郁和双相快速循环型的治疗。

常用剂量：第 1~2 周 25mg/d，缓慢加药，每周增加 25mg，常用治疗剂量是 50~300mg/d，最高400~500mg/d。如服用丙戊酸盐则剂量应减半。

不良反应：恶心、头晕、头痛、复视、视物模糊、共济失调、震颤，少数患者嗜睡。约有 35% 的患者出现皮疹，通常是斑丘疹，也可有发热。缓慢增加剂量可降低不良反应的发生率。罕见的严重不良反应，如血管神经性水肿、Stevens-Johnson 综合征（Stevens-Johnson syndrome）和中毒性表皮松解坏死。

对肝脏代谢酶有诱导作用的药物如卡马西平可降低拉莫三嗪的血药浓度。将卡马西平和拉莫三嗪合用也可引起神经毒性反应。与丙戊酸钠合用时可导致拉莫三嗪的血药浓度升高。

（2）抗精神病药：很多抗精神病药对躁狂有效，尤其对高度兴奋的患者。

1）氯丙嗪和氟哌啶醇：第一代抗精神病药中的氯丙嗪和氟哌啶醇能较快地控制躁狂发作的精神运动性兴奋，严重者可肌内注射氯丙嗪，100~150mg/d，分 1~2 次给药或用氟哌啶醇肌内注射，5~10mg/次，2~3 次 /d。氟哌啶醇可能增加锂盐的神经毒性，不推荐合用，如合用则血锂浓度的安全上限为1.0mmol/L。联合第一代抗精神病药可能影响认知功能，诱发抑郁，如需长期使用抗精神病药物，建议选用第二代抗精神病药物。

2）喹硫平（quetiapine）：自 2004 年及 2006 年被美国食品药品监督管理局（FDA）批准分别用于双相躁狂急性治疗及 3 双相抑郁急性治疗后，喹硫平成为第一个也是唯一一个既可用于双相障碍躁狂发作，又可用于双相障碍抑郁发作的非典型抗精神病药物。注册试验及前瞻性开放研究也显示了喹硫平在双相障碍维持治疗方面的疗效。

3）奥氮平（olanzapine）：目前在双相障碍治疗中，奥氮平被 FDA 批准用于双相躁狂的急性期治疗（可作为单药治疗，也可作为心境稳定剂的辅助治疗）和双相障碍的维持治疗。

4）利培酮（risperidone）：利培酮已获得 FDA 批准，用于双相躁狂的急性治疗（单药治疗和辅助治疗）。与奥氮平和喹硫平相比，利培酮治疗双相抑郁疗效的临床数据有限。在使用心境稳定剂的双相障碍患者中，利培酮已用作辅助治疗，但是，目前支持其单药长期治疗的证据依然有限。

（3）苯二氮䓬类药物：在躁狂发作的治疗早期，心境稳定剂尚未起效前，苯二氮䓬类药物可以控制兴奋、激越、攻击等急性症状。其中劳拉西泮和氯硝西泮具有起效快和作用时间较短的特点，并能肌内注射，吸收较好。但是这类药物不属于心境稳定剂，不能预防复发，长期使用可能出现药物依赖，建议在心境稳定剂起效后停止使用。

（4）药物的联合应用：在治疗躁狂发作过程中，可将心境稳定剂与抗精神病药联合使用，比如碳酸锂加用氯丙嗪或氟哌啶醇等药物。联合治疗过程中，药物剂量应相对小，密切注意药物副反应，及时监测血药浓度，避免药物中毒。

2. 双相抑郁发作的治疗

（1）心境稳定剂：随机对照研究证明，碳酸锂治疗双相抑郁有效，平均有效率 76%，而且不会导致转相或诱发快速循环发作，故双相抑郁的急性期治疗可单独使用足量锂盐。在治疗开始时尽快使血锂浓度达到 0.8mmol/L 以上，是确保治疗有效的重要一步。若已接受一种心境稳定剂足量治疗，但抑郁障碍症状仍未缓解甚至恶化，则加用另一种心境稳定剂（锂盐或丙戊酸盐）相比加用抗抑郁药物同样有效，但当两种心境稳定剂联用时患者耐受性较差。一些临床开放性研究提示丙戊酸盐治疗双相抑郁的总有效率约为 30%，与安慰剂相比无明显优势，优点是治疗过程中不会产生转相或诱发快速循环发作。

（2）第二代抗精神病药物：喹硫平已被美国 FDA 批准用于双相障碍抑郁发作的治疗。临床研究证实，奥氮平能有效治疗双相抑郁发作并预防其短期内转躁。奥氮平联合氟西汀的疗效优于单用奥氮平。无论单用还是合用奥氮平,其转躁率(6%~7%)与安慰剂相比无显著差异。

(3)抗抑郁药在双相抑郁治疗中的使用:美国精神病学会(American Psychiatry Association,APA)2002年版双相障碍治疗指南中指出,双相抑郁应慎用抗抑郁药的四大理由如下。①有效率低于50%,治疗效果不好;②可能诱发或导致转相;③治疗及预防复发效果不及锂、拉莫三嗪等;④缺乏预防和减少自杀的肯定效果。

对于抗抑郁药引起转相,危险因素有以下几个方面:发病年龄小;女性;躁狂发作既往史;双相Ⅰ型家族史;环性心境障碍;情感旺盛气质;甲状腺机能减退;心境障碍频繁发作;不典型抑郁症状频度高等。

尽管学者们认为抗抑郁药治疗双相障碍弊多利少,但在临床实践中,仍然有部分双相抑郁患者使用了抗抑郁药。他们一般都具有如下特征:①过去以抑郁发作为主要临床相;②抑郁发作持续时间较长(如超过1个月);③抑郁发作,病情严重或有严重自杀倾向者(轻/中度抑郁发作不必使用);④非快速循环发作或混合发作患者。

在使用抗抑郁药时需注意:①一般不主张单一用药,通常需在充分使用心境稳定剂的基础上再使用;心境稳定剂以锂盐、拉莫三嗪为宜;②选择抗抑郁药需要十分谨慎,避免选择环类抗抑郁药,而以安非他酮、SSRIs为宜;③病情转躁应立即停用抗抑郁药;④抑郁缓解后一般应及时停用抗抑郁药,维持治疗只能用于那些停药就复发的患者,后者在双相患者中约占15%~20%。

3. 双相障碍快速循环型的治疗 双相障碍快速循环型(rapid cycling in bipolar disorder,RC)被看做是双相障碍中的恶性病程形式,其治疗较为困难。由于其每一次发作均可自发缓解,治疗的焦点在于阻断其反复循环发作。

治疗要点包括几个方面:①如果是药物促发的RC,尽可能停用抗抑郁药,有可能使15%的RC者病情缓解。对RC者(不论自发或促发)继续使用抗抑郁药,可使95%患者的病情进一步恶化(循环发作更多)。②应用足够剂量的心境稳定剂,如丙戊酸盐或卡马西平。锂盐做为传统的心境稳定剂对双相障碍有效,但却不能阻断或预防RC反复发作。③激素类如甲状腺激素、雌激素;非典型抗精神病药物,如氯氮平、利培酮及奥氮平,在临床上单用或与其他心境稳定剂合用,能阻断或减少RC循环发作。④对于一切药物治疗均无法阻断其发作的患者,电休克治疗是最后的有效手段。一旦缓解,即停用电休克治疗,继续原有药物治疗并观察。

(四)心理治疗

大部分心境障碍心理治疗的研究对象为单相抑郁障碍患者,而针对双相及相关障碍患者的心理治疗研究较少。双相及相关障碍心理治疗的主要特点是:关注药物依从性、识别病情发作的早期征兆、提高应对技能、重要他人的参与,并提供疾病的临床特点、病程和治疗的相关信息。如认知行为治疗(CBT)可以提高双相情感障碍患者对药物治疗的依从性。

(五)物理治疗

电抽搐治疗(ECT)即电休克治疗,主要适用于急性躁狂发作伴有冲动伤人、毁物;谵妄性躁狂、双相障碍的严重抑郁、难治性抑郁;精神药物治疗无效或对药物治疗不能耐受;因躯体疾病不能接受药物治疗者。

精神科药物有可能改变抽搐阈值和抽搐时间的长短。在进行电休克治疗期间,为了避免增加神经毒性,一般不合用锂盐;苯二氮䓬类、丙戊酸盐、卡马西平等可提高抽搐阈值,需停用;传统抗精神病药物需要减量至中小剂量,第二代抗精神病药物对抽搐发作影响较小,可以不减量。

【预后与康复】

双相及相关障碍中约3/4的女性及2/3的男性以抑郁发作为首次发作,呈发作性病程。多数患者具有抑郁和躁狂的双相发作,仅有10%~20%的患者仅出现躁狂发作。躁狂发作一般为急性起病。未经治疗的躁狂发作一般持续3个月左右,经过6~9次发作后躁狂发作一般持续在6~9个月之间。

几乎所有的双相及相关障碍患者都能从急性发作中康复,但长期预后并不乐观。首次发作后约

40%~50% 在 2 年内复发,发作间期随年龄和发作次数的增加而逐渐缩短。长期随访发现,只有约 7% 的患者此后不再复发。比较而言,双相 Ⅱ 型患者预后稍好,快速循环型预后较差。

　　双相及相关障碍患者中有 15%~19% 死于自杀,部分研究认为这一比例可高达 25%~50%。患者自杀的标准化死亡比(SMR)分别是 15(男性)和 22(女性),表明死于自杀的患者是普通人群的 20 倍左右。

(王　刚)

【思考题】

1. 心境障碍的主要分类及临床表现?

2. 抑郁障碍和双相及相关障碍的病因学涉及哪些方面?

3. 在诊断抑郁障碍和双相及相关障碍时,还应注意与哪些疾病相鉴别?

4. 抑郁障碍有哪些治疗手段?

5. 双相及相关障碍的全病程治疗包括哪些内容?

第二十七章
焦虑与恐惧相关障碍

焦虑与恐惧相关障碍的特征包括过度的焦虑和恐惧,以及相关行为紊乱,导致患者个人、家庭、社会、教育、职业或其他重要领域的苦恼和/或损害。ICD-11 的焦虑与恐惧相关障碍是从 ICD-10 中神经症、应激相关及躯体形式障碍中独立出来,成为新的单独疾病类型,包括广泛性焦虑障碍、惊恐障碍、场所恐惧障碍、特定恐惧障碍、社交焦虑障碍、分离性焦虑障碍和其他特定或未特定的焦虑与恐惧相关障碍。

第一节　广泛性焦虑障碍

广泛性焦虑障碍(generalized anxiety disorder, GAD)是一种以焦虑为主要临床表现的精神障碍,患者常常有不明原因的提心吊胆、紧张不安,并有显著的自主神经功能紊乱症状、肌肉紧张及运动性不安。患者往往能够认识到这些担忧是过度和不恰当的,但不能控制,因难以忍受而感到痛苦。病程不定,但趋于波动并成为慢性。患者常常因自主神经症状就诊于综合性医院,进行过多的检查和治疗。

GAD 是最常见的焦虑障碍,终生患病率估计为 4.1%~6.6%,在普通人群中年患病率约在 1.9%~5.1%,45~55 岁年龄组比例最高,女性患者是男性的 2 倍。GAD 常为慢性病程,国外资料显示患者在明确诊断前已经有 10 年病程者并不少见。

【病因与发病机制】

1. **遗传**　荟萃分析表明广泛性焦虑障碍有家族聚集性,遗传度大约为 32%。少数研究发现广泛性焦虑障碍与 D_2 受体、5-HT 转运体受体、多巴胺转运体受体基因多态性相关,但这些结论需要进一步研究证实。

2. **神经生物学**

(1)神经影像学:目前研究的重点是杏仁核,研究发现广泛性焦虑障碍的青少年杏仁核体积增大,前额叶背内侧体积也增大;杏仁核、前扣带回和前额叶背内侧活动增加,并与焦虑的严重程度正相关;而前额叶背外侧活动相对下降。

(2)神经生化

1)γ- 氨基丁酸:GAD 患者外周血细胞 GABA 受体密度下降,mRNA 也减少,当焦虑水平下降时这两项也恢复到正常。正电子发射计算机扫描(positron emission computed tomography, PET)研究发现 GAD 患者左颞极 GABA 受体结合率降低,苯二氮䓬类药物激动 GABA 受体有抗焦虑作用。

2)5- 羟色胺:敲除 5-HT_{1A} 受体基因,包括纯合子和杂合子,均可导致小鼠焦虑样行为增加,探索行为减少;敲除纯合子小鼠 5-HT_{1A} 受体基因,常出现应激性心动过速、应激性发热、皮质激素分泌增加、血糖增加等。转基因小鼠过度表达 5-HT$_{1A}$ 受体导致焦虑样行为减少,探索行为增加;激动 5-HT$_{2A}$ 受体导致焦虑,缺乏 5-HT$_{2A}$ 受体的小鼠焦虑样行为较少,探索性行为更多。

3)去甲肾上腺素:对蓝斑的持续刺激可导致焦虑样症状,应激诱导的 NE 释放可促进模型动物的焦虑样行为,包括在高架十字迷宫开臂中的探索行为的减少和社会交往行为的减少。在 GAD 患者中,由于 NE 水平较高而持续激动丘脑的 α$_1$ 受体,导致警觉性增加、易激惹和睡眠障碍。同时脑血管收缩,大脑皮质功能下降,杏仁核脱抑制,导致恐惧和焦虑。GAD 患者外周血 α$_2$ 受体减少,α$_2$ 受体拮抗剂如育亨宾(yohimbine)能增加 NE 浓度并导致焦虑,而 α$_2$ 受体激动剂可乐定治疗焦虑有效。增加突触间隙 NE 水平的药物具有抗焦虑的效果,如 SSRIs 中的帕罗西汀具有一定的抑制 NE 重吸收的作用,临床显示出广谱抗焦虑作用。具有 5-HT 和 NE 双受体重吸收抑制作用的 SNRIs 如文拉法辛、度洛西汀及 TCAs 也有很好的抗焦虑作用。

3. 心理学理论　行为主义理论认为,焦虑是对某些环境刺激的恐惧而形成的一种条件反射。心理动力学理论认为,焦虑源于内在的心理冲突,是童年或少年期被压抑在潜意识中的冲突在成年后被激活,从而形成焦虑。在临床上,一些焦虑障碍的患者病前可追溯有应激性生活事件,特别是威胁性事件更易导致焦虑发作。近来的研究显示童年时期发展的不安全的依恋关系、对照料者的矛盾情感、父母的过度保护、被虐待和威胁、与养育者过多分离均可能是焦虑产生的原因。

【临床表现】

广泛性焦虑障碍起病缓慢,可与一些心理、社会因素有关,尽管部分患者可自行缓解,但多表现为反复发作,症状迁延,病程漫长者社会功能下降。

1. 精神性焦虑　精神上的过度担心是焦虑症状的核心。表现为对未来可能发生的、难以预料的某种危险或不幸事件经常担心。有的患者不能明确意识到他担心的对象或内容,而只是一种提心吊胆、惶恐不安的强烈内心体验,称为自由浮动性焦虑(free-floating anxiety)。有的患者担心的也许是现实生活中可能将会发生的事情,但其担心、焦虑和烦恼的程度与现实很不相称,称为预期焦虑(apprehensive expectation)。警觉性增高可表现为对外界刺激敏感,易于出现惊跳反应;注意力难以集中,易受干扰;难以入睡、睡中易惊醒;情绪易激惹等。

2. 躯体性焦虑　表现为运动性不安与肌肉紧张。运动性不安可表现搓手顿足、不能静坐、不停地来回走动、无目的的小动作增多。肌肉紧张表现为主观上的一组或多组肌肉不舒服的紧张感,严重时有肌肉酸痛,多见于胸部、颈部及肩背部肌肉,紧张性头痛也很常见,有的患者可出现肢体的震颤,甚至语音发颤。

3. 自主神经功能紊乱　表现为心动过速、胸闷气短、头晕头痛、皮肤潮红、出汗或苍白、口干、吞咽梗阻感、胃部不适、恶心、腹痛、腹胀、便秘或腹泻、尿频等症状。有的患者可出现早泄、阳痿、月经紊乱、性欲缺乏等症状。

4. 其他症状　广泛性焦虑障碍患者常合并疲劳、抑郁、强迫、恐惧、惊恐发作及人格解体等症状,但这些症状常不是疾病的主要临床相。

此外,GAD 是一种共病率高的疾病,大约 2/3 的患者合并抑郁,GAD 常被认为是抑郁的危险因素。合并抑郁的患者自杀风险明显增高,这种现象在中老年人中相对多见。约 1/4 的患者伴有惊恐障碍,有些还伴有社交焦虑障碍、强迫障碍。患者也常合并酒和物质依赖,还有些患者合并躯体疾病,如功能性胃肠病、高血压、糖尿病等。

广泛性焦虑障碍的部分患者可出现焦虑面容、血压升高、心率增快、肢端震颤、腱反射活跃等变化。

目前常用的焦虑严重程度评估工具为医师用汉密尔顿焦虑量表(Hamilton anxiety scale,HAMA),总分 ≥ 14 分可明确达到焦虑发作的严重程度标准。

【诊断与鉴别诊断】

1. 诊断要点　必须在至少 6 个月内的大多数时间存在焦虑的原发症状,这些症状通常应包含以下要素。

(1)过度的焦虑和担忧(为将来的不幸烦恼,感到忐忑不安,注意力集中困难等)。

(2)运动性紧张(坐卧不宁、紧张性头痛、颤抖、无法放松)。

(3)自主神经活动亢进(出汗、心动过速或呼吸急促、上腹不适、头晕、口干等)。

2. 鉴别诊断

(1)躯体疾病所致焦虑:代谢综合征、高血压、糖尿病等导致全身血管病变的疾病同时也导致心脑血管疾病,包括冠心病、心肌梗死、脑梗死、脑白质缺血等,常常是中老年焦虑的器质性因素,而对疾病的焦虑反应加重了原有疾病,此时的治疗应同时针对原发疾病和焦虑障碍。睡眠呼吸暂停低通气综合征导致慢性缺氧,多导睡眠检查有助于诊断。此外,甲状腺功能亢进、低血糖、嗜铬细胞瘤、系统性红斑狼疮等均有焦虑症状,针对相关疾病进行相关的临床和实验室检查,可以明确诊断。

(2)精神疾病所致焦虑

1)抑郁障碍:广泛性焦虑障碍与抑郁障碍有许多症状重叠,目前临床常用的方法是分别评估抑郁和焦虑的严重程度和病程,且优先考虑抑郁障碍的诊断。

2)其他焦虑障碍:广泛性焦虑障碍常常合并其他焦虑障碍,最常见的是惊恐障碍。如果焦虑是对特定对象和情景的反应,并达到恐惧症的诊断标准,则分别列出。

3)精神分裂症:有时精神分裂症患者也会出现明显的焦虑,只要发现有精神病性症状,就不考虑广泛性焦虑障碍的诊断。

(3)药源性焦虑:许多药物在长期应用、过量或中毒、戒断时可致典型的焦虑症状。如哌甲酯、甲状腺激素、类固醇、茶碱、抗精神病药物等,可根据服药史予以鉴别。

【治疗】

药物治疗和心理治疗的综合应用是获得最佳治疗效果的方法。

1. **药物治疗**　急性期以缓解或消除焦虑症状及伴随症状,提高临床治愈率,恢复社会功能,提高生存质量为目标。

(1)使用有抗焦虑作用的抗抑郁药:SSRIs 和 SNRIs 对广泛性焦虑有效,且药物不良反应少,患者耐受性好,如帕罗西汀、文拉法辛、度洛西汀、艾司西酞普兰等,目前已在临床上广泛使用。三环类抗抑郁药如丙米嗪、阿米替林等对广泛性焦虑有较好疗效,但较强的抗胆碱能副作用和心脏毒性作用限制了它们的应用。

根据抗抑郁药起效较慢、无成瘾性,而苯二氮䓬类药物起效快,但长期使用有成瘾性的特点,临床上多在早期将苯二氮䓬类与 SSRIs/SNRIs 或三环类药物合用,维持 2~4 周,然后逐渐停用苯二氮䓬类药物。很少单独应用苯二氮䓬类药物作为一种长期的治疗手段。

(2)其他药物:丁螺环酮、坦度螺酮是 5-HT$_{1A}$ 受体的部分激动剂,因无依赖性常用于广泛性焦虑障碍的治疗,但起效较慢。β 受体阻滞剂对于减轻焦虑症患者自主神经功能亢进所致的躯体症状如心悸、心动过速等有较好疗效。此外,氟哌噻吨美利曲辛对焦虑也有较好的缓解作用,但不宜长期使用,老年人使用可能诱发帕金森综合征。

广泛性焦虑障碍是一种易慢性化和复发的疾病,在急性期治疗后,巩固治疗和维持治疗对于预防复发非常重要,巩固治疗至少 2~6 个月,维持治疗至少 12 个月。

2. **心理治疗**

(1)健康教育:让患者明白疾病的性质,增进患者在治疗中的合作,在焦虑发作时对焦虑体验有正确的认知,避免进一步加重焦虑。鼓励患者进行适当的体育锻炼,并坚持正常生活工作。

(2)认知行为治疗:广泛性焦虑障碍患者容易出现两类逻辑错误:一是过高地估计负性事件出现的可能性,尤其是与自己有关的事件;二是过分戏剧化或灾难化地想象事件的结果。焦虑障碍患者对事物的一些歪曲的认知,是造成疾病迁延不愈的原因之一。对患者进行全面的评估后,治疗者就要帮助患者改变不良认知并进行认知重建。松弛训练、呼吸控制训练能部分缓解焦虑。

第二节　惊 恐 障 碍

惊恐障碍（panic disorder，PD）又称急性焦虑障碍。其主要特点是突然发作的、不可预测的、反复出现的、强烈的惊恐体验，一般历时 5~20min，伴濒死感或失控感，患者常体验到濒临灾难性结局的害怕和恐惧，并伴有自主神经功能失调的症状。

在 1980 年 DSM-Ⅲ 出现前没有惊恐障碍的诊断，由于其临床表现常伴随心血管的症状，故曾被称为易激惹心脏、Da Costa 综合征、心脏神经官能症、神经性循环衰弱等。1941 年 Wood 认为这是一种焦虑障碍。在 ICD-10 中，惊恐障碍作为独立的诊断单元首次出现。

惊恐障碍是一种慢性复发性疾病，患者伴随显著的社会功能损害，其日常功能甚至明显低于其他严重慢性躯体疾病如糖尿病、关节炎的患者。在女性中，惊恐障碍的终生患病率为 4.8%，是男性的 2~3 倍。起病年龄呈双峰模式，第一个高峰出现于青少年晚期或成年早期，第二个高峰出现于 45~54 岁，儿童时期发生的惊恐障碍往往不易被发现或表现出与教育相关的回避行为。

【病因和发病机制】

1. 遗传因素　由于惊恐障碍与其他焦虑障碍、抑郁障碍、物质滥用等的共病率较高，这些疾病的临床表现部分重叠，其中遗传与非遗传危险因素的交互作用非常复杂，因此其病理机制不清。从家系和双生子研究推断其遗传度为 40% 左右。已有的研究涉及几乎所有的染色体和所有的方法，包括全基因组关联分析、基因表达、基因与临床关系研究等，但仅儿茶酚胺氧位甲基转移酶（COMT）*Val158Met* 多态性位点与惊恐障碍的关联被几个独立样本的研究和随后的荟萃分析所证实，然而这一基因位点也与其他精神疾病存在关联。女性的患病率高于男性可能提示惊恐障碍与性别相关的遗传因素有关。

2. 神经生物学相关因素

（1）CO_2 超敏学说：给惊恐障碍患者吸入 5% 的 CO_2 可诱发惊恐发作，而健康人无此反应；静脉输入乳酸钠或碳酸氢钠也有同样的效果，因 CO_2 是两者共同的代谢产物；高碳酸血症刺激脑干的 CO_2 感受器，这是机体对窒息的警报，此时患者出现过度通气和惊恐发作。因此惊恐障碍的患者可能存在脑干 CO_2 感受器的超敏。

（2）γ-氨基丁酸（γ-GABA）系统：苯二氮䓬类（BZD）能迅速控制惊恐障碍的发作，这与 BZD-$GABA_A$ 受体复合物抑制神经兴奋传导有关。发现惊恐障碍患者的额叶、颞叶、顶叶 BZD 受体结合力下降，特别是在前额叶背外侧，焦虑症状与之呈正相关；而海马、海马旁回 BZD 受体结合力增加，焦虑症状与之呈负相关，这被认为是惊恐障碍的一种基本或代偿性改变。

（3）NE 与 5-HT 系统：β-受体拮抗剂能部分缓解惊恐障碍，但仅仅拮抗 β-受体并不能阻止乳酸诱发的惊恐发作；蓝斑是 NE 的中枢，对其电刺激可导致动物的惊恐反应。SSRIs 有效治疗惊恐障碍后紊乱的 NE 功能可恢复正常，其机制不清。

（4）神经影像学研究：影像学研究发现，惊恐障碍患者右侧颞中回、眶额内侧皮质体积减少；左前扣带回背侧损伤可导致惊恐障碍；患者中脑体积增大；在激发状态时额叶脑功能活动信号不稳定，而边缘系统和脑干的高活动状态得到延续。这些研究结果可能与惊恐障碍发作时前脑对边缘系统和脑干的抑制作用下降相关。

3. 心理、社会相关因素　精神分析相关的焦虑理论对惊恐障碍进行了阐释，即认为惊恐发作是个体害怕潜意识的冲动影响现实生活，但其科学性尚无法验证。行为主义理论认为惊恐障碍是与生活中创伤性事件形成的条件联系,但多数患者不能找到相关的创伤性事件。儿童期的创伤性事件可能与惊恐障碍形成有关,但需要进一步研究证实。

【临床表现】

惊恐障碍的特点是莫名突发惊恐,随即缓解,间歇期有预期焦虑,部分患者有回避行为。

1. **惊恐发作** 患者在无特殊的恐惧性处境时,突然感到一种突如其来的紧张、害怕、恐惧感,甚至出现惊恐,此时患者伴有濒死感、失控感、大难临头感;患者肌肉紧张,坐立不安,全身发抖或全身无力;常常有严重的自主神经功能紊乱症状,如出汗、胸闷、呼吸困难或过度换气、心动过速、心律不齐、头痛、头昏、四肢麻木和感觉异常等,部分患者可有人格或现实解体。惊恐发作通常起病急骤,终止迅速,一般历时数分钟至数十分钟,但不久可突然再发。发作期间始终意识清晰。

2. **预期焦虑** 患者在发作后的间歇期仍心有余悸,担心再发,不过此时焦虑的体验不再突出,而代之以虚弱无力,需数小时到数天才能恢复。

3. **回避行为** 60% 的患者对再次发作有持续性的焦虑和关注,害怕发作产生不幸后果。并出现与发作相关的行为改变,如回避工作或学习场所等。部分患者置身于某些地方或环境,可能会诱发惊恐发作,这些地方或环境使患者感到一旦惊恐发作,则不易逃生或找不到帮助,如独自离家、排队、过桥或乘坐交通工具等,称为场所恐惧障碍。有些惊恐障碍的患者共病场所恐惧障碍。

部分患者的惊恐障碍可在数周内完全缓解,病程超过 6 个月者易慢性化。40% 的患者可共病抑郁障碍,此时可使惊恐障碍预后变差。不伴广场恐惧症的患者治疗效果较好,伴广场恐惧症者复发率高且预后欠佳。在惊恐障碍的患者中社交焦虑障碍、广泛性焦虑障碍、抑郁障碍、物质滥用特别是酒精滥用发生率增高。大约 7% 的患者可能出现自杀行为。

体格检查患者通常意识清晰,呼吸频率增加,但皮肤黏膜无发绀,可有血压波动、心率增快和心律异常,如果有心脏杂音需要排除是否有二尖瓣脱垂等心脏疾患。神经系统检查基本正常。精神检查可引出恐惧和焦虑情绪。

可用惊恐障碍严重度量表(Panic Disorder Severity Scale,PDSS)来评估惊恐障碍的严重程度。

【诊断与鉴别诊断】

1. **诊断要点**

(1)患者以惊恐发作为主要临床症状,并伴有自主神经相关症状。

(2)在大约 1 个月之内存在数次严重焦虑(惊恐)发作,且满足:①发作出现在没有客观危险的环境;②发作不局限于已知的或可预测的情境;③发作间期基本没有焦虑症状。

(3)排除其他临床问题所导致的惊恐发作。

2. **鉴别诊断**

(1)对于胸闷、胸痛、呼吸不畅、恐惧的患者首先需进行心电图和心肌酶学检查,以排除心血管事件。

(2)鉴别躯体疾病导致的惊恐发作:心脏疾病如二尖瓣脱垂、甲状腺功能亢进、癫痫、短暂性脑缺血发作、嗜铬细胞瘤、低血糖、狂犬病等均可出现惊恐发作。如怀疑是上述躯体疾病所导致的惊恐发作,应询问相关病史并及时进行相应的实验室检查。

(3)药物使用或精神活性物质滥用及戒断:使用某些药物如哌甲酯、甲状腺激素、类固醇、茶碱、SSRIs/SNRIs 等可导致惊恐发作;精神活性物质如酒、苯丙胺、可卡因的使用及戒断以及苯二氮䓬类药物的戒断也可导致惊恐发作。

(4)其他精神障碍:社交焦虑障碍和特定的恐惧障碍均可出现惊恐发作,此时不作出惊恐障碍的诊断,只有不可预测的惊恐发作才是惊恐障碍。惊恐可继发于抑郁障碍,尤其是男性,如果同时符合抑郁障碍的诊断标准,则不应把惊恐障碍作为主要诊断。

【治疗】

惊恐障碍的治疗目标是减少或消除惊恐发作,改善期待性焦虑和回避行为,改善社会功能,提高生活质量。在治疗开始时应告诉患者惊恐发作是生理和心理障碍的结果,其躯体症状通常不会导致生命危险,药物治疗和心理治疗是有效的。

1. **药物治疗**　苯二氮䓬类(BZD)药物治疗惊恐发作起效快,可选用劳拉西泮、阿普唑仑或氯硝西泮等,但长期使用易导致依赖。物质滥用者服用 BZD 药物更可能出现依赖。

由于 5- 羟色胺再摄取抑制剂(SSRIs)、5- 羟色胺和去甲肾上腺素再摄取抑制剂(SNRIs)治疗惊恐障碍有效,特别是当惊恐障碍与抑郁障碍、社交焦虑障碍、广泛性焦虑障碍、创伤后应激障碍或物质滥用共病时,因其作用的广谱性而成为更合适的选择。通常 2~3 周起效,无滥用和依赖倾向。长期服用 SSRIs 能明显降低患者的复发率。

三环抗抑郁药(TCAs)氯米帕明治疗惊恐障碍有效,但由于其较多的不良反应,需从小剂量开始,过量则易中毒。

临床上常常采用 BZD 联合抗抑郁药治疗,患者症状开始改善比单用抗抑郁药要早,但到 5~6 周时无更多优势,此时可渐停 BZD,避免因 BZD 长期使用导致的药物依赖和抗抑郁药早期使用效果不佳的缺点。

经过 8~12 周的急性期治疗,可转入巩固和维持期治疗,时间至少 1 年。病程长、反复发作、治疗效果不满意、伴有抑郁或其他焦虑障碍者持续治疗时间常常需要数年。

2. **认知行为治疗**　通常分为三步。第一步让患者了解惊恐发作、发作的间歇性及回避过程。第二步是内感受性暴露,患者暴露于自己的害怕感觉和外界的害怕境遇。害怕感觉包括过度呼吸引起的眩晕、脸上发热和麻刺感,摇头引起的眩晕或非真实感;害怕境遇包括拥挤、在公共汽车上和路途中。通过有计划的暴露,使患者注意这些感受,从而耐受并控制这些感受,不再出现惊恐发作。如害怕晕倒的患者被要求在椅子上旋转或过度换气直至感到眩晕,让他们知道不是在惊恐发作时晕倒,而是因为体验到症状而晕倒。另外,慢而浅的呼吸有助于控制过度换气。第三步是认知重组,患者原来认为“我将晕倒”“我将不能忍受这些感受”,认知重组让其发现惊恐所导致的结果与既往的认识有很大差距,这样达到新的认知重组而缓解症状。

第三节　恐 惧 障 碍

恐惧症(phobia)原称恐怖性神经症,是一种以过分和不合理地惧怕外界某种客观事物或情境为主要表现的神经症,患者明知这种恐惧反应是过分的或不合理的,但仍反复出现,难以控制。恐惧发作时常常伴有明显的焦虑和自主神经症状,患者极力回避导致恐惧的客观事物或情境,或是带着畏惧去忍受,因而影响其正常生活。

在 DSM-Ⅳ中,将广场恐惧症(agoraphobia)列入了惊恐障碍中,这样惊恐障碍就分为伴或不伴广场恐惧的惊恐障碍和广场恐惧不伴惊恐障碍。其他两种常见的恐惧症是社交焦虑障碍(social anxiety disorder,SAD)和特殊恐惧障碍(specific phobia),而近年的研究多数按照 DSM 分类系统进行。

在美国社交焦虑障碍的终生患病率为 13.3%,女性较男性常见,平均发病年龄为 15 岁,平均发病 12 年后才进行首次治疗,而且 80% 的患者从未接受治疗。特殊恐惧障碍的终生患病率美国为 11.3%,平均发病年龄为 15 岁,女性患病率是男性的两倍多,患者很少寻求治疗。

【病因与发病机制】

1. **遗传因素**　在一项将广场恐惧症、社交焦虑障碍和特殊恐惧障碍的样本合并进行的荟萃分析中,发现患上述恐惧症的先证者其一级亲属有较高的患病率,*OR*=4.1。在一项女性双生子的研究中推测出 SAD 的遗传度为 28%。

2. 神经生物学　在临床中,SSRIs 治疗 SAD 有效,提示 SAD 与 5-HT 相关。有研究发现,社交焦虑障碍患者外周血中 BZD 受体密度降低,纹状体多巴胺受体密度下降等。但这些发现之间的相互关系尚不清楚。

在健康成人中发现,杏仁核体积大与社交圈大和复杂程度相关,那些朋友最多的人,杏仁核大小约是朋友最少的人的两倍。有研究发现 SAD 患者在进行负性自我信念评估时更多地给予负性评价,此时杏仁核被激活,同时在前额叶内侧和背外侧、前扣带回背侧被激活的程度低于健康对照;与对照组相比,SAD 患者面临威胁时会报告更多的负性情感,同时在中枢激活了与情感注意过程相关的网络,激活程度与症状严重程度呈正相关。

对特殊恐惧障碍的研究进展集中于生物进化过程中杏仁核对恐惧物体的记忆编码及其表达。

3. 心理、社会因素　行为学理论认为广场恐惧常起源于自发的惊恐发作并与相应的环境偶联,逐渐产生期待性焦虑和回避行为,症状的持续和泛化导致患者在越来越多的场合产生焦虑。

在 SAD 的发生发展中,可能的危险因素有童年期的过度保护、忽视和虐待、行为被过分控制或批评、父母婚姻不和、没有学会亲密关系、学校表现不佳等。在这样的环境中长大的小孩常常对社交有认知扭曲,长期习惯对模糊事件给予负性解释,对负性事件给予灾难性解释,常常对自我进行持续的负性反思。

精神分析理论认为特定恐惧是被压抑的潜意识冲突投射或被置换到一个物体并固着下来,人可以通过回避来避免焦虑。行为学理论则认为特定恐惧是恐惧的物体和创伤性经历结合而获得的条件反射。

【临床表现】

1. 广场恐惧症　广场恐惧症(agoraphobia)主要表现为患者害怕离家或独处,害怕处于被困、窘迫或无助的环境,患者在这些自认为难以逃离、无法获助的环境中恐惧不安。这些环境包括乘坐公共交通工具(公交汽车、火车、地铁、飞机),在人群、剧院、商场、电梯、饭店、车站等公共场所,在广场、山谷等空旷地方,因而回避这些环境,甚至可能完全不能离家。害怕没有人陪伴离家,甚至害怕独自在家。患者常常有期待性焦虑,持续地恐惧下一次发作的可能场合和后果。患者恐惧的程度可以是焦虑不安,此时称为广场恐惧不伴惊恐发作,而恐惧达到惊恐发作时称为广场恐惧伴惊恐发作。一个患者信赖的亲友陪伴可以明显减少惊恐发作。长期患病可继发抑郁障碍、酒精或药物滥用等。

2. 社交焦虑障碍　社交焦虑障碍(social anxiety disorder,SAD)又称社交恐惧症(social phobia),其核心症状表现为显著而持续地害怕在公众面前出现可能的羞辱或尴尬的社交行为,担心别人会嘲笑、负性评价自己的社交行为的一种情感障碍。并在相应的社交场合持续紧张或恐惧,在别人有意或无意的注视下,患者就更加紧张不安,不敢抬头、不敢与人对视。尽管患者意识到这种紧张和恐惧是不合理的,但仍然设法回避相关的社交场合,在极端情形下可导致自我社会隔离,对必须参加的社交充满期待性焦虑,并承受着强烈的焦虑和痛苦来经历必须的社交活动,在尽可能完成必须的社交行为后就匆忙离去,这些回避行为可严重影响患者的个人生活、职业功能和社会关系。

社交焦虑障碍患者的焦虑症状更多伴有出汗、脸红和口干,出现社交焦虑的场合或情况可局限于如在公共场合进食、公开讲话、在他人的注视下签署重要文件或支票、遇到异性、处于学校环境等。如果患者的社交焦虑环境涉及到多数社交场合,就称为广泛性社交焦虑障碍。与仅仅害怕少数社交场合的患者比较,他们更年轻,教育程度更低,更害怕他人的负性评价,更多的辍学、失业和未婚,社会功能高度受损。

有学者认为,从羞怯到回避型人格障碍,再到社交焦虑障碍是一症状连续谱。一部分患者可能通过物质滥用来缓解焦虑而最终导致物质依赖,特别是酒精依赖。该病患者共病广泛性焦虑、抑郁障碍和双相障碍的可能性大。

SAD 的临床评估常常使用 Liebowitz 社交焦虑量表(Liebowitz Social Anxiety Scale,LSAS)。

3. 特殊恐惧障碍　特殊恐惧障碍（specific phobia）指患者的恐惧局限于特定的物体、场景或活动。临床表现有三个方面：可能要面对恐惧刺激的预期焦虑，面对时的恐惧，以及为减少焦虑的回避行为。患者通常害怕的不是物体或场景本身，而是随之可能带来的后果，如恐惧驾驶是害怕交通事故，恐惧蜘蛛是害怕被咬伤。这些恐惧是过分的、不合理的和持久的。尽管患者愿意承认这些对象没什么可怕的，但并不能减少他们的恐惧。害怕的对象可以是特定自然环境（如高处、雷鸣、黑暗），动物（如昆虫），被注射，场景（如飞行、电梯、密闭空间），其他如害怕窒息、感染某种疾病（艾滋病）等。

特定恐惧一般在童年或成年早期就出现，如果不加以治疗，可以持续数十年。对恐惧情境的害怕一般稳定存在，导致功能残缺的程度取决于患者对恐惧情境的回避程度。值得注意的是血 - 损伤 - 注射恐惧与其他恐惧不同，它导致心跳缓慢，有时出现晕厥，而不是心动过速。

【诊断与鉴别诊断】

1. 诊断　在这组障碍中，诱发焦虑的仅是或主要是一些情境或物体，这些情境或物体是存在于个体之外的，目前并无危险的，结果造成个体对这些情境或物体的特征性回避，或是带着恐惧去忍受。

确诊需符合以下各条。

（1）心理症状或自主神经症状必须是焦虑的原发表现，而不是继发于其他症状，如妄想或强迫思维。

（2）焦虑必须局限于或主要发生在特定的情境：如人群、公共场所、离家旅行、独自出行（诊断广场恐惧需至少 2 种）；特定的社交情境（社交焦虑障碍）；特定的恐怖物体或情境（特定恐惧）。

（3）对恐怖情境的回避必须是或曾经是突出特点。

2. 鉴别诊断

（1）正常人的恐惧：正常人对某些事物或场合也会有恐惧心理，如毒蛇、猛兽、黑暗而静寂的环境等。关键看这种恐惧的合理性，发生的频率，恐惧的程度，是否伴有自主神经症状，是否明显影响社会功能，是否有回避行为等来综合考虑。

（2）广泛性焦虑障碍：恐惧症和广泛性焦虑障碍都以焦虑为核心症状，但恐惧症的焦虑由特定的对象或处境引起，呈境遇性和发作性，而焦虑障碍的焦虑常没有明确的对象，常持续存在。

（3）强迫障碍：强迫障碍的恐惧源于自己内心的某些思想或观念，怕的是失去自我控制，并非对外界事物恐惧。

（4）疑病障碍：患者由于对自身状况的过分关注，坚信自己已经得病而表现出对疾病的恐惧，这类患者认为他们的怀疑和担忧是合理的，这与特定恐惧中害怕得病不一样。躯体变形障碍的患者不愿出门，不愿社交是因为他们认为自己的体貌变形，与社交焦虑障碍患者害怕社交不得体和特定恐惧患者害怕外界是不同的。

（5）抑郁障碍：某些抑郁障碍伴有短暂的恐惧，某些恐惧特别是广场恐惧也伴有抑郁心境，恐惧症与抑郁并存可加重恐惧。诊断应根据当时每一个障碍是否达到诊断标准来确定。若恐惧症状出现之前已经符合抑郁障碍的标准，抑郁障碍的诊断应优先考虑。

（6）颞叶癫痫：可表现为阵发性恐惧，但其恐惧并无具体对象，结合发作时的意识障碍、脑电图改变及神经系统体征可资鉴别。

（7）精神分裂症：社交焦虑障碍的患者害怕社交场合是因为会导致焦虑发作，精神分裂症患者回避社交是害怕被人议论、迫害，或者表现为社会性退缩，无任何社交动机，也无期待和现实的焦虑，这一点也与特定恐惧患者困在家中不一样。

【治疗】

1. 认知行为治疗　许多患者在疾病过程中已经学会如何回避令他们产生恐惧的事物而不影响自己的日常社会功能。行为疗法是治疗恐惧症的首选方法，对恐惧环境的系统脱敏疗法或暴露疗法对恐惧症特别是特定恐惧效果良好。环境可以是现实的，随着计算机技术的进步，虚拟现实的脱敏和暴露也开始应用。基本原则是消除恐惧对象与焦虑恐惧反应之间的条件性联系，对抗回避反应，并在此过程中改变自己不合理的认知。

2. 药物治疗

（1）抗抑郁药：SSRIs 为治疗社交焦虑障碍的一线药物，帕罗西汀得到国家食品药品监督管理总局（CFDA）的批准，有效剂量为 20~40mg/d，其他 SSRIs 和 SNRIs 也有效。单胺氧化酶抑制剂吗氯贝胺治疗社交焦虑障碍有效。小样本的研究发现帕罗西汀可能对特定恐惧也有效。

（2）苯二氮䓬类药物：有明确的控制焦虑恐惧的作用，如氯硝西泮治疗社交焦虑障碍有效，但长期服用可能导致依赖。

3. 联合治疗　临床研究发现联合心理治疗和药物治疗是治疗恐惧症的最佳方法。

第四节　常用的抗焦虑药物及心理治疗方法

【常用的抗焦虑药物】

抗焦虑药（anxiolytics）的应用范围广泛，种类较多，具有中枢或外周神经系统抑制作用的药物都曾列入此类，并用于临床。目前，应用最广的为苯二氮䓬类，其他还有 5-HT$_{1A}$ 受体部分激动剂丁螺环酮和坦度螺酮、β 受体阻滞剂如普萘洛尔。多数抗抑郁药以及部分抗精神病药（小剂量使用）均有抗焦虑作用。苯二氮䓬类除了抗焦虑作用外，常作为镇静催眠药物使用，因此被滥用现象较严重，如何合理应用还是值得注意的问题。本节主要介绍苯二氮䓬类药物以及丁螺环酮和坦度螺酮。

1. 苯二氮䓬类　苯二氮䓬类（benzodiazepines）目前有 2 000 多种衍生物，国内常用的只有十余种，见表 27-1。苯二氮䓬类药物是作用于 γ- 氨基丁酸（GABA）受体、苯二氮䓬受体和氯离子通道的复合物。通过增强 GABA 的活性，进一步开放氯离子通道，氯离子大量进入细胞内，引起神经细胞超极化，从而起到中枢抑制作用。具体表现为四类药理作用：①抗焦虑作用，可以减轻或消除患者的焦虑不安、紧张、恐惧情绪等；②镇静催眠作用，对睡眠的各期都有不同程度的影响；③抗惊厥作用，可以抑制脑部不同部位癫痫病灶的放电向外围扩散；④骨骼肌松弛作用，系抑制脊髓和脊髓上的运动反射所致。常用的苯二氮䓬类药物见表 27-1。

表 27-1　常用的苯二氮䓬类药物

药名	半衰期 /h	作用	常用剂量 /(mg·d^{-1})
地西泮（diazepam）	30~60	抗焦虑、催眠、抗癫痫、酒精替代	5~15
氯氮䓬（chlordiazepoxide）	30~60	抗焦虑、催眠、抗癫痫、酒精替代	5~30
氟西泮（flurazepam）	50~100	催眠	15~30
硝西泮（nitrazepam）	18~34	催眠、抗癫痫	5~10
氯硝西泮（clonazepam）	20~40	抗癫痫、抗躁狂、催眠	2~8
阿普唑仑（alprazolam）	6~20	抗焦虑、抗抑郁、催眠	0.8~2.4
艾司唑仑（estazolam）	10~24	抗焦虑、催眠、抗癫痫	2~6
劳拉西泮（lorazepam）	10~20	抗焦虑、抗躁狂、催眠	1~6
奥沙西泮（oxazepam）	6~24	抗焦虑、催眠	30~90
咪达唑仑（midazolam）	2~5	快速催眠、诱导麻醉	15~30

(1) 适应证和禁忌证：苯二氮䓬类既是抗焦虑药也是镇静催眠药，临床应用广泛，用于治疗各型神经症、各种失眠以及各种躯体疾病伴随出现的焦虑、紧张、失眠、自主神经功能紊乱等，也可用于各类伴焦虑、紧张、恐惧、失眠的精神病以及激越性抑郁、轻性抑郁的辅助治疗。还可用于癫痫治疗和酒精急性戒断症状的替代治疗。

凡存在以下情况应禁用该类药物。严重心血管疾病、肾病、药物过敏、药物依赖、妊娠早期（前3个月）、青光眼、重症肌无力、酒精及中枢抑制剂的使用。老年、儿童、分娩前及分娩中慎用。

(2) 药物的选择：选择药物时，既要熟悉不同药物的特性，又要结合患者的特点。如患者有持续性焦虑和躯体症状，则以长半衰期的药物为宜，如地西泮、氯氮䓬。如患者焦虑呈波动形式，应选择短半衰期的药物，如奥沙西泮、劳拉西泮等。阿普唑仑具有抗抑郁作用，伴抑郁的患者可选用此药。睡眠障碍常用氟西泮、硝西泮、艾司唑仑、氯硝西泮、咪达唑仑等。氯硝西泮对癫痫有较好的效果。戒酒时，地西泮替代最好。缓解肌肉紧张可用劳拉西泮、地西泮、硝西泮。两种甚至三种苯二氮䓬类药物同时合用是应当避免的。

(3) 用法和剂量：多数苯二氮䓬类药物的半衰期较长，所以无须每日3次给药，每日1次即可。或因病情需要，开始可以每日2~3次，病情改善后，可改为每日1次。苯二氮䓬类治疗开始时可用小剂量，3~4d加到治疗量。急性期患者开始时剂量可稍大些，或静脉给药，以控制症状。

(4) 维持治疗：神经症患者，病情常因心理、社会因素而波动，症状时重时轻。因此，苯二氮䓬类药物控制症状后，无须长期应用，长期应用也不能预防疾病的复发，且易导致依赖性。撤药宜逐渐缓慢进行，缓慢减药后仍可维持较长时间的疗效。对于病情迁延或难治性患者，应考虑采用抗抑郁药或丁螺环酮或坦度螺酮等长期治疗。

(5) 不良反应：苯二氮䓬类药物的副作用较少，一般能很好地耐受，偶有严重并发症。最常见的副作用为嗜睡、过度镇静、智力活动受影响、记忆力受损、运动的协调性降低等。上述副作用常见于老年或有肝脏疾病者。血液、肝和肾方面的副作用较少见。偶见兴奋、梦魇、谵妄、意识模糊、抑郁、攻击、敌视行为等。妊娠前3个月服用，有引起新生儿唇裂、腭裂的报道。

苯二氮䓬类药物的毒性作用较小。严重躯体疾病患者、年老体弱患者以及同时服用其他精神药物或吗啡类药物或酒精等，更易出现中枢呼吸抑制甚至死亡。以自杀为目的的服入过量药物者，如果同时服用其他精神药物或酒精易导致死亡。单一服药过量者常进入睡眠，可被唤醒，血压略下降，在24~48h后醒转。处理主要是洗胃、输液等综合措施。血液透析往往无效。

(6) 耐受与依赖：苯二氮䓬类药物应用数月后需调整剂量才能取得更好疗效。长期应用后可产生依赖性，包括躯体依赖和精神依赖，与酒精和巴比妥可发生交叉依赖。躯体依赖症状多发生在持续用药3个月以上，短半衰期药物较易产生依赖。突然中断药物，将引起戒断症状。戒断症状多为焦虑、激动、易激惹、失眠、震颤、头痛、眩晕、多汗、烦躁不安、耳鸣、人格解体及胃肠症状（恶心、呕吐、厌食、腹泻、便秘）。严重者可出现惊厥，此现象罕见但可导致死亡。因此，苯二氮䓬类药物在临床应用中要避免长期应用。停药宜逐步缓慢进行。

2. **丁螺环酮和坦度螺酮**　丁螺环酮（buspirone）和坦度螺酮（tandospirone）是非苯二氮䓬类抗焦虑药物，化学结构属于阿扎哌隆类（azapirones），系 $5-HT_{1A}$ 受体的部分激动剂。通常剂量下没有明显的镇静、催眠、肌肉松弛作用，也无依赖性报道。主要适用于各种神经症所致的焦虑状态以及躯体疾病伴发的焦虑状态，还可用于抑郁障碍的增效治疗。对惊恐发作疗效不如三环类抗抑郁药。起效一般比苯二氮䓬类慢。与其他镇静药物、酒精没有相互作用。不会影响患者的机械操作和车辆驾驶。孕妇、儿童和有严重心、肝、肾功能障碍者应慎用。不良反应较少，如口干、头晕、头痛、失眠、胃肠功能紊乱等。丁螺环酮抗焦虑治疗的剂量范围15~45mg/d，分3次口服；坦度螺酮抗焦虑治疗的剂量范围30~60mg/d，分3次口服。

【常用的心理治疗方法】

1. **定义**　心理治疗（psychotherapy）是一种以助人、治病为目的，由专业人员有计划实施的人际互动(interaction)过程。心理治疗师通过言语和非言语的方式积极影响患者,达到改变行为、减轻痛苦、健全人格、适应社会、治疗疾病、促进康复的目的。心理治疗师(psychotherapist)是指接受过医学或心理学系统学习,通过培训、考试取得国家特定资质,从事心理治疗的专业人员。目前在我国,医疗机构的医生、临床心理学工作者可以成为心理治疗师。

对于心理治疗的概念,有狭义和广义之分。上述定义是严格意义上的心理治疗,意指那些由经过训练的医师或临床心理学工作者在医疗机构实施的专门心理治疗。治疗师基于有关心理正常与异常的理论,用可以学习掌握的技术,通过言语、表情、举止行为及特意安排的情境,使患者在认知、情感、意志行为等方面发生变化,以帮助他们解决学习、工作、生活、健康等方面的问题,从而能更好地适应内外环境,保持心理和生理的健康。

2. **心理治疗的适应证**　人类使用心理方法治疗疾病历史久远,成功经验很多。在循证医学的时代,人们通过科学设计的研究来检验理论的合理性和方法的有效性。M.J.Lambert 和 A.E.Bergin 对心理治疗疗效(effectiveness of psychotherapy)问题做荟萃分析,对心理治疗的适应证有如下结论。

(1)不同类型的神经症患者都可以得到心理治疗的有益帮助。治疗能够缓解症状,加快自然的治愈过程,提供新的应对策略和对付未来问题的方法。

(2)神经症、儿童少年期的情绪和品行障碍患病率较高,是心理治疗的重要适应证。成人的其他心理问题、精神障碍和心身障碍,包括一些与躯体疾病、创伤相关的适应问题、情绪障碍等,也常常根据情况,需要心理治疗作为唯一的、主要的或辅助的治疗。

不过,虽然上述精神障碍的患者应该可以从心理治疗获益,但实际上仅有一部分真正接受心理治疗,因为以下几类因素可能影响患者接受治疗的可能性。①患者的基本情况:如症状、诊断、人格特点、生活处境。②治疗背景条件:如治疗环境、时间设置、治疗模式、是否服药等。③治疗关系:治疗师与患者之间的适配程度、互动质量。④具体技术对于患者问题或期望目标的针对性。

3. **心理治疗的流派**

(1)精神分析及心理动力性治疗:经典精神分析(psychoanalysis)是在 19 世纪 90 年代由弗洛伊德(S.Freud)创立的,其特征是对于人的潜意识和人格发展,提出了心理动力学(psychodynamics)学说。弗洛伊德精神分析理论中最重要的理论之一是关于潜意识和人格结构的学说。他认为人格结构由本我、自我、超我三个相互密切作用的系统构成。

1)本我(id):是人格最原始的潜意识结构。其中蕴藏着本能冲动,为一切精神活动提供非理性的心理能量,按"快乐原则"行事,只求本能需要及时满足。

弗洛伊德认为人有两类最基本的本能:①生的本能:包括自我本能和性本能,表现为生存的、发展的和爱欲的本能力量,目的在于保持种族繁衍与个体生存。②死亡和攻击本能:包括人类心理的攻击、破坏、自毁等成分,及其衍生的贪婪、野心、暴虐等。

2)自我(ego):指意识的结构部分,是来自本我经外部影响而形成的认知系统,代表理性,调整本我与外界和超我之间的关系。自我与本我的关系如同骑手与马匹的关系。自我的主要功能如下。①根据"现实原则"行事,监督、调节、压抑本我,使之适当满足。②"自我"使个人精神活动保持与外界的联系。可分为:现实感——指个人对自身和客体的觉察能力;现实检验——个人具备的对外界做出客观评估和判断的能力;对现实的适应——个人能根据对现实的判断,运用应对能力适应客观环境。③客体关系——个人在生长发育过程中,形成及发展与他人关系的能力。

3)超我(super-ego):指道德的部分,人格最高层,处于意识层面,代表良心。按"至善原则"指导自我,限制本我,以图达到自我典范或理想自我的实现。

上述三者保持平衡,人格发展就会正常。反之,如果各种力量的冲突不能很好解决,则导致神经症或其他障碍。为达到治疗目的,治疗师安排患者进行每周数次、历时数年的长程治疗,其间使用许多专门技术,如释梦、自由联想、对质、澄清、阐释、修通、重建、阻抗分析、移情与反移情的处理。

经典的精神分析因耗时太多而不再流行。近 40 多年以来,以精神分析理论为基础的各种短程治疗（brief-therapy）较为普遍，基本思想仍基于心理动力学理论，统称为心理动力性心理治疗。现代理论同样认为，患者表面上是因为各种症状和问题而感到痛苦，但这些痛苦其实是潜意识冲突和童年期创伤的结果。这些体验的组合甚至会导致人格障碍的形成，并且渗透、反映在日后的所有体验领域之中，包括思维、躯体感知、自我及环境知觉、社会能力。与经典学说不同，现代动力性心理治疗认为：过去的经历实际上是不可能真正得到修复的，心理治疗的目的首先是改变此类人格障碍中与当前紧迫问题相关的那些部分；与此同时，通过处理不良心理体验，使患者正确认识自己生活设计中的缺陷，重树希望，重建有效的人际关系。

（2）认知行为治疗：20世纪60年代发展起来的行为治疗（behavioral therapy）以条件反射学说（theories of conditioning）为理论基础，主要包括巴甫洛夫（I.P.Pavlov）的经典条件反射学说、斯金纳（B.F.Skinner）的操作性条件作用学说，以及班杜拉（A.Bandura）的社会学习学说。该流派认为神经症等病态并非潜意识冲突的结果，而是一系列"习得"的错误行为方式——环境中反复出现的刺激，包括人自己的行为所造成的结果，通过奖赏或惩罚的体验，分别"强化"或"弱化"某一种行为，其中包括可能使人不能适应环境的行为。因此治疗的任务是，用"养成性技术"（acquisition-techniques）设计新的学习情景，使合意的行为得到强化、塑型；用"消除性技术"（removal techniques）使不合意的行为得到弱化、消退。

在提出行为主义的早期，这些理论观点主要是基于对实验动物的观察，所以只强调外界刺激（stimulus）与可观察、可测量的外显行为反应（response）之间的关系，简化为刺激 - 反应（stimulus-response，S-R）模式。后来人们注意到，人作为有机体（organism）所具有的内在心理过程，如认知（cognition）评价过程，在由外来刺激引起行为反应的过程中，起到重要的中介作用刺激 - 认知 - 反应模式（stimulus-cognition-response，S-C-R）。适应不良的或者病态的行为之所以形成并维持下来，与一些非理性观念或推理方式，如"非此即彼、以偏概全、情绪化、灾难思维"等思维歪曲有关。因此，新近的行为治疗已不再是机械、非人性化的操作，不仅仅对外显行为感兴趣，并且注意认知因素与行为之间的互动关系，增加了对内在心理过程的干预，故称认知行为治疗（cognitive behavioral therapy，CBT）。

（3）人本主义治疗：人本主义治疗（humanistic therapy）又称咨客中心治疗（client-centered therapy），是以20世纪60年代出现的人本主义心理学为基础的一类治疗方法，重视人的自我实现理想、需要层次，重视人的情感体验与潜能，提倡治疗师应该具有高度的同理心（empathy），以平等、温暖、关切、真诚和开放的态度对待咨客或患者。代表性先驱人物是罗杰斯（C.Rogers）。

相对精神分析对潜意识的关注和行为主义对学习过程的强调，人本主义对于意识领域的冲突感兴趣，首先倡导"以人为本""以咨客为中心"的思想，心理治疗对象被称为"咨客"而非"患者"，故意弱化对心理病理的关注。人本主义者认为，心理障碍只是成长过程受阻碍的结果，是实现自我的能力相对于可能性而言显示出的不足；不能高估过去的潜意识经验和环境中的条件化学习因素对人的影响，也不能高估智力、理性对于其他心理过程和行为的控制；每个人都有其独特性，心理治疗师不是万能的权威，而只是一面"镜子"而已，让咨客"看见"自己的行为和不能用言语表达出来的情感体验。因此，心理治疗的目标是扩展、增加体验，增强自由意志，提高自我确定、选择和满足的能力，促进非理性的体验能力，如敏感性、情感表达、自发性、创造性及真诚性等方面的成长。为达到这些目标，治疗干预显得自然而然，治疗师有高度的情感投入。由于以上特点，人本主义理论和技术已经成为一般心理治疗的基础，而且也被其他流派广泛采纳。

（4）系统思想与家庭治疗：家庭治疗（family therapy）是近60年来伴随着系统论、控制论的诞生而发展起来的。特点是强调个体与人际系统间的心理动力学关系，关注整体和系统中各种互动性联系。与其他疗法关系密切，有很好的兼容性。但与此同时，其新颖、独到的理论观点和技术带来临床思维方式上的变革，对心理治疗领域产生了变革与冲击。以下对这些观点稍加阐述。

1）系统的概念与系统式思维：系统是自我组织、自我修复、自我复制的生存单元。不仅指生命体，也包括由交流、互动构成的社会系统。以此相应，"系统思维"（systemic thinking）是指一种观察、描述的方法——从系统内成员之间的关系出发,而非由内因来解释行为。总要把个体行为与一种具体情境和整个观察框架联系在一起。

2)互动意识:系统思维重视环境对个体的影响,但又不认为具有自主性的个体可以轻易地被外界直接影响,而是同时强调人际互动中的个体对情境的整体认知、评价和反应。所以,家庭治疗不谋求直接的说教或干预。

4. 常用心理治疗方法

(1)行为治疗:行为主义首先把人看成一个有机体,是有机体的一种或者亚种,他拥有遗传所赋予的特定的解剖的和生理的特征,这些基本特征是其所属种群在自然进化过程中基于生存的条件和机会(contingencies of survival)在漫长的岁月中突变、积累和沉淀下来的产物。该个体在与他所处的环境互动的过程中基于强化的条件和机会而获得了各项行为库存(behavior repertoire),个体在当下的任何行为都受制于其当下的背景因素的影响(包括当前的内、外环境背景和行为的历史背景)。

行为就是有机体与环境的互动。有机体本身也是影响其自身行为的环境的一部分,是环境中自己的部分,是特殊的环境因素。比如有机体发热,或者腿有外伤,或者胃肠不舒服。有机体在或者不在这样的环境状态中,其行为可能是完全不同的。有机体与环境互动的历史经验(认知是意识到的经验范畴之一,但历史经验更多是体现在直接的行为中而未被意识到的部分)也是环境中属于自身部分的特殊环境因素之一(可以看作是有行为的结果因素),这些历史经验因当下的其他环境因素而激活和失活的状态对行为也会产生不同的影响。比如,下雨中打伞这个行为带给我们的结果"雨水不再淋到我们的身上"就是我们打伞的行为与下雨这个环境互动的历史经验,在这个"历史经验"的基础上,在面临新的下雨的环境中或者环境时,"新的"下雨的当下的环境和历史上下雨中打伞"雨水不再淋到我们的身上"的经验一起影响到我们当下"打伞"的行为。

由此可以看出,从行为治疗的角度出发,改变行为的途径,就是首先要了解行为出现的背景因素(当下引发行为的环境因素)以及该行为与所处环境互动的历史结果(经验)。这个思路就是应用行为分析的 ABC 途径(Antecedent-Behavior-Consequence)。当我们对引发行为的环境因素和结果因素都比较了解和确信以后,就可以通过改变环境因素或者结果因素中的任何一种或者联合,而改变行为的发生概率。在行为分析的 ABC 三因素途径中,找到要分析的行为是关键因素,它之所以关键,是因为很多行为管理者在分析行为时往往会不自觉地把发生在自己身上的行为现象误会地认为是发生在被管理者身上的行为。

(2)认知行为治疗:认知心理学,精神动力学理论和行为学都在一定程度上对认知行为治疗提供了理论上的支持。其理论和技术是由该领域几个关键人物发展起来的,其中最著名的当属 Aaron T.Beck 提出的认知治疗模型。认知行为治疗技术基于这样的假设:认知结构或图式会影响和决定人们对于所处环境的反应和适应。个体特定的认知结构或图式源自一系列体质性的和经验性的因素(比如他的体格素质,早期生活经历,既往学业、工作和人际关系上的成功或者失败的经历等等)。在特定的环境因素面前,个体所特有的认知图式决定了他的行为反应方式。

认知行为治疗在抑郁障碍的治疗中应用最为广泛。Beck 把在抑郁障碍患者身上观察到的认知模式归结为认知三角(cognitive triad):对自我的负性评价,对环境和体验的负性解释,对未来的负性认识。具有这种认知模式的患者倾向于对自己所经历的环境世界以悲观和负面的解释。譬如,具有这种素质特点的求职者在竞争中败北,他面对这样一个事件,可能会如此的结论"我失败是因为我很愚笨,虽然我的成绩很好,但属于高分低能,老板肯定看出来这一点"(负性自我评价),"试图找个体面的工作根本就是徒劳,我最好还是不要继续庸人自扰"(对环境和体验的负性解释),以及"我注定会失败,任何一件事情我都不会成功"(对未来的负性认识)。认知行为治疗聚焦于教会患者一种新的方式来改变他的病理性的认知图式。认知行为治疗从操作上来讲,包含了一系列行为改变技术和认知重建技术。行为改变技术包括给患者留各种各样的家庭作业以及一个循序渐进的行动计划以确保他们可以积累小的成功经验并进一步促进他们认知的改变。这些行为技术辅以帮助患者改变其适应不良的扭曲的认知图式的认知改变技术,如识别常见的导致负性态度的认知扭曲和自动思维,重塑患者的负性认知,减少对现实的扭曲感知,并学会恰当的应对。

在认知行为治疗中患者常见的比较典型的认知扭曲如下。①武断推论(arbitrary inference):指从个别经历中下错误的结论。这种扭曲现象包括"大难临头"或对于某个情境想到最糟的情况。比如患者的理发师建议患者尝试一种新的发型,患者就认定理发师认为她变得年老色衰,没有年轻人的吸引力和朝气了。②选择性断章取义(selective abstraction):指根据整个事件中的部分细节下结论,不顾整个背景的重要意义。比如一个乒乓球运动员的一次偶然接发失误,他都会把这看成自己变蠢变笨的证据,进而形成了自己打不了球的负性思维图式。③过度概括化(overgeneralization):指依据个别的互动经历作普遍的有关整体体验或者关系的结论。譬如在与同事意见相左之后,患者可能总结自己"就是一个失败者,跟谁都处不好关系"。④扩大与贬低(magnification and minimization):指以固化的负性认知结构改变特定的小事件的意义。通常表现为过分贬低成功的事件或者过分夸大微不足道的失败。比如考试得了高分被认为不值一提,因为这个考试太容易;一次考试不理想,就表明自己什么事情都干不成功。⑤个人化(personalization):指一种将外在事件与自己发生关联的倾向,即使没有任何理由也要这样做。例如,别人不经意间皱眉头的举动被引申为他人发现自己的笨拙鲁钝,毫无用处。⑥两极化思维(dichotomous thinking):指思考或解释时采用全或无(all-or-nothing)的方式,或用"不是……就是……"的方式极端地分类。这种二分法的思考方式倾向于把事情只分为"好"或"坏",非黑即白。

(3)个体心理治疗:治疗的共同特征包括以下方面。①以人际关系为基础。②通过两人(或)多人的言语沟通作为治疗的元素。③治疗师拥有专门的知识和技能以疗愈的方式进行沟通和建立治疗关系。④以特定的理论或概念化结构来理解患者的问题。⑤运用与特定的理念相关的特殊治疗程序。⑥结构化的关系(比如每次治疗的时间,治疗的频度,治疗的疗程等)。⑦对改善的预期。

1)心理动力学为基础的心理治疗:基于弗洛伊德的意识结构(潜意识-前意识-意识)和人格结构(本我-自我-超我)以及自我防御机制等理论基础上发展而来的心理动力学治疗技术,其基本假设是无意识的心理活动可以影响有意识的思想、情感和行为。其目标是治疗师通过让患者了解更多关于自己的心灵如何工作,或通过直接支持他们的行动,进而帮助他们改变惯有的思想和行为方式。心理动力学治疗有四个基本阶段:评估阶段,开始阶段,中间阶段和结束阶段。评估阶段的主要任务是收集来访者的基本信息,了解概况和提出建议,与来访者建立关系,并奠定治疗基调。倾听、反思和干预是心理动力学治疗的三个基本步骤,倾听是获取信息的步骤;反思是加工信息,决定什么时候以及如何干预的步骤;干预是在言语上与来访者互动以揭露无意识的内容或支持弱化的自我功能的步骤。

2)人际心理治疗(interpersonal psychotherapy,IPT):又译为人际关系治疗,是由 Klerman 等人在 20 世纪 70 年代发展起来的,最初主要用于抑郁障碍的患者,后来扩展到其他精神障碍情形,包括人格障碍。人际心理治疗聚焦于在治疗过程中人际关系的改善。让患者学会把情绪与人际交往联系起来,通过适当的人际关系调整和改善来减轻抑郁。

人际心理治疗强调此时此地而不是过去。治疗师首先帮助患者识别影响自尊和人际互动的特定问题领域,通常包括四个方面:悲伤反应、人际困扰、角色变迁和人际关系缺陷。在充分探索和发现影响患者自尊和人际互动的问题领域以后,治疗师系统地帮助患者学习新的适应性行为和沟通模式。IPT 是一种限时、可操作的心理治疗模式,通常每周 1 次,持续 3 或 4 个月。文献证明其对抑郁障碍的急性期和维持治疗都有效。对青少年抑郁和贪食症也有一定的效果。

(4)支持性心理治疗(supportive psychotherapy):用来帮助患者应对困难的情境。除了心理动力学以外的各种类型的心理治疗方法和技术都可以作为支持性心理治疗的组成成分。治疗师在支持性心理治疗中抱持同情、兴趣和关注的态度,患者描述他们所遭遇的种种问题,从婚姻不和谐到精神病性体验。支持性心理治疗对各类精神障碍均适用,从适应障碍到精神病性障碍甚至痴呆。在治疗中,治疗师如同一个健康而又充满爱心的父母,对患者提供所需的鼓励和指导。治疗的目标在于帮助患者应对困难情境和体验。

(陈 策)

【思考题】

1. 简述惊恐障碍、广泛性焦虑障碍的临床表现。
2. 简述广场恐惧症的主要临床特点和主要临床类型。
3. 简述弗洛伊德的人格结构学说。

第二十八章
强迫及相关障碍

本章主要阐述 ICD-11 强迫及相关障碍中的强迫症、疑病障碍、躯体变形障碍、囤积障碍、拔毛障碍、皮肤搔抓障碍的病因及发病机制、临床表现、诊断、治疗和预后。

强迫及相关障碍(obsessive-compulsive and related disorders)在 ICD-11 中是新的独立疾病分类,是临床表现为重复思维和行为,有相似病因学和诊断要素的一组疾病,包括强迫症、躯体变形障碍、嗅觉牵连障碍、疑病障碍、囤积障碍、针对身体的重复行为障碍(拔毛障碍、皮肤搔抓障碍)等。这组疾病具有相似的临床特征、病理生理基础和治疗手段,如临床表现为反复的、闯入性的、不想要的强迫性观念、先占观念和重复的强迫行为。而在治疗上,SSRIs 是这些疾病的共同的一线治疗药物。ICD-10中,强迫症归属于"神经症、应激相关障碍和躯体形式障碍",命名为"强迫性障碍"。DSM-5 中强迫及相关障碍也是独立的疾病分类,但不包括疑病障碍,疑病障碍归于躯体症状及相关障碍类别之中,称为疾病焦虑障碍,这是两者的区别。

第一节 强 迫 症

强迫症(obsessive-compulsive disorder,OCD)是一种以反复出现的强迫观念或强迫行为等为主要临床表现的精神疾病。强迫观念(obsession)为闯入性的、非己所欲的、通常伴发焦虑情绪的,持续性、重复性的思维、表象、冲动或意向。患者通常会试图忽视或压制自己的强迫观念,或通过强迫行为去平衡。强迫行为(compulsion)是患者为了应对强迫观念,或遵照严格的标准,或为了达到一种完美感而感觉迫不得已要进行的重复行为或内心活动。多数患者既存在强迫观念,又存在强迫行为,大部分患者认识到这些观念和行为没有必要或不正常,违反了自己的意愿,当无法摆脱时,会感到焦虑和痛苦,少数患者缺乏这种认识。强迫症临床表现复杂多样,病程迁延,易慢性化,致残率较高,对个人生活、家庭、社交、学习和职业功能都有严重影响。

强迫症终生患病率约为 0.8%~3.0%,成年女性略高于男性,但在儿童期,男性更常见,且起病更早(在美国平均起病年龄在 19.5 岁,25% 的患者在 14 岁前发病,约 25% 的男性在 10 岁前发病),35岁以后发病者比较少见。通常缓慢起病,也有报道突然发病者。多数呈慢性化趋势(有研究显示高达 85%)。

强迫症与其他精神障碍具有较高的共病率,56%~83% 的患者至少共患 1 种其他精神障碍,常见共病的精神障碍包括:抑郁障碍、双相障碍、焦虑障碍(包括惊恐障碍、广泛性焦虑障碍、社交焦虑障碍等)、抽动障碍、进食障碍和物质使用障碍等。

【病因与发病机制】

确切病因及发病机制尚不十分清楚,与大多数其他精神障碍一样,其发病是生物、心理、社会因素共同作用的结果。生物 - 心理 - 社会因素所占比重不同,可能是导致不同患者在临床表现、治疗效果及预后方面存在明显差异的原因。

1. **遗传因素**　强迫症具有明显的家族聚集性,家系研究、双生子研究、遗传分离分析和基因关联研究均提示遗传因素在强迫症的发病中起重要作用。强迫症先证者一级亲属患病率是普通人群的 2 倍,如果先证者在儿童和青少年期起病,则其一级亲属患病率是普通人群的 10 倍。同卵双生子研究显示同病率为 57%,异卵双生子同病率为 22%。研究显示强迫症与抽动障碍可能存在连锁遗传。

2. **神经生物学机制**　有证据表明,皮质 - 纹状体 - 丘脑 - 皮质(CSTC)环路是强迫症发生的主要的神经解剖学结构基础。早在 1983 年,Penney 和 Young 就描述了 CSTC 环路在控制正常运动及产生运动障碍中的作用,特别是从机制上解释了 CSTC 环路中的基底节在选择执行哪项行为以及排除不需要的行为的决策中起核心作用。该环路被认为是皮质功能的补充和调节结构,其形态和功能失调可引起丘脑的门控功能缺陷,从而导致眶额皮质(与强迫性思维有关)和前扣带回(与强迫症的非特异性焦虑有关)的高度激活,表现出强迫性思维和继发性焦虑;该环路中纹状体功能的失调可能引起正确行为和不需要的行为的决策障碍(与强迫行为有关)。CSTC 环路中主要的神经递质包括 5-HT、DA、谷氨酸(Glu)和 GABA,并构成相互作用的网络,如纹状体接受 5-HT、DA、Glu 神经元的投射,纹状体又向丘脑投射 GABA,影响丘脑的门控功能,继而影响额叶皮质功能。

强迫症的神经生化学假说主要涉及中枢神经系统特别是 CSTC 环路的 5-HT、DA、Glu 和 GABA 能神经元及其相关神经递质的功能异常。一般认为 5-HT、GABA 功能不足,DA、Glu 功能过强可能与强迫症的发生密切相关。临床上,强迫症一线治疗药物氯米帕明和 5- 羟色胺再摄取抑制剂(SSRIs)治疗有效,以及 DA 受体拮抗剂、Glu 能系统调节剂及 GABA 受体激动剂能够增强 SSRIs 的抗强迫作用,被认为是强迫症的神经生化假说的有力证据。

3. **心理、社会因素**　心理、社会因素在强迫症的发生、发展和预后中起重要作用。这些因素主要包括心理素质特征、负性情绪、生活事件、成长经历及家庭因素等。心理素质特征主要涉及人格特质、认知方式、应对方式和归因风格等。多数强迫症患者病前存在强迫性人格,通常表现为:①追求完美、细致认真或拘泥细节、对自己或他人要求严格。②做事表现犹豫不决或选择困难。③表现固执、灵活性差、凡事按部就班、程序化、墨守成规、难以变通。④常有不安全感,经常为避免发生疏忽或差错而提前作出安排。患者的成长经历(如经常缺乏安全感)、父母养育方式(如过于严厉苛刻)、家庭关系及亲子关系等通常与强迫人格、认知方式及应对方式的形成密切相关。而负性情绪与应激性生活事件通常是促进强迫症发病和症状发展的重要因素。

4. **心理学机制**　不同的心理学派对强迫症产生的心理学机制有相应的解释。精神分析理论认为强迫症是人格发展固着于心理发展的早期阶段,焦虑情绪通过防御机制而形成强迫症状;行为主义以学习理论解释强迫症状,认为在疾病的早期阶段,由非特异性情景引起焦虑,为减轻焦虑而产生逃避或回避反应,表现为强迫性行为(经典条件化),在后续阶段,强迫性行为通过不断重复被强化,并泛化到中性情景中(操作条件化);认知理论认为 OCD 患者存在 3 个主要的非理性信念:责任感和对威胁的过度估计,完美主义和对不确定的无法容忍,重要性和对想法的控制,这些信念可能是患者强迫观念的发生基础,是认知行为治疗的靶点。

【临床表现】

强迫症的临床表现复杂多样,基本症状为反复出现的强迫观念或强迫行为,或两者兼有,可伴随焦虑、抑郁等情绪症状,也可共病其他精神障碍或强迫谱系障碍,其症状严重程度、自知力水平各异。由于患者的症状每天持续较长时间(如 1h 以上),早期通常带来明显的痛苦或显著影响其社会功能,如果慢性化,痛苦程度可能下降,但社会功能更加受损,甚至导致残疾。

1. **强迫观念**　强迫观念的内容可涉及多个心理活动领域,包括感知觉、注意、记忆、思维、情感、意志等,可表现为疑虑、联想、回忆、想法、推理、表象、情绪、冲动或意向等多种形式。强迫观念的内容对患者来说,可能是无关紧要的,也可能是意义重大的,或完全违背患者个人意愿的,甚至是关乎患者名誉和生死的,经过患者评价分析之后,可继发不同的情绪(如焦虑、恐惧、抑郁、痛苦等)、行为或内心活动(强迫行为),甚至继发进一步的强迫观念(新的强迫观念),患者也可能不太在乎,只是略感困扰。比如说患者感觉到强迫观念的内容违反了个人意愿又无法摆脱时,通常会试图忽略、压制或用其他内心活动、动作、行为去对抗或平衡,如果达不到效果,则表现苦恼、焦虑。如果达到效果,则会强化这种行为。自知力较差或慢性病程的患者可能对抗或压制的愿望不强烈。常见的强迫观念可有如下表现。

(1)强迫疑虑:为最常见的强迫观念之一。患者反复担心或怀疑自己或他人的言行、周围环境没有达到自己的要求和标准。通常担心或怀疑的内容为不安全、不洁净、不确定、不完美、出错、不道德、犯禁忌(宗教或迷信)等。这种疑虑反复在脑海中出现,难以自控,难以转移注意力,甚至还会联想到进一步的后果,从而导致患者特别紧张、恐惧,通常会继发相应的强迫行为如反复检查、核对、询问,或在内心进行的活动如默念自己想要的结果等。如患者反复怀疑门窗没有关好,可能会反复检查、重复开关门窗、反复询问或在内心默念"已关好"等。

(2)强迫联想:所谓联想就是由一个观念转换到另一个观念。联想的内容可能是自由和发散的,也可能是特定的内容,比如正向或反向内容。如果是反向联想,又可称为"强迫对立性观念",患者脑中出现一个观念或一个词句,便不由自主地联想到另一个观念或词句,且性质对立。如想起"白天",马上就联想到"夜晚"。发散性联想时,联想到的内容可能比较广泛,如想到打火机,就联想到卖打火机的商店,联想到点烟、爆炸、火灾等。强迫联想可能与强迫疑虑共存。

(3)强迫回忆:患者脑海中不由自主地反复回想起过去经历过的事情,通常反复多次回想,无法控制,不能摆脱,感到苦恼。强迫回忆时,患者沉浸在回忆中,思路若被打断或自己认为细节记错了,则需从头再次回忆。

(4)强迫穷思竭虑:属于强迫推理的一种形式。患者对一些常见的事情、概念或现象反复思索,刨根究底,不能自控。如反复思考"人为什么有两只眼睛而只有一张嘴?""天为什么会下雨?""地球为什么是圆的,而不是方的?"等。强迫推理还有其他形式,比如渐进式推理,患者推断出一个结论后,又以此为前提再次推理,不断进行下去,欲罢不能;对立性推理,患者推断出一个结论时,一定要再推理出另一个相反的结论。

(5)强迫关注:表现为反复关注某一事件或对象,这种关注并非自己想要的,一般是违反自己意愿的,但控制不住,感到痛苦。如在社交场合,控制不住要盯着女性胸部或下体看,无法转移,为了避免带来误会或尴尬,患者可能会回避社交。

(6)强迫情绪:患者反复体验到某种特定的情绪,如愤怒。患者意识到这种情绪是闯入性的,并不是内心真实的情绪,也没有产生的原因和背景,不是自己想要的,但是不能控制和消除。通常在强迫情绪之外,还有其他强迫症状。

(7)强迫意向:患者反复体会到一种强烈的内在冲动要去做某种事情。这种意向可能是非理性的、不道德的、违法的、冒险的、违背自己意愿的,无法摆脱,感到烦恼。如站在高处就反复想往下跳。通常患者会试图克制,或转移注意力。当无法克制时,可能会真正做出相应的行为。强迫意向也可能是无关紧要的,不会带来严重后果的冲动,比如拔头发,挖鼻子等,患者可能控制欲望不强,反复实施,最终发展为重复的强迫行为。

(8)强迫思维:是上述强迫观念之外的,以刻板形式反复闯入患者头脑中的观念、思维、表象或鸣响。通常是孤立的,与所处环境不相关,内容可能毫无意义或带有暴力、色情或不道德性质,通常带来烦恼或痛苦体验,患者往往试图抵制,但不成功。虽然这些内容并非自愿且令人反感,但患者认为它是属于自己的。

2. 强迫行为　强迫行为表现为反复的动作、行为或内心活动,通常继发于强迫观念,也可能是原发的行为,还可能是强迫观念的外部表现或其他相关行为(如习惯性行为)。继发于强迫观念时,可能会出现确保行为(如反复检查、程序化行为)、补偿行为(如反复清洗)、缓解焦虑的行为(对抗、反向操作、仪式动作、回避等)、强迫意向行为(不能克制时如拔毛)等。患者存在强迫联想、回忆等强迫观念时通常可能会出现呆滞、迟缓等外部行为表现。如果强迫行为是内心活动,则表现较为隐匿,如默默计数或祷告。当强迫行为能够减轻患者的焦虑或痛苦时,通常会被强化,成为习惯性行为。处于慢性病程的患者,对强迫观念的对抗或克制不是很强烈,很多行为也是习惯性行为。强迫行为通常是很耗时的(如每天清洗几个小时),有时也并不能带来想要的效果,但对社会功能的影响非常明显。常见的强迫行为如下。

(1)强迫检查:多为减轻强迫疑虑所致焦虑而采取的措施,是一种确保行为。常表现为反复检查门窗、煤气是否关好,插头是否拔掉,作业是否做对等,严重者检查数十遍仍不放心。

(2)强迫洗涤:患者在接触或想象自己接触了某个不干净的物品或环境后,为了避免出现不好的后果如生病、感染等而反复清洗,是一种补偿行为。表现为反复不断地洗手、洗澡、洗衣服、洗餐具等,常继发于"怀疑受到污染"这一强迫观念。为了保证效果,这种洗涤往往要遵循一定的程序或足够的次数或时间。

(3)强迫询问:强迫症患者常常不相信自己的所见所闻,为消除此疑虑所带来的焦虑,常不厌其烦地询问他人(尤其是家人),以获得解释和保证,也是一种确保行为。如反复询问自己是否说错话,有无做错事等。这与他们的不安全感、过分苛求自己、过于理智和完美主义等心理有密切关系。

(4)强迫计数:多继发于强迫疑虑,担心自己少计或错计一个数字就会不完美或出错,整日沉浸于无意义的计数行为中,即使对偶然碰到的电话号码、汽车牌号等都要反复默记,或反复不断地数台阶、楼层、电线杆等,浪费了大量时间而不能自控。

(5)强迫排序:患者对对称性有较高要求或因不能接受物品摆放的位置、顺序而反复对物品进行摆放,过程被打断或自己不满意则需要重新开始。

(6)强迫性仪式动作:这是一些反复出现的、刻板的、过分的程序化或仪式性动作,通常是为了对抗某种强迫观念所致焦虑而逐渐发展起来的。如患者出门一定要先左脚迈出家门,如未如此,则一定要退回来再迈一次,口中还念念有词;回家一定要右脚先迈进家门,鞋子头朝东摆放等。这些仪式或程序对他们来说往往象征着吉凶福祸或逢凶化吉等意义。由于过程不能一次达到要求,强迫性仪式动作经常需要反复进行,耗费大量的时间,显著影响患者的社会功能,如经常迟到、动作迟缓、犹豫不决等。

(7)强迫观念的外部行为表现:患者处于强迫联想、回忆等强迫观念状态时,通常可能会出现发呆、迟缓、自言自语、哭笑、特殊的面部表情和动作等,通常容易被解读为怪异行为,从而误诊。

(8)强迫回避行为:通常是一种缓解焦虑的应对行为。患者通常采用回避行为、平衡或忽视的形式以减轻焦虑,故患者通常回避可能诱发强迫思维和强迫行为的人物、地点及事物。疾病严重时,回避可能成为最受关注的症状,需要与恐惧性焦虑障碍鉴别。因为治疗使患者更多地暴露在诱发强迫症状的环境中,治疗过程中随着回避行为的减少,强迫行为反而可能增加。

3. **其他临床表现**　强迫症患者通常伴有焦虑、抑郁等情绪症状,在病程的不同阶段,强迫症状内容的性质和强度不同,缓解焦虑的行为带来的收效不同时,情绪症状会有不同的程度和表现。如果患者存在反复洗手的行为,可以观察到其双手皮肤角质层受损,强迫性抠、挖、拔毛的患者可见相应部位的损伤。部分患者可能有神经系统软体征和精细运动协调障碍。如果强迫症状得不到有效控制,通常社会功能会明显受损。有的患者存在扩大性强迫行为,患者除自己存在强迫行为外,还要求他人容忍其症状,更有甚者家属被患者要求迁就甚至执行其仪式行为,从而造成不良的人际关系。

【诊断与鉴别诊断】

1. **诊断**

(1)诊断要点

1)症状主要表现为强迫观念、强迫行为,或二者皆有。

2)强迫思维或强迫行为是耗时的(例如每天消耗 1h 以上)或这些症状引起具有临床意义的痛苦,或导致社交、职业或其他重要功能方面的损害。

3）此强迫症状不能归因于某种物质（例如毒品、药物的滥用）的生理效应或其他躯体疾病。强迫症状引起患者明显的痛苦，或导致患者生活、家庭、社交、教育、职业等方面的损害。

4）该障碍不能用其他精神障碍的症状来更好地解释。

（2）自知力水平评定

1）自知力良好：患者能够意识到强迫信念可能不是真的，或可以接受它们不是真的。

2）自知力较差：患者意识到强迫信念可能是真的。

3）自知力缺乏：在大部分或全部时间内，患者完全确信强迫信念是真的。

2. 鉴别诊断

（1）焦虑障碍：反复的念头，回避行为和对重复保证的要求也可见于焦虑障碍患者。但广泛性焦虑障碍患者的焦虑多是围绕真实生活的，而强迫障碍的强迫观念并无明显的对真实生活的关切，甚至可能包括一些奇怪的、不合理的或者具有一些魔力色彩的内容。同时有强迫性的行为和仪式，且与强迫观念相关联。在恐惧性焦虑障碍里，恐惧的体验往往指向确切而具体的情境或者对象，伴随回避而非强迫行为。

（2）重性抑郁障碍：重性抑郁障碍也可能有一些思维反刍的现象，但多为与心境相协调的，带有对人生、自我、世界的悲观、负性评价的看法，且多不体验为闯入性的，也不具备强迫特点，更少伴随强迫行为。

（3）其他强迫及相关障碍：在躯体变形障碍中，强迫性观念围绕对躯体外形的过分关注；在拔毛障碍中其强迫意向及强迫行为均指向拔毛，并无其他强迫症状；囤积障碍则是与所拥有的物品难以分离的焦虑和过度的收集。

（4）精神病性障碍：一些强迫障碍患者自知力比较差，甚至有妄想性的强迫信念。但是，他们拥有强迫观念和强迫行为特征，不具有精神分裂症或者分裂情感的特征（幻觉或思维形式障碍）。

【治疗】

药物治疗、心理治疗或两者联合是强迫症的主要治疗方法。根据2016版的《中国强迫症防治指南》的推荐，强迫症的治疗原则和策略包括以下几点。①建立有效的医患治疗联盟；②定期随访和评估；③多种方法综合治疗；④个体化治疗；⑤多学科联合制定治疗方案；⑥选择适宜的治疗环境；⑦选择适宜的心理和（或）药物治疗方案，序贯治疗；⑧关注治疗的依从性。

1. 药物治疗　药物治疗是强迫症的主要治疗方法之一。具有抗强迫作用的药物有5-HT再摄取抑制剂（SSRIs）和三环类的氯米帕明。强迫症一线治疗药物包括氟西汀、氟伏沙明、舍曲林、帕罗西汀。二线治疗药物包括艾司西酞普兰和西酞普兰，三环类抗抑郁药氯米帕明。由于强迫症呈慢性病程，容易复发，因而其治疗原则是全病程治疗。一般来说，强迫症的治疗应包括急性期治疗、巩固期治疗和维持期治疗三个阶段。

急性期治疗一般建议治疗10~12周，药物选择应从推荐的一线药物中进行，足量（说明书推荐的较高或最高剂量）、足疗程治疗。经12周急性期治疗疗效不佳者首先考虑增加药物至最大治疗量，仍无效者可考虑联合增效剂、换药治疗或选用其他治疗方法（如心理治疗或物理治疗）。抗精神病药物辅助治疗可增加SSRIs疗效，但不宜作为强迫症的常规治疗。常用增效剂包括非典型抗精神病药物，如利培酮、阿立哌唑、齐拉西酮、喹硫平和奥氮平等。

急性期治疗效果显著者，可进入为期1~2年的巩固期和维持期治疗。药物剂量可以保持急性期剂量，如患者耐受性较差，可适当减量。维持期治疗需定期评估疗效、不良反应、依从性、社会功能等方面，根据评估结果调整方案。

2. 心理治疗　心理、社会因素与强迫症的发病和临床表现密切相关。心理治疗特别是认知行为治疗（CBT）长久以来被视为一线治疗方法。CBT包含了暴露反应预防（ERP）治疗、认知治疗及行为治疗，其中ERP是不同的指南中均推荐的作为最首选的心理治疗方法。ERP通过各种行为技术（想象、系统脱敏或者冲击疗法）让患者暴露于其所担心的情境，但阻止他通常在此情况下可能引发的强迫性行为或者仪式发生。比如要求他接触"污染"的情境（比如一块脏布），但防止他任何洗手的行为出现。研究显示，ERP 和认知治疗都能有效减轻患者的强迫症状。

家庭治疗对强迫症也有帮助。家庭成员往往对强迫症了解不够，家庭成员的认识和态度可能影响患者的症状，并且很可能被卷入患者的强迫性行为和仪式中。通过家庭治疗，可以帮助家庭成员更好地认识强迫症，接纳患者，并指导他们学习如何应对患者的强迫性行为表现。

3. **物理治疗** 对强迫症可能有效的物理治疗方法包括：经颅磁刺激（TMS）、改良电抽搐治疗（mECT）、深部脑刺激（DBS）、迷走神经刺激（VNS）等，但疗效有待进一步验证。

【预后】

强迫症通常在儿童或青少年早期发病，起病缓慢，多数患者呈慢性化病程。

研究显示，病前人格较为健全，发病有一定的诱发因素，社会功能保持良好，症状呈发作性的，病程短，药物和心理治疗应答好者，一般预后较好；而病前有明显的人格缺陷，发病年龄早，症状弥散，家庭支持差，童年曾有不良经历者，通常预后不良，甚至导致残疾。

第二节　疑病障碍

疑病障碍（hypochondriasis）是一种以担心或相信自己患有一种或多种严重的、进展性的、威胁生命的躯体疾病的持久的先占观念为特征的精神障碍。在 ICD-10 中疑病障碍归属于"神经症、应激相关障碍和躯体形式障碍"分类中，属于躯体形式障碍的一种疾病亚型。ICD-11 中，将其归属于"强迫及相关障碍"中。疑病障碍的先占观念往往建立在对一个或多个躯体症状或体征，或常见身体感觉的灾难性解释之上。多数患者反复就医，各种医学检查的阴性结果和医生的解释或保证均不能打消其疑虑，仍坚持己见，少数患者可能有适应不良性的回避医疗相关行为。

疑病障碍多数患者起病缓慢，病程持久。少数患者在重大生活事件特别是自己或亲人遇到身体健康问题后亚急性起病。不同资料显示的患病率差异较大，美国的社区样本资料显示为 1.3%~10%，男女间无明显差异。

【病因与发病机制】

本病的病因及发病机制并不清楚。通常认为与心理、社会因素密切相关。患者发病前可能存在一定的人格和心理特征，性格上可能比较固执、敏感，看问题比较片面，有疑病特征，表现为过分关注健康和来自躯体的各种感觉，常有异常感觉体验，对医药知识特别感兴趣，容易受医学相关书籍的影响。不少疑病者对父母或其他早年养育者比较依赖，养育者过度保护、养育者对待疾病的态度和方式成为疑病障碍者患病的易感因素。

研究显示，超过半数的患者起病有一定的诱因。如环境变迁、遭受挫折、亲人生病或去世、体检或就诊过程中受医源性因素的影响，如医生的无意言行、过度紧张疲劳等。社会文化因素对疑病障碍的发生具有重要影响。患病改变个人与社会的关系，患者角色可以享受某种特权和获得补偿（继发性获益），可能强化了患者的有病认知和就医行为。不全面的疾病知识加上患者的人格与认知特点，促使疑病观念形成，且患者构建个人专用的疾病解释模式，导致其疑病的先占观念不能被医学检查结果阴性的证据或医生的解释所说服。易感素质的个体如果在起病以前，存在担心患病的焦虑情绪，会导致选择性关注和躯体感觉过敏，并上升为躯体感觉异常，这种心身互相促进的过程，也可能促使疑病障碍的发生。

【临床表现】

疑病障碍的临床特征首先是患者存在自己有病的先占观念，坚持认为可能患有一种或多种严重、进行性、甚至威胁生命的躯体疾病。患者可能完全不存在躯体症状，或者存在症状但很轻微，明显与其有病的观念不相称。其次是患者对自身健康过分担心，对躯体变化过度关注，正常的感觉被患者视为异常，细微的身体变化经常被患者捕捉到，并解释为躯体症状，作为支持其有病的证据。另外一个特征是，患者花费过多的时间和精力用于处理健康相关问题，如大部分注意力集中在身体变化上，反复去医院检查，去咨询不同的专家，大量阅读与疾病相关的知识和信息，自己反复寻找和分析支持有病的证据或找不到证据的原因。

患者的疑病症状可涉及躯体的各个系统和器官。其中，以胸、腹、头、颈等部位的症状常见。半数以上的患者存在头痛、胸痛、腹痛及腰背痛等疼痛症状。头晕、眩晕、夜间感到自己的脉搏搏动、咽部异物感、恶心、胀气或纳差等亦较常见。患者反复就医，成为门诊的"常客"，常常携带大量的就诊记录，过分细致地陈述自己的病史而难以被打断。患者要求反复检查，力图用客观检查证实其信念，因此花费了大量且不必要的金钱。各种医学检查的阴性结果和医生的解释，均不能打消其疑虑，甚至怀疑检查结果的可靠性及医生的临床技术和耐心，为此辗转于不同医院就诊。少数患者为医院回避型，回避检查和就医。总体来说，患者的疑病观念、对身体的过度关注、反复的医学检查和就医行为等表现具有强迫观念和强迫行为，以及自知力不良的特征，因此 ICD-11 将其归于强迫及相关障碍分类之下。

患者常伴明显的抑郁和焦虑情绪。可能由于其疑病观念不能被证实而焦虑，通过强迫性地检查和寻求保证来减轻焦虑，维持了其疑病症状。在病程过程中，患者怀疑的疾病可能不固定于某一种疾病。患者通常倾向就诊于那些不坚决否定其疑病观念的医生，医生的不否定可能被其理解为支持自己观念的证据。疑病患者由于耗费大量的时间和精力，造成个人生活、家庭、工作、学习等社会功能的明显损害。

很多患者，特别是轻症患者，仅在基层保健机构或非精神科的医疗机构就诊，转诊精神科经常招致其不满；某些患者用症状左右或操纵家庭及社会关系。少数轻症患者的社会功能几乎正常。

【诊断与鉴别诊断】

1. 诊断

（1）存在相信或怀疑自己患有一种或多种严重的、进行性的、或威胁生命的疾病的先占观念。

（2）患者不存在躯体症状，或者存在症状但很轻微，明显与其先占观念不相称。

（3）患者对自身健康过分担心，对躯体变化过度关注。

（4）反复或过度地进行与身体健康有关的行为，如反复就医或检查以确认疾病，花费大量时间查阅疾病资料，或回避医院就诊或检查。

（5）症状持续 6 个月以上，但症状期间患者关注的特定疾病可能发生改变。症状可能引起患者明显痛苦，或导致个人、家庭、社交、教育、职业等方面功能的损害。

2. 鉴别诊断

（1）躯体疾病：由于疑病障碍一般存在躯体主诉，所以在诊断疑病障碍之前一定要进行全面的体检和医学检查，只有确认患者不存在明显躯体器质性病变时才考虑该诊断。原发性躯体疾病通常具有明确的、与症状相称的客观检查结果可资鉴别。如果患者确实患有某种慢性或急性疾病，或是某种疾病的高危人群，则患者的担忧很常见，诊断为疑病障碍需更加慎重。只有当先占观念及反复检查或回避的程度明显过分或不恰当时，才诊断为疑病障碍。另外，既往患有疑病障碍，如果再新发躯体疾病，此时可以共病诊断。

（2）广泛性焦虑障碍：广泛性焦虑障碍患者其焦虑的对象可能包括健康问题，因此可能存在对自身健康的过度担心，但通常还可能存在对更广泛的对象、各种日常事务的担心，对健康的担心只是其中的一个方面，因此不同于疑病障碍。疑病障碍患者的症状是持续地怀疑自己患病，尽管医学检查结果排除，怀疑仍持续存在。

（3）抑郁障碍：抑郁障碍患者会出现一些疑病观念或妄想，但其内容常与心境协调一致，如虚无妄想者认为自己的胃肠已经消失,并表现有情绪低落、兴趣快感缺失、精力疲乏、自杀观念等抑郁常见症状。

(4)精神分裂症及其他妄想性障碍:部分疑病障碍患者的先占观念可能达到了妄想程度,需要与精神病性障碍鉴别。一般疑病障碍患者的歪曲信念仅局限于患有某种疾病,且贯穿整个病程。而精神分裂症及其他妄想性障碍虽可能会出现躯体妄想症状,但多在早期出现,大多持续时间不长,疑病观念模糊,内容不固定且脱离现实,明显违背医学常识(如认为器官在腐烂),且存在幻觉、妄想等其他精神病性症状,通常患者并不迫切求治。

【治疗】

治疗以消除或减轻患者疑病观念和不理性就医行为为目标。以心理治疗为主,药物治疗为辅。诊疗过程中既要通过针对性的检查排除躯体疾病,又要注意避免医学检查强化患者的疑病观念。心理治疗的目的是让患者了解所患疾病的性质、祛除或减轻心理因素的影响,有效措施包括纠正疑病的错误认知、控制检查行为、鼓励患者以建设性的方式应对症状,对患者的反复安慰或保证对治疗帮助不大。认知治疗和行为应激处理是两种有效的心理治疗手段,尤其是认知治疗效果更加显著。药物治疗主要是针对精神症状,包括焦虑、抑郁情绪及偏执观念。通常采用抗焦虑药、抗抑郁药及小剂量非典型抗精神病药物进行治疗。

【病程及预后】

本病病程长短不一,短者起病数天或数月即就诊求医,长者超过 2 年。多数患者呈慢性迁延病程。通常急性起病、存在明显诱因、治疗及时正确者预后较好;起病缓慢、个性不良、无起病诱因、反复就医而未得到正确治疗者预后不佳。女性预后优于男性。

第三节　其他强迫及相关障碍

一、躯体变形障碍

躯体变形障碍(body dysmorphic disorder,BDD)是一种认为自己在外表上存在一处或多处缺陷的先占观念为特征的精神障碍。事实上这些缺陷要么不存在,要么很轻微、难以被他人察觉,但患者却总认为自己存在缺陷,或过分夸大其轻微缺陷,觉得自己丑陋不堪或令人厌恶,且存在牵连观念,觉得已引起他人注意,被人评价,为此而苦恼。BDD 旧称畸形恐惧(dysmorphophobia)。DSM-Ⅲ 以来该病被命名为躯体变形障碍。目前,ICD-11 和 DSM-5 均将其列入强迫及相关障碍分类下。有关 BDD 的流行病学资料较少,DSM-5 报告美国 BDD 的时点患病率为 2.4%,男女患病率大致相等。此病在皮肤科、整形外科、正齿科及颌面外科患者中较为常见,患病率在 10% 左右。2/3 的患者在 18 岁前首次出现症状,最常见起病年龄为 12~13 岁。该病通常与多种疾病共病,最常见的共病为抑郁障碍,其次是社交焦虑障碍、强迫症及物质相关障碍。

【病因与病理生理机制】

BDD 的病因未明,其发病可能与生物、心理、社会因素有关。较多研究显示,BDD 患者存在整体和局部视觉信息加工异常,负责大脑半球间视觉信息转移及视觉和情感加工的脑区连接存在异常。脑功能磁共振显示其枕叶功能降低,额叶纹状体系统功能增强,从而表现出强迫观念及强迫行为。BDD 与抑郁障碍存在高共病率,且患者家族中亦表现有较高的情感障碍、强迫症患病率;某些 5-HT 类药物治疗该症有效,提示至少该病的某些患者存在脑内 5-HT 系统的功能异常。病前存在回避、偏执、冲动型人格特征,低自尊,父母严厉,童年早期存在创伤(如遭受过多的讥讽、嘲笑或虐待)的个体较易患病。另外,社会文化也影响着 BDD 的发生,如社会文化、家庭成员或同龄人对外表过于注重,都可能促进 BDD 的发生。

【临床表现】

BDD 的主要临床表现为患者存在着认为自己一个部位或多个部位的外形有缺陷(defects or flaws)的先占观念。患者关注的部位通常包括皮肤、头发、鼻子等。不过身体的任何一个部位都可能成为关注的焦点,例如眼睛、鼻子、牙齿、体重、腹部、乳房、大腿、面部大小和形状等。患者可能认为这些部位丑陋、不对称、过大或过小、不成比例,或埋怨头发稀疏、痤疮、皱纹、伤疤、血管纹理、面色苍白或发红,或身体看上去不够强壮等。患者感受到的缺陷通常对他人来说是看不到的,或者只是轻微的。这些先占观念是闯入性的、非己所欲的、耗时的(通常每天可能 3~8h),而且非常难抗拒和控制。患者通常存在牵连观念,认为自己的缺陷被别人注意到了,而且在评价自己。

由于这些观念的影响,患者可能会伴有过度的、重复的行为或心理活动(比如在内心进行比较)。这些行为通常是不愉快的,可能会增加焦虑或者不开心的情绪。这些行为通常也是耗时的,而且很难抵抗或者控制。患者可能感受到被迫进行这些相应的行为。常见的行为包括将自己的外表跟其他人进行对比,通过照镜子等方式重复检查自己感知到的缺陷,并有整理、装饰、遮掩等相应行为。有时会反复通过询问他人来确认这些瑕疵看起来像什么,而且反复的去触摸自己不喜欢的区域,或者过度地运动,甚至追求整形美容,表现为强迫性购买美容产品,甚至要求外科整形手术。还有的反复地搔抓皮肤,以改善他感知到的皮肤的缺陷,这类行为可能会带来皮肤的损害,感染或者是血管破裂。患者通常存在明显的痛苦,或者是引起社会功能受损。伴发抑郁情绪者,有较高风险的自杀倾向。患者的自知力不一,可以从良好到完全丧失,有 1/3 以上的患者,可能有妄想性的特征。

【诊断与鉴别诊断】

1. 诊断要点

(1)具有认为外表存在一处或多处缺陷的先占观念,这些"缺陷"在他人看来微不足道或不能察觉。

(2)对自己关注的身体部位存在重复的行为(照镜子、过度修饰、皮肤搔抓、反复确认等)或内心活动(如内心反复比较自己和他人的外貌)。

(3)症状引起患者明显痛苦,或导致个人、家庭、社交、教育、职业等方面的损害,如存在社交回避等表现。

2. 鉴别诊断

(1)正常外表关注:关注自己的体貌在很多正常人中都很常见,特别是青少年。躯体变形障碍与普通的关注体貌或不满意外貌之间的鉴别主要是前者存在过度的先占观念,以及相应的重复行为,这些行为耗时,难以抗拒和控制,给个人带来明显痛苦和困扰。

(2)进食障碍:进食障碍的患者可能存在过度关注体重和体型等症状,但主要担心的是变胖,从而出现饮食行为改变。BDD 和进食障碍可以共病。

(3)社交焦虑障碍:BDD 患者亦可能存在不敢参加社交、回避社交的行为,其原因是担心自己会看起来很难看而被他人拒绝。社交焦虑障碍担心的是自己会成为关注的中心,担心自己的言语、行为可能不适,造成他人的负性评价,并在不得不参加社交时出现明显焦虑的表现。两者可以共病。

【治疗】

躯体变形障碍的治疗通常比较困难。各种文献综述和指南均推荐 CBT 和 5-羟色胺再摄取抑制剂(SSRIs)作为一线治疗方法。研究显示,CBT 治疗需要具有针对性,如认知重建、暴露疗法、反应预防、动机访谈等,以改变其核心认知,纠正其重复行为(如反复照镜子)或不良应对行为(如回避社交)等。研究证实,针对患者的个体情况设计不同模块的 CBT 治疗及基于互联网的 CBT 治疗均有一定的疗效。SSRIs 单药治疗对 BDD 有效,且不伴有妄想特征者效果更好。氯米帕明、丁螺环酮、碳酸锂、哌甲酯或抗精神病药物可作为 SSRIs 治疗的增强剂。

【预后】

躯体变形障碍通常起病于青少年期,起病缓慢或突然,呈慢性病程,女性稍多于男性,未婚者居多。患病多年后症状有改善的可能,有观察 8 年的纵向研究显示,大约有 76% 的患者康复,14% 患者复发,提示其预后不是很差。

二、囤积障碍

囤积障碍(hoarding disorder,HD)是以过度收集、获取或保留无用或价值不大的物品,并难于舍弃,造成物品大量堆积,从而占用了大量生活空间为特征的精神障碍。囤积障碍起源于强迫症的囤积症状,ICD-11 和 DSM-5 均将其列为独立疾病,归类于强迫及相关障碍大类中。此病有较高的人群患病率,约为 2%~5%。男女无差异,独居者常见。囤积障碍与强迫症、抑郁障碍、多动与注意缺陷障碍(ADHD)及与获取相关的冲动控制障碍(强迫性购物、盗窃癖、免费获取等)均有较高的共病率。30%的强迫症患者表现有囤积症状,20% 的囤积障碍患者符合 ADHD 的诊断标准。

【病因】

囤积障碍的病因未明。虽然归属于强迫相关障碍,但有证据显示,囤积障碍可能主要是一种神经认知障碍,表现为注意功能缺陷,持续注意能力下降,决策困难等。神经影像学研究显示,当患者对物品“保持还是丢弃”进行决策时,前扣带回和岛叶功能存在异常。当决策那些不属于自己的物品时,前扣带回和岛叶功能降低,反之则增强。50% 的患者亲属中有人可能有类似的问题,提示该症有一定的遗传易感性。患者起病前通常存在创伤性或应激性生活事件。犹豫不决可能是患者常见的气质特征。

【临床表现】

囤积障碍主要的临床表现为不管物品有没有价值都难以丢弃,导致物品囤积得越来越多,同时还存在过度收集、获取物品行为,包括购买、偷窃、捡拾、免费获取一些有价值或无价值的东西,比如垃圾、不穿的衣服、旧报纸、废旧物品,流浪的小动物等,由于物品放置杂乱无章,最终导致其居所混乱不堪,挤占其正常生活空间。因而影响其家庭生活,如无法在厨房做饭,无法在床上睡觉等,也可能会影响到邻里关系。还可能导致火灾、高空坠物。囤积的食物腐烂变质,接触灰尘花粉及细菌等,给自己、家人和邻居带来公共安全和健康风险。患者囤积物品的主要原因是因为他们相信将来需要这些物品,或物品在将来会有价值等歪曲信念所驱使。他们还会强烈地依恋这些物品,当丢弃物品时,患者会感到巨大痛苦和悲伤。患者自知力不一,但多数患者缺乏自知力。

【诊断与鉴别诊断】

诊断要点包括:①弃物困难,患者认为这些物品将来有可能会有用,或丢弃时非常痛苦;②过分积攒物品,而不管其实际价值如何。包括反复地、控制不住地购买、偷窃、获取免费物品等冲动行为;③过度收集和难以丢弃物品,导致生活环境凌乱不堪、居住不便或带来安全隐患;④症状引起患者明显的痛苦,或明显损害其个人、家庭、社交、教育、职业等重要功能。

需鉴别的疾病有:正常的收集爱好、强迫症、抑郁障碍、精神病性障碍、神经发育障碍等。

【治疗】

囤积障碍通常起病于青少年时期,病程较长,40~50 岁时方才求治。治疗较为困难。研究显示,长程、多模块的 CBT 治疗(包括宣教、案例分析、动机访谈、组织和培训问题解决技能、暴露、认知治疗等)有一定疗效。药物治疗可选择 SSRIs。

三、拔毛障碍

拔毛障碍(hair-pulling disorder)是一种以反复出现的、无法克制的拔掉自己毛发的行为,导致明显的毛发缺少为特征的一种精神障碍。ICD-10 中归属于冲动控制障碍分类中,ICD-11 将其归于强迫相关障碍。旧称拔毛癖(trichotillomania),此名称最早于 1889 年由 Hallopeau 提出。该病普通人群年患病率约为 1%~2%,女性多见,男女比高达 1∶10。拔毛障碍常与抑郁障碍、其他强迫障碍特别是针对身体的重复行为如皮肤搔抓障碍,咬指甲等共病。

【病因】

拔毛障碍病因未明。该病具有家庭聚集性,曾有父系三代均有患病的案例报道,提示存在遗传易感性。神经影像学研究显示,与运动产生和抑制、情感调节相关的白质通路存在功能失调有关。前扣带回、辅助运动区和颞叶皮质的部分各向异性分数(FA)降低。对患者与头发线索相关的注意加工研究显示,患者注意转移增强,且注意回避的程度与症状严重度相关,以上说明遗传及生物学因素在该病的发病中起重要作用。心理、社会诱因如父母分离、压力过大、童年时期管教过分严厉、缺乏亲情爱护等,以及焦虑、抑郁等不良情绪均可能促进该病的发生。

【临床表现】

临床表现为患者反复用手、铁夹或镊子等物件,将自己的毛发强行拔除。拔毛部位可涉及身体的任何毛发生长的区域,以头皮最多见,眉毛、睫毛、腋毛或阴毛等亦可受累。同一患者的拔毛部位较固定,但不同患者拔毛部位各异。有些患者的拔毛区域可随时间而改变。类似于冲动控制障碍,患者拔毛前通常有不断增长的紧张感和紧迫感,事后会有轻松感或满足感。由于毛发被反复拔除,患者头皮部常有大片脱发,形如斑秃,边界多不整齐,脱发处常有残存毛发及断发。必要时可通过皮肤镜检查进行确认。由于头发减少或斑秃,患者常回避社交或其他公共场所,或以戴帽子、假发、画眉毛或者为头发做造型等方式来掩盖那些没有毛发的区域。约有 35%~40% 的患者会咀嚼或吞食其拔下的毛发,其中约 1/3 者可在胃肠道集结成团,导致贫血、胃部疼痛、恶心、呕吐,甚至肠梗阻或肠破裂。

【诊断与鉴别诊断】

诊断要点:①反复拔除自己的毛发而导致毛发缺失;②反复试图减少或停止拔除毛发;③引起患者具有临床意义的痛苦,或导致社交、职业或其他重要功能的损害。

鉴别诊断需要排除脱发性疾病,皮肤病(如皮炎),精神病性障碍,其他强迫相关障碍,神经发育障碍等。

【治疗】

治疗难度较大。治疗方式包括心理治疗(认知行为治疗、催眠治疗等)和药物治疗。研究显示,基于辩证行为治疗的习惯逆转治疗对减少拔毛症状有效。药物治疗中,SSRIs 及氯米帕明是较常使用的药物,还有多种不同类型的药物尝试用于拔毛障碍的治疗,并有一定疗效的报道,如屈大麻酚,抗精神病药(如阿立哌唑、奥氮平等),N-乙酰半胱氨酸,锂盐等。

四、皮肤搔抓障碍

皮肤搔抓障碍(skin-picking disorder,SPD)或皮肤抓痕障碍(excoriation disorder)是一种以反复、强迫性地搔抓皮肤为特征的精神障碍。普通人群终生患病率为 1.4%,女性多于男性,约 3/4 的患者为女性。通常起病于青春期,慢性病程,症状在不同时期有所起伏,最初通常起源于皮肤的特殊状况如痤疮。皮肤搔抓的部位可能随时间而变化。躯体变形障碍患者中有约 45% 共病 SPD。通常患者求治愿望不强,一般在出现皮肤并发症时求治。2% 的皮肤科患者可能是此类患者。SPD 通常会引起患者痛苦,并影响其社会和职业功能,扰乱患者的学业和工作。

【病因】

SPD 病因未明。与其他强迫及相关障碍类似,本病亦有一定的遗传倾向。心理及社会因素也是重要的促发因素。心理及社会压力、不良性情绪如焦虑、抑郁,过度关注外表及身体感受,追求完美的性格特点等都可能促进发病。如果原本就存在皮肤疾病者更容易罹患 SPD。

【临床表现】

SPD 的核心症状是反复、强迫性地搔抓皮肤。患者反复试图克制但难以成功。最常见的搔抓部位是脸、手臂和手,多数患者不止搔抓一个部位的皮肤。患者搔抓的可能是正常皮肤,也可能是特殊、不规则的皮肤部位,或是皮肤损伤处,及以前搔抓后的皮痂处等。多数患者使用指甲搔抓,或者用大头针、镊子等其他工具。其他方式还有皮肤摩擦、挤压、切割或牙咬等。许多患者每天至少花费几小时以上,甚至玩弄、吞咽抠剥下来的皮肤。搔抓可带来严重的瘢痕、组织损害或躯体问题,如局部皮肤感染、败血症等。出现皮肤损伤后,患者通常会通过化妆或着装来遮盖损伤处。虽然患者在搔抓皮肤或结痂时可出现满足感、放松感等,但反复搔抓而不能自控导致患者感到痛苦,有时会出现失控感、窘迫感、羞耻感等,对社交、职业、学习、个人生活等社会功能也带来损害。

【诊断与鉴别诊断】

诊断要点:①反复地搔抓皮肤,导致皮肤损害;②反复尝试停止或减少搔抓行为;③引起患者具有临床意义的痛苦,或导致社交、职业或其他重要功能的损害。

鉴别诊断包括皮肤疾病、精神病性障碍、其他强迫及相关障碍,躯体不适障碍,神经发育障碍等。

【治疗】

SPD 的治疗目标包括减少和控制搔抓行为,治疗其并发症包括皮肤损伤和继发的不良情绪等。治疗前应该对皮损部位进行检查评估,评估其情绪。治疗手段包括药物治疗和 CBT,或两者的联合。CBT 中的习惯消除和接纳强化行为治疗均能减少患者的搔抓行为。药物治疗主要以 SSRIs 类药物为主,抗惊厥药或抗精神病药也可用于增效。

(范长河)

【思考题】

1. 强迫及相关障碍具有哪些共同特点,包括哪些疾病?

2. 强迫症的主要临床表现有哪些?

3. 强迫症的诊断要点是什么?

4. 强迫症需要与哪些疾病进行鉴别?

5. 疑病障碍的诊断要点是什么?

6. 躯体变形障碍的主要临床表现有哪些?

第二十九章
躯体不适或躯体体验障碍及分离障碍

躯体不适或躯体体验障碍（disorders of bodily distress and bodily experience）是 ICD-11 的一个新类别，特征是身体经历的障碍。身体不适障碍包括个人感到痛苦的身体症状，并且过度关注这些症状。身体完整性烦躁是指个人对身体的体验受到干扰，表现为持续的对身体残疾的渴望，伴随着持续的不适，或对当前非损伤的身体形态有强烈的不适当的感觉。在 ICD-11 中躯体不适或体验障碍主要包括：躯体不适障碍；身体一致性障碍；其他特指的躯体不适或躯体体验障碍；躯体不适或躯体体验障碍，未特指的。本节主要介绍躯体不适障碍、分离障碍。

第一节　躯体不适障碍

躯体不适障碍（bodily distress disorder，BDD）是以一种持续存在躯体症状为特征的精神障碍。这些躯体症状给患者造成了痛苦，使患者过度关注，产生反复就医行为，并引起个人、家庭、社交、教育、职业及其他重要领域的功能损害。经多方检查，不能肯定这些主诉的器质性基础，或者患者对疾病的关注程度明显超过躯体疾病本身的性质及其进展的程度。患者的过度关注不能被适宜的医学检查，以及来自医学方面的解释所缓解。通常躯体不适障碍涉及多种躯体症状，且可能随时间的推移而发生变化。在个别情况下，患者可存在单个症状，通常是疼痛或疲劳。

【流行病学】

躯体不适障碍是 ICD-11 新的分类名称，目前还没有躯体不适障碍的终生患病率、现患病率等资料。使用传统的相关诊断术语、标准所做的社区调查发现，躯体化障碍患病率少于 1%，女性的患病率为男性的 2 倍。美国 ECA 研究发现，躯体化障碍患病率为 0.1%~0.4%。在初级保健机构比例一般为1%~2%，在住院患者中，躯体化障碍的患病率高达 5%。另外，流行病学研究发现，反复或持续性疼痛存在于约 1/3 的普通人群中。一项研究发现，躯体化障碍患者的医学花费是对照组的 9 倍。

【病因与发病机制】

躯体不适障碍的确切病因尚不明确。目前研究结果显示躯体不适障碍相关发病因素涉及社会心理因素及生物学因素等方面。

1. **社会心理因素**　幼时受到父母过度的照顾或忽略，儿童期的患病经历、创伤、长期与慢性疾病患者共同生活，生活中存在的现实冲突等因素可能是易患因素。继发性获益可能是维持疾病迁延不愈的重要因素，患者可因病而回避社会责任，并获得更多地关心、保护和照顾。部分患者属医源性起病，如误诊、错诊、错误的治疗等。躯体症状在不同的社会文化环境中，可以有多重象征意义。由于我们社会文化所决定的行为准则鼓励躯体症状的表达，这种表达可以寻求别人的注意和同情，可以操纵人际关系，免除某种责任和义务。于是躯体化成为了患者对待心理、社会各方面困难处境的一种心理防御机制和应对方式。

许多研究发现,躯体不适障碍患者多具有"神经质"的个性,其特点为敏感、多疑、固执,过度关注躯体不适的症状和自身的健康状况。由于过分关注自身的感受和健康,导致感觉阈值降低,躯体感觉的敏感性增加。因而,他们更容易感觉到各种躯体症状。

2. 生物学因素　躯体不适障碍可有家族聚集性。在一些研究中,约20%的躯体不适障碍患者的女性一级亲属也符合躯体不适障碍的诊断。躯体不适障碍的家族聚集性可以是遗传、环境因素或两者共同影响的结果。有研究认为,躯体不适障碍的患者可能存在脑干网状结构滤过功能失调。脑干网状结构维持意识状态,保持正常的注意和唤醒功能,过滤不必要的信息。当滤过功能失调后,过去不被患者感知的内脏器官活动被感知,致使注意力由外转向身体内部,加之情绪焦虑紧张时体内各种生理变化加剧(如神经内分泌、血液生化等改变),这些生理变化信息不断上传并被感受,就可能被患者感知为躯体不适或症状。

【临床表现】

1. 躯体不适障碍患者的共同临床特点

(1)所述症状复杂、多样,但未能找到明确的器质性依据:躯体不适障碍患者往往存在精神因素和情绪表达的躯体化特点。临床表现为症状复杂多样、反复出现、时常变化,但未发现任何恰当的躯体疾病来解释上述症状。

(2)反复检查和治疗,疗效不好,医患关系不佳:躯体不适障碍患者常具有潜在的精神因素和个性缺陷,这些特点使临床症状较顽固持久。患者为了查出原因会不惜代价反复就医检查,常依据对医学知识的一知半解,将其痛苦归咎为躯体疾病,频繁更换医院和专家,尝试各种方法治疗,服用过多种药物。但患者对躯体症状的变化及各种药物调整引起的不适感觉往往比较敏感,过分关注,顾虑重重,对治疗依从性较差。重要的是,患者常常拒绝接受精神障碍的诊断及治疗。

(3)获得的诊断名称含糊、多样,强化患者的疾病感:一方面躯体不适障碍患者很难接受精神障碍的疾病标签,常在非精神科反复就诊;另一方面非精神科医师对心理相关问题识别率较低,不同科室使用不同诊断名称,繁杂混乱。如对主要表现为胃肠不适的患者,诊断名称包括自主神经功能紊乱、功能性胃肠病、肠易激综合征以及胃肠神经症等。各种模棱两可的诊断或者假阳性的实验室结果会增加患者的疾病感,强化反复求医行为,增加疾病负担。

(4)患者病前常有应激相关问题,病后的应激又加重了疾病感:由于个性问题,患者在病前常常遇到较多相关心理事件,如人际关系问题等。患者倾向于将这些事件放大,产生更大的应激。反复的就医,患者往往不被家人、同事、领导理解,应激加重,形成恶性循环,加重疾病感。

2. 躯体不适障碍的各系统常见临床表现　主要表现为受自主神经支配的器官系统(如心血管系统、呼吸系统、胃肠道系统、肌肉骨骼系统、泌尿生殖系统等)的各种症状主诉。通常为两个特点:一是以自主神经兴奋的客观体征为基础,如心悸、出汗、脸红、震颤;二是非特异性症状,如部位不定的疼痛、烧灼感、沉重感、紧束感、肿胀感等。患者的疾病体验、表达,对疾病的解释、归因、求助动机,对医生的期望等心理活动却更具个体特异性和主观性。但任何一种类型症状,都无法找到有关器官和系统存在器质性病变的证据。常见的症状如下。

(1)呼吸循环系统的躯体症状:主要表现为多种多样、经常变化、反复出现的躯体症状。常见的症状有心悸、胸闷、心跳加速、心前区不适、非劳力性呼吸困难、心因性咳嗽、非心脏性胸痛、过度换气综合征等。

(2)消化系统的躯体症状:常见的有神经性腹泻、腹痛、频繁稀便、胀气、腹胀、反胃、肠胃胀气、胃部痉挛等。患者频繁做各种检查,而胃镜的结果常常为"浅表性胃炎",加重患者的疾病恐惧感。

(3)肌肉骨骼系统的躯体症状:常见的有上下肢疼痛、肌肉疼痛、关节疼痛、麻痹感或无力、背痛、转移性疼痛,令人不愉快的麻木或刺痛感。患者对疼痛的描述常常是戏剧化、生动鲜明的。疼痛患者共有的特征:①患者趋向于把他们的注意力全集中在他们的疼痛上,并用疼痛来解释他们的所有问题;②为了缓解疼痛,他们愿意接受各种治疗。经过检查未发现相应主诉的躯体病变,但患者也服用了多种药物,甚至导致镇静止痛药物依赖;③常伴有焦虑、抑郁和失眠等;④社会功能明显受损。

(4)一般症状:常见的症状有注意力不集中、记忆力下降、过度疲劳、头痛、眩晕、慢性疲劳等。

(5)其他症状:如出汗、震颤、尿频、排尿困难、呃逆等。

上述躯体症状如果涉及两个系统的3个症状,或者一个系统的4个及以上的症状称为单器官躯体不适障碍(single-organ type BDD),如果患者的躯体症状涉及3个或4个系统3个以上的躯体症状称多器官躯体不适障碍(multi-organ type BDD)。

【诊断与鉴别诊断】

1. 诊断

(1)诊断要点

1)主诉痛苦的躯体症状:躯体症状涉及较多系统,且随着时间变化而不断变化。偶尔有单个症状,如疼痛或疲劳。

2)对症状的过分关注或者不成比例的过分关注:患者坚信症状会带来健康影响,或将带来严重后果,到处反复就医。

3)恰当的医学检查及医生的保证均不能缓解对躯体症状的过分关注。

4)躯体症状持续存在,即症状(不一定是相同症状)在一段时间(如至少3个月)的大部分时间均存在。

5)症状导致个人、家庭、社会、教育、职业或其他重要功能方面的损害。

(2)严重程度分类

1)轻度躯体不适障碍(mild bodily distress disorder):符合躯体不适障碍的诊断标准。患者过度关注某些躯体症状及其后果,但并没有因此被过度困扰(每天投入到对症状担心的时间不超过1h)。虽然患者对躯体症状表示担心,并且对其生活造成一些影响,但对于个人及其家庭、社会、学业、职业或其他重要的功能没有实质性的损害。

2)中度躯体不适障碍(moderate bodily distress disorder):符合躯体不适障碍的诊断标准。患者过度关注某些症状及其后果(每天投入超过1h的时间关注症状及后果),典型表现为与之相关的频繁就医。患者将自身大部分精力投入在对症状及其后果的关注上,造成个人、家庭、社会、学业、职业或其他重要的功能领域中等程度的损害(例如:人际关系冲突,工作中的业绩问题,放弃一系列社会和休闲活动)。

3)重度躯体不适障碍(severe bodily distress disorder):符合躯体不适障碍的诊断标准。对症状普遍及持续的关注可能成为患者生活的焦点,反复、多次在医疗保健机构频繁就医。对症状及其后果的过度关注会导致个人、家庭、社会、学业、职业或其他重要功能领域的严重损害(无法工作,疏远朋友和家庭,放弃几乎所有的社交和休闲活动)。个人兴趣可能会变得狭窄,以至于几乎只关注他或她的躯体症状及其消极的后果。

2. 鉴别诊断

(1)躯体疾病:躯体不适障碍患者可能同时存在引起症状的躯体疾病,但躯体不适障碍患者的主诉更严重,功能损害更大。另外,躯体症状的数量通常超过相关的躯体疾病表现。但如果患者躯体主诉的重点和稳定性发生转化,这提示可能有躯体疾病,应考虑进一步检查和会诊。

(2)物质依赖:患者常常滥用苯二氮䓬类药物,甚至阿片类镇痛剂,形成依赖。当出现戒断症状时,疼痛非常常见,但这类患者的疼痛必须继续使用成瘾药物或用替代药物才能缓解,借此与躯体疼痛障碍相鉴别。

(3)疑病障碍:躯体不适障碍患者关注的重点是症状本身及症状的严重程度对个体的影响,而不是对潜在进行性严重疾病的担心。躯体不适障碍患者也可能相信其躯体症状预示躯体疾病或损害(即确诊疾病),但关注点主要是要求治疗以消除症状。而疑病障碍患者的注意力会更多地指向潜在进行性的严重疾病过程及其致残后果。疑病障碍患者倾向于要求进行医学检查、以确定或证实潜在疾病的性质,或要求医学保健人员提供的保证。

此外还需要与精神分裂症、抑郁障碍、焦虑障碍、分离性运动和感觉障碍等进行鉴别。

【治疗】

1. 治疗目标及治疗原则

（1）治疗目标：①减少或减轻症状；②减少心理、社会应激；③减少或减轻日常功能损害；④减少不合理医疗资源使用。

（2）治疗原则：治疗过程中对躯体疾病和精神障碍的诊断和治疗保持谨慎的判断和处置。对共病给予适当的治疗。治疗任务分阶段制定。

2. 治疗方法　躯体不适障碍治疗比较困难，通常采用心理治疗、药物治疗及物理治疗等综合性治疗方法。

（1）心理治疗：心理治疗目的在于让患者逐渐了解所患疾病之性质，改变其错误的观念，解除或减轻精神因素的影响，使患者对自己的身体情况与健康状态有一个相对正确的评估，逐渐建立对躯体不适的合理性解释。对医学检查结果合理的解释，适当地做出承诺和必要的保证也具有一定的治疗作用。目前常用的心理治疗方法有认知疗法、认知行为治疗、精神分析、支持性心理治疗等，不同的心理治疗方法各有千秋，临床上均可选用。

1）支持性心理治疗：可以帮助患者重新树立信心并得到鼓舞，以及促使他们对治疗计划的其他方面予以配合。

2）认知行为治疗：目前认为是躯体不适障碍有效的治疗手段，可以减少躯体症状。其主要目标是协助当事人克服认知盲点、模糊知觉、不正确判断，以及改变其认知歪曲或不合逻辑的思考方式。认知行为治疗评估中的功能性分析，即确定特殊刺激与结果间的联系，是治疗成功的关键。

认知行为治疗包括：①明确治疗目标。通过评估，询问的方式，帮助患者认识问题的实质，从而减少躯体症状；②在接受患者体验症状痛苦事实的基础上，与患者一起讨论症状的生物学和心理学机制，鼓励患者说出自己的疑虑和想法；③与患者一起，对疾病的解释进行评估，对患者提出的论据进行审视；④减少不恰当的病态行为，改变通过过度医疗行为来回避社会现实问题的行为模式。

（2）药物治疗：心理治疗的同时，还要考虑躯体治疗或药物治疗。应用精神药物进行对症治疗十分重要。药物治疗主要是针对患者的抑郁、焦虑等情绪症状，选择抗抑郁或抗焦虑治疗。常用的有抗焦虑药物及 SSRIs、SNRIs 类等抗抑郁药物治疗。对慢性疼痛患者可选择 SNRIs、三环类抗抑郁药、镇痛药等对症处理。另外，对有偏执倾向、确实难以治疗的患者可以慎重使用小剂量非典型抗精神病药物，如喹硫平、利培酮、阿立哌唑、奥氮平、氨磺必利等，以提高疗效。

【病程及预后】

躯体不适障碍是一种慢性波动性病程的疾病。这类患者最初多就诊于综合医院的非精神科。精神科医生所遇到的往往是具有多年就诊经历及大量临床检查资料、过多种药物治疗后效果不佳的病例。其预后常常与患者的病前人格特征、心理及社会因素、情绪变化、对症状的认知模式、治疗的依从性等因素有关。一般认为，有明显精神诱发因素、急性起病者预后良好。若起病缓慢、病程持续 2 年以上者，则预后较差。

第二节　分 离 障 碍

一、概述

分离障碍（dissociative disorders）是一类复杂的心理 - 生理紊乱过程，患者非自主地、间断地丧失

部分或全部心理 - 生理功能的整合能力,在感知觉、记忆、情感、行为、自我(身份)意识及环境意识等方面的失整合,即所谓的分离状态,如自我身份不连续、失去的记忆不能用病理生理性遗忘解释、躯体功能障碍而相应生理无改变等。这种整合能力丧失的程度、持续时间表现不一。需要强调的是,分离障碍的症状与药物或物质的直接作用无关,如戒断反应,且症状表现与当地的文化、宗教习俗不吻合。分离症状可导致患者的家庭、社会、教育、职业或其他重要功能明显损害。

【病因与发病机制】

1. 遗传　临床遗传流行病学研究较少,且结果不一致。家系研究发现男性一级亲属的患病率为2.4%,女性一级亲属的患病率为6.4%。但 Slater(1961)对各 12 对单卵双生子和双卵双生子的研究没有发现同患分离障碍者。

2. 脑结构与功能　随着应用 PET 和 MRI 对脑结构和功能研究的深入,已经发现分离障碍患者海马及杏仁核体积减少,前额叶功能下降等,但这些改变缺乏特异性,需要进一步研究。

3. 心理因素

(1)应激性事件:经历应激性事件和相应反应是引发本病的重要因素,如经历战争,遭遇对个体有重大意义的生活事件如被强奸等。

(2)幼年期创伤:幼年期创伤性经历如遭受精神、躯体或性的虐待,可能是成年后发生分离障碍的重要原因之一。

(3)人格特征:具有暗示性、情绪化、自我中心、表演性、幻想性特征的个体,是分离障碍发生的重要人格基础。

4. 社会文化因素　分离障碍多发生于女性,男性少见,大多数患者在 35 岁以前发病。社会经济状况发展相对滞后的地区患病率较高,文化程度较低的个体更易患病,生活在封闭环境(如边远地区)中的个体比生活在开放环境(如大都市)中的个体更容易发病。社会文化及其变迁对分离障碍症状的表现形式有较大的影响,如现代化程度越高,以兴奋为主要表现者就越少,而以躯体症状为主要表现者越多。一些特殊的表现形式仅仅在特殊的文化环境中才能见到,如我国南方发生的"缩阳症"(Koro Syndrome)。

5. 相关理论解释　Janet 的神经生理学理论认为在应激状态下,大脑皮质对传入的刺激抑制增强,可能导致对感知整合失调,出现分离症状。

精神分析理论从潜意识的心理防御机制解释分离障碍,认为个体将意识中无法调和的冲突阻抑到潜意识中,然后在潜意识中将冲突分离,通过分离障碍的不同症状表现出来,这样避免了个体主观的苦恼,这是分离症状所谓"原发获益"的效果。

行为主义则认为患者将分离症状与环境因素相关,形成条件联系,然后再形成自动化反应,使症状持续存在,即环境对症状起到诱发和强化的作用,甚至使患者在其疾病角色中、症状出现或持续中获益,如获得赔偿、减少责任等,形成所谓"继发获益",从而使症状持续存在。

【临床分类及临床特征】

1. 临床分类　在 ICD-11 中,分离障碍主要包括以下类型。

(1)分离性神经症状障碍。

(2)分离性遗忘。

(3)人格解体 / 现实解体障碍。

(4)恍惚障碍。

(5)附体性恍惚障碍。

(6)复杂分离性侵入障碍。

(7)分离性身份障碍。

(8)其他特定或未特定的分离障碍。

2. 临床特征

(1)多起病于青少年期,常常急性起病,症状复杂多样;但就同一患者而言,症状相对单一,反复发

作的患者其主要症状基本相同;

（2）起病与明显的心理、社会因素相关,可由直接的压力、刺激、他人暗示或自我暗示诱发,反复发作者可通过回忆、联想、面临相似处境等方式所诱发;

（3）部分患者具有表演型人格特征,或可诊断表演型人格障碍;

（4）患者对疾病常常缺乏自知力,不主动求治,对症状"泰然漠视",相反更关注他人对其疾病的态度,常有"继发获益"的可能;

（5）共病现象突出,常常与边缘型人格障碍、表演型人格障碍、抑郁障碍、焦虑障碍、双相情感障碍、酒精依赖等共病。

【治疗原则】

分离障碍临床表现多样,但急性发作通常与一定的心理、社会因素有关,病程的持续可能与持续存在的强化因素相关,病程慢性化则可能与患者的"继发获益"有关;有时,在不同的疾病阶段,患者可伴随不同的精神症状,这些精神症状可能使分离障碍的主要症状复杂化,同时也使治疗复杂化。因此,在疾病的不同阶段要制订不同的治疗计划。

1. 对患者的症状要积极关注,在整个治疗过程中给予支持性心理治疗。

2. 寻找诱发、维持、强化患者症状的心理、社会因素,并在治疗过程中将心理、社会因素与患者的症状进行"分离";心理治疗的重点在于引导患者进行正常生活,增加应对生活事件的能力;分离症状的治疗可使用催眠、暗示、家庭或团体心理治疗等,抑郁、焦虑等精神症状应对症使用相应的精神药物治疗。

3. 医护人员与患者家属要形成医疗联盟,形成共识,共同帮助患者在治疗过程中获得成长。

二、分离性神经症状障碍

分离性神经症状障碍（dissociative neurological symptom disorder）既往称为分离性运动和感觉障碍（dissociative motor and sensory disorders）,是"转换"障碍的主要症状群,其最重要的临床特征是临床症状类似神经系统损伤,但查无实据。

分离性神经症状障碍十分常见,在农村地区、低教育人群或低社会经济发展水平区域容易发生,在学生中可有群体性发作。心理、社会因素导致的应激是发作最重要的诱因,战争中的士兵也是高发人群。

【临床表现】

患者的主要临床表现是形式各异的运动和感觉障碍,但客观的神经系统检查和实验室检查不能发现导致这些运动和感觉障碍的器质性基础,或者所发现的证据不能解释患者的神经系统症状,如症状和体征不符合神经系统解剖的生理特征,症状严重常常导致患者的家庭、社会、教育、职业或其他重要功能受损。

常见类型有以下几种。

1. **抽搐和痉挛**（seizures or convulsions）　患者表现的抽搐和痉挛,既往称假性癫痫发作（pseudoseizures）,是一种类似于癫痫发作的状态,但没有癫痫发作的临床特征和相应的脑电图（EEG）改变。常于情绪激动或受到暗示时突然发病,发作时患者缓缓倒地或卧于床上,呼之不应,全身僵直,肢体一阵阵抖动,或在床上翻滚,或呈角弓反张,呼吸时急时停,可有抓头发、捶胸、咬人等动作,有的表情痛苦,双眼噙泪,但无咬破舌头或大小便失禁,如有跌倒也会避开危险。大多历时数十分钟后症状缓解,发作后没有神情呆滞等,但可有木僵或意识状态改变。

2. **虚弱和瘫痪**（weakness or paralysis）　患者表现为部分或者全部失去躯体随意运动的能力,或不能进行协调运动。如出现肢体瘫痪,可表现单瘫、截瘫或偏瘫,伴有肌张力增高或降低。肌张力增高者常固定于某种姿势,被动活动时出现明显抵抗。慢性患者可有肢体挛缩或呈现废用性肌萎缩。

检查不能发现相应的神经系统损害证据。

3. 运动障碍（symptoms of movement disorder）　患者表现的运动障碍可为震颤、肌阵挛、舞蹈病样运动、肌张力障碍、运动不能（akinesia）和随意运动障碍（dyskinesia），后者可表现为非故意的不规则运动，这些运动障碍与所知的神经系统功能改变所致的临床表现不一致。患者可有粗大震颤，剧烈摇动，双下肢可活动，但不能站立，扶起则需人支撑，否则向一侧倾倒，但通常不会跌伤，也不能起步行走，或行走时双足并拢，或呈摇摆步态。

4. 步态障碍（symptoms of gait disorder）　患者可表现为类似共济失调步态，没有帮助不能站稳等症状。这些症状不能用神经系统病变或其他与健康相关因素来解释。

5. 吞咽症状（swallowing symptoms）　患者可表现为咽喉部异物感、梗阻感，或喉部肌肉挛缩感，导致患者感到吞咽困难，并怀疑自己是否患有咽喉部占位病。

6. 失声症（symptoms of speech production）　患者因感到自己无法言语而表现缄默；或想说话，但发出的声音让别人听不懂，构音不清；或只能用耳语或嘶哑的声音交谈，表现出发声困难，甚至无法发声，即失声。检查神经系统和发音器官无器质性病变，也无其他神经系统损害的证据。

7. 视觉症状（visual symptoms）　患者可表现为弱视、失明、管窥（tunnel vision）、视野缩小、单眼复视、视物变形或幻视。常突然发生，也可经过治疗突然恢复正常。患者虽有视觉丧失的主诉，但却惊人地保留着完好的活动能力。患者视诱发电位正常可作为视觉正常的标准。

8. 听觉症状（auditory symptoms）　多表现为听力突然丧失，电测听和听诱发电位检查正常。

9. 感觉改变（alteration of sensation）　患者可表现为躯体感觉的增强、减弱，或与既往的触觉、痛觉体验不一致，或本体感觉异常。患者感觉改变的区域接近患者对躯体疾病的理解而呈现，而与神经解剖支配区域不同，也与客观检查不符。

10. 意识改变（alteration of consciousness）　患者的意识状态改变的特征是表现为恍惚、昏睡和其他意识状态改变。

11. 认知症状（cognitive symptoms）　患者认知功能改变的特点可表现为记忆、言语及其他认知领域的认知功能下降或改变，但患者没有神经系统受损的证据，其临床表现没有分离性身份障碍的特征。如有患者表现为"童样痴呆"，给人的感觉是整个认知活动及人格均退回到童年。而有的患者出现对简单的问题不能回答，给人"痴呆"感，但他们有时对复杂的问题有正常的认知能力，因此称为"假性痴呆"。

【诊断与鉴别诊断】

1. 诊断原则　患者出现上述神经系统症状，并同时满足以下条件可以诊断。

（1）患者在起病前常常有明确的心理、社会因素。

（2）出现的神经系统症状相对稳定，如持久的肢体瘫痪或失明、失声。

（3）症状的矛盾性，如步态障碍者可以跑步，失明者行走时可绕开障碍等。

（4）神经系统检查体征与患者症状表现不匹配，体征常常按照患者对神经系统的理解呈现，如左侧头部受伤出现左侧肢体瘫痪，失明者直接对光反射正常，失声者声带运动正常等。

（5）对神经系统症状相关的神经电生理、神经影像检查无异常发现。

2. 鉴别诊断

（1）在分离性神经症状障碍的诊断和治疗全过程中，医生要积极排除导致患者神经系统症状的相关器质性病变；在病程中出现症状加重或有新症状出现时，必须进行系统的神经系统检查和相应的实验室重复检查，以排除可能的器质性病变。

（2）分离性神经症状障碍患者常常伴有抑郁障碍、焦虑障碍、躯体不适障碍等，此时可以根据不同症状群分别诊断。

【治疗】

早期积极治疗对防止症状反复发作和疾病慢性化十分重要。在接诊时，对患者的关心、对心理、社会因素的关注和对症状的接纳非常重要。在制定诊疗计划及初步开始实施治疗时,要建立和维持良好的医患关系,体现对患者积极的和一视同仁的关心,但这种关心不能过度,以免促成患者"继发获益"。在解释心理、社会因素与症状关系时,要谨慎的逐渐将两者关系分离,如在接纳症状存在的同时,要展示相关检查仅仅发现患者有功能受损而没有器质性损害,不强化心理、社会因素与症状的关联,特别是当这些心理、社会因素持续存在时。

在治疗过程中,心理治疗主要是让患者改变认知,要让患者认识到其所面临的心理、社会因素与疾病的关系,同时针对患者对心理、社会因素的应对能力进行训练,促进其发展成熟的应对方式;要将分离症状与神经系统功能相联系,同时展示没有神经系统结构损伤的证据;同时鼓励患者改变行为方式,尽可能开始力所能及的正常生活行为,给予其生活和心理的支持。

暗示治疗对患者分离性神经症状有较好的疗效,可分为觉醒时暗示(也称直接暗示)和催眠暗示两种。

对患者伴随的其他症状如失眠、抑郁、焦虑等,可用精神药物给予对症治疗。

三、分离性遗忘

分离性遗忘的主要特征是患者不能回忆重要的个人信息,通常是创伤性的或应激性的事件,遗忘内容广泛,甚至包括个体身份。分离型遗忘无法用正常的遗忘来解释,且不是由精神活性物质或神经系统及其他疾病的直接生理作用导致的。有研究显示,患分离性遗忘的患者占总人口的2%~6%,妇女患病率略高,主要在青春期后期和成年期发作。

急性分离性遗忘的患者常常经历了心理、社会因素相关的巨大打击,如被强奸、自杀或暴力打击等,患者体验了无法忍受的羞辱、内疚、绝望等。患者可能表现为无法回忆特定时间段相关事件或全部事件,甚至表现为无法回忆起一生的全部事情,或无法回忆某一系统性信息,如与家人或某人相关的所有信息。

临床中将分离性遗忘按照是否伴有分离性神游(dissociative amnesia with dissociative fugue)分为两类,伴分离性神游的患者除具有分离性遗忘的特征外,还有突然发生的、似乎有目的的离开家或工作场地一段时间(几天或数周),或漫无目的的漫游,对这些经历的遗忘并伴有对自我身份的不清晰感或完全以一个新的身份出现。

【诊断与鉴别诊断】

1. 分离性遗忘的诊断要点

(1)患者病前无器质性遗忘的病程,也无认知功能减退的临床表现。

(2)遗忘出现迅速,有症状开始的相对明确时间点,或遗忘发生与特定环境、特定事件相关。

(3)患者遗忘的内容或时间段内发生的事件与患者有明确关联,并可能导致患者处于应激状态。

(4)患者对遗忘内容之外的其他记忆保持相对完整。

(5)临床表现不能用神经系统疾病或物质使用来解释。

2. 需要与以下疾病进行鉴别诊断

(1)普通遗忘和非病理遗忘(ordinary forgetfulness and non-pathological amnesia):普通遗忘是一种良性的现象,与压力性事件无关;对睡眠中梦境遗忘及催眠后遗忘也属于非病理性遗忘。在分离性遗忘中,记忆丧失比非病理性遗忘更广泛。

(2)痴呆、谵妄和躯体问题相关的遗忘(dementia,delirium and amnestic disorders due to medical conditions):这些患者的遗忘特征体现为广泛的认知功能受损,谵妄患者还伴有意识障碍,导致遗忘的疾病包括物质滥用、脑血管病、感染、任何原因导致的缺血缺氧性脑病、癫痫发作及经历麻醉手术等,电抽搐治疗(ECT)也可能导致明显的暂时性遗忘,甚至个别患者可能导致持久的记忆障碍。但尽管这些疾病存在认知功能的广泛障碍,患者对个人身份的记忆如"我是谁"的相关记忆一般不会丧失。

(3) 与物质使用相关的遗忘：各种物质滥用都涉及遗忘的发生，常见的包括酒精、巴比妥、氯胺酮和致幻剂等，需要相关病史和实验室检查排除。

还需要与癫痫和脑外伤所致的遗忘、分离性身份障碍、急性应激障碍、创伤后应激障碍、诈病和做作性障碍等进行鉴别。

【治疗】

本病主要采取心理治疗。

1. 认知疗法　可能对经历创伤障碍的个体有独特的优势，识别创伤基础上的认知扭曲可能为失忆患者提供进入自己记忆的可能，当患者能够纠正认知扭曲，特别是认识到既往创伤的意义，唤起回忆可能就开始了。

2. 催眠治疗　可以治疗分离性遗忘，尤其催眠可以控制、调节症状的强度，便于控制唤回的分离性记忆，同时在催眠中唤起患者既往的资源，给患者提供心理支持和自我强化，最终促进分离性记忆整合到现实中。

3. 集体心理治疗　短期或长期的集体心理治疗有助于 PTSD 和童年遭受虐待的患者重新建构整合分离的记忆。

目前没有药物能治疗分离性遗忘，但药物可用于促进催眠，如异戊巴比妥钠、硫喷妥钠、苯二氮䓬类药物等。

四、人格 - 现实解体障碍

人格 - 现实解体障碍（depersonalization-derealization disorder）是持续或反复出现人格解体或 / 和现实解体的分离性障碍。人格解体是指患者感受到完整的自我有分离的体验，即体验到自我的整体性分离，如躯体的完整性、心理活动与生理活动的分离等，或感到自己就像一个旁观者从外部来审视自我；现实解体是患者感知的环境知觉出现分离的体验，仿佛自己是一个外部的观察者，在观察自我周围的环境，或对现实的感知有不真实感、朦胧感，恍若隔世。患者非常苦恼，症状常常导致患者在个人、家庭、社会、教育、职业等方面的功能受损。

人格 - 现实解体障碍好发于青春期后期或成年早期，女性的患病率比男性高 2~4 倍。但短暂的人格解体与现实解体体验在健康人群和临床中亦可见到。一项调查发现，在一般人群中的年发生率为19%。此外在癫痫、偏头痛、精神活性物质 [如大麻或致幻剂麦角酸二乙基酰胺（LSD）、抗胆碱能药物等] 使用的人中可出现人格 - 现实解体的症状；在某些类型的冥想、深度催眠状态、感觉剥夺时也有可能出现；轻度到中度脑损伤后，其中很少或没有意识丧失，但可出现此种状态；在危及生命的经历中也很常见人格 - 现实解体的体验。

【临床表现】

人格解体的临床表现包括：①对身体完整性的感知分离，如患者说"我行走时感到身体不能跟上我的腿，好像分开一样"；②自己置身于自我之外看自己，好像"我"分离成两个人——观察者和被观察者，此时人格具有了双重性；③与自己的情感分离，自己体验不到自己的情感，或者体验到的情感是虚假的。

现实解体的患者常常感到自己生活在另一个世界，感到眼前的环境不真实，自己可能站在异度空间来观察周围的环境。或者感到与他人疏离，无法与别人进行良好的沟通，像中间有一层隔膜，患者的感受"一切都不真实，有虚幻感"。

【诊断】

患者在清醒状态下出现以下情况，考虑该病的诊断：①持续或反复发作的人格解体、现实解体或二者皆存在的状态。②人格解体状态被患者体验为一种自我整体的分离，如一个"自我"置身于自我身体之外观察自我的精神活动、身体或行为；身体完整性的分离；身体与精神活动的分离等。③现实解体状态被患者体验为自我对外界感知陌生、不真实,就像自我置身于异度空间,观察自我周围的环境。

人格 - 现实解体可能与许多临床问题相关,因此,在诊断过程中要对患者进行完整评估,包括相关的实验室检查、脑电图和指定的药物筛选。此外,要与精神活性物质所致的人格 - 现实解体、惊恐发作、恐惧症、急性应激障碍或创伤后应激障碍、精神分裂症及其他分离障碍进行鉴别。

【治疗】

人格 - 现实解体治疗困难,SSRIs 类抗抑郁药如氟西汀可能对人格 - 现实解体的患者有效。单用或合用精神药物,如抗抑郁药、心境稳定剂、第一代和第二代抗精神病药物、抗惊厥药等对部分患者有效。

精神分析治疗、认知疗法、认知行为疗法、催眠、支持性心理治疗等均对人格 - 现实解体有一定疗效。

五、分离性身份障碍

分离性身份障碍(dissociative identity disorder)既往被称为多重人格障碍,患者身上存在有两种或两种以上不同的身份或人格,每一种都表现出一种独特的自我体验,有独特的与自身、他人和世界的关系模式。在患者日常生活中,至少有两种分离的身份能够发挥作用,并反复对个人的意识和心理进行控制,所有其他的分离性症状都可出现在患者身上,如遗忘、神游、人格解体、现实解体等。这些症状不能用其他精神疾病或躯体疾病解释,并导致个人、家庭、社会、教育、职业或其他重要领域中的功能受到严重损害。

人群中分离性身份障碍的患病率大约为 2%,女性多见,有报道 85%~97% 的患者发病与个体经历严重童年创伤密切相关,身体虐待和性虐待最为常见。

【临床表现】

分离性身份障碍患者的临床表现主要有以下几个方面。

1. **记忆的分离** 患者有一段时间记忆缺失,这种缺失不是遗忘,因为当患者进入到另一种身份时可能回忆起在其他身份中缺失的记忆片段;由于这种缺失不完整,进入一种身份时可能会受到另一身份相关片段记忆的干扰,患者为此感到非常困惑。

2. **分离性身份的改变** 患者常常在不同的时间体验不同的精神活动,有两种或两种以上相对独立的人格特征及行为,不同时间的不同人格特征彼此独立,没有联系,常交替出现。

3. **其他症状** 患者常常伴有抑郁心境,大多数分离性身份障碍的患者符合抑郁障碍的诊断标准。患者常常有频繁、快速的情绪波动,但常由创伤后和分离症状所引起,与双相障碍中抑郁躁狂交替发作不一致。有些患者可能出现 PTSD 相关的症状如焦虑、睡眠障碍、烦躁不安、心境障碍等症状。

【诊断与鉴别诊断】

患者出现以下表现时,应考虑该诊断。

1. 患者存在两种或两种以上不同的身份或人格状态,每一种有自己相对持久的感知、思维、与环境作用和自身的行为方式。

2. 至少有两种身份或人格状态反复控制着患者的行为。

3. 不能回忆某些重要的个人信息,其程度通常无法用健忘来解释。

4. 这些障碍不是由于物质直接的生理作用所致(如酒精中毒时暂时的意识丧失或混乱行为)或医学情况(如癫痫复杂部分发作)所致。

分离性身份障碍需要与诈病、情感障碍、焦虑障碍、创伤后应激障碍、人格障碍、神经认知障碍、癫痫、躯体不适障碍、做作性障碍等进行鉴别。

【治疗】

心理治疗是对分离性身份障碍的主要治疗方法,这些方式包括精神分析、认知行为治疗、催眠治疗、家庭治疗等。

1. 认知治疗　许多具有分离性身份障碍的患者有认知障碍,他们对认知治疗反应较慢,成功的认知干预应该是帮助他们逐渐认识到分离的部分,并逐渐整合;相反,改变太快可能导致另外的烦躁不安。

2. 催眠治疗　首先要对患者进行分离性身份障碍知识和催眠知识的教育,对催眠过程中可能产生的心理冲突外显化给予充分告知,让患者有充分的心理准备,必要时获得患者书面的知情同意。

3. 家庭治疗　在有分离性身份障碍患者的家庭中,家庭或夫妻治疗对稳定家庭关系和处理常见症状很重要。家庭教育并关注分离性身份障碍患者,可以帮助家庭成员更有效地应对患者的分离性身份障碍和创伤后应激障碍的症状。

4. 药物及物理治疗　抗抑郁药物有减轻抑郁和稳定情绪的作用。肾上腺素能拮抗剂盐酸哌唑嗪可能有助于减少创伤后应激障碍者的噩梦。对一些脑电图异常的患者,卡马西平可能减少攻击行为。有强迫症状的患者可能会对抗强迫药与抗抑郁药有效。纳曲酮可能对改善创伤患者的反复自伤行为有帮助。非典型抗精神病药物对于分离性身份障碍患者的过度焦虑和侵入性症状可能比典型的抗精神病药更有效和有更好的耐受性。氯氮平可能对长期患有分离性身份障碍的患者有效。对于一些患者,mECT 有助于改善难治性心境障碍,并且不会加重分离性记忆障碍。

(张　兰)

【思考题】

1. 简述躯体不适障碍的临床特点。

2. 简述躯体不适障碍治疗时应注意的问题。

3. ICD-11 中分离障碍的分类有哪些? 每一类型的主要临床表现有哪些?

4. 分离性神经症状障碍的临床表现、诊断及治疗原则是什么?

第三十章
心理因素相关生理障碍

心理因素相关生理障碍（physiological disorders related to psychological factors）是指由心理、社会因素为主要发病原因，以生理障碍为主要临床表现的一类疾病的总称。现代医学已经从单纯的生物医学模式，转化为生物-心理-社会医学模式。这意味着人类对健康和疾病的认识由经历过心身合一、心身分离后现在又螺旋式地上升到一个新的心身整合的水平。对心理因素相关生理障碍的认识就是这种医学模式的体现。心理因素相关生理障碍是一类疾病，其病因主要源于多种相互联系和相互影响的心理因素，例如情绪、行为方式、生活事件、个体素质易感性等，通过人体的自主神经系统、内分泌系统和免疫系统等活动作为中介机制，导致人体生理健康的损伤。下面就部分心理因素相关生理障碍进行介绍。

第一节　进　食　障　碍

进食障碍（eating disorders）是指在心理因素、社会因素及特定的文化因素的交互作用下导致的进食行为异常，包括神经性厌食、神经性贪食和神经性呕吐，不包括童年期拒食、偏食和异食。

一、神经性厌食

【概念】

神经性厌食（anorexia nervosa）是指有意节制饮食，导致体重明显低于正常标准的一种进食障碍。1868 年首次由英国医生 William Gull 正式命名。随着生活水平的不断提高，饮食内容的不断丰富，以及与"瘦为美"审美标准的日益冲突，其发病率已有增高的趋势。

【病因与发病机制】

神经性厌食的病因至今仍不十分清楚，可能与以下几方面的因素有关。

1. **生物学因素**　研究表明厌食症的发生具有家族性，单卵双生子的同病率高于双卵双生子；在神经性厌食的急性期，大脑神经递质尤其是去甲肾上腺素、5-HT 和某些神经肽类物质出现代谢紊乱。神经内分泌功能失调常常表现为女性患者月经紊乱和体温调节障碍。

2. **心理因素**　在本病的发病前往往有多种多样的诱发事件发生，这些事件会影响到人的情绪状态，使患者感到失控性的恐慌或紧张。对体重的控制使患者找到了心理转移点，这使得患者义无反顾地追求纤瘦，固执地抵制改变。患者往往存在某些人格弱点，比如过分依赖、过分追求完美、逃避等；患者也常常存在体象障碍及各种各样的家庭冲突和家庭功能失调等。

3. **社会文化因素**　现代社会的审美趋向、追求美的标志是苗条瘦身，一旦这种审美意识转化为刻意追求的目标时就容易出现此类问题。

【临床表现】

其核心症状是对"肥胖"的恐惧和对形体的过分关注,拒绝保持与年龄、身高相称的最低正常体重。有些患者即使已骨瘦如柴,仍认为自己肥胖,即使体重很低,仍强烈地害怕体重增加或发胖而不肯进食并拒绝治疗。此类患者对进食有严格的挑选。为避免"变胖",患者常采用过度运动、诱吐、服泻药等许多方法避免体重增加。有的患者同时伴有暴食发作,也常常伴有抑郁情绪。当患者体重下降并明显低于正常标准时,可能导致各种生理功能的改变,女性会出现月经紊乱或闭经。患者会出现营养不良,甚至危及生命导致死亡。

【诊断与鉴别诊断】

神经性厌食症的诊断标准要考虑以下情况。

1. 体重指数(body mass index,BMI)小于或等于 17.5,或体重保持在至少低于正常体重的 15% 的水平。

2. 体重减轻是自己有意造成的,通常采用一些手段,如:自我引吐、自行导泻、过度运动、服用食欲抑制剂和 / 或利尿剂等。

3. 有特异的精神病理形式的体象扭曲,患者强加给自己一个较低的体重标准。

4. 内分泌障碍在女性多表现为闭经,男性多表现为性欲减退及阳痿。

5. 如果在青春期前发病,青春期发育会放慢甚至停滞。

鉴别诊断:此病主要与某些躯体疾病引起的体重减轻相鉴别,躯体疾病患者很少有怕胖的超价观念及体象障碍。与抑郁障碍的区别在于后者没有对体重增加的过分恐惧,改善体重无法消除抑郁。

【治疗】

治疗神经性厌食比较困难。患者往往自己刻意追求瘦身,所以并不认为自己有病,不会主动配合治疗。治疗的关键是医务人员与患者之间建立良好的治疗关系,使其了解厌食的危害和康复的好处,克服内心抵触的阻力,取得患者的合作,使患者愿意主动接受治疗。

治疗的一般原则是纠正营养不良,增加体重,同时或稍后开展心理治疗以及辅助的药物治疗。

1. 纠正营养不良和维持水电解质平衡 治疗的初期是以恢复体重、挽救生命为基本目标。对神经性厌食患者,特别是体重明显下降,甚至将要危及生命者应立即通过静脉补充营养,以止吐等方式使其尽快停止体重下降并逐渐恢复体重。

2. 心理治疗 通常采用认知疗法、行为治疗,最近几年对青少年患者进行家庭治疗的效果也得到了一致的认可。认知疗法的主要目的是改变不良认知,消除过分怕胖的观念。以改善患者对进食、体重和躯体形象的错误认识。行为治疗常采用系统脱敏、标记奖励等方法,以矫正不良进食行为,使其逐渐恢复正常进食。家庭治疗主要是调整家庭成员的相互关系,改变不良的家庭动力模式,通过调动家庭的资源达到帮助患者的目的。

3. 药物治疗 证据表明,药物治疗对厌食是有效的。主要是针对某些患者存在的抑郁、焦虑情绪进行对症治疗。抗抑郁药物应用的较多,常用的有 5- 羟色胺再摄取抑制剂及三环类抗抑郁药物。

二、神经性贪食

【概念】

神经性贪食(bulimia nervosa)是指具有反复发作的不可抗拒的摄食欲望及多食或暴食行为,进食后又因担心发胖而采用各种方法以减轻体重,使得体重变化并不一定明显的一种进食障碍。其发病人群主要为女性,目前还没有流行病学报告,发病年龄多在 18~20 岁。此病可与神经性厌食交替出现,两者可能具有相似的病理心理机制、性别及年龄分布。多数患者的贪食症状是神经性厌食症状的延续,发病年龄较神经性厌食晚。

【病因与发病机制】

病因并不明确,可能起因于心理、社会和生物学诸方面因素。患者往往存在着追求完美、调整心理冲突能力较差的心理特点。常用不恰当的暴食行为解除内心的压力和矛盾,又在社会"瘦为美"的审美趋势和目标的影响下,担心肥胖,以至于形成暴食—恐肥—关注—诱吐—暴食的恶性循环链。此外,研究表明单卵双生子中的同病率比双卵双生子中的同病率高;患者中枢神经系统中存在单胺类神经递质代谢异常及多巴胺能系统和内啡肽等代谢异常的现象。

【临床表现】

患者反复出现发作性大量进食,有难以控制的进食欲望,吃到难以忍受的腹胀为止。患者往往过分关注自己的体重和体形,存在担心发胖的恐惧心理。在发作期间,为避免体重增加,常反复采用不适当的代偿行为包括自我诱发呕吐、滥用泻药、间歇进食、使用厌食剂等。这种暴食行为又常常是偷偷进行的,有时可伴有其他偷窃和欺骗行为。

暴食与代偿行为一起出现,如果长时间持续,其结果可能会很危险。可能造成水电解质紊乱,常见的有低血钾、低血钠、代谢性碱中毒、代谢性酸中毒、心律失常、胃肠道损害等。患者常伴有情绪低落状态。

【诊断与鉴别诊断】

1. 神经性贪食的诊断标准要满足如下条件。

(1)对食物有种不可抗拒的欲望,难以克制的发作性暴食。

(2)患者试图抵消食物的"发胖"作用,常采用自我引吐、滥用泻药、间断禁食、使用某些药物如食欲抑制剂、甲状腺素制剂或利尿剂等方式。

(3)患者对肥胖的病态恐惧,患者多有神经性厌食发作的既往史。

2. 鉴别诊断　　主要与神经系统器质性病变所致的暴食相鉴别,如间脑病变除贪食症状外,还可有嗜睡、体温调解障碍、水盐代谢紊乱或伴有精神症状;颞叶癫痫常有抽搐史及脑电图或 CT 的特殊改变。精神分裂症继发的暴食以精神病症状为首发症状,与神经性厌食的区别在于本病患者的体重常在正常范围内、患者主动寻求帮助及愿意求治。另外,人格障碍和抑郁障碍也需要与本病鉴别,但前两者都不是以贪食为主要临床表现的。

【治疗】

治疗的基本过程是纠正营养不良状况,控制暴食行为,打破恶性循环,建立正常进食行为。

心理治疗可采用认知疗法、行为疗法及生物反馈疗法等,以改变患者对自己体形的错误认知和过分关注,并建立合理的、有计划的饮食行为。治疗应持之以恒,并对患者家人进行指导,必要时可做家庭治疗。

药物治疗可采用各类抗抑郁药物,包括 5-羟色胺再摄取抑制剂、三环类抗抑郁药等。氟西汀对暴食伴有情绪障碍的患者效果较好。躯体支持治疗可针对不同并发症进行对症处理。

三、暴食障碍

【概念】

暴食障碍(binge eating disorder)是一种以周期性出现的暴食行为为特征的进食障碍。患者在短时间(一般在 2h 以内)进食超出常人量的大量食物,发作时感到无法控制进食,进食后心里感到痛苦,通常不会出现代偿行为如引吐、导泻、过度运动等。该病 1992 年首次报道,到 2013 年《美国精神疾病诊断与统计手册(第 5 版)》(the diagnostic and statistical manual of mental disorders,DSM-5)才将其作为独立的疾病单元设立,因此还不为大家所熟知。

【病因与发病机制】

暴食障碍确切的病因和发病机制目前仍不清楚。研究报道暴食行为的发病机制可能和物质成瘾的机制类似,个体和环境因素均在本病的发病过程中起着重要作用。压力大是导致暴食行为的重要心理因素,研究发现通过摄食行为使大脑犒赏系统获得满足从而缓解压力。不同种族对胖瘦及饮食文化的理解影响暴食障碍的发病率。基因多态性研究,与暴食行为相关的有人类肥胖基因(FTO),多巴胺受体基因和 μ 阿片受体基因。

【临床表现】

1. 反复发作性暴食　暴食行为与神经性贪食的暴食行为基本一致,有不可抗拒的摄食欲望,进食比正常情况快,一次进食大量食物,进食量远远超过正常,因进食过多觉得尴尬,常常独自进食。与神经性贪食不同的是患者没有为了抵消暴食引起的体重增加,而采取引吐、导泻、过度运动等不适当的方法来代偿。

2. 失控感　暴食发作时感觉到对进食不能控制,停不下来,对吃什么吃多少都难以控制,是青少年期的主要表现。

3. 躯体症状　暴食障碍患者中肥胖的比例较高,美国的研究数据是 38.9%。可表现为高血压、高甘油三酯血症、空腹血糖升高及代谢综合征。

4. 精神症状　30%~80% 的暴食障碍患者会出现焦虑、抑郁症状,其中 27.5% 的患者会出现自杀观念,此外还会合并赌博障碍、多动注意缺陷障碍、物质滥用等表现。

【诊断与鉴别诊断】

1. 暴食障碍的诊断标准要满足如下条件。

(1)在一段固定的时间(任意 2h 内)进食,进食量超出常人,发作时感觉无法控制进食。

(2)在没有饥饿感的前提下进食大量食物,经常单独进食,进食速度快,直到饱胀感,进食后感到内疚、自责,对暴食感到痛苦。

(3)不会出现下列一种或多种手段的代偿行为,如自我引吐、滥用泻药、间断禁食、过度锻炼。

(4)在 3 个月内平均每周至少出现 1 次暴食。

(5)排除躯体疾病和其他精神障碍所致的暴食行为。

2. 鉴别诊断　与神经性贪食的鉴别是不会出现自我引吐、滥用泻药、间断禁食、过度运动。其他鉴别与神经性贪食的鉴别基本相似。

【治疗】

暴食障碍治疗的基本原则是改善认知,降低暴食行为和减轻体重。心理治疗尚无足够的循证学证据,开展最多的主要是认知行为治疗,通过纠正负性认知从而减少负性情绪和不当的进食行为,能有效控制暴食行为。躯体治疗主要针对心血管问题、2 型糖尿病和代谢综合征的治疗。氟西汀和舍曲林、中枢兴奋剂二甲磺酸赖右苯丙胺、抗癫痫药托吡酯能有效减少暴食行为发作和进食冲动。

第二节　睡眠障碍

人一生中约三分之一的时间在睡眠中度过,睡眠与觉醒功能的调节是脑的基本功能之一。睡眠障碍常与精神系统疾病、神经系统疾病以及呼吸系统疾病等密切相关。

不同的诊断系统中睡眠障碍的分类标准并不完全相同。本节所介绍的失眠症、嗜睡症、睡眠 - 觉醒节律障碍、睡行症、夜惊、梦魇,分别对应 ICD-11 中的失眠障碍、过度嗜睡障碍、睡眠 - 觉醒昼夜节律障碍及异态睡眠障碍中的睡行症、睡惊症及梦魇障碍。

一、失眠症

失眠症(insomnia)是在合适的时机和环境下,仍存在持续的睡眠起始、持续时间、睡眠连续性或睡眠质量障碍,且伴随所引起的日间功能受损。普通人群中失眠的发生率为10%~48%,失眠症的成人患病率为3.9%~23.6%。长期失眠严重影响患者的身心健康及工作生活,甚至增加交通事故等风险。

【病因】

引起或促发失眠症的因素众多,常见因素包括:①性格特征:如容易紧张、焦虑、强迫等;②心理因素:如生活和工作中遇到的各种不愉快事件;③环境因素:环境嘈杂、居住拥挤或突然改变睡眠环境等;④睡眠节律改变:夜班和白班频繁变动,或经常熬夜,白天补觉;⑤生理因素:如饥饿、疲劳、性兴奋等;⑥药物和食物因素:烟、酒、茶、咖啡等物质,皮质醇激素,甲状腺素,抗震颤麻痹药等使用不当;⑦精神障碍和躯体疾病:某些精神障碍和躯体疾病可能伴有失眠症。目前对于失眠症的病理机制还没有一个公认的模型,比较认可的有"3P"模型,过度觉醒假说和认知模型等。

【临床表现】

失眠症的主要临床表现包括入睡困难和/或睡眠维持困难。睡眠维持困难包括睡眠不实、睡眠表浅、醒后难以入睡、早醒、睡眠不足等。通常伴随日间功能受损,如疲劳、注意力不集中、记忆力下降、烦躁不安和情绪低落,家庭、社会、职业、学业或其他重要功能受损等。

【辅助检查】

多导睡眠监测(polysomnography,PSG)主要用于评估失眠程度和与其他睡眠障碍的鉴别诊断,并不作为常规检查。睡眠潜伏期≥30min提示存在入睡困难;睡眠总时间<390min提示存在睡眠时间不足;觉醒次数≥2次或总觉醒时间≥40min提示存在睡眠不实;非快速眼动(non-rapid eye movement,NREM)浅睡眠占睡眠总时间的百分比≥60%,或NREM深睡眠占睡眠总时间的百分比<10%,或快速眼动(rapid eye movement,REM)睡眠占睡眠总时间的百分比<20%,提示存在睡眠质量问题。

日间多次小睡潜伏期测试(multiple sleep latency test,MSLT)用于评估日间过度嗜睡或者警觉程度,平均MSLT潜伏期越短,表明日间嗜睡程度越严重;反之,表明警觉程度越高。慢性失眠患者的平均MSLT潜伏期通常较长,表明患者警觉程度较高。当患者同时存在失眠症状和日间过度嗜睡时,需要进行PSG和MSLT监测,以排除其他睡眠障碍。睡眠结构图见图30-1。

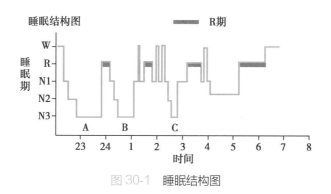

图 30-1　睡眠结构图

【诊断与鉴别诊断】

1. **诊断**　应依据失眠症的病史、临床表现、睡眠的主客观评估,并结合失眠症的诊断标准进行诊断。ICD-10中的诊断标准:①主诉是入睡困难、难以维持睡眠或睡眠质量差;②这种睡眠紊乱每周至少发生3次并持续1月以上;③日夜专注于失眠,过分担心失眠的后果;④睡眠量和/或质的不满意引起了明显的苦恼或影响了社会及职业功能。

2. **鉴别诊断**　需排除精神障碍及躯体疾病所致的失眠及其他睡眠障碍。无论时相延迟障碍还是时相提前障碍患者,当按照个人意愿安排作息时间时,其睡眠时间和质量正常;睡眠相关呼吸障碍、睡眠相关运动障碍等均可通过临床表现及客观睡眠监测帮助鉴别。

【治疗】

失眠症治疗的选择要考虑多方面因素,尽可能明确病因,改善其临床症状,提高生活质量,首选失眠的认知行为治疗（cognitive behavioral therapy for insomnia，CBT-I）。

1. 非药物治疗

（1）CBT-I：主要是针对纠正失眠的维持因素中的不良行为和信念，包括睡眠卫生教育、睡眠限制、刺激控制、认知治疗和放松治疗等。CBT-I 不仅可以改善失眠症状，还可以预防复发。

（2）其他治疗：如光疗、重复经颅磁刺激、生物反馈技术及电疗法、针灸、体育活动等。

2. 药物治疗　在病因治疗、认知行为治疗、睡眠卫生教育的基础上酌情给予药物治疗；个体化、按需、间断、适量给药；疗程一般不超过 4 周，超过 4 周应动态评估，合理撤药；选择药物需考虑临床表现、共患疾病、药物的特性、适应证、禁忌证、患者的倾向性意见等。常用的治疗药物如下。

（1）苯二氮䓬类药物：艾司唑仑、替马西泮、三唑仑、氟西泮、夸西泮和劳拉西泮等。

（2）非苯二氮䓬类药物：佐匹克隆、右佐匹克隆、唑吡坦、扎来普隆等。

（3）褪黑素受体激动剂：雷美替胺。

（4）具有镇静作用的抗抑郁药：如曲唑酮、米氮平、氟伏沙明、多塞平等。

（5）食欲素受体拮抗剂：苏沃雷生（suvorexant）。

（6）其他药物：如加巴喷丁、喹硫平、奥氮平、抗组胺药、褪黑素及中草药等。

二、嗜睡症

嗜睡症又称过度嗜睡障碍（hypersomnolence disorders）是以日间过度嗜睡及睡眠发作为主要特征的睡眠障碍，包括发作性睡病（narcolepsy）、特发性嗜睡症、Kleine-Levin 综合征、疾病引起的嗜睡症、药物或物质引起的嗜睡症、与精神障碍有关的嗜睡症、睡眠不足综合征等。本节主要介绍发作性睡病。

【临床表现】

发作性睡病的主要症状包括日间过度嗜睡、猝倒和夜间睡眠障碍等。所有患者均存在日间过度嗜睡，表现为不可抗拒的睡眠发作，不分时间、地点及场合，多持续数分钟至数十分钟，每日发作数次至数十次不等。患者还可能出现睡眠瘫痪和入睡幻觉等症状。发作性睡病患者常伴有肥胖，常与其他睡眠障碍合并存在。患者可伴焦虑、抑郁症状，大约 20% 的患者出现社交焦虑障碍。

【辅助检查】

发作性睡病患者的 MSLT 除平均睡眠潜伏期缩短外，可见两次或两次以上的异常睡眠始发的 REM 睡眠（sleep onset REM periods，SOREMPs），用于评估日间嗜睡。PSG 用于诊断共病的其他睡眠障碍或鉴别诊断。

脑脊液下丘脑分泌素 -1（hypocretin-1）≤ 110pg/ml 或正常值的 1/3 可作为发作性睡病的确诊和分型标准。

【诊断与鉴别诊断】

应依据病史、临床表现、必要的辅助检查，并结合《睡眠障碍国际分类》第 3 版（ICSD-3）或 DSM-5 中的诊断标准进行诊断。DSM-5 中发作性睡病的诊断标准为在同一天内反复地不可抗拒地需要睡眠、陷入睡眠或打盹，在过去 3 个月内必须每周出现至少 3 次；存在下列至少 1 项症状。

1. 猝倒发作，定义为下面的①或②时，每月至少出现几次：①长期患病的个体中，短暂（数秒到数分钟）发作性双侧肌张力丧失，但维持清醒状态，可以通过大笑或开玩笑诱发。②儿童或个体在发生的 6 个月内，自发地扮鬼脸或下颌脱落发作，伴吐舌或全面肌张力减退，且无任何明显的情绪诱因。

2. 下丘脑分泌素缺乏，采用脑脊液（CSF）测定下丘脑分泌素 -1 免疫反应值（≤健康受试者 1/3 的数值，或 ≤ 110pg/ml），脑脊液的下丘脑分泌素 -1 测试水平低，不是在急性脑损伤、炎性反应或感染的背景下观察到。

3. PSG 呈现出 REM 睡眠潜伏期 ≤ 15min，或 MSLT 显示平均睡眠潜伏期 ≤ 8min，以及 2 次或更多次的 SOREMPs。

发作性睡病根据 hypocretin-1 的值是否降低分为伴(1 型)和不伴(2 型)下丘脑分泌素降低的发作性睡病。

注意与阻塞性睡眠呼吸暂停低通气综合征等其他睡眠障碍及器质性睡眠障碍相鉴别。

【治疗】

本病的治疗主要为对症治疗,包括一般治疗和药物治疗。

1. 一般治疗　保持有规律、充足的夜间睡眠;白天有计划安排小睡;在职业选择方面应避免驾驶、高空或水下等作业;必要时给予心理干预等。

2. 药物治疗　针对日见思睡可使用中枢兴奋剂(如莫达非尼、哌甲酯、匹莫林等)。针对猝倒发作,可使用三环类抗抑郁药(如丙米嗪、氯米帕明)、SSRIs(如帕罗西汀、氟西汀)、SNRIs(如文拉法辛)等。针对夜间睡眠紊乱可使用羟丁酸钠(GHB)等药物对症治疗。

三、睡眠 - 觉醒节律障碍

睡眠 - 觉醒节律障碍(circadian rhythm sleep-wake disorder,CRSWD)是由于昼夜节律系统的改变,导致内源性昼夜节律与外部环境的不同步引起的睡眠障碍。CRSWD 可引起个体有临床意义的痛苦,导致其社交、职业和其他重要功能受损。发病与遗传因素、环境因素、个体生活节律失常和心理、社会压力等有关。

【临床表现】

有的睡眠时相延迟,即相对于常规作息时间,患者入睡和觉醒时间通常延迟 ≥ 2h;有的睡眠时相提前,即相对于常规作息时间,患者入睡和觉醒时间通常提前 ≥ 2h;有的入睡时间变化不定,总睡眠时间也随入睡时间的变化而长短不一。大多数 CRSWD 患者由于内部节律与所需的学校、工作或社会活动的时间之间存在严重的不一致,导致其社会功能明显受损,常伴有焦虑、抑郁等症状,使其感到苦恼。

【诊断与鉴别诊断】

应依据病史、临床表现,并结合国际疾病分类(international classification of diseases-10,ICD-10)或睡眠障碍国际分类(international classification of sleep disorders-3,ICSD-3)的诊断标准进行诊断。ICD-10 的诊断标准:①人体的睡眠 - 觉醒形式与特定社会中的正常情况或同一文化环境中为大多数人认可的睡眠 - 觉醒节律不同步;②在主要的睡眠时相失眠,在应该清醒时嗜睡,这种情况几乎天天发生,并持续 1 月以上,或在短时间内反复出现;③睡眠时间、质量及时序的不满意状态使患者深感苦恼,或影响了社会、职业功能。

需排除躯体疾病、精神障碍或物质使用等因素导致的继发性睡眠 - 觉醒节律障碍。

【治疗】

联合采用睡眠卫生教育及行为指导、调整睡眠时间、重置生物时钟(定时光照、定时服用褪黑素、定时运动)等多种方法尽快重置昼夜节律;同时进行必要的药物治疗,按需服用助眠药与促觉醒药物。

四、睡行症

睡行症(sleepwalking disorder)又称梦游症,指一种在睡眠过程中尚未清醒时起床在室内或户外行走或做一些简单活动的睡眠和清醒同时存在的意识改变状态。此症发生在非快速眼动睡眠 3 期,睡行症的终生患病率为 6.9%~18.3%,多见于儿童青少年。病因尚不明确。

【临床表现】

患者在熟睡中突然从床上起来开始走动,常双目向前凝视,一般不说话,问之亦不答。发作时,患者呈朦胧状态或中度混浊状态,表现出低水平的注意力、反应性及运动技能。可在室内走动或做一些较复杂的动作,如能绕开前方的障碍物。有时会离开卧室或走出家门。患者难于被唤醒,发作常持续数分钟至数十分钟,多数情况下会自行或在他人引导下安静地回到床上,醒后通常无法回忆发作过程。发作过程中突然唤醒患者可能加重其意识模糊和定向障碍。一般在青春期后自然消失。

【辅助检查】

PSG虽然是诊断睡行症的"金标准",但检出率低,在临床症状明确或不复杂时,无须检查。对可疑患者,临床症状不明确或较复杂时,需利用PSG检查明确诊断。建议对首诊的患者进行PSG检查。

【诊断与鉴别诊断】

应依据病史、临床表现,并结合相应的ICD-10中的诊断标准进行诊断。ICD-10中睡行症的诊断标准:①突出症状是一次或者多次下述发作:起床,通常发生于夜间睡眠的前三分之一阶段,走来走去;②发作中,个体表情茫然,目光呆滞,他人试图加以干涉或同其交谈时相对无反应,并且难以被唤醒;③在清醒后(无论是在发作中还是在次日清晨)个体对发作不能回忆;④尽管在最初发作中醒来的几分钟之内,会有一段短时间的茫然及定向力障碍,但并无精神活动及行为的任何损害;⑤没有器质性精神障碍如痴呆或者躯体障碍如癫痫的证据。

诊断时应注意与癫痫自动症及分离性障碍相鉴别。

【治疗】

治疗以预防为主。应收好危险物品,关好门窗,保证患者的安全。对患者及家属进行睡眠卫生教育,消除诱发因素,避免睡眠剥夺。发作时不要试图唤醒患者。发作不频繁的患者一般不需特殊治疗,大多随着年龄的增长可自愈。必要时可采用苯二氮䓬类药物(氯硝西泮或地西泮等)、具有镇静作用的抗抑郁药(阿米替林或曲唑酮等)、卡马西平或抗组胺药进行对症治疗。

五、夜惊症

夜惊症又称睡惊症(sleep terror),是一种常见于儿童的睡眠障碍,表现为发生于夜间NREM睡眠3期的极度恐惧和惊恐发作,伴有强烈的语言、运动形式和自主神经系统的高度兴奋。多见于4~12岁的儿童。病因不明。

【临床表现】

患者突然在睡眠中惊叫着坐起或下床,出现尖叫、哭喊、伴惊恐表情和动作、心跳加快、呼吸急促、瞳孔扩大、意识模糊、不易叫醒,有暂时的定向障碍,旁人试图安抚通常无效,甚至会加重患者的恐惧。患者醒后通常对发作过程不能回忆,安静后能重新入睡。通常发生于夜间睡眠的前1/3阶段,发作历时1~10min。此症随年龄增长而逐渐停止。

【辅助检查】

PSG是诊断夜惊症的"金标准",但检出率较低,对于临床症状明确或不复杂的患者无须检查。对于临床症状不明确或较复杂的可疑患者,需进行PSG检查明确诊断。建议对首诊的患者进行PSG检查。

【诊断与鉴别诊断】

应依据病史、临床表现,并结合ICD-10相应的诊断标准进行诊断。ICD-10中的诊断标准:①突出症状是一次或多次如下发作:惊叫一声从睡眠中醒来伴以强烈的焦虑、躯体运动及自主神经系统亢进如心动过速、呼吸急促、瞳孔扩大及出汗等;②这些反复发作的典型情况是持续1~10min,通常在夜间睡眠的前三分之一阶段发生;③对他人试图平息睡惊进行的努力相对无反应,而且这种努力总会伴有至少数分钟的定向障碍和持续动作的出现;④对发作即使能够回忆,也是十分有限的(通常只局限于一到两个片段的表象);⑤没有躯体障碍如脑肿瘤或癫痫的证据。

本病应与梦魇、癫痫发作相鉴别。

【治疗】

夜惊症的治疗基本同睡行症。

六、梦魇

梦魇（nightmare）是指以强烈的焦虑或恐惧不安为主要特征的梦境体验。事后患者能够详细回忆，可发生于任何年龄。梦魇发生在 REM 睡眠阶段。60%~70% 的儿童有过偶尔的梦魇，50%~80% 的成人有过一次或多次梦魇经历。偶尔的梦魇不构成梦魇障碍。梦魇的病因不明。

【临床表现】

梦魇表现为一个长而复杂的噩梦，梦境被强烈的焦虑和恐惧体验所笼罩，伴有心悸、出冷汗及轻度脸色苍白等自主神经症状。梦境体验十分生动，常涉及对生存、安全造成威胁的主题。患者常从过度紧张或恐惧中惊醒，醒后能详述梦境。梦魇发作频繁者可影响睡眠质量，引起焦虑、抑郁及各种躯体不适症状，导致明显痛苦及社会功能受损。

【诊断与鉴别诊断】

根据典型的临床表现做出诊断，ICD-10 中的梦魇障碍的诊断标准为：①从夜间睡眠或午睡中醒来能清晰、详尽地回忆强烈恐怖性的梦境，通常涉及对生存、安全或自尊的威胁。惊醒可发生于睡眠期的任一时刻，但典型情况是发生在后半段；②从恐怖性梦境中惊醒时，个体很快恢复定向及警觉；③梦境体验本身以及随之造成的睡眠紊乱，都会使个体十分苦恼。

本病应与夜惊症、REM 睡眠行为障碍等睡眠障碍和癫痫等某些神经疾病的梦魇相鉴别。

【治疗】

一般不需特殊治疗。发作频繁且造成困扰时，予以心理治疗（认知行为治疗、系统脱敏治疗和暴露疗法）和药物治疗（哌唑嗪、可乐定、曲唑酮等）对症治疗。

第三节 性功能障碍

性功能障碍又称性功能失调（sexual dysfunction），是一组与心理、社会因素密切相关的，性活动过程中的某些阶段发生的性生理功能障碍。性功能障碍的表现必须是持续存在或反复发生的，并因此不能进行自己所希望的性生活，对日常生活或社会功能造成影响，给患者带来明显痛苦。本节主要介绍性欲减退、阳痿、性高潮障碍、早泄、阴道痉挛和性交疼痛。

本节主要介绍非器质性的性功能障碍，通常由患者的个性特点、生活经历、应激事件及心理、社会因素等相互作用所致。

【常见类型】

1. **性欲减退**　性欲减退（hypoactive sexual desire disorder）又称性欲低下，指成人持续存在性兴趣和性活动的降低甚至丧失，性活动不易启动，对配偶或异性缺乏性的要求，性思考和性幻想。一般人群中性欲减退的比例不明，据文献报道，男性为 20% 左右，女性约为 10%。

性欲的产生受心理、生物和环境因素影响，其中心理因素的影响较为重要。夫妻感情不和、童年期不正确的性观念、担心性传播疾病、长期处于高强度的工作压力中、身体状况不良等因素均可导致性欲减退。性欲减退主要是性的欲望或兴趣减退，不等于性能力低下。一些性欲减退者性反应能力并未受到影响，可有正常的阴茎勃起和阴道润滑作用，性交时仍可体验到性高潮。

2. **阳痿**　阳痿（impotence）又称勃起功能障碍（erectile dysfunction, ED），是阴茎持续不能达到和/或维持足够的勃起以获得满意的性生活。但在其他情况下如手淫、睡梦中或早晨醒来等时候可以勃起。

阳痿分原发性和继发性。从未在性交时勃起者称为原发性阳痿,既往有正常性生活而出现勃起障碍者为继发性阳痿。阳痿往往使人感到挫败或自我否定以致影响社会功能。

3. **性高潮障碍**　性高潮障碍(orgasmic dysfunction)指持续性地在发生性交时缺乏性高潮体验的一种性功能障碍,引起显著的痛苦或人际关系方面的困难。女性相对多见,男性表现为性交时不能射精或射精显著延迟。

4. **早泄**　早泄(premature ejaculation)是指持续的或反复的发生性交时射精过早导致性交不满意,或阴茎未插入阴道时就射精。继发于勃起障碍诊断为阳痿。早泄一般由于心理原因所致。

在阴茎插入前、插入时或插入后短时间受到微弱刺激即发生射精,无法控制,早于本人的意愿。临床上应考虑影响性兴奋持续时间的因素,如年龄、性伴侣的状态或情境的新异性及近期性活动的频度等。这些症状会引起明显的痛苦或人际关系困难。

5. **阴道痉挛**　阴道痉挛(vaginismus)是指性交时环绕阴道口外 1/3 部位的肌肉非自主痉挛或收缩,致使阴茎插入困难或引起疼痛。通常由心理原因所致。性唤起多无困难,阴道润滑作用正常,性高潮反应正常。患者并无性欲低下,常因不能性交而苦恼。可发生于任何年龄有性活动的妇女。

6. **性交疼痛**　性交疼痛(dyspareunia)指性交引起男性或女性生殖器疼痛。表现为在性交过程中男性感到阴茎疼痛或不舒服,女性在阴道性交的全过程或在阴茎插入很深时发生疼痛。而且这些疼痛的产生不是由局部病变引起,也不是由阴道痉挛和阴道干燥所致。女性性交疼痛的病因与阴道痉挛有类似之处。这些症状会引起明显的苦恼或人际关系困难。

性功能障碍应依据病史、临床表现,并结合 ICD-10 或 DSM-5 的诊断标准进行诊断。可通过相关检查,排除泌尿科和妇科相关的疾病。

【治疗】

性功能障碍的治疗应该是针对心理、社会、生物因素的综合治疗,目标是帮助患者恢复性行为的自然性,建立新的行为模式,协调男女双方人际关系。

1. **非药物治疗**　包括心理治疗(如性教育和性观念教育、认知疗法、家庭治疗、婚姻治疗、行为治疗、精神分析治疗等)和生物反馈等均可应用于性功能障碍的治疗。认知疗法旨在改善患者从小建立起来的性是肮脏的、不道德的、见不得人等错误认知;家庭治疗则着重调整家庭中各成员之间的人际关系;婚姻治疗以夫妻关系为主线,调整夫妻二人的相互关系;而行为训练中的性感集中训练则较为知名,是由夫妻双方共同参加治疗;精神分析治疗则着力于处理患者的恋父或恋母情结。此外还有催眠疗法和系统脱敏治疗。

2. **药物治疗**　包括磷酸二酯酶抑制剂(如西地那非)、多巴胺能药物(如溴隐亭)、抗抑郁药物(如曲唑酮)等药物对症治疗。

3. **其他治疗**　激素替代疗法用于治疗内分泌异常导致的性功能障碍。

(孙洪强　刘可智)

【思考题】

1. 神经性厌食的临床表现要点?
2. 神经性贪食与暴食障碍的异同点?
3. 神经性厌食的治疗原则?
4. 失眠症的临床表现是什么? 如何治疗?

第三十一章
应激相关精神障碍

在现代社会,各类应激事件层出不穷,个体如果不能有效应对,则会出现包括急性应激障碍和创伤后应激障碍在内的各种应激相关精神障碍,严重影响个体的功能甚至造成自伤、伤人等危险事件。在应激事件发生后,及时、准确地发现个体的精神心理异常,并采用有效的干预措施,可最大程度上降低应激事件对个体的危害,并减少危险事件的发生。

第一节 概 述

应激相关精神障碍是指一组由心理、社会因素引起异常心理反应,从而导致的精神障碍。作为直接病因的生活事件、社会文化背景、人格特点、受教育程度、智力水平以及生活态度和信念等是决定本组精神障碍的因素。本章主要介绍了四种与应激相关的精神障碍:急性应激障碍、创伤后应激障碍、延长哀伤障碍和适应障碍。

【应激、心理应激和应激反应】

应激一词的英文是"stress",原意为一种作用某一物体并会导致它产生张力或出现状态改变的力量,根据不同的使用环境,可以译为"压力、心理刺激、痛苦、张力和紧张状态"等。2 世纪上半叶,加拿大学者塞里(Selye H 1936)通过临床观察和动物实验发现,许多处于不同疾病状态的个体均会表现出一组极为类似的症状、体征和过程,塞里将这些现象称为"一般适应综合征"(general adaptation syndrome,GAS),即每种疾病或有害刺激作用于个体都会导致一种非特异性的、特征性地涉及全身的生理生化反应。它的发生与刺激的类型无关,而是机体自身面对刺激,通过兴奋腺垂体 - 肾上腺皮质轴(后来发展为下丘脑 - 腺垂体 - 肾上腺皮质轴)所引起的一系列生理变化过程,是机体对有害刺激所做出防御反应的普遍形式。

我们可以看出,应激是一个发展的概念。通过对塞里应激学说的不断补充和修正,有人提出了一个新的、概括性的心理应激概念,即心理应激是一个以认知因素为核心的多因素作用过程,包括生活事件、认知评价、人格特征和社会支持等方面的变量或影响因素,涉及心理、生理和行为改变的反应过程,适应和不适应是应激的两种结果。

应激反应(stress reaction)是指由于应激源导致个体发生的各种生理、心理、社会行为等方面的变化,又称应激的心身反应(psychosomatic response)。应激反应是一种个体具有的与健康密切相关的能力,是一种个体对变化的内外环境所作出的适应。适度的应激反应,以及较快的适应和平衡的重新建立对于个体健康不会造成危害。过度的反应则会引起躯体功能的紊乱和疾病的发生。目前影响人类健康的疾病中,多数与应激因素的长期作用密不可分,如高血压、糖尿病、冠心病等,所以这些疾病又称为"心身疾病"。

通常人对应激事件的反应包括三个部分：伴有躯体症状的情绪反应、应对策略和防御机制。情绪反应主要是指焦虑、恐惧、抑郁和愤怒反应。应对策略是指那些用以减轻应激源对自身的影响，从而力图维持个体正常的行为。但是个体采取的应对策略有些是不适应的策略，如过分的回避、酗酒、自伤等行为，短期可能减缓情绪反应，长期可能带来更大的麻烦。Freud 最早提出了防御机制的概念，它是一种潜意识的过程。最常采用的防御机制包括否认、压抑、替代、投射和退行等。压抑是指将那些可能引起痛苦的记忆和冲动排除到意识之外。否认是指一个人看起来好像完全没有意识到一些本来他应该知道的事情，否认机制能赢得必要的时间，让人最终接受无情的现实。投射是指将原本与某些人或物有关的情绪转移到另外的引起较少痛苦的方面。退行是指采用一些幼年时期的行为方式如过分地依赖他人。

【应激相关精神障碍】

并非所有的应激事件引起的反应都是异常的，也不一定都会引起精神障碍。对于突如其来的创伤性事件，一部分人在最初会感到震惊、茫然不知所措，但不久他们就能面对这样的现实，重新调整自己的生活，恢复到正常状态。但也有部分人，他们的反应更为严重，症状持续时间更长，这时就要考虑是否有精神异常。

与应激相关的精神障碍可以分为 4 组：①急性应激障碍：强调的是对突发的强烈应激所作出的短期反应。②创伤后应激障碍：是对异常强烈的应激处境较为长期的异常反应。③延长哀伤障碍：表现为持续而普遍的悲痛反应，往往持续 6 个月以上，明显超出了个体社会、文化或宗教背景下的正常反应，并严重影响个体的社会功能。④适应障碍：是对个人生活的适应性变化所产生的异常反应。

它们共同的特点是：①精神障碍的产生是应激如强烈的生活事件或自然灾害，或持续困难的处境的直接结果；②没有应激的因素，就不会发生这些精神障碍；③应激性事件引起情绪反应或某些精神异常，并未达到抑郁障碍或焦虑症的诊断标准。

ICD-11 将上述三类应激反应归入"严重应激反应和适应障碍（F43）"，放在"神经症性、应激相关的及躯体形式障碍（F40-F48）"一大类中，而在 DSM-5 中急性应激障碍与创伤后应激障碍归于焦虑障碍，适应障碍则单独列出。

【流行病学】

由于对本组障碍的概念和诊断标准不一，难以有确切的流行病学资料。

急性应激障碍的发病有研究认为可发生于任何年龄，有调查显示汶川地震后急性应激障碍的发病率为 12.59%，其中男性发病率为 9.52%，女性为 15.16%。而对汶川地震后青少年的调查显示，青少年急性应激障碍的发生率为 7.04%。有作者报道，13%~14% 的车祸幸存者，33% 的大屠杀目击者，19% 的犯罪行为受害者出现急性应激障碍。

国内外采用不同方法及对不同人群的社区调查发现创伤后应激障碍的患病率为 1%~14%，对高危人群如美国参加越南战争的退役军人、火山爆发或暴力犯罪的幸存者研究发现患病率为 3%~58%。汶川地震后创伤后应激障碍的检出率为 12.4%，其中女性为 15.3%，男性为 8.3%。同时发现震后 6 个月灾区老年人创伤后应激障碍的总发生率为 32.9%。另有调查显示，汶川地震灾区中学生创伤后应激障碍症状群筛查总阳性率为 78.3%。创伤后应激障碍可发生于任何年龄，包括儿童，最常见于青年人。流行病学还发现，对同一创伤性事件，女性患创伤后应激障碍的可能性是男性的两倍。女性的患病率（10%~12%）高于男性（5%~6%）。通常在创伤发生后的 3 个月内起病，也可在数年后起病。研究表明约 50% 的患者在起病一年后康复，但也有三分之一的患者在数年后仍有症状。

延长哀伤障碍的流行病学研究还较少，一般丧亲人群的延长哀伤障碍时点患病率为 3.7%~12.8%。在一些特殊群体中，时点患病率往往更高，如难民、参战老兵等。2019 年较新的研究显示，在 106 名经历了丧亲之痛的难民中，9.41% 符合延长哀伤障碍的标准。在 2017 年的一项系统回顾和荟萃分析（包括 14 项研究）中，估计延长哀伤障碍在成年丧亲者中的患病率为 9.8%，如果延长哀伤障碍的损失与暴力或人为原因有关，则患病率更高。此外，与东方国家（中国和日本）相比，西方国家（澳大利亚、丹麦、德国、荷兰、美国）的延长哀伤障碍患病率明显更高。

国外认为适应障碍较常见,有研究报道占精神科门诊的 5%~20%,国外有研究表明男女患病之比为 1:2。可发生于任何年龄,但青少年最常见,成年人中单身女性的患病危险最高。青少年患者中常见的应激事件是学校问题、被父母遗弃、父母离婚和物质滥用。成年患者常见的应激事件是婚姻问题、环境变化和经济危机。

第二节　急性应激障碍

急性应激障碍(acute stress disorder)是指在遭受躯体和/或心理严重的创伤性应激后,出现的短暂精神障碍,常在几天内恢复,一般不超过 1 个月。如果应激源被及时消除,症状往往历时短暂,预后良好。

【病因与发病机制】

超乎寻常的应激或是慢性的持久的应激都是急性应激障碍发病的直接原因,但并非每个遭受应激的人都会出现精神障碍,这表明发病不仅和应激源有关,还和个体在创伤前的生物学易感性、个体的心理素质、应对方式和当时躯体健康状态等密切相关。应激源是异常强烈的、危及生命安全或造成躯体严重损伤,患者目睹或亲身经历了这样的场面,感到强烈的害怕和恐惧。应激源可以分为以下几类:严重的生活事件或重大的公共卫生事件、自然灾害、战争场面、隔绝状态。急性应激障碍出现与否、严重程度以及发病时间与精神刺激有关,症状与精神刺激的内容有关,其病程与预后也与是否及早消除精神因素有关。

Kaplan 将应激的反应后果归纳为三期:第一期为冲击期,当个体遭受应激后,处于一种"休克状态",表现为一定程度的定向力障碍和注意力分散,一般持续数分钟到数小时,这就是本病急性期临床症状的主要发生机制;第二期以明显的大脑功能紊乱为特点,并伴有情绪障碍,如焦虑、抑郁、易激惹等表现;第三期为长期的重建和再度平衡。按照巴甫洛夫学派的论点,急剧超强的应激作用于高级神经活动过程,可以导致兴奋与抑制过程的不协调,中枢神经系统为了避免进一步的损伤,则往往产生超限抑制,在抑制过程的扩散中,中枢神经系统低级部位的功能,包括一些非条件反射就会脱抑制而释放出来,这就产生了皮质与皮质下活动相互作用的异常形式。在临床上可表现为一定程度的意识障碍、精神运动性兴奋或抑制状态和不受意识控制的情绪障碍等。

【临床表现】

本病起病急骤,在明显应激事件的影响下,患者可表现为以下三种症状。

1. **意识障碍**　患者在遭受突如其来的应激事件时,可处于"休克期",表情茫然、大脑一片空白,有不同程度的意识障碍,可发现有定向力障碍、意识范围缩窄,患者言语紊乱,对外界的刺激失去反应能力,还可出现感觉麻木、人格和现实解体。事后有部分遗忘,不能回忆创伤的重要情节。

2. **精神运动性兴奋**　患者表现为伴有强烈情感体验的不协调性精神运动性兴奋,表现为言语行为紊乱,动作杂乱而无目的性,甚至有冲动行为。其内容与发病因素或个人经历有关。

3. **精神运动性抑制**　患者表现为沉默少语,表情"茫然",情感反应迟钝,长时间呆坐或卧床不起,不吃不喝,对外界刺激缺少反应,有时类似木僵状态。

上述三种症状可以混合出现或前后转换。患者还通过反复的回忆、梦境、触景生情等方式反复重新体验创伤性事件,回避是最常采用的应对策略。患者常回避能引起创伤性回忆的刺激,如不愿谈起有关的话题,也不愿去想有关的事,甚至回避那些能勾起回忆的事物等。否认是患者最常采用的防御机制,患者觉得事情并未真的发生,或者回忆不起当时的情景。

【诊断与鉴别诊断】

1. 诊断要点

（1）以异乎寻常的和严重的精神刺激为原因。

（2）临床表现可为：①有强烈恐惧体验的精神运动性兴奋，行为有一定盲目性；或②有情感迟钝的精神运行性抑制（如反应性木僵），可有轻度意识模糊。

（3）在受刺激后若干分钟至若干小时发病，病程短暂，一般持续数小时至1周，通常在1月内缓解。

（4）发病期间会导致社会功能严重受损。

（5）诊断需排除癔症、器质性精神障碍、非成瘾物质所致精神障碍及抑郁障碍。

2. 鉴别诊断

（1）与癔症的鉴别：癔症的发病前常有明显的社会心理应激因素，患者常有明显的癔症样人格特征。癔症发作具有暗示性，表现更多样化和戏剧化，且具有反复发作的特点，而急性应激反应的发病和强烈的应激有关，紧紧围绕应激事件，出现相应的症状，但一般远离应激源后不会反复发作。

（2）与器质性精神障碍的鉴别：患者突然起病，出现意识障碍和行为紊乱，应考虑是否有器质性疾病可能。应激障碍起病应有明显的应激因素作为发病的诱因。感染、中毒等原因导致的器质性疾病也可出现意识障碍、情绪不稳、兴奋躁动等症状，但意识障碍呈昼轻夜重的特点，详细询问病史、仔细的躯体检查和实验室检查有助于疾病的鉴别。

（3）与旅途性精神病的鉴别：旅途性精神病的发病仅限于长途旅行中，多发生于超员的旅途中。多表现为意识模糊，在此基础上出现恐怖性错觉或幻觉、片段的妄想，往往伴有行为的紊乱。发病急，病程短，但一般缓解彻底。发病和躯体过度疲劳、环境过分拥挤、空气浑浊和个体素质有关。本病特殊的发病条件可与急性应激障碍鉴别。

【治疗与预后】

急性应激障碍多起病急、症状持续时间短暂，因此很多患者可能首先被送到综合医院的急诊室进行诊断和处理。精神科医生相对较少直接处理这些急性、短暂的应激反应，通常是被要求参加紧急的会诊从而接触到这样的患者。

1. 药物治疗　在详细询问病史、查体及相关的检查后，如能明确诊断，可以使用药物对症治疗。针对表现为精神运动性兴奋的患者，可以使用抗精神病药物，如肌注氟哌啶醇；如能口服药物，则选择奥氮平、利培酮或喹硫平等镇静，使症状迅速缓解。针对表现为精神运动性抑制甚至木僵的患者，要注意每日充足的营养支持及耐心的照顾，必要时予以静滴舒必利。有焦虑或抑郁症状的患者，可给予抗焦虑药物或抗抑郁药物治疗。有睡眠障碍的患者，及时处理其睡眠问题，可使用苯二氮䓬类药物。治疗原则是对症治疗，小剂量短疗程。

2. 非药物治疗——心理治疗　进行心理治疗的目的是降低患者的情绪反应和帮助患者更有效地应对环境。由于急性应激障碍通常是短暂的反应，支持性心理治疗往往有效。与患者建立良好的治疗关系，鼓励患者倾诉，同时给予患者一些切实的建议以帮助患者应对应激事件所带来的影响。认知行为治疗（cognitive behavioral therapy，CBT）的步骤包括：①对创伤性事件所引起的反应进行解释；②渐进性肌肉放松训练；③逐渐延长时间的暴露；④对与恐惧相关的信念进行认知重建；⑤逐级的现场暴露。

第三节　创伤后应激障碍

创伤后应激障碍（post-traumatic stress disorder，PTSD）又称为延迟性心因性反应（delayed psychogenic reaction），指在遭受异乎寻常的威胁性或灾难性打击之后出现的延迟性和持续性精神障碍。

创伤后应激障碍的应激源通常异常强烈，危及个体生命安全，包括：自然灾害，如洪水、地震、雪崩、火山爆发等；人为灾难，如火灾、严重的交通事故、战争、强奸、身受酷刑等，造成个体极度恐惧、无助。引起个体病理性的创伤性体验的反复出现、持续的警觉性增高和对创伤性刺激的回避，并造成显著的功能损害。从遭受创伤到出现精神症状的潜伏期为几周至 3 个月，很少超过 6 个月。

【病因与发病机制】

PTSD 的发生与很多因素相关联，这些因素主要分为家庭、社会、心理因素和生物学因素（如遗传因素、神经内分泌因素、神经生化因素等）。其中重大创伤性事件是 PTSD 发病的基本条件，具有极大的不可预期性。

有学者报道 PTSD 的患者有肾上腺素和去甲肾上腺素分泌的增加，患者的基础心率和血压都高于对照组。一些与创伤有关的线索，如声音、图片或是有关的想象，能引起患者更大的生理反应。研究发现患创伤后应激障碍的患者与正常人及有创伤性经历但未患病者相比，存在皮质醇水平的低下和糖皮质激素受体的增加。具体发病机制如下。

1. **脑内的记忆系统紊乱**　边缘系统主要包括外嗅和内嗅皮质、杏仁复合体、海马结构和旁海马回。边缘系统的这 3 个部分是认知性记忆回路中的关键性环节，又是通向基底前脑胆碱能系统的闸门，而基底前脑胆碱能系统被认为是另一个对认知性记忆十分重要的脑结构。胆碱能系统与边缘系统有双向的联系，并可投射到大脑皮质的广泛区域，这样就形成了一个陈述性记忆的神经回路。信息的"重要性"将被评估，并由此激发焦虑、逃跑、抗争等情绪和行为；海马也是边缘系统的一部分，负责与时间和空间有关信息的摄取和回忆。额叶主要负责多种信息的整合，以及对未来行为的计划，提供对过去信息的回忆，也是对未来进行计划的平台。

W.J.Jacobs 和 J.Metcalfe 运用"热系统 / 冷系统"（hot system/cool system）来解释应激压力状态下的记忆工作模式，"冷整合系统"指海马记忆系统的记录和拷贝是客观的，程序化的以自我传记的形式进行空间和时间的储存；相反，热整合系统指杏仁核则是直接的，非常情绪化且不可逆转，其记忆是被刺激驱使进行且完全是一种重温的迹象，就像简单的回应。冷系统功能紊乱而此时热系统高反应，这就意味着内在编码在这种条件下变得碎片状。

2. **记忆的印痕与中枢神经系统的长时程增强**（long-term potentiation，LTP）　研究表明，正常的记忆印痕形成和长时程增强（LTP）有关。当递质与 NMDA 受体结合后通道打开，Ca^{2+} 内流触发一系列生化反应，改变膜的性质，导致 LTP 产生。细胞内游离 Ca^{2+} 浓度持续增高还可以通过与 Ca^{2+} 结合蛋白结合而引发多种神经毒性作用，引发神经细胞长时程基因表达、调控异常，促使 CNS 神经可塑性改变，最终导致学习、记忆、行为等认知功能障碍与情绪反应异常。而患者在强的应激状态下，会导致海马内 Ca^{2+} 超载，从而引起应激状态下的不易消退的长时效应或突触形态改变，进而导致创伤性记忆的障碍。

3. **神经内分泌功能紊乱**　下丘脑 - 垂体 - 肾上腺（hypothalamus-pituitary-adrenal，HPA）轴系统在应激反应调控中有重要作用。促肾上腺皮质激素释放因子（corticotropin-releasing factor，CRF）是调节哺乳动物应激所致内分泌、自分泌和行为反应最重要的神经调质之一。研究提示 PTSD 患者体内存在 HPA 轴神经内分泌调节功能紊乱。

糖皮质激素系统在 HPA 轴调控中亦有重要作用，其中皮质醇可能有明显的抗"应激"效应。研究表明，PTSD 患者 24h 尿平均皮质醇含量明显减少，血浆基础皮质醇水平降低，淋巴细胞内糖皮质激素受体数目增加，皮质醇低水平可延长中枢和外周对 NE 的利用，这又可能影响对事件的记忆的巩固。这种痛苦可改变人的心理活动尤其对危险相关的感觉以及处理威胁的能力，使得恢复延缓而反应增强，可能影响机体整合创伤经历的能力，最终导致 PTSD。

在急性应激和慢性应激状态下，糖皮质激素水平都明显升高，能导致海马体积减少、海马 CA3 区树突萎缩、大量锥体细胞变薄和脱落,齿状回颗粒细胞的发生受到抑制。慢性应激引起糖皮质激素持续增高引起海马基因表达异常,导致学习和记忆的能力受损。

4. PTSD 的神经解剖的改变和易感性   通过 PET 研究显示 PTSD 患者在某些区域脑血流严重减低,如眶额皮质、前扣带回、前额叶正中皮质、颞叶下皮质,这些区域与记忆环路有关。PET 及 fMRI 证实,杏仁核和前旁边缘区对创伤性刺激的反应性增强。LeDoux(1998)提出杏仁核是躯体的陈述部位,它对任何与创伤匹配的远隔问题,不需要经过大脑皮质觉察和作决定,就可激活恐惧反应。海马负责长期的陈述记忆,并将新的记忆归档。海马与杏仁核有联系,故可以对其进行控制。

Linda Carroll(2003)发现 PTSD 患者的前扣带回区(anterior cingulate cortex,ACC)明显小于正常人群,ACC 在脑的情感调制过程中起到帮助患者注意到自身或环境的作用,这可以帮助我们了解 PTSD 患者的临床症状。另外脑电图研究也表明 PTSD 患者 α 波减少而 β 波增加,β 兴奋增加超过额叶正中皮质平面和左枕部的区域,表明皮质的过度兴奋,延长觉醒时间,额叶对激活的调节失调,增加 θ 波兴奋可以帮助解释海马体积的改变,说明 PTSD 患者发生神经生物学的改变。

目前的研究已经显示早期的精神创伤可以使个体发生神经生物学改变从而成为 PTSD 的易感者;也探讨了精神应激过于强烈或持久会导致有关记忆环路的损伤及调节中枢兴奋和抑制过程中的神经递质的表达改变,导致形成 PTSD。

【临床表现】

创伤后应激障碍表现为一系列在遭受重大创伤性事件后特有的临床表现。

1. 创伤性体验的反复出现   患者以各种形式反复体验创伤性情景,令患者痛苦不已。如脑海中常控制不住地反复出现创伤性情景的图像、知觉和想象;反复做有关创伤性情景的噩梦;反复出现创伤性经历重演的行为或感觉,仿佛又回到了创伤性情景当中,称为闪回(flashback),它是和过去创伤性记忆有关的强烈的闯入性体验。在闪回期间,患者的行为和闪回的内容有关,患者常并未意识到自己的行为在当前是不适当的。另外,任何和创伤性事件有关的线索,如相似的环境、人物、声音等,都可能使患者触景生情,产生强烈的心理反应和生理反应。

2. 持续性的回避   患者表现为尽量回避与创伤有关的人、物及环境,回避有关的想法、感觉和话题,不愿提及相关的话题。还表现出不能回忆起有关创伤的一些重要内容。患者对一些重要的活动明显地失去兴趣,不愿与人交往,与外部世界疏远,对很多事情都索然无味,对亲人表现冷淡,难以表达和感受一些细腻的感情,对工作、生活缺乏打算,变得退缩,让人感觉患者性格孤僻,难以接近。

3. 持续性的警觉性增高   表现为睡眠障碍、易发脾气,注意力集中困难,容易受惊吓。遇到与创伤事件相似的情境时,会出现明显的植物神经系统症状,如心悸、出汗、肌肉震颤、面色苍白或四肢发抖。此类患者多数有焦虑或抑郁情绪,少数甚至出现自杀企图。有研究报道多数患者常继发抑郁障碍和物质滥用。病程持续至少 1 个月以上,有的可长达数年。

【诊断与鉴别诊断】

PTSD 的诊断强调有异乎寻常的创伤性事件作为主要的发病原因,同时具有特征性的症状。

1. 诊断要点

(1)暴露于单个或一系列极端威胁或恐怖的事件后。

(2)临床表现具有以下特征。

1)创伤经历的再体验,即创伤事件以栩栩如生的侵入性记忆、闪回或梦魇等形式在当下再现。通常伴有强烈的、压倒性的情感,多为恐惧或恐怖,以及伴有强烈的躯体感觉。

2)回避行为,回避对创伤事件思维或记忆,或回避使人想起创伤事件的活动、情境或人物。

3)对目前威胁的持续性高水平觉察,如可表现为高度警觉,或在遇到刺激(如突发的响声)时出现强烈的惊跳反应。

(3)这些症状持续至少几周。

(4)导致个人、家庭、社交、学业、职业或其他重要领域功能的显著损害。

2. 鉴别诊断

(1)与急性应激障碍的鉴别：急性应激障碍和创伤后应激障碍二者发病都和应激因素紧密相关，主要区别是起病时间和病程。如果起病在创伤性事件发生的4周以内，病程短于4周，应诊断急性应激障碍。如果病程超过4周，并符合创伤后应激障碍的诊断，应修改诊断为创伤后应激障碍。

(2)与抑郁障碍的鉴别：抑郁障碍是以持久的情绪低落、兴趣下降为主要表现，常无严重的创伤性事件作为发病的主要原因，没有与创伤性事件相关联的闯入性回忆和梦境，也没有对特定事物或场景的回避。创伤后应激障碍虽可出现抑郁的症状，但发病前应考虑有严重强烈的应激性事件作为发病的主要原因，有特征的症状作为主要的临床表现。

(3)与强迫障碍的鉴别：强迫症的患者也可能出现反复挥之不去的强迫思维，但强迫思维通常是不合理的，与过去的严重创伤性经历没有关系。

(4)与适应障碍的鉴别：创伤后应激障碍的应激源通常是异常强烈的威胁生命的，几乎每个人都会觉得害怕。而适应障碍的应激源可以是任何程度的，疾病的发生和个体的适应能力有关。创伤后应激障碍的诊断要求有特征性的症状。适应障碍更多的表现为情绪障碍和不适应的行为。

【治疗与预后】

近年对创伤后应激障碍的治疗有大量的研究，主要包括心理治疗和药物治疗。

1. 心理治疗

(1)认知行为治疗：大量的研究认为认知行为治疗对创伤后应激障碍有效。与患者讨论对创伤性事件的认识是认知行为治疗的重点之一。认知行为治疗让个体反复暴露于与创伤性事件有关的刺激下，以缓解焦虑和恐惧。可以进行想象中的暴露练习，也可以进行现场暴露，鼓励患者面对创伤性事件，表达、宣泄相应的情感。同时找出并纠正对创伤性事件及后果的负性评价，改变患者不合理的认知，帮助患者认识自身所具有的资源，学习新的应对方式，更好地面对以后的生活。

(2)其他形式的心理治疗：包括心理动力学治疗、眼动脱敏治疗(eye-movement desensitization reprocessing, EMDR)、催眠治疗等。心理动力学治疗的重点在于帮助患者理解与患者以前经历、人格有关的创伤性事件的意义，治疗目标是解决创伤性事件所激发的无意识的冲突。眼动脱敏治疗是一种相对较新且有争议的治疗。患者在注视前后移动的治疗师的手指的同时，让患者睁眼想象创伤有关的情景。有假说认为快速眼动可以产生一种拮抗恐惧的状态，因此和系统脱敏中的放松练习有对等的作用。有研究表明催眠治疗对创伤后应激障碍有效。治疗可以让患者重新体验创伤性情景，减轻创伤有关的情绪反应和高警觉性的症状。

2. 药物治疗　药物治疗研究最多的是抗抑郁药(如SSRI类药物舍曲林、帕罗西汀、氟西汀等)，能有效地治疗创伤后应激障碍的回避、警觉性增高、麻木等症状。单胺氧化酶抑制剂和三环类抗抑郁药对闯入性回忆和噩梦疗效较好。其他还可以选择抗焦虑药以及普萘洛尔等药物对症处理有关症状。有研究表明，最好的治疗选择是认知行为治疗与SSRI类药物合并使用。

3. 治疗中需注意的几个问题　建立良好的治疗关系在治疗中显得非常重要，因为只有当患者感觉足够安全的时候才会去尝试改变目前的状况。治疗的环境或治疗者的行为应避免使患者联想起创伤性事件。

PTSD的治疗有时较为困难，因为持续性回避是创伤后应激障碍的主要症状，影响患者的社会功能。但医生会发现有时很难与患者提起创伤性经历，患者有时也不按时参加治疗或避免谈及创伤中一些最坏的情景，此时需要治疗者更多地显示出共情(empathy)、不断地鼓励患者，或让患者来控制治疗的进程以及采用何种方式面对创伤性经历，比如可以向治疗者倾诉，也可以采用书写或录音的方式来回忆创伤性事件，从而更好地正视这样的问题。

第四节　延长哀伤障碍

延长哀伤障碍(prolonged grief disorder,PGD),又被称为病理性哀伤(pathological grief)、创伤性哀伤(traumatic grief)或复杂性哀伤(complicated grief),是指丧失亲人后出现的病理性哀伤反应。PGD有别于正常的丧亲反应,其痛苦不能随着时间的推移得到缓解,伴随着对死者的渴望或对死者的长期关注,往往持续6个月以上,最终导致个体的社会功能受到严重的影响。

【病因与发病机制】

1. **危险因素**　女性、老年人、家庭收入低者、受教育程度低者、已经丧失孩子或配偶者、亲属癌因性死亡者是 PGD 的风险人群。

2. **脑影像学研究**　fMRI 研究显示,与哀伤相关的脑区包括后扣带皮质、小脑和内侧额叶回等区域。患者表现出了位于伏隔核的奖赏区域的过度激活,对死者相关词语的注意偏向与杏仁核、脑岛和背外侧前额叶相关,而闯入症状与腹侧杏仁核和前扣带回前缘相关,回避症状与背侧杏仁核和背外侧前额叶相关。

3. **心理原因**　负性认知(哀伤错误认知、负面信念等)在 PGD 发病中起了至关重要的作用。在延长哀伤障碍发展和维持的过程中,有 3 个至关重要的加工过程:①丧失经历与自传信息库整合不充分;②负面信念和对哀伤反应的错误解释;③焦虑和抑郁的回避策略。这些加工过程可以用来解释延长哀伤障碍症状为何出现,而它们之间的交互作用则是症状明显和持续存在的关键。

【临床表现】

PGD 是一种综合征,其独特的症状群不包括在其他临床疾病中,如抑郁症、焦虑症或创伤后应激障碍。PGD 相关的临床症状紧密围绕丧亲事件,其关注点是与逝者相关的事物,往往沉浸在对逝者的缅怀之中,不愿意接受亲人离世的事实,或幻想着重新相聚,有时会对亲人的离世持有自责的态度。情绪体验为持续性的、极度的痛苦,保持着对逝者相关事物的高度警觉性。行为上会有意识地避免接触与逝者相关的事物,与外界隔离、疏远,拒绝接受他人的帮助或是与他人建立亲密关系。个人的社会功能,包括生活自理、人际交往和社会适应受到显著影响,生活质量严重受损,这些症状持续的时间往往超过半年以上。PGD 患者出现自杀风险明显增高,也更容易出现高血压、心血管事件、肿瘤、免疫功能异常等疾病。

【诊断与鉴别诊断】

PGD 的诊断主要依靠临床表现,目前尚无特异性的实验室或辅助检查指标。

1. **诊断要点**

(1)发生在伴侣、父母、孩子或其他亲人死亡后。

(2)临床表现为持续而普遍的悲痛反应,其特征是对死者的渴望或对死者的长期关注,并伴随着强烈的痛苦(例如悲伤、内疚、愤怒、否认、自责、难以接受死亡、感到自己失去了一部分自我、无法体验积极的情绪、情感上的麻木、难以参与社交或其他活动等)。

(3)痛苦的反应持续 6 个月以上。

(4)明显超出了个体、社会、文化或宗教背景下的正常反应,并严重影响个体的社会功能。

2. **鉴别诊断**　PGD 需要与正常的丧亲反应、抑郁症、创伤后应激障碍等疾病进行鉴别。

(1)正常哀伤:PGD 与正常哀伤最明显的区别在于哀伤反应的持续时间。正常哀伤反应通常在半年内可以自行缓解,但 PGD 则至少持续 6 个月。尽管正常的哀伤反应也可能长时间伴随着个体,但对其生活的影响有限,很少让人失去对生活的热情。此外,正常哀伤与 PGD 的区别关键在于最后是否能接受死亡事实。

（2）抑郁障碍：PGD 的核心症状独立于抑郁及焦虑情绪，关注点聚焦于丧亲之痛，认知活动也被丧亲事件所牢牢占据，行为上对逝者的事情仍有关注，而抑郁障碍患者的情绪低落和消极想法相对是泛化的，即往往存在广泛的兴趣减退。PGD 的诊断标准并不关注抑郁症状（比如，体重或胃口改变，睡眠障碍，精神运动性迟滞或兴奋，疲劳，以及注意力不集中等），而是更强调抑郁以外的症状（比如，自我定位的混淆，难以接受丧亲的事实，难以相信他人等）。另外，相较于 PGD，抑郁障碍与童年期创伤关系更为密切，对抗抑郁药的治疗反应似乎也更佳。

（3）创伤后应激障碍：PGD 和 PTSD 的诊断中都强调个体经历了创伤性事件，而且个体都表现出烦躁不安、闯入、回避的症状。PGD 可能共病 PTSD，但两者的情绪特征、闯入性思维和回避等症状存在明显差异。PGD 患者的情绪以哀伤、痛苦为主，而 PTSD 患者的情绪以恐惧、害怕为主。PTSD 的患者会有对死亡的闯入记忆，而 PGD 患者除此之外还会有对已故者的生前记忆和图像。他们并不回避这些闯入性的画面，但是可能会回避那些提醒已故者已经离世的线索。PGD 患者有时会主动寻找与逝者相关的回忆，而 PTSD 患者则时刻回避创伤记忆及相关线索。此外，PGD 一个典型的特点是分离痛苦，集中体现在对已故者的渴望和思念，而梦魇、闪回、具有攻击性等症状更符合 PTSD 的表现。

【治疗】

虽然对正常的哀伤反应是否需要干预未得到共识，但对于 PGD 进行干预有较统一的意见，对于 PGD 症状的改善有较为明确和持久的疗效。

1. 药物治疗　目前，尚无明确证据显示药物治疗可以缓解 PGD 哀伤的痛苦。药物的使用主要在于协助患者缓解伴随的失眠、抑郁情绪和不良认知等，可在仔细的医学评估、检查及明确诊断后酌情使用。

2. 心理治疗　心理治疗较药物治疗在 PGD 中的研究更多。认知行为治疗是一组通过改变思维或信念的方法来改变不良认知，达到消除不良情绪和行为的心理咨询与治疗方法。CBT 能通过改变丧亲者的负性认知来调节不良情绪和改善不良行为，具体包括通过探索稳定患者哀伤情况，教会患者自我放松和转移、改善负性认知及如何与逝者保持健康关系等干预内容，达到减轻 PGD 相关症状，改善患者生活质量的目的。形式可分为个体心理治疗、集体心理治疗和基于网络的心理治疗。研究表明 CBT 针对 PGD 的个体心理治疗有一定的疗效，疗效好于一般的支持性心理治疗。

复杂性哀伤干预（complicated grief therapy，CGT）通过提供哀伤信息、丧失调整、关注个人生活目标、计划未来等内容，来改善负性认知和心理不适感，也被证明对 PGD 有效。

居家哀伤项目（family bereavement program，FBP）以丧亲家庭成员为主要服务对象，提供分离性教育、联合活动和处理技巧等。FBP 能降低青年人精神紊乱风险、减轻照顾者心理不适感、减少暴露于负性事件且影响长期有效。

【预后】

PGD 患者的生活质量严重下降，社会功能明显受损，随着疾病的慢性化，患者罹患各类躯体疾病及出现自杀行为等风险增高。对于某些丧亲的人群，及时进行心理干预或许有助于降低 PGD 的发病。心理干预或药物干预可能有助于减轻患者的症状，但实际疗效仍不明确。早期识别和早期治疗的效果也有待研究予以明确。开展在高危人群中的筛查工作，做好二级预防，可能对预防 PGD 的产生有益。

第五节　适应障碍

适应障碍（adjustment disorder）是在明显的生活环境改变或应激性生活事件的影响下，出现的反应性情绪障碍伴有适应不良行为或生理功能障碍,通常影响正常的社会功能和生活。疾病的发生与应激源、个体的易感性有关。起病通常在发生环境改变或应激事件1个月内,症状的程度较轻,一般不超过6个月。

【病因与发病机制】

个人的易感性对适应障碍的发生有重要作用。尽管如此,仍需肯定如果没有应激源,也就不会发生这种情况。另外社会适应能力欠佳,应对方式生硬和单调及个体遭受应激时的生理状况处于相对较弱的状态,也易产生适应障碍。其可能的发病机制如下。

1. **应激源**　引起适应障碍的应激源可以是一个,也可以是多个。应激源可以是突如其来的,如自然灾难;也可以是较慢的,如家庭成员之间关系的不融洽。某些应激源还带有特定的时期,如新婚期、离退休后适应新的生活等。应激源的严重程度不能预测适应障碍的严重程度,还要看应激源的性质、持续时间的长短、可逆性和个体性格特征等方面的情况(Gelder M,1996)。适应障碍也可发生于一个集体,如学校、自然灾害人群等。

2. **个性心理特点**　在同样的应激源作用下,并不是所有的人都表现适应障碍。由此推断患者病前个性心理特征起着不可忽视的作用。例如应激源的强度并不很大,而个体很脆弱,便有可能引起适应障碍。这种个体不同的脆弱性可能与既往生活经验有关。所以,适应障碍发生与否,要同时权衡应激源强度和个性心理特征两方面的因素。另外,个体的既往经验、生活态度、对自我的认识、受教育水平、家庭支持系统、社会文化因素也与发病以及症状的维持有关。某些因素在一些情况下可以是疾病的保护性因素,但在另一些时候可能成为易感因素,例如在一种情况下高学历可能是保护个体的因素,但在另一些情况下,可能成为适应障碍的危险因素。

【临床表现】

适应障碍的临床表现以抑郁、焦虑等情绪障碍为主,亦可出现适应不良的行为和生理功能障碍。在成年人中常见以抑郁症状为主,表现为情绪低落、对生活丧失信心,可伴有睡眠障碍、食欲减退和体重减轻。以焦虑症状为主者,表现为紧张不安、担心、难以应付环境,可伴有心慌、震颤等躯体症状;在儿童表现为对分离的恐惧,如不愿离家去上学。可出现适应不良的行为,如退缩、不愿与人交往,从而影响日常生活的正常进行。有些患者表现出对酒或药物的滥用。躯体症状在儿童和老年患者中常见,如头痛、胃痛和其他不适。青少年可伴随出现品行障碍,表现出侵犯他人、违反社会规范的一些行为,如说谎、打架、逃学、离家出走等,需与品行障碍以及反社会性人格鉴别。儿童可出现尿床、吸吮手指等退行现象。

【诊断与鉴别诊断】

应激性生活事件本身也可能诱发抑郁和焦虑、精神分裂症以及其他精神障碍的发病,为此如果同时符合其他精神障碍的诊断,就不能再诊断为适应障碍。

1. **诊断要点**

(1)基于对可识别的心理、社会应激源或多个应激源(例如,离婚、患病、残疾、社会-经济问题、在家庭或工作中发生冲突)的适应不良性反应,通常在接触应激源后的1个月内出现。

(2)表现为对应激源及其后果的先占观念,包括过度的担忧、反复而痛苦地想有关应激源的事情、或不断地对它们的"含义"(implications)思维反刍(rumination);也可表现为难以适应应激源,导致个人、家庭、社交、学业、职业或其他重要领域功能的显著损害。

(3)通常在应激源出现后6个月内消失(除非应激源持续了较长时间)。

(4)这些症状的特异性或严重程度必须不满足另一种精神行为障碍的标准。

2. **鉴别诊断**

(1)人格障碍从病史可以鉴别。人格障碍的症状往往从幼年就持续存在,应激源的存在并不是人格障碍形成的主要因素。患者并不因为人格障碍而苦恼,也不因应激源的消除症状得以改善,症状持续存在。如果症状是由于应激因素而使人格障碍加重,则不需要再给予适应障碍的诊断;如果应激产生了新的与原有人格障碍无关的症状,如偏执型人格障碍的患者由于丢了工作出现了抑郁情绪,则可给予两个诊断。

(2)丧亲反应:丧亲反应是由于至爱的亲人去世而出现的情绪反应。这种情绪偏低、睡眠不好和食欲差在别人和个体自己被认为是正常的反应,且持续的时间不超过 6 个月,考虑诊断为丧亲反应。当反应过度,时间过长,造成社会功能持久性的损害,则应考虑适应障碍。

【治疗与预后】

1. **药物治疗** 对于情绪障碍明显的患者,应首先根据病情使用抗抑郁药和抗焦虑药快速改善情绪。SNRIs 如文拉法辛或 SSRIs 如帕罗西汀、舍曲林等是治疗抑郁情绪的首选药物,苯二氮䓬类药物则常用于治疗带有焦虑的适应障碍。

2. **心理治疗** 对适应障碍心理治疗的重点在于减轻或消除应激源、增强应对能力和建立相应的支持系统。心理治疗的方式包括精神动力学治疗、认知行为治疗、家庭心理治疗、团体心理治疗和支持性心理治疗等。可根据患者的特点和要求,以及治疗者的专长选择相应的治疗。认知行为治疗是比较实用而有效的方式,帮助患者识别对应激源和应对能力的不合理认知,并重建适应性的行为,从而有效地克服适应障碍。

(王 雪)

【思考题】

1. 应激相关精神障碍的共同特点是什么?
2. 创伤后应激障碍的主要临床表现有哪些?

第三十二章
精神科急诊、联络会诊与法律相关问题

精神科急诊包括对冲动、伤人、自伤、自杀等严重精神症状的紧急处理及心理危机干预；也包括对躯体疾病共病或伴发精神疾病的诊断和治疗。精神科联络会诊是指精神病学与其他学科之间进行联合，共同协作研究和处理躯体疾病和/或精神疾病。社会生活中诸多涉及精神疾病患者的法律相关问题，包括精神疾病患者的行为能力鉴定、伤残评定及权益保障等。

第一节　精神科急诊

一、概述

精神科急诊（psychiatric emergency）是急诊医学的一个分支，也是临床精神病学的一个分支，也可能涉及心理危机干预。它主要是与精神和行为障碍有关的、危及生命的紧急处理（first aid），需要能迅速有效地解除患者急性病情或危机，尽最大努力挽救患者的生命。精神科急诊的对象部分是严重躯体疾病伴发的精神障碍，他们因为精神症状拒不配合治疗或者有危险行为的可能；更多的是有心理障碍或精神疾病的患者，他们有严重思维或行为异常，既可能威胁患者自己的生命，如自伤、自杀等，也可能威胁他人的生命，如冲动暴力伤人行为等。

二、精神科急诊的范围

通常情况下精神科急诊范围主要包括门急诊、住院患者的应急处理和急会诊。

1. 门急诊紧急处理　精神科常见的门诊急诊工作主要有以下内容。

（1）各种急性精神障碍的处理：如危及患者自身或他人生命的异常行为，包括自伤、自杀、暴力冲动行为、伤人毁物等，以及急性应激障碍（acute stress disorder）的急诊。

（2）脑器质性疾病和躯体疾病所致精神障碍：如中枢神经系统感染、脑血管病、颅脑外伤、脑肿瘤、躯体感染、内脏器官疾病、内分泌和代谢性疾病、免疫性疾病、恶性肿瘤等所致精神障碍等。

（3）精神药物过量和中毒：如精神障碍患者误服或企图自杀而过量服药、锂中毒（lithium intoxication）等。

（4）精神药物不良反应：如严重的锥体外系反应、低钾导致的麻痹性肠梗阻、氯氮平导致的粒细胞缺乏症、药物性肝损伤及恶性综合征等。

（5）与精神活性物质滥用有关的精神障碍和行为问题：如阿片类、大麻、中枢神经系统兴奋剂等所致精神病性障碍，药物（镇静催眠药物等）或成瘾物质（如酒精）滥用及戒断等相关的精神障碍和行为问题。

(6)儿童和青少年的心理问题：如网络成瘾、早恋失恋、适应不良、逃学,以及性心理问题等。

(7)其他社会心理危机问题：如重大自然灾害发生、重大事故发生、严重传染疾病的流行等。

2. 住院患者的应急处理　精神科住院患者常常有需要紧急处理的急诊情况,如自伤、自杀、暴力冲动、精神运动性兴奋、震颤、急性焦虑或惊恐发作、紧张或恐惧症状、谵妄及木僵状态等,以及突发严重躯体疾病或药物不良反应,如心力衰竭、高热、哮喘、体位性低血压、严重心律失常、严重的水电解质失衡、急性肌张力障碍、严重的静坐不能、锂中毒、5-HT综合征、恶性综合征及肠梗阻等,都需要精神科急诊医师作紧急有效地处理或请相关科室联络会诊干预。

3. 急会诊　综合性医院各科患者的躯体疾病和脑器质性疾病常会伴有精神障碍,如谵妄状态、人格改变、急性焦虑或紧张症状、失眠、恐惧、严重幻觉和妄想、自伤自杀或攻击性行为等。因此,临床各科都有可能请精神科医师急会诊和做出相应处理。

三、精神科急症的评估

急诊医学的特点为急诊患者常常以主要症状来就诊,诊断往往不明。急诊医师诊治患者的途径是从症状(尤以精神科更是如此)和体征的诊断与鉴别诊断开始,在与患者的接触全过程中,对患者的临床表现的判断与认识是急诊临床实践的特征,以指导选择诊断检查项目与治疗措施。

1. 病史的采集　特别是与器质性精神障碍有关的病史采集,如近期有无感冒、呕吐、腹泻等发热感染史,近期和既往有无被狗咬伤史等,还要详细的体格检查。

2. 初步评估　评估患者精神症状是器质性疾病引起还是功能性精神疾病所致。精神科急诊一定是建立在器质性疾病评估基础之上的。

3. 精神疾病诊断的初步评估　通过采集病史和体格检查,初步排除器质性疾病原因,依据病史、症状和初步精神检查,以及必要的辅助检查,初步作出精神疾病的诊断。

4. 严重程度的评估　依据病情和专业经验,做出病情严重程度的评估,即是重性还是轻性精神障碍。精神障碍轻重主要依据以下几个方面来判断。

(1)有无精神病性症状,如幻觉、妄想等。

(2)现实检验能力是否受到损害。

(3)社会功能是否明显受损,如能否正常工作、学习和承担家庭义务等。

(4)有无自知力。

(5)病史中和就诊时有无自杀企图和行为,以及是否有暴力冲动行为等。

5. 进一步处理的评估　即是门诊治疗还是住院治疗。要依据患者的疾病诊断和病情严重程度,以及患者的危险性如何(包括自杀、自伤和对他人的可能伤害等),作出进一步处理的决定,即住院治疗,还是门诊治疗。一般在下列情况下,应建议立即住院治疗。

(1)病情严重(幻觉、妄想突出等)或躯体情况较差的患者。

(2)具有严重自杀行为和企图的患者,以及具有冲动暴力倾向和行为的患者。

(3)木僵、不合作或生活不能自理的患者。

(4)治疗依从性差的患者。

(5)诊断不明或需进一步住院观察和检查的患者。

四、精神科急诊的诊断与处理原则

1. 诊断　主要依据病史、体格检查和精神专科检查,以及相关的辅助检查,对照诊断标准(主要根据国际精神疾病分类和诊断标准(ICD-11),也可参考中国精神障碍分类与诊断标准(CCMD-3)和美国

《精神障碍诊断与统计手册》(DSM-5)),快速给出初步印象或诊断。

2. 处理原则   在处理之前,需要注意分清是器质性(如颅内感染、肿瘤、脑血管病、狂犬病和躯体疾病等),还是功能性精神疾病。要注意是否合并躯体疾病,如冠心病、高血压、糖尿病、癫痫和慢性肝病等。还要考虑患者年龄因素,女性患者还要注意是否妊娠或哺乳。

(1)具有兴奋躁动、冲动和暴力行为的患者,如无颅内感染、颅脑占位性病变、脑血管病,以及严重躯体疾病,特别是心血管和慢性肝病等,应尽快控制患者的兴奋冲动。经处理仍不能控制病情者,须收入院进一步治疗。上述处理的同时,要注意有无水电解质紊乱和酸碱平衡失调,补足能量和水分,还要注意治疗原发疾病。

(2)有严重消极言语和行为的患者,要高度重视和向患者家属交待病情,并作沟通和签字。除了以下紧急处理之外,还应及时收入院治疗。针对继发于不同疾病的消极言行,采取如下不同的处理措施。

1)继发于严重幻觉、妄想的精神分裂症患者,应尽快采取处理措施,及时选用抗精神病药,有效控制幻觉妄想,同时要采取适当的保护患者的措施,以防自杀暴力行为。

2)继发于抑郁障碍或抑郁状态的患者,急诊可适当予以抗抑郁药、苯二氮䓬类或舒必利治疗,但需要谨慎使用,应尽快收入院做进一步治疗。

3)继发于急性应激障碍的,除作相应危机干预和应激因素处理外,可予苯二氮䓬类药物镇静,视病情可适当配合心理疏导等治疗。

(3)如有颅内感染、颅脑占位性病变、脑血管病和狂犬病等,以及具有严重躯体疾病的患者,应及时请神经内科、传染科(或传染病院),及相应科室急会诊,必要时征得家属同意,应立即转入相应科室处理。

第二节   会诊 - 联络精神病学概要

一、概述

心理、社会因素在躯体疾病的预后、康复和生活质量方面具有重要的意义。但是,基层医疗保健、综合医院的临床医护人员由于缺乏精神科领域的相关专业知识,大多数躯体疾病患者的心理问题没有得到早期诊断和及时有效的处理。会诊 - 联络精神病学(consultation-liaison psychiatry,CLP)就是为解决这一临床问题而诞生并逐步发展的一门学科。近年来,其概念更为明确,范围不断扩大,属于综合医院精神病学的范畴。

会诊 - 联络精神病学是以精神病学为基础,研究躯体疾病患者的社会心理因素、生物学因素与精神障碍之间相互关系的一门学科。会诊 - 联络精神病学的主要工作是为临床各科医师提供联络和会诊服务,提高他们对各科患者所伴有的心理和精神科问题的识别和处理能力;为患者提供多维诊断和治疗;研究躯体疾病与心理反应的相互关系以及心理和行为治疗对躯体疾病的疗效。

近年来,多学科团队协作(multiple disciplinary team,MDT)以更加交叉融合高效的方式实践着会诊联络。MDT指的是临床多学科工作团队,针对某一疾病进行的临床讨论会,从而制定出治疗方案。精神科既可以是其他专科 MDT 的参与者,也可以自己发起 MDT。精神科发起的 MDT,可由不同专业、不同分支学科、不同亚专业的人员,包括相关专业医生、不同亚专业精神科医生、司法鉴定专家、心理治疗师、社会工作者、护理人员等组成,针对同一个患者进行多学科协作诊疗。

二、精神科会诊 - 联络的内容

精神科会诊 - 联络主要为临床各科因诊治、转科、鉴定等缘故,需精神科提出排除精神疾病的诊断意见,或对手术、药物治疗和护理措施的心理、社会及神经精神效应提供咨询意见。

1. 临床各科需要与精神科共同处理的四种情况 综合医院各科室住院或门诊的患者中,往往既有躯体症状,又有精神症状,需要精神病学科与非精神病学科的共同处理:①躯体疾病患者患病后出现的心理行为反应,如手术患者的术前焦虑和术后抑郁等;②躯体疾病或治疗过程如药物导致的精神症状;③患者的躯体功能障碍或不适是精神障碍的表现;④躯体疾病与精神疾病的共病状态,即患者既有躯体疾病,又有精神疾病,如抑郁障碍患者共患心肌梗死。

2. 综合医院中常见精神卫生问题具体内容 在综合医院中,精神卫生问题涉及面非常广,遍布各科室的所有患者。具体内容如下。

(1)一般心理问题:如轻度的烦恼、恐惧、焦虑、抑郁等。有些患者的心理反应严重,如各科危重患者、慢性病患者、创伤者、癌症患者、器官移植患者等。也可能是躯体疾病比较轻,但患者的心理承受能力差,同样会出现严重心理问题。

(2)诊治过程中的心理问题:患者在医院中所接触的一切,如医院环境,医务人员的言语、行为举止、服务态度,各种仪器检查,各种收费,治疗(药物治疗、手术治疗、理疗、化疗、放疗、透析等),都可引起患者的各种心理问题。

(3)心身疾病。

(4)焦虑与恐惧相关障碍、强迫及相关障碍、躯体不适障碍、睡眠障碍等,各种躯体疾病引起的情绪障碍如焦虑综合征、抑郁综合征等。

(5)不良生活方式与行为所致的精神障碍。

(6)心理因素相关的生理障碍。

(7)人格特征突出与人格障碍及性心理障碍。

(8)器质性精神障碍,包括脑和躯体疾病引起的精神障碍。

(9)精神病性障碍,如原本患有精神病的患者又并发了躯体某系统疾病而到综合医院门诊就诊或住院治疗的患者,往往需要躯体疾病和精神病同时治疗。

(10)其他精神障碍,如儿童少年期精神障碍、精神发育迟滞等。

三、精神科会诊 - 联络的基本技能

CLP 的基本技能包括:病例筛查、诊断、干预、治疗和沟通。

1. 病例筛查 发现病例可通过以下方法完成。

(1)在躯体检查或门诊时病史询问;

(2)结构式访谈;

(3)自评测查。

2. 诊断与鉴别 精神科的诊断,不论家属提供的资料是否完全,精神科医生应根据一般状态、认知、情感及意志行为活动对患者的主要症状、检查所见及精神状态等予以综合分析,其中要特别注意患者的意识状态,因为这对诊断有无器质性精神障碍至关重要。此外,病前个性特征,各种实验室辅助检查,也可作为诊断及鉴别诊断的参考。

(1)精神症状发现与判断一般可分以下四种情况。

1)大脑结构的病变所致,如脑血管病变导致的多发梗死性痴呆症。

2)大脑功能障碍导致的精神异常,如癫痫发作,可以有明显的脑电波病变。

3）大脑代谢或生化病变所致的精神症状，如生化代谢病变（某种酶缺乏）所致的精神发育不全。

4）病因或发病机制未明的所谓"功能性"精神病的症状，虽说目前对其病变机制不十分明了，但可以肯定有其病理基础，有待我们发现。

（2）精神症状鉴别诊断：精神症状是大脑的病理产物，不同的精神症状反映出大脑不同广度与不同严重程度的病理生理变化。大脑损害范围广、程度重时所产生的症状较之大脑损害程度轻、范围窄时所产生的症状等级要高，而越是等级高的症状越具特异性；相反，越是低等级的症状越具普遍性，其特异性就差。

（3）躯体检查与特殊检查：对门诊或急诊患者也应根据病史，重点地进行体检，只重视精神症状而忽略体格检查往往会导致误诊。

实验室检查对确定某些症状性精神病及脑器质性精神病的诊断，能提供可靠的依据。应根据病史结合临床所见，有针对性地进行某些辅助检查或特殊检验。

（4）临床多维诊断：整体论的医学观，要求临床医师具有一种在所观察到的现象间建立普遍联系，并对这些联系赋以意义的能力。例如，观察、诊断和治疗疾病时，常需考虑心身-过去-现在-将来、个体-环境、社会人文-心理行为-自然科学等之间的关系。综合多个层面的信息，临床医师可以较全面地对患者的处境做出评价，并提出有针对性的解决方案。

（5）诊断步骤

1）收集资料：①临床病史：区别可靠与存疑的事实；②体格检查：包括躯体检查和神经系统检查；③精神状况检查：获取主要精神症状；④实验室检查：包括常规检查、EEG、CT、MRI、CSF 检查等；⑤病程观察：疾病的演变情况。

2）分析资料：①如实评价所收集的上述资料；②根据资料价值，排列所获重要发现的顺序；③选择至少 1 个，最好 2~3 个重要症状与体征；④列出主要症状存在于哪几种疾病，从器质性到重性精神疾病再到轻性精神疾病的等级逐一考虑；⑤在几种疾病中选择可能性最大的一种；⑥以最大可能性的一种疾病建立诊断，回顾全部诊断依据，正面指征与反面指征，最好能用一种疾病的诊断解释全部事实，否则考虑与其他疾病并存；⑦说明鉴别诊断与排除其他诊断的过程。

3）随访患者、观察治疗反应，进一步确定诊断或否定诊断。

3. **治疗原则**　治疗原则应根据患者具体病情，做出恰当的处理建议，同时要考虑到邀请会诊科室的设施、管理条件，常见的问题，是否需要转至精神科治疗。精神药物的剂量宜小，缓慢增量，密切观察药物反应及副作用，特别是对高龄患者。心理治疗的选择有很大余地。

第三节　精神科法律相关问题

一、概述

精神病学与法律和司法实践之间具有特殊的联系。了解精神卫生和精神病学实践中的法律问题，不仅是司法精神病学专业的任务，也是临床和公共精神卫生领域面临的日益重要的课题。

"精神病学与法律"（psychiatry and law）或者"精神卫生与法律"（mental health and law）在当今已成为从广义上理解和描述"司法精神病学"的术语。因为传统的"司法精神病学"（forensic psychiatry）往往被狭义的理解为对精神异常违法者（刑事领域）或当事人（民事领域）的司法鉴定和处置相关学问。随着法律制度的不断完善、司法和医学实践的不断深化，尤其是司法精神病学学术研究的不断发展,越来越多涉及精神病学的法律问题以及涉及法律的临床实践问题对精神卫生专业人员的固有知识提出了严峻挑战。越轨行为、犯罪、权益保护和侵权、医疗纠纷等概念越来越受到精神病学专业人员重视。这些概念与法律、政策、社会和文化等因素之间的联系也日益显得突出。

二、司法精神病学相关内容

司法精神病学(forensic psychiatry)也被译为"法庭精神病学",是精神医学的分支学科,主要研究与法律相关的精神医学和精神卫生问题,包括对各种法律问题的精神病学咨询(如精神疾病司法鉴定、法医学咨询等)和对罪犯、犯罪受害人等特殊人群的临床服务等。

刑事司法相关规定及法律能力评定如下:

(1)司法精神病学鉴定:司法精神病学鉴定(forensic psychiatric evaluation)又称"精神疾病的司法鉴定"是司法精神病学的主要任务之一。它是指精神医学专家应用精神医学知识、技术和经验对被鉴定人的精神状态做出科学评价,并对其在法律上行使某种权利或者承担某种责任或义务的能力做出判断。

(2)刑事责任能力:刑事责任能力(criminal responsibility)简称"责任能力",是指行为人在实施侵害他人权利的危害行为时,对所实施行为承担刑事责任的资格。刑事责任能力是某人接受刑罚的前提,而刑罚则是承担刑事责任的结果。按照我国《刑法》的相关规定,在确定精神疾病诊断以后,辨认能力和控制能力就是评定刑事责任能力的两大关键。

辨认能力是指行为人具备对自己的行为在刑法上的意义、性质、作用、后果的认识能力。具体而言就是行为人是否意识到其行为的动机、目的、为达目的所准备或采取的手段、该行为的法律意义、是否预见到行为的后果、是否理解其行为的犯罪性质等。辨认能力并非指对一般事物和现象的是非曲直的抽象判断力,而是指对其特定行为的实质认识判断力。精神疾病患者辨认能力受损常常表现为病态的行为动机、曲解其行为的违法性质、不理解行为的法律后果等。

控制能力是指行为人具备按照自己的意志选择实施或不实施为刑法所禁止的行为的能力。控制能力是以辨认能力为前提的,不具备辨认能力的行为人就不具备法律意义上的控制能力,只有在辨认能力存在的情况下,才需要确认是否具备控制能力。在具体判断中需要充分考虑行为人社会功能受损的程度、既往人格因素或行为方式、作案的诱因和先兆、作案后的自我保护、作案环境的选择等。某些精神疾病症状或人格素质可以导致患者对自身愤怒情绪、冲动意识和冲动行为的管理控制能力削弱,在情绪爆发或失控的状态下因琐事甚至毫无客观诱因地出现严重攻击伤害行为,造成不成比例的严重后果。各种精神活性物质的滥用可以加重患者控制能力的削弱,从而增加危害行为的潜在可能性。

(3)受审能力:受审能力(competency to stand trial)是指刑事案件中的犯罪嫌疑人或被告人理解自己在刑事诉讼活动中的地位和权利,理解诉讼过程的含义以及合理行使自己诉讼权利的能力。与责任能力反映被鉴定人作案当时的精神状态不同,受审能力涉及批捕以后直至判决以前这段时期的精神状态,因而是实时观察和评估到的,在法庭辩护中可信度更高。

受审能力主要由以下成分构成:①是否理解对其起诉的目的和性质;②是否理解自己的情况与这次诉讼的关系;③是否具有与律师合作、商量,协助辩护人为其辩护的能力;④是否理解与其他诉讼参与人的关系,能对其他诉讼参与人的提问作出应有的回答。

(4)服刑能力:服刑能力(competence of serving a sentence)指罪犯或服刑人员接受处罚和矫正改造的生理或心理能力。具有服刑能力即表示其能够承受刑罚的处罚,理解刑罚的性质、目的和意义。因精神障碍而致使罪犯或服刑人员不能理解刑罚的性质和意义,则惩罚对其就不产生积极效果,也就无法达到矫正行为、预防犯罪的目的,反而可能因拘禁环境不能提供充分的医疗干预,导致病情恶化,产生消极效果。

只有在认真分析考察被鉴定人精神状态对其理解和辨认能力的影响程度的基础上,才能科学评定其是否具备承受刑罚的能力。被鉴定人即使患有某种精神疾病,但如果该疾病对其接受服刑改造没有影响,还是属于具有服刑能力。对作案行为具有责任能力者,一般应具有服刑能力。当两者出现不一致的情况时则需要进行服刑能力的评定。如被鉴定人作案时精神状态正常,而在服刑期间出现某种精神障碍,或者有部分刑事责任能力的精神疾病患者在服刑期间病情加重,导致其无法继续服刑。

(5)性自卫能力:性自我防卫能力(competence of sexual self-defense)简称"性自卫能力",是指女性精神疾病患者在其性不可侵犯权遭到侵害时,对自身所受侵害或严重后果的实质性理解能力。按照我国法律相关规定,"明知妇女是精神病患者或者痴呆者(程度严重的)而与其发生性行为的,不管犯罪分子采取什么手段,都应以强奸罪论处"。因此女性精神疾病患者与他人发生性行为后,需要通过司法精神鉴定来明确其对性行为的辨认能力,并将被鉴定人的性自卫能力作为对被告定罪量刑的法律依据。

根据《精神疾病司法鉴定暂行规定》第二十二条:"被鉴定人是女性,经鉴定患有精神疾病,在她的性不可侵犯权遭到侵害时,对自身所受的侵害或严重后果缺乏实质性理解能力的,为无性自我防卫能力。"对被鉴定人的性自卫能力进行鉴定时,也需要同时满足医学条件和法学条件。医学条件必须明确被鉴定人是否存在精神疾病或者智能障碍,以及案发时的精神状态;法学条件则需要了解被鉴定人在性行为当时对两性行为的意义、性质和后果的辨认能力和控制能力。

(6)作证能力:作证能力(competency to witness)又称"证人能力",是指相关案件的非当事人根据感知到的真实情况,向司法部门提供与案件有关的证言的能力。我国《刑事诉讼法》第四十八条规定,"凡是知道案件情况的人都有作证的义务"。同时还规定"凡生理上、精神上、有缺陷或者年幼不能辨别是非、不能正确表达的人不能做证人。"《精神疾病司法鉴定暂行规定》第二十一条第三款规定:"控告人,检举人,证人等提供不符合事实的证言,经鉴定患有精神疾病,致使缺乏对客观事实的理解力或判断力的,为无作证能力。"

作证能力的鉴定对象是犯罪行为的现场证人。该能力完整与否主要基于"精神缺陷"的存在与否。在鉴定工作中首先要明确"精神缺陷"的性质和程度,做出精神疾病临床诊断,同时结合法学条件,判断被鉴定人能否辨别是非、能否正确表达意思,了解其异常的精神活动是否影响陈述事实的真实性。

三、精神障碍患者的法律保护

1. **精神卫生立法**　精神疾病患者属于社会的弱势群体,在世界各国长期受到歧视甚至迫害,至今仍大都处于社会的边缘状态,在生活、工作、学习、人际交往甚至医疗等方面,面临着比其他内外科疾病患者更多的困难。为改变这种状态,国际社会、各国政府和广大精神卫生工作者进行了长期不懈的努力。其中一个最重要而有效的措施,便是开展精神卫生立法(mental health legislation)。立法既能保护患者本人的基本权益、防范对患者的歧视和侵害,同时也可更有效地保护其家庭成员以及社会大众。我国为发展精神卫生事业,规范精神卫生服务,维护精神障碍患者的合法权益而制定《中华人民共和国精神卫生法》自2013年5月1日起施行,于2018年4月27日进行了修正。

2. **患者的权益**　精神疾病患者享有并维护自身的基本人权。《保护精神疾病患者与改善精神保健的原则》明确强调:所有精神疾病患者或被当成精神障碍患者的人均应受到人道的对待,其个人尊严应受到尊重;所有精神疾病患者或被当成精神障碍患者的人均有权受到保护,不受虐待和有辱人格的对待。《精神卫生法》则对患者容易受到侵害或忽视的权益作了突出的强调。以下简要介绍国内外有关的主要法律保护。

(1)人身自由权:精神疾病患者最基本的权益就是人身自由权(autonomy)。但是作为社会中的弱势群体,无论是在医疗机构中还是机构外,患者的这一权益很容易受到损害。

《中华人民共和国精神卫生法》明确规定:"精神障碍患者的人格尊严、人身和财产安全不受侵犯。""除法律另有规定外,不得违背本人意志进行确定其是否患有精神障碍的医学检查。"当然,保护精神疾病患者的人身自由,强调其自主权,并不意味着对他们的放任自流。当精神疾病患者由于自身辨认控制能力受损而给自身或他人造成伤害,或者因为精神障碍而表现出严重行为紊乱的时候,为了治疗需要或为了保护患者自身和他人安全的需要,也有必要暂时对其采取合理的人身自由限制措施,包括非自愿住院治疗和保护性约束隔离等。

(2)治疗权利:公民无法获取医疗保健也是对人权的侵犯,因此保障患者获得恰当的医疗服务也是保障精神疾病患者权益的一项重要内容。

联合国《保护精神疾病患者和改善精神保健的原则》指出:"人人皆有权得到可获得的最佳精神卫生保健,这种保健应作为健康和社会保健制度的一个组成部分。"该原则还确定了精神疾病患者获得适合个人需要的精神卫生保健和保护个人免受伤害的权利。

(3)知情同意权:知情同意指在医疗过程中,同意或拒绝的决定应当建立在充分知情的基础之上,由具有决定能力的患者自愿做出。

精神疾病患者行使知情同意权利,必须具有给出有效同意的能力(ability),即对某特定的评估或治疗具有理解其目的、性质、可能的作用及风险的能力,也包括在实施治疗过程中配合精神卫生专业人员的能力。精神疾病常会影响到这种能力,但患有精神疾病并不意味着患者自动地就丧失了作出决定的能力。

(4)隐私权:精神疾病患者也有对其自身以及疾病和治疗的信息保密的权利;未经其同意,这些信息不得透露给第三方。精神卫生专业人员有义务遵守专业行为准则,这些准则中一般包括了保密的义务。精神卫生机构的管理人员应该确保使用一定的方式来保护患者的隐私。比如建立有效的系统(例如电子数据库)来保证只有授权人才可以使用患者的临床记录或其他数据记录等。《精神卫生法》规定:医疗机构及其医务人员应当将患者在诊断、治疗过程中享有的权利告知患者或者其监护人,并且应"向精神障碍患者或者其监护人告知治疗方案和治疗方法、目的以及可能产生的后果"。特殊的手术、实验性临床医疗等还须获得书面知情同意。

(5)民事权利和监护:民事行为能力(civil capacity)指公民能够通过自己的行为,取得民事权利和承担民事义务,从而设立、变更或终止法律关系的资格。也就是公民以自己的意志行为独立进行民事活动和对其过失行为承担相应民事责任的能力。

大多数精神疾病患者具有对影响其生活的重要事件做出正确选择和决定的能力,即具有民事行为能力,但少数严重患者的这种能力可能受损。各国在民法或精神卫生法中对此都有相应的规定,目的是平衡或保护患者的基本权益,亦即"用最有利于患者的方式来处理其个人的事务"。对患者的"监护"(guardianship)或"代理"(proxy)等制度便是这种立法思想的体现。这类制度在非自愿入院等服务实践中运用得最为普遍。

(6)非自愿医疗:非自愿入院与治疗也因此贯穿于现代精神医学的整个发展历史进程中,成为临床精神医学非常独特而且重要的一个组成部分。

非自愿住院通常需要有比较严格的标准和程序。国际通行的人权文件对非自愿医疗提出了一些基本原则。而历史上世界各国的立法中,也都将非自愿医疗的规范作为重点调整内容。总体上,多数国家对于非自愿入院标准的设立均采用以下一些表述。①存在由国际公认标准定义的、达到一定严重程度的精神障碍;②存在自伤或伤人的极大可能性;③如果未经治疗,患者的状况会恶化;④患者无法自理;⑤入院具有治疗性目的(如果可采用限制性更小的其他备选方案如社区治疗,则不必入院)。

我国《精神卫生法》则将严重精神障碍患者"已经发生伤害自身行为或者有伤害自身危险",以及"已经发生危害他人安全的行为或者有危害他人安全的危险"作为实施非自愿住院治疗的前提条件。

(刘可智)

【思考题】

1. 会诊 - 联络精神病学的内容和意义是什么？
2. 简述综合医院会诊 - 联络精神病学的工作类型。
3. 有效合格的会诊 - 联络精神病科医师应掌握哪些基本技能？
4. 如何评估精神科急诊？
5. 会诊 - 联络精神科常见急会诊的处理原则？

推 荐 阅 读

［1］高英茂,李和,李继承,等.组织学与胚胎学.3版.北京:人民卫生出版社,2015.

［2］蒋文华.神经解剖学.上海:复旦大学出版社,2002.

［3］谢鹏.神经系统疾病与精神疾病.北京:人民卫生出版社,2017.

［4］闫剑群.中枢神经系统与感觉器官.北京:人民卫生出版社,2015.

［5］贾建平,陈生弟.神经病学.8版.北京:人民卫生出版社,2018.

［6］韩济生.神经科学.北京:北京大学医学出版社,2009.

［7］朱大年.生理学.8版.北京:人民卫生出版社,2013.

［8］陈生弟,高成阁.神经与精神疾病.北京:人民卫生出版社,2015.

［9］王鲁宁,卢德宏,桂秋萍.黄克维临床神经病理学.北京:北京大学医学出版社,2010.

［10］赵继宗.神经外科学.4版.北京:人民卫生出版社,2019.

［11］杜文东.心理学基础.3版.北京:人民卫生出版社,2018.

［12］郝伟,陆林.精神病学.8版.北京:人民卫生出版社,2018.

［13］赫尔斯.精神病学教科书.张明园,译.北京:人民卫生出版社,2010.

［14］江开达.精神病学.北京:人民卫生出版社,2010.

［15］李凌江,陆林.精神病学.3版.北京:人民卫生出版社,2015.

［16］沈渔邨.精神病学.5版.北京:人民卫生出版社,2010.

［17］陆林.沈渔邨精神病学.6版.北京:人民卫生出版社,2018.

［18］唐宏宇,方贻儒.精神病学.2版.北京:人民卫生出版社,2020.

［19］许又新.精神病理学.北京:北京大学医学出版社,2010.

［20］姚树桥,杨艳杰.医学心理学.7版.北京:人民卫生出版社,2018.

［21］张亚林.神经症理论与实践.北京:人民卫生出版社,2009.

［22］American Psychiatric Association. Diagnostic and Statistical Manual of Mental Disorders (DSM-V). 5th ed. Washington, D. C.: American Psychiatric Association, 2013.

［23］SADOCK B J, SADOCK V A, RUIZ P. KAPLAN&SADOCK'S Concise Textbook of Clinical Psychiatry. Philadelphia: Lippincott Williams & Wilkins, 2017.

［24］TAYLOR D, PATON C, KAPUR S. The Maudsley Prescribing Guidelines in Psychiatry. 13th ed. Oxford: Wiley-Blackwell, 2018.

［25］GELDER M, ANDREASEN N, LOPEZ-IBOR J. New Oxford Textbook of Psychiatry. Oxford: Oxford University Press, 2012.

［26］LEZAK M D. Neuropsychological assessment. 2nd ed. NewYork: Oxford University Press, 1983.

［27］ANDREASEN N C, DONALD W B. Introductory textbook of psychiatry. 4th ed. Washington, D. C.: American Psychiatric Publishing Inc., 2006.

［28］ STRAKOWSKI S M. CANMAT and ISBD 2018 guidelines for the management of patients with bipolar disorder. Bipolar Disord, 2018, 20 (4): 393-394.

［29］ WILLIAM W C. Dejong 神经系统检查 . 崔丽英 , 译 . 北京 : 科学出版社 , 2007.

［30］ DUUS P. 神经系统疾病定位诊断学 . 刘宗惠 , 译 . 北京 : 海洋出版社 , 2006.

中英文名词对照索引

M

N